Thieme

Referenz-Reihe Radiologie

Herausgegeben von Ulrich Mödder

Georg Thieme Verlag
Stuttgart · New York

MRT der Wirbelsäule und des Spinalkanals

Herausgegeben von Detlev Uhlenbrock

Mit Beiträgen von

D. Brechtelsbauer
J. F. Debatin
A. J. Felber
S. Felber
H. Henkes
P. Hilfiker
P. Kreisler
D. Kühne
V. Kunze
St. E. Mirvis
R. Schultheiß
K.-H. Trümmler
D. Uhlenbrock
W. Weber

1305 Abbildungen

Georg Thieme Verlag
Stuttgart · New York

Die Deutsche Bibliothek – CIP-Einheitsaufnahme

MRT der Wirbelsäule und des Spinalkanals : 10 Tabellen / hrsg. von Detlev Uhlenbrock. Mit Beitr. von D. Brechtelsbauer ... - Stuttgart ; New York : Thieme, 2001
(Referenz-Reihe Radiologie)

Unsere Homepage: http://www.thieme.de

Printed in Germany

Satz: primustype Robert Hurler GmbH,
D-73274 Notzingen,
gesetzt auf Textline

Druck: Druckhaus Götz, D-71636 Ludwigsburg

Einbandgestaltung: Thieme Marketing

Zeichnungen: Karin Baum, Mannheim

ISBN 3-13-117121-9 1 2 3 4 5 6

Wichtiger Hinweis: Wie jede Wissenschaft ist die Medizin ständigen Entwicklungen unterworfen. Forschung und klinische Erfahrung erweitern unsere Erkenntnisse, insbesondere was Behandlung und medikamentöse Therapie anbelangt. Soweit in diesem Werk eine Dosierung oder eine Applikation erwähnt wird, darf der Leser zwar darauf vertrauen, dass Autoren, Herausgeber und Verlag große Sorgfalt darauf verwandt haben, dass diese Angabe **dem Wissensstand bei Fertigstellung des Werkes** entspricht.

Für Angaben über Dosierungsanweisungen und Applikationsformen kann vom Verlag jedoch keine Gewähr übernommen werden. **Jeder Benutzer ist angehalten**, durch sorgfältige Prüfung der Beipackzettel der verwendeten Präparate und gegebenenfalls nach Konsultation eines Spezialisten festzustellen, ob die dort gegebene Empfehlung für Dosierungen oder die Beachtung von Kontraindikationen gegenüber der Angabe in diesem Buch abweicht. Eine solche Prüfung ist besonders wichtig bei selten verwendeten Präparaten oder solchen, die neu auf den Markt gebracht worden sind. **Jede Dosierung oder Applikation erfolgt auf eigene Gefahr des Benutzers.** Autoren und Verlag appellieren an jeden Benutzer, ihm etwa auffallende Ungenauigkeiten dem Verlag mitzuteilen.

Vorwort des Herausgebers der Referenz-Reihe Radiologie

Rückenschmerzen gehören zu den Alltagsbeschwerden, über die am häufigsten geklagt wird, und sind keineswegs nur auf das höhere Lebensalter beschränkt. Volkswirtschaftlich stellen die Erkrankungen des Achsenskeletts einen nicht zu unterschätzenden wichtigen Faktor als Ursache für Arbeitsunfähigkeit oder vorzeitigen Ruhestand dar. Mit dem Problem von Wirbelsäulenerkrankungen beschäftigt sich deshalb auch eine große Zahl von Ärzten – Hausärzte, Arbeitsmediziner, Orthopäden, Neurologen, Neurochirurgen, Traumatologen und nicht zuletzt Radiologen – unter vielfältigen Gesichtspunkten. Nach den klassischen Krankheitsgruppen eingeteilt sind Missbildungen und Normvarianten, Traumafolgen, Entzündungen, Tumorerkrankungen, degenerative Erkrankungen und Stoffwechselstörungen zu bedenken. Unter topographisch-anatomischen Gesichtspunkten und unter Berücksichtigung der wichtigsten Gewebsarten müssen typische Erkrankungen des muskuloskelettalen Systems, des Knochenmarkes einschließlich des hämatopoetischen Systems sowie des zentralen und peripheren Nervensystems und seiner Hüllen berücksichtigt werden.

Die moderne MRT stellt eine breite Palette von Untersuchungssequenzen und -strategien zur Verfügung, die krankheits- und symptombezogen anzuwenden sind. Eine qualitätsgesicherte Diagnostik kann aber nur dann erreicht werden, wenn auch eingehende Erfahrungen in der konventionellen Röntgendiagnostik der Wirbelsäule, der Myelographie und der CT vorliegen und in die Auswertung der MRT-Befunde integriert werden. Diese Vielfalt der Gesichtspunkte und die Komplexität der MRT-Bildgebung lassen es geboten erscheinen, die MRT der Wirbelsäule in einem eigenen Band zu behandeln und einem großen Kreis von Ärzten zugänglich zu machen.

Den Autoren ist es gelungen, die wichtigsten und häufigsten Erkrankungen mit eindrucksvollen Bildern darzustellen, aber auch auf seltenere Differenzialdiagnosen und Besonderheiten angemessen einzugehen. Eine klare Gliederung und Systematik erleichtern sowohl das konzentrierte Studium wie auch ein am Fall orientiertes Nachschlagen bei Problemfällen. Das Buch belegt eindrucksvoll den Fortschritt, der in den letzten Jahren in der Bildqualität und der Technologie der MRT erreicht werden konnte.

Die von Gesellschaft und Politik geforderte Umschichtung der radiologischen Diagnostik hin zu den neueren, schonenden Verfahren in der Bildgebung wird durch die vorliegende Präsentation der enormen Leistungsbreite der MRT unterstützt, es bleibt aber Aufgabe von Politik und Gesellschaft, dafür die wirtschaftlichen und gesundheitspolitischen Rahmenbedingungen zu schaffen.

Düsseldorf, im Herbst 2000 *Ulrich Mödder*

Vorwort

Die Magnetresonanztomographie unterliegt im Hinblick auf die Hard- sowie die Softwareentwicklung nach wie vor einem raschen Wandel. Dies bedingt, dass auch die Aussagekraft des Verfahrens erheblich verbessert und verfeinert wird. Diesem Entwicklungsprozess muss sich der Radiologe stellen und dafür Sorge tragen, dass Verbesserungen rasch in die Routine Eingang finden. Hierzu gehört die Anwendung neuer Sequenzen, die Überprüfung der Untersuchungsprotokolle wie auch die oft hiermit verbundene Verfeinerung der Befundinterpretation. Durch eine Steigerung der Auflösung, die Verwendung von Sequenzen mit verbessertem Kontrast-Rausch-Verhältnis, wie beispielsweise der STIR-Sequenz, ist die Aussagekraft heute gegenüber dem Stand vor 6–7 Jahren erheblich höher. Wer unter diesen Gesichtspunkten nicht lernfähig oder -willig ist, verliert schnell den Anschluss.

Es bleibt die Notwendigkeit kontinuierlichen Lernens. Hierzu sind Bücher ein wichtiges Hilfsmittel. Auch hier ist ständige Aktualisierung unumgänglich. Deshalb ist dieses Buch erschienen. Es demonstriert eindrucksvoll, wie rasch sich in den letzten Jahren die Untersuchungstechnik und die Aussagekraft des Verfahrens für den Bereich Wirbelsäule und Spinalkanal verändert haben.

An der Erstellung dieses Buchs haben eine Reihe von Autoren mitgewirkt. Es war das Ziel, für die Unterkapitel jeweils besonders qualifizierte Kolleginnen und Kollegen zu gewinnen. Der Herausgeber hofft, dass dies gelungen ist.

Den einen oder anderen Leser mag es überraschen, dass ein Buch über den Bereich der Wirbelsäule und des Spinalkanals diesen Umfang einnimmt. Zugegeben, habe auch ich nicht damit gerechnet. Aber wer sich die einzelnen Unterkapitel anschaut, wird feststellen, dass nichts übermäßig ausgeweitet wurde. Im Gegenteil, es bleibt immer noch etwas, wo man sich mehr Tiefgang und Breite, im Einzelfall mehr Abbildungen gewünscht hätte. Im Hinblick auf den Umfang waren aber auch Vorgaben einzuhalten, die mit der verständlichen Überlegung zusammenhingen, dieses Buch in der preislich sehr attraktiven Referenz-Reihe Radiologie (RRR) herauszubringen.

Neben jenen, die auf der Titelseite eines Buchs mit Namen erscheinen, sind immer noch einige zu nennen, die ebenfalls einen teilweise sehr wichtigen Beitrag geliefert haben, der für das Gelingen des Buchs erforderlich war. In diesem Zusammenhang möchte ich denjenigen besonders danken, die durch die Bereitstellung von Bildmaterial zur Abrundung der Kapitel beitrugen. Mein Dank gilt vor allem Herrn Dr. Carlos Hartung in Rheine, der schon im Vorfeld einige interessante Bildbeispiele für mich zurückgelegt hatte, da er wusste, dass ich auf ihn zukommen würde. Auch Frau Dr. Heinen vom St. Johannes-Hospital in Arnsberg sei in diesem Zusammenhang sehr herzlich gedankt.

Nicht zuletzt möchte ich einen herzlichen Dank an die Mitarbeiter des Thieme Verlags aussprechen, die mit der Textkorrektur und dem Umbruch nicht wenig Arbeit hatten. Die Verwendung neuer Medien wie CD, Diskette oder E-Mail hat die Erstellung von Büchern völlig verändert, und das in außerordentlich kurzer Zeit. Das bringt Lernprozesse mit sich, die auch für Autoren manchmal zu schnell gehen. Wenn dann zusätzlich noch die alten herkömmlichen Dokumentationsmedien wie Röntgenfilm und Dias hinzukommen, ist das Chaos schnell vorprogrammiert. Und so war es in der Erstellungsphase des Buchs nicht selten so, dass wir über dpi, TIF-, JPG- und Word-Dateien sprachen und Mühe hatten, eine einheitliche Sprache zu finden. Dass die Erstellung des Buchs dennoch schnell gegangen ist, bedarf einer besonderen Hervorhebung. Mein Dank gilt in diesem Zusammenhang Frau Susanne Huiss und Herrn Rolf Dieter Zeller in besonderem Maße.

So hoffe ich, dass dieses Buch Anklang finden wird und die mit der Interpretation von magnetresonanztomographischen Aufnahmen betrauten Kolleginnen und Kollegen mit diesem Buch arbeiten werden.

Dortmund, im Herbst 2000 *Detlev Uhlenbrock*

Anschriften

Dr. med. Dirk Brechtelsbauer
Universität Würzburg
Abteilung für Neuroradiologie
Josef-Schneider-Str. 11
97080 Würzburg

Prof. Dr. med. Jörg F. Debatin
Universitätsklinikum
der GHS Essen
Zentralinstitut für
Röntgendiagnostik
Hufelandstraße 55
45122 Essen

Dr. med. Alexandra J. Felber
Universitäts-Klinik Innsbruck
Gem. Einrichtung für
MRT und MR-Spektroskopie
Anichstraße 35
6020 Innsbruck, Österreich

Prof. Dr. med. Stephan Felber
Universitäts-Klinik
für Radiodiagnostik
Abteilung für Radiologie II
Anichstraße 35
6020 Innsbruck, Österreich

Priv.-Doz. Dr. med.
Hans Henkes
Alfried-Krupp-Krankenhaus
Klinik für Radiologie und
Neuroradiologie
Alfried-Krupp-Straße 21
45117 Essen

Dr. med. Paul René Hilfiker
Universitätsspital Zürich
Institut für
Diagnostische Radiologie
Rämistraße 100
8091 Zürich, Schweiz

Dr. phil. nat. Peter Kreisler
Siemens AG
Medizinische Technik
MR – Applikationsentwicklung
Henkestraße 127
91050 Erlangen

Prof. Dr. med.
Dietmar Kühne
Alfried-Krupp-Krankenhaus
Klinik für Radiologie und
Neuroradiologie
Alfried-Krupp-Straße 21
45117 Essen

Dr. med. Volker Kunze
Städtische Kliniken Oldenburg
Institut für Radiologie und
Nuklearmedizin
Dr.-Eden-Straße 10
26133 Oldenburg

Prof. Dr. Stuart E. Mirvis
University of Maryland
Department of Radiology
Medical Center
22 South Greene Street
Baltimore, Maryland 21201,
USA

Priv.-Doz. Dr. med.
Rolf Schultheiß
Städtische Kliniken Dortmund
– Klinikzentrum Nord
Neurochirurgische Klinik
Münsterstraße 240
44145 Dortmund

Karl-Heinz Trümmler
Siemens AG
Medizinische Technik
Franz-Greuer-Straße 10
50823 Köln

Prof. Dr. med.
Detlev Uhlenbrock
St.-Josefs-Hospital
Abteilung Radiologische
Diagnostik
Wilhelm-Schmidt-Straße 4
44263 Dortmund

Dr. med. Werner Weber
Alfried-Krupp-Krankenhaus
Klinik für Radiologie und
Neuroradiologie
Alfried-Krupp-Straße 21
45117 Essen

Reihenherausgeber:
Prof. Dr. Ulrich Mödder
Heinrich-Heine-Universität
Institut für Diagnostische
Radiologie
Moorenstraße 5
40225 Düsseldorf

Abkürzungen

A., Aa.	Arteria, Arteriae
„ALIF“	Anterior Lumbar Interbody Fusion
a.-p.	anterior-posterior
APLD	automatische perkutane lumbale Diskektomie
ARA	American Rheumatism Association
BNI	Barrow Neurological Institute, Phoenix
BSG	Blutsenkungsgeschwindigkeit
BWK	Brustwirbelkörper
cP	chronische Polyarthritis
CT	Computertomographie, Computertomogramm
DISH	diffuse idiopathische Skeletthyperostose
DSA	digitale Subtraktionsangiographie
EPI	Echo-Planar-Imaging
ESSG	European Spondylarthropathy Study Group
FBSS	Failed Back Surgery Syndrome
FFE	Fast Field Echo
FID	Free Inducation Decay
FLAIR	Fluid Attenuated Inversion Recovery
FLASH-Sequenz	Fast-Low-Angle-Shot-Sequenz
FOV	Field of View
FSE	Fast-Spin-Echo
Gd-DTPA	Gadolinium-Diethylentriaminpentaacetat
GRASE	Turbo-Gradienten-Spin-Echo
GRASS	Gradient Recalled Acquisition in Steady State
GRE	Gradienten-Echo
HLA	Human-Leukocyte-Antigen
HASTE	Half Fourier Single Shot Turbo Spin Echotechnique
Hb	Hämoglobin
HF-Puls	Hochfrequenzpuls
HWK	Halswirbelkörper
Ig	Immunglobulin
IR	Inversion-Recovery
Lig., Ligg.	Ligamentum, Ligamenta
LWK	Lendenwirbelkörper
M., Mm.	Musculus, Musculi
MCTD	Mixed Connective Tissue Disease
MMC-Operation	Myelomeningozelenoperation
MRT	Magnetresonanztomographie, Magnetresonanztomogramm
N., Nn.	Nervus, Nervi
Nd-YAG	Neodymium; Yttrium-Aluminium-Garnet
NET	neuroendokrine Tumoren
PD	Protonendichte
PLDD	perkutane Laserdiskektomie
„PLIF“	Posterior Lumbar Interbody Fusion
PLK	posteriorer ligamentärer Komplex
PMMA	Polymethylmethacrylat
PNET	primitiv neuroektodermaler Tumor
ppm	Parts per Million
R., Rr.	Ramus, Rami
RA	rheumatoide Arthritis
RARE	Rapid Acquisition with Relaxation Enhancement
RF	Radiofrequenz
ROI	Region of Interest
SE	Spin-Echo
SLE	systemischer Lupus erythematodes
STIR	Short TI Inversion Recovery (auch Short Turbo Inversion Recovery)
TA	Akquisitionszeit
TE	Echozeit
TE_{eff}	effektive Echozeit
TI	Inversionszeit
TR	Repetitionszeit
TSE	Turbo-Spin-Echo
uSpA	undifferenzierte Spondylarthropathie
V., Vv.	Vena, Venae

Inhaltsverzeichnis

3 Malformationen des Spinalkanals 57

D. Uhlenbrock und D. Brechtelsbauer

4 Degenerative Wirbelsäulenerkrankungen 159

D. Uhlenbrock

5 Tumoren der Wirbelsäule und des Spinalkanals 269

D. Uhlenbrock und V. Kunze

6 Entzündliche Erkrankungen der Wirbelsäule und des Spinalkanals 357

D. Uhlenbrock, H. Henkes, W. Weber, S. Felber und D. Kühne

7 Einsatz der MRT beim akuten Wirbelsäulentrauma 437

St. E. Mirvis, übersetzt von D. Uhlenbrock

8 Vaskuläre Erkrankungen des Spinalkanals 467

A. J. Felber, S. Felber, H. Henkes und D. Kühne

9 Funktionsuntersuchung und Intervention an der Wirbelsäule in einem offenen MR-System 491

P. Hilfiker und J. F. Debatin

Sachverzeichnis 511

1 Physik und Anwendung

K.-H. Trümmler und P. Kreisler

Inhaltsverzeichnis

Grundlagen

Protonen im Magnetfeld

Der menschliche Körper besteht zu mehr als 60 % aus Wasser. Damit ist Wasser das häufigste Molekül in unserem Körper. Außerdem hat Wasserstoff, ein Teil des Wassermoleküls, eine sehr hohe Nachweisempfindlichkeit zur Messung der *kernmagnetischen Resonanz.* Aus diesen Gründen ist Wasserstoff das ideale Element zur Bildgebung. Der Atomkern des Wasserstoffs besitzt ein Kernteilchen, das Proton. Das Proton dreht sich mit seiner positiven Elementarladung um die eigene Achse. Diese Eigenrotation des Protons bezeichnet man als *Kernspin.*

Durch die Rotation der elektrischen Ladung baut sich um das Proton ein individuelles Magnetfeld auf, dies ist das *magnetische Moment* μ des Protons. μ führt dazu, dass die Lage der Protonen von einem äußeren *Magnetfeld* B_0 beeinflusst wird. Die Mehrzahl der Protonen richtet sich in B_0 parallel zur Richtung des Felds aus. Die geringere Anzahl der Protonen richtet sich entgegengesetzt (antiparallel) aus. Dies ist der Grundzustand. Da sich mehr Protonen parallel als antiparallel ausrichten, addieren sich die magnetischen Momente μ zu einer *Summenmagnetisierung M* auf. M liegt im Grundzustand immer parallel zu B_0 in Z-Richtung, darum spricht man von der *Längsmagnetisierung* M_Z.

Neben dem Aufbau der Längsmagnetisierung M_Z zwingt B_0 die Protonen auch zu einer Präzessionsbewegung um die Z-Achse des Felds, ähnlich wie ein rotierender Kreisel im Schwerefeld der Erde präzediert. Die Kreisel- oder Präzessionsfrequenz der Protonen heißt auch *Lamorfrequenz* ω_0 und hängt von der Stärke des Magnetfelds ab (Abb. 1.**1**).

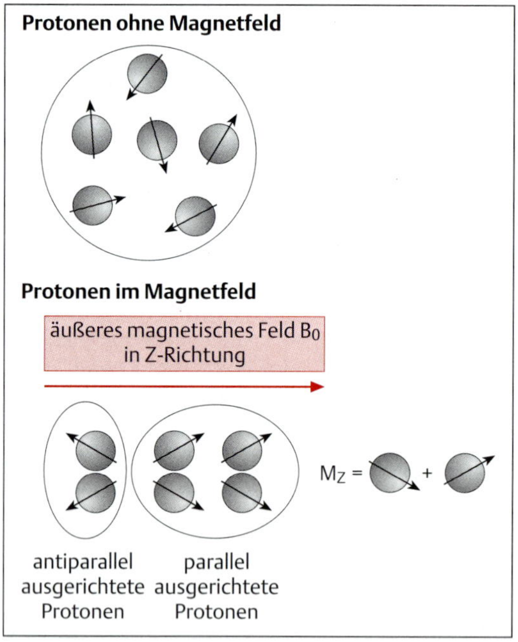

Abb. 1.**1** **Protonen im Magnetfeld**:
Oberer Teil: Außerhalb eines magnetischen Felds sind die magnetischen Momente der Protonen statistisch ausgerichtet und ihre Wirkung hebt sich auf.
Unterer Teil: Innerhalb des magnetischen Feldes B_0 richtet sich der größere Teil parallel, ein geringerer Teil antiparallel zum Feld aus. Die daraus entstehende Längsmagnetisierung (M_Z) des Gewebes ist die Voraussetzung für die Erzeugung von MR-Bildern.

$\omega_0 = \gamma \times B_0$
γ = gyromagnetisches Verhältnis = 42 MHz pro Tesla für Protonen

Anregung

Bei MR-Systemen dienen spezielle Aufnahmespulen zum Empfang des Signals, das von den Protonen aus dem menschlichen Körper zurückgesendet wird. Diese Signale sind die Rohdaten für die Berechnung des MR-Bilds. Die Aufnahmespulen der MR-Systeme liegen quer zu B_0 in der X-Y-Ebene, darum induziert die Längsmagnetisierung M_Z kein Signal.

Um ein Signal zu messen, muss M_Z in die Querrichtung (X-Y-Ebene) gedreht werden. Eine Magnetisierung, die in die Querrichtung weist, nennen wir *Quermagnetisierung* oder M_{XY}. Die Drehung von M_z in die Querrichtung zu M_{XY} ist die Anregung. Sie wird durch einen Hochfrequenzpuls (HF-Puls, Radiopuls) bewirkt, der von Sendespulen mit der passenden Resonanzfrequenz ω_0 (= Lamorfrequenz) eingestrahlt wird.

Nach der Anregung befinden sich die Protonen im angeregten Zustand. Die Magnetisierung ist um 90° aus der Z-Richtung in die X-Y-Ebene geklappt (90°-Anregung) und rotiert mit der Lamorfrequenz ω_0. Die Längsmagnetisierung M_Z

existiert nicht mehr (M_Z = 0), sie ist zur Quermagnetisierung M_{XY} geworden. Nun induziert M_{XY} eine elektrische Spannung, das MR-Signal, dessen Stärke proportional zum Betrag von M_{XY} ist.

Direkt nach der Anregung beginnt die *Relaxation*, bei der die Protonen den angeregten Zustand verlassen und in den Grundzustand zurückkehren.

Relaxation

Es gibt 2 Relaxationsmechanismen, die den Übergang von der Anregung zurück zum Grundzustand beschreiben:

■ Längsrelaxation mit der T1-Zeit

Während der Längsrelaxation baut sich die Längsmagnetisierung M_Z wieder auf. Ist die Längsrelaxation beendet, befindet sich die gesamte Magnetisierung wieder in feldparalleler Richtung, die Protonen befinden sich im Grundzustand, und die Längsmagnetisierung M_Z hat ihren Ausgangswert von vor der Anregung wieder erreicht (M_Z = 100 %).

Die Schnelligkeit, mit der die Protonen aus dem angeregten Zustand in den Grundzustand zurückkehren beschreibt die T1-Zeit.

Die T1-Relaxationszeiten der Gewebe unterscheiden sich:

- in Geweben mit einer langen T1-Zeit läuft die Relaxation langsam ab,
- in Geweben mit einer kurzen T1-Zeit läuft die Relaxation schnell ab.

Der zugehörige Relaxationsvorgang heißt Längs- oder auch T1-Relaxation, weil die Protonen aus dem angeregten Zustand zurück in die Längsrichtung des Magnetfelds relaxieren. Eine weitere Bezeichnung für die T1-Relaxation ist *Spin-Gitter-Relaxation*, weil die bei der Anregung von den Protonen (Spins) aufgenommene Energie während der Relaxation an das umgebende Gewebe (Gitter) abgegeben wird (Abb. 1.**2**).

■ Querrelaxation mit der T2-Zeit

Das Signal, das die Quermagnetisierung M_{XY} nach der Anregung induziert heißt FID (free induction decay). Der FID ist direkt nach der Anregung groß und wird dann, mit zunehmender Zeit, schnell kleiner.

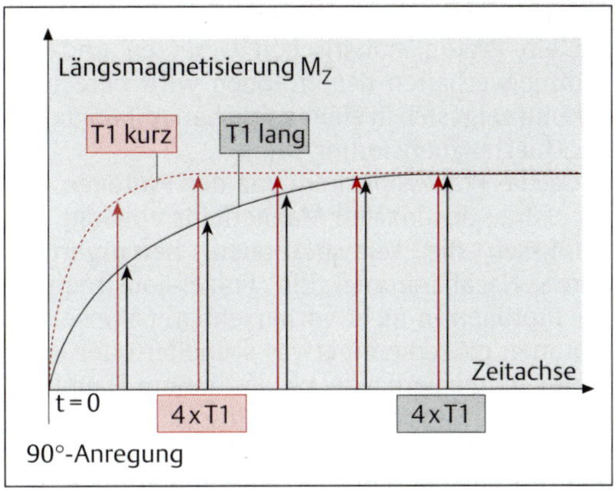

Abb. 1.**2** **Relaxation**. Direkt nach der Anregung ist M_Z = 0, denn der 90°-Anregungspuls hat die gesamte Längsmagnetisierung aus der Z-Richtung in die X-Y-Ebene gedreht. Nach der Anregung baut sich M_Z mit zunehmender Zeit wieder auf. Gewebe mit kurzer T1-Zeit relaxieren schneller als Gewebe mit langer T1-Zeit. Die Zunahme von M_Z folgt dabei einer exponentiellen Funktion. Nach ca. 4-facher T1-Zeit des Gewebes ist die T1-Relaxation beendet, und M_Z hat den Ausgangszustand von vor der Anregung (100 % M_Z) erreicht. Während der T1-Relaxation wird die Energie, die die Protonen durch die Anregung aufgenommen haben, als Wärme an das Gewebe abgegeben.

▶ Wie kommt dieser Signalabfall zustande?

Direkt nach der Anregung präzedieren alle Protonen in Phase und die magnetischen Momente addieren sich zu einem großen M_{XY} und somit zu einem großen Summensignal. Danach werden die Protonen von ihren Nachbarn (= andere Protonen und Moleküle) in ihrer Präzessionsbewegung gestört. Dadurch kommt es zu einer Dephasierung, M_{XY} wird kleiner und das Summensignal nimmt ab.

▶ Wie werden die Protonen gestört?

Jedes Proton und auch jedes Molekül besitzt magnetische Eigenschaften, die das äußere Hauptfeld B_0 des Magneten lokal, in ihrer unmittelbaren Umgebung, verändern. Diese gewebsinternen Einflüsse sind in ihrer Größe und auch zeitlich variabel. Sie sind abhängig:

- vom chemischen Bindungszustand,
- von den elektrischen und magnetischen Eigenschaften des Gewebes.

Betrachtet man nur ein einzelnes Proton, sind die Einflüsse die seine Nachbarn ausüben so komplex, dass sie nicht quantifizierbar sind. Bei einer großen Protonenmenge jedoch, wie im menschlichen Körper gegeben, gehorchen die Einflüsse auf ein Proton statistischen Gesetzen und das Summenverhalten der Protonen wird berechenbar und zeigt sich in einer zeitlichen Abhängigkeit der Quermagnetisierung M_{XY}.

Da die Präzessionsfrequenz der Protonen von der Stärke des lokalen Magnetfelds abhängt, beeinflussen die Feldvariationen, hervorgerufen durch Nachbaratome, die Präzessionsfrequenz der Protonen in nicht vorhersehbarer Weise. Die Protonen präzedieren etwas schneller oder langsamer, abhängig davon, ob das äußere Hauptfeld von den gewebsinternen Einflüssen zufällig verstärkt oder abgeschwächt wird. Dies führt zu einem Auseinanderlaufen, die Protonen dephasieren, M_{XY} und das Signal wird kleiner (Abb. 1.**3**).

Das Dephasieren der Protonen nach der Anregung ist ein Relaxationsvorgang. Die Schnelligkeit mit der die Protonen dephasieren, beschreibt die T2-Zeit.

Die T2-Relaxationszeiten der Gewebe unterscheiden sich:

- in Geweben mit einer langen T2-Zeit läuft die Relaxation langsam ab,
- in Geweben mit einer kurzen T2-Zeit läuft die Relaxation schnell ab.

T2-Zeit und Signalabfall stehen in einem direkten Zusammenhang:

- Eine lange T2-Zeit bedeutet: Die Protonen beeinflussen sich nur wenig gegenseitig, dadurch langsames Dephasieren. Das Signal nimmt nur langsam ab.
- Eine kurze T2-Zeit bedeutet: Die Protonen beeinflussen sich stark gegenseitig, dadurch schnelles Dephasieren. Das Signal nimmt schnell ab.

Einfluss der Inhomogenitäten

Alle bisher angestellten Betrachtungen bzgl. der Querrelaxation und der T2-Zeit der Gewebe sind nur dann gültig, wenn der Magnet ein ideal homogenes Magnetfeld B_0 liefert, sodass nur gewebsinterne Einflüsse eine T2-Relaxation bewirken und äußere Störungen keine Rolle spielen.

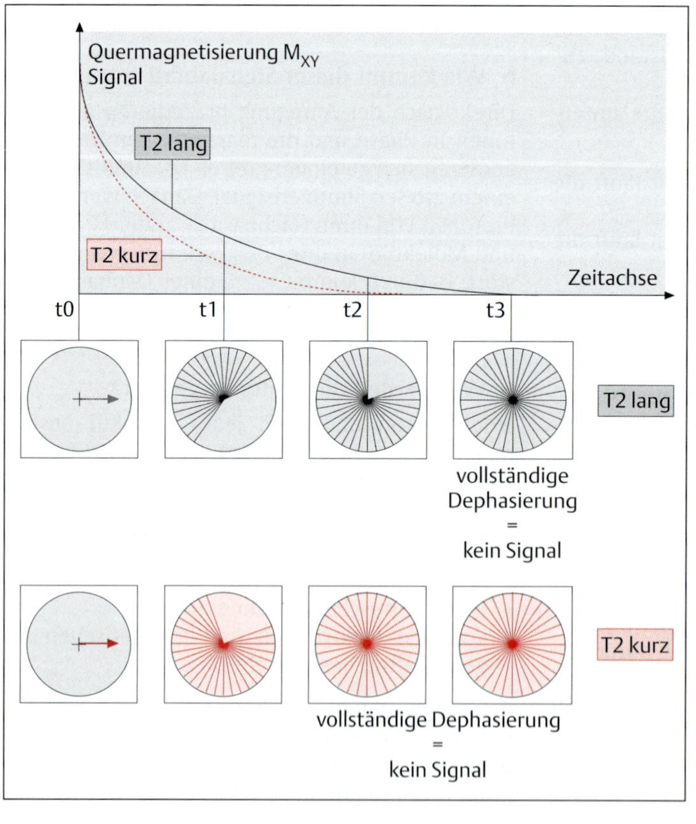

Abb. 1.**3** **Dephasierung**. Die gewebsinterne Beeinflussung der Präzessionsfrequenz der einzelnen Protonen bewirkt eine Dephasierung. Die Dephasierung kann man sich bildlich als ein Auffächern der Protonenpopulation vorstellen. Durch das Auffächern „schauen“ die Protonen in unterschiedliche Richtungen und die magnetischen Momente addieren sich nicht mehr. Dies führt zu einer Verminderung von M_{XY} und zu einem Signalverlust. Gewebe mit kurzer T2-Zeit verlieren schneller ihr Signal, denn die Relaxation ist rascher als bei Geweben mit langer T2-Zeit.

▶ Was ist ein homogenes Magnetfeld?

Ein ideal homogenes Magnetfeld ist dann erreicht, wenn innerhalb des Messbereichs keine Abweichung von der Sollfeldstärke existiert. Die modernen Magnete erzielen zwar eine sehr hohe Homogenität, aber eine wirklich 100%ige Homogenität wird nicht erreicht. Hinzu kommt noch, dass der Patient selbst die Homogenität stört.

▶ Wie wirken sich Inhomogenitäten aus?

Da Inhomogenitäten nichts anderes als Feldabweichungen sind, führen sie zu unterschiedlichen Präzessionsfrequenzen der Protonen. Diese Differenz in den Präzessionsfrequenzen bewirkt eine zusätzliche Dephasierung der Protonen, die sich der gewebsabhängigen Dephasierung (T2-Relaxation) überlagert.

In einem realen Feld mit Inhomogenitäten nimmt darum der FID schneller ab, als in einem idealen, vollständig homogenen Feld.

Aus diesem Grund heißt die T2-Zeit, die mithilfe des FID in einem realen Feld bestimmt wird, *T2*-Zeit*. Der * zeigt an, dass es sich um eine Zeit handelt, die nicht den reinen Gewebsparameter T2 darstellt, sondern dass ein zweiter Dephasierungsvorgang, abhängig von der Qualität des Felds, überlagert ist. Durch die Inhomogenitäten dephasieren die Protonen schneller. Dadurch ist T2*-Zeit in der Regel deutlich kürzer als die T2-Zeit.

▶ Wie kann der Einfluss der Inhomogenitäten umgangen werden?

Da die Inhomogenitäten des äußeren Felds zeitlich konstant sind, besteht die Möglichkeit, ihren Einfluss zu kompensieren. Mithilfe eines zweiten HF-Pulses (nach dem 90°-Anregungspuls), des 180°-Rephasierungspulses, lässt sich ein Signal generieren, dessen Höhe nicht von den Inhomogenitäten beeinflusst ist. Dieses Signal wird *Spin-Echo (SE)* genannt. Messsequenzen, die eine 90–180° Pulsfolge nutzen, um ein Bild zu erzeugen, dessen Signale von Inhomogenitäten unabhängig sind, heißen SE-Sequenzen. Sequenzen ohne den 180°-Rephasierungspuls heißen Gradienten-Echo- (GRE-)Sequenzen, das Signal analog dazu Gradienten-Echo (GRE).

Der 180°-Rephasierungspuls kompensiert ausschließlich die zeitlich konstanten Inhomogenitäten des äußeren Magnetfelds. Nicht beeinflusst werden die gewebsinternen Dephasierungsprozesse, die zur T2-Relaxation führen. Die Stärke des Echosignals nach einem 180°-Rephasierungspuls ist deshalb nur von den gewebsinternen T2-Einflüssen abhängig.

Unterschiedliche Bildkontraste

T1-Kontrast (T1-gewichtetes Bild). Die Bildkontraste entstehen hauptsächlich aufgrund der T1-Unterschiede der Gewebe. T2- und Protonendichteeinflüsse (PD-Einflüsse) sind minimiert (aber noch vorhanden).

T2-Kontrast (T2-gewichtetes Bild). In einem T2-gewichteten Bild entstehen die Bildkontraste hauptsächlich aufgrund der T2-Unterschiede der Gewebe. T1- und PD-Einflüsse sind minimiert (aber noch vorhanden).

PD-Kontrast (PD-gewichtetes Bild). In einem PD-gewichteten Bild entstehen die Bildkontraste hauptsächlich aufgrund der PD-Unterschiede der Gewebe. T1- und T2-Einflüsse sind minimiert (aber noch vorhanden).

T1-gewichtetes Bild

■ Repetitionszeit TR

Für einen vollständigen Rohdatensatz eines MR-Bilds ist die Aufnahme nur eines Echos nicht ausreichend, denn es enthält zu wenig Ortsinformationen, um daraus ein Bild zu berechnen. Ein Echosignal bildet lediglich eine Zeile im Rohdatensatz.

Die Größe des Rohdatensatzes richtet sich nach der Messmatrix des MR-Bilds. Bei einer Matrixgröße von 256 × 256 Pixeln müssen 256 Rohdatenzeilen eingelesen werden.

Für die Messung jeder Rohdatenzeile muss die Schicht in der Regel erneut angeregt werden. Die Zeit zwischen 2 Anregungen ist die Repetitionszeit TR.

Innerhalb der TR-Zeit kann ein Schichtstapel gemessen werden, der mehrere Schichten beinhaltet (Multi-Slice-Messung), die Anzahl der Schichten ist von der TR-Zeit abhängig.

TR-Zeit und T1-Kontrast

Der T1-Kontrast eines MR-Bildes wird mithilfe der TR-Zeit gesteuert.

▶ Was passiert bei einer langen TR-Zeit (TR > 2500 ms)?

Die TR-Zeit kann so lang gewählt werden, dass die gesamte Magnetisierung zwischen den Anregungen wieder in ihre alte Lage parallel zum Magnetfeld zurückkehrt. Das ist dann der Fall, wenn die TR-Zeit mehr als 4-mal so lang eingestellt wird, wie die T1-Zeit des Gewebes. In diesem Fall erhalten die Protonen genügend Zeit zur weitgehenden T1-Relaxation, und vor der folgenden Anregung ist der Grundzustand (= 100 % M_Z) immer wieder erreicht.

Da die TR-Zeit so lang ist, dass bei allen Geweben die T1-Relaxation zwischen 2 Anregungen vollständig abgeschlossen ist, sind im Bild keine T1-Kontraste sichtbar. (Das Bild zeigt PD-Kontrast; s. S. 10.)

▶ Was passiert bei einer kurzen TR-Zeit (TR = 400–800 ms)?

Zur besseren Darstellung werden 4 Zeitpunkte betrachtet (Abb. 1.**4**):

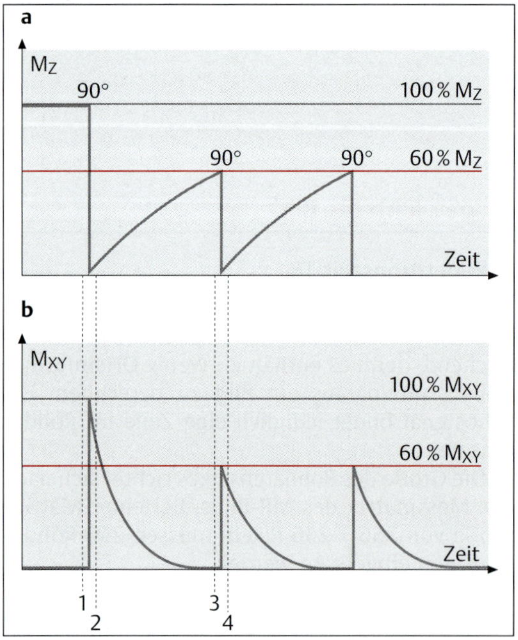

Abb. 1.**4 a, b** **Verlauf von M_Z und dessen Einfluss auf das Signal.** Der obere Teil der Abbildung stellt die Z-Magnetisierung und den Verlauf der T1-Relaxation dar. Der untere Teil der Abbildung zeigt die Quermagnetisierung M_{XY} bzw. das Signal und den Verlauf der T2-Relaxation. Die Zeitpunkte 1–4 werden im Text beschrieben.

Zeitpunkt 1. Direkt vor der ersten 90°-Anregung; es existiert der Grundzustand.

M_{Z1} = 100 %
M_{XY1} = 0

Zeitpunkt 2. Direkt nach der ersten 90°-Anregung. Die Magnetisierung ist durch die Anregung aus der Z-Richtung in die X-Y-Ebene geklappt.

M_{Z2} = 0
M_{XY2} = 100 %

M_Z baut sich mit zunehmender Zeit durch die T1-Relaxation wieder auf.

Zeitpunkt 3. Direkt vor der nächsten 90°-Anregung. Die TR-Zeit ist so kurz, dass sich M_Z nicht zu 100 % aufbauen kann. M_{Z3} wird zu diesem Zeitpunkt nur durch die im (kurzen) TR-Intervall relaxierten Protonen gebildet.

M_{Z3} < 100 % (in diesem Beispiel 60 %)
M_{XY3} = 0 (wegen der schnell ablaufenden T2-Relaxation)

Zeitpunkt 4. Direkt nach der nächsten 90°-Anregung. Der 90°-Anregungspuls klappt nur die Z-Magnetisierung in die X-Y-Ebene, die sich im vorangegangenen TR-Intervall in Z-Richtung als M_Z aufbauen konnte.

M_{XY4} = M_{Z3}(= 60 % in diesem Beispiel)

Die Folge ist ein vermindertes Signal im MR-Bild.

Sättigung. Die unvollständige T1-Relaxation in einem kurzen TR-Intervall führt zu einer Signalminderung im MR-Bild, diesen Vorgang nennt man Sättigung. In einem kurzen TR-Intervall wird die Helligkeit der Gewebe im Wesentlichen von deren T1-Zeit bestimmt:

- Gewebe mit langer T1-Zeit werden dunkel dargestellt, denn sie sind stärker gesättigt,
- Gewebe mit kurzer T1-Zeit werden heller dargestellt, denn sie sind weniger gesättigt.

▶ Was passiert bei einer sehr kurzen TR-Zeit (TR = < 300 ms)?

Wird das TR-Intervall immer weiter verkürzt, nimmt die Sättigung aller Gewebe zu. Folglich werden sie signalarm und mit wenig Kontrast dargestellt.

▶ **Welche TR-Zeit für ein T1-gewichtetes Bild?**

Eine TR-Zeit von 400–800 ms hat sich für die Messung T1-gewichteter Bilder bewährt (Abb. 1.**5**).

Kontraste eines T1-gewichteten Bilds

Die Helligkeit der Gewebe hängt von ihrer T1-Zeit und damit von ihrer Sättigung ab:

- Wasser mit der längsten T1-Zeit stellt sich sehr dunkel dar,
- graue Hirnsubstanz hat eine längere T1-Zeit als weiße Hirnsubstanz und ist dunkler als diese,
- Fett hat die kürzeste T1-Zeit und ist sehr hell.

T2-gewichtetes Bild

Der T2-Kontrast eines MR-Bilds wird mithilfe der Echozeit TE gesteuert.

Echozeit TE

TE ist die Zeit zwischen der Anregung und der Aufnahme des Echosignals.

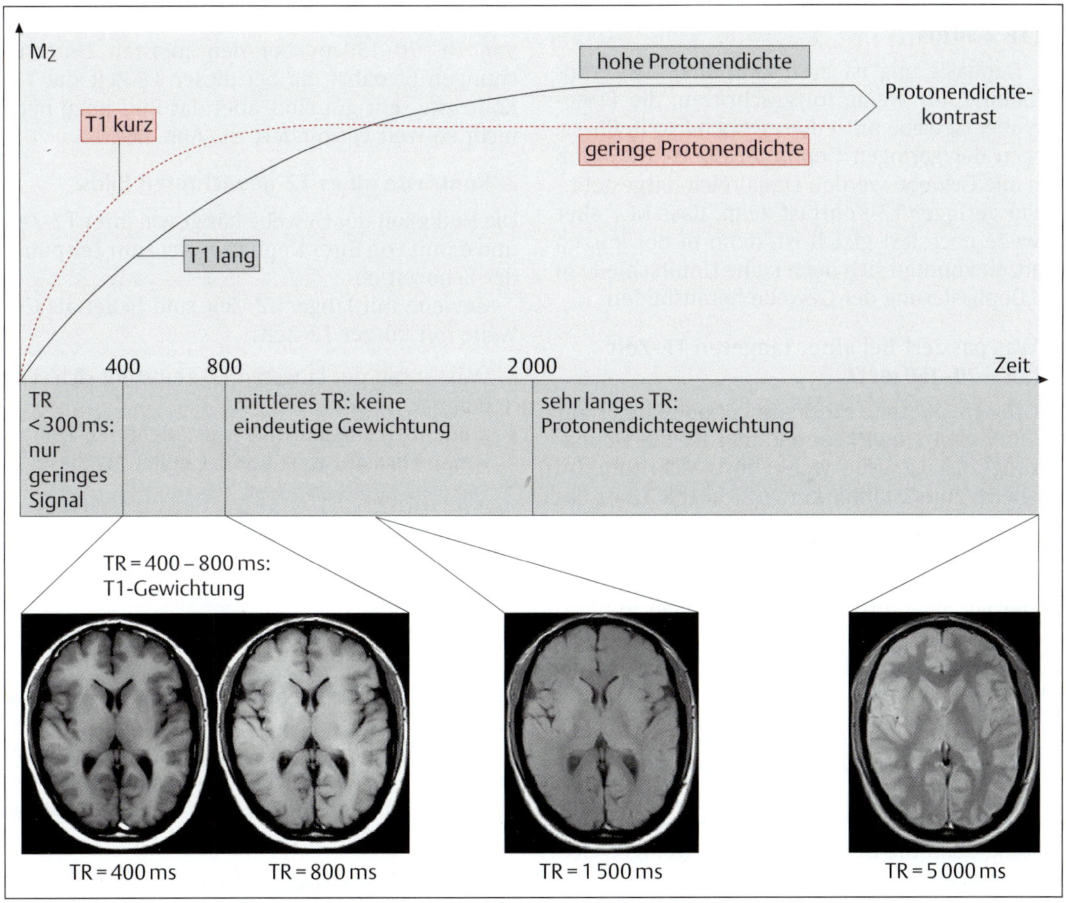

Abb. 1.**5** **TR-Zeit und T1-Kontrast.** Aufgrund der unterschiedlichen T1-Zeiten der Gewebe lassen sich in MR-Bildern T1-Kontraste erzeugen, wenn die T1-Relaxation der Gewebe innerhalb der TR-Zeit unterschiedlich weit abgelaufen ist. Bei einer TR-Zeit von 400–800 ms ist die T1-Relaxation im Gewebe mit kurzer T1-Zeit weiter abgelaufen als im Gewebe mit langer T1-Zeit, und der 90°-Anregungspuls klappt (im Gewebe mit kurzer T1-Zeit) eine größere Magnetisierung (als im Gewebe mit langer T1-Zeit). Folglich ist das Signal des Gewebes mit kurzer T1-Zeit größer als das Signal des Gewebes mit langer T1-Zeit. Die Bilder weisen einen starken T1-Kontrast auf. Bei einer Verlängerung der TR-Zeit nimmt der Kontrast ab, denn die Längsmagnetisierung M_Z aller Gewebe gleicht sich an und erreicht wieder 100 %. Der Kontrast bei sehr langer TR-Zeit ist ein PD-Kontrast.

Wenn zum Zeitpunkt der Echozeit das Signal aufgenommen wird, ist die Dephasierung in den Geweben und damit auch das Signal, unterschiedlich stark (abhängig von der T2-Zeit).

Die gemessenen Signaldifferenzen sind ein Abbild des T2-Einflusses:

- Ist die Echozeit TE kurz, haben die Protonen wenig Zeit zu dephasieren, und der T2-Einfluss auf das Bild ist gering.
- Bei einer langen Echozeit TE haben die Protonen viel Zeit zu dephasieren, und der T2-Einfluss auf das Bild ist groß.

TE-Zeit und T2-Kontrast

▶ Was passiert bei einer kurzen TE-Zeit (TE < 30 ms)

Die Dephasierung ist zum Zeitpunkt der Echoaufnahme nur wenig fortgeschritten, die Protonen aller Gewebe präzedieren noch fast in Phase. Wegen der geringen Dephasierung ist M_{XY} groß und alle Gewebe werden signalreich dargestellt.

Ein geringer T2-Kontrast zeigt, dass M_{XY} aller Gewebe noch fast gleich ist, denn in der kurzen Echozeit konnten sich noch keine Unterschiede in der Dephasierung der Gewebe herausbilden.

▶ Was passiert bei einer längeren TE-Zeit (TE = 70–150 ms)?

Die gewebsinternen Einflüsse können länger auf die Protonen einwirken, dadurch ist die Dephasierung aller Gewebe weiter fortgeschritten. Im Vergleich zum Bild mit kurzer Echozeit TE ist das Signal aller Gewebe aufgrund der zugenommenen Dephasierung kleiner geworden. In Geweben mit kurzer T2-Zeit ist die Dephasierung jedoch weiter vorangeschritten als in Geweben mit langer T2-Zeit.

Im Bild stellen sich die Gewebe in unterschiedlicher Intensität dar:

- Gewebe mit kurzer T2-Zeit werden dunkel dargestellt, denn die Dephasierung ist weit fortgeschritten,
- Gewebe mit langer T2-Zeit werden hell dargestellt, denn die Dephasierung ist weniger fortgeschritten.

Die Kontraste sind ein qualitatives Abbild der T2-Zeiten der Gewebe. Ein solches Bild nennt man T2-gewichtet.

▶ Was passiert bei einer sehr langen TE-Zeit (TE > 200 ms)?

Die Dephasierung ist noch weiter fortgeschritten, alle Gewebe haben noch mehr Signal verloren.

Gewebe mit kurzen T2-Zeiten stellen sich nicht mehr dar. Da die Protonen vollständig dephasiert sind, ist $M_{XY} = 0$ und kann kein Signal mehr induzieren.

Gewebe mit mittleren T2-Zeiten sind, wegen der relativ starken Dephasierung der Protonen, sehr signalarm.

Nur Gewebe mit sehr langen T2-Zeiten, z. B. Flüssigkeiten, stellen sich, aufgrund der geringen Dephasierung, noch hell dar.

Im Bild ist ein sehr starker T2-Kontrast sichtbar. Die Echozeit ist jedoch zu lang, um Gewebe mit kurzen und mittleren T2-Zeiten darzustellen.

▶ Welche TE-Zeit für ein T2-gewichtetes Bild?

Für eine gute T2-Gewichtung hat sich ein TE-Zeit von ca. 70–150 ms bei den meisten Untersuchungen bewährt, da bei dieser TE-Zeit die T2-Kontraste sehr gut sind, aber das Bildsignal noch nicht zu weit vermindert ist (Abb. 1.**6**).

Kontraste eines T2-gewichteten Bilds

Die Helligkeit der Gewebe hängt von ihrer T2-Zeit und damit von ihrer Dephasierung zum Zeitpunkt der Echozeit ab.

Gewebe mit langer T2-Zeit sind heller als Gewebe mit kurzer T2-Zeit:

- Wasser mit der längsten T2-Zeit stellt sich sehr hell dar,
- graue Hirnsubstanz hat eine längere T2-Zeit als weiße Hirnsubstanz und ist heller als diese.

Weitere Voraussetzungen für ein T1- und T2-gewichtetes Bild

▶ Welche Echozeit TE für ein T1-gewichtetes Bild

In einem T1-gewichteten Bild sollen T2-Einflüsse minimal sein.

Schlussfolgerung: Je geringer die TE-Zeit ist, umso weniger Zeit haben die Protonen zu dephasieren. Eine geringe TE-Zeit bedeutet also geringe T2-Einflüsse im Bild (Abb. 1.**7**).

▶ Welche Repetitionszeit TR für ein T2-gewichtetes Bild?

In einem T2-gewichteten Bild sollen T1-Einflüsse (Sättigungseffekte) minimal sein.

Schlussfolgerung: Der T1-Einfluss ist dann minimal, wenn die T1-Relaxation vollständig beendet ist. Eine lange TR-Zeit (typisch 4-mal T1 der Gewebe) ist die Voraussetzung für geringen T1-Einfluss im Bild (Abb. 1.**7**)

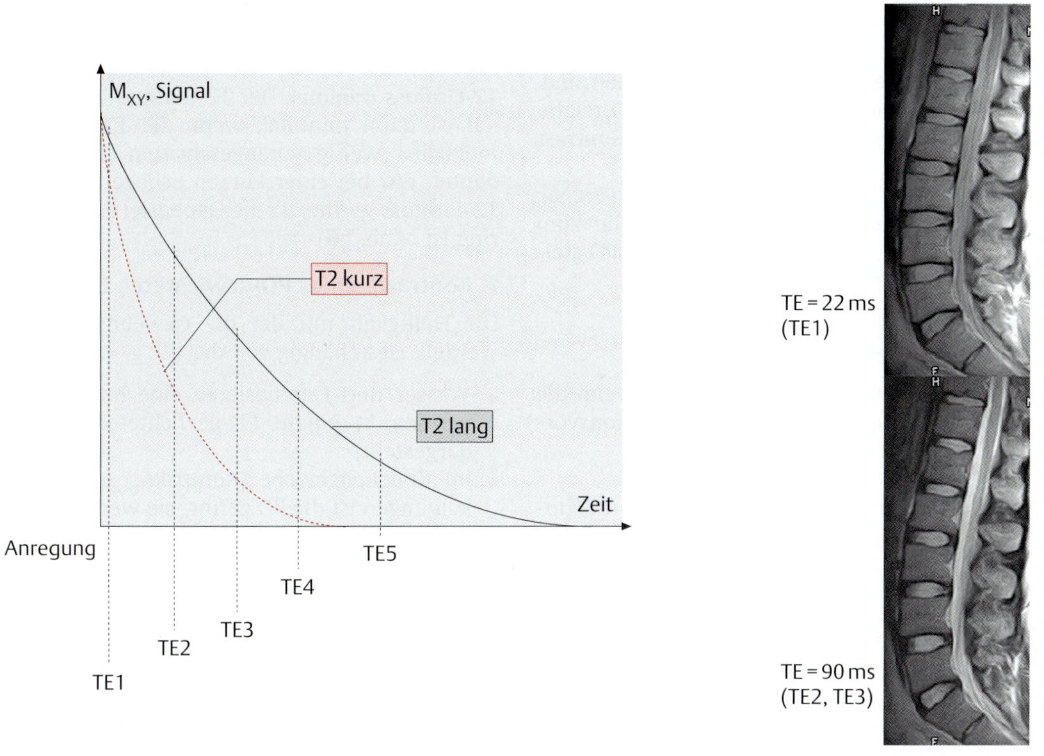

Abb. 1.6 **TE-Zeit und T2-Kontrast**. Abhängig von der Echozeit TE lassen sich verschiedene T2-Gewichtungen in den Bildern erzeugen. Bei einer kurzen TE-Zeit (TE = 22 ms) ist die Dephasierung aller Gewebe, und damit auch der T2-Kontrast im Bild, gering. Bei einer längeren TE-Zeit (TE = 90 ms) hat die Dephasierung im Gewebe mit kurzer T2-Zeit stärker zugenommen und das Signal ist geringer als im Gewebe mit langer T2-Zeit. Die Kontraste des Bilds stellen die T2-Unterschiede der Gewebe qualitativ dar. Bei noch längerer TE-Zeit (TE > 200 ms) hat die Dephasierung so weit zugenommen, dass die Bildqualität durch das geringe Signal beeinträchtigt ist.

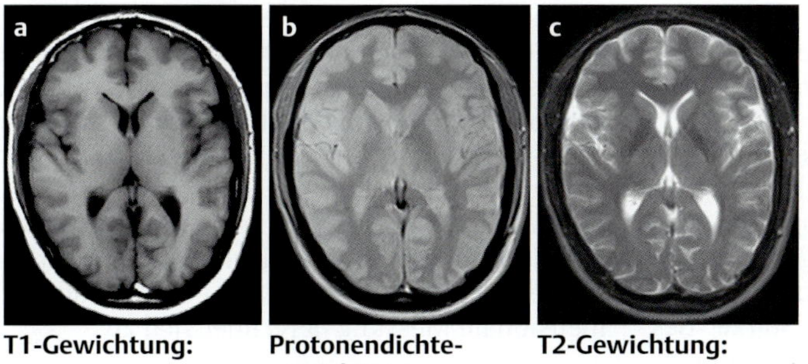

T1-Gewichtung:	**Protonendichte-gewichtung:**	**T2-Gewichtung:**
TR = 400 – 800 ms TE < 30 ms	TR > 2 500 ms TE < 30 ms	TR > 2 000 ms TE = 70...150 ms
Gewebe mit langer T1-Zeit dunkel	Gewebe mit hoher Protonendichte hell	Gewebe mit langer T2-Zeit hell
Gewebe mit kurzer T1-Zeit hell	Gewebe mit geringer Protonendichte dunkel	Gewebe mit kurzer T2-Zeit dunkel

Abb. 1.7 **Zusammenfassung der Messparameter TR und TE und der Kontraste für die Bildgewichtungen T1, PD und T2.**

Protonendichte (PD)

Die PD gibt an, wie viel Protonen in einer bestimmten Menge eines Gewebes vorhanden sind. Die Gewebe unterscheiden sich in der PD relativ gering, darum ist ihr Einfluss auf den Kontrast geringer als der Einfluss von T1 oder T2.

Eine hohe PD führt zu einem stärkeren Signal, weil mehr Protonen vorhanden sind, die zum Signal beitragen, Gewebe mit geringerer PD stellen sich signalärmer dar.

Parameter TR und TE für ein PD-gewichtetes Bild

Eine PD-Gewichtung ist dann erreicht, wenn die Kontrasteinflüsse durch beide Relaxationsvorgänge T1 und T2 minimal sind:

T1-Einfluss minimal. Im Bild ist dann kein T1-Einfluss, wenn die T1-Relaxation vollständig abgelaufen ist. Das ist bei einer langen TR-Zeit (typisch 4-mal der T1-Zeit des Gewebes) der Fall (Abb. 1.**5**).

T2-Einfluss minimal. Der T2-Einfluss auf das Signal ist dann minimal, wenn die T2-Relaxation möglichst wenig vorangeschritten ist. Das bedeutet, nur bei einer kurzen Echozeit TE ist der T2-Einfluss gering, da die Dephasierung noch gering ist (Abb. 1.**6**).

Kontraste eines PD-gewichteten Bilds

Die Helligkeit mit der die Gewebe dargestellt werden, ist abhängig von der PD:

- Wasser und Fett besitzen eine hohe PD und werden in einem PD-gewichteten Bild hell dargestellt,
- im Knochengewebe (Kompakta) und in Verkalkungen ist die PD gering, sie werden dunkel dargestellt.

Grundlegende Messsequenzen

Vorbemerkung zu 2- und 3-dimensionalen Messmethoden

Bei der MR-Bildgebung finden 2 unterschiedliche Messverfahren Anwendung:

- 2-dimensionale Technik,
- 3-dimensionale Technik.

Da bei der 2-dimensionalen Technik jede Bildschicht des Schichtstapels innerhalb des TR-Intervalls nacheinander einzeln angeregt wird, ist das Echosignal ein Summensignal aller Protonen in der angeregten Schicht.

Im Gegensatz dazu werden bei der 3-dimensionalen Technik alle Schichten (Partitionen) des Messvolumens (Slab) zusammen angeregt, und das Echosignal ist die Summe der Signale aus allen Schichten. Dies ist ein großer Vorteil der 3-dimensionalen Technik, denn die Stärke des Echosignals ist nicht mehr von der Dicke der einzelnen Schicht im 3-dimensionalen Volumen abhängig, sondern von der Dicke des gesamten 3-dimensionalen Volumens.

Bei der 2-dimensionalen Technik ist die Signalstärke aus einer Schicht direkt abhängig von der Schichtdicke. Je dünner die Schicht, umso weniger Signal, denn die Anzahl der Protonen in der Schicht nimmt mit abnehmender Schichtdicke ab. Das hat zur Folge, dass bei dünnen Schichten das Verhältnis zwischen Nutzsignal und Bildrauschen (Signal-Rausch-Verhältnis) schlecht ist und die Bildqualität leidet. Abhilfe schafft eine Erhöhung der Datenakquisitionen, wodurch auch die Messzeit verlängert wird.

Darum wird bei sehr dünnen Schichten vorzugsweise die 3-dimensionale Technik eingesetzt.

Insbesondere wenn aus den (primär) gemessenen Schichtbildern in einer Sekundärrekonstruktion Bilder anderer Orientierung berechnet werden sollen oder wenn MR-Angiographierekonstruktionen durchgeführt werden sollen, ist die 3-dimensionale Technik, aufgrund der sehr dünnen Schichten, unverzichtbar.

Grundsätzlich sind alle Sequenzen mit der 2- und der 3-dimensionalen Technik kombinierbar.

Die Akquisitionszeit TA für eine 2- und 3-dimensionale Messung berechnet sich zu:

2-dimensionale Messung: TA = m × TR × AC
3-dimensionale Messung: TA = m × TR × AC × PA
m = Anzahl der Rohdatenzeilen
TR = TR-Zeit
AC = Anzahl der Datenakquisitionen[1)]
PA = Anzahl der Partitionen (Schichten im 3-dimensionalen Messvolumen)

[1)] Bei einigen MR-Messungen werden die Rohdaten mehrfach gemessen und gemittelt, um die Bildqualität zu verbessern. Die Anzahl der Messungen sind die Datenakquisitionen AC. Bei mehreren Akquisitionen verlängert sich die Messzeit entsprechend.

Gradienten-Echo-Sequenz

Bei den modernen MR-Geräten kommen eine große Anzahl von GRE-Sequenzen zur Anwendung. Viele dieser Sequenzen sind für bestimmte Anwendungen optimiert, wie z. B. für die MR-Angiographie.

Aus diesem Grund wird hier nur auf die universellste GRE-Sequenz, die FLASH-Sequenz, eingegangen. Für die FLASH-Sequenz (FLASH = fast low angle shot) werden auch andere Namen verwendet: Spoiled-GRASS (GRASS = gradient recalled acquisition in steady state) oder Fast-Field-Echo.

Vorteile der FLASH-Sequenz

- Kurze Messzeit,
- wenig Bewegungsartefakte durch kurze Messzeit,
- erweiterte diagnostische Möglichkeiten, z. B. die Sensitivität gegenüber Suszeptibilitätseffekten,
- 3-dimensionale Messungen mit höchster Auflösung in kurzer Messzeit.

Nachteile der FLASH-Sequenz

- Nur T2*-Kontrast, bei langer TE-Zeit abhängig von der Qualität des Magnetfelds,
- Suszeptibilitätsartefakte.

■ Allgemeines zur FLASH-Sequenz

GRE-Sequenzen besitzen keinen 180°-HF-Rephasierungspuls. Statt dessen wird die Rephasierung des Signals durch schnell geschaltete Gradientenfelder erzeugt. Das Fehlen des HF-Rephasierungspulses bedingt eine starke Beeinflussung des GRE durch Feldinhomogenitäten, besonders bei langer Echozeit TE. Der Kontrast dieser Bilder ist daher kein T2-Kontrast, sondern ein T2*-Kontrast. Neben den Inhomogenitäten des Magnetfelds spielen auch die durch den Patienten selbst eingebrachten Feldstörungen eine große Rolle.

Solche Feldstörungen treten an Grenzflächen von Substanzen mit stark unterschiedlicher Magnetisierbarkeit auf, z. B. zwischen Luft und Gewebe, und führen zu einer räumlich begrenzten Inhomogenität, die zu Signalauslöschungen führt. Diese Effekte nennt man *Suszeptibilitätseffekte*. Sie nehmen mit längerer Echozeit zu, sodass sie bei T2*-gewichteten FLASH-Sequenzen besonders stark ausgeprägt sind. (Eine genauere Erklärung der Suszeptibilitätseffekte wird auf S. 24 gegeben.)

Meistens sind diese Effekte unerwünscht, da sie Bildinformationen zerstören. Andererseits geben sie z. B. bei der Diagnose zerebraler Blutungen wertvolle Hinweise auf die Ausdehnung und das Alter der Blutung.

■ Messzeitverkürzung mit der FLASH-Sequenz

Ein offensichtlicher Weg die Messzeit zu verkürzen, ist die Reduzierung der Repetitionszeit TR. Dies führt jedoch zu einer Zunahme der Sättigung und verändert die Bildkontraste.

Es gilt also einen Weg zu finden, die TR-Zeit zu verringern ohne zugleich die Sättigungseffekte zu verstärken.

Zur Signal- und Kontrastoptimierung kann bei GRE-Sequenzen auch ein Anregungspuls genutzt werden, der kleiner als 90° ist. Der Winkel, um den die Magnetisierung aus der Z-Richtung in die X-Y-Ebene gedreht wird, bezeichnet man als den Flip-Winkel α.

Die anschließende T1-Relaxation läuft nach einer α-Anregung schneller ab, denn die Magnetisierung muss nicht den gesamten 90°-Winkel aus der X-Y-Ebene in die Z-Richtung zurückrelaxieren, sondern nur den kleineren α-Winkel.

In der Praxis bedeutet das, wir können die zunehmenden Sättigungseffekte bei kleinerer TR-Zeit durch einen geringeren Anregungswinkel α kompensieren (Abb. 1.**8**).

■ FLASH-Sequenz und T2*-Gewichtung

Gerade bei T2-Gewichtung soll der T1-Einfluss und die Sättigung so gering wie möglich sein. Mithilfe der Kleinwinkelanregung haben wir ein Mittel, die TR-Zeit zu verkürzen und trotzdem die T1-Einflüsse gering zu halten.

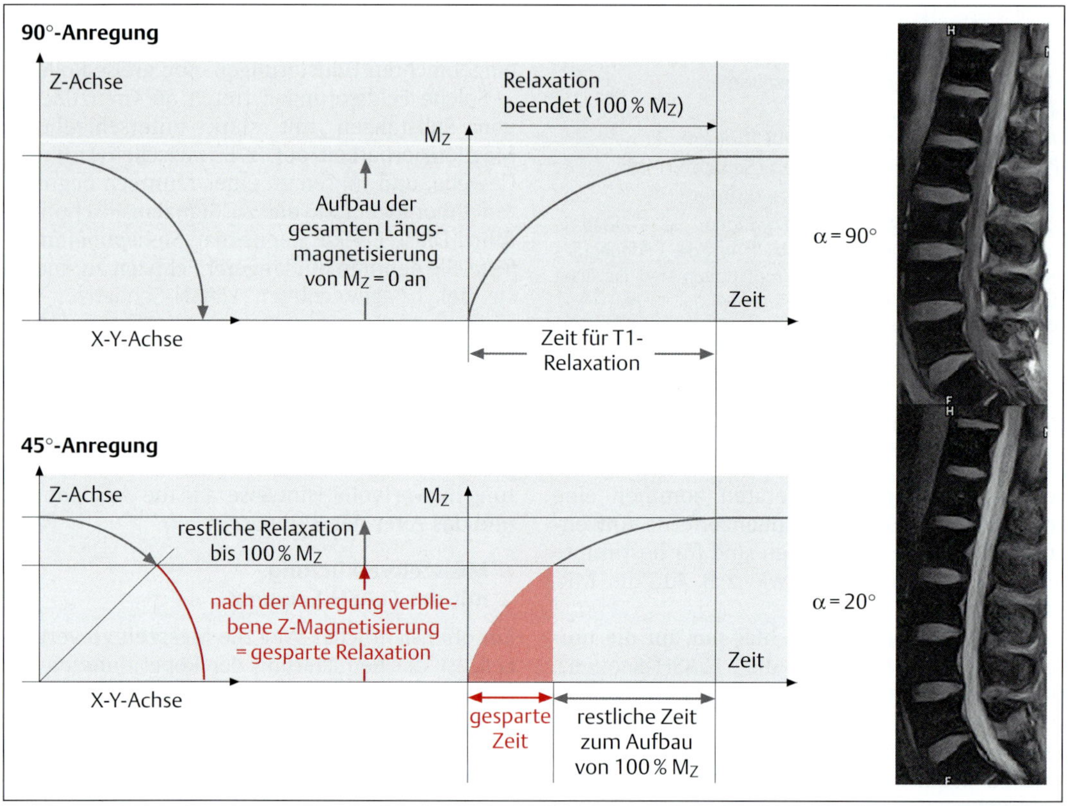

Abb. 1.**8** **GRE-Sequenz**. Bei GRE-Sequenzen werden zur Kontrastoptimierung Anregungspulse genutzt, die die Längsmagnetisierung M_Z um weniger als 90° drehen. Bei einer Anregung um weniger als 90° wird nicht die gesamte Magnetisierung aus der Z-Richtung in die X-Y-Ebene geklappt, sondern eine Restmagnetisierung bleibt in Z-Richtung erhalten, die durch die T1-Relaxation nicht mehr aufgebaut werden muss. Dadurch wird die Zeit zum Aufbau der gesamten Längsmagnetisierung (M_Z = 100 %) kürzer. So kann (bei konstanter TR-Zeit) durch eine Verringerung des Anregungswinkels der T2-Kontrast der Bilder verstärkt werden.

T1-Gewichtung mit FLASH-Sequenz

Beim Einsatz T1-gewichteter FLASH-Sequenzen stehen folgende Anwendungen im Vordergrund:

- Darstellung von Kontrastmittelanflutung mit hoher zeitlicher Auflösung,
- schnelle Messungen bei unruhigen oder kritischen Patienten und für abdominale Untersuchungen in Atemanhaltetechnik,
- Verstärkung von T1-Kontrasten Tab. 1.**1**.

In-Phase-/Opposed-Phase-Kontrast

Zur Steigerung des Kontrasts bei GRE-Sequenzen wird häufig auch die In-Phase-/Opposed-Phase-Technik genutzt.

Das Opposed-Phase-Bild zeigt Gewebe, die Wasser- und Fettanteile besitzen mit verminderter Signalstärke, denn das Opposed-Phase-Bild zeigt die Differenz aus Fett- und Wassersignal. Das Signal im Opposed-Phase-Bild ist der Betrag dieser Differenz, also immer positiv, unabhängig vom Vorzeichen der Differenz.

Das heißt, wenn in einem Gewebe die Signalanteile von Fett und Wasser annähernd gleich groß sind, heben sie sich fast auf, und das Gewebe stellt sich mit einem geringen resultierenden Signal dar. Nimmt nun ein Anteil zu (z. B. der Wasseranteil durch ein Ödem), nimmt auch das resultierenden Signal zu, und es entsteht ein großer Kontrast zum umgebenden Gewebe, das mit geringerer Intensität dargestellt wird. So kann die Messung eines Opposed-Phase-Bilds zu einer Verstärkung der Kontraste führen.

Tabelle 1.**1** Sequenzparameter für T2*- und T1-gewichtete FLASH-Messungen an Hochfeldsystemen

T2*-gewichtet			**T1-gewichtet**	
TR	**TE**	**Flip-Winkel α**	**TE**	**Flip-Winkel α**
(ms)	**(ms)**	**(Grad)**	**(ms)**	**(Grad)**
1000	15–30	35°	< 15	90°
800	15–30	30°	< 15	90°
600	15–30	25°	< 15	90°
400	15–30	15°	< 15	90°
200	15–30	10°	< 15	80°
100	15	7°	< 15	70°
50	–	–	< 15	60°

T2-Gewichtung*:
Mit abnehmender TR-Zeit wird auch der Anregungswinkel α kleiner gewählt, um Sättigungseffekte zu verringern

T1-Gewichtung:
α ist generell größer als bei T2*-gewichteten FLASH-Messungen. Bei relativ langer TR-Zeit (mehr als 300 ms) wird, wie beim SE, ein 90°-Puls verwendet. Eine Reduktion von α ist erst notwendig, wenn die TR-Zeit der FLASH-Messung unter 300 ms sinkt, um eine zu starke Sättigung zu verhindern

▶ Welche Prozesse führen zu einem In-Phase- und Opposed-Phase-Bild

Fett- und Wasserprotonen präzedieren mit einer gering unterschiedlichen Frequenz im Magnetfeld, diese Frequenzdifferenz wird auch Chemical Shift genannt (s. auch S. 25).

Der Unterschied beträgt 3,5 ppm und ist für:

- 1 Tesla ca. 150 Hz,
- 1,5 Tesla ca. 220 Hz.

Dies führt nach der Anregung, neben der Dephasierung durch die T2-Relaxation, zu einem zusätzlichen Dephasieren der Protonen des Fett- und Wasseranteils.

Anders als bei der T2-Dephasierung, bei der die Einflüsse der Protonen untereinander zeitlich variabel sind, ist der Einfluss des Chemical Shift konstant. Aus diesem Grund ist es exakt berechenbar, wann Fettprotonen, durch ihre langsamere Präzision, genau entgegengesetzt zu den Wasserprotonen in der X-Y-Ebene liegen. Fett- und Wasserprotonen besitzen zu diesem Zeitpunkt eine Phasendifferenz von 180°, dies ist der Opposed-Phase-Zustand, in dem das resultierende Signal die Betragsdifferenz aus Wasser- und Fettsignal ist. Nach der doppelten Zeit haben die Wasser- die Fettprotonen wieder eingeholt und beide Protonenarten präzedieren für einem kurzen Moment in Phase. Dies ist der In-Phase-Zustand. In diesem Zustand addieren sich das Fett- und Wassersignal zu einem großen resultierenden Signal.

Opposed- und In-Phase-Zustand wechseln sich in einem festen Zeitraster immer wieder ab.

Mithilfe der Echozeit TE kann bei GRE-Sequenzen eingestellt werden, ob die Datenaufnahme im Opposed-Phase- oder im In-Phase-Zustand erfolgen soll (Abb. 1.**9**).

Spin-Echo-Sequenz

Der 180°-Rephasierungspuls erzeugt ein SE und reduziert Suszeptibilitäts- und Inhomogenitätseffekte im Vergleich zum GRE, sodass die Bilder mit langen Echozeiten einen wirklichen T2-Kontrast zeigen.

Vorteile der SE-Sequenz

- Geringe Anfälligkeit auf Inhomogenitäten,
- geringe Suszeptibilitätsartefakte,
- starker T2-Kontrast ist möglich.

Nachteile der SE-Sequenz

- Lange Messzeit.

■ T1-Kontrast mit SE-Sequenz

Da SE-Sequenzen in der Regel 90°-Anregungspulse benutzen, wird eine TR-Zeit von 400–800 ms benötigt, um einen guten T1-Kontrast bei guter Bildqualität zu liefern. Die Echozeit TE sollte möglichst kurz sein, auf jeden Fall unter 30 ms.

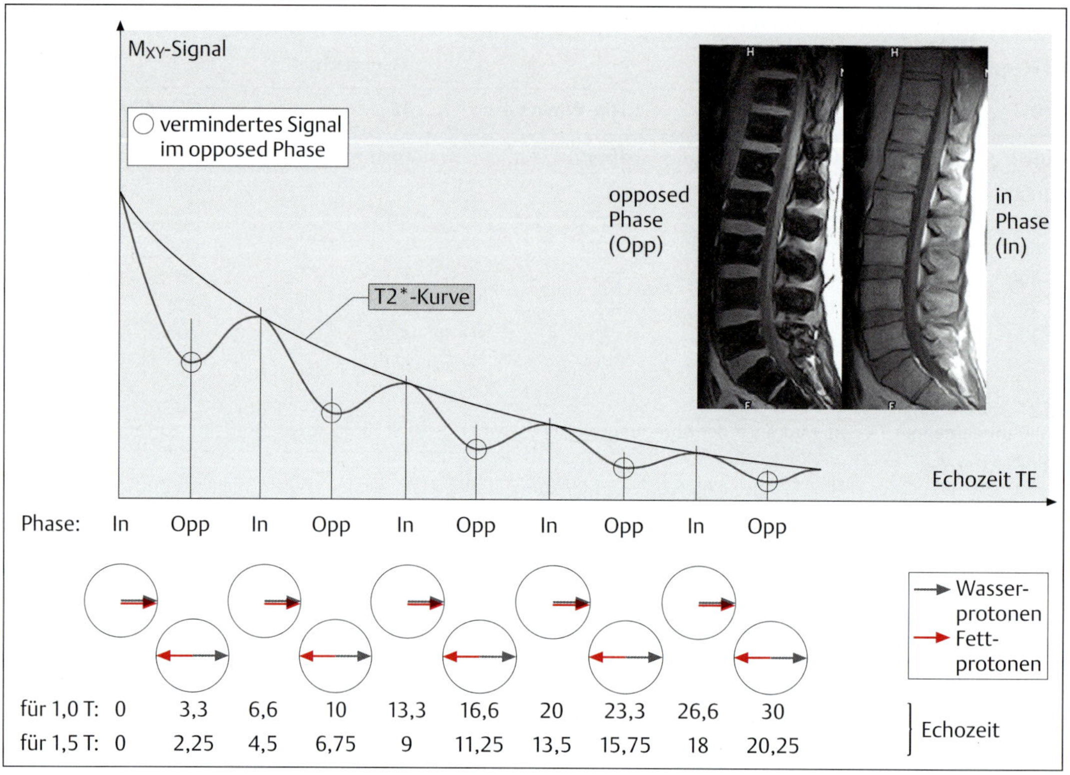

Abb. 1.**9** **In-Phase-/Opposed-Phase-Kontrast.** In-Phase- und Opposed-Phase-Messungen werden bei GRE-Sequenzen mithilfe der Echozeit TE eingestellt. In-Phase- und Opposed-Phase-Zustände wiederholen sich in einem festen Zeitraster von 3,3 ms bei 1,0 Tesla und 2,25 ms bei 1,5 Tesla.

Protonendichte und T2-Kontrast mit SE-Sequenz

Mithilfe von SE-Doppelechosequenzen lassen sich PD- und T2-gewichtete Bilder in einer Messung erstellen.

Da für beide Gewichtungen eine lange TR-Zeit benötigt wird (> 2000 ms), gibt nur die Echozeit TE den Ausschlag darüber, ob das Bild PD- oder T2-gewichtet ist.

Mit einer Doppelechosequenz kann sowohl ein PD- und auch ein T2-gewichtetes Bild in einer Messung gewonnen werden. Die Messzeit der Sequenz verlängert sich durch die Messung von 2 Echos nicht. Der Informationsgehalt erhöht sich jedoch, da von jeder Schicht 2 Bilder mit unterschiedlicher Gewichtung zur Verfügung stehen (Abb. 1.**10**).

Inversion-Recovery- (IR-)Sequenz

Um den Kontrast der SE-Sequenzen weiter zu erhöhen, besteht die Möglichkeit, vor der SE-Sequenz einen 180°-Puls zu senden. Eine SE-Sequenz, der ein 180°-Puls vorangestellt ist, heißt IR-Sequenz.

Der vorangestellte 180°-Anregungspuls invertiert die Längsmagnetisierung und verändert den T1-Einfluss auf den Kontrast des Bilds, während der T2-Kontrast weiterhin nur mit der Echozeit TE gesteuert wird.

Bei IR-Sequenzen dient die Zeit zwischen dem 180°-Puls und der nachfolgenden SE-Sequenz zur Einstellung des T1-Beitrags zum Bildkontrast. Diese Zeit wird auch *Inversionszeit TI* genannt.

Innerhalb der TI-Zeit erfolgt die T1-Relaxation der Längsmagnetisierung M_Z, ausgehend von einem negativen Startwert (Abb. 1.**11**).

Abhängig von der eingestellten TI-Zeit und der T1-Zeit des Gewebes können nach einer 180°-Anregung 3 Zustände für M_Z auftreten:

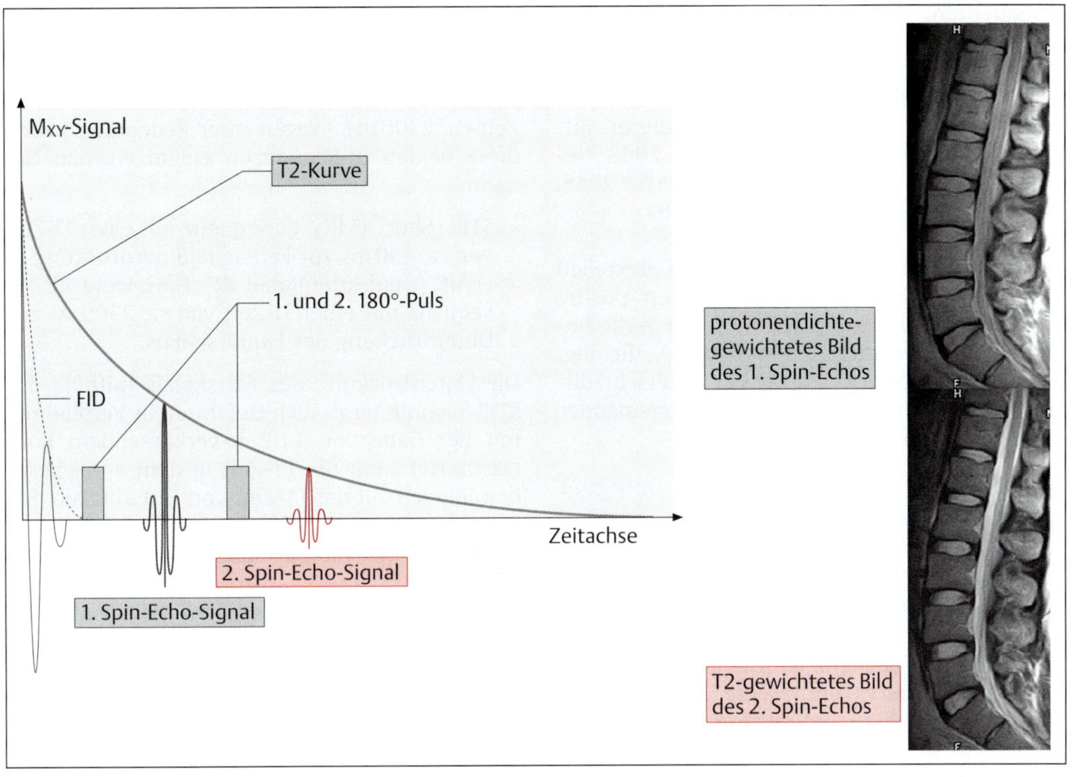

Abb. 1.**10** **Doppelechosequenz**. Bei einer Doppelechoequenz rephasieren 2 180°-HF.Pulse das Signal, sodass 2 Echos zu unterschiedlichen Echozeiten entstehen. Der erste 180°-Puls rephasiert M_{XY} so, dass ein kurzes erstes Echo erzeugt wird. Danach wird ein zweiter 180°-Rephasierungspuls eingestrahlt, mit dem ein zweites spätes Echo erzeugt wird.

1. die TI-Zeit ist so kurz, dass die M_Z noch negativ ist,
2. die TI-Zeit ist gerade so lang, dass $M_Z = 0$ ist,
3. die TI-Zeit ist genügend lang, sodass M_Z bereits wieder positiv ist.

Der nachfolgende 90°-Puls klappt die im TI-Intervall gebildete M_Z in die X-Y-Ebene, wo sie als Quermagnetisierungen M_{XY} ein Signal abgibt.

Dadurch sind auch 3 unterschiedliche Quermagnetisierungen M_{XY} möglich:

- Ist M_Z zum Zeitpunkt des 90°-Pulses noch negativ (Zustand 1), ist nach der 90°-Anregung M_{XY} und damit auch das Signal negativ.
- Ist M_Z zum Zeitpunkt des 90°-Pulses = 0 (Nulldurchgang von M_Z, Zustand 2), ist nach der 90°-Anregung M_{XY} und damit auch das Signal = 0.
- Ist M_Z zum Zeitpunkt der 90°-Anregung schon positiv (Zustand 3), ist nach der 90°-Anregung M_{XY} und damit auch das Signal positiv.

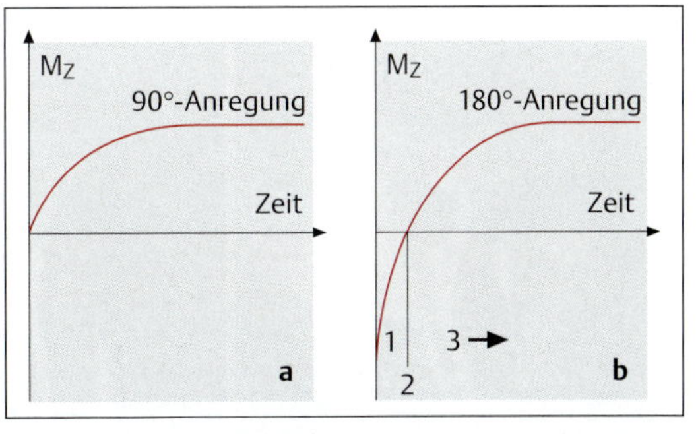

Abb. 1.**11 a, b** **IR-Sequenz**: **a** Bei einer 90°-Anregung können nur positive Signale auftreten.
b Bei einer 180°-Anregung wird M_Z invertiert, sodass kurz nach der Anregung auch negative Signale gemessen werden können. Zur Erklärung der Zustände 1, 2 und 3 s. Text (S. 15).

In den meisten MR-Systemen gibt es 2 Arten von IR-Sequenzen, die sich bei der Darstellung des negativen Signals unterscheiden:

IR-Sequenzen, die das Signal vorzeichenrichtig darstellen (True-IR). Negative Signale werden mit geringerer Intensität als der Hintergrund (Hintergrund = Nullsignal) dargestellt. Um das zu ermöglichen, hat der Hintergrund bei diesen Bildern in der Regel einen Grauwert von 2048. Negative Signale besitzen einem Grauwert < 2048, positive Signale einen Grauwert > 2048.

IR-Sequenzen, die das Signal als Betrag darstellen (Modulus-IR). Negative Signale werden positiv dargestellt (Modulus-Darstellung). Durch die Betragsbildung können im Bild Gewebe, die den gleichen Signalbetrag, jedoch ein unterschiedliches Vorzeichen aufweisen, nicht voneinander unterschieden werden.

> *Beispiel*:
> Signal von Gewebe 1 (mit kurzer T1) = +1000
> Signal von Gewebe 2 (mit langer T1)= −1000
> Beide Gewebe werden mit einem Signal von +1000 dargestellt.

Die IR-Modulus-Sequenz hat die größere Bedeutung. Sie wird auch genutzt, um das Signal bestimmter Gewebe zu unterdrücken. Dabei wird die TI-Zeit so eingestellt, das M_Z gerade den Nulldurchgang hat. Die richtige TI-Zeit zur Unterdrückung des Signals eines spezifischen Gewebes ist abhängig von dessen T1-Zeit, die wiederum bei unterschiedlichen Feldstärken verschieden ist.

Für die Unterdrückung des Fettsignals bei Hochfeldsystemen (1,0 Tesla, 1,5 Tesla) beträgt die TI-Zeit ca. 150 ms, für die Unterdrückung des Signals von freiem Wasser (Liquor) beträgt die TI-Zeit ca. 2300 ms. Wegen ihrer Bedeutung haben diese beiden IR-Sequenzen einem eigenen Namen:

- STIR (Short TI IR): IR-Sequenz mit einer TI-Zeit von ca. 150 ms zur Fettsignalunterdrückung.
- FLAIR (fluid attenuated IR), Dark-Fluid-IR: IR-Sequenz mit einer TI-Zeit von ca. 2300 ms zur Unterdrückung des Liquorsignals.

Die Unterdrückung des Fettsignals mithilfe der STIR-Technik birgt auch Gefahren. In Verbindung mit der Gabe von T1-Zeit-verkürzendem Kontrastmittel kann die T1-Zeit in dem anreichernden Bereich auf die T1-Zeit von Fett abfallen. Ein STIR-Messung nach Kontrastmittelgabe kann so den Befund maskieren (Abb. 1.**12**).

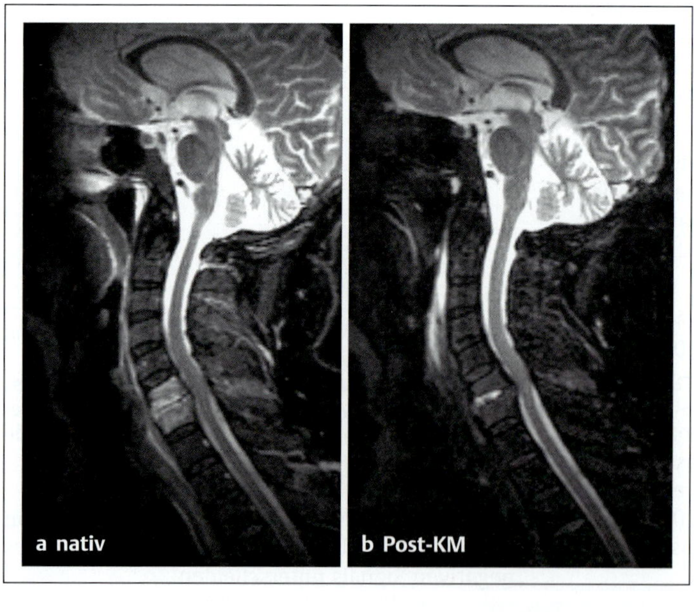

Abb. 1.**12 a, b** **Vergleichende STIR-Messung.** Deutlich wird der geringe Kontrast nach Kontrastmittelgabe, der durch die Verringerung der T1-Zeit im Bereich der Anreicherung entsteht. In diesem Beispiel wurde durch das Kontrastmittel die T1-Zeit des Befunds auf die T1-Zeit des Fetts reduziert:
a Nativ.
b Nach Kontrastmittelgabe.

Ultraschnelle Bildgebung

Ein Nachteil der MRT war in den ersten Jahren der klinischen Anwendung dieses Verfahrens die relativ lange Messzeit einzelner Scans und damit der Gesamtuntersuchungen. Inzwischen stehen auch sehr schnelle, vielfach „ultraschnell“ genannte Messverfahren zur Verfügung mit Messzeiten bis herunter zu 50ms für das Bild einer einzelnen Schicht. Die schon beschriebenen Bildgebungstechniken SE und GRE bilden die Grundlagen auch für die ultraschnellen Verfahren.

Folgende Verfahren werden im Folgenden besprochen:

- Turbo-Spin-Echo (TSE),
- Turbo-Gradienten-Spin-Echo (TGSE, GRASE),
- Echo-Planar-Imaging (EPI).

(Die hier beschriebenen Techniken werden bei den verschiedenen Herstellern von MR-Tomographen mit unterschiedlichen Bezeichnungen angeboten.)

Turbo-Spin-Echo

Während bei den Einzelkontrast-SE- oder GRE-Sequenzen mit jedem Anregungsimpuls ein Echo erzeugt wird, das in einer Zeile des Rohdatensatzes abgelegt wird, werden bei den TSE-Sequenzen mit einem Anregungsimpuls gleich mehrere Echosignale erzeugt. Dieses geschieht mithilfe mehrerer 180°-Impulse. Jedes dieser Echos wird mit unterschiedlich starken Phasenkodiergradienten ortskodiert und in verschiedene Bereiche des Rohdatensatzes geordnet. Das führt dazu, dass z. B. bei einer 7-Echo-Pulsfolge der Rohdatensatz 7-mal schneller aufgefüllt wird. Es werden bei diesem Vorgehen Signale mit unterschiedlichen Echozeiten und damit T2-Gewichtungen in einem Bild gemischt. Der Kontrast in einem MR-Bild wird jedoch im Wesentlichen durch die Echos geprägt, die in der Mitte des Rohdatensatzes abgelegt sind. Man kann somit den Kontrast im Ergebnisbild durch ein geeignetes Mess- und Sortierschema festlegen. Üblicherweise wir die Echozeit der mittleren Rohdatenzeilen als *effektive Echozeit* TE_{eff} bezeichnet (Abb. 1.**13** u. 1.**14**).

Die Messzeiteinsparung kann nun in unterschiedlichen Richtungen genutzt werden:

- Reduktion der Untersuchungszeit,
- Verbesserung der Bildqualität (Signal-Rausch-Verhältnis) durch mehrere Datenmittelungen bei gleicher Messzeit,

a Turbo-Spin-Echo

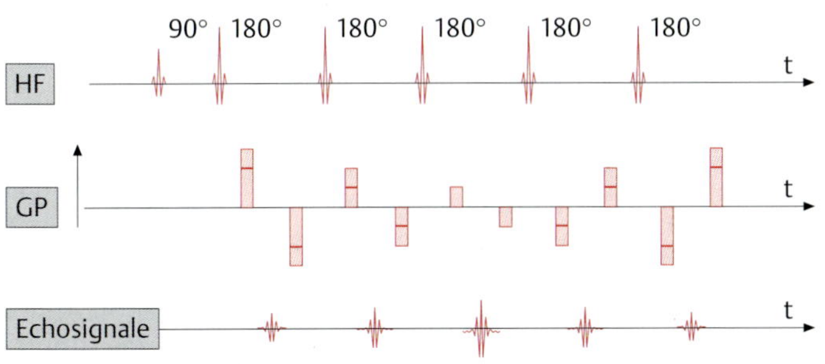

b Füllung der Rohdatenmatrix
„T2-Gewichtung“

TE = 72 (4. Echo)
TE = 38 (2. Echo)
TE = 55 (3. Echo)
TE = 21 (1. Echo)
TE = 89 (5. Echo)

Abb. 1.**13 a, b** **TSE-Sequenz**. Mit einem Anregungspuls werden mehrere Echosignale erzeugt (jedes ist separat phasenkodiert, **a**). Diese werden in verschiedene Bereiche des Rohdatensatzes einsortiert (**b**). Der Rohdatensatz wird entsprechend der Anzahl der Echos schneller aufgeführt. Im Sequenzpulsdiagramm sind zur Vereinfachung nicht alle Gradientenpulse dargestellt.
GP = Phasenkodiergradient
HF = Hochfrequenzpulse

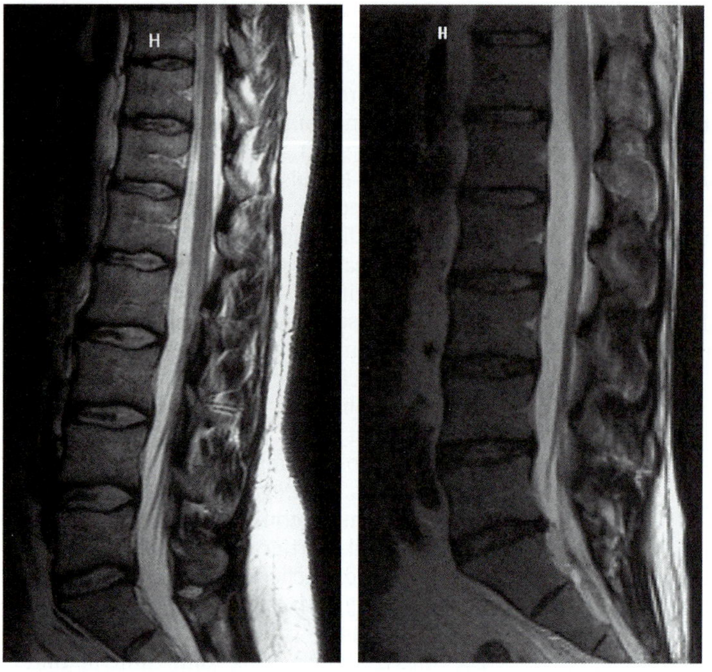

a b

Abb. 1.**14** **a**, **b** **TSE-Sequenz**:
a Beispiel für einen T2-gewichteten, sagittalen Schnitt der Lendenwirbelsäule (TR = 4000 ms, TE_{eff} = 120 ms, Matrix 512, Messzeit 4:52).
b Bild, das in ca. 30s gemessen wurde. Die Sequenz erzeugt nach einem Anregungsimpuls 29 Echosignale. Die Messmatrix wurde auf 203 × 256 reduziert.

- höhere Auflösung und Kompensation des geringeren Signal- Rausch-Verhältnisses durch zusätzliche Datenmittelungen; Messungen in Matrixgrößen 512 oder 1024 werden erst durch diese Techniken klinisch sinnvoll einsetzbar.

Die Anzahl der SE, die nach einer Anregung gemessen und im Rohdatensatz abgelegt werden, kann so weit gesteigert werden, dass der gesamte Rohdatensatz in einem „Schuss" gemessen wird. Diese Techniken werden RARE (rapid acquisition with relaxation enhancement) oder, in einer modifizierten Form, als HASTE (half Fourier single shot turbo spin echo technique) bezeichnet. Sie erlauben eine schnelle Messung sehr stark T2-gewichteter Bilder einzelner Schichten. So kann z. B. die gesamte Leber in einer Atemanhaltephase gemessen werden.

Turbo-IR-Sequenz. Eine interessante Erweiterung der hier beschriebenen TSE-Sequenzen stellt die Turbo-IR-Sequenz dar. Wie bei der SE-IR-Sequenz wird auch bei der Turbo-IR-Technik die Magnetisierung vor der eigentlichen Signalerzeugung mithilfe eines 180°-Impulses invertiert. Man lässt die Magnetisierung eine bestimmte (wählbare) Zeit TI relaxieren, bevor mit einem 90°-Impuls die dann bestehende Längsmagnetisierung in die Querebene gekippt wird. Auch hier gilt wieder, dass durch die Wahl der TI-Zeit eine Fett- oder Wasserunterdrückung erzielt werden kann.

Aus klinischer Sicht ist jedoch darauf hinzuweisen, dass sich die Signalerhöhung bei der Anwendung von Kontrastmitteln, z. B. in einem Tumor, weniger kontrastreich darstellt wenn die Fettsättigung mit der IR-Sequenz erzielt wird, verglichen mit einer frequenzselektiven Unterdrückung. Befunde können so quasi überdeckt werden. Trotzdem ist diese Form der Fettunterdrückung insbesondere für Niederfeldsysteme von Interesse.

Im Beispiel der Abb. 1.**15** ist ein sagittaler Schnitt der Wirbelsäule in fettunterdrückter T2-Gewichtung dargestellt.

Durch den Einsatz des 180°-Impulses mit der Verzögerungszeit TI geht bei der IR-Technik zunächst einmal relativ viel Zeit „verloren". Das heißt, dass die Anzahl der Schichten, die simultan pro Zeiteinheit gemessen werden können, vergleichsweise gering ist. Deshalb war die IR-Technik bis zur Einführung der Turbo-IR-Sequenzen kaum gebräuchlich. Das hat sich in den letzten Jahren geändert.

Turbo-Gradienten-Spin-Echo

Eine Weiterentwicklung der TSE-Sequenz stellt die Turbo-Gradienten-Spin-Echo-Technik dar (auch GRASE genannt [Gradient-Spin-Echo]). Hierbei wird nach einem Anregungsimpuls mithilfe von 180°-Impulsen ebenfalls eine Serie von SE erzeugt. Durch zusätzliche Gradientenschaltungen werden neben jedem SE zusätzliche GRE erzeugt, die wiederum verschiedenen Bereichen im Rohdatensatz zugeordnet werden. Die Rohdatenmatrix wird durch die Mischung von schnellen GRE und SE schneller gefüllt als bei der TSE-Sequenz. Wie beim TSE kann der Zeitgewinn in gleicher Hinsicht genutzt werden. Der Kontrast ist T2-gewichtet und im Gesamteindruck dem SE-Verfahren sehr ähnlich (Abb. 1.**16**).

Echo-Planar-Imaging

Das schnellste heute verfügbare Verfahren zur MR-Bildgebung ist das EPI, ebenfalls eine Single-Shot-Technik. Bei dem EPI wird der gesamte Rohdatensatz mit einer sehr schnellen Folge von GRE nach einem HF-Anregungsimpuls aufgenommen. Die Messzeit für ein einzelnes Bild beträgt bis zu minimal 50 ms. EPI-Bilder sind in der Regel T2-gewichtet.

Technische Voraussetzung für EPI-Verfahren sind:

- eine gute Magnetfeldhomogenität,
- ein leistungsfähiges Gradientensystem:
  - schnelle Anstiegszeiten,
  - ausreichend große Amplitude,
  - Möglichkeit einer hohen Einschaltrate.

Auch mit optimierter Magnethomogenität sind EPI-Bilder häufig nicht ganz frei von Bildverzerrungen, sog. Suszeptibilitätsartefakten. Das ist darauf zurückzuführen, dass der Patient selbst eine (nicht mit einfachen Mitteln korrigierbare) Störung des lokalen Magnetfelds darstellt. Dies gilt insbesondere an Luft-Gewebe-Übergängen, an denen Stoffe mit unterschiedlicher Magnetisierbarkeit (Suszeptibilität) zusammentreffen, was zu lokalen Feldverzerrungen und Signalauslöschungen führt.

Aufgrund seiner Schnelligkeit eröffnet das EPI neue Wege der Diagnostik mit MR, speziell im Hinblick auf funktionelle Untersuchungen. Darüber hinaus wurden Messsequenzen entwickelt, die auf Unterschiede im Diffusionsverhalten von Wassermolekülen empfindlich sind. Dies ermöglicht die Darstellung früher Hirninfarkte.

Aufgrund der genannten Effekte an Gewebegrenzen mit unterschiedlicher Magnetisierbarkeit, z. B. an Knochenstrukturen, wird die EPI-Technik praktisch nicht im Bereich der Wirbelsäule eingesetzt.

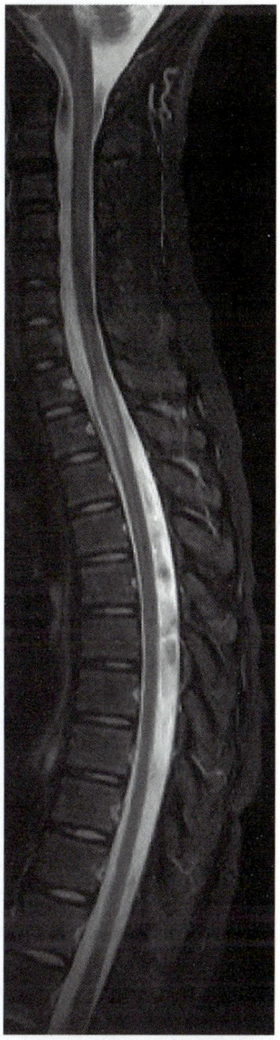

Abb. 1.**15** **Turbo-IR-Sequenz.** Beispiel der Brustwirbelsäule, aufgenommen mit einer Wirbelsäulen-Array-Spule (TR = 5 s, TI = 150 ms, TE = 60 ms, Matrix 512).

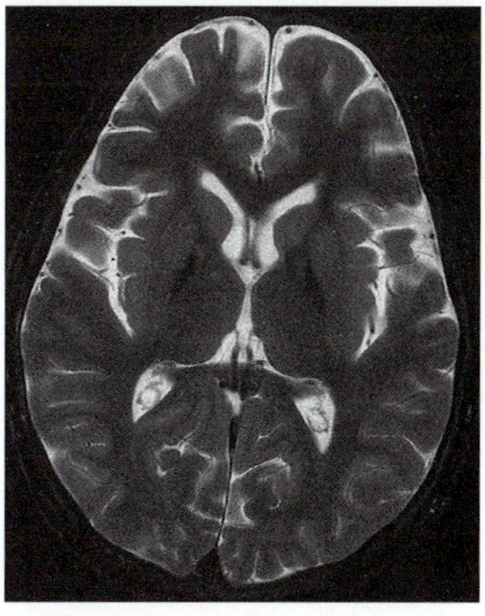

Abb. 1.**16** **Turbo-Gradienten-Spin-Echo.** T2-gewichtetes Bild mit 1024er-Matrix (TR = 7400 ms, TE_{eff} = 115 ms; Messzeit 4:04).

Artefakte in MRT-Bildern

Wie alle anderen bildgebenden Verfahren ist auch die MRT nicht frei von Bildartefakten. Auf einige der an weitesten verbreiteten Artefakte, deren physikalischen Hintergründe und mögliche Abhilfemaßnahmen soll hier kurz eingegangen werden:

- Metallartefakte,
- Bewegungsartefakte,
- Doppeldeutigkeiten,
- Kantenoszillationen,
- Suszeptibilitätsartefakte,
- Chemical-Shift-Artefakte.

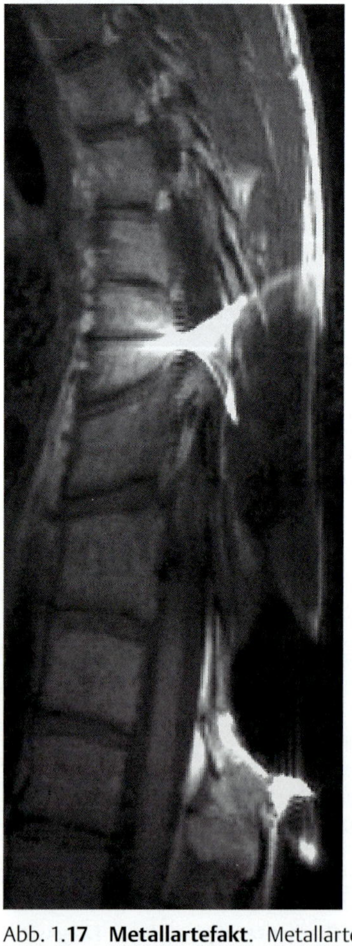

Abb. 1.**17** **Metallartefakt.** Metallartefakt im Bereich der Brustwirbelsäule aufgrund einer ferromagnetischen Klammer an der Kleidung.

Metallartefakte

Metallische Objekte im Messfeld (im oder am Patienten bzw. im Untersuchungsbereich nahe dem Patienten) können die lokalen Felder verzerren. Dies gilt für das HF-Feld, das mit den HF-Pulsen eingestrahlt wird, und für das Magnetfeld – sowohl das Grundfeld, wie auch die Gradientenfelder. Während das HF-Feld mit allen leitenden Materialien in Wechselwirkung tritt, wird das Magnetfeld durch ferromagnetische Materialien (z. B. eisenhaltig) gestört, wodurch sich räumliche Verzerrungen im Bild ergeben. Die Reichweite der Störungen hängt von der Größe des metallischen Objekts und von der Stärke des Grundfelds ab.

Metallartefakte (Abb. 1.**17**) können schon durch recht kleine Objekte hervorgerufen werden, z. B.:

- Reißverschlüsse,
- Haarklammern,
- Münzen,
- Knöpfe,
- aber auch durch „unscheinbare" Objekte wie:
  - Etiketten in Pullovern mit eingewebten Metallfäden,
  - metallstaubhaltiger Lidschatten,
  - Tätowierungen.

Die genannten Artefakte sind durch Bildnachverarbeitung praktisch nicht zu korrigieren. Deshalb müssen die zu untersuchenden Patienten bzgl. metallischer Objekte befragt werden. Bei ferromagnetischen Objekten, die der Patient bei sich trägt, ist diese Befragung auch aus Sicherheitsgründen notwendig, da solche Materialien stark vom Magnetfeld angezogen werden können.

Bewegungsartefakte

Bewegungen des Patienten können zu Unschärfen im Bild führen. Darüber hinaus führen Bewegungen (z. B. Atmung, Blutfluss, unwillkürliche Augen- und Schluckbewegungen) zu Fehlinterpretationen der empfangenen Signale. Dies gilt dann, wenn sich ein Gewebeteil im Zeitraum zwischen Anregung und Echo bewegt und somit der Anregungsimpuls und die Signalaussendung an etwas unterschiedlichen Positionen stattfindet. Die bewegten Protonen erfahren Frequenz- und Phasenänderungen während sie sich entlang von Magnetfeldgradienten bewegen, die die Fourier-

Transformation dann nicht richtig zuordnen kann.

Es gibt verschiedene Techniken, die eingesetzt werden, um solche Bewegungsartefakte zu minimieren:

- Datenmittelungen,
- Bewegungsrephasierung,
- Sättigungsbereiche,
- Atemanhaltetechniken,
- Triggerung.

Datenmittelungen. Mithilfe von Datenmittelungen wird nicht nur das Signal-Rausch-Verhältnis verbessert, es werden auch Bewegungseinflüsse gemittelt. Bei Bewegung ist eine gewisse Kantenunschärfe bei diesem Verfahren kaum zu vermeiden.

Bewegungsrephasierung. Als Bewegungsrephasierungstechnik wird die Verwendung spezieller Gradientenpulse innerhalb der Sequenz bezeichnet (bei SE-Sequenzen üblicherweise vor und nach dem 180°-Impuls). Die Gradientenpulse bewirken, dass Phasenfehler, z. B. aufgrund von Fluss in der Bildebene, wieder rückgängig gemacht werden (man spricht von Rephasierung und Refokussierung) (Abb. 1.**18**).

Sättigungsbereiche. Insbesondere bei Wirbelsäulenuntersuchungen werden häufig regionale Sättigungspulse eingesetzt. So wird z. B. bei sagittalen Messungen der Halswirbelsäule meist der Kehlkopfbereich mit einem Sättigungsbereich „abgedeckt", um Artefakte aufgrund von Schluckbewegungen zu vermeiden. Der Grundgedanke dieses Verfahrens ist, dass Bildbereiche, die für die Diagnose unwichtig sind, durch Sättigung ausgeblendet werden und dadurch keine Artefakte mehr verursachen können. Dafür wird vor der eigentlichen Anregung der sagittalen Schicht (in diesem Beispiel), in einer dicken koronaren Ebene ein 90°-Impuls angewendet (Sättigungsregion). Diesem Anregungsimpuls folgen Gradientenpulse, die die Magnetisierung in der Sättigungsregion dephasiert. Wird nun in der sagittalen Ebene der 90° Anregungsimpuls eingestrahlt, so existiert im Sättigungsbereich keine Längsmagnetisierung, die angeregt werden kann. Das führt nun dazu, dass aus diesem Bereich kein Signal abgegeben wird – er bleibt dunkel im Bild. Die Signale bewegter Gewebeteile tragen somit auch nicht zu Bewegungsartefakten bei (Abb. 1.**19**).

Atemanhaltetechniken. Im Bereich der abdominalen Bildgebung hat sich in den letzten Jahren die Anwendung von schnellen Messmethoden in Atemanhaltetechnik weit verbreitet. Dies ist eine sehr wirkungsvolle Methode, um Artefakte aufgrund der Atembewegung zu vermeiden, setzt aber entsprechende Messsequenzen und ausreichend empfindliche Empfangsspulen voraus (Abb. 1.**20**).

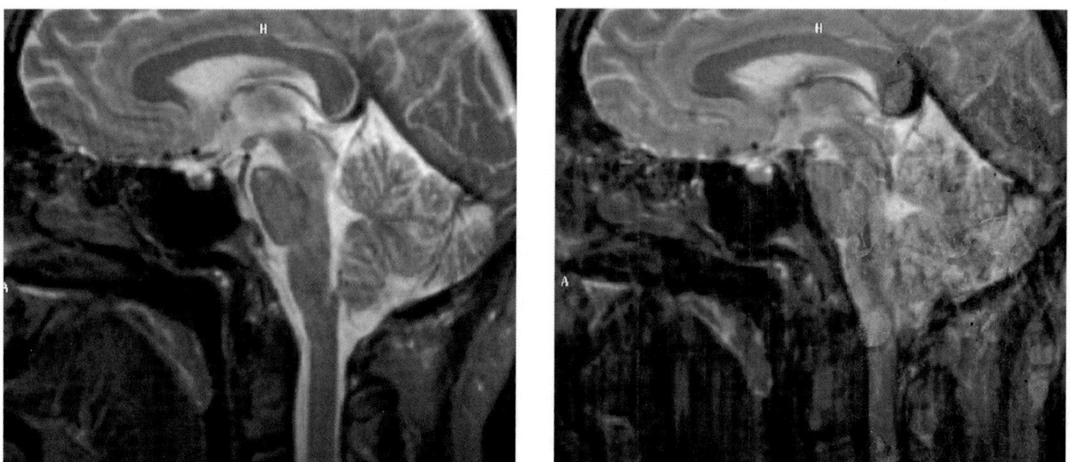

a b

Abb. 1.**18** **a, b** **Messung des Kopfes mit Übergang zur Halswirbelsäule**:
a Mit Bewegungsrephasierung.
b Ohne Bewegungsrephasierung.

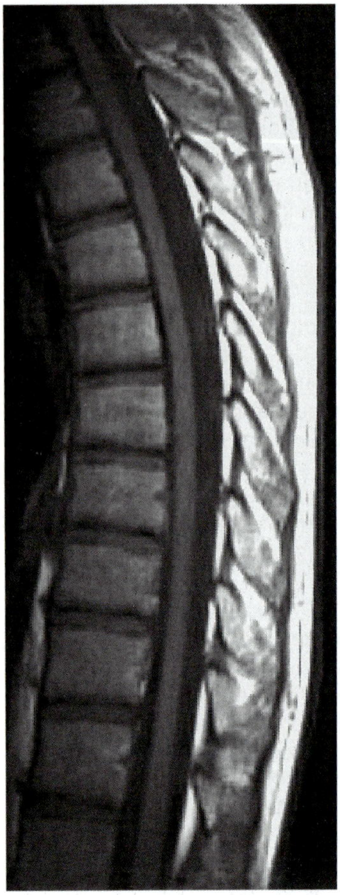

Abb. 1.**19** **Sättigungsbereich.** Brustwirbelsäule in T1-Gewichtung mit koronarer Sättigungsregion zur Unterdrückung des Signals von bewegten Organen im Thorax.

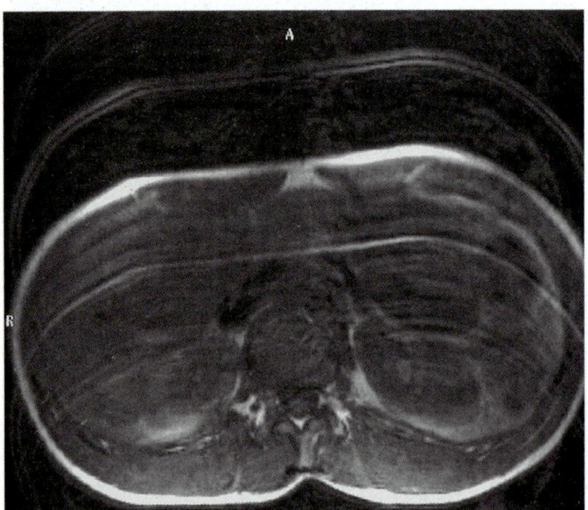

Abb. 1.**20** **Axiales Abdomenbild mit starken Bewegungsartefakten aufgrund von Atmung.**

Triggerung. Als letzte Methode zur Vermeidung von Bewegungsartefakten soll hier die EKG-Triggerung genannt werden. Sowohl der pulsierende Blutfluss, wie auch der pulsierende Liquorfluss führen auch bei Untersuchungen im Bereich der Wirbelsäule zu Bildartefakten. Wird nun während der MR-Messung das EKG- oder das Pulssignal aufgenommen, kann die Messung mit den physiologischen Signalen synchronisiert werden – die Einzelmessungen erfolgen dann immer zum gleichen Zeitpunkt innerhalb des Herzzyklus. Die Flussbewegung wird damit quasi eingefroren. Der Nachteil dieser Technik ist eine Verlängerung der Messzeit und ggf. eine gewisse Kontraständerung, da die Repetitionszeit von der Herzrate abhängig ist. Von daher wird die EKG-Triggerung bei Wirbelsäulenuntersuchungen nur selten angewendet. Analog zur Triggerung mit dem EKG-Signal kann prinzipiell auch ein Atemsignal zur Synchronisation der Messung herangezogen werden.

Doppeldeutigkeiten

Doppeldeutigkeitsartefakte (auch Aliasing, Einfaltung oder Überfaltung genannt) treten dann auf, wenn die zu untersuchende Region größer ist als das gewählte Messfeld (FOV [field of view]) aber noch immer im empfindlichen Bereich der Empfangsspule liegt. Das führt z. B. bei sagittalen Kopfbildern dazu, dass die Nase, die vorne ausserhalb des Messfelds liegt, im hinteren Teil des Schädels eingespiegelt wieder erscheint. Bei sagittalen Wirbelsäulenaufnahmen können Strukturen des Os sacrum in den oberen Teil der Wirbelsäule eingefaltet werden.

Der Grund für diese Doppeldeutigkeit liegt im Mechanismus der Bilderzeugung und der Bildrekonstruktion mittels der Fourier-Transformation. Das empfangene Signal wird mit einem vorgegebenen Raster von Messpunkten abgetastet. Mit diesem Raster kann eine bestimmte maximale Signalfrequenz sauber dargestellt werden. Signale mit noch höhere Frequenzen werden auch erfasst, aber nicht mehr korrekt erkannt und weiterverarbeitet.

Der Effekt kann innerhalb der Messebene in Frequenz und Phasenkodierrichtung auftreten, bei 3-dimensionalen Messungen auch in Schichtanwahlrichtung.

Um das Auftreten dieser Einfaltungen zu vermeiden, bieten die meisten Geräte heute die Möglichkeit, mit einer Überabtastung der Signale (Oversampling) auch höhere Frequenzen richtig zu erfassen. Während jedoch das *Oversampling in Frequenzkodierrichtung* ohne Veränderung der Messzeit erfolgt, wird beim *Oversampling in Phasenkodierrichtung* die Messzeit entsprechend der Anzahl der zusätzlichen Phasenkodierschritte erhöht. Da in diesem Fall auch das Signal-Rausch-Verhältnis ansteigt, kann ggf. auf eine zusätzliche Datenmittelung verzichtet werden. Mitunter kann es auch empfehlenswert sein, die Richtungen von Phasen- und Frequenzkodierung auszutauschen. Es sind dabei die Einflussgrößen möglicher Bewegungsartefakte, Messfeldgröße, Signal-Rausch-Verhältnis und die Messzeit zu berücksichtigen (Abb. 1.**21**).

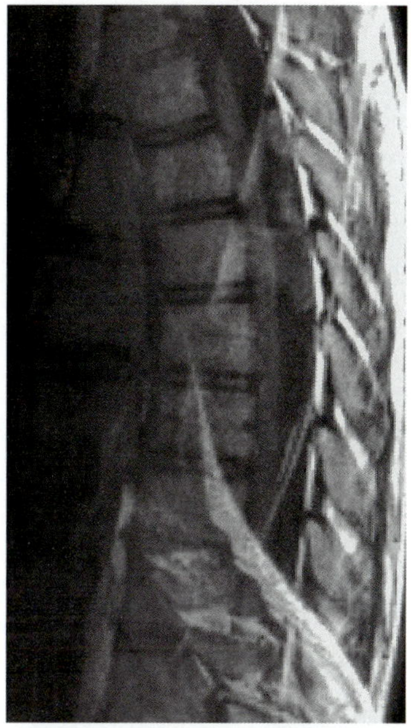

Abb. 1.**21** **Beispiel für eine Einfaltung in der Brustwirbelsäule.** Die Messung wurde mit einer langen Wirbelsäulenspule aufgenommen. Das angewählte Messfeld war in Kopf-Fuß-Richtung deutlich kleiner als der empfindliche Bereich der Empfangsspule. Es sind sowohl Strukturen des Nackens wie auch der Lendenwirbelsäule überlagert.

Kantenoszillationen

Unter Kantenoszillationen (Gibbs-Artefakt oder -Ringing und auch Truncation-Artefakt genannt) versteht man das wiederholte Auftreten von Bildstrukturen parallel zu den echten anatomischen Strukturen. Dies tritt besonders an Strukturen mit sehr starken Kontrastsprüngen auf, z. B. Liquor/Gehirnsubstanz bei T2-gewichteten Messungen (Abb. 1.**22**–1.**24**).

Auch das Auftreten von Kantenoszillationen ist auf das Prinzip der Bildrekonstruktion bei der MR zurückzuführen. Ein Signalsprung von schwarz auf weiß von einem Pixel zum nächsten kann mit der Fourier-Transformation nur dann richtig abgebildet werden, wenn man unendlich viele Messpunkte und Frequenzanteile berücksichtigt. Das ist praktisch nicht möglich, und das Abschneiden der Daten führt zu den genannten Signalschwingungen neben den Kontrastsprungstellen.

Man kann diese Artefakte vermeiden, wenn man die Messungen mit höheren Matrizen durchführt, insbesondere in Phasenkodierrichtung, wo aus Gründen der Zeitersparnis oft mit reduzierten Matrizen gemessen wird (Rechteckmatrix).

Auch der Einsatz von Rohdatenfiltern (z. B. ein Hanning-Filter) hilft, die Ausprägung der Kantenoszillationen zu reduzieren.

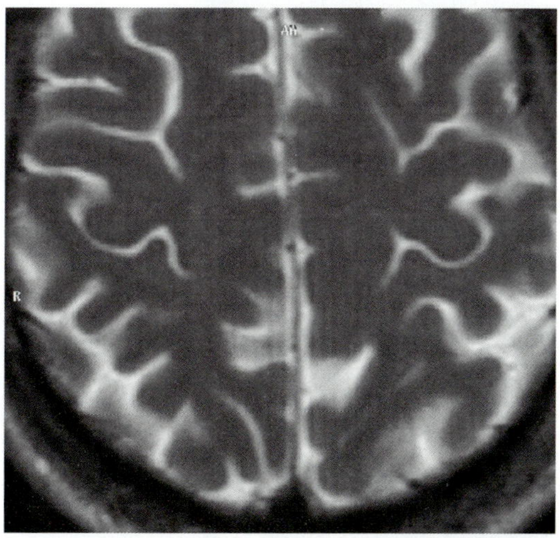

Abb. 1.**22** **Kantenoszillationen neben dem Kontrastsprung zwischen den beiden Hirnhemisphären.**

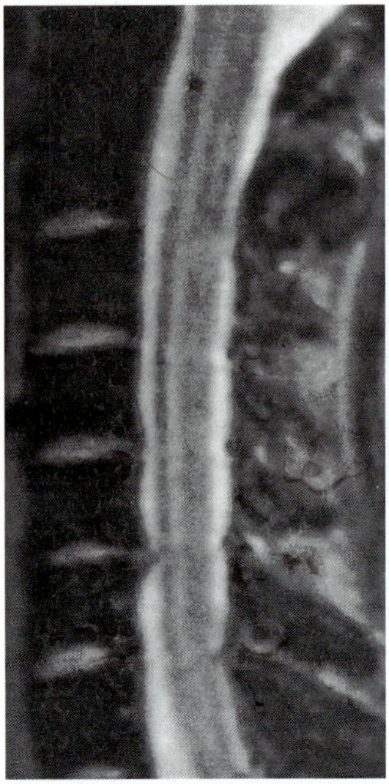

a

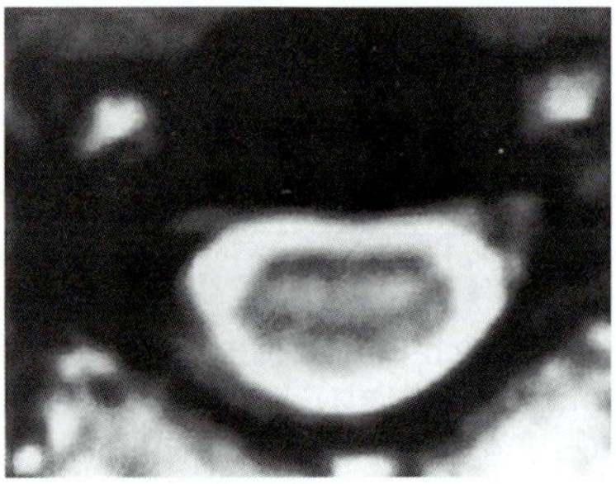

b

◁ Abb. 1.**23** a, b **Kantenoszillationen innerhalb des Rückenmarks**:

a Sagittaler Schnitt mit Nachweis von Kantenoszillationen im vorderen Rückenmarkdrittel (TR = 600 ms, TE = 20 ms, Flip-Winkel α = 10°, Matrix 180 × 256, FOV = 250 mm^2).

b Transversaler Schnitt durch die Halswirbelsäule bei dem gleichen Patienten. Oval und breit sich abbildende Kantenoszillation innerhalb des Rückenmarks (TR = 600 ms, TE = 20 ms, Flip-Winkel α = 10°, Matrix 180 × 256, FOV = 240 mm^2).

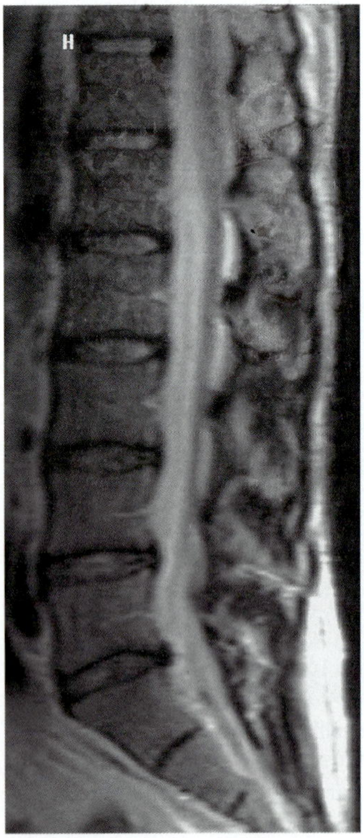

Abb. 1.**24** **Kantenoszillationen neben und in den Wirbelkörpern.**

Suszeptibilitätsartefakte

Suszeptibilitätsartefakte haben eine ähnliche Ursache wie die oben beschriebenen Metallartefakte. Verschiedene Gewebe und Strukturen im Körper zeigen eine unterschiedliche Magnetisierbarkeit (magnetische Suszeptibilität) wenn sie einem äußeren Magnetfeld ausgesetzt sind. Dies gilt ganz besonders für Luft-Gewebe- oder Knochen-Gewebe-Grenzschichten. Die unterschiedliche Magnetisierung benachbarter Gewebe erzeugt lokale, statische Magnetfeldgradienten, die dem Grundfeld und den geschalteten Gradientenfeldern überlagert sind. Beim Einsatz von GRE-Sequenzen führen diese lokalen Feldstörungen zu Signaldephasierungen, die nicht – wie bei SE-Sequenzen – wieder refokussiert werden. Dies ist die Ursache für lokale Signalauslöschungen.

Vermeiden lassen sich diese Dephasierungen durch den Einsatz von SE- oder TSE-Verfahren. Sollen jedoch GRE-Sequenzen zum Einsatz kommen (insbesondere für 3-dimensionale Verfahren), sollte auf eine möglichst kurze Echozeit geachtet werden, um den Spins im Bereich der lokalen Feldstörungen wenig Zeit zum Dephasieren zu lassen (Abb. 1.**25**).

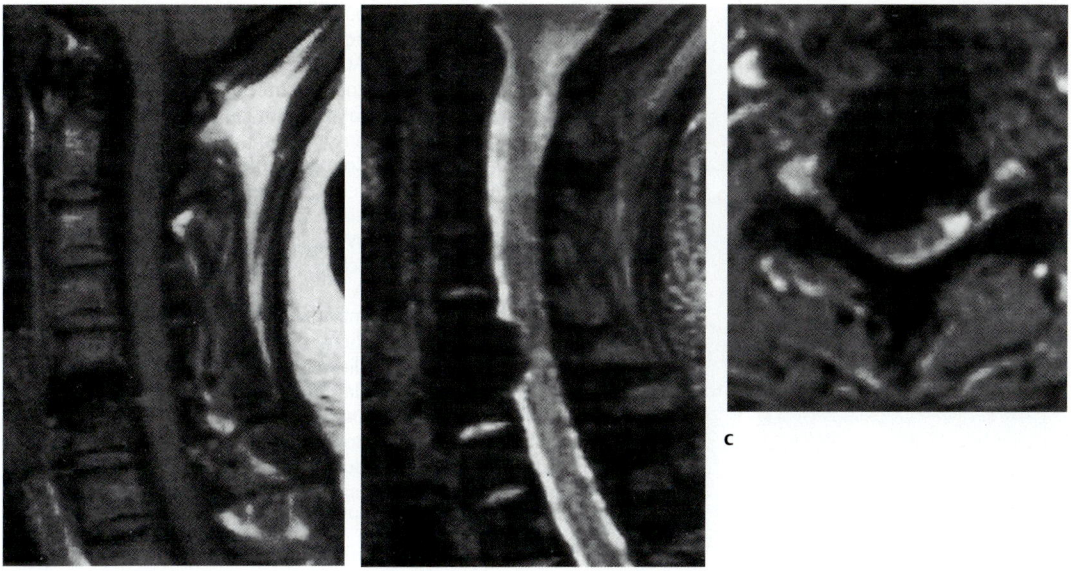

a b c

Abb. 1.**25 a–c** **Beispiel für einen Suszeptibilitätsartefakt**:

a T1-gewichtete SE-Aufnahme nach einer Operation in Höhe C5/C6 mit Einbringen von Pallakos (TR = 685 ms, TE = 20 ms).

b Die Aufnahme von dem gleichen Patienten unter Verwendung einer GRE-Sequenz (TR = 600 ms, TE = 20 ms, Flip-Winkel α = 10°). Durch die Pallakosblombe werden ausgeprägte Suszeptibilitätsartefakte erzeugt, die hier eine Kompression des Rückenmarks vortäuschen.

c GRE-Sequenz in transversaler Schichtrichtung (TR = 600 ms, TE = 20 ms, Flip-Winkel α = 10°). Die transversale Aufnahme verdeutlicht die vorgetäuschte Kompression des Rückenmarks durch die ausgeprägten Suszeptibilitätsartefakte. Gut zu erkennen ist die artefaktbedingte „Einengung“ des gesamten Spinalkanals.

Chemical-Shift-Artefakte

Protonen in Wasserstoffatomen, die in Wassermoleküle gebunden sind (OH-Bindung), sehen ein anderes lokales Magnetfeld als solche in fettähnlichen Molekülen (CH-Bindungen). Dies ist auf unterschiedliche Abschirmwirkungen der molekularen Elektronenhülle zurückzuführen. Im MR-Frequenzspektrum führt das zu einem Unterschied der Resonanzfrequenzen von 3,5 ppm. Für ein 1,5-Tesla-System bedeutet dies eine Frequenzverschiebung von etwa 220Hz.

Bei der zur Bildrekonstruktion verwendeten Fourier-Transformation dienen Frequenz- und Phaseninformationen zur Ortskodierung. Besitzen Fett- und Wasserprotonen eines Voxels unterschiedliche Frequenzen, wird das Fettsignal an einem anderen, zum Wassersignal verschobenen Ort abgebildet. Diese Verschiebung entspricht in vielen häufig verwendeten Messsequenzen schon einem Versatz von 1–2 Pixeln. An Grenzschichten von mehr wasserhaltigem und mehr fettähnlichem Gewebe treten deshalb helle bzw. auf der gegenüber liegenden Seite dunkle Konturen auf, die dem Bild einen reliefartigen Eindruck geben (Abb. 1.**26**).

Zur Vermeidung dieses Artefakts empfiehlt es sich, Sequenzen mit ausreichend großen Auslesebandbreiten zu verwenden, damit die Signale von Fett und Wasser in einem Pixel zusammmenfallen. Wenn man jedoch ohnehin nur an den wasserähnlichen Geweben interessiert ist, kann man auch gleich nur diese zur Bildgebung heranziehen, entweder durch gezielte Anregung der Wasserprotonen oder durch Fettunterdrückungstechniken. Dies kann man durch die beschriebene IR-Technik oder durch frequenzselektive Sättigungstechniken erreichen.

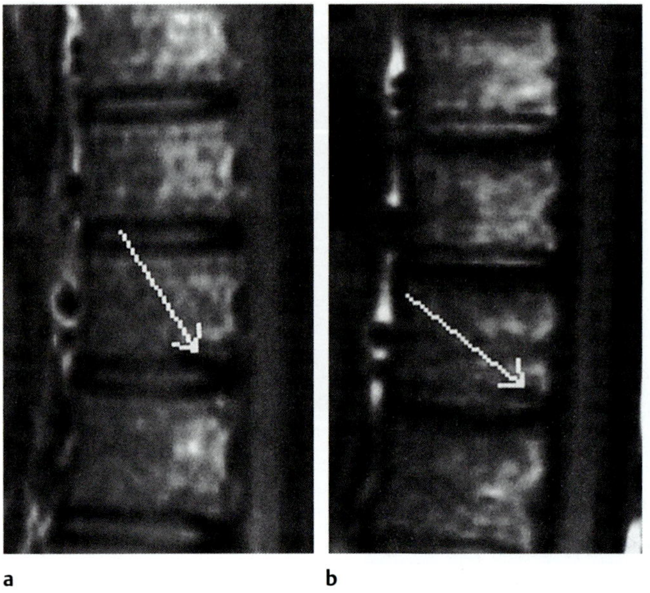

Abb. 1.**26 a, b** **Chemische Verschiebung**:
a Aufnahme in kraniokaudaler Phasenkodierrichtung. Chemical-Shift-Artefakt in a.-p. Richtung. Es findet sich entsprechend eine etwas unscharfe Kontur der dorsalen Wirbelkörperanteile im Übergang zum Liquor sowie eine gleichmäßige Darstellung der Wirbelkörperkortikalis in allen Abschnitten (Pfeil).
b A.-p. Phasenkodierrichtung mit Chemical-Shift-Artefakt in kraniokaudaler Richtung. Auf dieser Aufnahme sind die Wirbelkörperkonturen ungleich dargestellt mit einer Betonung der Deckplatte und einer Verdünnung der Bodenplatte. Hingegen stellt sich die dorsale Wirbelkörperkontur deutlicher und schärfer zum Liquor begrenzt dar (Pfeil).

Ausblick

In dieser Einführung wurden die grundlegenden Techniken beschrieben. In den vergangenen Jahren wurden darauf aufbauend weitere Messsequenzen und -techniken entwickelt, die die diagnostischen Möglichkeiten der MRT weiter ausdehnten. Neben der deutlichen Beschleunigung der Untersuchungen und der weiteren Erhöhung der Auflösung, wurden auch für spezielle Fragestellungen neue Methoden entwickelt. Hier sei nur auf die Fortschritte in der MR-Angiographie und in der Darstellung früher Hirninfarkte hingewiesen.

Gerade im Bereich des ZNS und hier insbesondere in der Wirbelsäule ist die MR-Diagnostik zu einem unverzichtbaren Werkzeug geworden.

Zusammenfassung

- Die *Bildkontraste* lassen sich über die adäquate Wahl von TR- und TE-Zeit, bei GRE-Sequenzen auch des Flip-Winkels steuern.
- Für die *Erstellung T1-gewichteter Aufnahmen* stehen die SE-Sequenz mit kurzer TR- und TE-Zeit, ebenso die GRE-Sequenz mit großem Flip-Winkel und kurzer TE-Zeit zur Verfügung (FLASH-Sequenz).
- *T2-gewichtete Aufnahmen* werden mit Hilfe von TSE-Sequenzen erstellt, alternativ mit GRE-Sequenzen, die einen kurzen Flip-Winkel und eine TE-Zeit von 15–30 ms benötigen.
- Eine wichtige Sequenz zur Erstellung wassersensitiver Aufnahmen ist die *STIR-Sequenz*, die auf einer kurzen Inversionszeit von ca. 150 ms beruht.
- Eine Aussage über den Fett- und Wassergehalt des Gewebes lässt sich mit der *In-Phase- und Opposed-Phase-Methode* erzielen.
- Die Bildqualität kann durch verschiedene *Artefakte* beeinträchtigt werden:
  - Metallartefakte,
  - Bewegungsartefakte,
  - Einfaltungsartefakte (Doppeldeutigkeiten),
  - Kantenoszillationen,
  - Suszeptibilitätsartefakte,
  - Chemical-Shift-Artefakte.
- Weiterhin können Flussartefakte durch Blutfluss in den großen Gefäßen und im Herz sowie Liquorfluss im Spinalkanal hervorgerufen werden.
- Für die genannten Artefakte bestehen Möglichkeiten der Unterdrückung, die aber in den meisten Fällen auf Kosten der Untersuchungszeit gehen.

Literatur

Edelman, R. R., P. Wielopolski, F. Schmitt: Echo-planar MR Imaging. Radiology 192 (1994) 600–612
Feinberg, D. A., B. Kiefer, A. W. Litt: High resolution GRASE MRI of the brain and spine: 512 and 1024 matrix imaging. J. Comput. assist. Tomogr. 19 (1995) 1–7
Lissner, J., M. Seiderer: Klinische Kernspintomographie. Enke, Stuttgart 1990
Morneburg, H.: Bildgebende Systeme für die medizinische Diagnostik, 3. Aufl. Publicis MCD, München 1995
Uhlenbrock, D.: Kernspintomographie des Kopfes. Thieme, Stuttgart 1990

Danksagung

Wir bedanken uns für die Bereitstellung der Bildbeispiele bei folgenden Kliniken: Josefs-Hospital, Dortmund; Yamaguchi University Hospital, Lund University Hospital, Tokyo Metoro; Ebara Hospital.

2 MRT bei spinalen Eingriffen – Indikationen unter Bezug auf das Spektrum operativer Therapiemöglichkeiten

R. Schultheiß

Inhaltsverzeichnis

Allgemeines zur präoperativen Diagnostik und Planungsstrategie

Die spinale MRT erlaubt heute in fast allen Fällen von spinalen Prozessen, die einer operativen Therapie zugänglich sind, eine sehr *präzise Diagnosestellung* und auch *orientierende Operationsplanung* ohne direkten Kontakt des Patienten bzw. Untersuchers zum prospektiven Operateur. In der Regel steht die Diagnosesicherung bei der Indikationsstellung zu einem spinalen MRT im Vordergrund.

Eine *exakte neurologische Einordnung* des klinischen Befunds ist hier immer erforderlich, um dem Untersucher eine möglichst klare Fragestellung im Hinblick auf die infrage kommende Höhenlokalisation wie auch die Natur des infrage kommenden Prozesses zu liefern, ganz besonders dann, wenn bei eindeutiger klinischer Symptomatik kein pathologischer Befund im MRT erhoben werden kann. Eine Gangstörung kann z. B. durch eine zervikale Myelopathie, eine lumbale Spinalkanalstenose, einen Normaldruckhydrozephalus, einen Morbus Parkinson, eine Encephalitis disseminata, eine Polyneuropathie, einen intramedullären Tumor oder eine spinale ossäre Metastase oder eine spinale AV-Fistel hervorgerufen sein – nur eine genaue Analyse der Anamnese und des klinischen Befunds liefert hier dem Untersucher die notwendigen Daten für die Fokussierung seiner Untersuchungstechnik, wobei speziell eine Ausschlussdiagnose teilweise sehr aufwendig sein kann.

In Ergänzung hierzu können aus Sicht des Operateurs Informationen im Hinblick auf die Operationsstrategie Bedeutung erlangen, die bei einer Routineuntersuchung nicht notwendigerweise erhoben werden. Im Sinne einer optimalen Nutzung sollten Überlegungen zur Operationsplanung bzw. zu indikationsbestimmenden Zusatzinformationen nach Möglichkeit bereits bei der ersten diagnostischen MRT Berücksichtigung finden.

Folgende Aspekte sind von besonderem Interesse, wenn sich ein operativ therapierbarer Prozess im MRT darstellt:

- topographische Zuordnung,
- artdiagnostische Zuordnung.

Höhenlokalisation und *Ausdehnung* müssen einwandfrei dokumentiert sein, d. h. es muss anhand der dargestellten Wirbelsäulenabschnitte ein Abzählen der einzelnen Wirbelsegmente und damit eine Übertragung des Befunds auf die Röntgenleeraufnahmen und die intraoperative Durchleuchtungsmöglichkeit eindeutig dem Operateur in eigener Verantwortung möglich sein. Für die Hals- und obere Brustwirbelsäule erfordert dies eine Darstellung der charakteristischen Wirbel des kraniozervikalen Übergangs, für die untere Brust- und Lendenwirbelsäule eine Mitdarstellung des Os sacrum. Im mittleren Brustwirbelsäulenbereich ist immer die Anfertigung einer sagittalen Referenzaufnahme mit Os sacrum oder CCÜ (kraniozervikaler Übergang) zwingend.

Eine Beschriftung einzelner Wirbel zur Höhenlokalisation ist nur dann hilfreich, wenn sie auf elektronischem Weg und damit dokumentenecht und rechtsverbindlich durch den Untersucher erfolgt ist, im anderen Fall muss die erforderliche lokalisatorische Sicherheit durch eine Wiederholung der Aufnahme hergestellt werden. Beschriftungen der Filme mögen zwar korrekt sein, schaffen jedoch keine rechtlich verbindliche Grundlage für die Lokalisation des Eingriffs, da im Regelfall nicht nachvollzogen werden kann, ob sie verbindlich durch den Untersucher oder später – und möglicherweise inkorrekt – durch einen der Betrachter erfolgt sind. Die vielzitierte minimalinvasive operative Strategie erfordert in erster Linie eine sehr präzise Lokalisation – ein lateralisiertes spinales Meningeom, das z. B. früher über eine Laminektomie unter Einschluss der Nachbarsegmente dargestellt wurde, kann nur dann über eine stabilitätserhaltende Hemilaminektomie mikrochirurgisch exstirpiert werden, wenn eine genaue intraoperative Lokalisation des zu entfernenden Halbbogens möglich ist.

Zwingend erforderlich ist immer die *Darstellung spinaler Prozesse in der Sagittal- und Transversalebene*, wünschenswert häufiger auch in der *Frontalebene*, wobei aufgrund der Kyphosierung/Lordosierung und der dadurch bedingten wechselnden Schnittebene in Bezug auf den Spinalkanal oft die Aussagefähigkeit dieser frontalen Schnittführung begrenzt bleibt. Bei paravertebralen Prozessen des Thorakal- und Retroperitonealraums kann sie die Orientierung erleichtern. Wichtig ist, dass bei der aufgrund der Fülle der Bildschnitte manchmal erforderlichen Beschränkung der Bilddokumentation *fortlaufende Bildserien* fotografiert werden, sodass dem Operateur die räumliche Orientierung ermöglicht wird. Das Auslassen von irrelevant erscheinenden

Bildern kann zur Irritation und fehlerhaften lokalisatorischen Zuordnung führen. Zudem spielen anatomische Überlegungen bei der Zugangsplanung eine große Rolle, sodass möglichst umfangreiche anatomische Zusatzinformationen aus den dokumentierten Bildern auslesbar und 3-dimensional erfassbar sein müssen.

Die Wahl der Schnittdicke und der Intervalle zwischen den Einzelschnitten ist dabei abhängig von der Dimension des entsprechenden Prozesses. Speziell bei intramedullären Tumoren sind z. B. dünne Schichten im Bereich des Tumors für die Operationsplanung entscheidend. Bei spinalen Metastasen dagegen ist es wichtig, dass praktisch die gesamte Wirbelsäule dargestellt wird, um nicht Tumorbildungen zusätzlich zur symptomatikinduzierenden Filia zu übersehen; falls eine Stabilisation erforderlich ist, liefert die Darstellung der an eine Läsion angrenzenden Wirbel genügend Sicherheit, dass diese nicht tumorös befallen sind und für die Instrumentation herangezogen werden können. Die Priorität liegt in diesem Fall mehr bei der Miterfassung der Nachbarregionen, sodass eher dickere Schnittführungen sinnvoll sind. Es kann hilfreich sein, wenn die relevanten Bilder der verschiedenen Schnittebenen auf einem oder wenigen Filmen zusammengefasst sind, dies ersetzt jedoch nicht den Informationswert der kompletten Serie im Hinblick auf die anatomischen Planungsmöglichkeiten.

Bei der zunehmenden Bedeutung der *Neuronavigation* auch für spinale Eingriffe wird es in Zukunft vermutlich sinnvoll sein, in Absprache mit dem potenziellen Operateur die Bilddatensätze für die jeweiligen Neuronavigationssysteme zu sichern, wenn ein operationswürdiger Befund erfasst wird. Ideal erscheint eine digitale Dokumentation der Aufnahmedaten, die jederzeit eine entsprechende Auswertung ermöglicht und gleichzeitig für die orientierende Beurteilung die bei komplexeren Pathologien in ihrer Aussage eingeschränkten Papierbilder ausreichend erscheinen lässt.

Angesichts der Zahl der Bildschnitte in verschiedenen Ebenen und Sequenzen ist es hilfreich, wenn die *relevanten Bilder* mit Klebepunkten o. ä. *markiert* sind, was eine erhebliche Zeitersparnis für eine orientierende Beurteilung bedeuten kann.

Wesentlich relevanter als bei anderen bildgebenden Verfahren ist die *artdiagnostische Zuordnung der erhobenen Befunde* durch den Untersucher. Während z. B. bei der CT eine Interpretation der Aufnahmen durch andere im Regelfall problemlos möglich ist, bedingt die Wahl der Aufnahmesequenzen offenbar diagnostische Zusatzinformationen, die sich Fachfremden nicht in vollem Umfang erschließen, sodass der Definition der differenzialdiagnostischen Sicherheit eines Befunds durch den Untersucher hier außerordentliches Gewicht zukommt.

Zunehmende Bedeutung gewinnt die MRT für die *Notfalldiagnostik der akuten Querschnittsymptomatik*, sodass nach Möglichkeiten gesucht werden muss, das diagnostische Angebot zumindest regional um diese Untersuchungstechnik auch außerhalb der regulären Dienstzeiten zu erweitern. Ein spinales Empyem, ein epidurales Hämatom sowie eine zentrale Halsmarkläsion sind mit anderen Methoden oft schwer oder gar nicht zu erfassen; die Informationsdichte kann bei einer spinalen Metastasierung rasch so gesteigert werden, dass fundierte Indikationsstellungen auch schon unter Diskussion onkologischer Gesamtkonzepte gestellt werden können. Die Routinediagnostik des spinalen Traumas im MRT ist sicher noch sehr problematisch wegen der sehr eingeschränkten Möglichkeiten des peridiagnostischen Monitorings der Vitalfunktionen, jedoch sollte daran gedacht werden, dass hier z. B. bei der Diagnostik von traumatischen Gefäßdissektionen in der Halswirbelsäule ein bislang diagnostisch schwer zu erfassender, primär relevanter Problembereich wesentlich besser in Zukunft abgedeckt werden könnte; ähnliche Erweiterungen des diagnostischen Spektrums sind auch für die anderen Wirbelsäulenabschnitte zu erwarten.

Der *Zeitpunkt der Untersuchung* kann bei der spinalen Diagnostik entscheidend sein für den weiteren Erkrankungsverlauf, sodass immer sichergestellt sein muss, dass z. B. bei der Anmeldung von Patienten mit beginnenden Paresen oder Blasenentleerungsstörungen als Zeichen einer Querschnittsymptomatik notfallmäßig ein vorgezogener Untersuchungstermin vergeben wird. Die Dringlichkeit ist dabei abhängig vom Schweregrad der Querschnittsymptomatik, sodass bei ausgeprägten neurologischen Ausfällen eine sofortige Untersuchung durchzuführen ist.

Falls eine *spinale Raumforderung* nachgewiesen wird, ist ein unmittelbarer Kontakt zum Operateur sinnvoll, um eine Absprache bzgl. der Dringlichkeit einer Intervention treffen zu können. Diese kann sich sowohl aus den neurologischen Ausfällen als auch aus einer Instabilität der Wirbelsäule ergeben. Häufig muss dabei aus zeitlichen Gründen in Abhängigkeit vom klinischen

Bild eine gezielte sofortige Weiterleitung des Patienten durch den Untersucher erfolgen. Sollte sich die Notwendigkeit eines Notfalleingriffs abzeichnen, ist es äußerst hilfreich, wenn der Patient vorsorglich darauf hingewiesen wird, dass er bis zur Entscheidung hierüber nüchtern bleiben muss. Aus psychologischen Gründen ist es sehr wichtig, dass gerade Patienten mit malignen Tumoren nur mitgeteilt wird, dass das Urteil des Operateurs eingeholt werden soll, nicht, dass operiert werden muss. Die Entscheidung zu einer Operation kann oft erst nach dem Entwirren einer komplexen Matrix indikationsbestimmender Faktoren erfolgen. Gerade für onkologische Patienten kann der Hoffnung auf eine „noch mögliche" Operation die sehr elementare Enttäuschung über den „nicht mehr machbaren" Eingriff folgen, vielleicht sogar grundlos, wenn therapeutischen Alternativen ohnehin der Vorzug zu geben ist.

Soweit sich aus der Diagnosestellung eine operative Behandlungsindikation abzeichnet, ist es für den Patienten oft äußerst beruhigend, bereits vom Untersucher *Hinweise auf die Behandlungsmöglichkeiten* zu erhalten. Aus der Sicht des Operateurs ist es dabei hilfreich, wenn ihm der Patient informiert vorgestellt wird, jedoch nicht unbedingt auf ein spezifisches therapeutisches Vorgehen festgelegt. Die Entscheidung für oder gegen die oft in Varianten erheblicher Bandbreite möglichen Therapieverfahren kann der Patient erst in enger Diskussion mit demjenigen treffen, der dann auch tatsächlich diesen Eingriff vornehmen wird. Bei der Vielzahl der Faktoren, die in die Entscheidung zur Empfehlung einer ganz bestimmten Operationsstrategie einfließen, ist eine durch vorherige Festlegungen unbeeinflusste Diskussion meist auch für den Patienten stringenter zu führen. Der Operateur ist hier dem Untersucher sicher für die Empfehlung in Richtung auf eine operative Therapie ebenso dankbar wie für eine dosierte Zurückhaltung bzgl. der Konkretisierung von Art, Umfang und Zeitrahmen eines etwaigen Eingriffs.

Operative Therapie spinaler Erkrankungen im Bezug zur MRT

Ziele, die der operativen Behandlung zugrunde liegen können:

- Entfernung eines pathologischen Prozesses (Bandscheibenvorfall, Tumor, Empyem, Angiom u. ä.),
- Stabilisation der entweder primär oder nach Resektion der Läsion instabilen Wirbelsäule.

Teilweise sind stabilisierende Eingriffe integraler Bestandteil eines primär dekomprimierenden Eingriffs, z. B. bei der Operation des zervikalen Bandscheibenvorfalls. Insgesamt geht die Tendenz bei den stabilisierenden Eingriffen zu *instrumentierten spondylodetischen Versorgungen*, wobei zunehmend wegen der MRT-assoziierten Probleme Titan als Implantatwerkstoff Verwendung findet. *Rekonstruktive Verfahren* zum Erhalt der Gelenkfunktion („Bandscheibenersatz") befinden sich erst in der klinischen Erprobung.

Zervikaler Bandscheibenvorfall

Der Vorfall weichen Bandscheibengewebes und die ventrale Einengung des Spinalkanals bzw. der Foramina intervertebralia durch Randkantenbildungen im Sinne eines „harten" Bandscheibenvorfalls sind im MRT optimal nachweisbar. Ziel eines Eingriffs ist die Dekompression der Nervenwurzel(n) und/oder des Rückenmarks. Auch wenn primär das klinische Krankheitsbild einer radikulären Läsion oder einer zervikalen Myelopathie im Vordergrund stehen mag, ist bei dem Eingriff wechselseitig sowohl auf eine ausreichende radikuläre wie auch medulläre Dekompression zu achten.

Die *Diskektomie von ventral* ist ein ausgesprochen standardisierter und komplikationsloser Eingriff, vor allem bei einem „weichen" oder sequestrierten Bandscheibenvorfall. Technisch schwieriger ist das Abtragen knöcherner Randkanten nach dorsal und vor allem nach lateral (Abb. 2.**1**) im Sinne einer *Unkoforaminotomie*; die konsequente Anwendung dieses Verfahrens hat zu einer Optimierung der Behandlungsergebnisse geführt.

Da hierzu (Hochgeschwindigkeits-) Fräsen verwendet werden, kommt es häufig zu *Metallabrieb* an der Fräse oder den verwendeten Metallsaugern, der sich in situ bei postoperativen MRT-Kontrollen als Artefakt kräftig bemerkbar machen kann. Hier kann im Einzelfall aus diesem Grund zur exakten postoperativen Kontrolle der ausreichenden Dekompression ein CT vorzuziehen sein. Weitere Artefakte können durch die Interponate

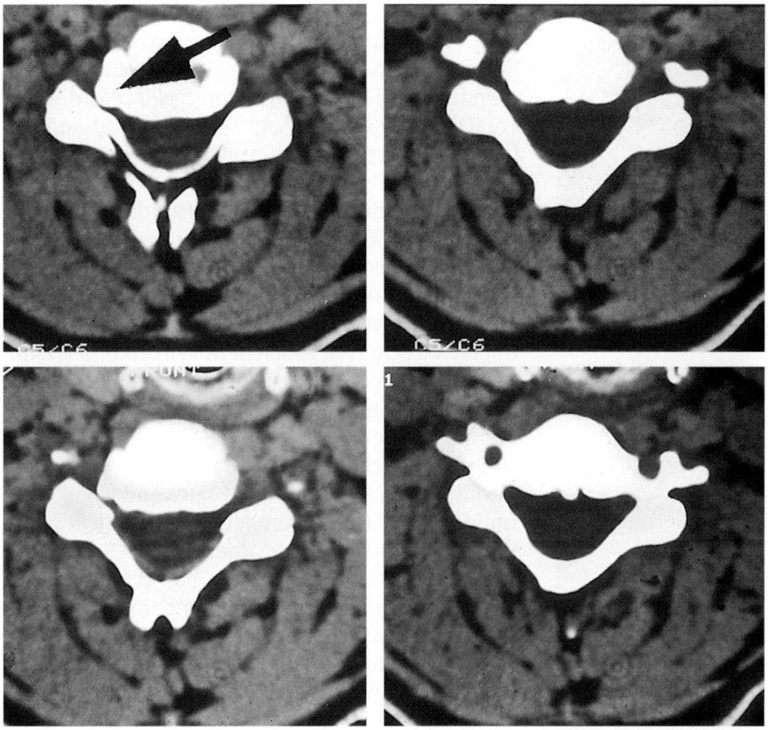

a b c d

Abb. 2.1 a–d **Kleiner Osteophyt an der Halswirbelsäule (Pfeil) mit Lokalisation exakt im Foramen intervertebrale als Auslöser für eine radikuläre Symptomatik.** Die Resektion erfolgte über eine sog. Unkoforaminotomie von ventral.

entstehen, die zur interkorporellen Spondylodese verwendet werden. Die Verwendung eines runden *Knochendübels nach Cloward* ist weitgehend aus Stabilitätsgründen zugunsten des *trikortikalen Beckenspans* in Hufeisenform nach Smith u. Robinson (Abb. 2.**2**) aufgegeben worden, wobei eine Sicherung der Implantate durch eine *ventrale Metallplatte* (z. B. nach Caspar, Orozko) erfolgen kann (Abb. 2.**3**).

Zunehmend werden auch Verschraubungen vorgenommen, bei denen eine *Fixation der Schrauben an der Platte* erfolgt (Morscher-Platte,

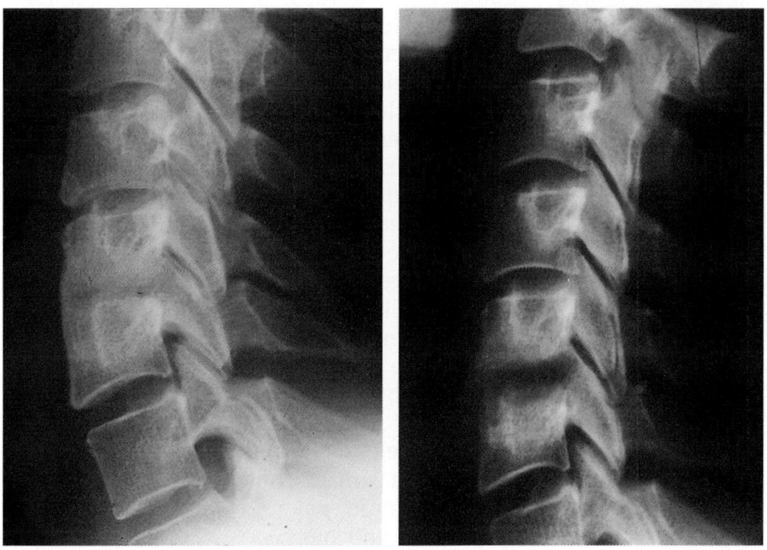

a b

Abb. 2.**2** **a**, **b** **Vollständige knöcherne Durchbauung des Segments HWK 4/5:**
a Zustand nach Nukleotomie und Einsetzen eines autologen Smith-Robinson-Knochendübels.
b Präoperativer Zustand.

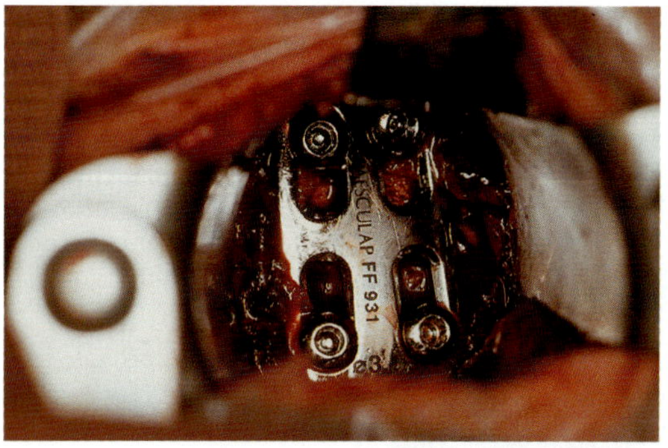

Abb. 2.**3** **Operationssitus einer zervikalen Fusion.** Man erkennt in der Tiefe die Caspar-Platte, mit der die HWK fest verschraubt sind.

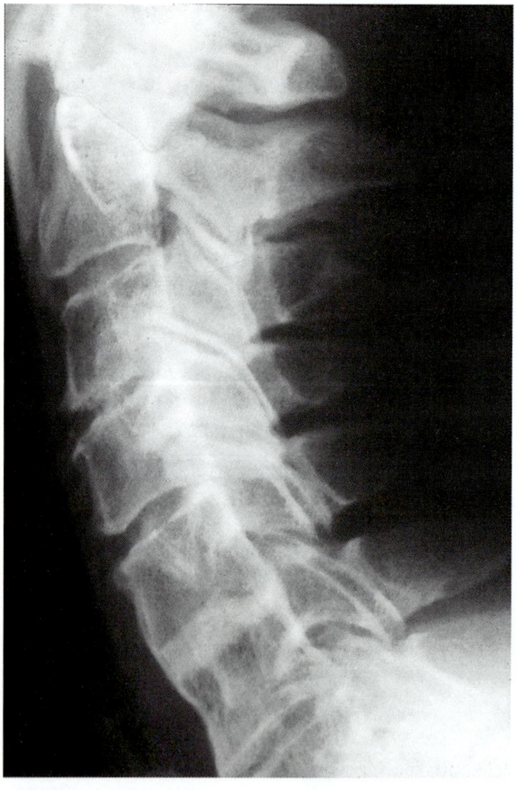

Abb. 2.**4** **Vollständig durchbaute zervikale Fusion HWK 5/6.** Als Distanzbrücke, klinisch oft „Dübel" genannt, wurde hier Polymethylmethacrylat (PMMA) verwendet. Die endgültige Fusion ist erst nach Jahren erfolgt, wenn wie hier der PMMA-Kern allseits von Knochen überbrückt ist.

ACP-, Atlantis-Platte), wobei diese Platten dicker sind, was sich auf die Artefakte auswirkt. Modifikationen der Technik erfolgten durch die Verwendung von *Polymethylmethacrylat* (PMMA, z. B. Palacos oder Sulfix) (Abb. 2.**4**), *Titan* und *Karbonfaser* als Interponat, selten wird die Technik auch fusionslos angewendet (mit der Gefahr einer späteren Kyphosierung der Halswirbelsäule). Interponate können entsprechende Artefakte bei Kontrollen bedingen (Abb. 2.**5** u. 2.**6**).

Bei langstreckigen zervikalen Spinalkanalstenosen mit Myelopathie wird zunehmend der operativ-technisch einfachere *Wirbelkörperersatz* bevorzugt, der die ausgedehnte Dekompression des Spinalkanals erleichtert. Als Interponate werden ein Beckenspan, ein Titankorb nach Harms (Abb. 2.**23**), seltener Karbonfasern verwendet. Das Verfahren wird zunehmend verwendet zur Therapie des OPLL-Syndroms (OPLL = ossification of the posterior lumbar ligament), der Ossifikation des hinteren Längsbands, das vor allem in Japan häufig, bei uns selten vorkommt und deswegen manchmal als diagnostischer Fallstrick imponiert.

Die Diagnosestellung ist daher wichtig, da häufig massive Adhäsionen zwischen diesem verkalkten Längsband und der Dura bestehen. Bei der Resektion der Raumforderung können Einrisse der Dura entstehen, sodass postoperativ auf Liquorkissen zu achten ist.

Diagnostisch ist eine ausreichende Erfassung der Formänderung der Halswirbelsäule wichtig (Kyphosierung?) bzw. postoperativ die Korrektur derselben. Die Weite des Spinalkanals kann in den T2-gewichteten Bildern technisch bedingt unterschätzt werden, sodass zur anatomiegerechten Beurteilung die T1-gewichteten Aufnahmen herangezogen werden sollten. Wegen der unzureichenden Darstellung von Knochen kann manchmal das Ausmaß der Stenosierung mit einem ergänzenden CT besser beurteilt werden. Nur im MRT in der sagittalen Schichtung fassbar sind dorsale Einengungen des Myelons durch gefaltete Ligg. flava, die sich durch Spreizung des Bewegungssegments mit dem Interponat beseitigen lassen und Anlass für postoperative Kontrollen sein können. Erst durch die MRT diagnostizierbar sind teilweise massivste diskoligamentäre Stenosierungen des zervikalen Spinalkanals bei Inklination, sodass bei klinisch eindeutiger Symptomatik und primär unzureichendem Befund eine Aufnahme der Halswirbelsäule in maximaler Anteflexion erst die Ausschlussdiagnose einer zervikalen Spinalkanalstenose liefern kann.

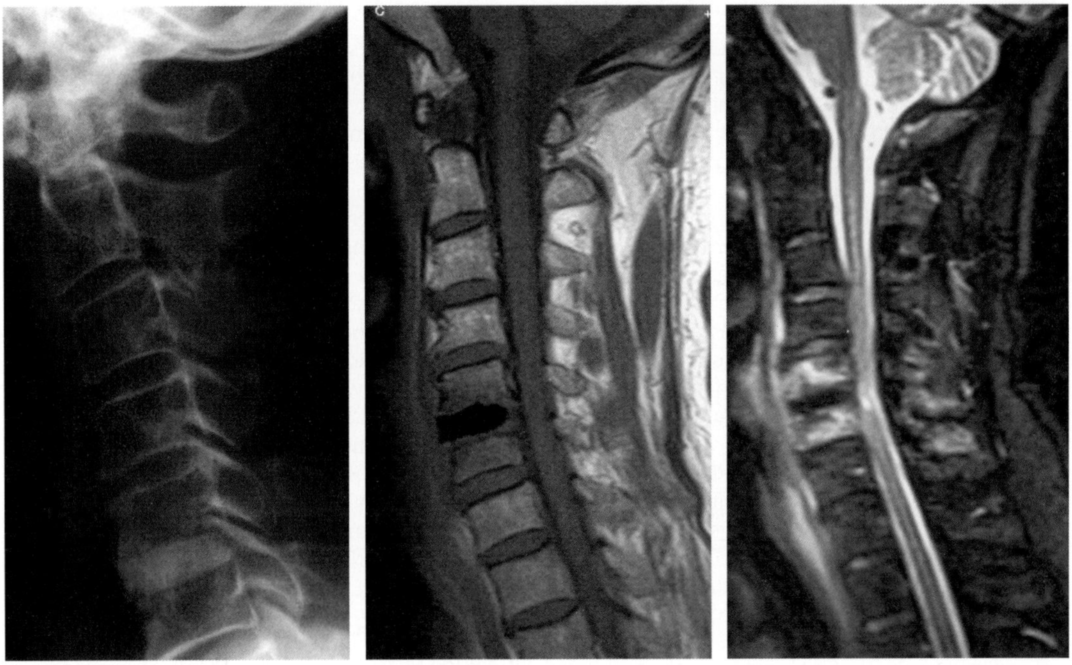

a b c

Abb. 2.**5 a–c** **Implantantion eines „Sulfix"-Dübels**:

a Befund nach Implantation eines „Sulfix"-Dübels als Ersatz für die ausgeräumte Bandscheibe HWK 5/6.

b Man erkennt die typische Signalgebung in der T1-gewichteten Aufnahme.

c Die Veränderungen in der T2-gewichteten Aufnahme sind typisch für die Langzeitreaktionen in den umgebenden Wirbelkörpern, die ein Markraumödem und eine Fettmarkbildung aufweisen können und Anlass für lokale Beschwerden sein können.

Abb. 2.**6 a–e** **Artefaktbildung nach Implantation von Titaninterponaten in den Intervertebralraum bei Operation einer zervikalen Spinalkanalstenose durch osteochondrotische Randkantenbildungen in Höhe HWK 5/6/7**: ▷

a Der Spinalkanal bleibt beurteilbar trotz der Artefakte.

Abb. 2.**6 b–e** s. S. 37

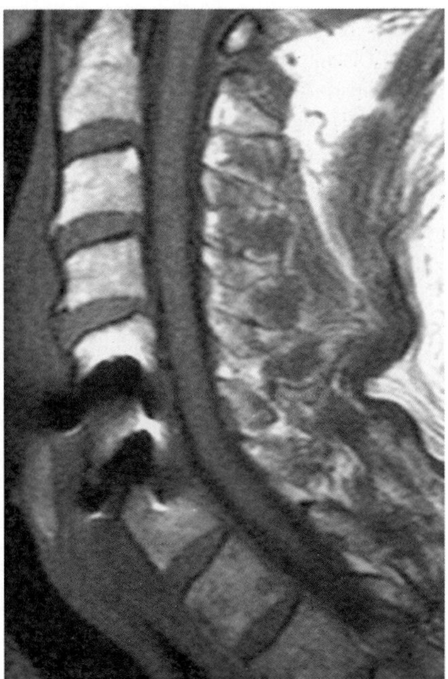

a

Operationstechnik bei ventralen Eingriffen an der Halswirbelsäule

Da die meisten pathologischen Veränderungen im Rahmen degenerativer Erkrankungen der Halswirbelsäule ventral des Rückenmarks und der Nervenwurzeln liegen, ist in der weit überwiegenden Zahl der Fälle ein ventrales Vorgehen effizienter und risikoärmer als ein dorsales Verfahren. Fast alle Patienten fürchten das Risiko einer Querschnittlähmung unter der Operation, was jedoch in Anbetracht der Statistiken erfahrener Operateure unberechtigt ist. Selbst bei extremsten Spinalstenosen ist bei korrekter Operationstechnik nur äußerst selten mit operationsbedingten Verschlechterungen zu rechnen, am ehesten in Kombination mit deutlichen Risikofaktoren (Angiopathie, kardiopulmonale Insuffizienz).

Der Hautschnitt erfolgt in querer Richtung median, die Mittellinie zur Operationsseite zu ²/₃ überschreitend. Die Seite des Zugangs ist häufig eine Frage der Händigkeit des Operateurs, weniger des Sitzes z. B. eines Prolapses. Nach Längsspaltung des Platysmas kann stumpf in die Tiefe präpariert werden unter Verlagerung der Trachea und des Ösophagus (*Cave*: Verletzungsgefahr! Postoperativ auf Lufteinschlüsse achten als Hinweis auf Infektion nach Perforation!) nach medial, des Gefäßbündels (A. carotis, V. jugularis, N. vagus) nach lateral. Nach Durchtrennung der tiefen Halsfaszie ist die Vorderfläche der Halswirbelsäule erreicht; der M. longus colli wird beidseits abgelöst und dann der eigentliche Eingriff an der Halswirbelsäule vorgenommen:

Zur Diskektomie wird die Bandscheibe inzidiert und ausgeräumt, dabei müssen alle Knorpelreste von den angrenzenden Grund- und Deckplatten der HWK entfernt werden. In die angrenzenden Wirbelkörper werden Spreizschrauben eingesetzt, mit deren Hilfe die Wirbel auseinandergespreizt werden. Unter Mikroskopsicht wird jetzt das Bandscheibengewebe vollständig entfernt, dann werden die dorsalen Randkanten mit einer Kugelkopffräse hinterschliffen. Danach können Bandscheibensequester entfernt werden, soweit dies nicht schon bei der ersten Ausräumung des Zwischenwirbelraums gelang. Das Längsband wird jetzt mit sog. „Plattfußstanzen" entfernt, die nicht raumfordernd wirken dürfen, dabei werden bereits die Randkanten mit abgetragen, wenn sie den Spinalkanal einengen. Im Falle sequestrierter Bandscheibenvorfälle werden bei dieser Resektion des Längsbands bereits die Sequester mit entfernt, wobei teilweise sehr weit nach lateral in das Foramen intervertebrale hinein ausgetastet werden muss (Abb. 2.**7**).

Liegen intraforaminale komprimierende Randkanten vor, so müssen diese sorgfältig und unter strikter Schonung der Wurzeln nach lateral zu abgetragen werden. Auf diese Weise ist eine vollständige Dekompression der Wurzeln weit nach lateral über den gesamten Verlauf des Wurzelkanals möglich (sog. Unkoforaminotomie). Dieser Teil der Operation kann technisch sehr anspruchsvoll sein, ist jedoch die einzige Möglichkeit einer sofortigen und wirksamen Wiederherstellung der normalen Weite des Neuroforamens (Abb. 2.**8**).

Bei stark degenerierten Halswirbelsäulen ist so eine Dekompression der Nervenwurzeln über mehrere Etagen möglich. In der Regel wird dann ein Interponat mit dem Ziel einer Fusion der angrenzenden Wirbelkörper eingesetzt. Verwendet werden:

- Eigenknochen,
- Körper aus Titan (2.**9** u. 2.**10**),
- Kohlefaser mit verschiedener vorgegebener Geometrie,
- Kunststoffe (PMMA, z. B. Palacos oder Sulfix), die in situ aushärten.

Die Therapie der zervikalen Myelopathie kann segmentweise in der beschriebenen Technik erfolgen (Abb. 2.**11**), wobei es im Falle ausgeprägter spondylotischer Randkantenbildung in mehreren Etagen risikoärmer und effizienter sein kann, einen oder mehrere Wirbelkörper zu entfernen, und so die Stenose zu beseitigen.

Der Wirbelkörperersatz erfolgt dann mit Eigenknochen, evtl. in Kombination mit einer Röhre aus Titangeflecht (nach Harms) oder einem Kohlefaserblock. Abschließend erfolgt dann eine Plattenosteosynthese der überbrückten Strecke.

Eine Präparation der A. vertebralis ist im Regelfall nicht erforderlich, auch wenn bei der beschriebenen Unkoforaminotomie der Canalis vertebralis eröffnet wird. Bei ausgeprägter Randkantenbildung auch nach lateral führt die Resektion des Unkus und der von ihm ausgehenden Randkante automatisch zu einer Dekompression der durch diese Randkante verlagerten A. vertebralis. Über die Möglichkeit einer Auslösung vertebrobasilarer Durchblutungsstörungen durch solche Randkanten herrscht noch Uneinigkeit.

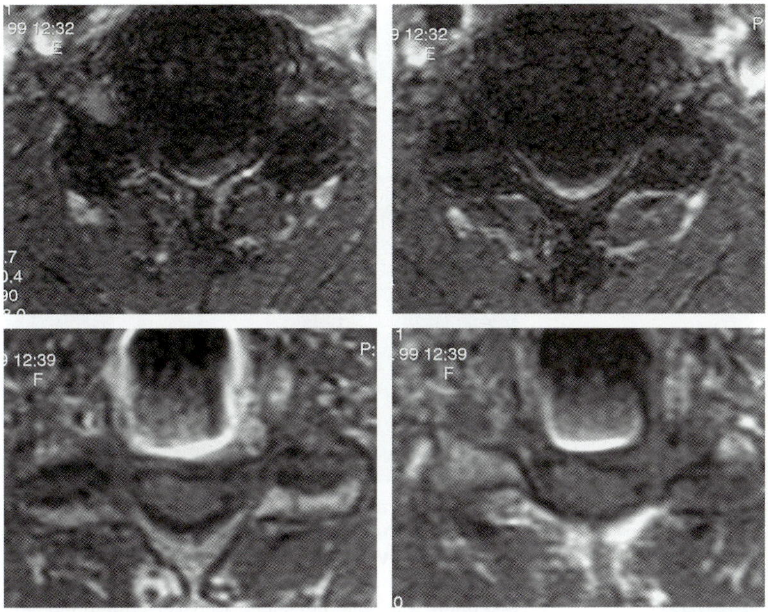

b c d e

Abb. 2.**6 b–e** Das Ausmaß der Beeinflussung ist abhängig von den gewählten Sequenzen und kann sich gerade in den axialen Sequenzen stark (**b**, **c**) oder kaum (**d**, **e**) auswirken

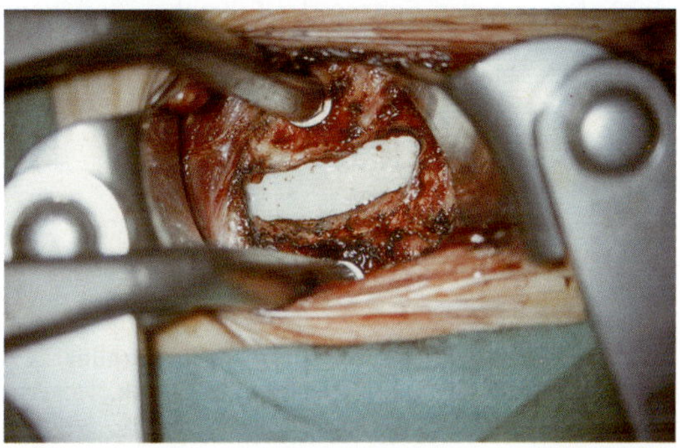

Abb. 2.**7** **Operationssitus einer Halswirbelsäulenfusion**. Man erkennt den freigelegten Intervertebralraum. Die Dura ist mit einem dünnen Streifen eines Hämostyptikums abgedeckt.

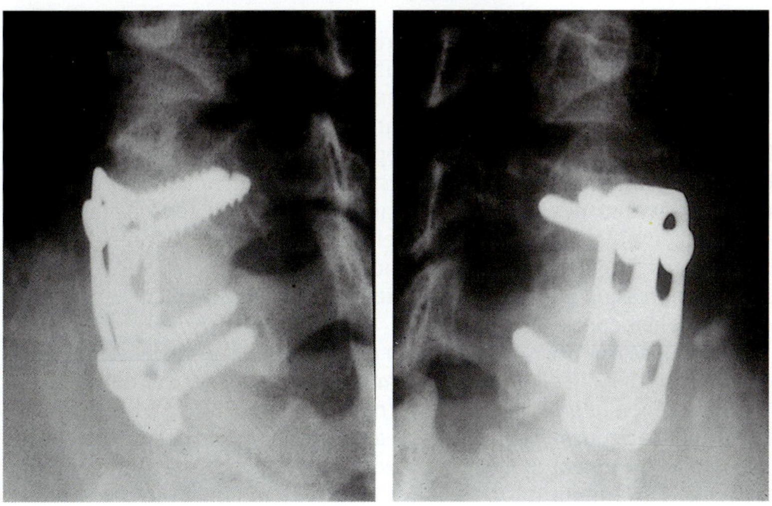

a b

Abb. 2.**8 a**, **b** **Schrägaufnahmen der Halswirbelsäule nach knöcherner Fusion und Fixation mit einer Caspar-Platte**. Die Foramina sind im fusionierten Segment vollständig freigefräst.

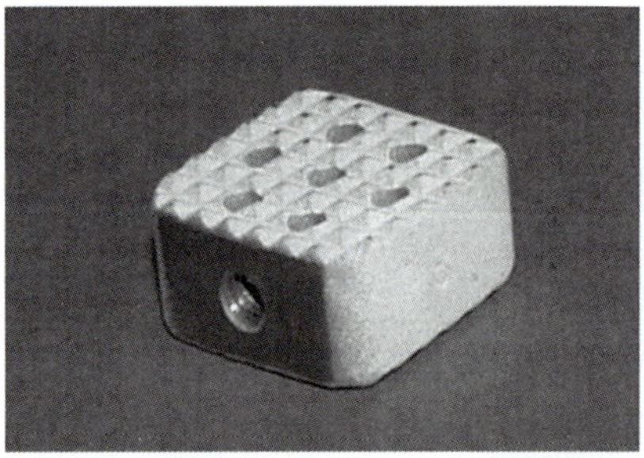

Abb. 2.**9** **Titaninterponat.**

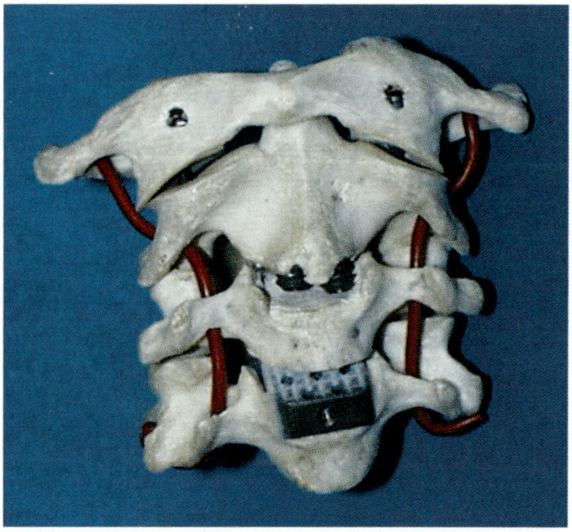

Abb. 2.**10** **Präparat der oberen Halswirbelsäule mit Titaninterponat als Bandscheibenersatz zwischen HWK 3 und HWK 4.** An der Unterkante von HWK 2, also der Densbasis, sind die Köpfe zweier Titanschrauben zu erkennen, die wie bei einer Densverschraubung von ventral eingeführt sind. Die Massae laterales des HWK 1 (Axis) sind von den Spitzen der Schrauben perforiert, wie sie bei einer transartikularen Verschraubung C1/C2 nach Magerl gesetzt werden.

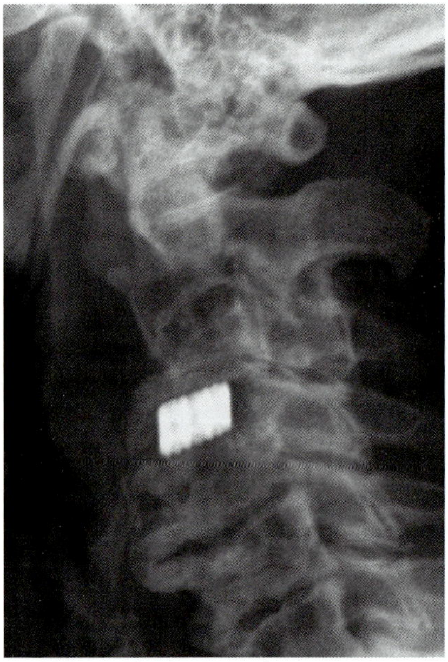

◁ Abb. 2.**11** **Titaninterponat als interkorporeller Distanzhalter zur zervikalen Fusion** (Cervidisk, Fa. Weber).

Lumbaler Bandscheibenvorfall/ degenerative Erkrankungen der Lendenwirbelsäule

Lumbalen radikulären Syndromen liegt im Regelfall ein weicher Bandscheibenvorfall zugrunde, wobei Stenosen der Recessus laterales und des Wirbelkanals häufiger zur Wurzelkompression beitragen. Die Diagnostik ist darauf ausgerichtet, Ort und Ausmaß der radikulären Kompression zu lokalisieren. Die Therapie der Bandscheibenprotrusion bzw. des sequestrierten Prolapses ist in mikrochirurgischer Technik unkompliziert; es erfolgt nach einer im Regelfall sehr kleinen *interlaminaren Fensterung* die Entfernung des Sequesters und die nachfolgende *Nukleotomie*, die einem Rezidiv durch möglichst vollständige Entfernung der degenerierten Bandscheibenanteile vorbeugen soll. Durch einen möglichst kleinen mikrochirurgischen Zugang versucht man, die postoperative Narbenbildung gering zu halten, ebenso durch die Reposition des epiduralen Fettgewebes. Vorteilhaft ist, dass man knöcherne Stenosen bei dieser Technik der offenen Bandscheibenoperation mitbeseitigen kann, häufig bereits durch geringe Variationen des Vorgehens, wie sie später bei den Spinalkanalstenosen noch beschrieben werden.

Technisch erschwert ist das *Vorgehen bei extra- und intraforaminalen Vorfällen*, bei denen durch einen intertransversalen Zugang (d. h. ebenfalls von dorsal, aber weiter nach lateral bis zu den Querfortsätzen hin reichend) vorgegangen wird. Da der Nerv nach seinem Eintritt in das Foramen nicht durch das im Epiduralraum vorhandene Fett als Verschiebegewebe geschützt wird, kommt es nach diesen Bandscheibenvorfällen eher zu Narbenbildungen, die entsprechend zu radikulären Reizungen führen können und im MRT nachweisbar sind. Nur durch die Kontrastmittelgabe lässt sich mit hinreichender Sicherheit zwischen Narbe und Rezidivprolaps in diesen Fällen unterscheiden.

Ebenfall erschwert ist der Eingriff bei den sehr seltenen *intraduralen Sequestrierungen*, bei denen oft ähnlich wie bei einem intraduralen Tumor vorgegangen werden muss. Endoskopische Operationstechniken werden derzeit erprobt mit dem Ziel einer Minimierung des operativen Traumas. Sie können auch bei sequestrierten Vorfällen eingesetzt werden, erlauben jedoch kaum eine zusätzliche knöcherne Dekompression.

Operationstechnik bei der mikrochirurgischen lumbalen Bandscheibenoperation

Der Patient wird in Bauchlage gelagert, meist in einer Variante mit einer mehr oder weniger ausgeprägten Hockposition. Nach radiologischer Höhenkontrolle unter dem Bildwandler erfolgt ein meist longitudinaler kleiner Hautschnitt, danach die Faszienspaltung. Die Muskulatur wird von der Mittellinie abgeschoben, ein mikrochirurgischer Sperrer wird eingesetzt (der Zugangsweg ist im Regelfall in etwa fingerförmig). Das Lig. flavum wird reseziert, in Höhe LWK 5/S1 kann es häufiger erhalten werden. Eine sparsame knöcherne Erweiterung erfolgt nach kranial und lateral, soweit sie zur Darstellung der im Regelfall von dem Prolaps angehobenen Wurzel erforderlich ist. Der Vorgang wird als interlaminare Fensterung beschrieben. Unterhalb der Wurzel, d. h. ventral, ist jetzt die Protrusion zu erkennen bzw. der/die Sequester. Letztere werden zunächst entfernt, die Bandscheibe selbst wird inzidiert und möglichst vollständig mit Fasszangen ausgeräumt. Zum Ende der Operation wird das bei der Wurzelpräparation entfernte oder verlagerte epidurale Fett reponiert (zur Narbenprophylaxe).

Recessusstenose und Spinalkanalstenose

Eine Degeneration der Bandscheiben führt zu der bekannten Erniedrigung des Zwischenwirbelraums. Durch diese Sinterung kommt es zu einer verstärkten Gelenkdegeneration und dadurch sekundären Stenosierung des Spinalkanals durch die verdickten Gelenke bis hin zur T-förmigen Einengung. Die Sinterung selbst bewirkt ebenfalls schon eine Foramenstenose (Abb. 2.**12**).

Tritt dieser Ablauf monosegmental auf, so führt er zu dem schon lange bekannten Syndrom der *Isolated Resorbed Disk*, das sich vor allem nach einer Diszitis fast regelhaft ausbildet. Neben der Stenose der Foramina intervertebralia und des Spinalkanals ist eine Störung der Motilität des Bandscheibensegments festzustellen. Eine Überlastung der angrenzenden Wirbelkörper führt häufig zu einer Umwandlung des blutbildenden Knochenmarks in Fettmark in den Arealen, die unmittelbar an die veränderte Bandscheibe angrenzen. Aufgrund der erhöhten Signalintensität des Fetts lassen sich solche Segmente rasch diagnostizieren; sie sind immer Hinweis auf eine sog. Instabilität, wie sie Indikationen zur Spondylodese zugrunde gelegt wird, die jedoch nicht mit der Instabilität nach den Definitionen der Traumatologie gleichgesetzt werden darf.

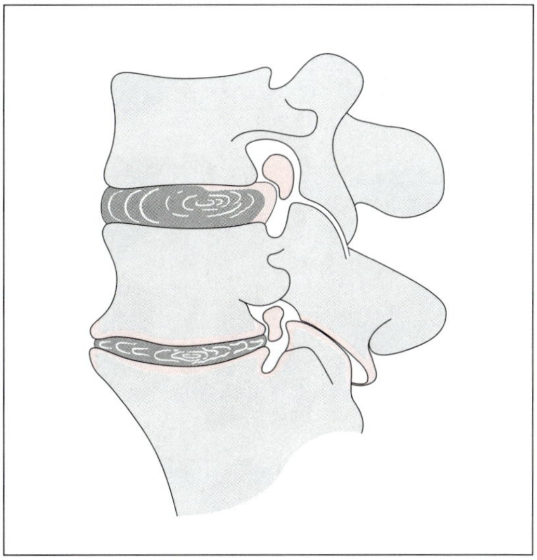

Abb. 2.**12** **Schematische Zeichnung der Lendenwirbelsäule mit Darstellung der Wurzelkompression durch Sinterung des Zwischenwirbelraums sowie der durch die Sinterung verstärkt belasteten und degenerierenden Gelenke.**

Eine *Spinalkanalstenose*, d. h. Reduktion des Querschnitts des lumbalen Spinalkanals auf pathologische Werte, wird neben dem beschriebenen Mechanismus noch verstärkt durch die Verdickung der Ligamente, vor allem der Ligg. flava, die vermutlich als Reaktion auf die veränderten Mikrobewegungen im Segment auftritt und die zu einer deutlichen zusätzlichen Einengung des Spinalkanals führt. Neben den bekannten radikulären Syndromen kann sich so durch die Abnahme des Querschnitts des Spinalkanals eine Claudicatio spinalis einstellen. Bei diesem Erkrankungsbild tritt unter Belastung und Lordosierung eine Schwäche der Beine auf oder auch eine deutliche Gefühlsstörung, die eine Einschränkung der Gehstrecke zur Folge haben. Wegen der hierbei eingenommenen Kyphose können Patienten mit einer Claudicatio spinalis in der Regel ohne Einschränkung Fahrrad fahren, was bei der gefäßbedingten Claudicatio intermittens nicht der Fall wäre.

Die Therapie der Wahl ist die operative Dekompression zur Erweiterung der Foramina bzw. des Spinalkanals. Therapeutische Alternativen bestehen nicht, mit Ausnahme eines von konservativer Therapie begleiteten Abwartens des Spontanverlaufs der Erkrankung. Während vor Jahren *Laminektomien* vorgenommen wurden, bei denen manchmal eine Art „Trog mit geraden Wänden" das Resultat war, wird heute versucht, möglichst wenig invasiv zu sein in Bezug auf die Stabilität der Wirbelsäule. Laminektomien werden, wenn überhaupt, sehr schmal und median zentriert vorgenommen, die Wirbelbögen werden dann nach lateral trapezförmig unterminiert. Besser zum Stabilitätserhalt geeignet ist eine Technik, bei der die Dornfortsätze und das Lig. interspinosum erhalten bleiben, sodass die dorsale Zuggurtung der Lendenwirbelsäule nicht zerstört wird, das sog. *Undercutting* (Abb. 2.**13**).

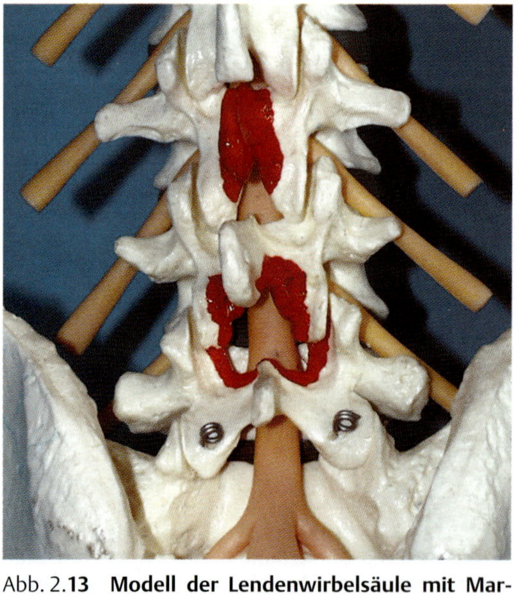

Abb. 2.**13** **Modell der Lendenwirbelsäule mit Markierung des entfernten Knochens bei einer Laminektomie (oben) und bei einem Undercutting (unten).**

Die Wirbelbögen werden nicht reseziert, sondern unterschnitten, was in idealer Weise über mehrere erweiterte interlaminare Fensterungen erfolgen kann. Dieses Verfahren ist optimal für den Erhalt der Stabilität, aber leider gerade dann sehr zeitraubend, wenn es multisegmental vorgenommen werden muss.

Technik der Recessusdekompression und des Undercuttings bei der lumbalen Spinalstenose

Die Darstellung der Wirbelsäule erfolgt entweder monosegmental wie bei der lumbalen Bandscheibenoperation beschrieben oder multisegmental durch beidseitiges Abschieben der Muskulatur und Einsetzen von Laminektomiesperren. Mit der Kugelkopffräse können die verdickten Knochenanteile des Wirbelbogens und des Gelenks abgetragen werden, die das Lig. flavum überlagern; durch Ausfräsen der Spongiosa stellt man die innere Korticalis des Wirbelbogens dar, die mit einer sehr feinen „Plattfußstanze" dann ohne zusätzliche Einengung des Wirbelkanals abgetragen werden kann. Danach wird im Wechsel zwischen Abschleifen und Stanzen nach lateral die Wurzel unter Mikroskopsicht präpariert und dekomprimiert, dabei werden oft beachtliche überkragende Gelenkflächenanteile entfernt. Für diesen Präparationsschritt können z. T. auch kleine kieferchirurgische Meißel und gebogene scharfe Küretten (für die Ligg. flava) verwendet werden; spezielle abgebogene Stanzen erlauben eine Dekompression weit nach lateral in das Foramen hinein. Die entfernten Knochenbereiche sind der Abb. 2.**13** zu entnehmen. Bei multisegmentaler Anwendung dieser Technik ist die Therapie der lumbalen Spinalstenose möglich. Der Vorteil der Laminektomie liegt in der rascheren Durchführbarkeit und dem – gerade bei alten Menschen wichtig – geringeren Risiko einer Duraverletzung mit nachfolgendem Liquorleck.

Alternativ oder ergänzend zu diesen dekomprimierenden Verfahren können stabilisierende Techniken zum Einsatz kommen, wobei sich die *transpedikulare Instrumentation zur Spondylodese* als Methode der Wahl etabliert hat (Abb. 2.**14**–2.**17**).

Zu einer sicheren Spondylodese ist immer eine knöcherne Überbrückung der gesamten Fusionsstrecke erforderlich. Während früher noch häufiger posterolaterale Knochenspanstrecken intertransversal und im Gelenkbereich als ausreichend angesehen wurden, wird heute der interkorporellen Fusion der Vorzug gegeben (Abb. 2.**18**).

Diese kann von ventral („ALIF“ [anterior lumbar interbody fusion) oder von dorsal („PLIF“ [posterior lumbar interbody fusion]) erfolgen, wobei wegen der Invasivität der anterioren Zugänge die Tendenz zu posterioren Verfahren geht. Zunehmend finden dabei *Cages*, d. h. mit Spongiosa (oder z. T. Knochenersatzmaterialien wie Tricalciumphosphat oder Calciumhydroxylapatit) gefüllte Hohlkörper aus Titan, Karbon o. ä. Verwendung, die in den Bandscheibenraum nach Nukleotomie eingebracht werden (Abb. 2.**19**). Endoskopische anteriore Verfahren zur Spondylodese werden ebenfalls zunehmend angewendet.

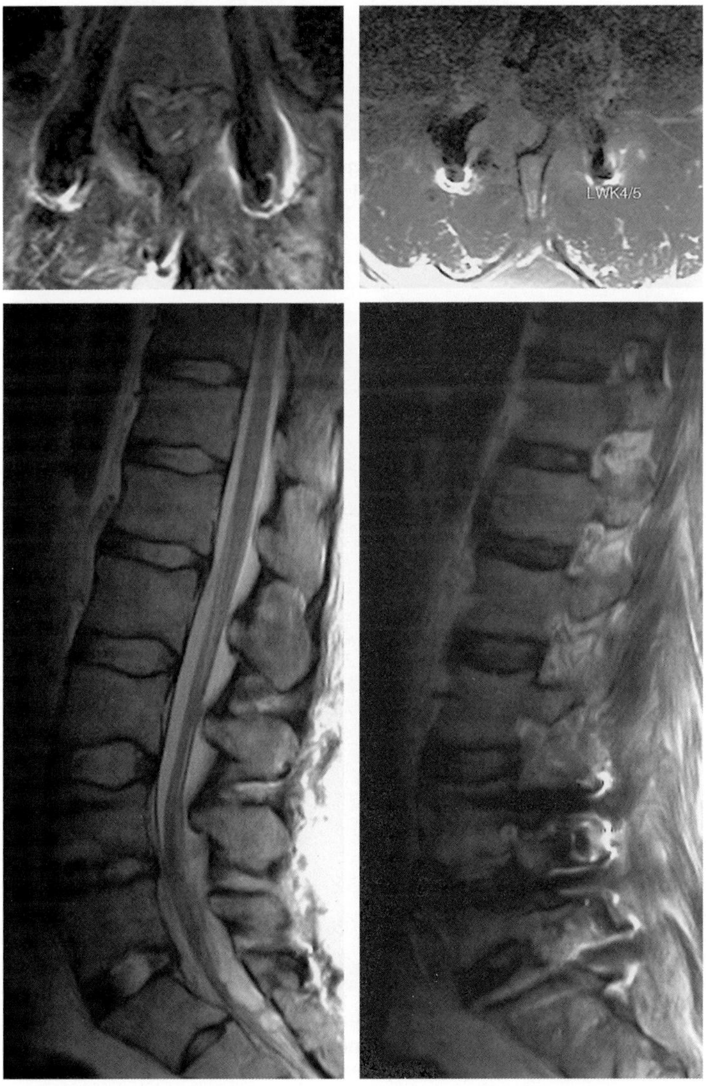

b c d

Abb. 2.**14 a–d** **Artefakte nach Implantation eines Titanstabsystems mit Pedikelschrauben**:

a, **b** Teils erscheint der Spinalkanal beurteilbar (**a**), teils verhindert dies die Artefaktbildung (**b**).

c, **d** Im Mediansagittalschnitt ist ebenfalls in der Regel eine Beurteilung möglich (**c**), in den paravertebralen Schnittführungen nicht (**d**).

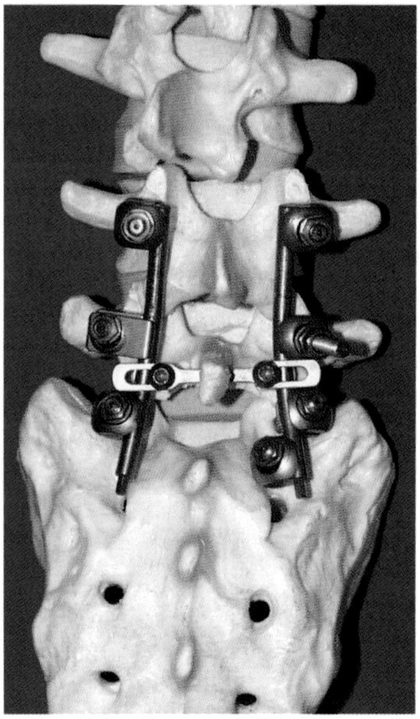

Abb. 2.15 **Modell der Lendenwirbelsäule mit transpedikularer Verschraubung LWK 4/5 und S 1**. Die Pedikelschrauben sind in typischer Weise durch Längsstäbe verbunden, beide Längsreihen durch einen Querstab (Tenor-Titan-System, Fa. Sofamor-Danek).

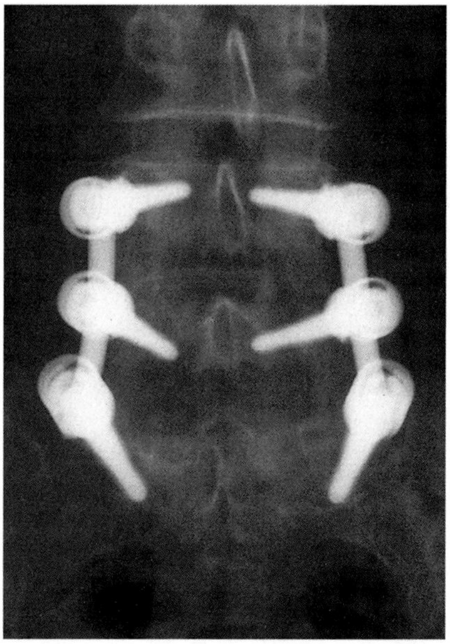

Abb. 2.16 **Röntgenbild einer instrumentierten Spondylodese LWK 4–S 1 mit transpedikular fixierten Titanschrauben**. A.-p. Darstellung (Diapason-System, Fa. Stryker).

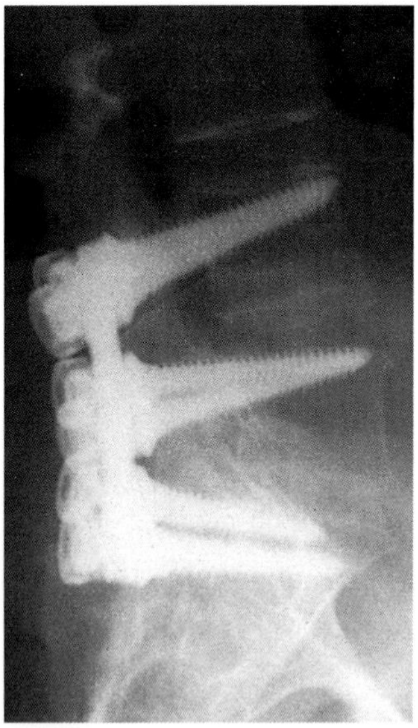

Abb. 2.17 **Röntgenbild einer instrumentierten Spondylodese LWK 4–S1 mit transpedikular fixierten Titanschrauben**. Seitliche Ansicht Darstellung (Diapason-System, Fa. Stryker).

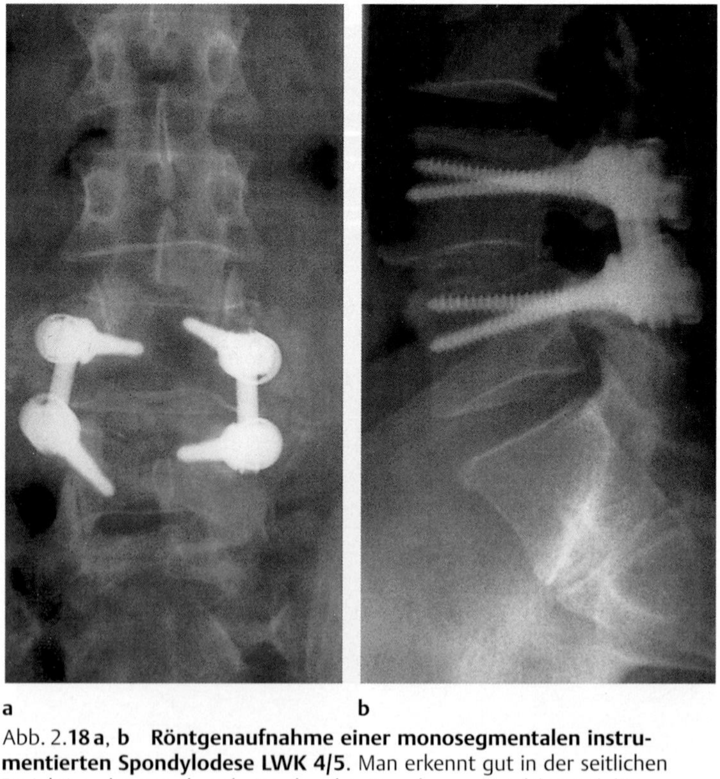

a b

Abb. 2.18 a, b **Röntgenaufnahme einer monosegmentalen instrumentierten Spondylodese LWK 4/5**. Man erkennt gut in der seitlichen Projektion das von dorsal eingebrachte Knochenmaterial („PLIF") (Diapason-System, Fa. Stryker).

Auch als operative Verfahren, wenngleich weniger invasiv, sind die *Chemonukleolyse* und die *PLDD* anzusehen. Ziel ist bei beiden Verfahren die Zerstörung des Nucleus pulposus zur Reduktion des intradiskalen Drucks. Problematisch ist, dass bei diesem Verfahren zwar keine Narbenbildung an der Nervenwurzel durch den Eingriff ausgelöst werden, jedoch der Mechanismus der Resorbed Disk beschleunigt ablaufen kann. Die Indikation zu diesen Verfahren ist daher so streng zu stellen wie zur offenen Operation. Ein wichtiges Problem der postoperativen MRT-Diagnostik sind persistierende oder rezidivierende Schmerzen nach Bandscheibenoperation. Ursächlich können Rezidivvorfälle, Narbenbildungen, Stenosierungen (s. oben) vorliegen. Die Differenzierung des Rezidivvorfalls ist gegenüber der Narbenbildung möglich durch ein MRT mit Kontrastmittelgabe, bei dem man eine Kontrastmittelanreicherung nur in dem Narbengewebe sehen kann, nicht jedoch in einem Rezidivvorfall. Eine Spondylodiszitis zeigt neben den klinischen Zeichen (typisch ist vor allem der Fersenklopfschmerz) deutliche Veränderungen der angrenzenden Wirbelkörper.

Die Funktionsdiagnostik der Lendenwirbelsäule im MRT ist leider nur experimentell möglich, langfristig wäre die Option einer Beurteilung der Lendenwirbelsäule im Stehen, unter Belastung und in Funktionsstellung ohne die Notwendigkeit einer Myelographie sicher enorm hilfreich zur Beurteilung von segmentalen Bewegungsstörungen und nur unter Belastung auftretenden Stenosen.

Postdiskotomiesyndrom

Der Terminus Postdiskotomiesyndrom wird nicht ganz korrekt häufiger zur Beschreibung eines Erkrankungsbilds verwendet, bei dem anhaltende Beschwerden nach einem Eingriff an der Lendenwirbelsäule bestehen. Im Hinblick auf die MRT handelt es sich nicht um eine Diagnose, sondern um eine Aufgabe:

Es gelingt heute, eine ganze Reihe spezifisch therapierbarer Entitäten diagnostisch zu sichern und so bei dem sonst sehr schwer angehbaren Symptomenkomplex einzelnen Patienten wesentlich bessere Erfolgsaussichten einer Therapie zu eröffnen:

- persistierende Recessusstenosen,
- Rezidivvorfall – Narbe evtl. mit Verziehung des Duralschlauches (Abb. 2.**20**),
- Synovialzysten mit raumfordernder Wirkung,
- Resorbed Disk mit Foramenstenose; Liquorkissen, Spondylolyse u. a.

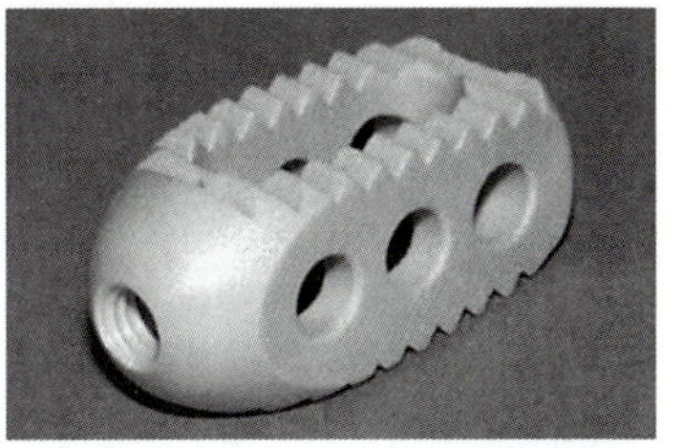

Abb. 2.**19** **Hohlkörper aus Kunststoff zur Füllung mit autologer Spongiosa als interkorporelles Implantat zur Fusion zweier Wirbelkörper („Cage").**

Spondylolisthesis

Die Unterbrechung der Bogenwurzel, Spondylolyse, führt meist zum *Wirbelgleiten*, der Spondylolisthese. Wenn unter der verstärkten Belastung die Bandscheibe degeneriert und es zu einem Prolaps kommt, kann zwar in Abhängigkeit vom Alter des Patienten und vom Ausmaß der dege-

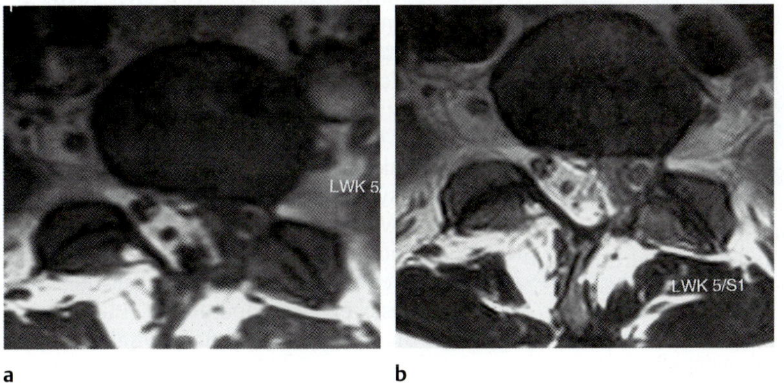

a b

Abb. 2.**20** **a, b** **Postoperative Darstellung des Segments LWK 5/S 1 nach mikrochirurgischer interlaminarer Fensterung und Entfernung eines sequestrierten Bandscheibenvorfalls.** „Normale" Narbenbildung bei Beschwerdefreiheit in Bezug auf dieses Segment.

nerativen Veränderungen des Segments eine alleinige *Nukleotomie* erfolgreich sein, langfristig sicherer erscheint jedoch eine *primäre Spondylodese*, meist auch aus biomechanischen Gründen unter Durchführung einer Reposition. Die Technik ist identisch mit der oben skizzierten Technik der transpedikularen Spondylodese mit interkorporeller Fusion (von dorsal oder ventral). Nach der stabilen knöchernen Ausheilung ist sowohl die oft große und massiv wurzelkomprimierende Narbenzone der Spondylolyse reseziert wie auch die Instabilität des Wirbelsäulenabschnitts aufgrund der unterbrochenen Gelenkkette beseitigt.

Zum Zeitpunkt der Indikationsstellung bestehen hier noch kontroverse Ansichten, es scheint sich jedoch zu bestätigen, dass gerade bei jungen Patienten ein sofortiges ausgedehnteres Vorgehen längerfristig in Bezug auf die Erkrankungsfolgen weniger invasiv ist.

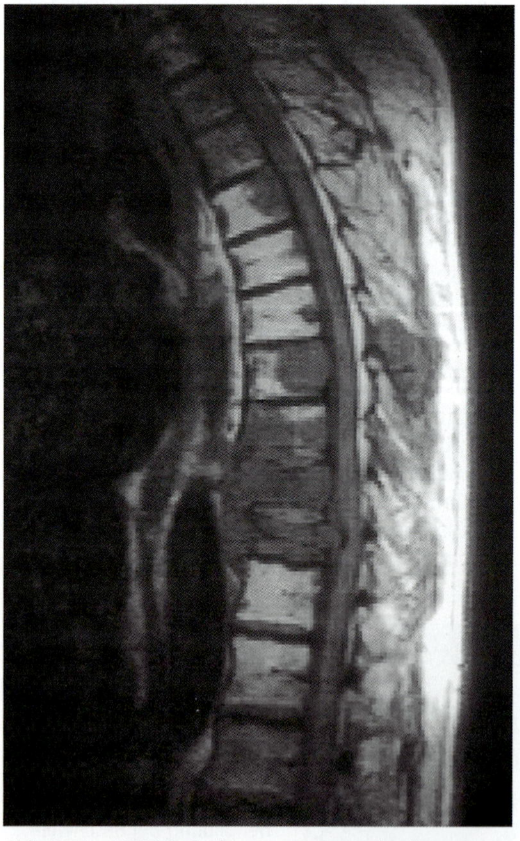

Abb. 2.**21** **MRT-Aufnahme einer „durchmetastasierten" Wirbelsäule im Mediansagittalschnitt.** Man erkennt, dass hier bei einer Stabilisation 4 Wirbelkörper überbrückt werden müssten, nicht nur der gesinterte, der die Querschnittsymptomatik auslöst. Weitere Wirbelkörpermetastasen weiter kranial zeigen die Grenzen der möglichen Maßnahmen auf.

Spinale Tumoren

Die häufigsten Tumoren sind hier Metastasen maligner Tumoren. Aus operativer Sicht entscheidend ist die möglichst rasche Diagnostik beim Auftreten einer Querschnittsymptomatik. Es ist im Regelfall von einer Notfallsituation auszugehen, da häufig nicht abgeschätzt werden kann, wie schnell sich eine einmal beginnende Querschnittsymptomatik verschlechtert. Da zudem die operative Indikation praktisch nur in Kenntnis der onkologischen Gesamtsituation sinnvoll gestellt werden kann und hierfür ergänzende diagnostische Maßnahmen erforderlich sein können, darf keine Zeit bei der primären Diagnosestellung vergeben werden, die apparative Diagnostik muss als Notfalldiagnostik erfolgen. Weiterhin ist auch bei exakter Lokalisation der die klinische Symptomatik bedingenden Läsion im Regelfall eine umfassende MRT-Diagnostik des Achsenskeletts erforderlich, um sinnvoll über die Operationsindikation entscheiden zu können. Falls die gesamte Wirbelsäule zahlreiche Metastasen aufweist, ist möglicherweise eine Instrumentation nicht mehr möglich bzw. nur sehr langstreckig anzulegen (Abb. 2.**21**).

Ein operativer Eingriff ist immer dann indiziert, wenn er aus onkologischer Sicht sinnvoll ist und eine Dekompression und/oder Stabilisation erforderlich und ausführbar sind. Nach Resektion eines oder mehrerer befallener Wirbelkörper wird in der Regel ein Ersatz mit einem entsprechenden Interponat vorgenommen (Abb. 2.**22**). Zur Stabilisation im Bereich der Brustwirbelsäule und Halswirbelsäule werden überwiegend dorsale Stabsysteme mit transpedikularer Fixation verwendet, wie sie bereits bei den Lendenwirbelsäuleneinriffen skizziert wurden. Seltener kommen modifizierte Plattensysteme zur Anwendung (Abb. 2.**22**).

Eine operative Indikation wird eher nicht gestellt werden beim Vorliegen eines *kleinzelligen Bronchialkarzinoms* und eines *Prostatakarzinoms*, da hier in der Regel anderen Therapieverfahren der Vorzug zu geben ist; nur selten wird einmal ein Eingriff unter der Zielvorstellung erfolgen, nervale Strukturen zu dekomprimieren und so Zeit für die systemische oder Strahlentherapie zu gewinnen. Wichtig ist die Differenzierung eines *Nierenkarzinoms* bereits präoperativ; wegen der ausgesprochenen Blutungsneigung mit der Möglichkeit massiver intraoperativer Blutverluste muss bei diesem Tumortyp unbedingt eine präoperative Embolisation erfolgen. Eine parallele Röntgenleerdiagnostik ist immer sinnvoll, um *osteoplastische Metastasen* als solche zu erkennen.

Die Verwendung *metallischer Implantate* erschwert die postoperative Beurteilung von MRT-Aufnahmen, sodass Kontrollaufnahmen als Ausgangsbasis für weitere Kontrollen angefertigt werden müssen, wenn aus onkologischer Sicht zu erwarten ist, dass im Falle eines Tumorrezidivs sich therapeutische Konsequenzen ergeben (Abb. 2.**23**).

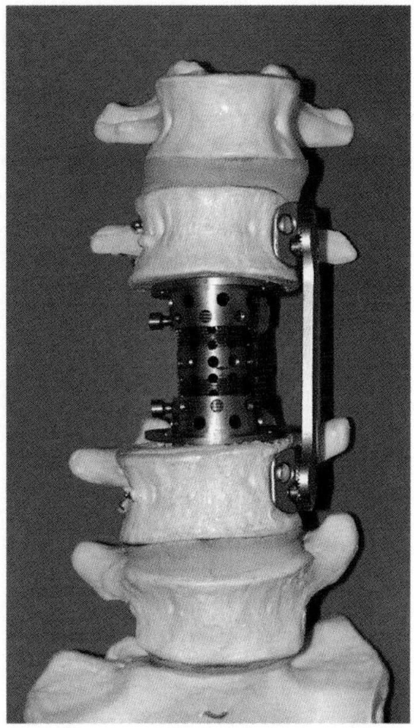

Abb. 2.**22** **Modell der Lendenwirbelsäule mit Wirbelkörperersatz durch Distanzkörper, Fixation durch seitlich angebrachtes System** (LID- und LIFT-Titan-System, Fa. Sofamor-Danek). ▷

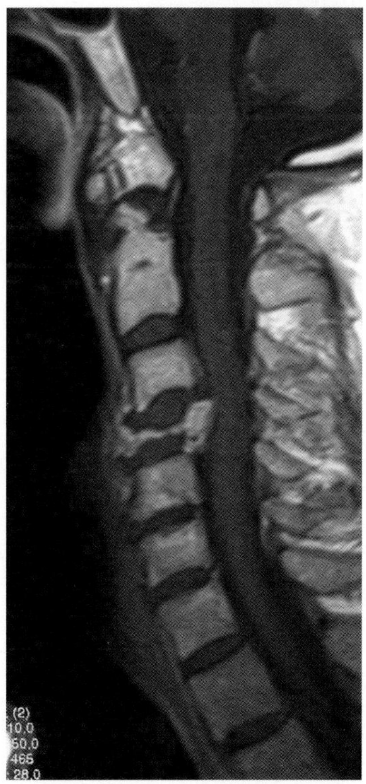

a

Abb. 2.**23 a–d** **Beeinflussung der Bildgebung durch Titaninterponate an der Halswirbelsäule**: ▷
a Metastase des HWK 4, **b–d** Befund nach Stabilisation unter Verwendung eines Titankorbs nach Harms und einer Titanplatte (ACP-System, Fa. Codman).

Abb. 2.**23 b–d** ▷

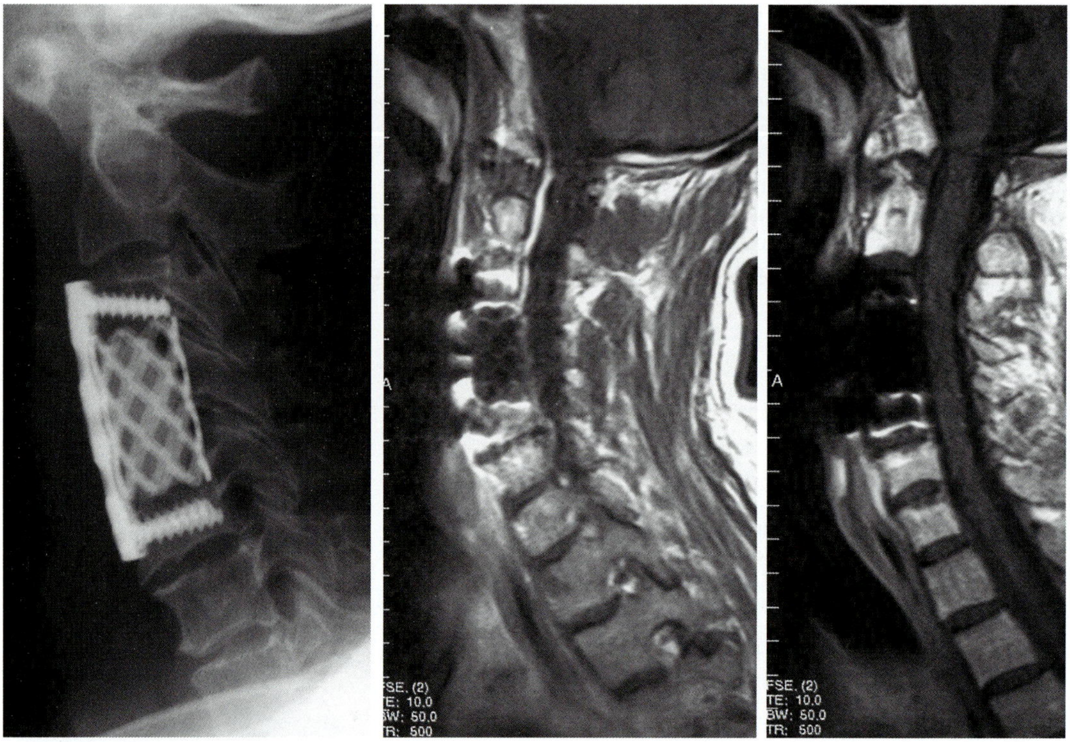

b c d

Abb. 2.**23** **b–d** In der Röntgenleeraufnahme (**b**) und im MRT (**c**, **d**) mit unterschiedlichen Artefaktbildungen.

Intraspinale Tumoren

Die Operationstechnik zur Eröffnung des Spinalkanals hat sich hier insofern gewandelt, als häufiger anatomieerhaltende Zugänge ausgeführt werden im Sinne von *Hemilaminektomien* oder *Laminoplastien*, bei denen die entnommenen Wirbelbögen mit Nähten, Verdrahtungen oder kleinen Titanosteosyntheseplatten wieder eingesetzt werden, wobei Metallimplantate sparsam verwendet werden müssen, um nicht die postoperativen Kontrollen zu sehr in ihrer Aussagekraft zu mindern (Abb. 2.**24** u. 2.**25**).

Extramedulläre Tumoren

Meningeome und Neurinome überwiegen bei dieser Tumorgruppe. Für die Operationsplanung ist der Bezug zur knöchernen Anatomie entscheidend wichtig (s. oben).

Neurinome müssen der ihren Ursprung bildenden Nervenwurzel exakt zugeordnet werden, um bei klinisch relevanten Nervenwurzeln die mögliche Gefahr einer radikulären Läsion bei der Resektion des Tumors in ihren Folgen beurteilen zu können. Gerade bei großen und zum guten Teil extraspinal sitzenden Neurinomen (Abb. 2.**26**) kann es außerdem sinnvoll sein, durch ergänzende MR-Angiographien den Verlauf benachbarter größerer Arterien mit darzustellen (z. B. A.vertebralis an der Halswirbelsäule) zur Zugangsplanung. Die häufig stark degenerierten paravertebralen Neurinomanteile lassen sich gut durch rein dorsale paravertebrale Zugänge exstirpieren, auch wenn sie – sogar weit – nach intrathorakal reichen (Abb. 2.**27** u. 2.**28**).

Speziell bei *Meningeomen* ist es wichtig, durch eine CT einen Hinweis auf den Verkalkungsgrad zu erhalten. Ein stark verkalkter Tumor, der nur äußerst schwierig instrumentell zu verkleinern ist und wegen des Kontakts zum komprimierten Rückenmark nicht manipuliert werden darf, kann sonst zu unvorhergesehenen Schwierigkeiten bei der Exstirpation führen. Die Beschreibung eines Meningeoms muss in jedem Fall auch eine exakte

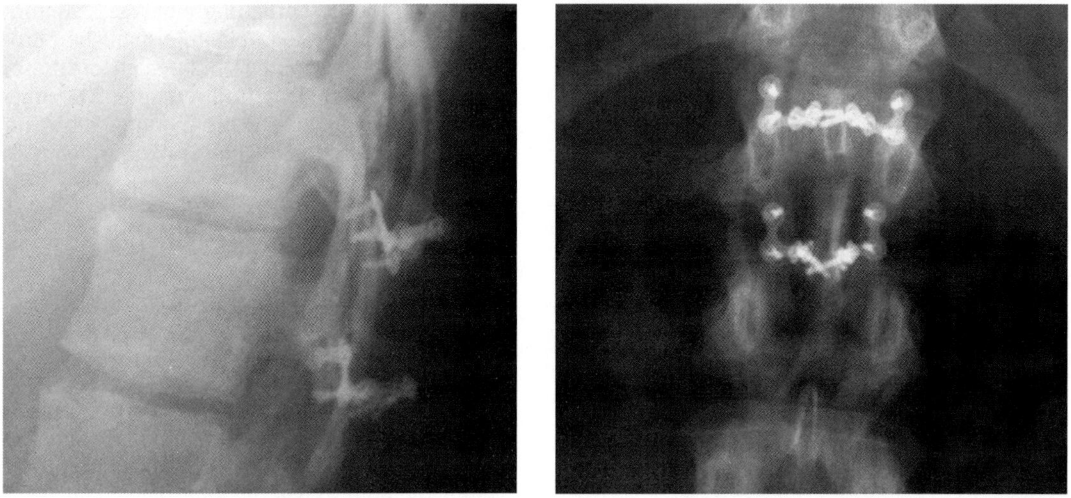

Abb. 2.**24** a, b **Röntgenbefund nach Operation eines Ependymoms über eine Laminotomie und Laminoplastie in 2 Höhen.** Die Titaninterponate dienen der Refixation des intraoperativ entnommenen Wirbelbogens.

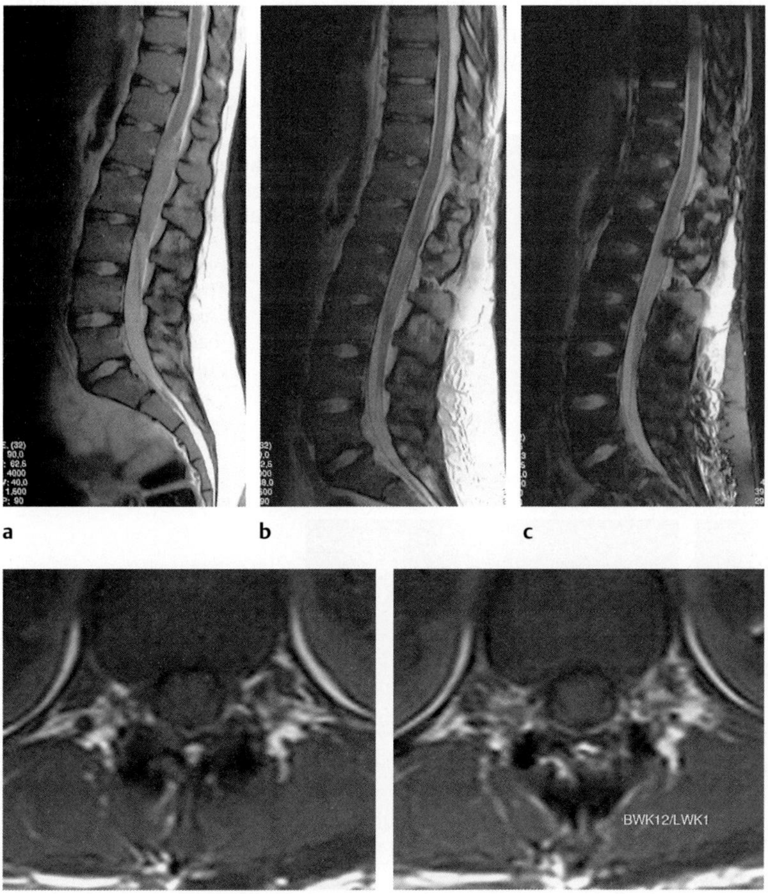

Abb. 2.**25** a–e **Beeinflussung der postoperativen MRT-Kontrollen durch die Implantate nach Laminoplastie**:

a Darstellung des Ependymoms in Höhe LWK 1 und LWK 2 präoperativ.
b Geringfügige Artefaktbildung im Mediansagittalschnitt.
c Deutliche Artefaktbildung in den knapp lateral davon liegenden Schnittebenen durch die Titanminiosteosyntheseplatten.
d, **e** In den axialen Schnitten wirken sich die Artefakte nur unwesentlich aus.

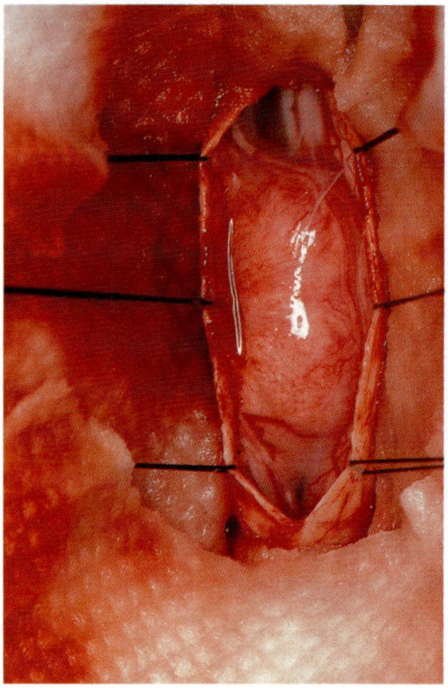

Abb. 2.**26** **Operationssitus einer Exstirpation eines Neurinoms in Höhe BWK 10**. Der Tumor reicht außerdem weit nach intraforaminal.

topographische Beschreibung eines evtl. Meningeal Signs beinhalten. In einem erheblichen Prozentsatz findet sich in den Duraarealen, die dieses Signalverhalten zeigen, Infiltrate des Meningeoms, sodass bei der Zugangsplanung diese Informationen aus der MRT einkalkuliert werden müssen.

Intramedulläre Tumoren und Syringomyelie

Gerade diese Tumorgruppe wird durch die MRT heute wesentlich besser in der präoperativen Bildgebung erfasst als zuvor, sie ist erstmals durch die MRT verlässlich direkt darstellbar. Die Gabe von *Kontrastmittel* ist unbedingter Bestandteil der Diagnostik, ebenso wie die *Anfertigung von Sagittal- und Transversalschnitten*; Ersteres mit einer sicheren Darstellung der Tumorgrenzen, Letzteres um intraoperativ die Ausdehnung im Rückenmarkquerschnitt optimal zu erfassen, da nur so – falls wie z. B. bei einem Ependymom prinzipiell möglich – die vollständige Exstirpation erreicht werden kann.

a, b

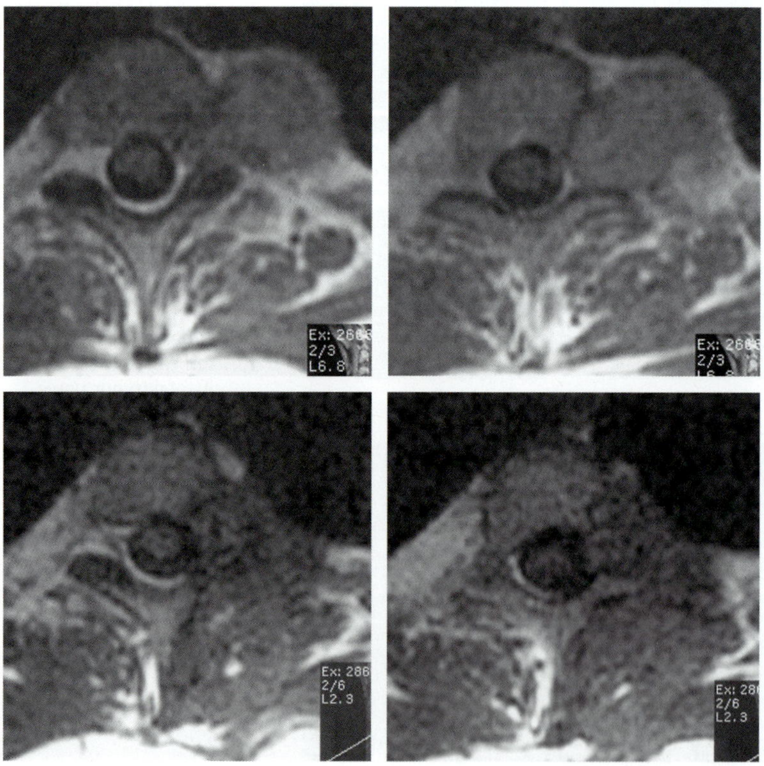

c, d

Abb. 2.**27 a–d** **Thorakales Sanduhrneurinom, das teilweise nach intrathorakal reicht**:
- **a**, **b** Axiale MRT-Schichten vor Exstirpation des Tumors.
- **c**, **d** Axiale MRT-Schichten nach Exstirpation des Tumors.

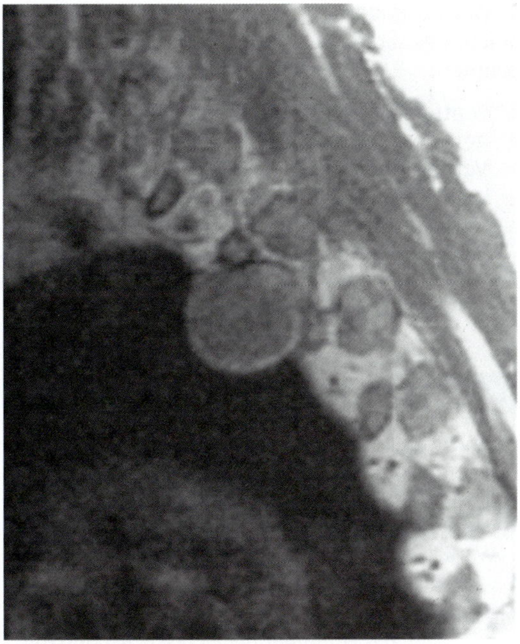
a

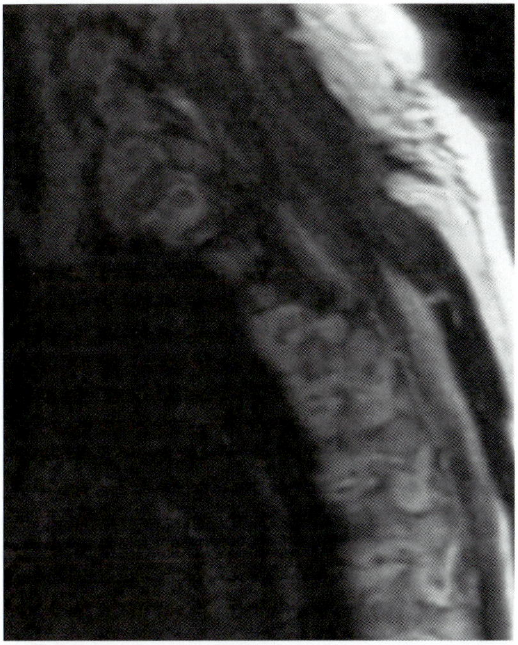
b

Abb. 2.**28 a**, **b** **Thorakales Sanduhrneurinom**:
a Sagittale Schicht vor Exstirpation des Tumors von dorsal.
b Sagittale Schicht nach Exstirpation des Tumors von dorsal.

Postoperativ ist unbedingt ein *„Ausgangs-MRT"* erforderlich, das etwa 3 Monate postoperativ nach dem Abklingen der operativ bedingten Veränderungen des Bilds vorgenommen wird und als Ausgangspunkt für die späteren Kontrollen in der Tumornachsorge gilt.

Beim Vorliegen einer *Syringomyelie* ist es zwingend notwendig, durch Kontrastmittelgabe einen intramedullären Tumor als Ursache auszuschließen, vor allem in den Randbereichen der Syrinx. Lässt sich bei einer Syringomyelie kein intramedullärer Tumor als Ursache finden, so muss die Suche nach Fehlbildungen im kraniozervikalen Übergang (Arnold-Chiari-Malformation, basilare Impression) oder anderen stenosierenden Prozessen in diesem Bereich aktiv betrieben werden, ggf. durch eine Ausweitung der Untersuchung. Die häufigste Operationstechnik bei der Syringomyelie in Begleitung einer Arnold-Chiari-Malformation ist die Dekompression der Medulla im Foramen magnum durch eine begrenzte *okzipitale Kraniektomie* und Atlasbogenresektion mit anschließender *Duraerweiterungsplastik*. Falls dabei eine Plastik unter tatsächlicher Verwendung von Plastikmaterial erfolgt, ist diese im MRT gut sichtbar. Eine Drainage der Syrinx in den Subarachnoidalraum über einen sehr dünnen Siliconschlauch kann in ihrem Erfolg ausschließlich durch die MRT kontrolliert werden. Wichtig ist dabei die Darstellung der korrekten Lage der Drainage.

Veränderungen am kraniozervikalen Übergang

Neben Fehlbildungen, Tumoren und Traumafolgen (z. B. Denspseudarthrose) können rheumatische Affektionen der Densspitze bzw. seltener der Atlantookzipitalgelenke optimal erfasst werden. Bewegungsaufnahmen können in problematischen Fällen erforderlich sein, um ausschließlich bewegungsabhängig auftretende Stenosen entdecken zu können. Speziell in dieser Region besteht geradezu ein diagnostisches Monopol der MRT in Bezug auf die nervalen Strukturen des Hirnstamms und oberen Halsmarks, sodass bei Instrumentationen die Verwendung von Titan fast obligat ist: Eine Beurteilung der neuralen Strukturen in der mediansagittalen Schnittebene ist dann im Regelfall noch möglich trotz z. T. größerer Implantate.

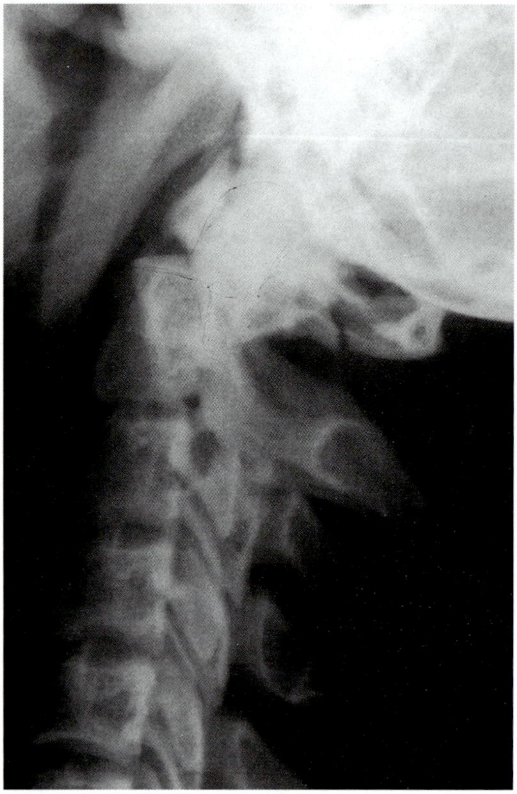

Abb. 2.**29** **Dislozierte Densfraktur**. Seitliche Röntgenaufnahme.

Als besondere *Stabilisationstechniken* im Bereich des kraniozervikalen Übergangs sind zu nennen:

- ventrale Densverschraubung,
- dorsale transartikulare Verschraubung C1/C2 in Verbindung mit einer dorsalen Drahtcerclage,
- kraniozervikale Stabilisation durch ein Plattensystem, das durch Drahtcerlagen an den Wirbelbögen befestigt wird oder durch Schrauben in den Gelenkfacetten fixiert wird.

Technik der ventralen Densverschraubung

Densfrakturen Typ II sind die Hauptindikation für die Anwendung dieses Verfahrens. In Rückenlage des Patienten unter Fixation des Kopfes wird ein ventraler Zugang zur Halswirbelsäule in typischer Weise etwa in Höhe HWK 5/6 angelegt, dann werden nach Darstellung der „Unterkante" des HWK 2 Führungsbohrungen in den Dens vorgenommen, das Fragment der Densspitze dann mit 1–2 Schrauben an der Densbasis fixiert. Mehrere Spezialinstrumentarien erleichtern diesen technisch schwierigen Eingriff. (Abb. 2.**10**, 2.**29** u. 2.**30**).

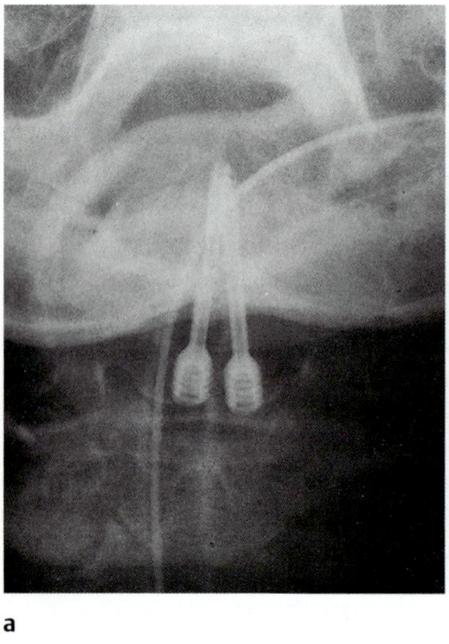

a

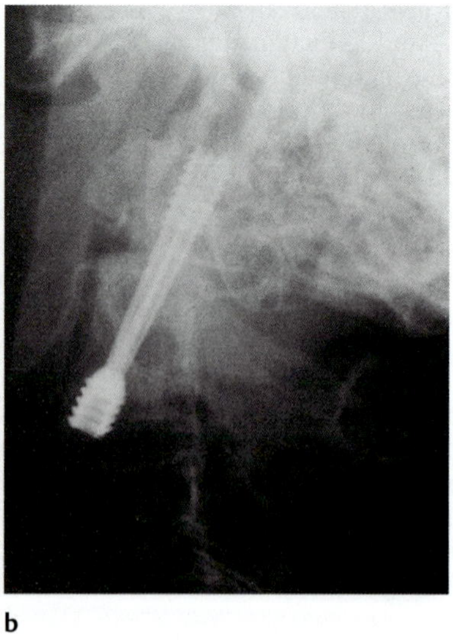

b

Abb. 2.**30** **a**, **b** **Röntgenzielaufnahme des Dens axis mit ventraler Densverschraubung nach Fraktur**. Jeweils 2 Doppelgewindeschrauben sind in den Dens axis eingeführt:
a A.-p. Aufnahme.
b Seitliche Aufnahme.

Technik der dorsalen C1/C2-Verschraubung und Drahtcerclage

Die älteste Form einer operativen Stabilisation C1/C2 ist die *Drahtcerclage* in mehreren Modifikationen, als alleinige Instrumentation ist sie heute nur selten indiziert (Abb. 2.**31** u. 2.**32**) Die ursprünglichen Varianten, beschrieben von Gallie u. Brooks, erwiesen sich als mechanisch zu instabil. Allerdings wurden sie über viele Jahre verwendet, vorwiegend bei Instabilitäten aufgrund einer rheumatischen Destruktion der Atlantoaxialgelenke (Abb. 2.**33**). Die unter biomechanischer Testung stabilste Form ist die sog. *„BNI-Fusion" nach Sonntag* durch Cerclage des Bogens C1 und Führung des Drahts unter den Dornfortsatz C2 (Abb. 2.**34**).

Die erstmals von *Magerl* vorgenommene *transartikulare Verschraubung C1/C2* erfolgt von dorsal in Bauchlage. Der kraniozervikale Übergang wird freigelegt, dann wird mit einem langen Spiralbohrer eine Bohrung angelegt, die an der kaudalen Kante des Bogens HWK 2 direkt medial der Gelenkfläche beginnt und die auf den in der seitlichen Röntgenprojektion erkennbaren ventralen Atlasbogen zu durch die Gelenkfläche C1/C2 in strenger Ausrichtung in der Sagittalebene geführt wird. Nach Anlage einer Bohrung auf der Gegenseite wird der Bohrdraht dann durch eine entsprechend lange Spongiosaschraube ersetzt. Eine zusätzliche Drahtcerclage erfolgt vorzugsweise nach der „BNI-Technik" (Abb. 2.**34**). Diese Kombination ergibt die stabilste Form der Osteosynthese in diesem sonst bemerkenswert mobilen Wirbelsäulenabschnitt (Abb. 2.**35** u. 2.**36**).

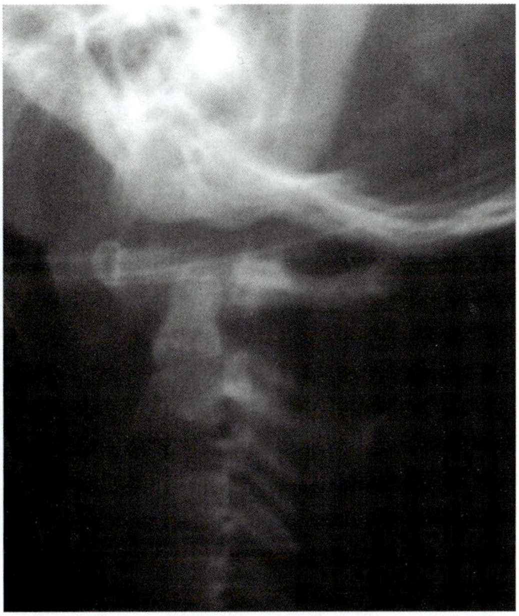

Abb. 2.**31** **Atlantoaxiale Luxation**. Riss des Lig. transversum atlantis und der Ligg. alaria durch Trauma bei einem 3-jährigen Jungen. Seitliche Röntgenaufnahme des kraniozervikalen Übergangs.

Als Alternative zu dem Verfahren gibt es ältere Techniken, die speziell konfigurierte Klammern zur Fixation der Bögen untereinander verwenden, u. a.:

- Halifax-Klemme (Abb. 2.**37**),
- Roosen-Klammer(Abb. 2.**38**).

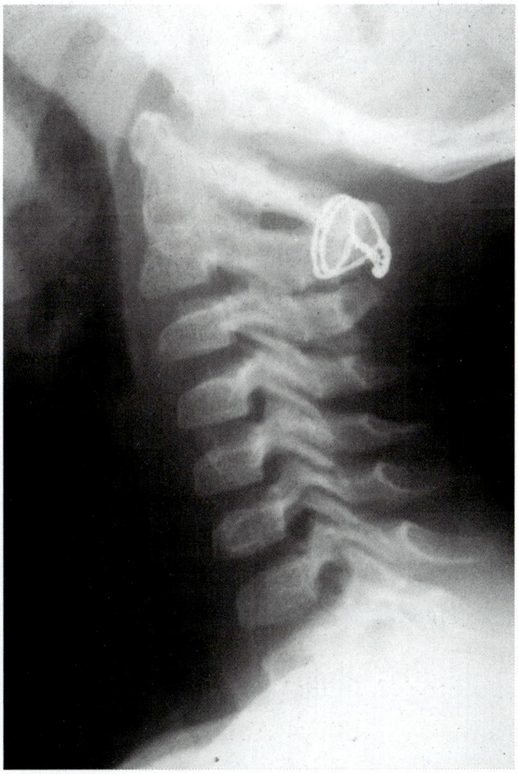

Abb. 2.**32** **Befund nach unmittelbarer Drahtcerclage zur Vermeidung sekundärer neurologischer Ausfälle**. Primär bestand lediglich eine Hemiparese. ▷

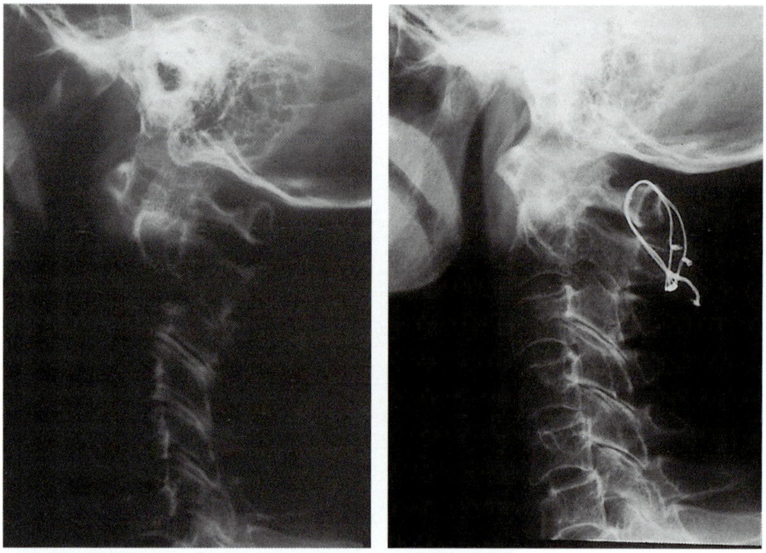

a b

Abb. 2.**33** **a**, **b** **Rheumatische atlantoaxiale Luxation.** Stabilisation mit C1/C2-Verdrahtung. Seitliche Röntgenaufnahme.

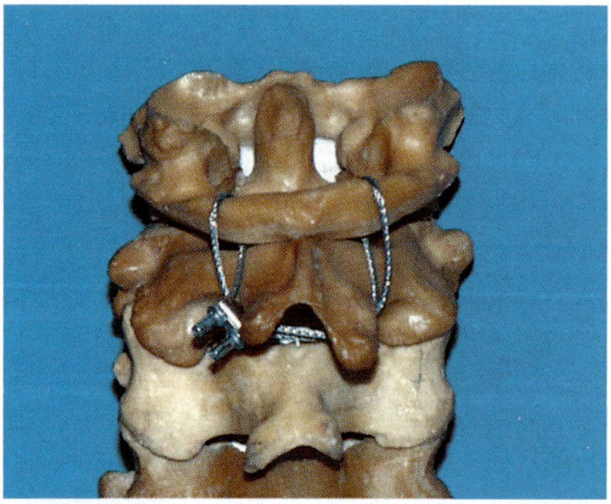

Abb. 2.**34** **Modell der oberen Halswirbelsäule mit Drahtcerclage C1/C2 als „BNI-Fusion" nach Sonntag** (BNI = Barrow Neurological Institute, Phoenix). Zur vollständigen Fusion fehlt noch das entsprechende Knocheninterponat.

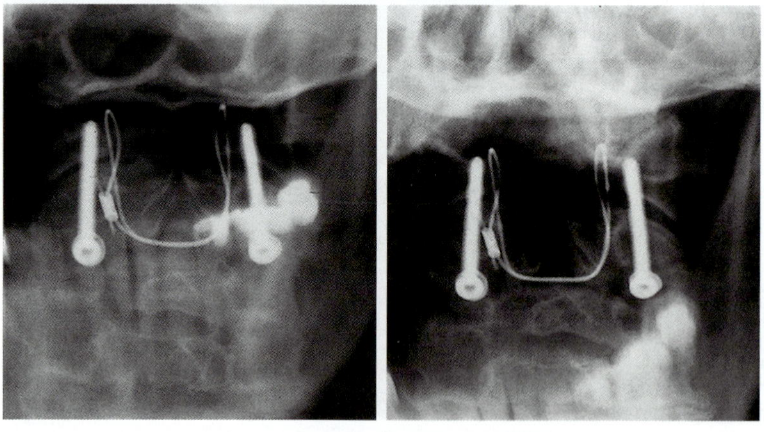

a b

Abb. 2.**35** **a**, **b** **Transartikuläre Verschraubung C1/C2 sowie „BNI-Cerclage" bei rheumatischer atlantoaxialer Lockerung mit Pannusbildung dorsal des Dens axis:**

a Vor transoraler Densresektion zur vollständigen Entlastung des Rückenmarks.

b Nach transoraler Densresektion zur vollständigen Entlastung des Rückenmarks.

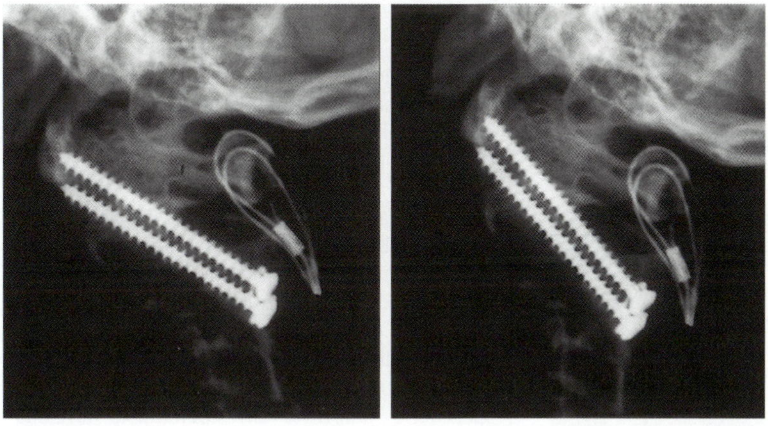

Abb. 2.**36 a**, **b** **Transartikulare Verschraubung C1/C2 sowie „BNI-Cerclage“ bei rheumatischer atlantoaxialer Lockerung mit Pannusbildung dorsal des Dens axis**:

a Vor transoraler Densresektion zur vollständigen Entlastung des Rückenmarks.

b Nach transoraler Densresektion zur vollständigen Entlastung des Rückenmarks.

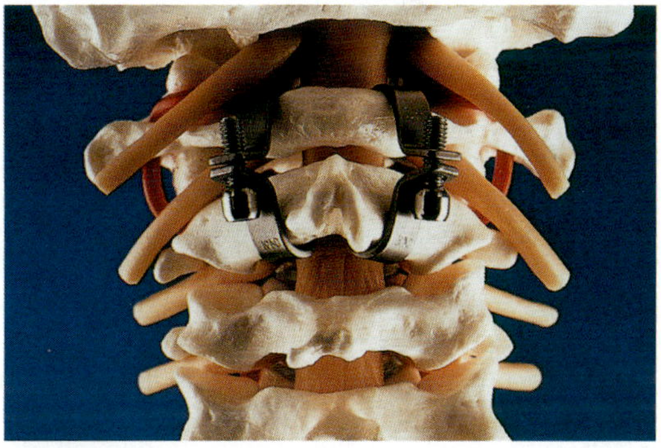

Abb. 2.**37** **Modell der oberen Halswirbelsäule mit Fixation HWK 1/2 mit Halifax-Klemmen.**

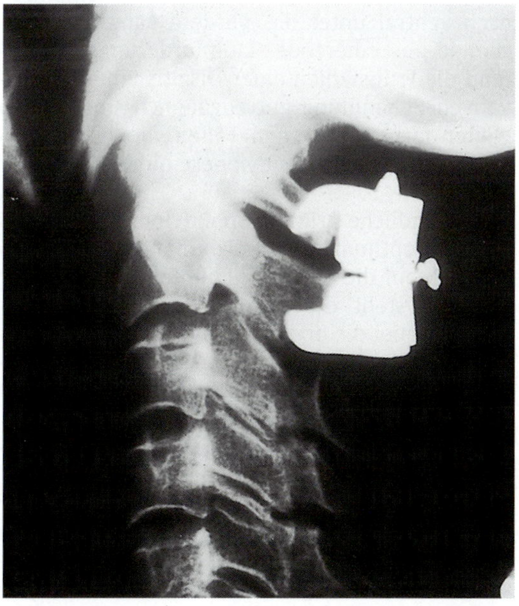

Abb. 2.**38** **Roosen-Klammer zur Fixation HWK 1/2**. Seitliche Röntgenaufnahme des kraniozervikalen Übergangs.

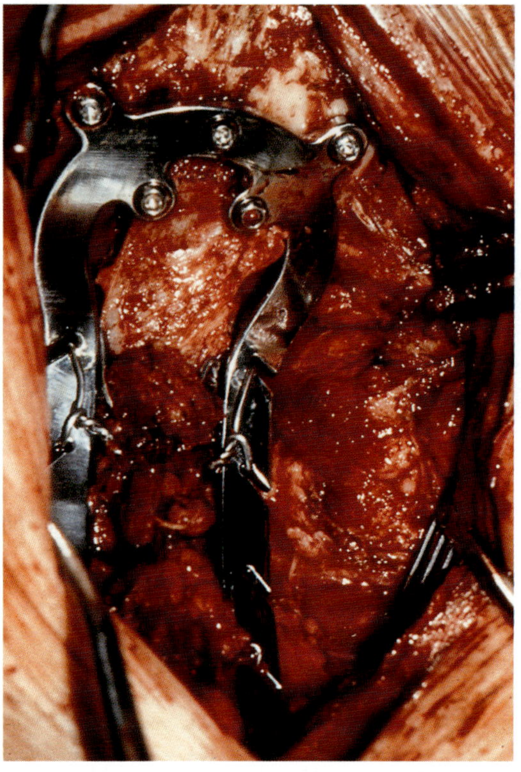

Abb. 2.**39** **Operationssitus des freipräparierten kraniozervikalen Übergangs von dorsal mit Platte zur kraniozervikalen Stabilisation** (Marburger Platte nach Gschwend).

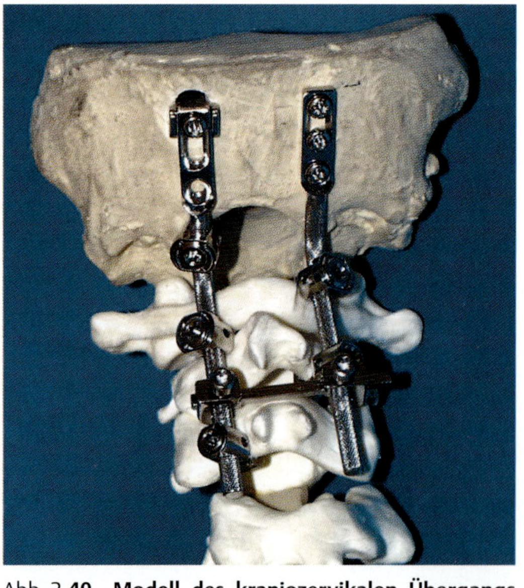

Abb. 2.**40** **Modell des kraniozervikalen Übergangs mit Fixation eines Stabsystems am Okziput sowie den Wirbelbögen der oberen Halswirbelsäule zur Fusion.**

Technik der dorsalen kraniozervikalen Stabilisation

Nach Präparation des Okziputs und der kranialen Halswirbelsäule wird eine omegaförmig gebogene Metallplatte bzw. „Metallstabschlinge" am Okziput mit Schrauben oder auch Cerclagedrähten fixiert (Abb. 2.**39**), an der Halswirbelsäule durch sublaminare Drähte fixiert. Da die in den Spinalkanal ragenden Drähte eine Gefährdung des Rückemarks implizieren, setzen sich jetzt zunehmend Systeme durch, bei denen die Fixation eines am Okziput mittels Platten fixierten Stabs an der Halswirbelsäule durch eine in die Gelenkfacetten geführte Schraube über entsprechend geformte Zwischenstücke erreicht wird (Abb. 2.**40**).

Entzündliche Veränderungen

Die MRT ermöglicht in zeitlicher Abfolge nach der klinischen und dann laborchemischen Diagnostik als erste die Diagnose einer *Diszitis nach Bandscheibenoperation*. Da es sich um wenig invasive Erreger handeln kann, ist das klinische Erkrankungsbild nicht immer auf den erfolgreichen Erregernachweis zu beziehen, zumal es möglicherweise auch abakteriell verlaufende Diszitiden im Sinne einer akuten Osteochondritis gibt. Typisch sind die Umbauvorgänge in den an die Bandscheibe angrenzenden Knochenmarkbereichen der Wirbelkörper, fast pathognomonisch nach ventral unter das vordere Längsband reichende abszedierende Raumforderungen. Während die Frühstadien einer Diszitis einer konservativen Behandlung gut zugänglich sind, ist bei weiter fortgeschrittenen Fällen die instrumentierte Distraktionsspondylodese die Methode der Wahl.

Entzündliche primäre Spondylodiszitiden sind im MRT optimal diagnostizierbar, vor allem im Hinblick auf die ventrale Raumforderung. In der Therapie steht die Herdsanierung im Vordergrund, wobei die operative Entlastung und nachfolgende Stabilisation unter Verwendung autologen Knochens in gleicher Sitzung heute in der Regel das günstigste Behandlungsverfahren darstellt, vor allem bei nicht spezifischen Veränderungen, falls nicht ein rasches Ansprechen auf eine antibiotische Therapie zu verzeichnen ist.

Tuberkulöse Prozesse können noch am ehesten konservativ behandelt werden, wenn keine neurologischen Störungen bestehen und keine relevanten statischen Veränderungen der Wirbelsäule drohen. Sie können sonst rasch und effizient durch operative Sanierung des Herds, instrumentierte Stabilisation und Implantation autologen Knochens zur Spondylodese therapiert werden.

Traumatische Veränderungen

Die Traumadiagnostik ist in erster Linie auch weiterhin eine Domäne der Röntgenverfahren, da frakturierte knöcherne Strukturen in Leeraufnahmen und im CT optimal erfasst werden können. Für die Diagnostik raumfordernder Hämatome ist die MRT wiederum überlegen, konkurrenzlos ist sie bei der Diagnostik der *zentralen Halsmarkläsion*, die klinisch relativ häufig im Zusammenhang mit präexistenten degenerativen Stenosen nach relativ geringen Traumen gesehen werden kann. Das klinische Bild mit einer an den oberen gegenüber den unteren Extremitäten und nach distal hin betonten motorischen und sensiblen Störung zeigt zwar eine gute Rückbildungstendenz, häufig verbleiben jedoch Hinterstrangstörungen und relativ therapieresistente Schmerzsyndrome. Gerade für die gutachterlichen Fragestellungen ist die initiale Diagnostik sehr wichtig, da wegen der in der Bildgebung oft geringen Langzeitfolgen nur die Dokumentation der initialen Schädigung die Verletzungsfolgen für den Gutachter fassbar macht. Therapeutisch vollzieht sich bei diesem Erkrankungsbild ein Wandel; noch bis vor kurzem galt eine operative Intervention als kontraindiziert, da neurologische Verschlechterungen häufiger zu sehen waren. Die zunehmend bewusst atraumatisch gehaltene Operationstechnik, ggf. auch unter Verwendung eines Wirbelkörperersatzes, erlaubt die zeitnahe Beseitigung der zervikalen Spinalkanalstenose, sodass das posttraumatische Ödem im Idealfall erst dann auftritt, wenn die Dekompression vollzogen ist. Instrumentierten Fusionen sollte allerdings gerade in dieser Situation der Vorzug gegeben werden.

Kommunikation als Problem der Diagnostik

Nur ein reger Informationsaustausch zwischen den diagnostisch tätigen Kollegen und dem Operateur stellt sicher, dass der „diagnostisch-therapeutische Regelkreis" auch funktioniert. Seltene Befunde müssen mitgeteilt werden, spezielle Modifikationen des Operationsverfahrens ebenfalls, sofern sie Auswirkungen auf die postoperative Bildgebung haben können. Durch Kooperation kann hier mit einfachsten Mitteln eine wesentliche Optimierung der Prozess- und damit in der Regel Ergebnisqualität erreicht werden – in beiden denkbaren Richtungen des Dialogs zwischen operativer Therapie und Diagnostik.

Zusammenfassung

- Der Neurochirurg benötigt zur Operationsplanung Aufnahmen, die zweifelsfrei eine *topographische Zuordnung* erlauben.
- Auf den erstellten Aufnahmen müssen von daher die einzelnen *Wirbelsegmente abzählbar* sein, was die Einbeziehung entweder des kraniozervikalen oder lumbosakralen Übergangs voraussetzt.
- Zwingend erforderlich ist die *Darstellung spinaler Prozesse in 2 Ebenen*, in der Regel sagittal und transversal, im Einzelfall kann zusätzlich die Anfertigung von Aufnahmen in koronarer Schnittrichtung notwendig sein.
- Der Untersucher sollte soweit als möglich eine *artdiagnostische Zuordnung* vornehmen.
- Die MRT besitzt eine überragende Bedeutung in der Notfalldiagnostik der akuten Querschnittsymptomatik, was eine jederzeitige Verfügbarkeit des Verfahrens verlangt.
- Falls eine *spinale Raumforderung* nachgewiesen wird, sollte umgehend mit dem Operateur Kontakt aufgenommen werden, um eine Absprache bzgl. der Dringlichkeit einer Intervention treffen zu können.
- Der Untersucher sollte sich bei der Besprechung mit dem Patienten im Hinblick auf Prognosen und exakte Belange der Therapie zurückhalten, ist aber aufgefordert, verschiedene *Alternativen der Behandlung* darzulegen.
- Die *Operation degenerativer Veränderungen der Halswirbelsäule* erfolgt in der Regel von ventral. Neben der Ausräumung des Bandscheibenfachs, einschließlich der knorpeligen Anteile der Grund- und Deckplatte, ist die Entfernung von knöchernen Wulstbildungen erforderlich. Daraufhin wird eine Fusion entweder mit Eigenknochen, Titan oder Kohlefaser, seltener mit Kunststoff vorgenommen.
- Die *Operation degenerativer Veränderungen der Lendenwirbelsäule* erfolgt von dorsal unter Resektion eines Teils des Lig. flavum und des hinteren Längsbands. Dies erlaubt den Zugang zum Bandscheibenfach, aus dem ein möglichst großer Anteil entfernt wird.
- Bei Vorliegen von *Metastasen* ist die Operationsindikation nur im Zusammenhang mit der onkologischen Gesamtsituation zu stellen.
- Bei Vorliegen von Metastasen eines kleinzelligen Bronchial- oder Prostatakarzinoms besteht eher keine Operationsindikation, da Alternativen in Form der Chemo- oder Hormontherapie bestehen.
- *Veränderungen am kraniozervikalen Übergang* können aufwendige Techniken der ventralen oder dorsalen Verschraubung verlangen.
- Eine Operationsindikation kann in Fällen einer *fortgeschrittenen Spondylodiszitis* gegeben sein, wobei die operative Entlastung und nachfolgende Stabilisation unter Verwendung autologen Knochens in der Regel das günstigste Verfahren ist.

3 Malformationen des Spinalkanals

D. Uhlenbrock und D. Brechtelsbauer

Inhaltsverzeichnis

In diesem Kapitel werden Erkrankungen besprochen, die aus Fehlbildungen der Mittellinie resultieren. Sie können mit neurologischen, orthopädischen und urologischen Störungen einhergehen und benötigen z. T. ausgedehnte operative Eingriffe. Bei einigen dieser Patienten werden bleibende Behinderungen gesehen.

In der Mehrzahl der Fälle handelt es sich um dysrhaphische Fehlbildungen, aber auch die etwas selteneren nichtdysrhaphischen Fehlbildungen können zu diesen Erkrankungen führen. Sie werden ebenfalls unter den Malformationen subsumiert und sollen deshalb mitbehandelt werden. Tab. 3.**1** zeigt eine Zusammenstellung der Fehlbildungen.

Definition

Spinale Dysrhaphie. Unter spinalen Dysrhaphien werden Erkrankungen verstanden, die auf der Grundlage einer fehlerhaften Entwicklung der Wirbelsäule und des Spinalkanals entstehen. Dabei handelt es sich im Einzelnen um unterschiedlich ausgeprägte pathologische Verbindungen zwischen knöchernen Strukturen, neuronalem Gewebe und Subkutis/Kutis. Die Wirbelsäule selbst zeigt in der Regel Fusionsstörungen und knöcherne Defekte. Die spinalen Dysrhaphien werden eingeteilt in:

- offene (Spina bifida aperta) Formen,
- gedeckte (okkulte spinale Dysrhaphie) Formen.

Tabelle 3.**1** Fehlbildungen des Spinalkanals

Dysrhaphische Fehlbildungen:

Offene spinale Fehlbildung:
- Myelozele
- Myelomeningozele
- Myelomeningozystozele

Gedeckte spinale Fehlbildung:
- Meningozele
- spinales Lipom
- Lipomyelomeningozele
- Fibrolipomatose des Filum terminale
- Tethered-Cord-Syndrom
- Split-Cord-Malformation Typ I und II
- Dermalsinus
- Split-Notochord-Syndrom

Nichtdysrhaphische Fehlbildungen:
- sakrale Agenesie
- kongenitale Tumoren (Teratom, Dermoid, Epidermoid)
- spinale Zysten
- Arnold-Chiari-Malformation Typ I und II
- Syringomyelie
- angeborene spinale Stenose

Offene spinale Fehlbildung (Spina bifida aperta): Sie umfasst die Myelomeningozele einschließlich ihrer Unterformen (Myeloschisis, Hemimyelomeningozele, Syringomyelomeningozele) und die Myelomeningozystozele.

Der Begriff „offen" soll ausdrücken, dass Anteile des Spinalkanals durch einen knöchernen Defekt der Wirbelsäule nach dorsal verlagert sind und das Hautniveau erreichen oder sich über das Hautniveau vorwölben. Es besteht ein direkter Kontakt zwischen Rückenmark und/oder Meningen und der Haut mit der Konsequenz einer drohenden oder manifesten Öffnung des Spinalkanals nach außen.

So liegt bei der Myelomeningozele das Rückenmark frei im Hautniveau, wodurch eine direkte Infektionsgefahr gegeben ist. Deshalb ist ein operatives Vorgehen innerhalb der ersten 24–48 Stunden nach der Geburt erforderlich. Darüber hinaus verschlechtert sich bei abwartendem Verhalten der Neurostatus nicht selten rasch. Häufig weisen die Kinder auch einen Hydrozephalus auf (Arnold-Chiari-Malformation Typ II), der post partum eine Shuntanlage erfordert.

Gedeckte spinale Fehlbildung (okkulte spinale Dysrhaphie): Hierunter wird eine Reihe von Krankheitsbildern zusammengefasst, deren gemeinsames Merkmal es ist, dass die Defekte des Spinalkanals durch Haut und Subkutangewebe abgedeckt sind. Die neuronalen Strukturen wölben sich nicht über das Hautniveau nach außen vor. Treten Aufwerfungen im Rückenbereich auf, sind sie typischerweise durch ein großes subkutanes Lipom hervorgerufen. Die Haut kann aber in Höhe des Defekts Veränderungen wie eine Hypertrichosis, Pigmentstörungen, Angiome, Einziehungen oder Fistelgänge aufweisen. Auch bei den okkulten spinalen Dysrhaphien liegt eine im einzelnen unterschiedlich ausgeprägte Form- und Funktionsveränderung des Rückenmarks vor.

Spina bifida occulta. Hierunter versteht man lediglich eine unvollständige Verschmelzung der dorsalen Wirbelanteile, insbesondere des Wirbelbogens, ohne irgendwelche Veränderungen innerhalb des Spinalkanals. Der Befund ist somit ohne Krankheitswert.

Wichtige Hinweise für den Radiologen

Die offenen spinalen Fehlbildungen werden in der Regel nicht mit bildgebenden Verfahren untersucht, sondern sofort operiert. Dies wird unter dem Aspekt durchgeführt, Infektionen des Spinalkanals unter allen Umständen zu vermei-

den. Die bildgebenden Verfahren kommen in der Regel erst zur Anwendung, wenn die offenen Fehlbildungen gedeckt sind und sich nach der Operation klinische Probleme ergeben.
Operative Eingriffe an gedeckten spinalen Fehlbildungen hingegen hängen vom klinischen Bild ab. Hier ist zumeist keine Dringlichkeit gegeben, lediglich beim Dermalsinus wird in der Regel rasch operiert, um auch bei dieser Erkrankung Infektionen zu vermeiden.
In den anderen Fällen bleibt daher hinreichend Zeit zu einer ausgiebigen und gründlichen Untersuchung, wobei die MRT an erster Stelle steht und nur noch selten die Myelographie oder CT-Myelographie notwendig ist. Letztere kommen vor allem bei spinalen Zysten zum Einsatz, wo lediglich myelographisch die Frage nach einer Kommunikation zwischen Subarachnoidalraum und Zysteninhalt beantwortet werden kann.

Das Verständnis der Pathogenese dysrhaphischer Fehlbildungen lässt sich nur durch Kenntnisse der Embryogenese gewinnen. Im folgenden Kapitel ist die Embryogenese einschließlich der verschiedenen Theorien zu den Fehlbildungen der Myelomeningozele und der Arnold-Chiari-Malformation sehr ausführlich dargelegt.

Embryogenese und Fehlentwicklungen

Kenntnisse der Embryogenese sowie möglicher Fehlentwicklungen erleichtern das Verständnis der kongenitalen Anomalien der Wirbelsäule und des Spinalkanals. Die Malformationen erklären sich aus bestimmten, zu unterschiedlichen Zeiten während der Embryogenese auftretenden Entwicklungsstörungen.

Entwicklung des Zentralnervensystems

Die Entwicklung des ZNS wird in verschiedene zeitliche Phasen unterteilt:

- Phase der Neurulation,
- Phase der kaudalen Differenzierung (Kanalisation) und Regression.

Phase der Neurulation

Die Phase der Neurulation umfasst den Zeitraum der Entstehung der Neuralplatte und des Neuralrohrs bis zu deren proximalem und distalem Verschluss. Dies ist am 28. Tag der Embryonalentwicklung erreicht. Nach der Konzeption entsteht durch Zellteilungen eine flache ovale Scheibe, die innerhalb von 14 Tagen in die 2 Gewebe *Ektoderm* und *Entoderm* ausdifferenziert ist. Auf dieser Scheibe entwickelt sich am kaudalen Ende durch eine Verdichtung ektodermaler Zellen in Längsrichtung eine Platte, der sog. *Primitivstreifen*. Am kranialen Ende dieses Streifens entsteht eine rundliche Grube und durch Zellproliferation um die Grube herum ein Randwall, der sog. *Hensen-Knoten* (Abb. 3.**1**).

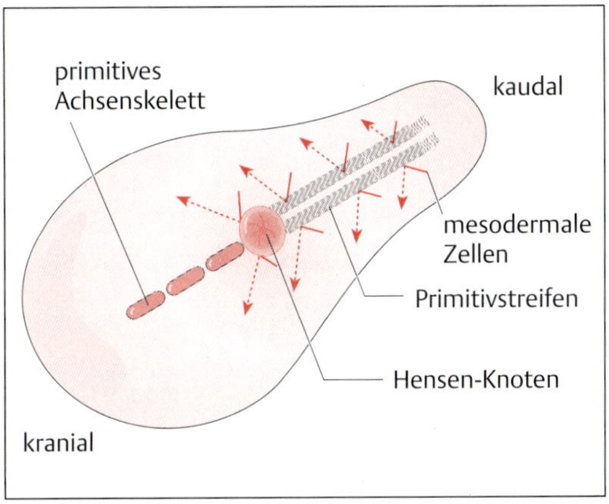

Abb. 3.**1** **Embryonalentwicklung vor Einsetzen der Neurulationsphase.** Von dem Primitivstreifen wandern Zellen aus, die das Mesoderm bilden. Das primitive Achsenskelett wird von Zellen gebildet, die vom Hensen-Knoten ausgehen.

Entlang des Primitivstreifens treten Zellen in die Scheibe ein und breiten sich als *Mesoderm* bis nach kranial zwischen Ektoderm und Entoderm aus. Über den Hensen-Knoten treten darüber hinaus am 15.–16. Tag Zellen nach innen ein, die sich in der Mittellinie nach kranial ausdehnen und das primitive Achsenskelett, die Prächorda bilden (Abb. 3.**1**). Die Prächorda entwickelt einen zentral durchgängigen Kanal mit einer Verbindung über die primitive Grube nach außen (Abb. 3.**2**).

Die Neurulationsphase beginnt etwa ab dem 16.–17. Tag nach der Konzeption mit der Entwicklung der Neuralplatte. Dieser Prozess wird von der Prächorda induziert und beginnt mit der Verdickung des Ektoderms entlang der Prächorda kranial des Hensen-Knotens. Es kommt zu einer Ausformung der Neuralgrube in Verlaufsrichtung der Prächorda und zu einer Verdickung der Ränder (Abb. 3.**3**).

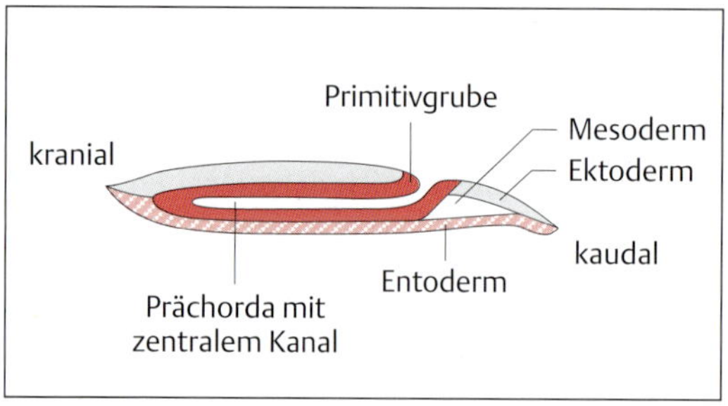

Abb. 3.**2** **Prächorda mit zentralem Kanal**.

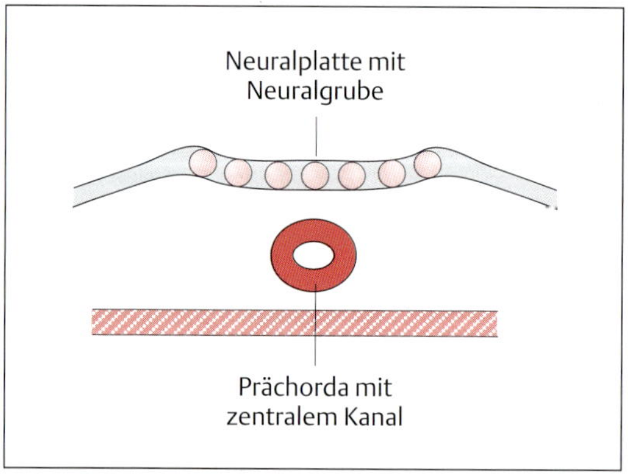

Abb. 3.**3** **Entwicklung der Neuralplatte zu Beginn der Neurulationsphase**. Die Neuralplatte zeigt zunächst nur eine leichte Eindellung. Die Prächorda liegt sowohl vom Entoderm als auch vom Ektoderm getrennt.

Zu dieser Zeit bildet sich die Prächorda zu einer Platte um, die in das Entoderm eingebettet wird. Der zentrale Kanal des primitiven Achsenskeletts löst sich somit auf, stattdessen formt sich eine längliche Grube in der Mittellinie. Das primitive Achsenskelett gewinnt durch die Einbettung in das Entoderm Kontakt zum Dottersack (Abb. 3.**4a**).

Am kaudalen Ende der Platte, wo die primitive Grube in das Achsenskelett übergeht, bildet sich jetzt eine Verbindung zwischen Dottersack und Amnionhöhle, der sog. *Canalis neurentericus* (Abb. 3.**4b**).

Dieser Kanal löst sich nach 2–6 Tagen wieder auf, indem sich die Prächorda vom Entoderm löst, das Entoderm wieder eine vollständige, ununterbrochene Bedeckung bildet und sich die Zellen des primitiven Achsenskeletts zu einem Zylinder in der Mittellinie sammeln und hier die endgültige *Chorda dorsalis* bilden (Abb. 3.**4c**). Währenddessen formt sich die Neuralplatte weiter um. Die Neuralgrube vertieft sich. Die Aufwerfung

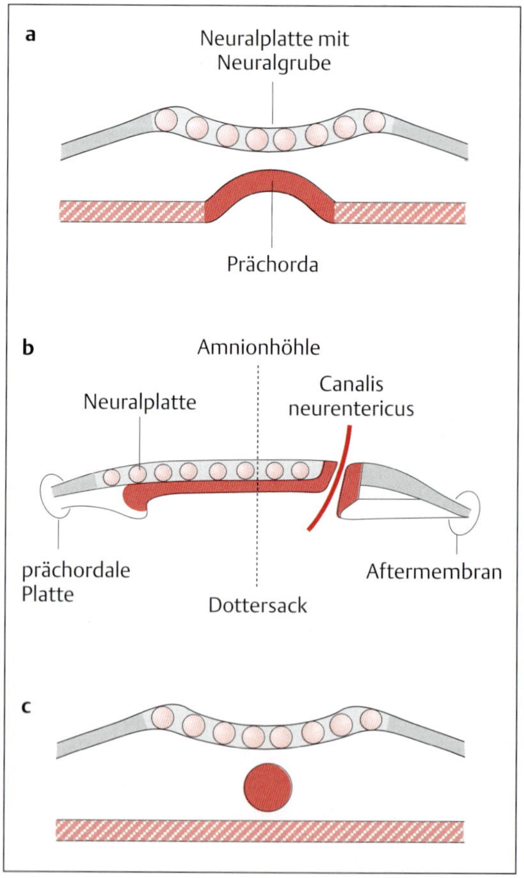

Abb. 3.**4 a–c** **Prächorda**: ▷

a Einbettung der Prächorda in das Entoderm. Auflösung des zentralen Kanals, die Prächorda formt eine längs verlaufende Grube aus. Die Neuralgrube zeigt eine stärkere Eindellung.

b Vorübergehende Kommunikation zwischen Amnionhöhle und Dottersack.

c Trennung der Chorda vom Entoderm und Ausformung eines Zylinders.

an den Rändern der Neuralplatte entwickelt sich zur späteren Neuralleiste. Die Neuralplatte bildet sich in das Neuralrohr um, indem sich die U-förmig ausgeformte Platte dorsal verschließt, sich dabei vom Ektoderm löst und das Ektoderm eine intakte Oberfläche bildet, die spätere Haut. Zwischen Ektoderm und Neuralrohr bildet sich mesodermales Gewebe, sodass ein direkter Kontakt zwischen beiden Geweben nicht mehr besteht. Die Neuralzellen an den beiden Rändern der Neuralplatte wandern in die Tiefe und sammeln sich dorsal des Neuralrohrs, wo sie die *Neuralleiste* bilden (Abb. 3.**5**).

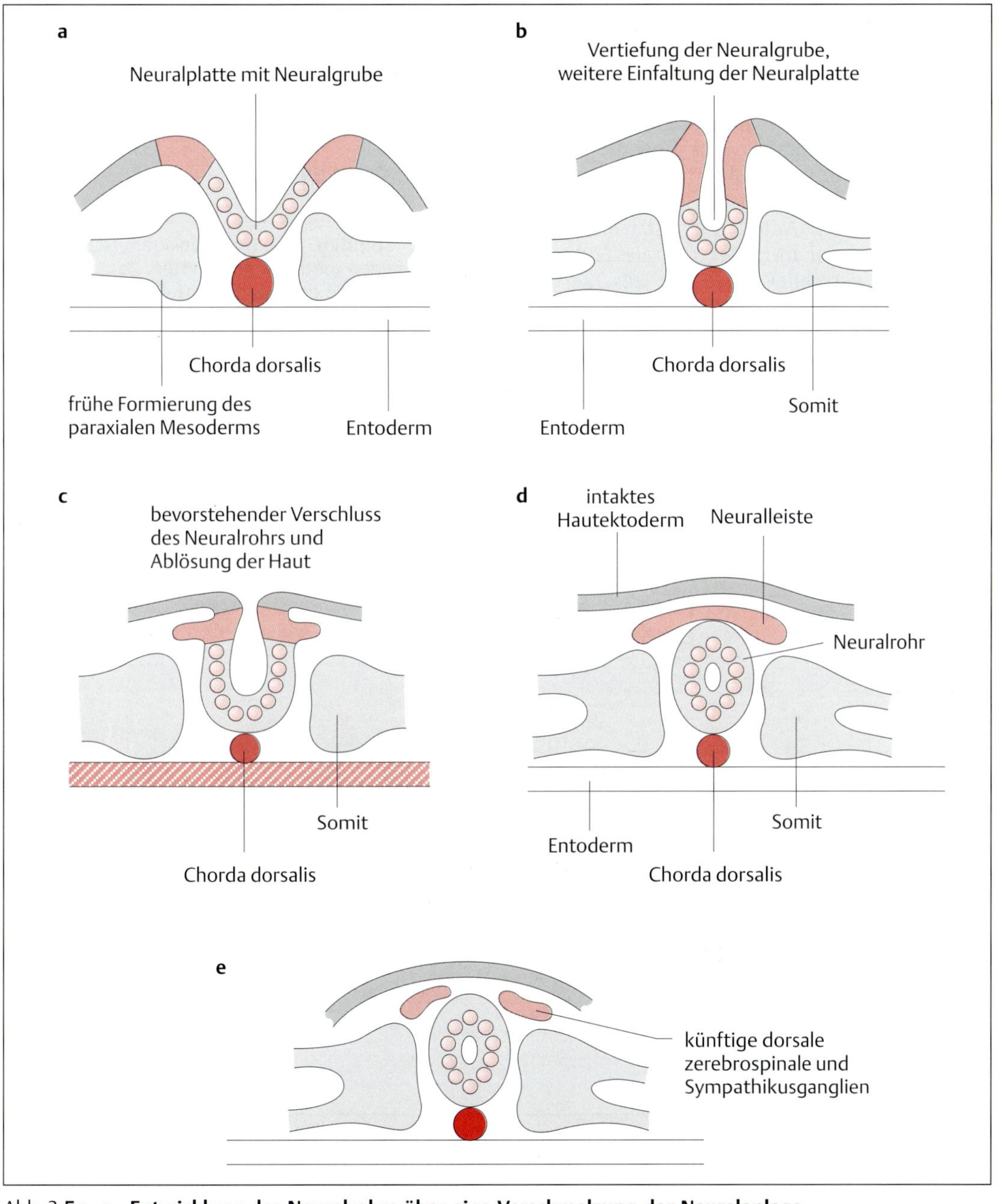

Abb. 3.**5 a–e** **Entwicklung des Neuralrohrs über eine Verschmelzung der Neuralanlage.**

Gleichzeitig formen sich jeweils paraxial entlang der Chorda und des Neuralrohrs mesodermale Zellen zu den sog. *Ursegmenten*, den späteren Somiten um, die etwa ab dem 16.–17. Tag das Achsenskelett flankieren. Am 28. Tag sind 30 solcher Ursegmente gebildet. Sie differenzieren sich dorsomedial in Myotome und darüber weiter in die segmentale paraspinale Muskulatur. Die ventromedialen Anteile entwickeln sich zu Sklerotomen und darüber in die Wirbelkörper, Wirbelbögen, Bänder und Meningen sowie in die Rippen und Rippenmuskulatur. Die ventrolateralen Anteile bilden sich zu Dermatomen aus und formen die Haut, das Subkutangewebe und die Bauchdeckenmuskulatur (Abb. 3.**6**).

Der Prozess der Fusion der Neuralplatte beginnt im mittleren Anteil und setzt sich nach kaudal und kranial fort. Das rostrale Ende des Neuralrohres verschließt sich am 24. Tag, das kaudale am 26.–28. Tag. Die exakte Lage des kaudalen Endes ist umstritten, am ehesten ist es im distalen Lumbalbereich lokalisiert (Abb. 3.**7**).

Der Hensen-Knoten und der Primitivstreifen machen im Folgenden eine Regression durch und wandern nach kaudal zur späteren kokzygealen Region aus.

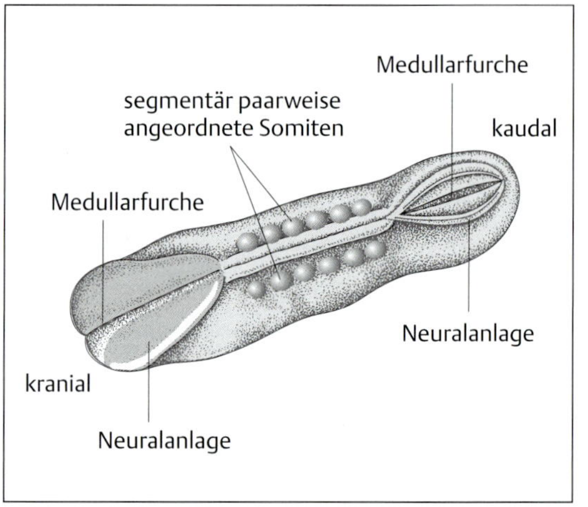

Abb. 3.**7** **Somiten.** Die Neuralanlage verschließt sich zunächst in den mittleren Abschnitten. Dargestellt sind die sich paarweise entlang der Mittellinie anordnenden Somiten.

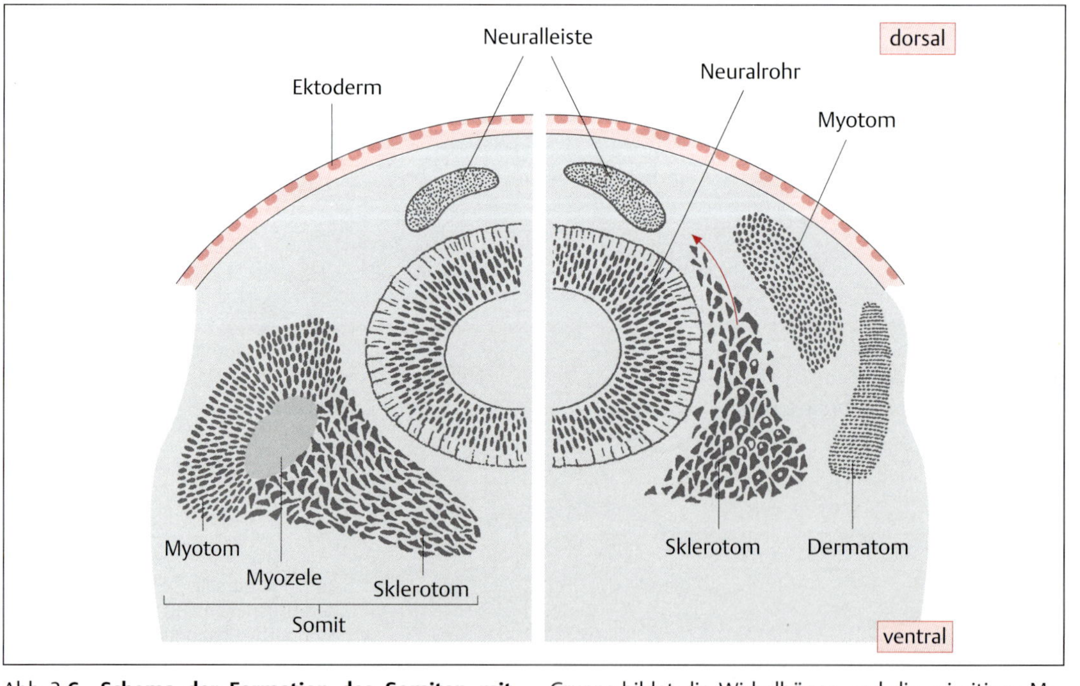

Abb. 3.**6** **Schema der Formation des Somiten mit nachfolgender Aufteilung in Myotom, Sklerotom und Dermatom.** Das Sklerotom selbst teilt sich in 3 Hauptgruppen von mesodermalen Zellen auf: Die *dorsale Gruppe* bildet die Wirbelbögen und die primitiven Meningen, die *mediale Gruppe* die Wirbelkörper, die *ventrale Gruppe* die Rippen und die Interkostalmuskulatur.

Phase der kaudalen Differenzierung und Regression

Kaudal von L4 beginnt die Bildung des Rückenmarks dadurch, dass die Zellen des Hensen-Knotens und des Primitivstreifens nach ihrer Auswanderung nach kaudal eine undifferenzierte Zellmasse unter der intakten ektodermalen Oberfläche bilden. Innerhalb dieser Zellansammlung kommt es zur Bildung von Vakuolen, die miteinander kommunizieren und dadurch zur Ausbildung eines Schlauchs führen, der von ependymähnlichen Zellen umgeben ist. Diese Zellansammlung und deren innerer Kanal verschmelzen mit dem *Neuralrohr* (Kanalisation). Um den 38. Tag der Embryonalentwicklung herum beginnt die Regression dieses lumbosakralen Kanals. Die Zellansammlung und der innere Kanal verkleinern sich, um den 44.–48.Tag treten Zellnekrosen auf und es kommt zur Ausbildung von Konus, Ventriculus terminalis und Filum terminale. Das Filum ist als Band am 5. Kokzygealwirbel fixiert. Durch das ungleiche Wachstum von Wirbelsäule und Rückenmark entsteht die Aszension des Conus medullaris. In der 24. Woche befindet sich der Konus etwa in Höhe L4/L5, in der 32. Woche bei L3/L4, in der 40. Woche bei L2/L3 und 10 Wochen später ist der Stand eines Erwachsenen (L1/L2) erreicht (Barson 1970, DiPietro 1993).

Entwicklung der Meningen

Die Meningen entwickeln sich unmittelbar nach Bildung des Neuralrohrs, insbesondere nach Schluss des distalen Endes. Das kaudale Ende des Duralsacks reicht etwa bis zu S4 beim Fetus, beim Erwachsenen liegt es in Höhe von S2. Somit unterliegt der Duralsack einer weniger ausgeprägten Aszension im Vergleich zum Conus medullaris.

Bildung der Wirbelsäule

Die Wirbelkörper entstehen aus den Sklerotomzellen, wobei jeweils ein Wirbelkörper aus Zellen des nächsthöheren und tieferen Sklerotoms gebildet wird. Darüber hinaus fügen sich jeweils Zellen der rechten und linken Seite zu einem Wirbelkörper zusammen, sodass insgesamt 4 Gruppen von Sklerotomzellen an der Bildung eines Wirbelkörpers beteiligt sind. Die zwischen den Wirbelkörpern liegenden Sklerotomzellen entwickeln sich zum Anulus fibrosus, die Chorda formt sich um zum Nucleus pulposus. Die Chorda im Wirbelkörper erfährt eine vollständige Regression. Aus paarigen Sklerotomzellen der rechten und linken Seite werden die dorsalen Partien der Wirbel gebildet. Die Lumbosakralwirbel entwickeln sich weniger geordnet als die proximal gelegenen. Zellen des Achsenskeletts, des Mesoderms und des kaudalen Neuralrohrs formen sich um zu Somiten (Ursegmente), die wiederum Sakral- und Kokzygealwirbel bilden, dann im Verlauf einer Regression, Fusion und Umformung unterworfen sind. Während dieses Prozesses können eine Reihe von Anomalien entstehen, wie:

- lumbosakrales Lipom,
- Teratom,
- sakrale Agenesie.

Entstehung von Anomalien

Theorien zur Entstehung der Myelomeningozele und Arnold-Chiari-Malformation Typ II

Es existieren zahlreiche Theorien zur Entstehung der Myelomeningozele und Arnold-Chiari-Malformation Typ II, die im Folgenden kurz dargelegt werden sollen. Dabei gehen die einzelnen Überlegungen z. T. von sehr unterschiedlichen Positionen aus. So wurde die Frage kontrovers behandelt, ob die spinale Dysrhaphie vor Schluss der Neuralplatte und Haut oder anschließend entsteht. Die Tatsache, dass die Myelomeningozele oder Myeloschisis gerade lumbosakral vorkommt, könnte zu der Schlussfolgerung verleiten, dass diese Fehlbildung in der Regel unter der intakten Haut mit anschließender Hautöffnung auftritt, da sich Rückenmark und Wirbelsäule in diesem Abschnitt durch Kanalisation und Regression unter einem intakten Ektoderm entwickeln.

Theorie der Liquorzirkulationsstörung

Chiari (1891, 1895) und später Gardner (1973) sahen die Ursache in einer Liquorzirkulationsstörung in der hinteren Schädelgrube. Kommt es zur fehlerhaften Entwicklung der liquorführenden Räume, kann der Liquor nicht ausreichend von den Ventrikeln entweichen und breitet sich über das Neuralrohr nach kaudal aus. Dabei kommt es zur Aufweitung und Ruptur des Neuralrohrs mit der Konsequenz einer Entstehung der Myeloschisis bzw. Myelomeningozele. Die Arnold-Chiari-Malformation Typ II entsteht nach dieser Theorie durch übermäßigen pulsatilen Druck des supratentoriell gelegenen Plexus choroideus mit einer entsprechenden Verlagerung von Strukturen der hinteren Schädelgrube nach kaudal in den Spinalkanal hinein.

Gegen diese Theorie ist eingewendet worden, dass die Myeloschisis bereits vor Ausbildung des Plexus choroideus gefunden werden kann. Darüber hinaus erklärt sie nicht die geringe Größe der hinteren Schädelgrube, die kranialwärts gerichtete Herniation von Anteilen der hinteren Schädelgrube, die häufig schlitzförmige Ausbildung des IV. Ventrikels sowie die verschiedenen weiteren zerebralen Anomalien.

Traktionstheorie

Nach dieser von Lichtenstein (1940, 1942) bzw. Penfield u. Coburn (1938) entwickelten Theorie soll die Arnold-Chiari-Malformation Typ II durch Zug entstehen, der sich aufgrund der Fixation des Rückenmarks im Rahmen der Myelomeningozele entwickelt. Diese Theorie kann allerdings nicht erklären, warum vor allem die dorsalen Anteile des Pons und der Medulla oblongata betroffen sind, weniger die ventralen. Das dorsale Z-förmige Kinking der Medulla oblongata kann nicht durch Zug, sondern nur durch Druck von oben erklärt werden. Darüber hinaus treten Myelomeningozelen auch ohne Arnold-Chiari-Malformation auf, und bei der okkulten spinalen Dysrhaphie sind trotz Fixierung des Konus nie Arnold-Chiari-Malformationen Typ II vorhanden.

Theorie der Fehlentwicklung von Abschnitten des Hirnstamms

Cleland (1883) vermutete primär eine Fehlentwicklung des Hirnstamms als Ursache der Malformation. Diese Theorie ist im Weiteren von Daniel u. Strich (1958) bzw. von Peach (1965) dahingehend weiterentwickelt worden, dass besonders eine unzureichende oder fehlende Krümmung des Pons zu einer Fehlentwicklung mit entsprechender Ab- bzw. Aufwärtsverlagerung von Hirnanteilen führen würde. Die Frage bleibt unbeantwortet, warum die Ponskrümmung ausbleibt, ebenso, wie die anderen zerebralen Veränderungen zu erklären sind.

Theorie des überschießenden Wachstums bzw. der Minderentwicklung der hinteren Schädelgrube

Padget (1968, 1970, 1972) vertritt aufgrund von tierexperimentellen Ergebnissen die These einer Wiedereröffnung des geschlossenen Rückenmarks im Verlauf der Ausbildung einer Spina bifida aperta. Danach soll sich eine Flüssigkeit an umschriebenen Stellen innerhalb des geschlossenen Neuralrohrs sammeln und durch Druck zu einer Öffnung des Myelons und der Haut führen oder, wie bei der ventralen Spina bifida, zu einer ventralen Spaltbildung beitragen. Die Arnold-Chiari-Malformation entstehe im Zusammenhang mit der Entwicklung der neuralen Fehlbildung insofern, als durch den Flüssigkeitsaustritt in Höhe der Spina bifida aperta eine Mikrozephalie und damit eine Verkleinerung der hinteren Schädelgrube auftrete. Die nachfolgende Entwicklung des Kleinhirns innerhalb der zu kleinen hinteren Schädelgrube habe eine Lageveränderung der Mittelhirn- und Kleinhirnanteile nach kaudal zur Folge. Unterstützung für die Theorie der embryonalen Mikrokranie der hinteren Schädelgrube als Ursache der Arnold-Chiari-Malformation Typ II ergibt sich daraus, dass diese Patienten tatsächlich trotz druckproduzierendem Hydrozephalus nur eine normale Schädelgröße aufweisen und nach Shuntanlage eine Mikrokranie entwickeln.

Zu ähnlichen Vorstellungen sind Marin-Padilla u. Marin-Padilla (1981) aufgrund von tierexperimentellen Ergebnissen gekommen. Danach konnte durch Vitamin-A-Behandlung von Hamsterembryos eine Minderentwicklung des Okzipitalknochens, vor allem basaler Abschnitte, erreicht werden, mit der Folge einer unzureichenden Größenentwicklung der hinteren Schädelgrube, die Kleinhirn und Hirnstamm innerhalb der vorgegebenen knöchernen Hüllen nicht fasst, sodass sich Anteile nach kaudal zum Foramen magnum verlagern, aber niemals innerhalb des Zervikalkanals gesehen wurden. Aus diesem Grund und aufgrund der Tatsache, dass weitere Fehlbildungen, die im Rahmen der Arnold-Chiari-Malformation gesehen werden, mit dieser Theorie keiner Erklärung zugänglich sind, ist dieses Konzept als unbefriedigend angesehen worden.

Von Barry (1957) und in ähnlicher Form von Brocklehurst (1969, 1971) stammen Theorien, die ebenfalls von einem Missverhältnis zwischen knöchernen Hüllen und Neuroepithel in der hinteren Schädelgrube ausgehen. Barry vermutete ein überschießendes Wachstum neuroepithelialer Strukturen in der hinteren Schädelgrube als Faktor, Brocklehurst eine ungleichmäßige proportionale Entwicklung von neuralem Ektoderm und umgebendem Mesoderm.

Gegenwärtig gültige Theorie

Die in den letzten Jahren zunehmend akzeptierte Theorie ist von McLone u. Knepper (1989) auf der Basis weiter gehender tierexperimenteller Studien dargelegt worden. Sie weicht insbesondere von den Ergebnissen von Padget u. Marin-Padilla nur in Teilbereichen ab, und kommt in weiten Teilen zu ähnlichen Schlussfolgerungen. Die tierexperimentellen Untersuchungen haben danach zum Ergebnis, dass die Entstehung der Myelomeningozele, Arnold-Chiari-Malformation und der anderen zerebralen Fehlbildungen einer einheitlichen Pathogenese zugeordnet werden muss, wobei die normalerweise genominduzierte auf der Basis intra- und extrazellulärer enzymatischer Prozesse ablaufende Steuerung der Entwicklung vor allem im enzymatischen Bereich gestört ist. Ausgangspunkt ist der unvollständige Verschluss der Neuralleiste, der über den Liquorverlust zum Kollaps des Dachs des Rhombenzephalons und damit zur mangelhaften Ausdehnung der primitiven Ventrikel führt. Hieraus resultiert eine unzureichende Ausdehnung der hinteren Schädelgrube. Die Entwicklung von Kleinhirn und Hirnstamm schreitet bei vorgegebener unzureichender Ausformung der knöchernen Hüllen der hinteren Schädelgrube fort. Die Verbindung von Hirnstamm und Rückenmark verlagert sich unterhalb des Foramen magnum. Der Winkel des Hirnstamms verändert sich, Teile des Kleinhirns und des Hirnstamms treten nach kranial wie nach kaudal. Es kommt zur fehlerhaften Entwicklung der Hirnnervenkerne. Da die primitiven Ventrikel keine ausreichende Flüssigkeitsfüllung erhalten, kommt es zur Desorganisation des zerebralen Kortex. Die mechanische Unterstützung der primitiven Ventrikel ist Voraussetzung für die normale Organisation des Kortex. Die unzureichende Entwicklung der Großhirnhemisphären führt zur Mikrogyrie und Ektopie, ebenso zur Dysgenesie des Corpus callosum. Der III. Ventrikel bleibt klein, was die Trennung der Thalamuskerne verhindert und zur Ausformung der Massa intermedia führt. Die unzureichende Ausdehnung des Gehirns führt zu einer Desorganisation der Kollagenbündel der Schädelkalotte. Anstelle von radialen Linien formt das Kollagen gewundene und rundliche Kollagenbündel aus, was mit der charakteristischen Ausbildung des Lückenschädels einhergeht.

Der häufig mit der Myelomeningozele vergesellschaftete Hydrozephalus kann unterschiedliche Ursachen haben. Zum einen kann es sich um einen Block auf Basis der basalen Zisternen und des Subarachnoidalraums durch die nach kaudal verlagerten Kleinhirn- und Hirnstammanteile handeln, daneben ein Verschluss des Aquädukts oder der Foramina des IV. Ventrikels Ursache sein. Nicht zuletzt kann eine Zirkulationsstörung auf der Basis eines Blocks in Höhe des Tentoriums vorliegen. Zum Zeitpunkt der Geburt findet sich bei einer großen Zahl der Kinder eine Mikrokranie, die sich rasch zurückbildet nach Verschluss der Zele, sodass die Zirkumferenz des Kopfes zunimmt. Der Hydrozephalus entsteht zumeist erst durch die mit dem Wachstum des Hirngewebes einhergehende Volumenzunahme in der hinteren Schädelgrube bei eingeschränkter Wachstumskapazität der knöchernen Hüllen. Dies führt zur Blockade der Liquorwege, was besonders für die Liquorzirkulation auf Höhe des Tentoriums gilt. Somit ist die Entwicklung des Hydrozephalus auch eine Folge des Missverhältnisses zwischen Wachstum der zerebralen Strukturen und der Schädelkalotte.

Theorien zur Entstehung der gedeckten spinalen Fehlbildungen

Die Entstehung der gedeckten spinalen Fehlbildung lässt sich auf 5 verschiedene Mechanismen zurückführen:

- fehlerhafte Trennung verschiedener Gewebe,
- fehlerhafte Ausführung des Neuralrohrs,
- fehlerhafte Entwicklung des primitiven Achsenskeletts,
- fehlerhafte Entwicklung des neuroenterischen Kanals und
- Fehler in der Kanalisation und Regression lumbosakral.

Lipom und Lipomyelomeningozele

Im Regelfall ist die Trennung von Ektoderm und neuralem Gewebe ein geordneter Prozess, der seitengleich abläuft und bei dem der Verschluss des Neuralrohrs gleichzeitig mit der Ausbildung von Mesenchym zwischen Ektoderm und Neuralrohr einhergeht. Hierbei erhält das Mesenchym keinen Kontakt zum Zentralkanal. Tritt aber die Trennung zwischen Ektoderm und neuralem Gewebe vorzeitig oder unilateral auf, kann eine Störung im Aufbau des Mesenchyms eintreten mit der Folge eines möglichen Kontakts mesenchymaler Zellen mit dem Zentralkanal vor Schluss der Neuralanlage.

Offensichtlich wird mesenchymales Gewebe, das Kontakt zur Neuralgrube und zum späteren Zentralkanal erhält, in Fettgewebe umgeformt. Dies erklärt die Entstehung des Lipoms und der Lipomyelomeningozele im Verlauf des Spinalkanals mit Ausnahme der lumbosakralen Abschnitte (Caram u. Mitarb. 1957, Emery u. Lendon 1969, Anderson 1975, Bruce u. Schut 1979). Lumbosakral ist die Entstehung durch eine fehlerhafte Kanalisation und Regression zu erklären, insofern als die Differenzierung des Zellgewebes in einen neuralen und mesenchymalen Anteil unzureichend erfolgt und mesenchymale Strukturen in den Spinalkanal eingeschlossen werden.

Dermalsinus

Der Dermalsinus erklärt sich durch eine ausbleibende oder unzureichende Lösung des ektodermalen vom neuralen Gewebe, was zu einem Gang führt, der die Haut mit den neuralen Strukturen innerhalb des Spinalkanals verbindet. Dabei können sich aus dem ektodermalen Gewebe auch Epidermoid und Dermoid bilden, die häufig im Fall eines Dermalsinus assoziiert gefunden werden (Walker u. Bucy 1934).

Tethered-Cord-Syndrom

Beim Tethered-Cord-Syndrom verläuft der Prozess der Kanalisation normal, aber es treten Fehler in der Regression auf, die in der Folge zu Veränderungen des Filum terminale, wie z. B. zu einer Fibrolipomatose, einer Verdickung und/oder Verkürzung und ggf. zu einer Ausbildung bindegewebiger Stränge mit Fixierung des Rückenmarks an der Dura führen. Hieraus resultiert der fixierte Konustiefstand während der Aszensionsphase (Jones u. Love 1956).

Split-Cord-Malformation, neuroenterogene Zyste, kombinierte vordere und hintere Spina bifida

Diese Veränderungen, die überwiegend die Thorakal- und Zervikalregion betreffen und häufig mit Wirbelkörperfehlbildungen einhergehen, sind als unterschiedliche Ausprägung eines einheitlichen Fehlbildungsprozesses anzusehen.

Im Rahmen der embryonalen Entwicklung kommt es zeitweise zur Ausprägung eines Kanals, der Amnionhöhle und Dottersack miteinander verbindet. Dieser Kanal existiert für einige Tage und schließt sich anschließend wieder. Die Ursache für Fehlbildungen ist allerdings nicht in einer unzureichenden Rückbildung dieses Kanals zu sehen, sondern vielmehr in einer akzessorischen Entwicklung eines neuroenterischen Kanals oberhalb des als physiologisch anzusehenden Kanals (Pang u. Mitarb. 1992)

Auch dieser akzessorische Kanal entsteht in der Mittellinie und stellt eine Kommunikation zwischen Dottersack und Amnionhöhle her. Er führt zu einem Splitting von Neuralplatte und Prächorda, was die Ausbildung der Wirbelkörper und des Neuralrohrs in diesem Abschnitt beeinträchtigt.

Die Annahme, dass ein akzessorischer Kanal proximal des eigentlichen physiologischen Kanals für die entsprechenden Fehlbildungen ursächlich ist, beruht darauf, dass der physiologische Kanal in Höhe des Hensen-Knotens liegt und mit dem Auswandern des Hensen-Knotens nach kaudal in Höhe des Os coccygum zu liegen kommt. Die resultierenden Fehlbildungen sind jedoch immer oberhalb der Kokzygealregion vorhanden.

Der akzessorische Kanal wird zusätzlich von Mesenchym umgeben, sodass ein endomesenchymaler Trakt im Verlauf des Kanals entsteht und den Raum zwischen der gespaltenen Prächorda und der geteilten Neuralplatte einnimmt.

Die definitive Ausprägung der Fehlbildungen hängt von 3 Faktoren ab:

- der Fähigkeit des Embryos, den Heilungsprozess entlang des endomesenchymalen Trakts aufrechtzuerhalten,
- der letztendlich variablen Ausdehnung des endomesenchymalen Trakts,
- der definitiven abschließenden Entwicklung des dislozierten Mesenchyms und Entoderms im Verlauf der Mittellinie.

Die gespaltene Prächorda ist eher in der Lage, einen Ausheilungsprozess entlang der Fistel in Gang zu setzen als die gespaltene Neuralplatte, was dazu führt, dass häufiger Spaltbildungen des Rückenmarks als der Wirbelkörper gesehen werden.

Der gesamte endomesenchymale Trakt, der Darm mit Haut verbindet, kann persistieren, häufiger ist es jedoch, dass nur Teile des Trakts verbleiben.

Das Entoderm kann degenerieren, es kann alternativ Zysten bilden, die von respiratorischem oder gastrointestinalem Epithel ausgekleidet sind, wobei beides vom Entoderm abgeleitet ist.

Da das pluripotente Mesenchym in der Lage ist, sich in Fibroblasten, Knorpel- oder Knochenzellen aber auch Blutgefäße, Fett und Myoblasten umzuwandeln, kann das sagittale Septum, das das Rückenmark aufspaltet, aus unterschiedlichem Gewebe bestehen.

Kommt es zur Degeneration des dorsalen Anteils des endomesenchymalen Trakts und zur Persistenz des ventralen Anteils, kann diese Struktur Darm mit Anteilen des Wirbelkörpers bzw. des Rückenmarks verbinden.

Hierbei kann das Entoderm innerhalb dieses Trakts zu Darmepithel differenzieren, was zur Ausbildung einer intestinalen Duplikatur führt, die mit einem Wirbelkörper oder mit dem Rückenmark verbunden ist.

Dieses Band kann auch sistieren, wenn eine weitere entodermale Differenzierung nicht stattfindet und dann u. U. ursächlich sein für eine Malrotation der Darmstrukturen insofern, als die gegen den Uhrzeigersinn erfolgende Rotation des Darms ausbleibt (Mc Letchie u. Mitarb. 1954, Beardmore u. Weiglesworth 1958, Bentley u. Smith 1960, Pang u. Mitarb. 1992).

Dysrhaphische Fehlbildungen

Offene spinale Fehlbildungen

Myelozele/Myelomeningozele

Definition

Bei der Myelozele/Myelomeningozele liegt das Rückenmark an einer umschriebenen Stelle frei, sodass weder eine knöcherne noch eine kutane Abdeckung besteht.

Dabei erscheint das Rückenmark zumeist flach ausgezogen (Plakode) im Hautniveau gelegen.

Die Zele kann sich weit nach dorsal hinaus ausdehnen (Myelomeningozele) oder nahezu im Niveau des Spinalkanals gelegen sein (Myelozele) (Abb. 3.**8**).

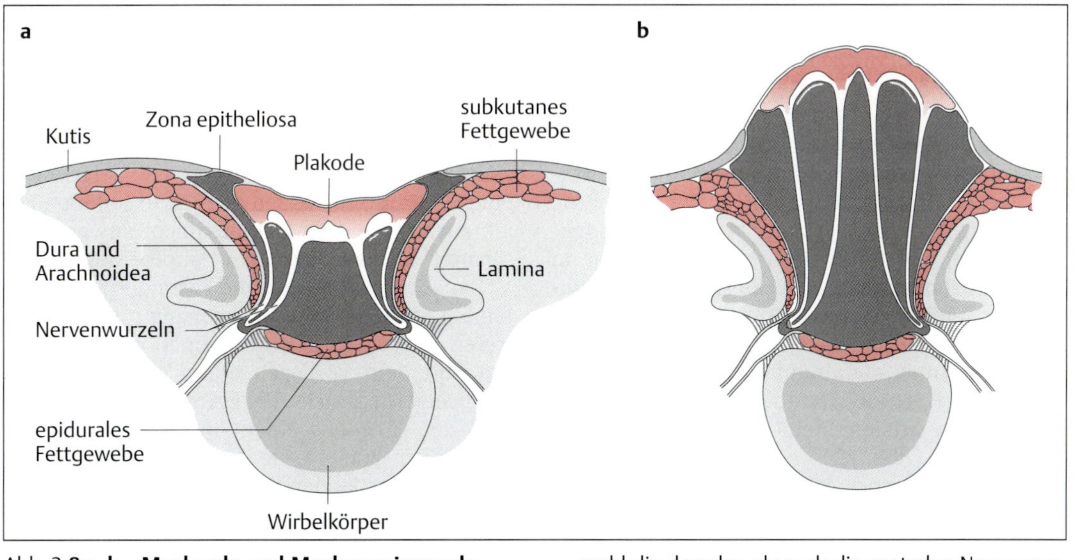

Abb. 3.**8 a, b** **Myelozele und Myelomeningozele**:
a Myelozele: Die neurale Plakode ist eine flache Platte von neuralem Gewebe, das direkt im Hautniveau liegt. Die Dura ist nach dorsal nicht existent. Pia mater und Arachnoidea begrenzen die ventrale Oberfläche der Plakode und Dura, wobei sie eine arachnoidale Tasche bilden, die in Verbindung steht mit dem Subarachnoidalraum proximal wie distal. Sowohl die dorsalen als auch die ventralen Nervenwurzeln entwickeln sich aus der ventralen Oberfläche der Plakode.
b Myelomeningozele: Im Unterschied zur Myelozele liegt hier eine Ausdehnung des ventralen Subarachnoidalraums nach dorsal vor. Dies führt zu einer Vorwölbung der Plakode über das Hautniveau hinaus.

Morphologie

Generell bildet die Haut den Rand der Plakode, da es sich um eine Fehlbildung handelt, bei der sich das Neuroektoderm nicht von der Haut löst. Da die mesenchymalen Strukturen keine Möglichkeit hatten, die Region zwischen Haut und Neuralgewebe zu besetzen, liegen sie von daher dorsal des Neuroektoderms nicht vor, sondern finden sich anterolateral des Nervengewebes. Die Haut ist mit der Plakode durch einen schmalen Saum von Leptomeninx verbunden, die wiederum von Epithel (Zona epitheliosa) überzogen ist. Dura und Arachnoidea umschließen die Plakode nicht. Stattdessen bilden sich die Hirnhäute ausschließlich ventral der Plakode aus.

Die Dura ist am lateralen Rand der Zona epitheliosa mit der Haut verbunden, die Arachnoidea trägt zur Bildung der Zone epitheliosa bei.

Die Plakode stellt unvollständig ausgebildetes Rückenmark dar insofern, als es sich um die embryonale Neuralplatte handelt, deren laterale Enden nicht miteinander in Kontakt getreten sind. Folglich treten alle Nervenwurzeln ventral ein/aus, die dorsalen Nervenwurzeln liegen dabei lateral der ventralen. Ein Zentralkanal ist entweder überhaupt nicht erkennbar oder inkomplett ausgeformt und öffnet sich nach außen, sodass Liquor frei austreten kann.

Die Myelomeningozele geht überwiegend mit schweren knöchernen Defekten einher. Die dorsalen Wirbelanteile verschmelzen nicht, vielmehr sind die Pedikel und Laminae nach lateral und anterolateral verlagert. Es resultiert eine deutliche Erweiterung des Spinalkanals. Der knöcherne Defekt geht in seiner kraniokaudalen Ausdehnung über den Hautdefekt hinaus. Liegt er in Höhe des thorakolumbalen Übergangs, so entwickelt sich eine vollständige Spina bifida von dieser Stelle aus nach kaudal unter Einbeziehung des gesamten Lumbosakralraums, unabhängig davon, in welcher Höhe der Hautdefekt gefunden wird. An anderen Stellen bleibt der Knochendefekt umschrieben (Abb. 3.**9**).

Die Wirbelkörper können ebenfalls Defekte aufweisen; Halbwirbel, Aplasien oder Keilwirbel werden gesehen, ebenso segmentale Blockwirbel, die nicht selten unilateral gefunden werden. Malformationen bestehen auch hinsichtlich der Rippen.

Lumbal können darüber hinaus Verlagerungen der Rückenmuskulatur einschließlich des M. psoas nach ventral oder ventrolateral gefunden werden. Die paraspinale Muskulatur wirkt dann als Beuger und nicht als Strecker. Die Folge hiervon sowie der anderen knöchernen Fehlbildungen ist die Entstehung einer Skoliose.

Lokalisation

Lokalisationsorte der Myelomeningozelen (French 1990):

- 3 % zervikal,
- 5 % thorakal,
- 26 % thorakolumbal,
- 25 % lumbal,
- 30 % lumbosakral,
- 10 % sakral.

Pathogenese

Etwa 1/3 der Patienten mit einer Myelomeningozele weisen eine assoziierte Split-Cord-Malformation Typ II auf.

Die Spaltung des Rückenmarks kann oberhalb (ca. 45 %), unterhalb (ca. 30 %) oder auf Höhe (ca. 25 %) der Myelomeningozele vorliegen (Emery u. Lendon 1973). Dabei findet sich nicht selten eine Hemimyelo(meningo)zele des Rückenmarks. Sie wird bei ungefähr 10 % der Patienten mit einer Myelomeningozele gesehen. In diesen Fällen ist der eine Teil des Rückenmarks in Form einer Myelomeningozele ausgebildet, der andere liegt in einem Duralsack vor und wird durch einen bindegewebigen oder knöchernen Sporn vom übrigen Spinalkanal getrennt (Split-Cord-Malformation Typ II). Das normale Rückenmark kann allerdings durch ein verdicktes Filum terminale eine Fixierung aufweisen oder ist in seltenen Fällen auch mit einer Myelomeningozele vergesellschaftet, die kaudal zu dem Hauptbefund liegt.

Daneben gibt es auch die Form der Hemimyelomeningozele im Zusammenhang mit dem Auftreten einer Split-Cord-Malformation Typ I, somit also mit dem Vorliegen eines kompletten einheitlichen Duralsacks. Die Erkrankung ist in bis zu 20 % der Fälle mit einem intraspinalen Tumor kombiniert, zumeist einem Lipom, selten einem Dermoid oder Epidermoid.

Etwa 11 % der Patienten weisen eine Syringo(hydro)myelie auf (Just u. Mitarb. 1990), im Untersuchungsgut von Emery u. Lendon (1972, 1973) lag der Prozentsatz bei 43 %. Ihre Ausdehnung und Lage variieren sehr stark.

Die Syringomyelie wird sowohl umschrieben im Zervikalbereich als auch direkt oberhalb der Myelomeningozele, aber auch komplett im gesamten Verlauf des Rückenmarks gesehen.

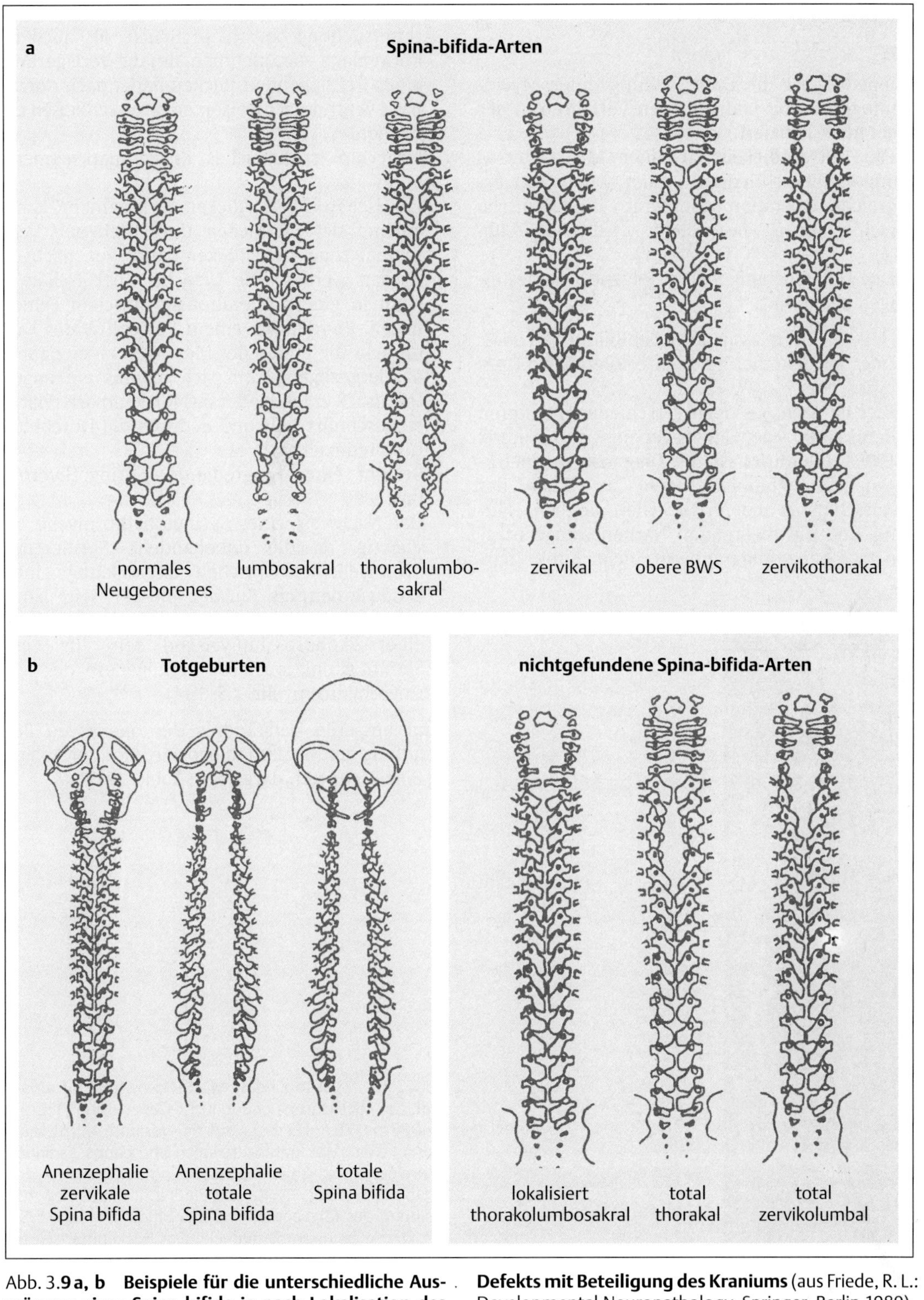

Abb. 3.**9 a, b** **Beispiele für die unterschiedliche Ausprägung einer Spina bifida je nach Lokalisation des Defekts mit Beteiligung des Kraniums** (aus Friede, R. L.: Developmental Neuropathology. Springer, Berlin 1989).

Diagnostik

MRT

Präoperativ ist die Untersuchung einer Myelomeningozele mit bildgebenden Verfahren in der Regel nicht indiziert.

Die Notwendigkeit zu einer MRT-Untersuchung ergibt sich lediglich dann, wenn trotz erfolgreicher Operation postoperativ eine klinische Verschlechterung festgestellt wird (Abb. 3.**10**–3.**17**).

Die Untersuchung sollte folgende Fragestellungen beantworten:

- Liegen weitere assoziierte Fehlbildungen vor?
- Liegt ein Retethering nach erfolgreicher Operation vor?
  Dies ist nach Aussagen verschiedener Autoren in bis zu 90 % der Fälle gegeben (Just u. Mitarb. 1990). Allerdings ist die Diagnose magnetresonanztomographisch mehr im Sinne des Ausschlusses anderer Ursachen möglich. Häufig sind die fixierenden Narbenstränge magnetresonanztomographisch nicht direkt darstellbar. Im Einzelfall mag es sinnvoll sein, die Untersuchung sowohl in Bauch- als auch in Rückenlage vorzunehmen, um die Verlagerung eines frei liegenden Rückenmarks nach dorsal bzw. ventral nachweisen oder ausschließen zu können.
- Liegt ein ischämisches Rückenmarksegment vor?
  Ein ischämisches Rückenmarksegment kann anhand der deutlichen umschriebenen Verschmälerung des Rückenmarks gut nachgewiesen werden. Die Ursache einer Ischämie kann in einem operationstechnischen Fehler liegen. Werden bei einem Verschluss des Duralsacks die Enden der Meningen zu eng aneinandergezogen, kann sich hieraus ein enger Duralsack ergeben, der das Rückenmark relativ eingeschnürt hält und dadurch die Durchblutung reduziert.
- Besteht eine (progrediente) Syringo(hydro)-myelie?
  Der Nachweis einer Syringo(hydro)myelie ist wichtig, da die unbehandelte Syringo(hydro)myelie zur raschen Entwicklung einer Skoliose beiträgt. Auf der anderen Seite kann bei geshunteten Patienten die Entwicklung einer Skoliose hinweisend sein für eine Shuntdysfunktion. (Zur Pathogenese der Syringo(hydro)myelie s. S. 134)

Zum besseren Verständnis der operativen Behandlung der Myelomeningozele wird der Ablauf in Einzelschritten dargelegt (Abb. 3.**18**).

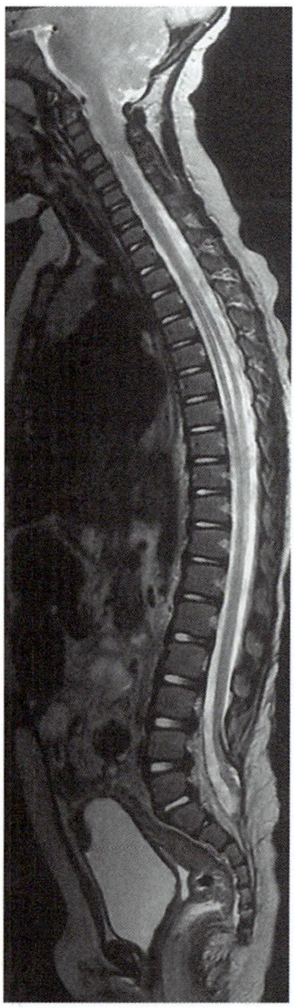

◁ Abb. 3.**10** **Zustand nach MMC-Operation lumbosakral**. Die MRT-Untersuchung in T2-Gewichtung (TSE; TR = 4000 ms, TE = 112 ms) zeigt die gesamte Wirbelsäule einschließlich des kraniozervikalen Übergangs. Es finden sich eine Arnold-Chiari-II-Missbildung sowie eine Syrinx in Höhe BWK 3 bis BWK 9 mit einer z. T. deutlichen Auftreibung des Rückenmarks. Spina bifida in Höhe L5/S1. Der Defekt ist operativ gedeckt. Das Rückenmark ist bis S1 ausgezogen, in Höhe des Knochendefekts finden sich eine dorsale Fixierung des Konus an der Dura im Sinne eines Retethering.

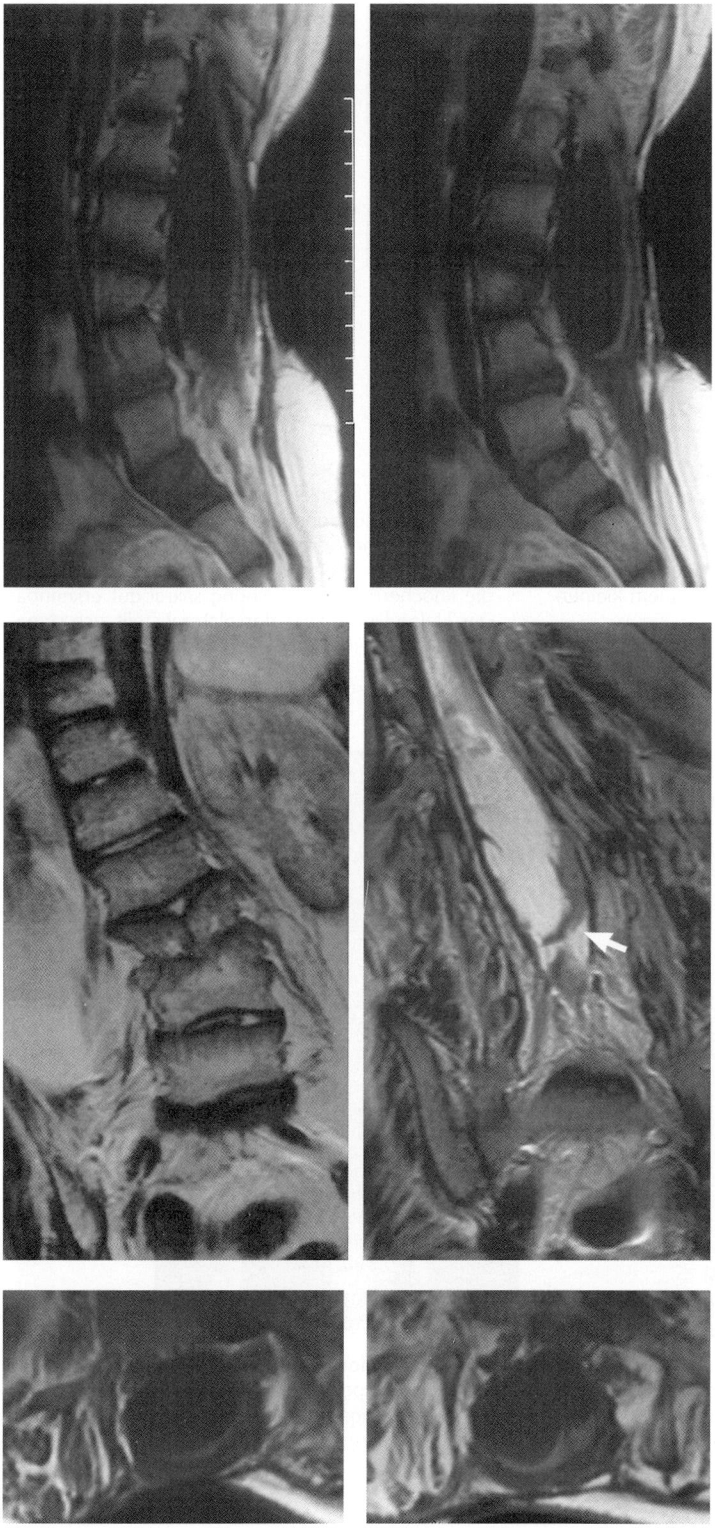

Abb. 3.**11 a–f** **Zustand nach MMC-Operation lumbal**:

a, b Sagittaler T1-gewichteter Schnitt (TSE; TR = 800 ms, TE = 12 ms): In Höhe der langstreckigen Spina bifida findet sich der Spinalkanal deutlich nach dorsal erweitert. Das Rückenmark ist flach ausgezogen und nach dorsal verlagert, kaudal im Lumbosakralbereich fixiert. Die Verlagerung nach dorsal resultiert aus einer Arachnoidalzyste in einer Größe von etwa 8–9 cm. Wirbelkörperdysplasie in Höhe L3/L4.

c Koronarer T2-gewichteter Schnitt bei Spaltwirbel LWK 3. Ausgeprägte rechtskonvexe Skoliose der Brust- und Lendenwirbelsäule.

d Schicht 1,5 cm weiter dorsal: Gut erkennbar ist die Aufweitung des Spinalkanals lumbal sowie die vor allem auf der linken Seite vorliegende Fixierung des Rückenmarks an der Dura (Pfeil). Daneben sind einige strangartige narbige Veränderungen zu erkennen, die zusätzlich eine Fixierung der Plakode zur Folge haben.

e, f Transversalschnitt (SE; TR = 805 ms, TE = 14 ms): Die Aufnahme zeigt die dorsal sehr flach ausgezogene Plakode in Höhe der Spina bifida mit breiter Fixierung im Durabereich, vor allem nach links hin.

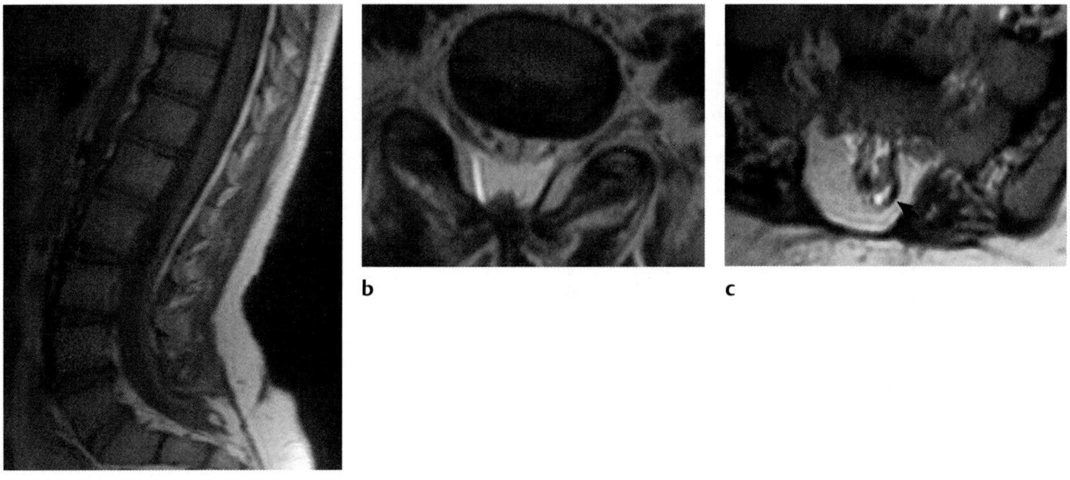

a b c

Abb. 3.**12 a–c** **Zustand nach MMC-Operation sakral mit jetzt vorliegendem Retethering**:
a Sagittaler T1-gewichteter Schnitt (TSE; TR = 800 ms, TE = 12 ms): Bis weit nach sakral ausgezogenes Rückenmark, das etwa in Höhe S2/S3 an einem kleinen Lipom und an der Dura fixiert ist.
b Transversale Aufnahme in T2-Gewichtung (TSE; TR = 4800 ms, TE = 120 ms): Die dorsale Fixierung des Rückenmarks ist auf diesem Bild gut zu erkennen. Etwas nach dorsal ausladender Spinalkanal, allerdings hier noch keine knöcherne Unterbrechung erkennbar.
c Schicht 1,5 cm weiter kaudal. In diesem Abschnitt ist die knöcherne Unterbrechung sakral gut erkennbar. Das kleine Lipom links dorsolateral stellt sich signalintens dar (Pfeil). Das Rückenmark ist an dieser Stelle fixiert.

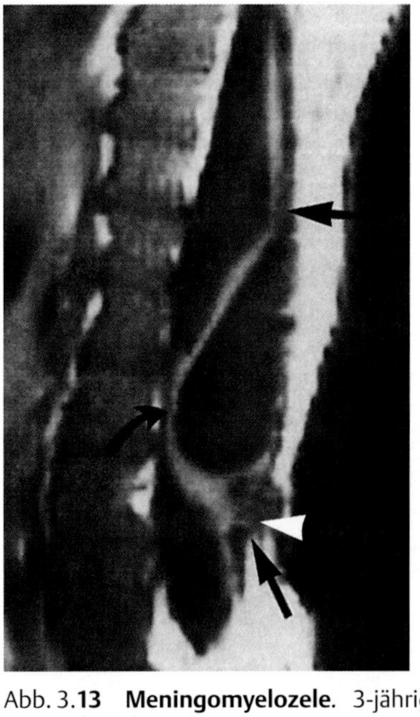

Abb. 3.**13** **Meningomyelozele**. 3-jähriger Junge mit Zustand nach Operation einer Meningomyelozele. Retethering des Rückenmarks an 2 Stellen dorsal (gerade Pfeile u. Pfeilspitze) und ventral etwa in Höhe L3 (gebogener Pfeil), zusätzlich könnte eine Arachnoidalzyste dorsal für die Ventralverlagerung des Rückenmarks ursächlich sein (SE; TR = 780 ms, TE = 25 ms).

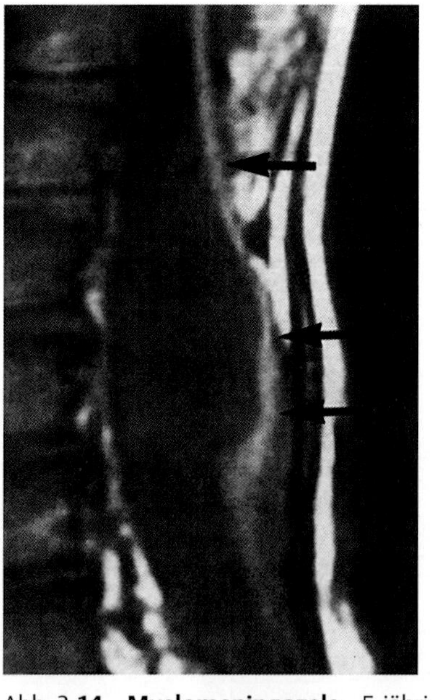

Abb. 3.**14** **Myelomeningozele**. 5-jähriger Junge mit Zustand nach Operation einer Myelomeningozele. Retethering mit langstreckiger Fixierung des Rückenmarks dorsalseits (Pfeile) (SE; TR = 780 ms, TE = 25 ms).

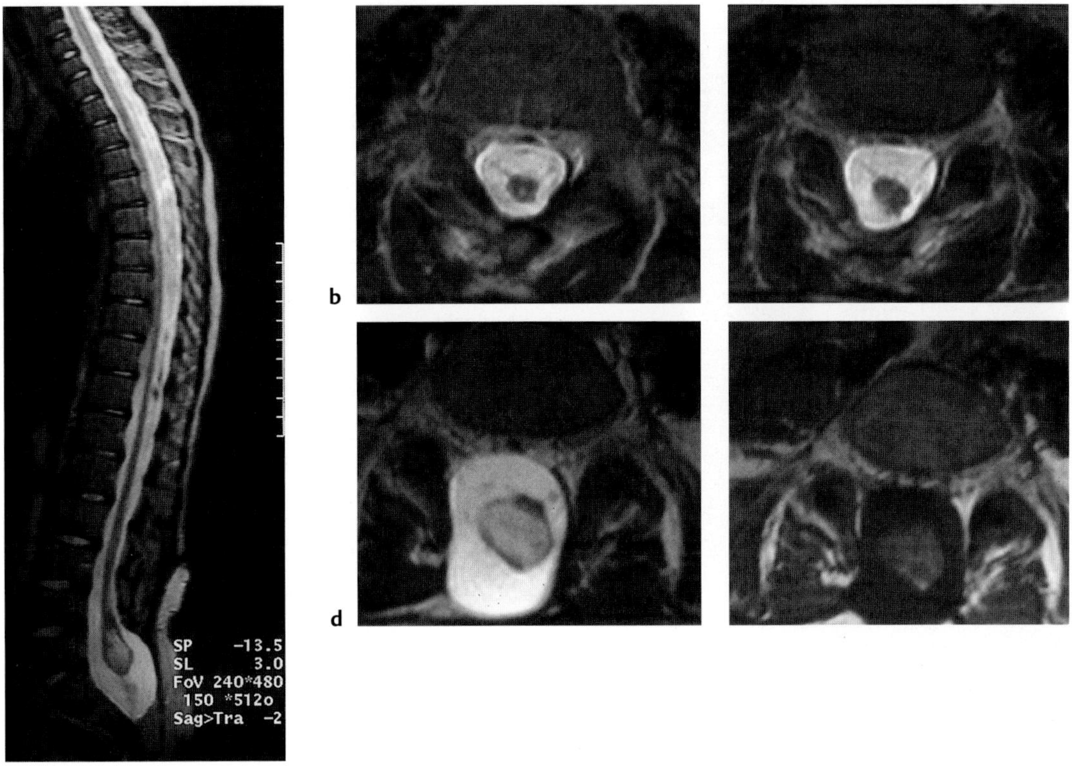

Abb. 3.**15 a–e** **Myelomeningozele**. 9 Jahre alter Junge mit Zustand nach Operation einer Myelomeningozele lumbosakral. Der knöcherne Defekt befindet sich in Höhe L5 und erstreckt sich bis weit nach sakral:

a Sagittale T2-gewichtete Aufnahme (TSE; TR = 5310 ms, TE = 112 ms): Lang ausgestrecktes Rückenmark, das sich bis L5/S1 erstreckt und hier eine zystische Auftreibung im Sinne eines Ventriculus terminalis in Höhe des Konus zeigt. Eine eindeutige Fixierung ist nicht erkennbar. Ein Kontakt zu den dorsalen und ventralen Anteilen der Dura besteht nicht.

b, c Transversale Aufnahmen (TSE; TR = 5000 ms, TE = 120 ms): Distale Rückenmarkanteile mit kleiner punktförmiger Syrinx. Die nach ventral hin verlaufenden Bandstrukturen entsprechen am ehesten Nervenwurzeln, wie in Abb. **c** (5 mm kaudal zu Abb. **b**) anhand der Ausrichtung zu den Foramina intervertebralia gut erkennbar.

d Schicht 15 mm weiter kaudal zu Abb. **c**. Die zystische Auftreibung des Konus in diesem Bild ist gut erkennbar. Auch hier sind keine eindeutigen strangartigen Fixierungen an der Dura vorhanden.

e Transversale T1-gewichtete Schicht in Höhe von Abb. **d** (SE; TR = 665 ms, TE = 14 ms): Die Zyste zeigt eine Flüssigkeit mit relativ hoher Signalintensität, dies am ehesten als Ausdruck einer eiweißreichen Zusammensetzung.

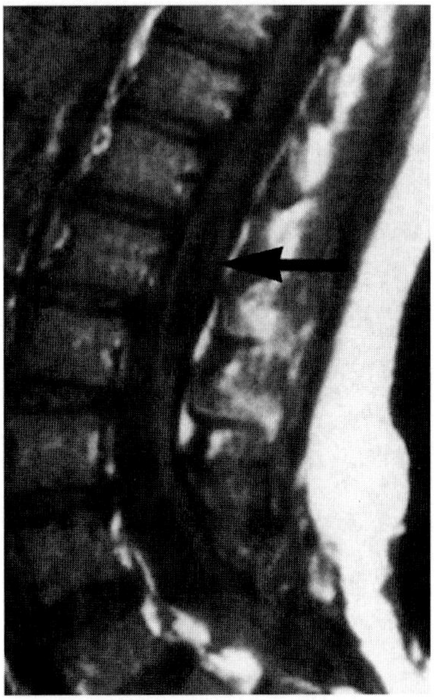

Abb. 3.**16** **Umschriebene Syringo(hydro)myelie oberhalb des Operationsgebiets** (Pfeil). Retethering des Rückenmarks (SE; TR = 720 ms, TE = 20 ms).

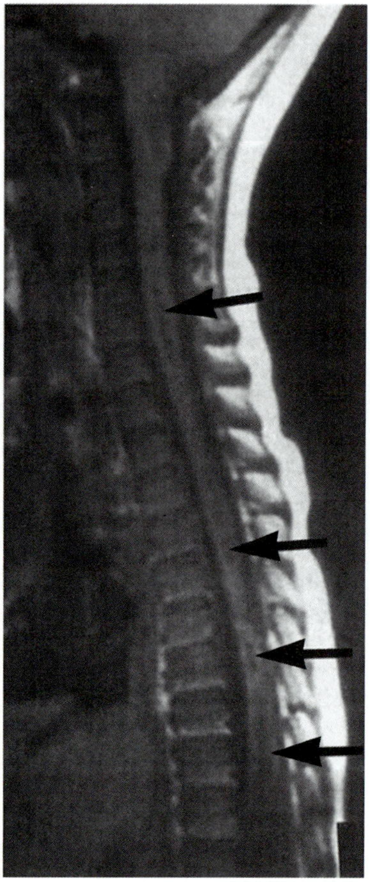

Abb. 3.**17** **Ausbildung einer Syrinx an multiplen Stellen des Rückenmarks** (Pfeile). Diese Regionen stehen nicht eindeutig miteinander in Verbindung (SE; TR = 650 ms, TE = 25 ms).

Myelomeningozystozele

Definition

Die Myelomeningozystozele (Synonyme: Myelomeningohydrozele, Syringomyelomeningozele) stellt eine umschriebene Herniation des erweiterten Zentralkanals und von dysplastischem membranartigen Neuralgewebe zwischen dorsalen Säulen des sonst regelrecht fusionierten Rückenmarks durch einen knöchernen Defekt nach dorsal dar. Die Zele ist dabei vollständig von Haut bedeckt.

Lokalisation

Der Befund wird vor allem zervikal und thorakal gesehen (Abb. 3.**19** u. 3.**20**). Das Rückenmark kann auch terminal in eine Zyste auslaufen, wobei der häufig erweiterte Zentralkanal in die Zyste mündet (Abb. 3.**21** u. 3.**22**). Der neurologische Defekt kann gering ausfallen.

Pathogenese

Die Erkrankung ist immer mit einer nach kaudal und/oder proximal ausgerichteten Syringomyelie und häufig urogenitalen und anorektalen Defekten vergesellschaftet.

Es kann zum Befund eine Blasenekstrophie kommen. Daneben bestehen gehäuft Skoliosen und partielle oder komplette sakrale Agenesien.

Abb. 3.**18 a–g** **Querschnittsdiagramme einer Operation bei Vorliegen einer Myelomeningozele** (aus Mc Cullough, D. C.: Meningomyelozele. In Raimondi, A. J., M. Shoux, C. Di Rocco: The Pediatric Spine, Vol. I. Springer, Berlin 1989): ▷

a Initial wird die Zona epitheliosa von der sichtbaren normalen Haut gelöst.
b Die Membran und neuralen Strukturen werden nach der Abtrennung in den Spinalkanal versenkt.
c Die Zona epitheliosa wird vom Nervengewebe abgetragen.
d Die Plakode wird dorsal zusammengeführt, die Dura beiderseits mobilisiert.
e Die Dura wird dorsal verschlossen.
f Die Faszie wird mobilisiert, medial zusammengeführt und überlappend verschlossen.
g Anschließend werden Haut und Unterhautfettgewebe verschlossen.

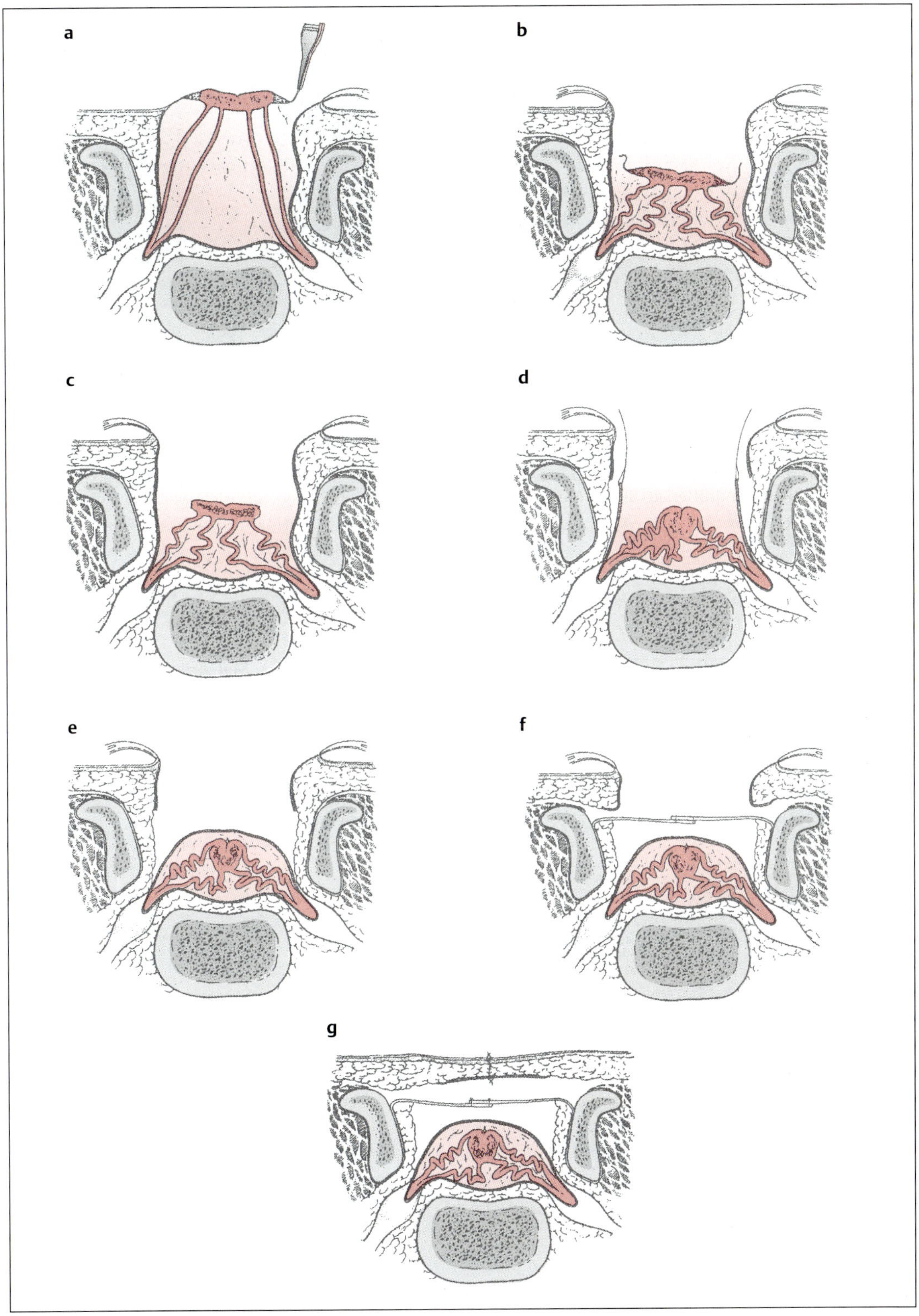

Abb. 3.**18 a–g**

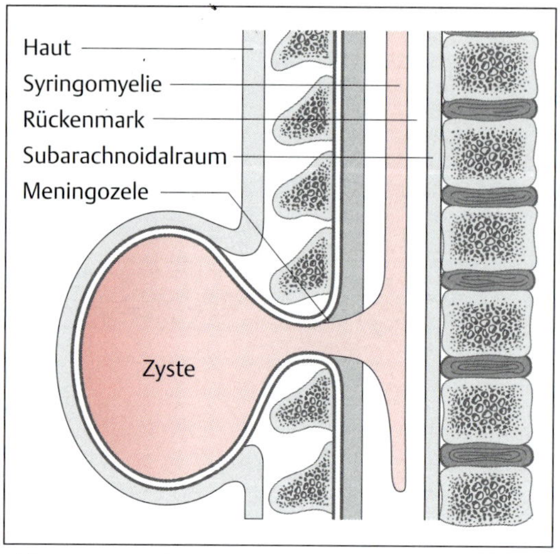

Abb. 3.**19** **Myelomeningozystozele**. Die Zyste steht mit der Syrinx in Verbindung und ist von Ependym ausgekleidet. Die Zyste fällt größer aus als die Meningozele.

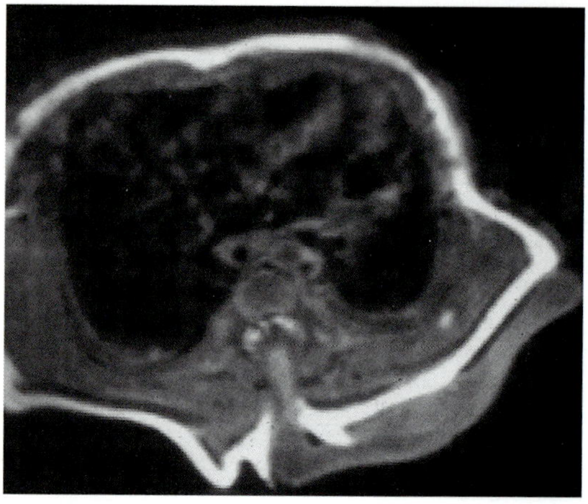

Abb. 3.**20** **Thorakale Myelomeningozystozele**. Transversaler Schnitt eines Neugeborenen mit Darstellung der großen Zelenbildung, die sich weit bis außerhalb des Hautniveaus erstreckt und mit dem Spinalkanal über eine Syrinx in Verbindung steht.

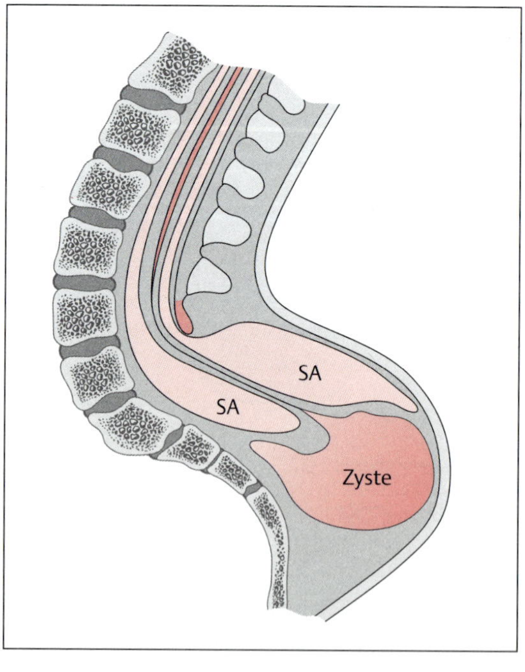

Abb. 3.**21** **Terminale Myelomeningozystozele**. Es liegt eine Hydromyelie des gesamten Rückenmarks vor. In Höhe des Konus öffnet sich der Zentralkanal in eine große Zyste. Diese Zyste liegt unterhalb der Region der knöchernen Spina bifida und der zumeist deutlich aufgetriebenen subarachnoidalen Abschnitte, die das Rückenmark distal umgeben.
SA subarachnoidaler Abschnitt

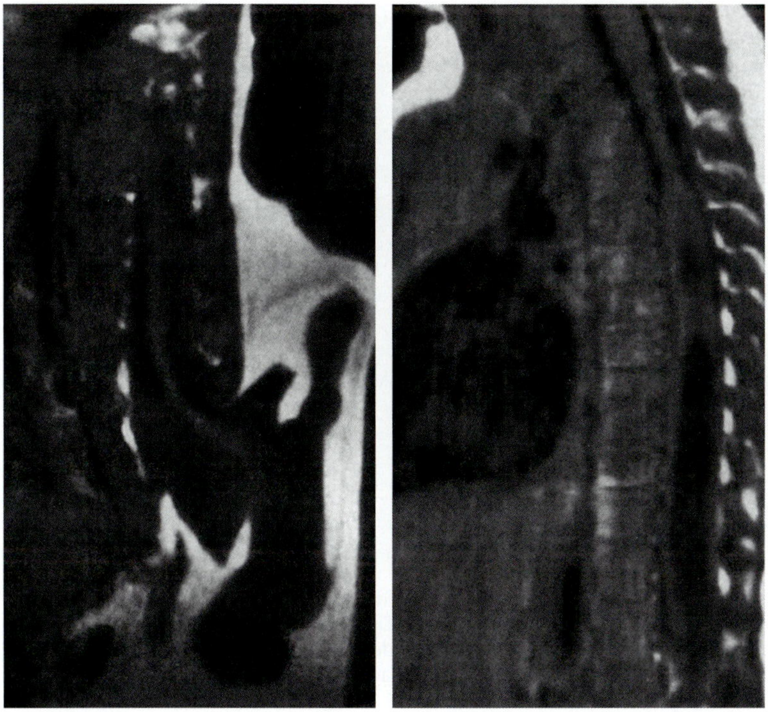

a b

Abb. 3.**22** a, b **Terminale Myelomeningozystozele mit schweren Missbildungen des Urogenitaltrakts und sakraler Agenesie**:
a Das Rückenmark mündet terminal in eine große, unregelmäßig begrenzte Zyste, die durch Haut und ausgedehnte lipomatöse Anteile gedeckt ist (SE; TR = 600 ms, TE = 20 ms). In der Regel kommunizieren Zyste und Subarachnoidalraum nicht, was aber im MRT nicht eindeutig festgestellt werden kann.
b Schwere Syringomyelie im Verlauf des Rückenmarks (SE; TR = 600 ms, TE = 20 ms).

Gedeckte spinale Fehlbildungen

■ Meningozele

Definition

Bei der Meningozele handelt es sich um eine Ausstülpung von Dura und Arachnoidea nach dorsal mit einer mehr oder weniger deutlichen Vorwölbung der Haut.

Lokalisation/Pathogenese

Der knöcherne Defekt ist eher gering, er kann auf einen Wirbelkörper beschränkt sein. Bei Einbeziehung mehrerer Wirbelkörper liegt immer auch eine Erweiterung des Spinalkanales vor. Die Zele enthält in der Regel kein nervales Gewebe, im Einzelfall können aber Nervenwurzeln in der Zele liegen, besonders, wenn der knöcherne Defekt sehr breit ist. Dies kann zu einer Fixierung des Rückenmarkes führen. Daneben können auch arachnoidale Verklebungen sekundär zu Fixierungen und zu einem Verschluss der Zele führen. Normalerweise ist die Meningozele durch Haut bedeckt, Drucknekrosen können allerdings zu Öffnungen führen. In diesem Fall besteht eine sofortige Operationsindikation.

Eine klinische Symptomatik liegt üblicherweise nicht vor und sollte eher an eine Myelomeningozystozele denken lassen.

Die Meningozele weist ein anderes Verteilungsmuster als die Myelomeningozele auf (French 1990):

- 10 % zervikal,
- 15 % thorakal,
- 4 % thorakolumbal,
- 37 % lumbal,
- 19 % lumbosakral,
- 15 % sakral.

Diagnostik

MRT

Die MRT hat folgende Funktion (Abb. 3.**23** u. 3.**24**):

- Nachweis der Läsion,
- exakte Definition hinsichtlich Lage und Ausdehnung,
- Nachweis oder Ausschluss weiterer Veränderungen (z. B. Myelomeningozystozele),
- Darstellung von Conus medullaris und Filum terminale.

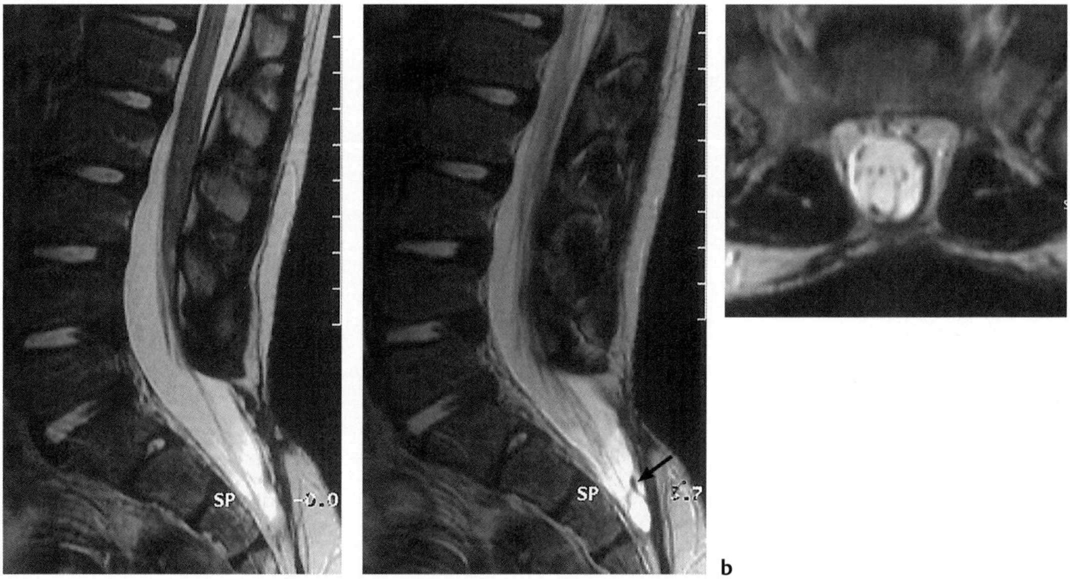

a b c

Abb. 3.**23 a–c** **Meningozele**. 6 Jahre alter Junge mit Zustand nach Operation einer Meningozele sakral:

a T2-gewichtete sagittale Aufnahme (TSE; TR = 5300 ms, TE = 120 ms): Knöcherner Defekt in Höhe S2/S3 dorsal mit Ausstülpung des Duralsacks. Ausgeprägte kutane und subkutane Narbengewebsbildung nach Operation. Das Filum terminale stellt sich strangartig dar, erscheint verkürzt, entsprechend ergibt sich ein Tiefstand des Konus in Höhe L3.

b Parasagittale Schicht 3 mm lateral zu Abb. **a**: Im Sakralbereich finden sich intradural strangartige Veränderungen, die sowohl nach dorsal als auch nach ventral in die Dura ausstrahlen. Hierbei kann es sich um aberrierende Nervenstrukturen, aber insbesondere auch um narbige Veränderungen handeln (Pfeil).

c Transversale T2-gewichtete Aufnahme (TSE; TR = 4600 ms, TE = 120 ms): Dorsal gelegenes Filum terminale, möglicherweise mit Fixierung an der Dura. Auch in diesem Bild sind horizontal verlaufende Strukturen erkennbar, die möglicherweise aberrierenden Nervenwurzeln entsprechen. Ausgeprägte Narbenplatte kutan.

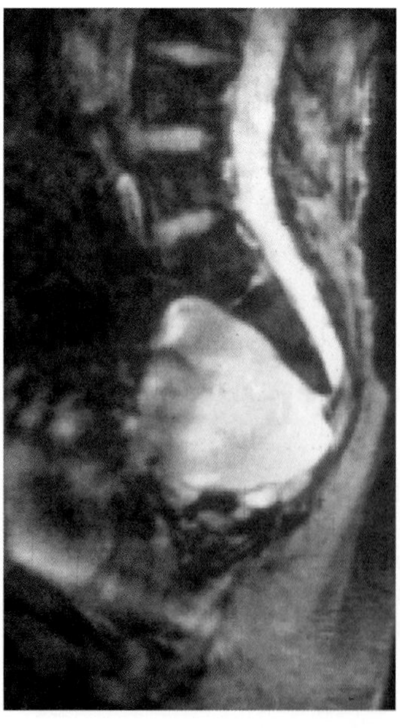

◁ Abb. 3.**24** **Große anteriore sakrale Meningozele** (T2-gewichtete GRE-Sequenz). In der sagittalen Schnittführung erkennbare, anterior verlaufende Meningozele, die mit dem sakralen Duralsack in Verbindung steht. Entsprechendes typisches liquorintenses Signal in den präsakralen Abschnitten.

Intraspinales Lipom und Lipomeningozele

Intraspinales Lipom

Definition

Das intraspinale Lipom stellt eine Fettgewebsansammlung dar, die extramedullär dem Rückenmark aufliegt, daneben aber auch extra- und intramedullär gesehen wird. Die Lipome sind allerdings nie vollständig intramedullär, sondern lassen lediglich eine Ausdehnung innerhalb des Zentralkanals zum Teil weit nach kranial erkennen, ausgehend vom extramedullären Anteil.

Liegen sie in Höhe des Konus oder lumbosakral, gehen sie mit einem Tethered-Cord-Syndrom und Konustiefstand einher. 2/3 aller gefundenen Lipome zeigen allerdings keine Rückenmarkfixierung. Die Lipome machen etwa 1% aller primären intraspinalen Tumoren aus (Giuffre 1966). Sie werden am häufigsten thorakal gefunden.

Häufigkeit

Das intraspinale Lipom und die Lipomyelomeningozele stellen die häufigste Form der okkulten spinalen Dysrhaphie dar. In 30–45% aller Fälle einer okkulten spinalen Dysrhaphie handelt es sich um lumbosakral gelegene Lipome (Anderson 1975, French 1990, Tortori-Donati u. Mitarb. 1990). Rechnet man die Lipomyelomeningozelen hinzu, kann etwa jeder zweite Befund einer spinalen Dysrhaphie diesen beiden Erkrankungen zugeordnet werden.

Lokalisation

Unter 100 publizierten Fällen intraspinaler Lipome (bei Ausschluss der Lipomyelomeningozele) fanden sich:

- 12% zervikal,
- 24% zervikothorakal,
- 30% thorakal,
- 3% thorakolumbal,
- 3% lumbal,
- 5% lumbosakral,
- 2% auf das Filum terminale beschränkt.

8% der Tumoren betrafen nahezu das gesamte Rückenmark, 6% die Cauda equina und 7% die Cauda equina und den Conus medullaris (Giuffre 1966).

Die intraduralen Lipome liegen in etwa 66% der Fälle dorsal dem Rückenmark auf, seltener dorsolateral (24%) und nur in Ausnahmefällen lateral bzw. ventrolateral (Giuffre 1966).

Histologie

Histologisch handelt es sich um Ansammlungen reifer Lipidzellen, die zumindest partiell von einer Kapsel umgeben sind.

Im Übergang des Lipoms zum neuralen Gewebe findet sich eine Schicht kollagenen Bindegewebes.

Lipomyelomeningozele

Definition

Lipomyelomeningozelen stellen komplexe Läsionen dar, bestehend aus einer Spina bifida, einem subkutanen Lipom sowie einem lumbosakralen Lipom, das Kontakt zum dysplastischen Rückenmark hat und durch Fixierung des Konus zu einem Konustiefstand führt. Das subkutane Lipom steht mit dem intraspinalen durch den knöchernen Defekt in Verbindung.

Im Übergang von den regelrecht ausgebildeten Wirbelkörpern zu dem knöchernen Defekt findet sich regelmäßig ein kräftiges fibrovaskuläres Band, das im obersten Wirbelkörper mit einem Fusionsdefekt des Wirbelbogens die beiden Wirbelbogenanteile miteinander verbindet. Die Patienten, deren Spinalkanal kaudal der Spina bifida normal weiterläuft, weisen dieses Band auch am distalen Wirbelkörper mit einem Fusionsdefekt des Wirbelbogens auf. Das Band steht mit dem Periost des Wirbelbogens in Verbindung. Die Meningozele und das Rückenmark verlaufen unterhalb des proximalen Bands nach dorsal, wobei z.T. die Dura fest an das Band fixiert ist. Das Rückenmark wird durch dieses Band von dorsal komprimiert und an dieser Stelle geknickt, bedingt durch die Zugwirkung des Lipoms (Naidich u. Mitarb. 1983).

Das Rückenmark selbst ist dysplastisch verändert und flach ausgezogen. Ähnlich wie bei der Myelomeningozele liegen die dorsalen Nervenwurzeln lateral der ventralen. Die Dura setzt direkt lateral der dorsalen Nervenwurzeln an der Plakode an. Damit liegt das Lipom extradural, das an die Plakode fixierte Lipom wird nicht von der Dura umschlossen. Die Arachnoidea verläuft zusammen mit der Pia mater ventral der Plakode. Die Meningozele kann unterschiedlich stark ausgeprägt sein, sie findet sich vor allem als Erweiterung des Subarachnoidalraums nach ventral, bedingt durch die Dorsalverlagerung der intraspinalen Strukturen. Sie kann sich aber auch lateral des Rückenmarks und des Lipoms nach dorsal hinter den knöchernen Defekt in der Wirbelsäule ausdehnen und bis weit in das subkutane Fettgewebe reichen.

Der Zentralkanal des Rückenmarks läuft in die Lipomyelomeningozele aus. Er ist nach dorsal geöffnet und wird hier von Fettgewebe geschlossen. Das Fettgewebe kann sich innerhalb des Zentralkanals nach kranial ausdehnen. Das Lipom setzt häufig von posterolateral an der Plakode an und bewirkt dabei eine Drehung des Rückenmarks zur Gegenseite. Durch diese Drehung können Teile der Nervenwurzeln nach dorsal, andere nach ventral verlagert werden, was beim operativen Vorgehen beachtet werden muss (Naidich u. Mitarb. 1983).

Pathogenese

Lipomyelomeningozelen und lumbosakrale Lipome sind nicht selten mit einer partiellen sakralen Agenesie vergesellschaftet (Dubowitz u. Mitarb. 1965). Dabei können röntgenologisch Bilder einer sog. Krummsäbelform (Scimitar-Zeichen) des Os sacrum imponieren. In etwa 10% der Fälle wird ein Dermalsinus gefunden (Bruce u. Schut 1979).

In 30–40% der Fälle werden Teleangiektasien, Hautanhängsel, vermehrte Behaarung und kleine Hauteinziehungen in der betroffenen Region gesehen (Naidich u. Mitarb. 1983).

Klinik

Nur ein Teil der Patienten ist klinisch bereits zum Zeitpunkt der Geburt auffällig. Innerhalb der ersten 5 Lebensjahre wird etwa $^1/_4$ der Patienten symptomatisch, 50% in der 2. und 3. Dekade und 15% erst in der 5. Dekade.

Traumen, Schwangerschaften, körperliche Anstrengungen können die klinische Symptomatik auslösen (Giuffre 1966).

Therapie

Heute hat sich allgemein die Auffassung durchgesetzt, dass man die Patienten operieren soll, auch wenn klinische Beschwerden noch nicht vorliegen sollten (Bruce u. Schut 1979, Chapman 1982, McLone u. Mitarb. 1983). Ziel der Operation ist es, das Rückenmark zu lösen und Teile des Lipoms zu entfernen. Bei erfolgreicher Operation haben diese Patienten bessere Aussichten, beschwerdefrei zu bleiben oder nur leichte Einschränkungen zu erfahren, als die nichtoperierten Patienten, bei denen bis zum Auftreten von Symptomen gewartet wird.

Diagnostik

MRT

In der MRT wird ein fettgewebstypisches Signal in allen Sequenzen gesehen. Eine begleitende Ödemreaktion findet sich nicht, eine Kontrastmittelaufnahme wird nicht gesehen. Es werden Aufnahmen zumindest in 2 Ebenen, besser allen 3 Ebenen verlangt. Es sollte dünnschichtig und hochauflösend untersucht werden, um auch alle begleitenden Fehlbildungen zu erfassen. (Abb. 3.**25**–3.**34**).

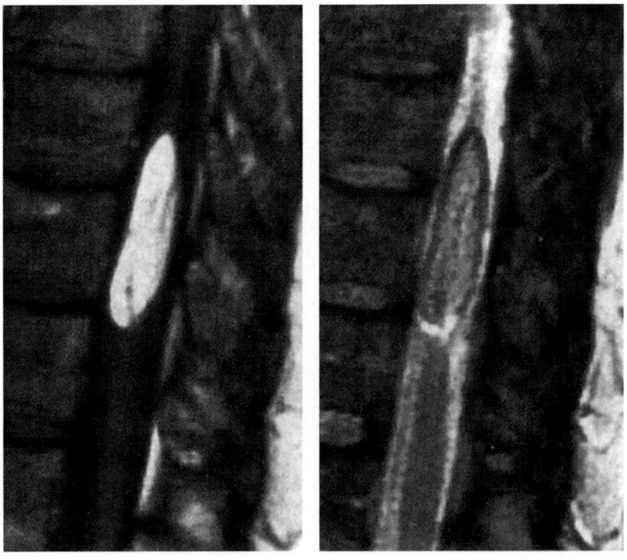
a b

Abb. 3.**25** a, b **Lipom.** 65-jähriger Patient mit einem thorakalen, lateral dem Rückenmark aufsitzenden Lipom, kein Tethered-Cord-Syndrom:
a T1-gewichtete Aufnahme (SE; TR = 550 ms, TE = 20 ms): Das Lipom zeigt eine hohe Signalintensität.
b T2-gewichtete sagittale Aufnahme (SE; TR = 2100 ms, TE = 80 ms): Nur geringe Signalintensität. Chemical-Shift-Artefakt in Richtung des Auslesegradienten (kraniokaudale Richtung). Entsprechend findet sich nach kranial hin ein schwarzer, saumartiger Streifen, nach kaudal hin ein heller, das Lipom begrenzender Streifen.

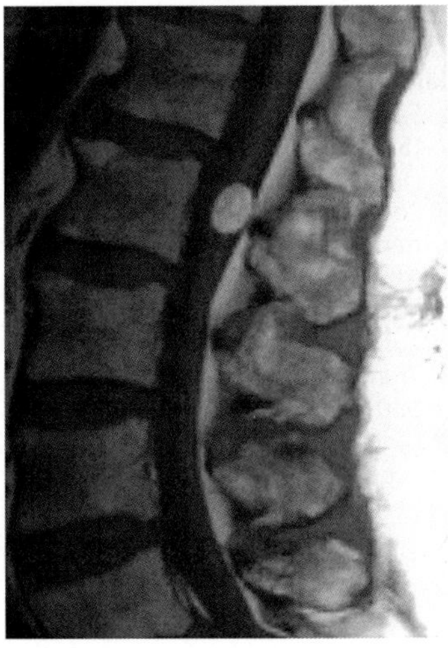

a

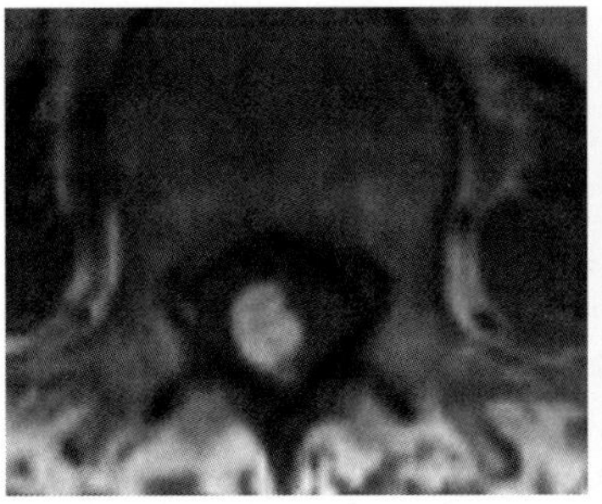

b

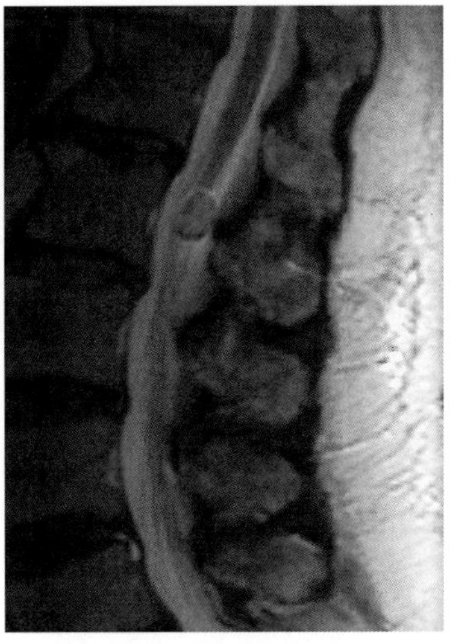

c

Abb. 3.**26 a–c** **Kleines, dorsolateral gelegenes Lipom in Höhe L2**:
a T1-gewichtete sagittale Aufnahme (TSE; TR = 588 ms, TE 12 ms): Das rundliche, kleine Lipom befindet sich in Höhe des Konus-Kauda-Übergangs. Ein Tiefstand des Konus ist nicht nachweisbar.
b Transversale T1-gewichtete Aufnahme (TSE; TR = 802 ms, TE = 12 ms): Die dorsolaterale Lage des Lipoms ist in diesem Bild gut zu erkennen.
c Sagittale T2-gewichtete Aufnahme (TSE; TR = 5000 ms, TE = 112 ms): Das Lipom weist eine Signalintensität ähnlich der von Fettgewebe auf.

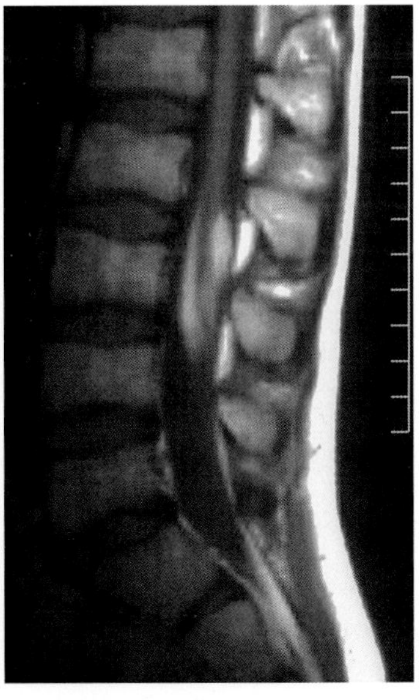

Abb. 3.**27** **Lumbales Lipom bei gleichzeitigem Konustiefstand in Höhe L3**. T1-gewichtete Aufnahme (TSE; TR = 790 ms, TE = 17 ms): Das Lipom umgreift das Rückenmark von dorsal und ventral und liegt langstreckig dem Myelon auf. Offensichtlich besteht eine Fixierung des Konus im Sinne des Tethered Cord durch das Lipom.

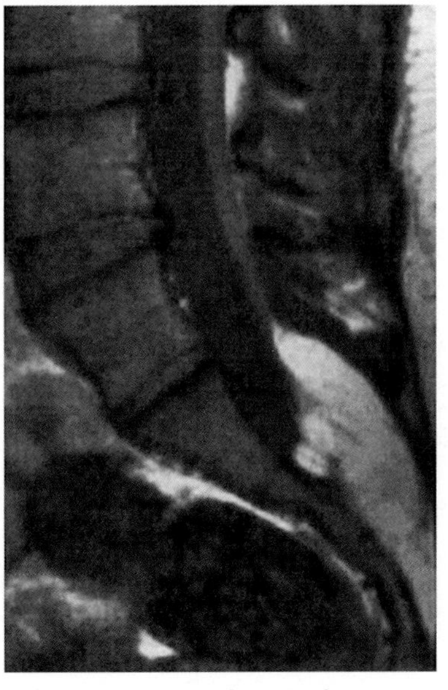

Abb. 3.**28** **Lipom der Cauda equina mit Tethered-Cord-Syndrom**. Das Rückenmark ist bis S1 ausgezogen. Der Spinalkanal ist sakral deutlich aufgetrieben (SE; TR = 680 ms, TE = 20 ms).

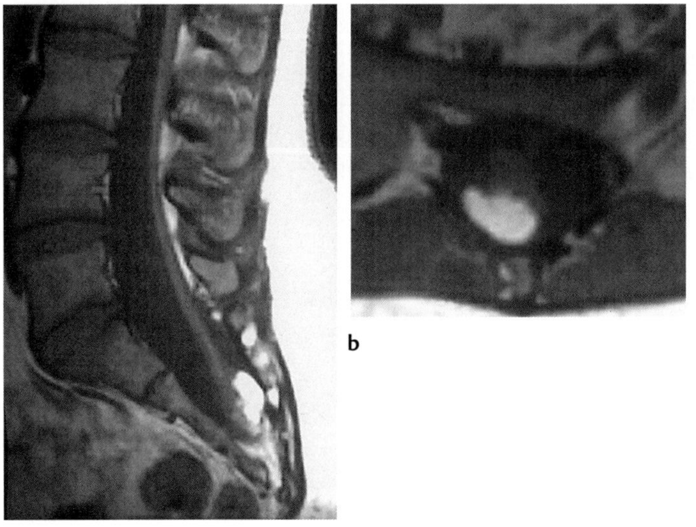

a b

Abb. 3.**29 a**, **b** **Sakrales Lipom bei gleichzeitigem Befund eines kaudalen Regressionssyndroms**:

a Sagittaler T1-gewichteter Schnitt (SE; TR = 450 ms, TE = 15 ms): Das Rückenmark ist bis S2 ausgezogen. Das Lipom liegt dorsal dem Konus auf. Das Os sacrum ist nach kaudal hin deutlich verkürzt. Der Sakralkanal erscheint aufgeweitet.

b Transversaler Schnitt (SE; TR = 580 ms, TE = 15 ms): Die dorsale Lage des Lipoms ist in dieser Schichtführung gut zu erkennen.

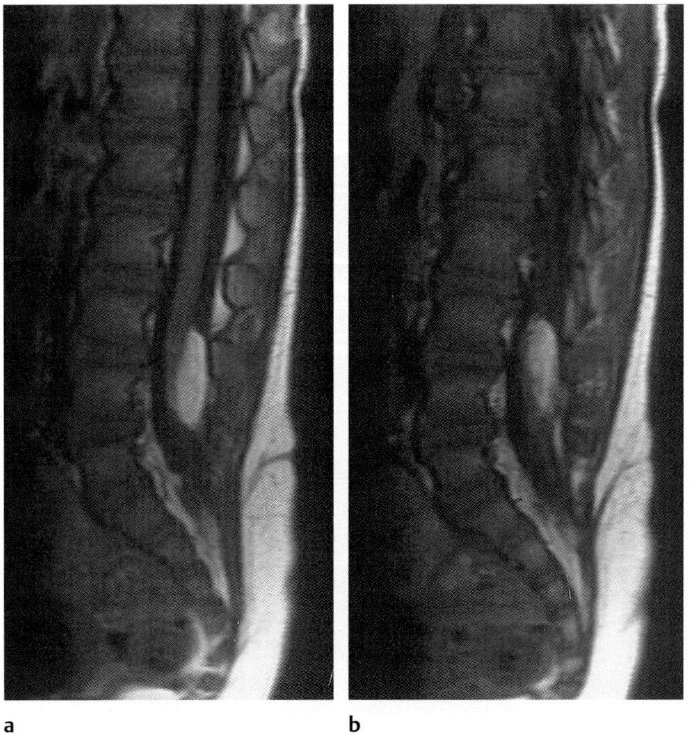

a b

Abb. 3.**30 a**, **b** **Intraspinales Lipom in Höhe L4 mit assoziierter Fehlbildung (Dermalsinus)**:

a Sagittaler T1-gewichteter Schnitt (TSE; TR = 800 ms, TE = 12 ms): Das Lipom liegt dorsal dem Rückenmark in Höhe L4 auf. Gleichzeitig erkennbarer Dermalsinus mit Verlaufsrichtung nach kaudal.

b Schnitt 3 mm parallel zu Abb. **a**: Der weitere Verlauf des Dermalsinus auf diesem Bild gut zu erkennen. Der Sinus endet in Höhe des Knochens, eine intraspinale Ausdehnung war weder in den abgebildeten Nativ- noch in den (nicht abgebildeten) kontrastmittelassistierten Aufnahmen nachweisbar.

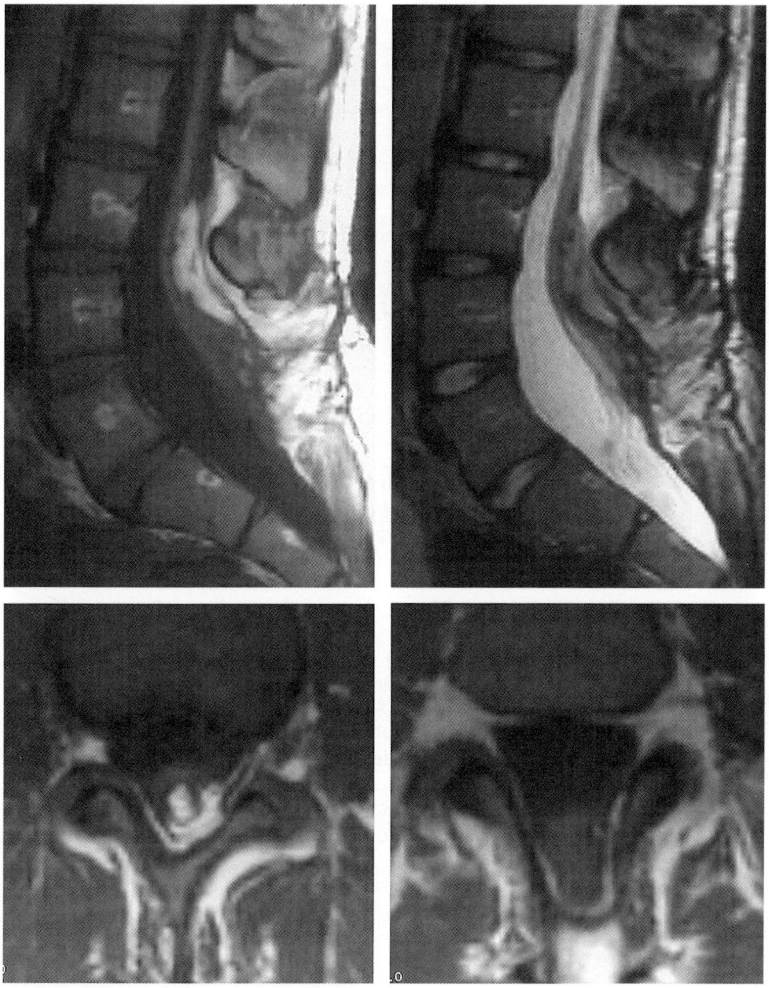

Abb. 3.**31 a–d Lipomyelomeningozele**:

a Sagittaler T1-gewichteter Schnitt mit Nachweis des intraspinalen Lipomanteils in Höhe L3/L4. Dieses Lipom steht mit dem extraspinalen Anteil in Verbindung. Es findet sich eine meningozelenartige Aufweitung des Spinalkanals vor allem nach dorsal. Der Rückenmark erstreckt sich distal bis L5/S1 und weist hier eine dorsale Fixierung an der Dura auf.

b Korrespondierende T2-gewichtete Aufnahme (TSE; TR = 5000 ms, TE = 112 ms): In diesem Bild ist das Lipom schlecht von den Rückenmarkanteilen abgrenzbar. Gut zu erkennen sind die nach ventral verlaufenden Nervenwurzeln in Höhe L5/S1.

c Transversale T1-gewichtete Aufnahme (SE; TR = 580 ms, TE = 15 ms): Dorsal gelegenes Lipom mit Fixierung des Rückenmarks.

d Aufnahme 2 cm distal zu Abb. **c**: Spina bifida mit Öffnung des Spinalkanals nach dorsal. Meningozelenartige Aufweitung. Das Rückenmark ist als verplumpte Struktur in den dorsalen Abschnitten des Spinalkanals mit einer Fixierung an der Dura erkennbar. Saumartiges, epidural gelegenes Fettgewebe in den dorsalen Anteilen der Meningozele erkennbar.

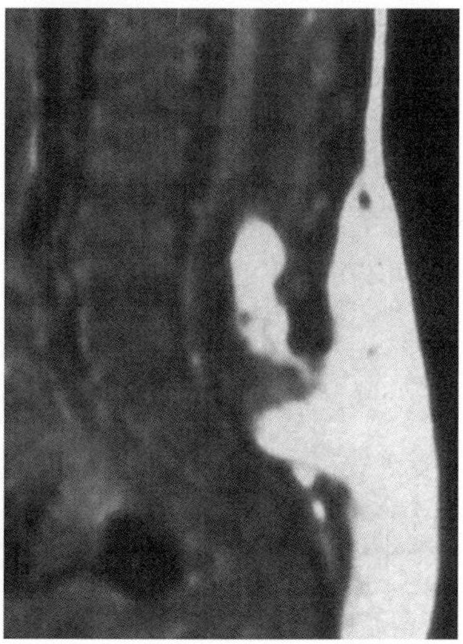

◁ Abb. 3.**32 Lipomyelozele**. 3 Wochen alter Junge. Subkutanes und intraspinales Lipom, die über den knöchernen Defekt miteinander in Verbindung stehen. Fixierung des Rückenmarks und Tiefstand des Konus in Höhe L4. Keine Meningozele (SE; TR = 650 ms, TE = 25 ms).

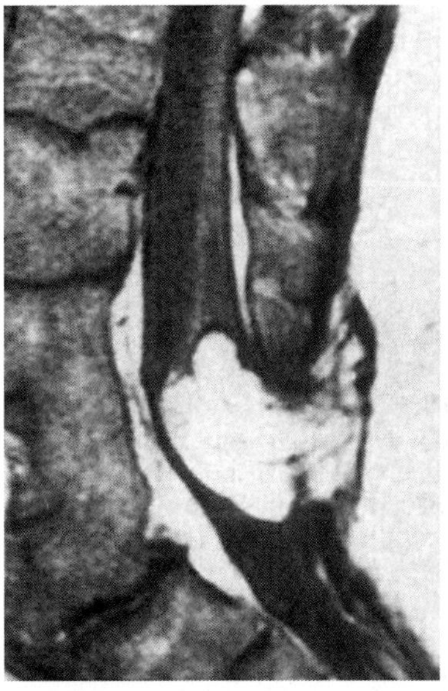

a

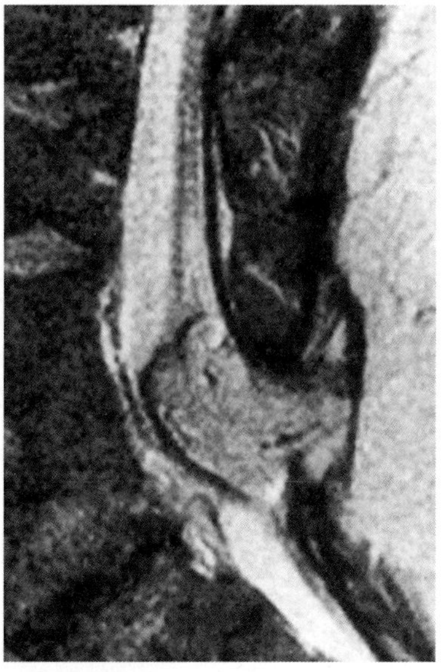

b

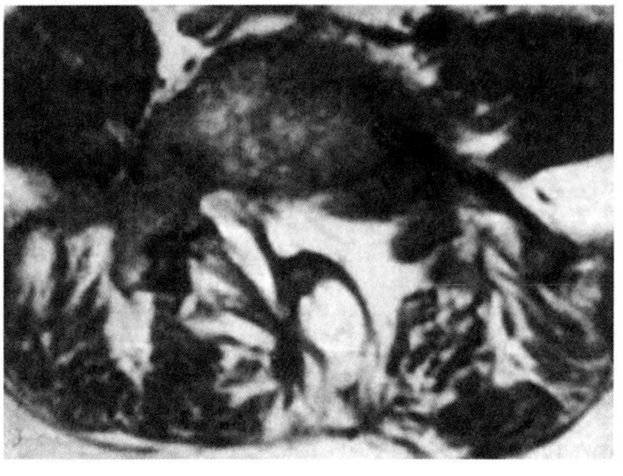

c

Abb. 3.**33 a–c** **Lipomyelomeningozele.** 41-jähriger Patient:

a Fehlbildung der distalen 3 Lumbalwirbel mit Befund einer Verkürzung der Wirbelkörper und weitgehender Fusion. Ausgedehntes subkutanes Lipom, das mit dem intraspinalen in Verbindung steht. Fixierung und Tiefstand des Konus. Erweiterung des Spinalkanals und Nachweis einer entsprechenden Spina bifida in Höhe L4–L5 (SE; TR = 750 ms, TE = 25 ms).

b T2-gewichtete Aufnahme (SE; TR = 2100 ms, TE = 80 ms).

c Transversalschnitt in Höhe L5 (SE; TR = 550 ms, TE = 25 ms).

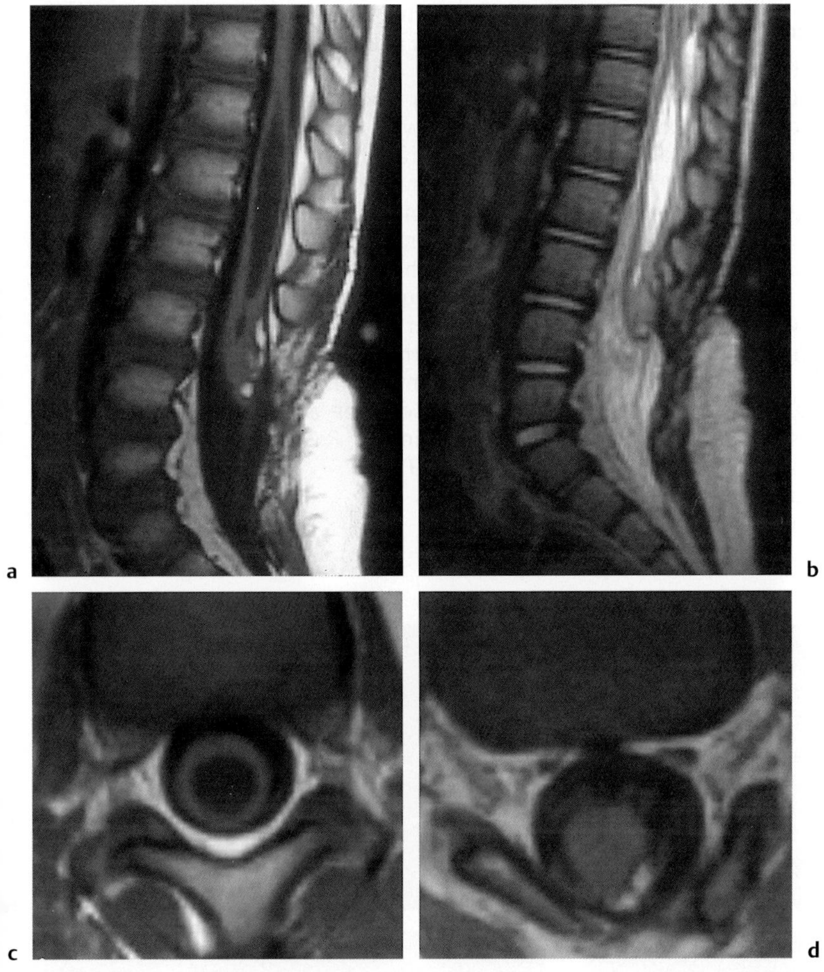

Abb. 3.**34 a–d Zustand nach Operation einer Lipomyelomeningozele in Höhe L3**:
a Sagittale T1-gewichtete Aufnahme (TSE; TR = 600 ms, TE = 12 ms): Ausgedehnte Spina bifida, die sich von L3–S1 erstreckt. Das Rückenmark stellt sich im kaudalen Anteil in Höhe L3 verplumpt dar. Es ist ein kleiner lipomatöser Rest dorsalseits erkennbar. Das Rückenmark erscheint dorsal an der Dura fixiert. Große Syrinx, z. T. mit deutlicher Auftreibung des Myelons.
b Sagittale T2-gewichtete Aufnahme (TSE; TR = 5000 ms, TE = 112 ms): Die Syrinx ist in ihrer Ausdehnung anhand des hohen Liquorsignals gut erkennbar. Das Filum erscheint als dünne, strichartige Struktur, wobei offensichtlich das Filum nicht ausgespannt ist.
c Transversaler Schnitt in T1-Gewichtung in Höhe der Syrinx (SE; TR = 580 ms, TE = 15 ms): Deutliche Ballonierung des Rückenmarks mit entsprechender Druckatrophie.
d Schicht in Höhe des kleinen lipomatösen Rests (SE; TR = 580 ms, TE = 15 ms): Das Lipom liegt mit einem fibrösen Anteil dorsal dem Rückenmark auf und erstreckt sich nach links lateral. Offensichtlich atypisch dorsal aus dem Rückenmark austretende Nervenwurzeln auf beiden Seiten, die auch darüber hinaus etwas verdickt erscheinen.

Fibrolipomatose des Filum terminale

Das Filum zieht im Normalfall dorsal vor der Dura in der Mittellinie vom Konus aus nach kaudal, perforiert den Duralsack und verläuft extradural im Sakralkanal, wobei es an der Hinterfläche des 1. Kokzygealwirbels ansetzt.

Nicht selten teilt sich das Filum in ein zweites Band, das nach dorsal in die Haut zieht und dort eine kleine umschriebene Einziehung zur Folge hat (Emery u. Lendon 1969).

Das Filum weist normalerweise eine Dicke von bis zu 2 mm im Querdurchmesser auf (gemessen in Höhe L5/S1).

Bei einer fehlerhaften Regression lumbosakral während der Embryonalphase kann eine Fibrolipomatose des Filum terminale entstehen. Dies zeigt sich in einer Verdickung des Filums und kann zu einer Verkürzung und damit zu einem Konustiefstand infolge Konusfixierung führen. Gelegentlich jedoch befindet sich der Konus trotz Ausbildung einer Fibrolipomatose des Filum terminale in einer normalen Position. Die Fibrolipomatose wird sowohl ausschließlich intradural als auch intradural/extradural sowie ausschließlich extradural gefunden.

Das Lipom hat eine wurstartige Konfiguration bei intraduraler/extraduraler Ausbreitung und verjüngt sich dabei an der Stelle des Durchtritts durch die Dura. Der extradurale Anteil ist nicht selten größer als der intradurale und kann bei alleinigem extraduralen Vorkommen eine erhebliche Ausdehnung mit einer Infiltration des umgebenden Gewebes aufweisen. Das intradurale Lipom hat in der Regel eine Kapsel (Emery u. Lendon 1969).

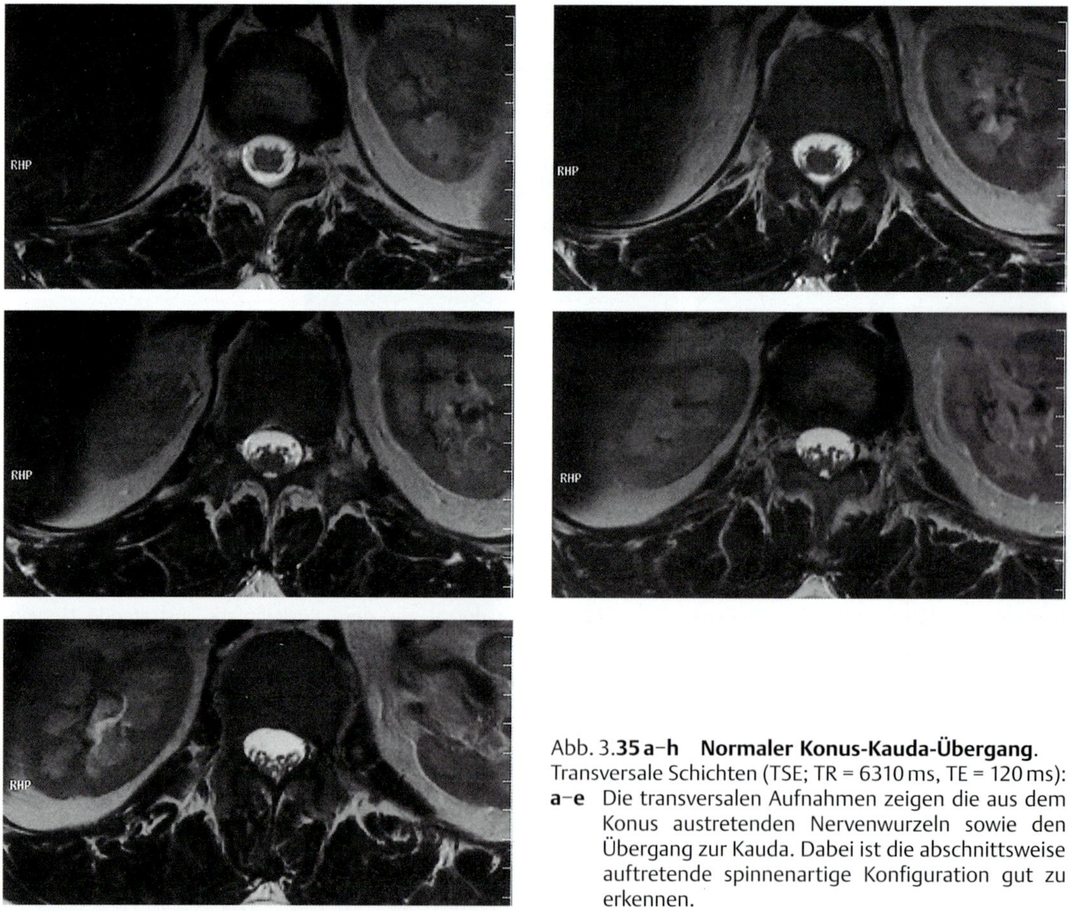

a b c d e

Abb. 3.**35 a–h** **Normaler Konus-Kauda-Übergang.** Transversale Schichten (TSE; TR = 6310 ms, TE = 120 ms):

a–e Die transversalen Aufnahmen zeigen die aus dem Konus austretenden Nervenwurzeln sowie den Übergang zur Kauda. Dabei ist die abschnittsweise auftretende spinnenartige Konfiguration gut zu erkennen.

Diagnostik

MRT

Der Konus-Kauda-Übergang lässt sich auf T2-gewichteten transversalen Aufnahmen gut abgrenzen. Das Filum ist normalerweise weder in den T2- noch T1-gewichteten Aufnahmen vom Signal gegenüber den Nervenwurzeln differenzierbar, was aber gut gelingt, wenn ein fibrolipomatöser Umbau vorliegt (Abb. 3.**35**).

Die Fibrolipomatose ist anhand des charakteristischen Fettgewebssignals auf T1-gewichteten Aufnahmen gut erkennbar. Dabei sollten immer zur Darstellung des gesamten Verlaufs sagittale und transversale Aufnahmen angefertigt werden.

T2-gewichtete Aufnahmen sollten zur Abbildung der Fibrolipomatose in GRE-Technik erfolgen, weil die lipomatösen Anteile dann aufgrund des vollständigen Signalverlusts gut von der Kauda abgrenzbar sind. In T2-gewichteten SE-Sequenzen ist die Differenzierung zwischen Kauda und Fibrolipomatose häufig nicht möglich (Abb. 3.**36**–3.**38**).

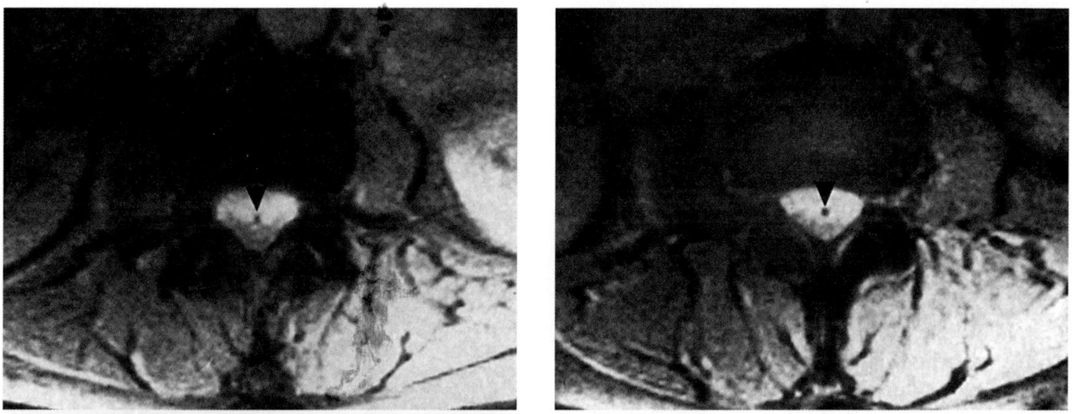

f g

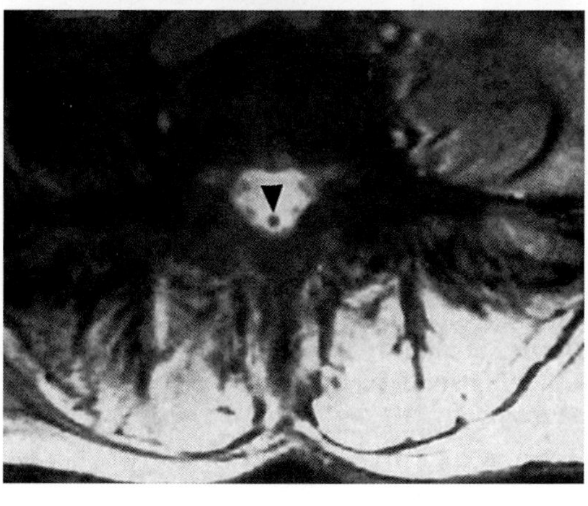

h

Abb. 3.**35 f–h** Darstellung des Filums (Pfeilspitze), dass sich aufgrund einer diskreten Fibrolipomatose als schwarzer Punkt gut abhebt (GRE; TR = 680 ms, TE = 20 ms, Flip-Winkel α = 10°). Keine Ausziehung des Konus. Bei fehlender Lipomatose kann das Filum weder auf T2-gewichteten GRE-Aufnahmen noch auf T1-gewichteten Aufnahmen abgegrenzt werden.

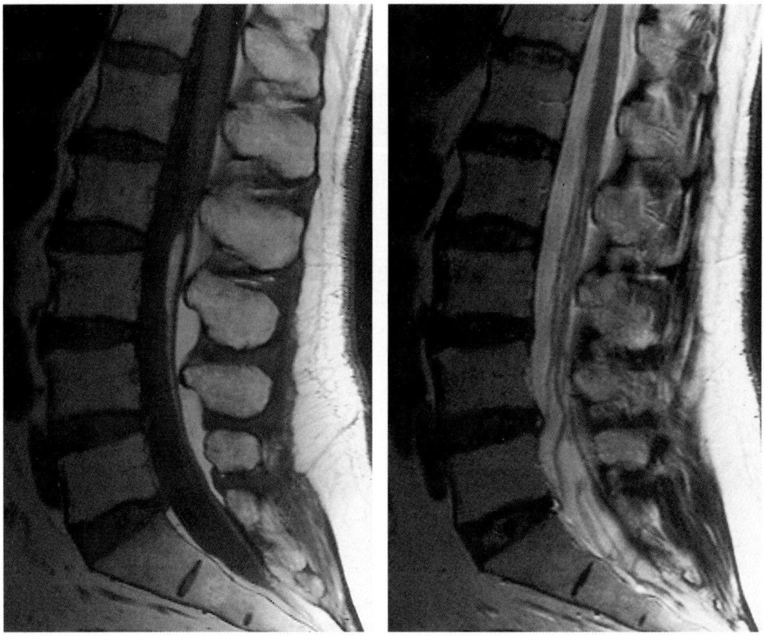

a b

Abb. 3.**36 a, b** **Fibrolipomatose mit einer deutlichen Verdickung des Filum terminale in Höhe L3**:

a T1-gewichtete sagittale Aufnahme (TSE; TR = 800 ms, TE = 12 ms): Gut abgrenzbares Filum mit entsprechendem fibrolipomatösen Umbau, wobei vor allem in Höhe L3 eine deutliche Verdickung erkennbar ist. Auch in den kaudalen Anteilen erscheint das Filum etwas verdickt, allerdings ohne Einlagerung von Fettgewebe. Der Konus findet sich in Höhe L1/L2 und weist von daher keinen Tiefstand auf.

b Korrespondierende T2-gewichtete Aufnahme unter Verwendung einer SE-Technik (TSE; TR = 4000 ms, TE = 120 ms): Auf diesem Bild ist der lipomatöse Umbau des Filum nicht erkennbar.

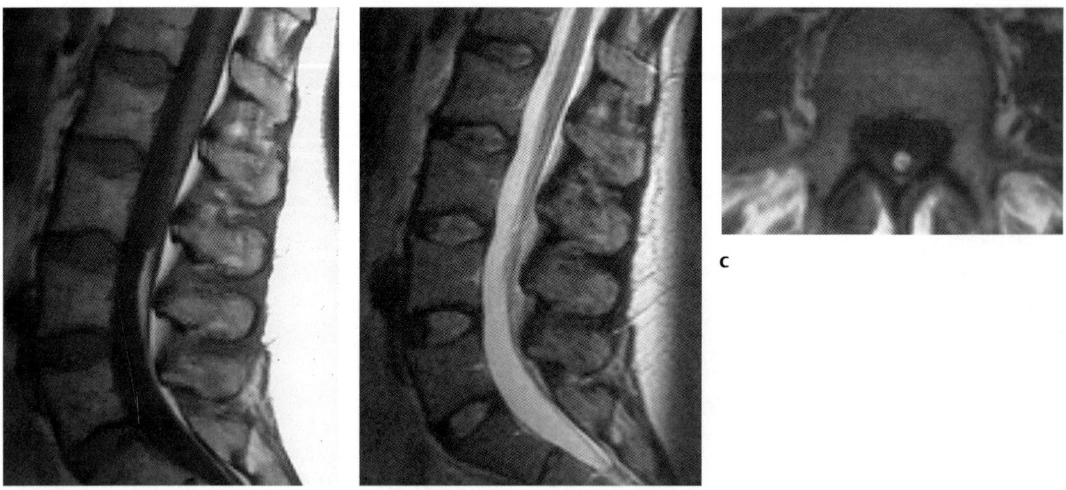

a b c

Abb. 3.**37 a–c** **Umschriebene Fibrolipomatose in Höhe L4**:

a Sagittaler T1-gewichteter Schnitt (TSE; TR = 588 ms, TE = 12 ms): Fibrolipomatöser Umbau des Filums mit typischem Fettsignal.

b Korrespondierende T2-gewichtete Aufnahme unter Verwendung einer SE-Technik (TSE; TR = 5000 ms, TE = 112 ms): Die Fibrolipomatose ist auf diesem Bild nicht eindeutig zu erkennen.

c Transversaler T1-gewichteter Schnitt (SE; TR = 580 ms, TE = 15 ms): Gut abgrenzbare fibrolipomatöse Struktur.

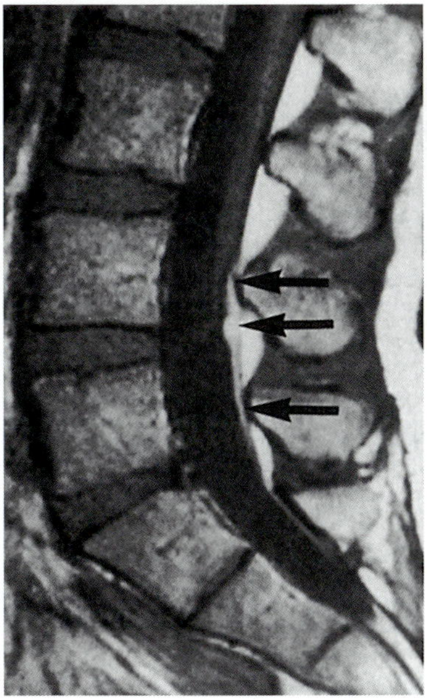

a

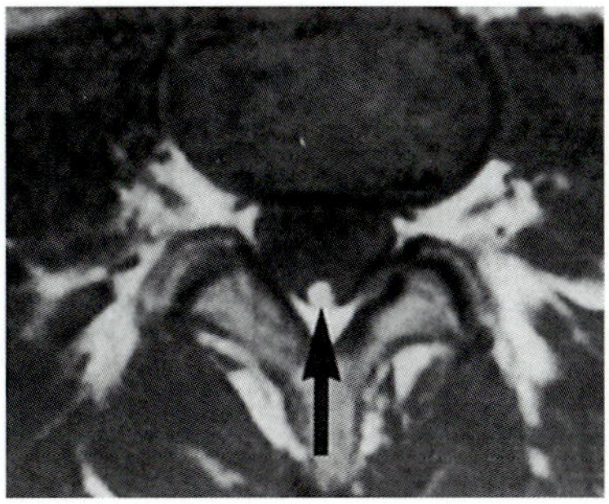

b

Abb. 3.**38 a**, **b** **Fibrolipomatose mit Tethered-Cord-Syndrom**. 37-jähriger Patient:
a Im Sagittalschnitt Nachweis einer Ausziehung des Konus mit Tiefstand des Rückenmarks in Höhe L4 (Pfeile) (SE; TR = 550 ms, TE = 20 ms).
b Transversal zeigt sich ebenfalls die lipomatöse Umformung und Verdickung des Filums auf 4 mm Durchmesser (Pfeile) (SE; TR = 550 ms, TE = 20 ms).

Tethered-Cord-Syndrom

Definition/Pathogenese

Im weiteren Sinne fasst dieser Begriff alle Erkrankungen zusammen, die mit einer Fixierung des Rückenmarks lumbosakral einhergehen und zu einem Konustiefstand führen.

Der Konus erreicht bei diesen Erkrankungen somit nicht seine normale Position in Höhe L1/L2, die beim Gesunden etwa 8–10 Wochen nach der Geburt vorgefunden wird.

Das Rückenmark und besonders der Konus medullaris zeigt bei diesen Krankheitsfällen eine Formveränderung. Der Konus stellt sich verdünnt und ausgezogen dar, die normalerweise bestehende Verdickung des Rückenmarks in Konushöhe wird nicht gefunden.

Das Tethered-Cord-Syndrom wird durch alle Erkrankungen hervorgerufen, die zu dieser Konusfixierung führen:

- lumbosakrales Lipom,
- Lipomyelomeningozele,
- Fibrolipomatose des Filum terminale,
- Split-Cord-Malformation,
- Dermalsinus,
- intraspinale kongenitale Tumoren.

Im engeren Sinne handelt es sich beim Tethered-Cord-Syndrom um eine Erkrankung, die durch eine Veränderung des Filum terminale hervorgerufen wird.

Das Filum hat regulär eine Ausdehnung von etwa 24 cm und eine Dicke von bis zu 2 mm. Beim Tethered-Cord-Syndrom liegt eine Verkürzung und Verdickung des Filums vor, was zur Fixierung des Konus in einer abnorm tiefen Position distal von L2 führt. Die Verdickung des Filums geht häufig mit einer Ausbildung von Strängen einher, die Cauda equina und Dura im Lumbosakralraum miteinander verbinden.

Das Krankheitsbild ist sehr selten und wird in größeren Statistiken nur bei 2% aller Patienten mit einer okkulten spinalen Dysrhaphie gesehen (Jones u. Love 1956).

Klinik

Die Patienten weisen häufig Hautveränderungen sowie eine vermehrte Behaarung oder ein subkutanes Lipom auf.

Es finden sich nicht selten knöcherne Veränderungen:

- Fusionsstörungen der Wirbelkörper,
- Erweiterungen des Spinalkanals,
- Skoliosen,
- Fehlbildungen der Rippen,
- Blockwirbelbildungen.

Die Patienten werden in der Kindheit klinisch auffällig, seltener zum Zeitpunkt der Geburt.

Therapie

Die Therapie der Wahl ist die Beseitigung der strangartigen Verwachsungen und Durchtrennung des verkürzten Filum terminale (Jones u. Love 1956).

Diagnostik

MRT

Sagittale und transversale T1-gewichtete Aufnahmen zeigen die Verdickung des Filums, wobei ein bindegewebstypisches Signal gefunden wird. Lipomatöse Anteile fehlen. Das Rückenmark erscheint ausgezogen, der Konus gestreckt (Abb. 3.**39**–3.**41**).

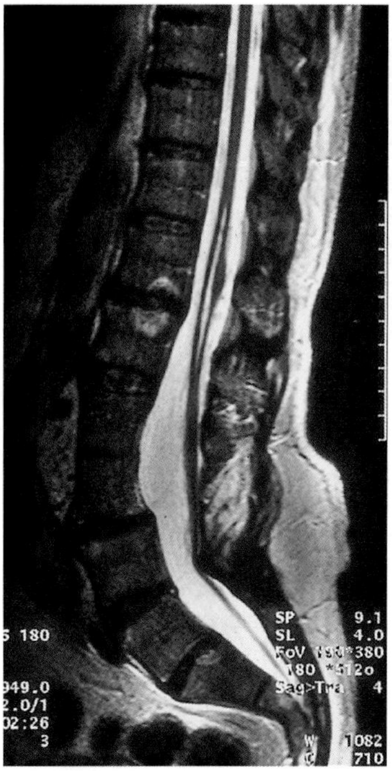

◁ Abb. 3.**39** **Verdicktes und verkürztes Filum terminale mit Konustiefstand, entsprechende Ausdünnung und Ausziehung des Konus**. Des Weiteren Nachweis einer Syrinx im Bereich BWK 12–LWK 2 sowie inkompletter Verschmelzungswirbel im Bereich LWK 3/4 (TSE; TR = 3950 ms, TE = 112 ms).

a b c d

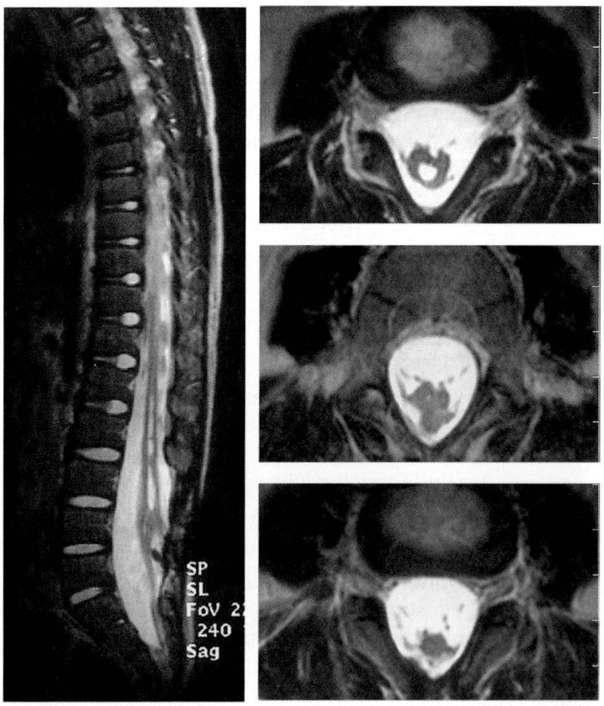

Abb. 3.**40 a–d** **Tethered-Cord-Syndrom.** Tethered-Cord-Syndrom bei Vorliegen einer komplexen Malformation mit Nachweis einer Spina bifida L3–S1, einer deutlichen Verplumpung und Verdickung des Konus in Höhe L4, einer Syrinx im Bereich L1–L3 sowie einer Aufweitung des Spinalkanals im Bereich L3–S1:

- **a** T2-gewichtete sagittale Aufnahme (TSE; TR = 5310 ms, TE = 112 ms) mit Nachweis der ausgedehnten lumbosakralen Veränderungen.
- **b** Transversaler T2-gewichteter Schnitt (TSE; TR = 5580 ms, TE = 120 ms): Syrinx in Höhe des Konus mit deutlicher Aufweitung des Spinalkanals nach dorsal. Gut abgrenzbare Nervenwurzeln mit Austrittsstellen ventral und dorsal, dabei vor allem auf der linken Seite etwas atypischer Austritt: Vorne tritt die Wurzel weit innen gelegen aus, hinten weit dorsal.
- **c** Schicht 5 mm kaudal zu Abb. **b**: Die Syrinx erstreckt sich jetzt nur noch in den rechtsseitigen Rückenmarkanteil. Dorsal liegt dem Rückenmark ein fibronervales Gewebe auf. Man hat links den Eindruck, dass die Nervenwurzel aus diesem Gewebe austritt.
- **d** Schicht 5 mm weiter kaudal zu Abb. **c**: Spina bifida mit fehlendem Bogenschluss dorsal.

■ Split-Cord-Malformation Typ I und II

Definition

Bei der Split-Cord-Malformation handelt es sich um eine okkulte spinale Dysrhaphie, die mit einer Spaltbildung des Rückenmarks in sagittaler Ausrichtung einhergeht. Die Spaltbildung tritt an umschriebener Stelle auf, sie hat eine unterschiedliche Länge, die in der Literatur mit Werten zwischen 1 und 10 cm angegeben wird. Die beiden Rückenmarkteile können sowohl symmetrisch als auch asymmetrisch ausgebildet sein.

Jeder Rückenmarkteil weist einen eigenen Zentralkanal auf, normalerweise bildet jedes Rückenmark die ipsilateralen dorsalen und ventralen Nervenwurzeln. In Ausnahmefällen werden aber auch kontralaterale Nervenwurzeln innerhalb eines Rückenmarkteils gebildet, was dann dazu führt, dass auf der Gegenseite entsprechend weniger Nervenwurzeln vorliegen. Jedes Rückenmark ist von Pia umschlossen und weist eine eigene Spinalarterie auf.

Hinsichtlich der Teilung von Arachnoidea und Dura werden 2 verschiedene Formen unterschieden

- Beim *Typ I (Diastematomyelie)* geht die Spaltbildung des Rückenmarks mit einem bindegewebigen oder knöchern ausgebildeten Sporn einher, der sich von der Rückseite des Wirbelkörpers in sagittaler Verlaufsrichtung nach dorsal zum Wirbelbogen erstreckt. Arachnoidea und Dura sind dabei für beide Rückenmarkteile getrennt angelegt und umschließen jeweils separat das Rückenmark. Von daher besteht für jedes Rückenmark ein eigenständiger Subarachnoidalraum. Oberhalb der Spaltbildung und in den meisten Fällen auch distal dazu vereinigen sich die getrennten Meningen wieder zu einer einheitlichen Dura und Arachnoidea mit entsprechender Normalisierung des Subarachnoidalraums (Abb. 3.**42**).
- Beim *Typ II* wird das Rückenmark zwar jeweils getrennt von einer Pia mater umschlossen, es besteht aber ein einheitlicher Subarachnoidalraum, somit werden beide Rückenmarkteile von einer einheitlichen Arachnoidea und Dura umschlossen. Zwischen den Rückenmarkteilen findet sich in der Regel kein ausgebildeter Sporn, sondern ein bindegewebiges Septum.

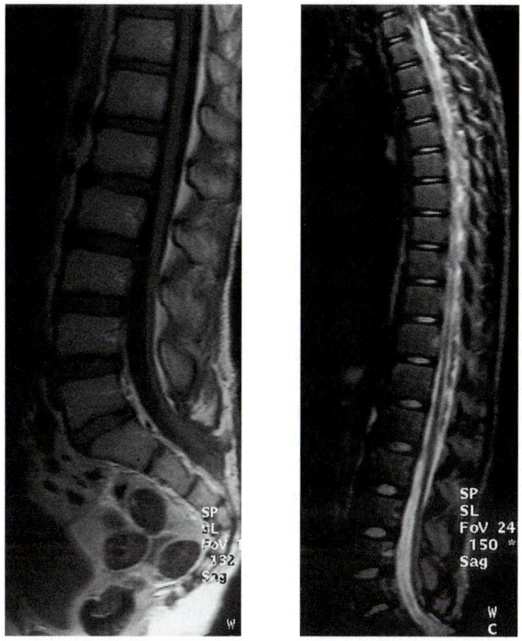

a b

Abb. 3.**41 a, b** **Darstellung des Filum terminale**:
a T1-gewichtete sagittale Aufnahme (TSE; TR = 800ms, TE = 12 ms): Verdicktes und verkürztes Filum terminale mit entsprechender Ausziehung des Konus, der in Höhe L3 endet. Der Dursalsack öffnet sich in Höhe S2/S3 nach dorsal, wobei in diesem Abschnitt einer großer Knochendefekt im Sinne der Spina bifida vorliegt. In den sakralen Abschnitten des Spinalkanals ist die Differenzierung zwischen liquorführendem Duralsack und extraduralem Bindegewebe z. T. nicht möglich.
b T2-gewichtete sagittale Aufnahme (TSE; TR = 5310 ms, TE = 112 ms): Das verdickte und verkürzte Filum terminale lässt sich auf diesem Bild gut abgrenzen. Es läuft dorsalseits entsprechend der Krümmung lumbosakral.

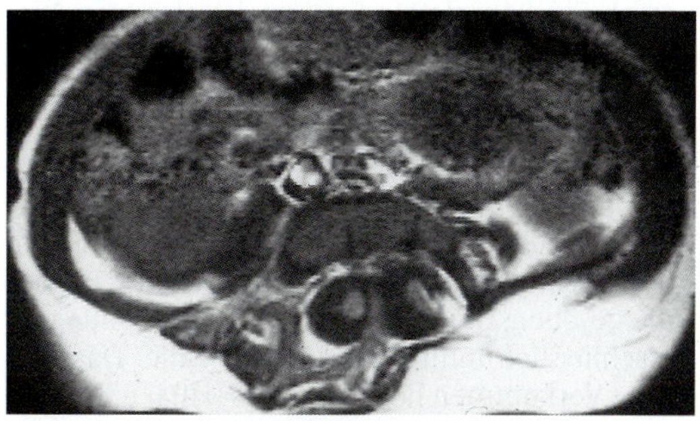

Abb. 3.**42** **Split-Cord-Malformation vom Typ I mit Sporn**. Anheftung des linken Myelons an einem Lipom, das mit dem subkutanen Fettgewebe verbunden ist. Wirbelkörper- und Wirbelbogendysplasie.

Jede dieser beiden Formen wird etwa in 50% der Fälle gesehen (Naidich u. Harwood-Nash 1983, Pang u. Mitarb. 1992).

Typ I und II können in unterschiedlicher Höhe beim selben Patienten vorkommen, daneben werden auch identische Formen der Rückenmarkspaltung beim selben Patienten mehrfach gesehen. Neben den dorsalen und ventralen, typischerweise lateral gelegenen Nervenwurzeln werden auch paramediane im Verlauf des Rückenmarks gesehen, wobei diese Doppelung häufiger dorsal, nur sehr selten ventral vorkommt. Beim Typ I verlaufen die paramedianen dorsalen Nervenwurzeln mehr horizontal von der medialen Kontur des Hemikords aus und enden nach kurzem Weg blind. Beim Typ II verlaufen sie von der Rückenmarkoberfläche weg nach dorsal und sind länger als beim Typ I.

Im Normalfall ist das Rückenmark oberhalb des Defekts normal und vereinigt sich distal dazu wieder. Selten setzt sich die Spaltbildung in Form eines doppelten Filum terminale nach kaudal fort (Hilal u. Mitarb. 1974). In 76% der Fälle liegt der Konus distal von L2, häufig findet sich auch eine Verdickung des Filum terminale (Hilal u. Mitarb. 1974).

Das Rückenmark kann durch fibröse Stränge und dorsale Nervenwurzeln an der Dura fixiert sein, wobei diese Strukturen auch nach epidural bis zum Knochen verlaufen können. Diese Bänder können zusätzlich zum Konustiefstand beitragen. Das fibröse Band beim Typ II ist immer an der Medialseite des Rückenmarks adhärent. Manchmal können diese fibrösen Bänder sehr dünn sein, sodass sie in der MRT-Untersuchung nicht gut sichtbar sind. Das Septum kann ausschließlich ventral gefunden werden oder ausschließlich dorsal des gespaltenen Rückenmarks und verläuft in diesen Fällen nicht komplett von ventral nach dorsal. Ein komplettes Septum ist eher die Ausnahme.

Lokalisation und Klinik

Die Diastematomyelie findet sich nach Angaben der Literatur in 85% der Fälle zwischen Th9 und S1. Ausschließlich thorakal wird sie in 21% der Fälle gesehen, thorakolumbal in 18% der Fälle und ausschließlich lumbal in 61% der Fälle. Das zervikale Vorkommen liegt unter 1% (Hilal u. Mitarb. 1974).

Die Erkrankung wird häufiger bei Frauen als bei Männern gefunden. Sie ist in etwa 33–40% der Fälle kombiniert mit Hautveränderungen in Höhe der Rückenmarkfehlbildung. Klinische Veränderungen sind u. U. erst spät vorhanden und können durch körperliche Anstrengung oder Schwangerschaft manifest werden (French 1990).

Meningozele manque. Selten wird eine Meningozele manque im Zusammenhang mit einer Split-Cord-Malformation gesehen. Hierbei handelt es sich um die Entwicklung eines gemischten Bündels von Nervenwurzeln, fibrösen Strukturen und Blutgefäßen, die sich von der dorsalen Rückenmarkoberfläche zur Dura erstrecken. Häufig wird die Dura überschritten und dieses gemischte fibroneurovaskuläre Bündel im extraduralen Gewebe fixiert. Das fibröse Septum kann zusätzlich Fettgewebe aber auch Muskelzellen enthalten.

Hydromyelie. In 30–40% der Fälle wird bei den Patienten zusätzlich eine Hydromyelie gesehen, die von kranial des Defekts bis kaudal des Defekts ziehen kann und dabei sowohl einen wie auch beide Rückenmarkteile einbeziehen kann.

Klinisch kann sich die Hydromyelie insbesondere in einer progredienten Skoliose manifestieren.

Myelomeningozele. In einigen Fällen geht die Malformation auch mit der Ausprägung einer Myelomeningozele einher. Dabei werden 3 Subtypen unterschieden.

Subtypen der Myelomeningozele

- Die Plakode stellt das Ende des Rückenmarks dar und der Befund ist identisch mit einer klassischen lumbosakralen Myelomeningozele beim Neugeborenen. Dabei befindet sich die Plakode unmittelbar kaudal des Sporns oder fibrösen Septums, beide Rückenmarkhälften gehen in die Plakode über, wobei sich die Rückenmarkhälften proximal des knöchernen Defekts bilden.
- Die Plakode stellt nicht das terminale Ende des Rückenmarks dar, sondern einen Segmentabschnitt. Sie liegt unmittelbar rostral zu dem Knochensporn oder fibrösen Septum und der kaudale Abschnitt der Plakode teilt sich in die beiden Rückenmarkabschnitte auf. Die Rückenmarkspaltung endet kaudal des in der Mittellinie gelegenen Sporns oder Septums und das vereinigte Rückenmark endet üblicherweise in einem kaudalen Lipom oder einem verdickten Filum terminale. Bei diesem Subtyp wird das gespaltene Rückenmark von

dem intakten Spinalkanal kaudal der Myelomeningozele aufgenommen.

- Dieser Typ wird vornehmlich zervikal gefunden. Es kommt nicht zur Entwicklung einer Plakode, sondern jeder Rückenmarkteil weist ein dorsal gelegenes Band auf, das Gliazellneuronen, Nervenwurzeln und Ganglionzellen enthält, die sich bis in eine nach dorsal ausladende Tasche erstrecken, die üblicherweise komplett eingebettet ist in verdickte und undurchlässige Membranen. Diese parallel verlaufenden dorsalen neuralen Bandstrukturen laufen parallel zu dem mittig gelegenen fibrösen Septum, das ebenso fixiert ist in der taschenförmigen Ausstülpung der Meningozele.

  Selten können die beiden Rückenmarkanteile asymmetrisch ausgebildet sein mit einem kräftigen und einem sehr schmalen Teil. Zum anderen können die beiden Rückenmarkanteile statt nebeneinander voreinander liegen, sodass das Septum einen Verlauf in koronarer Richtung einnimmt. Beschrieben ist darüber hinaus das Auftreten einer 3fachen Spaltung des Rückenmarks.

Knöcherne Fehlbildungen. Die Split-Cord-Malformation geht in nahezu allen Fällen mit Fehlbildungen der Wirbelsäule einher. Es kommt zur Ausbildung von Blockwirbeln, aber auch von Schmetterlings- oder Hemiwirbelkörpern. Hieraus resultieren häufig Kyphoskoliosen. Es werden Fusionen zwischen den Wirbelbögen benachbarter Wirbel gefunden, dabei können diagonale Fusionen zwischen kontralateralen Wirbelbögen, aber auch ipsilaterale zwischen Wirbelbögen der gleichen Seite gesehen werden. Nahezu immer kommt es zur Ausbildung einer Spina bifida. Die Wirbelanomalien sind in der Regel auf die Regionen konzentriert, in der die Split-Cord-Malformation gefunden wird. Der Knochensporn, der das Rückenmark teilen kann, ist in der Kindheit lediglich knorpelig angelegt und kann von daher auch auf MRT-Aufnahmen, je nach Ausprägung des Ossifikationszentrums, leicht übersehen werden.

Diagnostik

MRT

Insgesamt ist die MRT zur Sicherung der Diagnose gut geeignet. Magnetresonanztomographisch wird die Zweiteilung des Rückenmarks problemlos nachgewiesen, ebenso ergeben sich keine Schwierigkeiten bei der Darstellung der Hydromyelie.

Hinsichtlich der Abbildung des bindegewebigen oder knöchernen Septums können Schwierigkeiten in der Differenzierung auftreten, daneben wird die sichere Abbildung der Nervenwurzeln sowie die Beantwortung der Frage nach der Ausbildung von Arachnoidea und Dura mit der MRT nicht immer möglich sein (Abb. 3.**43**–3.**50**).

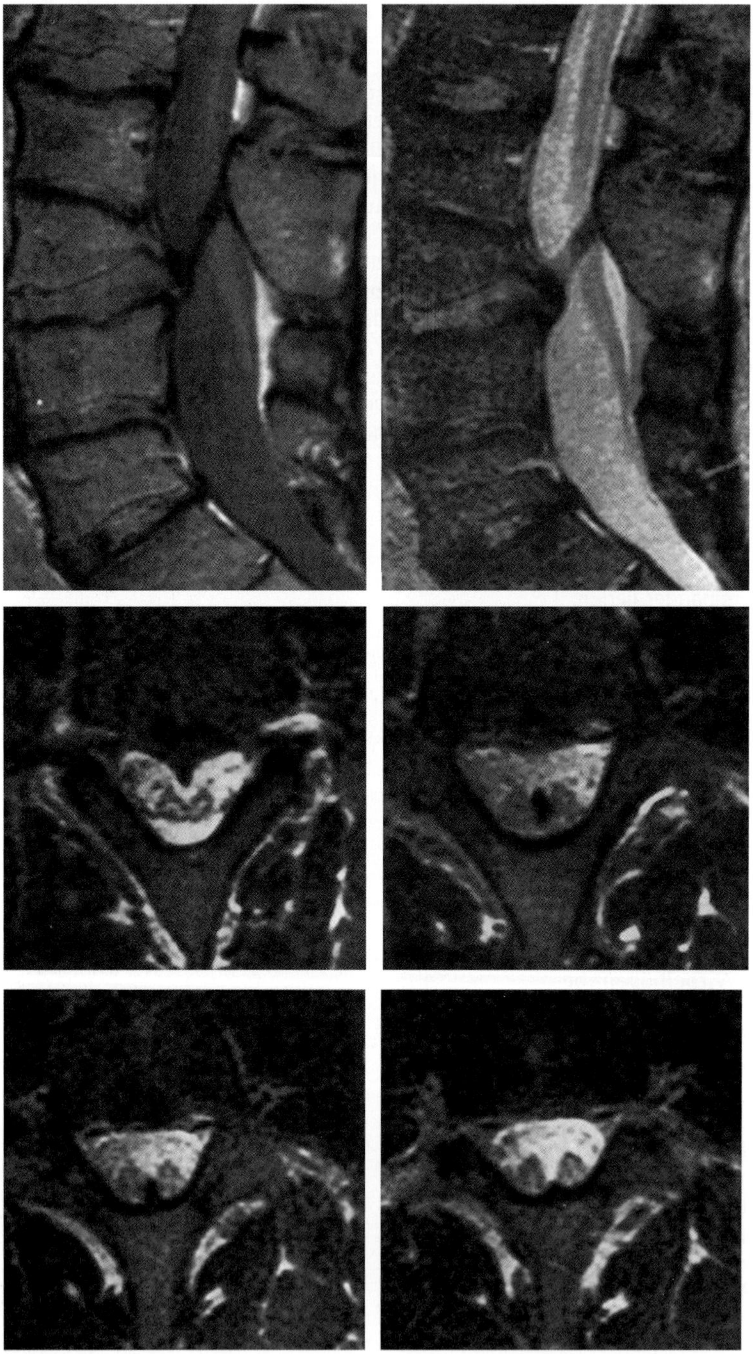

a, b

c

d

e

f

Abb. 3.**43 a–f Split-Cord-Malformation Typ I in Höhe L3**. 33-jähriger Patient:

a PD-gewichteter Sagittalschnitt mit Nachweis des knöchernen Sporns, der von ventral-kaudal nach dorsal-kranial verläuft (SE; TR = 2100 ms, TE = 20 ms). Das knöcherne Septum stellt sich signalarm dar. Dysplasie von L3.

b Auch in der T2-gewichteten Sequenz signalarme Abbildung des knöchernen Sporns. Gleichzeitig Nachweis des Konustiefstands in Höhe L3/L4 infolge der Fixierung des Rückenmarks (SE; TR = 2100 ms, TE = 80 ms).

c–f Die Transversalaufnahmen beweisen die Spaltbildung des Rückenmarks (**c** kaudal, **f** proximal) (SE; TR = 2100 ms, TE = 80 ms).

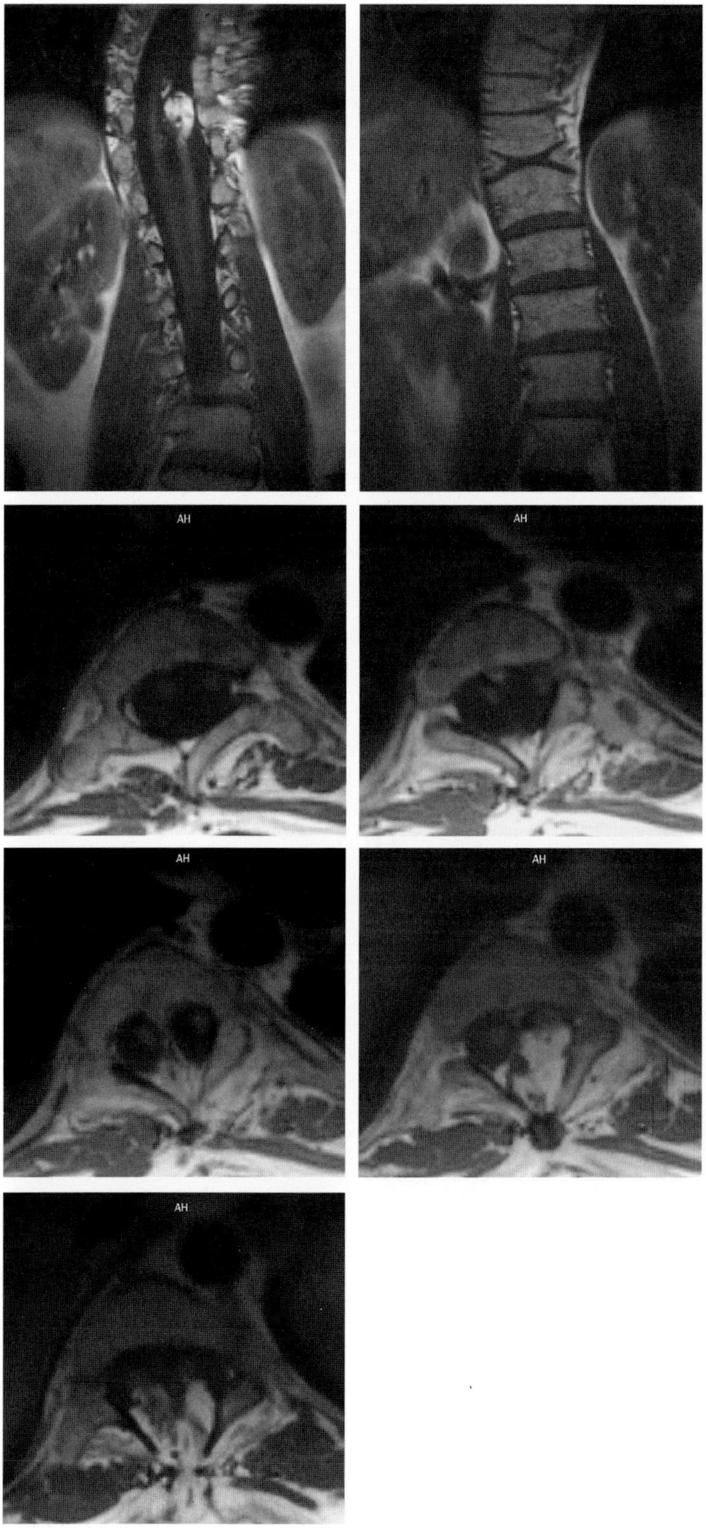

a, b
c
d
e
f
g

Abb. 3.**44 a–l** **Split-Cord-Malformation Typ I.** Split-Cord-Malformation Typ I mit komplexer Fehlbildung der Wirbelkörper im thorakolumbalen Übergang, einem ausgedehnten intraspinalen Lipom, einem großen knöchernen Defekt im Sinne der Spina bifida in Höhe BWK 9 bis LWK 2 sowie einer intra- wie extraspinal gelegenen Epidermoidzyste:

a Koronarer Schnitt in T1-Gewichtung (TSE; TR = 600 ms, TE = 12 ms) mit Darstellung der Spaltbildung des Rückenmarks sowie dem partiell anhaftenden Lipom.

b Koronarer Schnitt weiter ventral mit Abbildung der ausgeprägten Wirbelkörperdysplasien, wobei Schmetterlingswirbel, eine partielle Blockwirbelbildung und Halbwirbel abzugrenzen sind.

c–g Transversaler Schnitt in T1-Gewichtung mit Abbildung der beiden Rückenmarkteile sowie dem Sporn. Kaudal erkennbares großes, den beiden Rückenmarkanteilen anhaftendes Lipom.

Abb. 3.**44 h–l** ▷

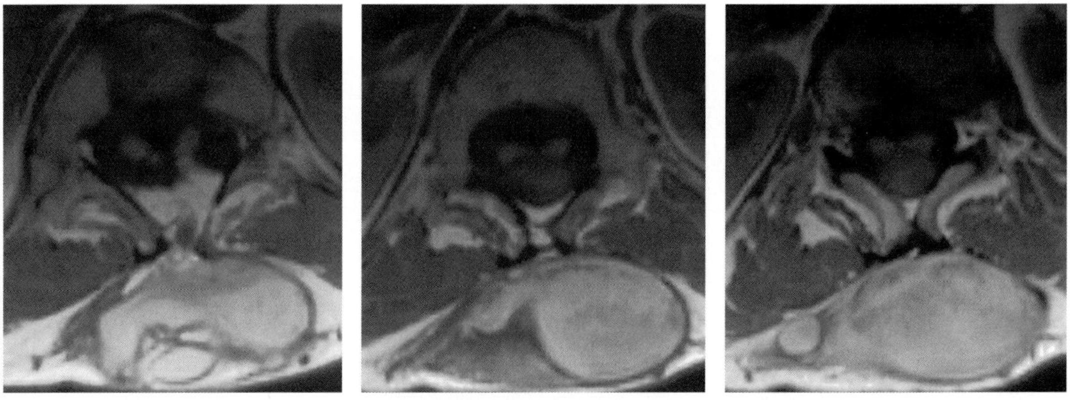

h i j

Abb. 3.**44 h–j** Schichten weiter kaudal mit Nachweis der großen Epidermoidzyste subkutan, Spaltbildung im Verlauf des Wirbelbogens sowie mit Abbildung einer dorsal dem Rückenmark aufsitzenden knotigen Struktur.

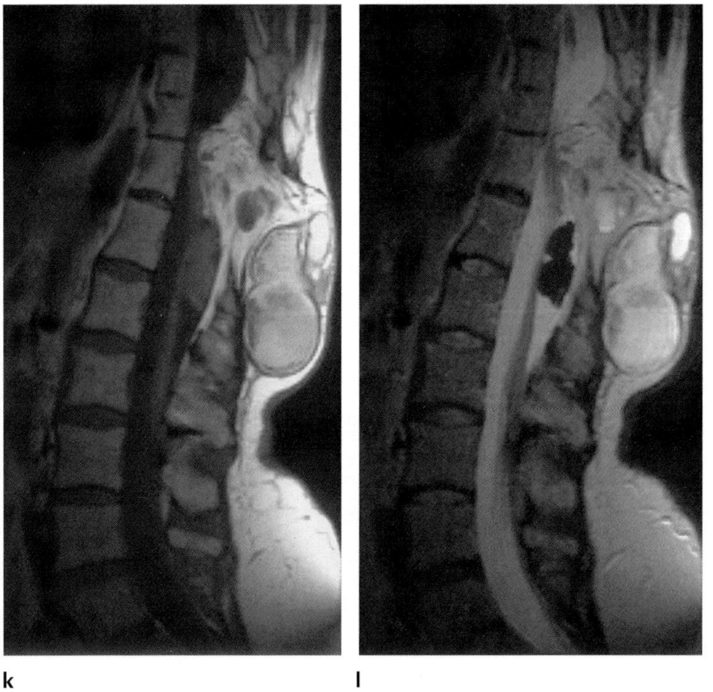

k l

Abb. 3.**44**

k Sagittalschnitt in T1-Gewichtung mit Nachweis der ausgedehnten Fehlbildung im Bereich des thorakolumbalen Übergangs, den dorsal dem Rückenmark anheftenden knotigen Strukturen in Höhe BWK 12/L1 sowie dem Tethered Cord mit Fixierung des Konus in Höhe L3.

l Sagittaler T2-gewichteter Schnitt. Die Epidermoidzyste zeigt ein fleckig-inhomogenes, insgesamt sehr hohes Signal, die intraspinalen Epidermoidanteile sind dunkel.

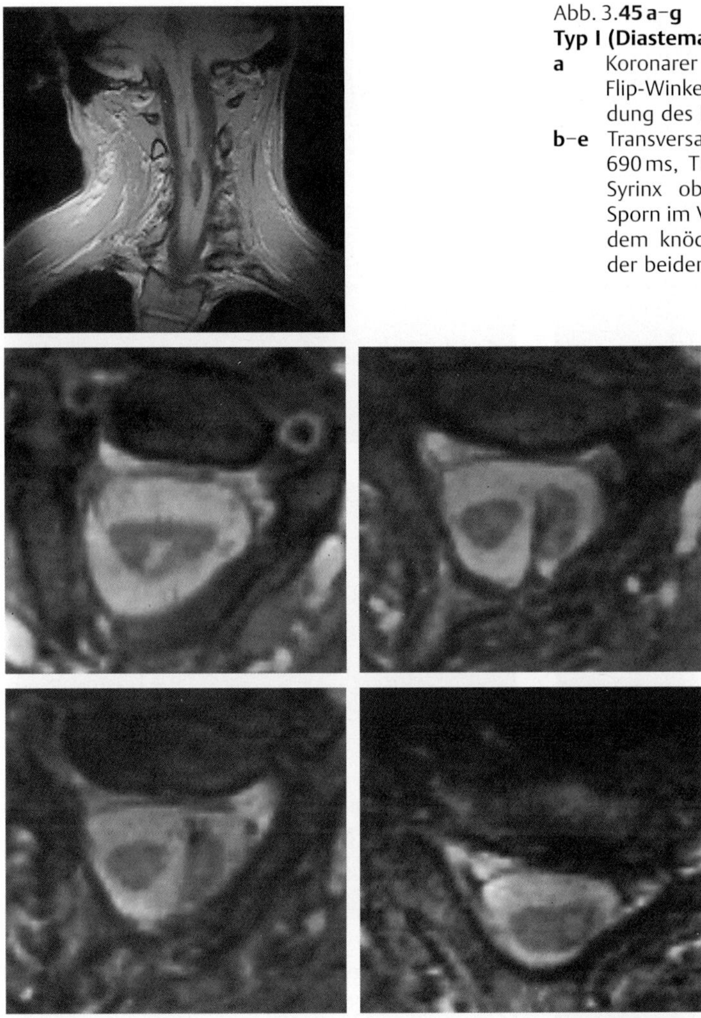

a b c d e

Abb. 3.**45 a–g** **Zervikale Split-Cord-Malformation Typ I (Diastematomyelie)**:

a Koronarer Schnitt (FLASH; TR = 500 ms, TE = 7 ms, Flip-Winkel α = 70°) mit Nachweis der Spaltbildung des Rückenmarks im Zervikalkanal.

b–e Transversale T2-gewichtete Schnitte (Flash; TR = 690 ms, TE = 24 ms, Flip-Winkel α = 25°): Zarte Syrinx oberhalb der Spaltbildung, knöcherner Sporn im Verlauf von ventral nach dorsal, distal zu dem knöchernen Sporn erneute Verschmelzung der beiden Rückenmarkanteile.

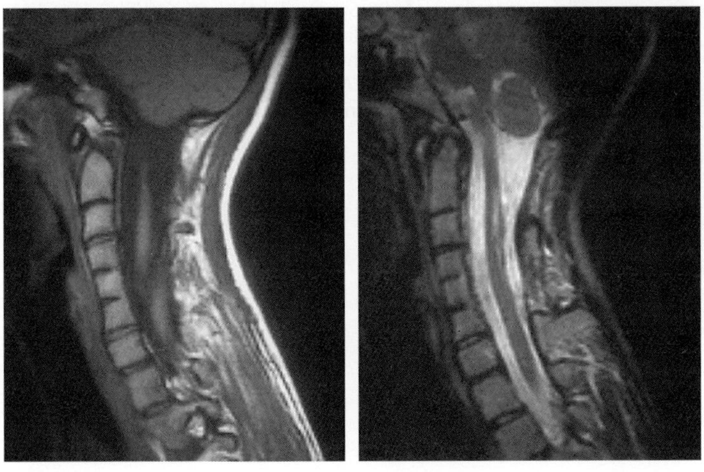

f g

Abb. 3.**45**

f T1-gewichteter sagittaler Schnitt in Höhe der Spaltbildung (TSE; TR = 600 ms, TE = 12 ms): Man erkennt gut die Rückenmarkunterbrechung. Darüber hinaus sind Dysplasien der Wirbelkörper C4 bis einschließlich C6 erkennbar mit Teilverschmelzungen.

g Sagittaler T2-gewichteter Schnitt (TSE; TR = 5000 ms, TE = 112 ms) mit Nachweis der proximalen, in Höhe C2/C3 gelegenen Syrinx.

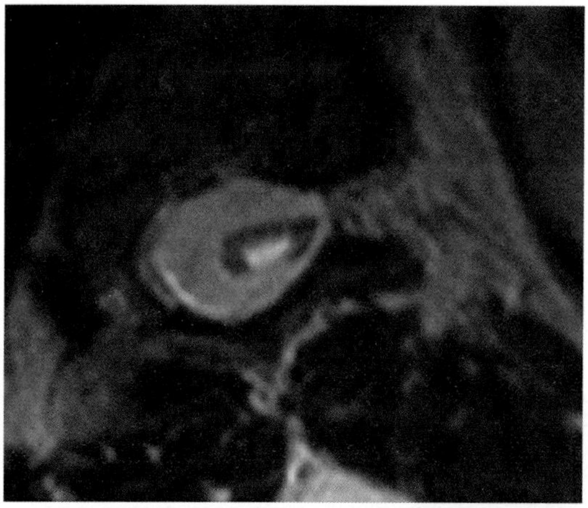
a

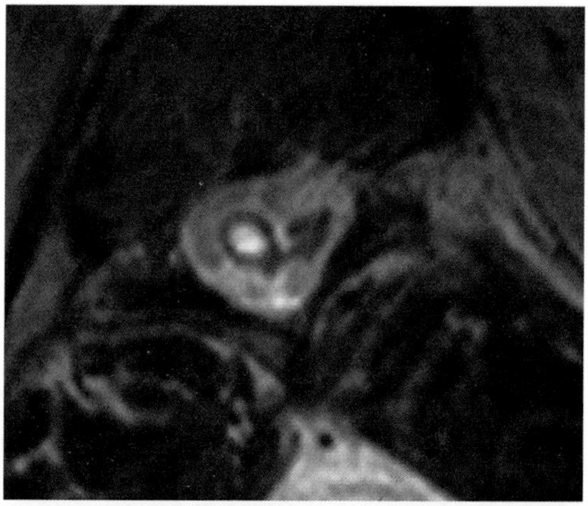
b

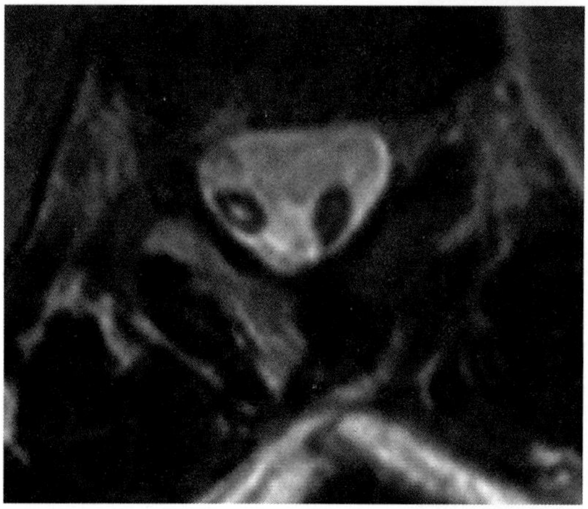
c

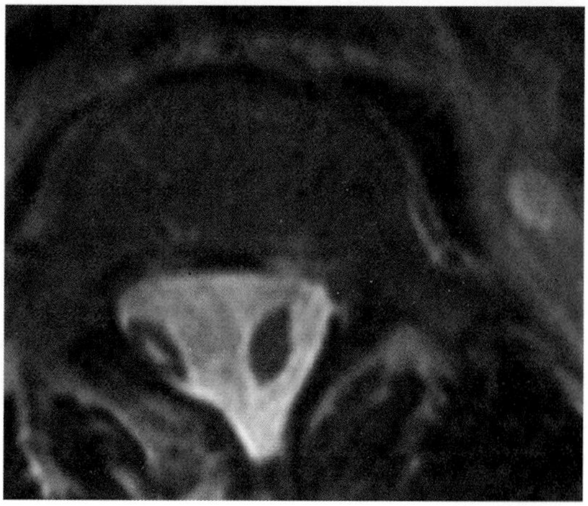
d

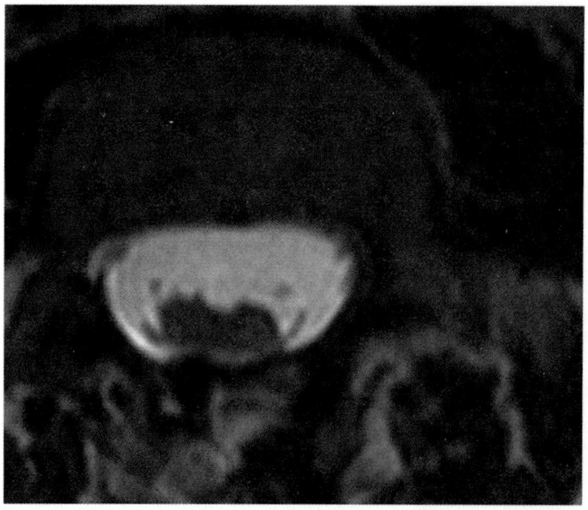
e

Abb. 3.**46 a–e Lumbale Split-Cord-Malformation Typ I**. Transversale T2-gewichtete Aufnahmen (TSE; TR = 5600 ms, TE = 120 ms). Syrinx im Verlauf des Rückenmarks, in Höhe der Trennung der beiden Rückenmarkanteile wird die Syrinx rechts weitergeführt. Eine knöcherne Spornbildung ist nicht erkennbar, stattdessen wird die Dura ohne Trennung nach kaudal weitergeführt. Deutliche Aplasie der Wirbelanhangsstrukturen mit Spina bifida und Ausbuchtung des Spinalkanals nach dorsal.

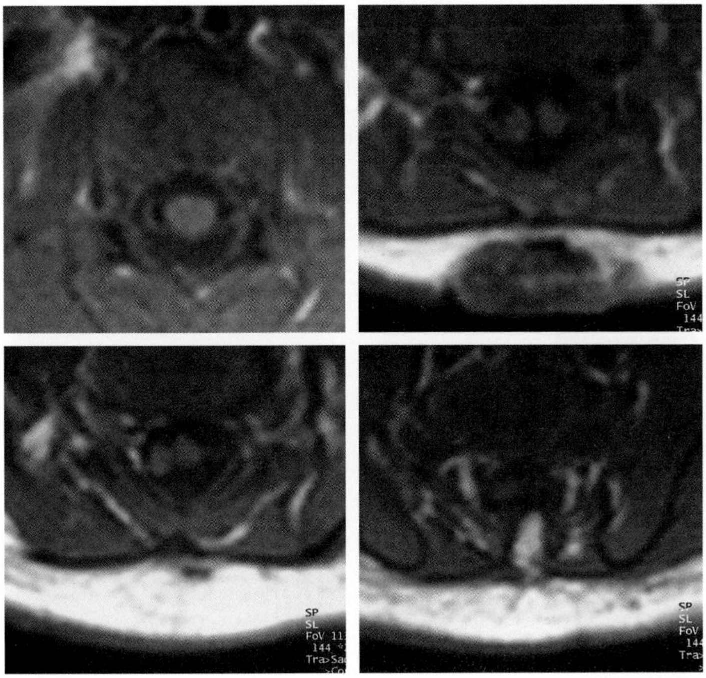

b

c

d

Abb. 3.**47 a–d** **Split-Cord-Malformation Typ II und Spina bifida.** Neugeborenes mit einer Split-Cord-Malformation Typ II und einer Spina bifida in Höhe des lumbosakralen Übergangs mit dem Befund eines intraspinalen Lipoms:

a–c Transversale T1-gewichtete Aufnahmen (SE; TR = 700 ms, TE = 14 ms): Spaltbildung des Rückenmarks ohne Nachweis eines Septums oder Sporns. Großes kutanes Bürzel im dorsalen Hautniveau.

d Die distale Schicht zeigt das sich nach intraspinal vorwölbende Lipom.

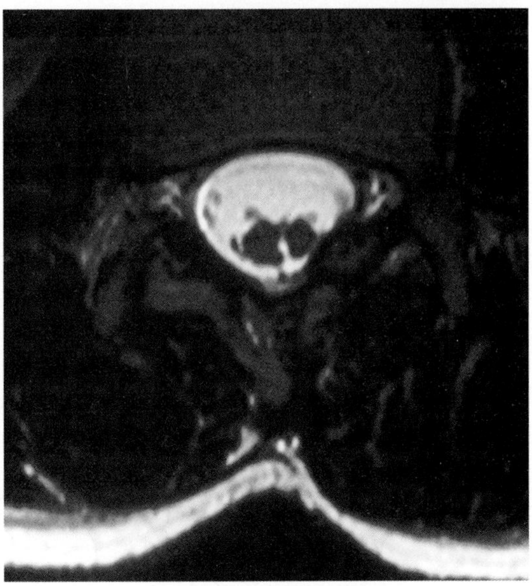

Abb. 3.**48** **Split-Cord-Malformation Typ II.** Split-Cord-Malformation Typ II mit Anheftung des hinteren linken Myelonanteils an die dorsale Dura.

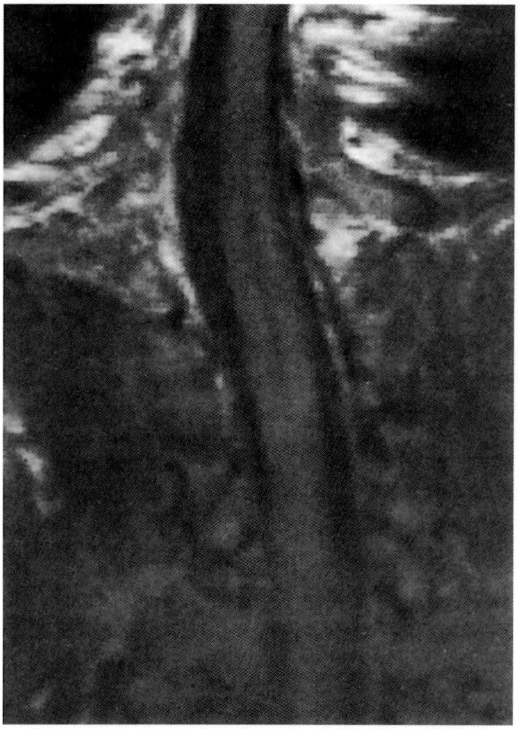

Abb. 3.**49 a–c Zervikothorakale Split-Cord-Malformation Typ II mit Meningocele manque**:
a Koronarer Schnitt mit Nachweis der Spaltbildung des Rückenmarks. Beide Rückenmarkhälften sind nicht durch einen knöchernen Sporn oder durch ein fibröses Septum getrennt.

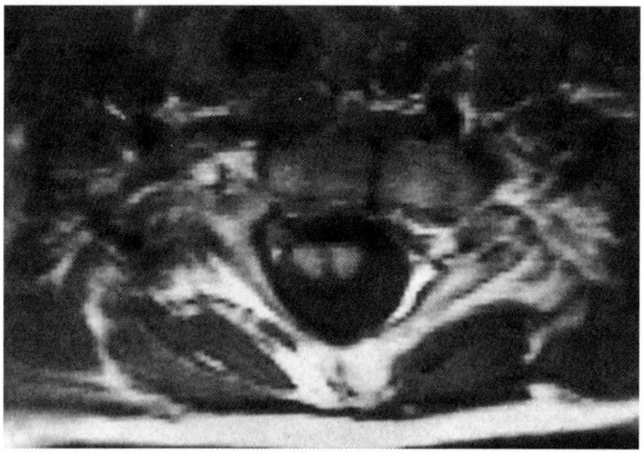

b Transversaler Schnitt in T1-Gewichtung mit der Spaltung des Myelons.

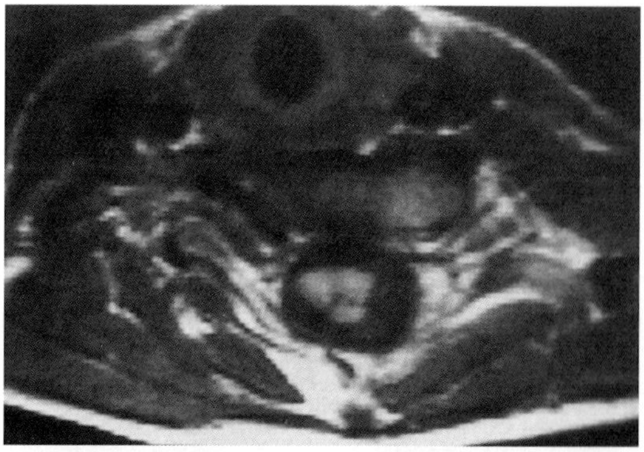

c Meningocele manque: Es findet sich intraoperativ ein Gewebekonvolut, das beiden Rückenmarkhälften dorsal aufsitzt. Von diesem Gewebe nehmen einige dünne Nervenfasern ihren Ausgangspunkt.

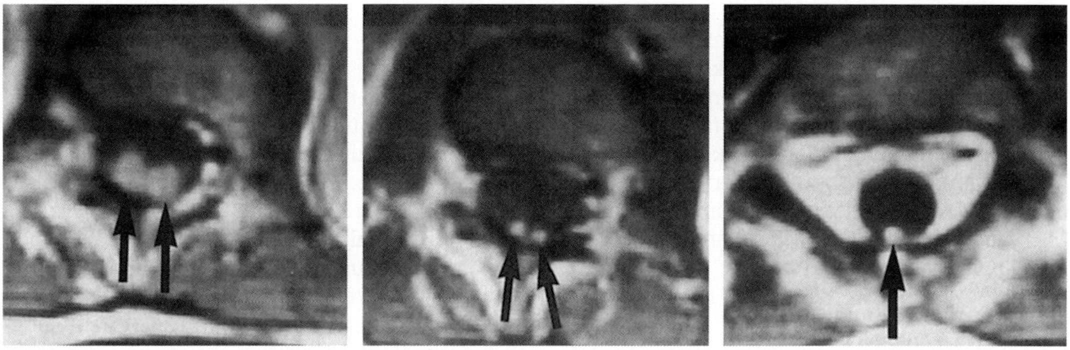

a b c

Abb. 3.**50 a–c** **Split-Cord-Malformation Typ II mit Tethered Cord durch ein verdicktes und verkürztes Filum terminale**:
a Transversalschnitt in Höhe L2 mit Nachweis der Rückenmarkteilung (SE; TR = 600 ms, TE = 30 ms).
b Die beiden Rückenmarkstränge verjüngen sich nach kaudal. Histologisch waren beide Anteile des Rückenmarks narbig umgebaut (SE; TR = 600 ms, TE = 30 ms).
c Kurzes, lipomatös verdicktes Filum terminale (SE; TR = 600 ms, TE 30 ms).

■ Dermalsinus

Definition

Beim Dermalsinus handelt es sich um einen epithelialisierten Gang, der sich von der Haut dorsal in die Tiefe erstreckt. In der Regel beginnt der Dermalsinus in der Mittellinie im Verlauf der Wirbelsäule, seltener liegt die Eintrittspforte parasagittal. Oberflächlich findet man hier eine kleine Einziehung mit einem Ostium, nicht selten kombiniert mit einem kapillaren Angiom oder mit einem Haarnävus bzw. einer hyperpigmentierten Hautregion. Aus dem Ostium selbst können Haare vorwachsen (List 1941).

Ausdehnung

Die Ausdehnung in die Tiefe ist sehr variabel, der Gang kann subkutan enden, er kann bis an den Knochen, bis nach epidural oder subdural reichen oder aber auch Kontakt zum neuralen Gewebe, also Rückenmark, Cauda equina, zu einzelnen Nervenwurzeln oder zum Filum terminale aufweisen. Intraspinal wird nicht selten eine Verbindung zu einem Dermoid, Epidermoid oder Lipom gefunden. Diese Tumoren kommen sowohl extra- als auch intramedullär vor.

In der überwiegenden Zahl der Fälle wird eine leichtere Form der dorsalen Spina bifida gefunden, knöcherne Veränderungen können allerdings auch völlig fehlen. Ausgeprägtere knöcherne Defekte sind die Ausnahme. Hat der Gang Verbindung zu neuralen Strukturen, kann es zu einer Fixierung des Rückenmarks mit Tiefstand kommen. Im Rahmen der Aszension des Conus medullaris kann der Gang selbst mit hochgezogen werden, sodass er in seinem Verlauf von dorsal-kaudal nach ventral-kranial gerichtet ist. Daneben kann er horizontal bzw. nach ventral-kaudal verlaufen oder auch in seinem Verlauf geschwungen sein, sodass zur Erfassung des Gangs im Rahmen einer sagittalen Schnittführung mehrere dünne Schichten erforderlich sind.

Lokalisation

Etwa 62–66 % der Dermalsinus werden lumbosakral gesehen, ca. 25 % okzipital. Lediglich 10 % finden sich thorakal und nur in ganz geringer Zahl liegen sie zervikal (Wright 1971).

Pathogenese

Differenzialdiagnostisch ist der Pilonidalsinus am Steißbein abzugrenzen, der nie eine Verbindung nach intradural aufweist. Über den Dermalsinus kann sich bereits nach der Geburt eine Infektion entwickeln, die sich bis in den Subarachnoidalraum fortsetzt und zu einer Arachnopathie führen kann. Im Rahmen der Entzündung können im Verlauf auch extraspinal entzündliche Veränderungen einschließlich einer Abszedierung auftreten.

Bei Vorliegen eines Dermoids oder Epidermoids können durch die Kompression von Nervenwurzeln und des Rückenmarks klinische Beschwerden entstehen. Bei intramedullärer Tumorlage kann die Rückenmarkauftreibung zu einer entsprechenden Symptomatik führen.

Der Dermalsinus stellt immer eine Operationsindikation dar, unabhängig vom Ergebnis der MRT-Untersuchung. Das MRT dient daher lediglich der Operationsplanung.

Diagnostik

MRT

Die MRT sollte dünnschichtig in 2 Ebenen, transversal und sagittal durchgeführt werden. Von besonderer Bedeutung sind Aufnahmen nach Kontrastmittelgabe, da erst hierdurch häufig das Ausmaß der entzündlichen Reaktion, vor allem auch intraspinal, deutlich wird. In Fällen, in denen der Dermalsinus einen schrägen Verlauf nimmt, sollten gewinkelte sagittale Aufnahmen angestrebt werden, um den gesamten Verlauf möglichst in einer Schicht zu erfassen (Abb. 3.**51**–3.**53**).

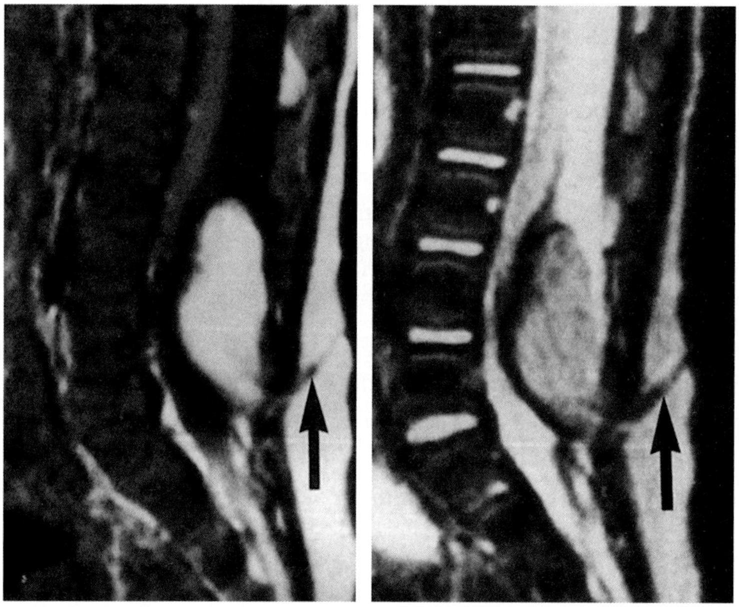

a **b**

Abb. 3.**51 a, b** **Dermalsinus.** 4 Monate alter Säugling:
a Sagittaler T1-gewichteter Schnitt (SE; TR = 660 ms, TE = 25 ms) mit Nachweis eines Dermalsinus in Höhe L5/S1, der von kranial nach kaudal verläuft und Kontakt zu einem intraspinalen Lipom aufweist. Das Rückenmark ist ventral an dem Lipom fixiert und nach kaudal ausgezogen (Pfeil).
b T2-gewichteter Schnitt (Pfeil) (SE; TR = 2100 ms, TE = 80 ms).

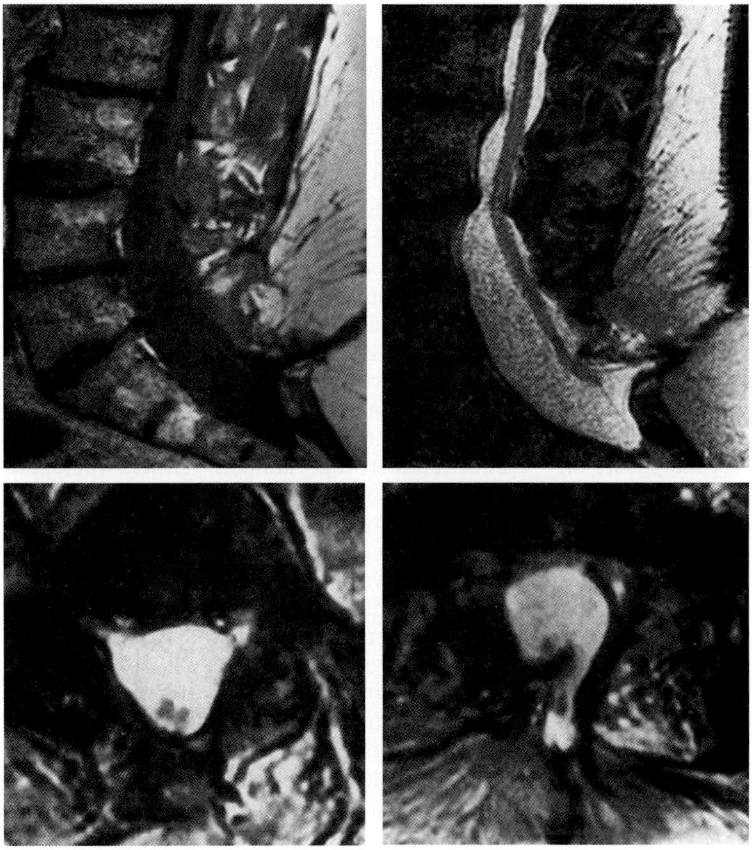

b c d

Abb. 3.**52 a–d** **Dermalsinus.** 55-jähriger Patient, bei dem nach der Geburt ein Dermalsinus verschlossen wurde:
a Im Sagittalschnitt Nachweis des narbig verbreiterten Gangs mit Kontakt zum Spinalkanal (SE; TR = 600 ms, TE = 25 ms).
b Das Rückenmark ist nach kaudal und dorsal ausgezogen. Großer knöcherner Defekt und Nachweis einer kleinen Meningozele (SE; TR = 2100 ms, TE = 80 ms).
c Im Transversalschnitt Befund einer Diplomyelie im Sinne der Split-Cord-Malformation Typ II knapp oberhalb des knöchernen Defekts (FFE; TR = 600 ms, TE = 20 ms, Flip-Winkel α = 25°).
d Kaudal hierzu Verlauf des Rückenmarks sowohl ventral wie auch dorsal des Knochensporns (FFE; TR = 700 ms, TE = 20 ms, Flip-Winkel α = 25°).

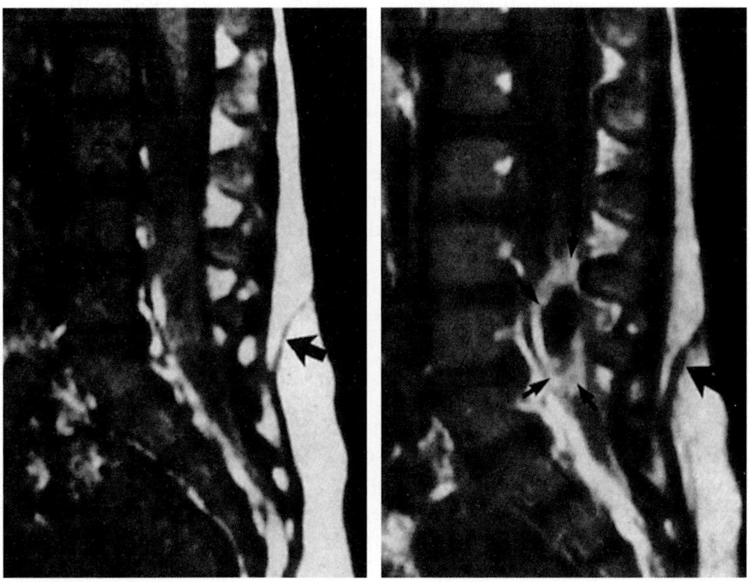

a b

Abb. 3.**53 a, b** **Dermalsinus.** $1^1/_2$-jähriges Mädchen:
a Im Sagittalschnitt zeigt der Konus eine regelrechte Lage in Höhe L2. Innerhalb des Spinalkanals findet sich kaudal bei L4/L5 eine Signalanhebung. Der Dermalsinus (Pfeil) verläuft von dorsal-kranial nach ventral-kaudal (SE; TR = 780 ms, TE = 25 ms).
b Nach Kontrastmittelapplikation zeigt sich in Höhe L4/L5 eine kräftige Signalanhebung intradural (kleine Pfeile). Histologisch fand sich ein ausgedehntes Granulationsgewebe als Ausdruck der chronischen Entzündung.

Split-Notochord-Syndrom

Definition

Das Split-Notochord-Syndrom umfasst eine Gruppe von Erkrankungen, die durch eine Verbindung zwischen Darmanteilen, Wirbelsäule, Spinalkanal und Haut geprägt sind. Synonym werden auch die Begriffe „kombinierte vordere und hintere Spina bifida“, „dorsale Darmfistel“, „spinale und kraniale Zysten“, „neuroenterogene Zysten“ verwendet.

Pathogenese

Die pathologische Verbindung zwischen mesodermalen, neuralen und ektodermalen Strukturen entwickelt sich in der Embryonalphase, die Theorie ihrer Entstehung ist dabei auf den S. 66 u. 67 zusammengestellt.

Der nach der Geburt vorhandene Befund ist sehr unterschiedlich ausgeprägt, je nachdem, wie weit intrauterin noch eine Ausheilung des Defekts hat stattfinden können. Im ausgeprägtesten Fall besteht dorsal in der Mittellinie eine Hautfistel, die mit ventral der Wirbelsäule liegenden Darmanteilen in Verbindung steht. Es liegt damit eine direkte Verbindung zwischen Darmlumen und Haut vor, aus der Fistel können Stuhlanteile austreten. Die Wirbelsäule zeigt eine komplette sagittale Spaltbildung über einen umschriebenen Bezirk. Gespalten sind somit:

- Wirbelkörper,
- Wirbelbogen,
- Dura,
- Arachnoidea,
- Rückenmark.

Der Spinalkanal erscheint im Bereich der Anomalie erweitert, der Befund kann mit einer vorderen und hinteren Meningozele kombiniert sein. Das Rückenmark kann auf jeder Seite vollständig ausgebildet sein mit jeweils 2 vorderen und hinteren Nervenwurzeln, es kann auch zum Auftreten von jeweils 2 lateralen Nervenwurzeln an jedem Rückenmark kommen. Über die Fistel können sich Darmschlingen in das Hautniveau vorwölben.

Diese Form des Split-Notochord-Syndroms mit dorsaler Darmfistel ist in der Literatur erst 15-mal beschrieben (Hoffmann u. Mitarb. 1993). Bei 8 dieser Kinder ist das Krankheitsbild mit einer Meningozele oder Myelomeningozele kombiniert gewesen, 5 hatten einen unvollständig ausgebildeten Anus und 2 eine rudimentäre Extremität, am ehesten einem Arm entsprechend, wobei sich dieser Knochen von der spinalen Spaltbildung ausbreitete. Bei einem dieser Patienten war eine Blasenexstrophie vorhanden. Es besteht möglicherweise ein Zusammenhang zwischen dem Split-Notochord-Syndrom und dem Auftreten einer Omphalozele, Exstrophie, eines inkompletten Anus und spinalen Defekten.

Kommt es während der intrauterinen Entwicklung zu einem Teilverschluss der Spaltbildung, so entstehen unterschiedlich gelegene Zysten, Divertikel oder blind endende Gänge. Die enterogenen Zysten (Darmduplikaturen) können sich sowohl vor als auch hinter der Wirbelsäule entwickeln und dabei mit einem bindegewebigen Strang mit dem Wirbel in Verbindung stehen. Bei prävertebraler Lage können Wirbelkörperspaltbildungen assoziiert sein, hinter der Wirbelsäule gelegene Zysten können mit Spaltbildungen der Wirbelbögen und des Dornfortsatzes kombiniert sein. Die prävertebralen Zysten sind sowohl thorakal als auch abdominal zu finden, die intrathorakalen liegen im hinteren Mediastinum. Die enterogenen Zysten neigen durch Sekretion zur Größenzunahme.

Die Divertikel stellen Darmanteile dar, die länglich ausgezogen erscheinen und über fibröse Stränge mit dem Darm verbunden sind. Sie können ebenfalls thorakal und abdominal gelegen sein, bei intrathorakaler Lage findet sich eine Zwerchfellperforation des fibrösen Bands. Zysten und Divertikel können jeweils durch Dünndarmschleimhaut, aber auch durch Epithel des Ösophagus oder des Magens ausgekleidet sein.

Blind endende Gänge bestehen dorsal. Sie gehen von der Haut aus und enden in einer sackförmigen, von Haut oder Darmanteilen ausgekleideten Höhle dorsal der Wirbelsäule, ggf. mit Kontakt zum Knochen.

Enterogene Zysten können auch intraspinal gefunden werden. Sie werden am häufigsten innerhalb der distalen zervikalen und proximalen thorakalen Wirbelsäulenabschnitte gesehen (Agnoli u. Mitarb. 1984). Typischerweise liegen sie im vorderen Subarachnoidalraum ventral dem Rückenmark auf. Sie können an der Dura bzw. Leptomeninx fixiert sein und zu einer Kompression mit Abflachung des Rückenmarks führen. Seltener können sie auch intramedullär liegen. Sie sind von Mukosa ausgekleidet, in Einzelfällen von Mukosa, Submukosa und Muskularis. Das Zystenepithel kann dem des Magens, Dünndarms oder Bronchus entsprechen.

Enterogene Zysten sind häufig mit Fehlbildungen der Wirbelsäule kombiniert, so werden Halb- oder Spaltwirbel gesehen. Intraspinale Zysten können durch knöcherne Defekte mit mediastinalen oder retroperitonealen Läsionen kommunizieren.

Die Zysten sind in der Regel durch eine klare oder milchige Flüssigkeit gefüllt, sie können spontan rupturieren mit der Folge einer chemischen Meningitis. Auch intramedulläre Abszesse sind beschrieben. Infektionen können vom Darm auf die Zysten übergreifen.

Klinik

Klinisch werden die meisten Zysten innerhalb der ersten 6 Monate nach der Geburt manifest. Seltener werden Symptome im späteren Leben gesehen; dabei handelt es sich dann um kleinere Zysten mit geringer Kompression. Männer sind 3-mal so häufig betroffen wie Frauen.

Diagnostik

MRT

Magnetresonanztomographisch weisen die Zysten überwiegend eine Signalintensität auf, die etwas höher ausfällt als die von Liquor. Sie kann auf T1-gewichteten Aufnahmen niedriger aber auch höher sein, als die des Rückenmarks (Kantrowitz u. Mitarb. 1986, Aoki u. Mitarb. 1987, Geremia u. Mitarb. 1988, Pierot u. Mitarb. 1988, Kak u. Mitarb. 1990). Sie nehmen kein Kontrastmittel auf (Pierot u. Mitarb.1988).

Mithilfe der bildgebenden Verfahren sollte insbesondere auch nach assoziierten Veränderungen mediastinal bzw. abdominal/retroperitoneal gefahndet werden (Abb. 3.**54** u. 3.**55**).

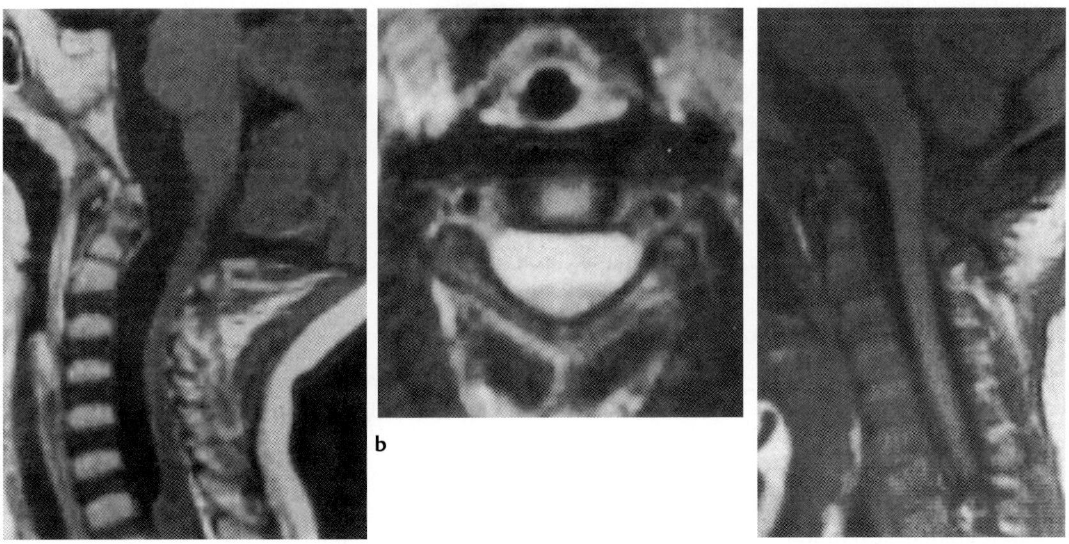

a b c

Abb. 3.**54 a–c** **Neuroenterogene Zyste kraniozervikal**:
a Das präoperative MR-Bild zeigt eine ventral gelegene raumfordernde Zyste, die vom kaudalen Brückenfuß bis C7 zieht.
b Transversale T2-gewichtete Aufnahme mit einer ausgeprägten Myelonkompression.
c Postoperativ Entlastung des Rückenmarks und der Hirnstammabschnitte.

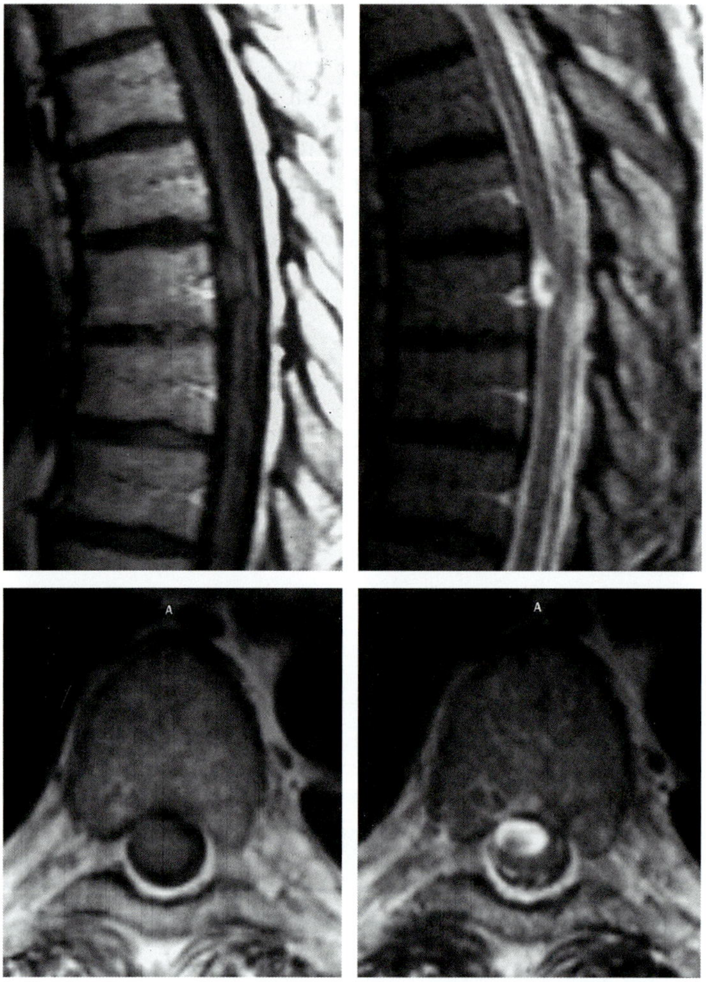

a, c
b
d

Abb. 3.**55 a–d** **Kleine intraspinale, ventral dem Rückenmark aufsitzende Zyste in Höhe BWK 7**:
a Sagittale T1-gewichtete Aufnahme. Die ventral des Rückenmarks gelegene Zyste zeigt eine ähnliche Signalintensität wie das Myelon. Es findet sich ein Kompressionseffekt (TSE; TR = 800 ms, TE = 12 ms).
b Transversale T1-gewichtete Aufnahme (SE; TR = 805 ms, TE = 14 ms): In diesem Bild lässt sich aufgrund der relativ identischen Signalintensität die Zyste nur schlecht abgrenzen.
c Sagittale T2-gewichtete Aufnahme: Die Zyste zeigt eine hohe Signalintensität, lässt allerdings eine kleine punktförmige Signalabschwächung dorsal erkennen (TSE; TR = 5310 ms, TE = 112 ms).
d Transversale T2-gewichtete Aufnahme (TSE; TR = 5570 ms, TE = 120 ms): In guter Übereinstimmung mit dem sagittalen Bild Darstellung der ventral gelegenen Zyste, die eine weitgehend hohe Signalintensität mit Aussparung eines dorsalen Anteils zeigt.

Nichtdysrhaphische Fehlbildungen

Partielle und komplette Agenesie des Os sacrum

Definition

Bei der sakralen Agenesie handelt es sich um ein Krankheitsbild, das in sehr unterschiedlichen Schweregraden vorkommt. Es werden partielle als auch komplette Formen der sakralen Agenesie gesehen, teilweise mit Einbeziehung lumbaler Abschnitte. Von den bilateralen Formen sind die unilateralen abzugrenzen.

Pathogenese

Die sakrale Agenesie tritt gehäuft mit Erkrankungen des Urogenitaltrakts auf:

- unilaterale renale Agenesien,
- Nierenduplikaturen,
- rektovesikale Fisteln,
- Blasenexstrophien,
- Kryptorchismus,
- Ovaraplasien,
- Uterusteilaplasien.

Daneben finden sich auch Anomalien des Gastrointestinaltrakts, wie:

- Omphalozelen,
- tracheoösophageale Fisteln,
- Meckel-Divertikel,
- Rektumprolaps zum Zeitpunkt der Geburt.

Neurogene Störungen von Blase und Mastdarm sind die Regel.

Das Krankheitsbild ist ätiologisch als teratogen und genetisch induziert anzusehen. Man hat eine Häufung dieser Erkrankung bei insulinpflichtigen Müttern gesehen, ebenso eine familiäre Häufung. Daneben sind in tierexperimentellen Untersuchungen teratogene Schädigungen während der Embryonalphase als ursächlich gesichert worden.

Klinik

Klinisch stehen neben den Beschwerden, die sich aus den Begleiterkrankungen ergeben, infolge der knöchernen Veränderungen vor allem Instabilitäten im Übergang von Wirbelsäule zu Becken, Skoliosen, Fuß- und Kniekontrakturen bzw. Deformitäten, Hüftgelenksubluxationen und Luxationen im Vordergrund.

Es werden 4 Typen der sakralen Agenesie unterschieden (Abb. 3.**56**) (Renshaw 1978):

Typen der sakralen Agenesie

- *Typ I* ist definiert als partielle oder komplette *unilaterale* Os-sacrum-Agenesie.
- *Typ II* beinhaltet eine partielle sakrale Agenesie, die aber bilateral unsymmetrisch vorliegt. Dabei kommt es zu einer stabilen Artikulation zwischen den Ossa ilii und dem normal oder hypoplastisch ausgebildeten 1. Sakralwirbel.
- *Typ III* geht mit einer unterschiedlich ausgeprägten lumbalen und kompletten sakralen Agenesie einher, wobei die Ossa ilii mit dem distalen lumbalen Wirbelkörper artikulieren.
- *Typ IV* beinhaltet ebenfalls eine lumbale und komplette sakrale Agenesie, bei der im Gegensatz zum Typ III lediglich die Ossa ilii miteinander artikulieren oder fusioniert sind.

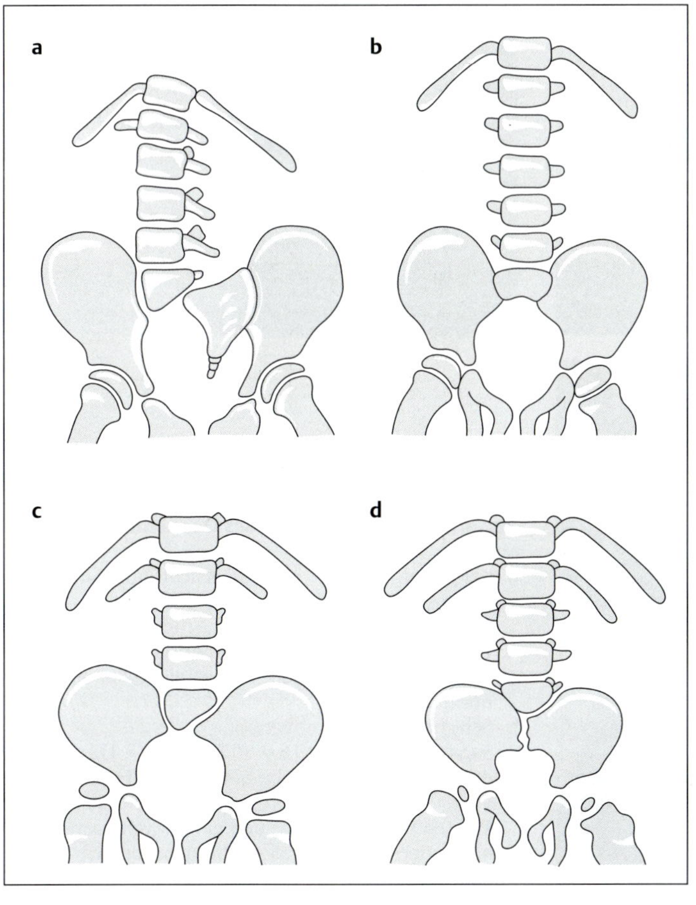

Abb. 3.**56 a–d** **Verschiedene Typen der sakralen Agenesie** (eingeteilt nach Renshaw [1978]):
a Typ I: Unilaterale komplette oder partielle Agenesie.
b Typ II: Partielle bilaterale sakrale Agenesie. Es ist eine stabile Artikulation zwischen den Ossa ilii und dem hier hypoplastischen S1 dargestellt.
c Typ III: Kombination einer partiellen lumbalen mit einer kompletten sakralen Agenesie. Gezeichnet ist ein hypoplastischer L3, der mit den Ossa ilii artikuliert.
d Typ IV: Partielle lumbale und komplette sakrale Agenesie. Die Ossa ilii selbst artikulieren untereinander, die Gelenkverbindung zur lumbalen Wirbelsäule ist inkomplett oder fehlt.

Der Typ I geht nicht selten mit dem Bild des sog. Krummsäbels (Scimitar-Sakrum) einher, eine krummsäbelartige Verformung des unilateral angelegten Sakralanteils. Weitere knöcherne Deformitäten können vorliegen. Intraspinal kann ein Tethered-Cord-Syndrom gefunden werden, nicht selten bestehen intradurale Lipome. Der Prozess kann mit einer Myelomeningozele vergesellschaftet sein. Darüber hinaus kann eine anteriore sakrale Meningozele gefunden werden.

Ein Krummsäbel-Sakrum kann z. T. erst im Verlauf von Kontrolluntersuchungen entstehen, wobei hydrostatischer Druck und die Liquorpulsationen für die Formveränderungen ursächlich sein dürften (Holtzmann u. Stein 1985).

Lumbosakrale Lipome sind häufig mit einer partiellen sakralen Agenesie vergesellschaft. Die Inzidenz dieser Knochenanomalie beträgt in einigen Serien bis zu 50 % neben der knöchernen Spina bifida. Der Befund ist nicht selten mit zervikalen Wirbelverblockungen wie dem Klippel-Feil-Syndrom kombiniert.

Der Typ II ist in manchen Serien der häufigste Defekt. Auch hier liegen häufig Myelomeningozelen oder Lipomyelomeningozelen assoziiert vor. Dieser Typ ist auch mit Hüftgelenkdysplasien und -luxationen verbunden. Gleiches gilt für den Typ III.

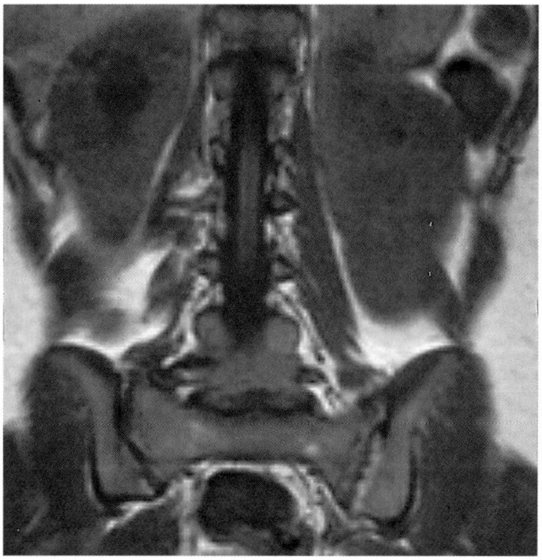
a

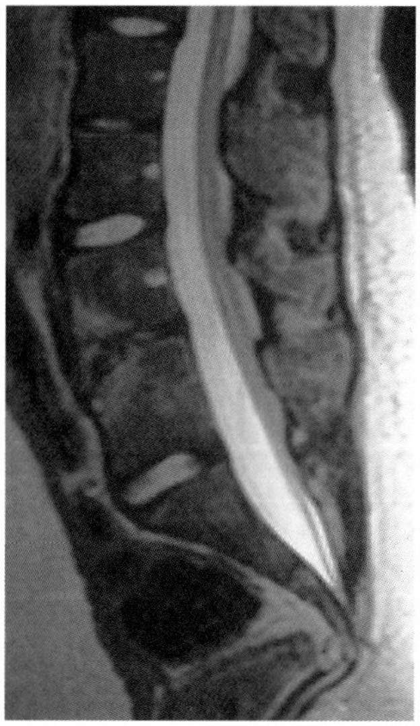
b

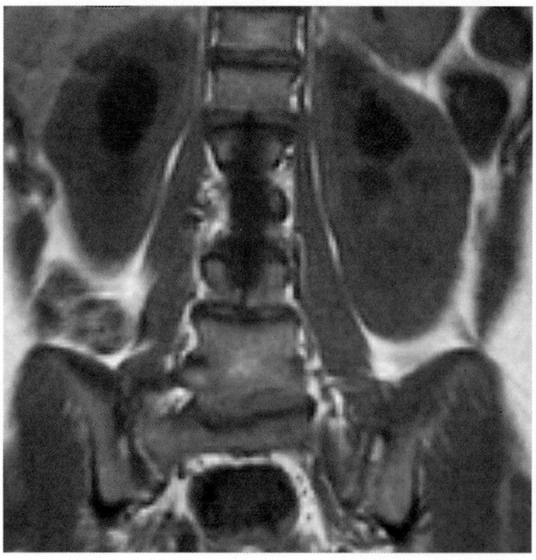
c

Abb. 3.**57 a–c** **Hypoplasie des Os sacrum**. 12-jähriges Mädchen:

a Koronarer Schnitt in T1-Gewichtung (SE; TR = 500 ms, TE = 15 ms): In der Höhe betonter, etwas verplumpt imponierender L5, möglicherweise aus einer Verschmelzung entstanden. Regelrechte Artikulation zum Os sacrum. Die Iliosakralregion ist normal abgebildet.

b Schicht 6 mm weiter ventral.

c Sagittalschnitt (TSE; TR = 5000 ms, TE = 112 ms): Gut erkennbarer, in der Höhe betonter L5. Hypoplastisch verkürztes Os sacrum. Tethered Cord mit einem verkürzten Filum terminale und einem weit nach kaudal bis in den lumbosakralen Übergangsbereich ausgezogenen Rückenmark.

Der Typ IV stellt die schwerste Form der sakralen Agenesie dar. In der Regel geht diese Form mit einer progressiven pelvinen Kyphose einher, was dann operativ eine Fusion erfordert. Auch hier finden sich nicht selten z. T. thorakal gelegene Myelomeningozelen. Patienten vom Typ IV weisen häufig Fußdeformitäten auf, die überwiegende Zahl der Patienten vom Typ III und vom Typ IV leidet an einer lumbopelvinen Instabilität.

Die meisten der Patienten ohne Myelomeningozele weisen einen Verlust der motorischen Innervation distal des letzten Wirbelkörpers auf. Die sensorische Innervation ist in der Regel bis weit kaudal des letzten Wirbelkörpers gegeben.

Diagnostik

MRT

Die Veränderungen des Os sacrum lassen sich besonders übersichtlich in sagittalen und koronaren Schichten darstellen. Die transversale Schnittführung ist geeignet zur Abbildung der intraspinalen Veränderungen. Grundsätzlich sollten T1- und T2-gewichtete Schichten erstellt werden. Mit den T2-gewichteten Aufnahmen gelingt eine besonders übersichtliche Abbildung des Rückenmarks, der Kauda und des Filums. Eine Kontrastmittelgabe ist routinemäßig nicht erforderlich (Abb. 3.**57**–3.**64**).

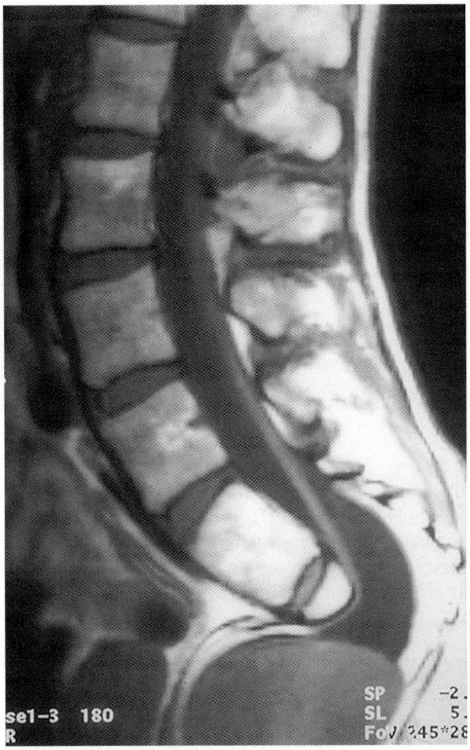

Abb. 3.**58** **Partielle sakrale Agenesie, anteriore Meningozele mit präsakralem Dermoid, Tethered Cord an einem Lipom angewachsen**. Sagittalschnitt in T1-Gewichtung (SE; TR = 600 ms, TE = 12 ms)

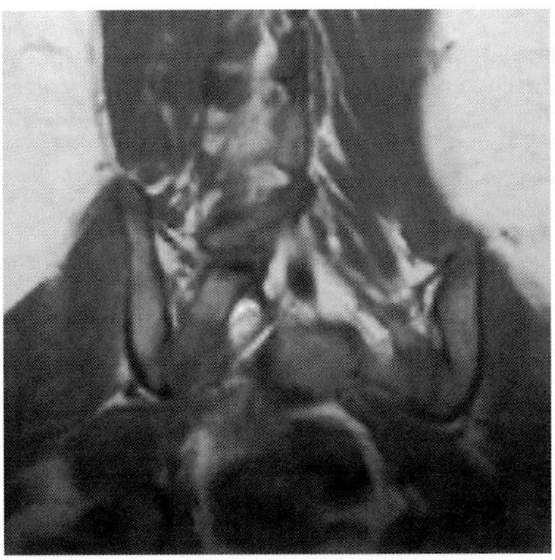

a

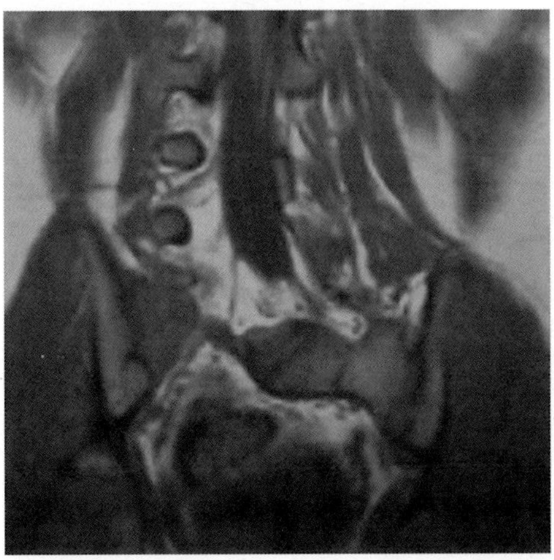

b

Abb. 3.**59 a–e** **Partielle sakrale Agenesie**:

a Koronarschnitt (TSE; TR = 644 ms, TE = 12 ms): Rechts erkennbare Artikulation des dysplastischen Os sacrum mit Anhangsstrukturen der Wirbelsäule. Auf der linken Seite ist eine diesbezügliche Artikulation nicht vorhanden.

b Schicht 1,5 cm weiter ventral. Links lateral vorliegendes dysplastisches Os sacrum. Abb. 3.**59 c–e** ▷

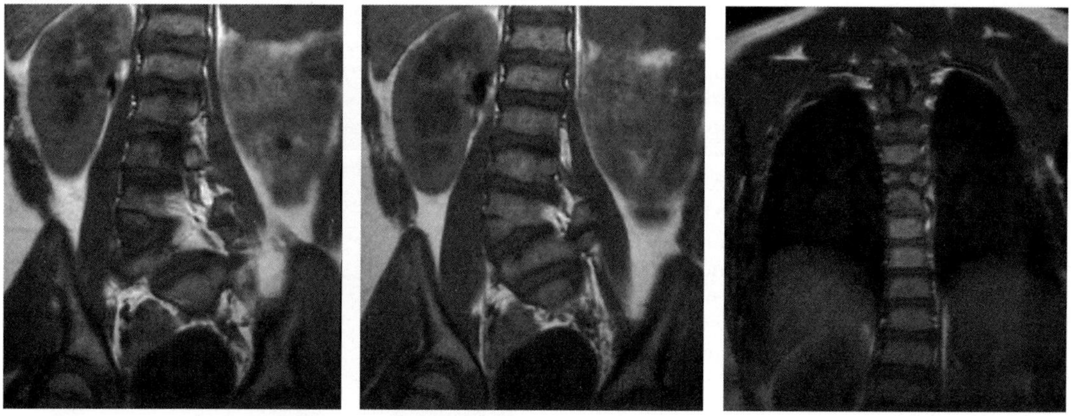

c d e

Abb. 3.**59 c–e**

c Artikulation dieses nach links lateral hin ausgebildeten Anteils mit dem letzten Lumbalwirbel. Schwere Fehlstellung der Wirbelsäule.

d In diesem Bild erkennbare Segmentationsstörung der Wirbelkörper mit asymmetrischer Höhenentwicklung.

e Koronarschnitt der Brustwirbelsäule (TSE; TR = 587 ms, TE = 12 ms): Vertikale Spaltbildung des 6. BWK im Sinne eines Schmetterlingswirbels mit entsprechender Deformierung des 7. BWK. Nachweis eines linksseitigen Defekts in Höhe BWK 5.

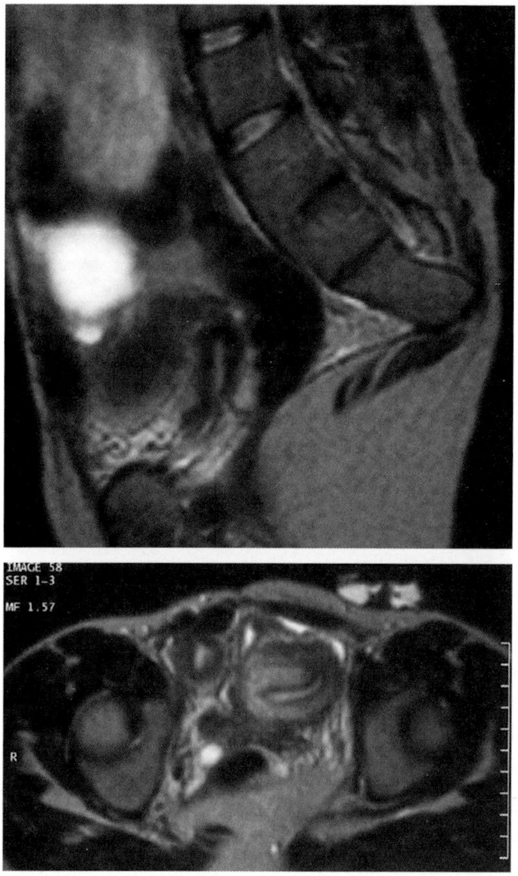

a b

Abb. 3.**60 a, b** **Bekanntes kaudales Regressionssyndrom, rechtsseitige Nierenagenesie, Anlage eines Uterus duplex und primäre Analatresie**. 24-jähriges Mädchen:

a Sagittaler T2-gewichteter Schnitt (TSE; TR = 4053 ms, TE = 112 ms): Partielle Agenesie des Os sacrum, wobei lediglich der S1 ausgebildet ist. Sehr enger Spinalkanal. Dysplasie der Bandscheiben L4/L5 und L5/S1 mit erheblicher Höhenminderung sowie partielle Fusion von L4 und L5 ventralseits.

b Transversaler Schnitt mit Nachweis des Uterus duplex. Links kräftig ausgebildetes Uterus mit regelrechter dreischichtiger Signalintensität: Die hohe Signalintensität innerhalb des Cavum uteri entspricht dem Endometrium, es folgt ein dünnes schwarzes Band als innere Schicht des Myometriums, das äußere Myometrium zeigt eine mittlere Signalintensität.

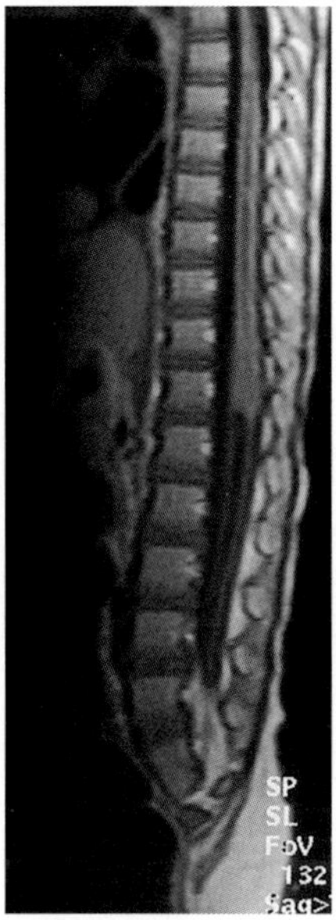

Abb. 3.**61** **Partielle sakrale Agenesie mit Rückenmarkfehlbildung**. Sagittalschnitt in T1-Gewichtung (TSE; TR = 900 ms, TE = 12 ms): Das Rückenmark zeigt in Höhe des Conus medullaris eine deutliche Verplumpung und Verdickung. Es ist dorsalseits fixiert. Es läuft in 2 strangartige Reststrukturen aus, die in dem lumbosakralen lipomatösen Gewebe enden. Proximal zu dem verdickten Conus medullaris findet sich eine Syrinx.

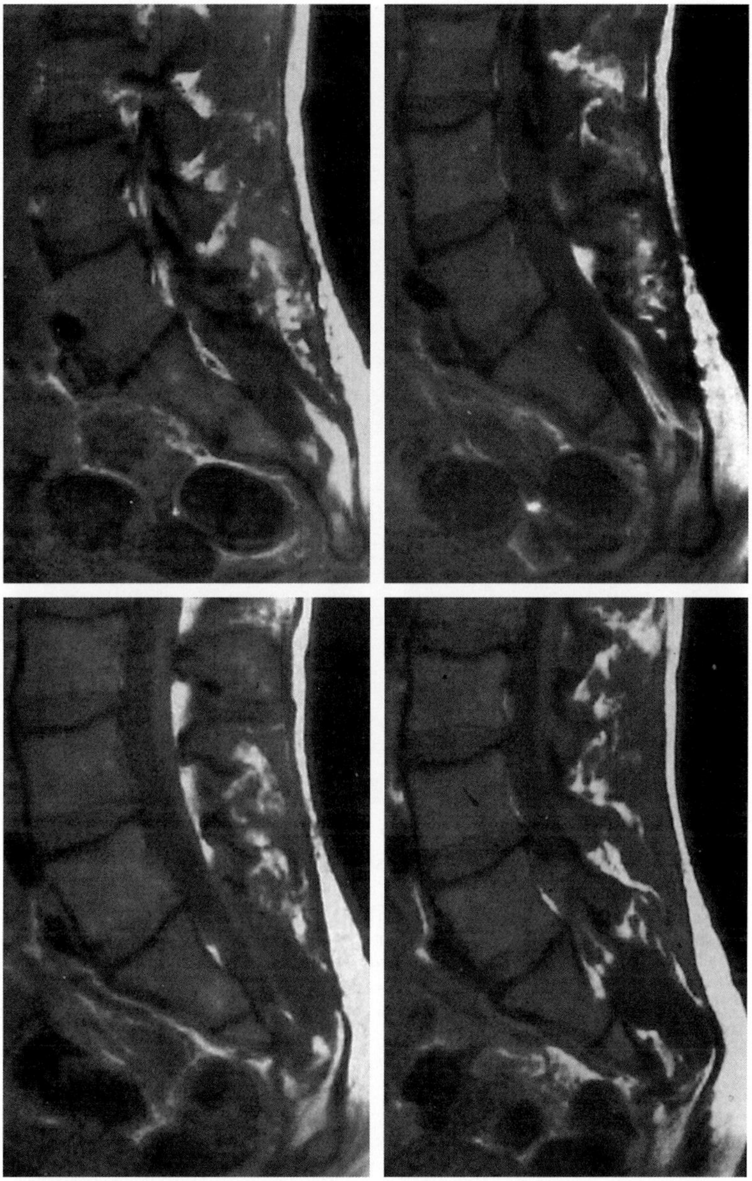

a, b

c, d

Abb. 3.**62 a–d** **Partielle sakrale Agenesie Typ I (Scimitar-Sakrum)**. Die Aufnahmen zeigen von links nach rechts das verkürzte Os sacrum, wobei rechts eine Öffnung des Spinalkanals nach ventral und lateral zum Präsakralraum besteht. Deutliche Erweiterung des Spinalkanals sakral, besonders nach rechts lateral hin. Das Rückenmark ist nach kaudal ausgezogen aufgrund einer Verkürzung und Fixierung des Filum terminale in dem lipomatösen Gewebe.

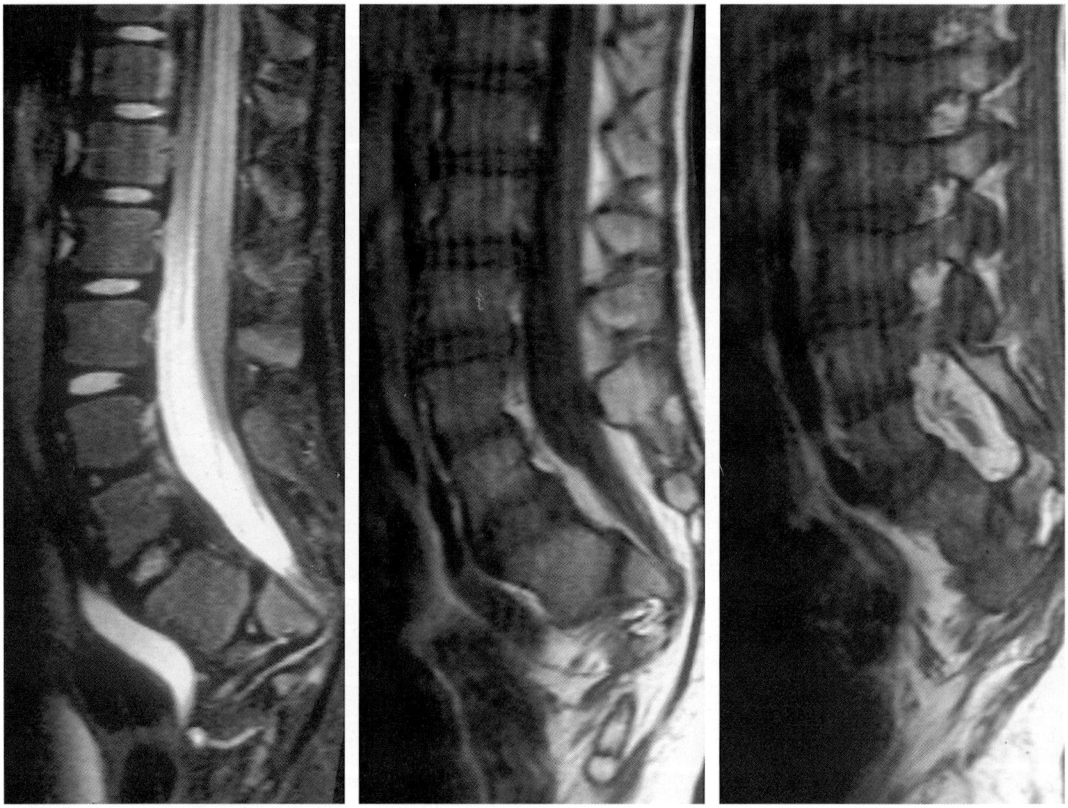

a b c

Abb. 3.**63 a–c** **Partielle sakrale Agenesie**. 5-jähriger Junge:

a Sagittalschnitt in T2-Gewichtung (STIR-Sequenz): Dysplasie der sakralen Wirbel und der Bandscheibe L3/L4. Tethered Cord mit Ausziehung des Konus bis L3 aufgrund einer Verkürzung des Filum terminale.

b Sagittaler T1-gewichteter Schnitt (TSE; TR = 800 ms, TE = 12 ms): In dem Bild ist ein kleiner distaler Sakrumrest erkennbar.

c Parasagittalschnitt in T1-Gewichtung: Sehr ausgeprägte epidurale Lipomatose im Lumbosakralbereich bei gleichzeitig fehlender Anlage der Bogenwurzeln, sodass eine breite Kommunikation der Foramina im Lumbosakralbereich besteht.

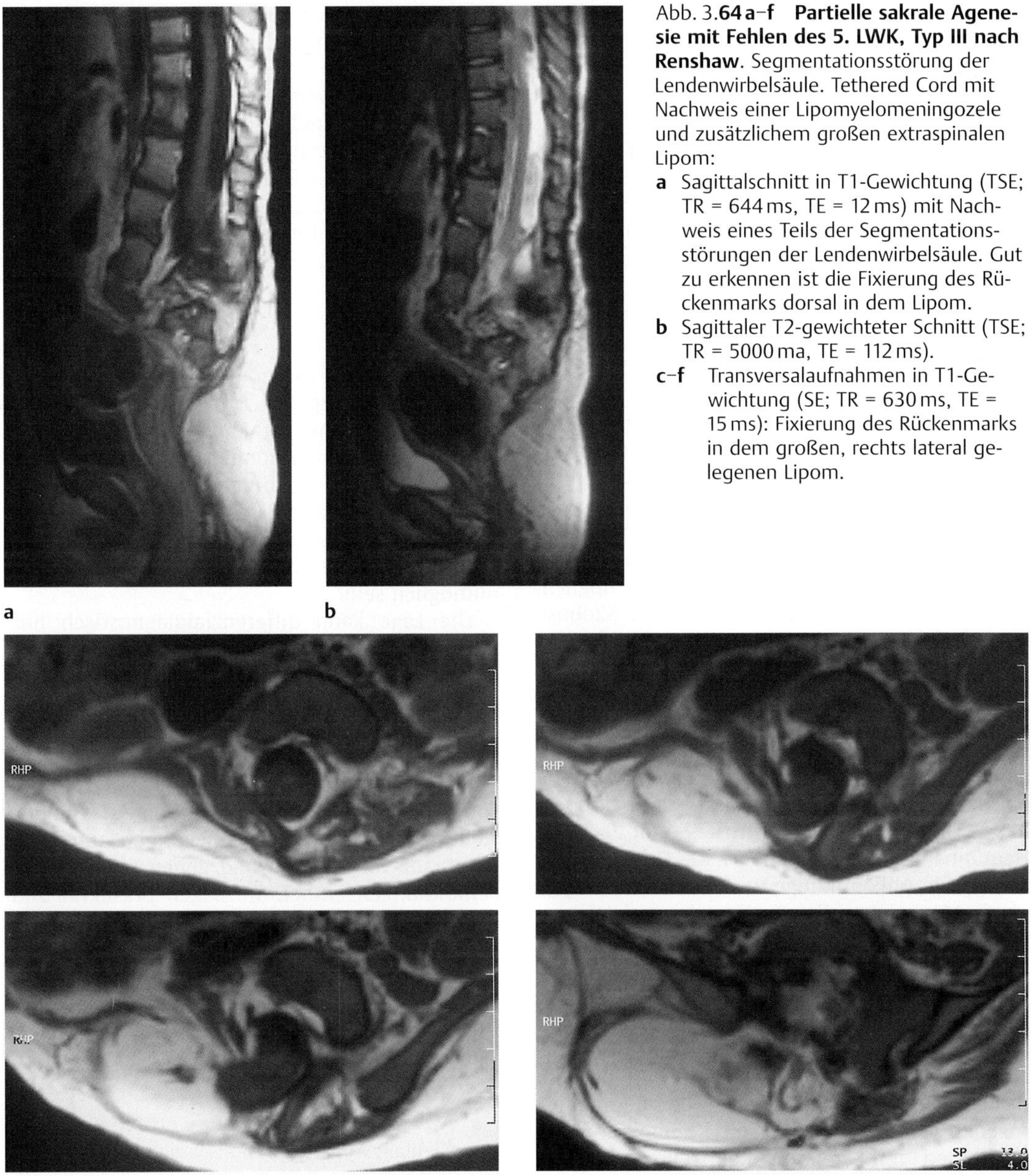

a b c d e f

Abb. 3.**64 a–f Partielle sakrale Agenesie mit Fehlen des 5. LWK, Typ III nach Renshaw**. Segmentationsstörung der Lendenwirbelsäule. Tethered Cord mit Nachweis einer Lipomyelomeningozele und zusätzlichem großen extraspinalen Lipom:

a Sagittalschnitt in T1-Gewichtung (TSE; TR = 644 ms, TE = 12 ms) mit Nachweis eines Teils der Segmentationsstörungen der Lendenwirbelsäule. Gut zu erkennen ist die Fixierung des Rückenmarks dorsal in dem Lipom.

b Sagittaler T2-gewichteter Schnitt (TSE; TR = 5000 ma, TE = 112 ms).

c–f Transversalaufnahmen in T1-Gewichtung (SE; TR = 630 ms, TE = 15 ms): Fixierung des Rückenmarks in dem großen, rechts lateral gelegenen Lipom.

Kongenitale Tumoren

Teratome

Lokalisation

Teratome können im gesamten Verlauf des Spinalkanals vorkommen, dabei in der Regel unilokular, selten multilokular. Beschrieben ist auch eine Ausdehnung von der hinteren Schädelgrube bis zur Cauda equina. Beim lumbosakralen Vorkommen gehen sie nicht selten mit einem Tethered-Cord-Syndrom einher, bedingt durch Adhäsionen mit Nervenwurzeln der Cauda equina aber auch durch eine Verkürzung und Verdickung des Filum terminale.

In der Regel finden sich die Teratome intradural-extramedullär, sie können aber auch intramedullär vorkommen. Die Tumoren können zu einer Aufweitung des Spinalkanals führen, was sowohl die Wirbelbögen als auch die hintere Kontur der Wirbelkörper betreffen kann. Eine Fusionsstörung der Wirbelkörper ist möglich; klinisch kann bei diesen Patienten eine Skoliose imponieren.

Histologie

Histopathologisch werden Gewebekomponenten aus allen 3 Keimblättern gefunden, sodass eine epitheliale, mesenchymale und neuroektodermale Differenzierung auftritt. Somit können Hautanhangsgebilde, endodermale Drüsen, mesenchymale Abkömmlinge wie Knochen, Knorpel, glatte Muskulatur, ebenso Nerven- und Hirngewebe gefunden werden. Makroskopisch können solide wie auch solid-zystische und rein zystische Tumoren gefunden werden.

Intraspinale zystische Teratome können von Epithelien ausgekleidet sein, die dem Bronchus oder Darmepithel ähneln. Sie werden deshalb nicht selten fälschlicherweise zu den neuroenterogenen Zysten gerechnet. Eine Kombination von Teratomen mit anderen Keimzelltumoren ist häufig.

Pathogenese

Hinsichtlich der Entstehung des Teratoms wird angenommen, dass pluripotente Germinalzellen, die vom Dottersack aus in den Embryo wandern, dort zu Tumoren führen, bevor sie sich in der Keimleiste sammeln. Zum anderen wird die Auffassung vertreten, dass es sich um zurückgelassene Zellen bei der Auswanderung des Hensen-Knotens nach kokzygeal handelt, die eine Pluripotenz aufweisen und zu Geschwulstbildungen führen können.

Die Teratome werden aufgrund ihres Malignitätsgrads in 3 Grade unterschieden, wobei die meisten Teratome dem Grad I zuzuordnen sind. Dabei handelt es sich um eingekapselte, langsam wachsende Tumoren. Eine sekundäre Malignisierung benigner Teratome ist selten.

Diagnostik

MRT

Die MRT-Befunde variieren sehr stark, je nach der Zusammensetzung der Tumoren. Zystische Anteile können eine Signalintensität wie Liquor aufweisen. Daneben können fettige Anteile gut auf T1-gewichteten Aufnahmen als signalintensere Regionen abgegrenzt werden. Bei ausschließlich zystischen Tumoren kann die Abgrenzung von anderen Zysten schwierig oder unmöglich sein.

Die Lage kann differenzialdiagnostisch hilfreich sein: Zystische Teratome liegen bevorzugt dorsal des Rückenmarks und vornehmlich in Höhe des Konus (Rewcastle u. Francoeur 1964) (Abb. 3.**65**–3.**67**).

Sakrokokzygeale Teratome

Sakrokokzygeale Teratome nehmen eine Sonderstellung ein. Diese Tumoren können autosomal dominant vererbt sein und gehen mit weiteren Fehlbildungen einher. Sie liegen präsakral und/oder dehnen sich über den Beckenboden hinaus nach außerhalb aus. In wenigen Fällen zeigen diese Tumoren eine Verbindung zum Sakralkanal.

Typen der sakrokokzygealen Teratome
(Altman u. Mitarb. 1974)

- *Typ I* (47%): Sakrokokzygeale Ausbreitung mit allenfalls minimalem präsakralen Anteil.
- *Typ II* (35%): Größerer präsakraler Anteil im Bereich des Beckenbodens.
- *Typ III* (8%): Äußerlich erkennbare Tumoren, wobei die Haupttumormasse intrapelvin liegt.
- *Typ IV* (10%): Vollständig präsakral gelegene Tumoren mit Beckenbodenbeteiligung ohne äußerlich sichtbare Anteile.

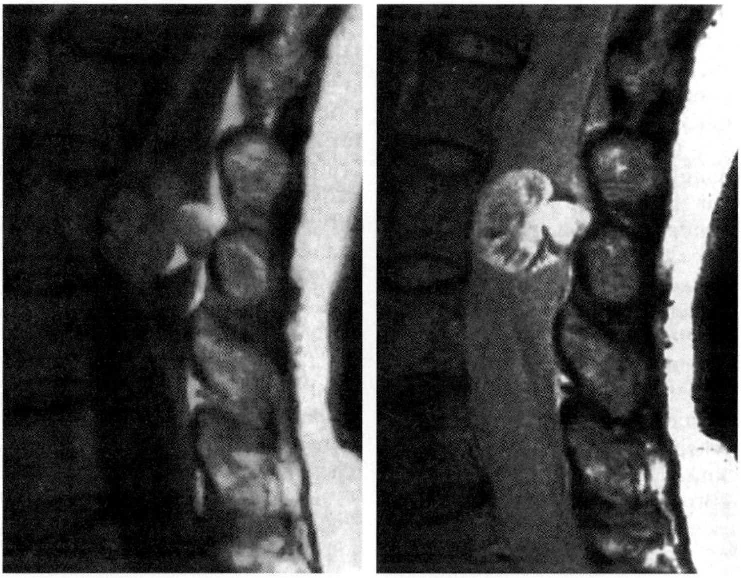

a b

Abb. 3.**65a**, **b** **Teratom Grad I (WHO)**. 46-jährige Patientin mit langjähriger Beschwerdesymptomatik:

a Teratom in Höhe L2. Das Rückenmark läuft in den Tumor hinein und ist dort fixiert. Der Spinalkanal ist aufgetrieben. Der Tumor zeigt Fettanteile, die mit dem Epiduralraum kommunizieren (SE; TR = 600 ms, TE = 20 ms).

b Im T2-gewichteten Bild Signalanhebung der überwiegenden Tumoranteile (SE; TR = 1600 ms, TE = 16 ms).

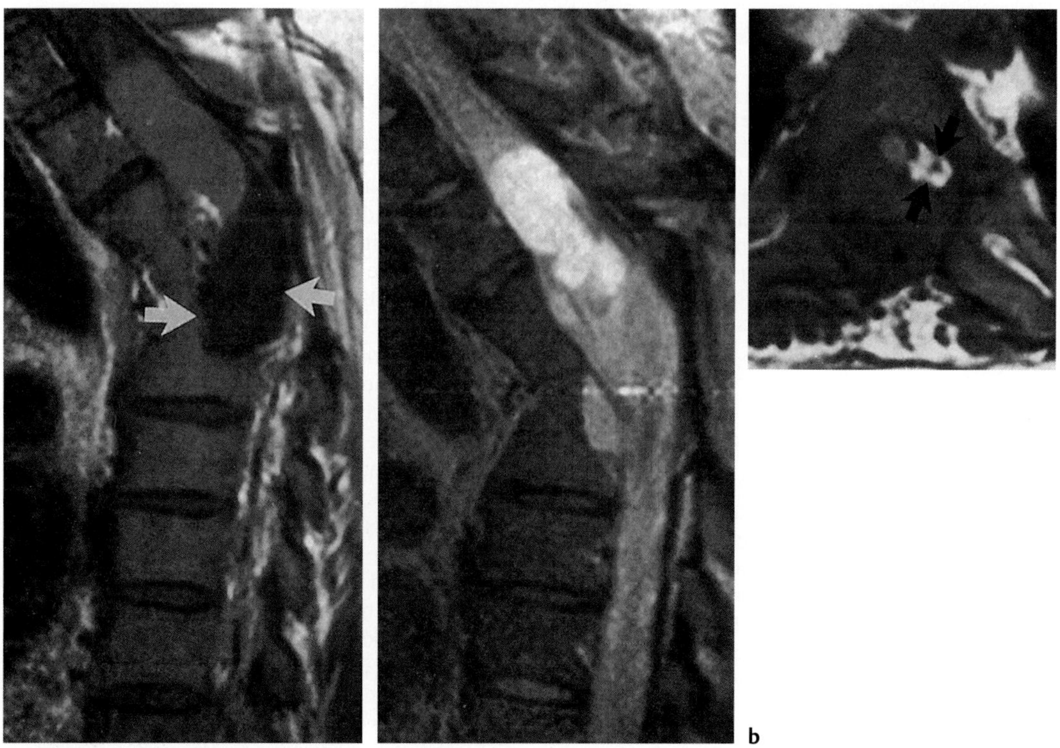

a b c

Abb. 3.**66 a–c** **Solid-zystisches Teratom**. 37-jähriger Patient:

a Angeborene Wirbelkörperfusion BWK 6/7. Großer zystischer Tumoranteil, der zu einer dorsalen Wirbelkörperarrosion führt (Pfeile). Proximal dazu ein solider Tumoranteil nachweisbar (SE; TR = 600 ms, TE = 25 ms).

b Im T1-gewichteten Bild zeigt der solide Tumoranteil eine deutliche Signalanhebung (SE; TR = 2100 ms, TE = 80 ms).

c Fettanteile ventral im Tumorbereich (Pfeile).

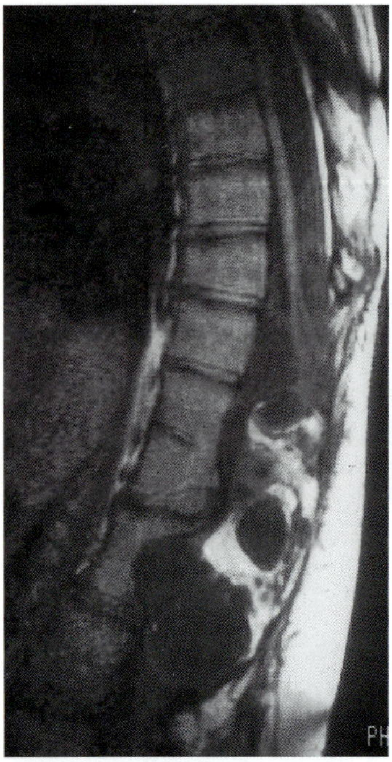

Abb. 3.67 **Großer komplexer Missbildungstumor lumbal mit mesenchymalen und neuroektodermalen Elementen.** Der Tumor geht mit einer erheblichen Auftreibung des Spinalkanals einher. Das Rückenmark läuft in diesen Tumor aus und ist durch das Gewebe im Sinne eines Tethered Cord fixiert. Die T1-gewichtete sagittale Aufnahme zeigt ausgedehnte lipomatöse, solide und zystische Tumoranteile. Teilfusion von Wirbelkörpern sowie Nachweis eines Scalopping durch zystische Anteile.

Diagnostik

MRT

Die Tumoren zeigen häufig ein sehr inhomogenes Bild, was sich aus der heterogenen Zusammensetzung erklärt. Zumeist finden sich größere Fettanteile mit einem entsprechend hohen Signal vor allem in der T1-Gewichtung. Es können Signalabsenkungen durch Kalkeinschlüsse gegeben sein. Im Einzelfall können große Zysten gesehen werden. Durch eine Kontrastmittelgabe können solide Anteile in der Zystenwand sichtbar gemacht werden.

■ Dermoide, Epidermoide

Definition

Die *Dermoide* entstehen aus Zellen der oberflächlichen Hautschichten mit ihren Anhangsgebilden, also Haaren oder Talgdrüsen. Die *Epidermoide* entstehen ausschließlich aus Zellen der oberflächlichen Hautschichten.

Epidermoide treten häufiger auf als Dermoide. Insgesamt ist ihr Vorkommen innerhalb des Spinalkanals sehr selten. Etwa 1–2% aller intraspinalen Tumoren sind Dermoide bzw. Epidermoide.

Lokalisation und Verteilung

Epidermoide sind etwas gleichmäßiger über die gesamte Wirbelsäule verteilt als die Dermoide, die überwiegend lumbosakral liegen, zervikal hingegen praktisch nicht gefunden werden. In 5% der Fälle ist ein multiples Vorkommen beobachtet worden.

Die Tumoren liegen überwiegend extramedullär aber intradural, intramedulläres Vorkommen ist beschrieben. Thorakal werden die Epidermoide häufiger intramedullär gesehen. Die meisten Tumoren entwickeln sich an der Rückfläche des Rückenmarks.

Die Epidermoide werden häufiger bei Männern gesehen, die Dermoide weisen eine gleichmäßige Geschlechtsverteilung auf.

Pathogenese

Dermoide und Epidermoide sind nicht selten mit spinalen Dysrhaphien der Wirbelsäule kombiniert. So findet sich gehäuft das gleichzeitige Auftreten mit einer Diastematomyelie. In etwa 20% der Fälle gehen sie mit einem Dermalsinus einher (List 1941). Eine Kombination mit einem Dermalsinus wird besonders im oberen Thorakalraum sowie im distalen Abschnitt der Cauda equina gesehen (List 1941).

Hinsichtlich ihrer Entstehung wird an ektodermale Zelleinschlüsse im Rahmen der Ausbildung des Neuralrohrs gedacht. Dabei hängt es vom Zeitpunkt des Zelleinschlusses ab, ob sich ein Dermoid oder Epidermoid bildet. Tritt der Zelleinschluss in einer späteren Phase der Entwicklung auf, sind die Zellen partiell differenziert und es kann sich nur noch ein Epidermoid bilden.

Daneben können die Epidermoide bzw. Dermoide auch iatrogen entstehen. So können im Rahmen von Punktionen des Spinalkanals epidermale oder dermale Zellansammlungen in den Spinalkanal versprengt werden und sich dort zu Tumoren auswachsen (Visciani u. Mitarb. 1989).

Klinik

Die klinische Symptomatik kann u. U. erst spät auftreten, die Patienten werden nicht selten erst in der 2. oder 3. Lebensdekade klinisch auffällig, es sei denn, der Tumor ist mit einem Dermalsinus vergesellschaftet. Die Klinik kann wechseln, lange beschwerdefreie Intervalle werden beobachtet.

Das klinische Bild hängt von der Lokalisation ab. Es kann zu einer akuten Exazerbation der Beschwerdesymptomatik durch eine Ruptur der Zyste kommen mit Ausschüttung von Cholesterolkristallen in den Subarachnoidalraum, was eine akute chemische Meningitis zur Folge hat.

Diagnostik

MRT

Magnetresonanztomographisch sind die Epidermoide häufig liquorintens und können nur indirekt anhand der Raumforderungszeichen erkannt werden (Abb. 3.**68**).

Die Dermoide weisen häufiger eine fettäquivalente Signalintensität auf (Abb. 3.**69** u. 3.**70**).

Eine Kontrastmittelgabe ist sinnvoll, weil hiermit z. T. begleitende Veränderungen nachgewiesen werden können. Im Fall einer Infektion im Zystenbereich kommt es zum Enhancement von Granulationsgewebe, manchmal unter Einschluss der Zystenwand oder auch des Zysteninhaltes. Daneben können durch die Kontrastmittelgabe möglicherweise vorliegende weitere Veränderungen im Spinalkanal nachgewiesen werden.

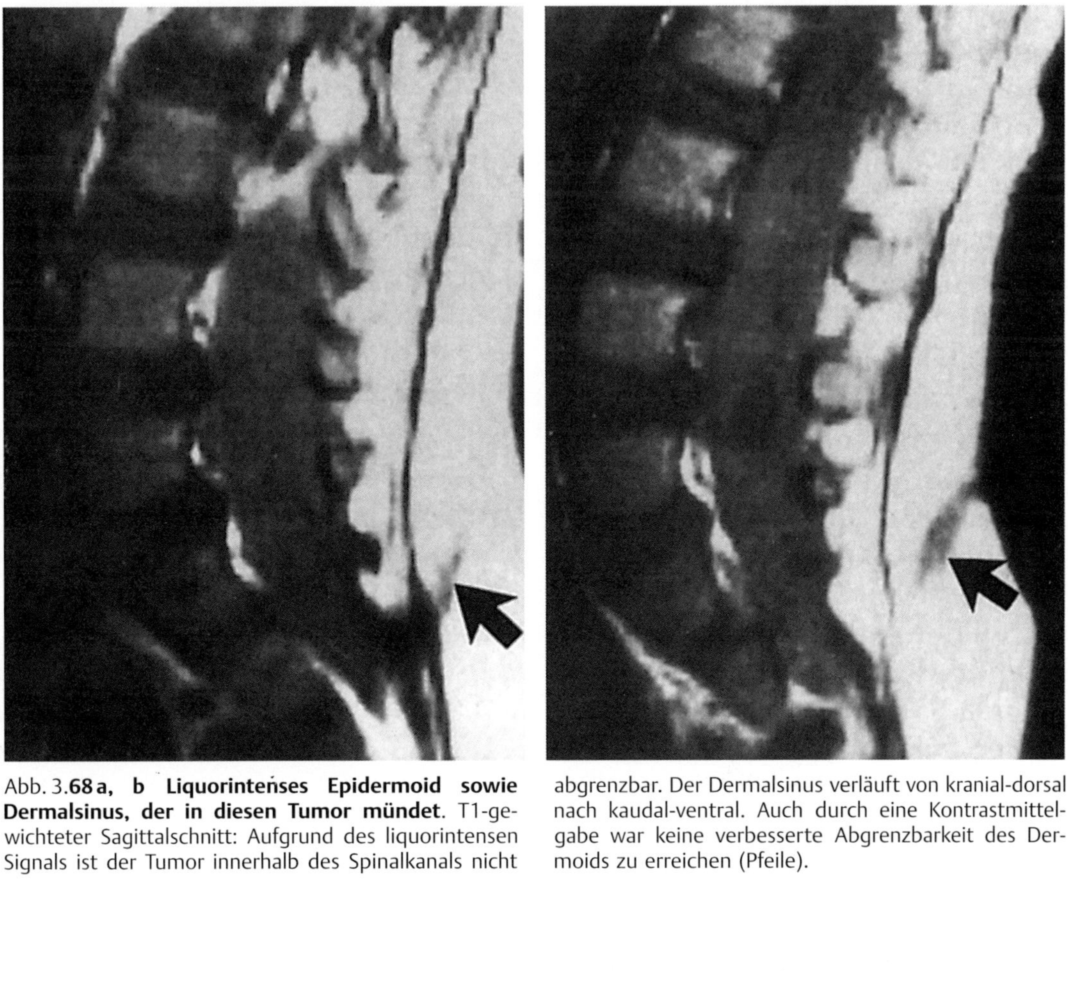

a b

Abb. 3.**68 a, b** **Liquorintenses Epidermoid sowie Dermalsinus, der in diesen Tumor mündet.** T1-gewichteter Sagittalschnitt: Aufgrund des liquorintensen Signals ist der Tumor innerhalb des Spinalkanals nicht abgrenzbar. Der Dermalsinus verläuft von kranial-dorsal nach kaudal-ventral. Auch durch eine Kontrastmittelgabe war keine verbesserte Abgrenzbarkeit des Dermoids zu erreichen (Pfeile).

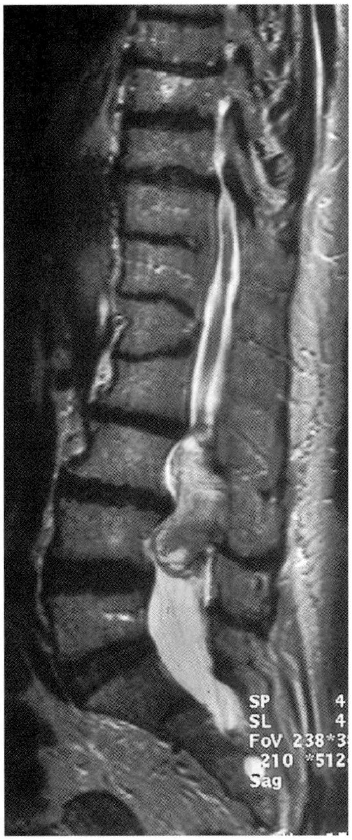

Abb. 3.**69** **Intraspinal gelegenes Dermoid**. T2-gewichtete sagittale Aufnahme (TSE; TR = 4500 ms, TE = 112 ms): Der in Höhe L3/L4 gelegene Tumor zeigt eine inhomogene Signalintensität, die z. T. der von Fettgewebe entspricht. Das Rückenmark läuft in diesen Tumor, und es ist in Höhe L3 fixiert. Die dorsale Wirbelkörperkontur von L3 und L4 zeigt ein Scalopping mit einer konvexen Konfigurationsveränderung. Es finden sich segmentale Wirbelkörperveränderungen mit Bandscheibendysplasien, Teilfusionen und inkompletter Ausformung von Wirbelkörperstrukturen.

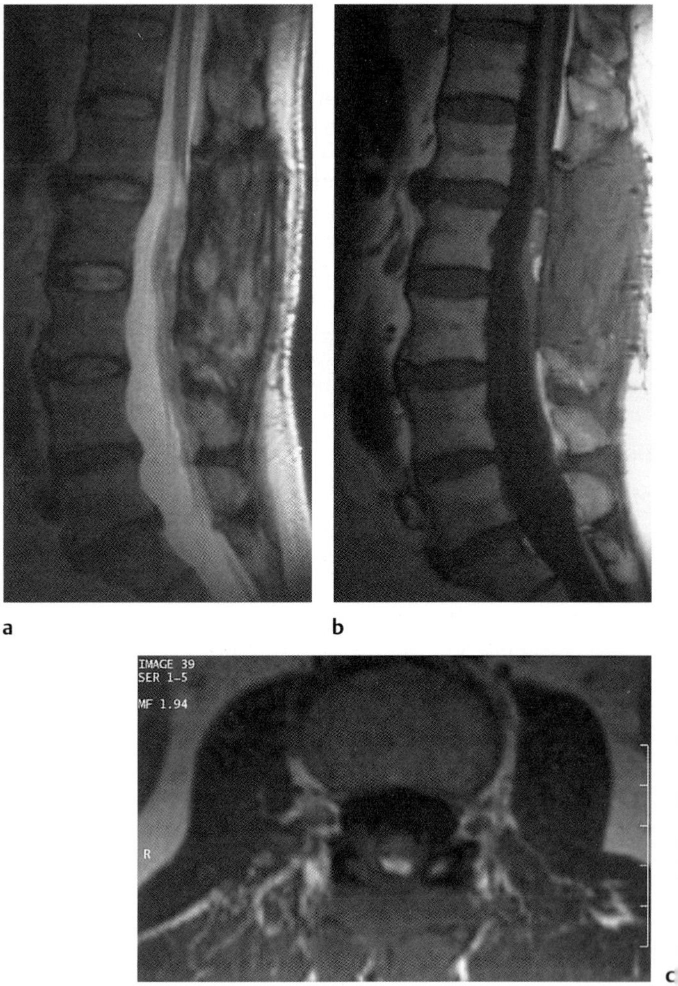

Abb. 3.**70 a–c** **Zustand nach Teilentfernung eines intraspinalen Dermoids**:

a T2-gewichteter sagittaler Schnitt (TSE; TR = 5000 ms, TE = 112 ms): Der kleine Tumorrest befindet sich dorsal der Cauda equina in Höhe des 2. LWK. Er zeigt eine mittlere Signalintensität. Die Abgrenzung gegenüber den Nervenstrukturen gelingt schlecht. Großer Operationsdefekt im Bereich L1–L3.

b Sagittaler T1-gewichteter Schnitt (TSE; TR = 588 ms, TE = 12 ms): Das Dermoid zeigt eine mittlere Signalintensität. Zusätzlich finden sich fettäquivalente Signalanhebungen.

c Transversalschnitt in T1-Gewichtung (SE; TR = 620 ms, TE = 15 ms): In diesem Bild ist der Tumor gut in den dorsalen Abschnitten abgrenzbar. Die Fettäquivalente kommen signalintens zur Abbildung.

Spinale Zysten

Pathogenese

Die spinalen Zysten werden je nach ihrer Lage unterschieden in extra- und intradurale. Bei den extraduralen Zysten wird berücksichtigt, ob sie Nervenwurzeln einschließen oder außerhalb einer Nervenwurzel liegen (Nabors u. Mitarb. 1988).

Klassifikation der spinalen Zysten

- *Typ I*: Extradural gelegene meningeale Zyste ohne Einschluss einer Nervenwurzel.
- *Typ Ia*: Extradurale meningeale Zyste.
- *Typ Ib*: Okkulte sakrale Meningozele.
- *Typ II*: Extradurale meningeale Zyste unter Einschluss der Nervenwurzel (Tarlov-Zyste).
- *Typ III*: Spinale intradurale Zyste.

Der Typ Ia wird in der Literatur auch als „extradurale Zyste", „extradurale Tasche" oder „extradurales Divertikel" bezeichnet, der Typ Ib als „meningeales Divertikel" bzw. „sakrale Arachnoidalzyste". Der Typ II schließt die Perineural- oder Tarlov-Zyste ein.

Für die intraduralen Zysten existiert in der Literatur auch der Begriff der „spinalen Arachnoidalzyste" bzw. des „meningealen Divertikels".

Abb. 3.**71** gibt einen Überblick über die Lagebeziehung der verschiedenen Zysten zur Nervenwurzel und den begleitenden Hüllen.

Die extraduralen Zysten vom Typ Ia können als kongenitale Divertikel der Dura bezeichnet werden. Dabei geht man davon aus, dass ein duraler Defekt, der in der Regel in der Region der dorsalen Nervenwurzel liegt, Ausgangspunkt der Zyste ist. Sie können allerdings auch aus der Mittellinie heraus entstehen.

Im typischen Fall handelt es sich um dorsale extradurale, flach der Dura aufliegende und

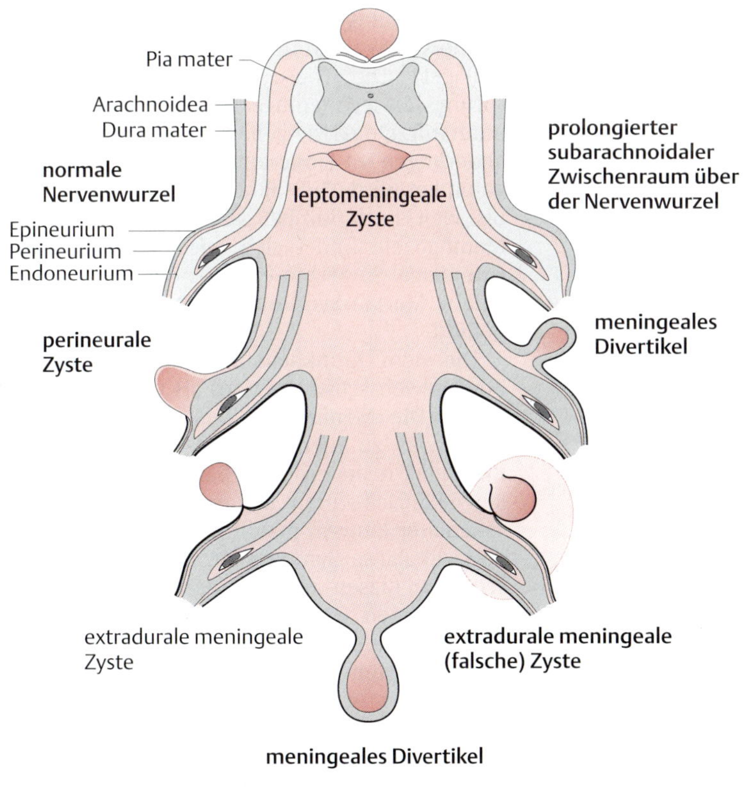

Abb. 3.**71** **Schematische Zeichnung einiger Typen der spinalen intra- und extraduralen Zysten.** Dargestellt ist die Zyste vom Typ Ia (extradurale meningeale Zyste), die Zyste vom Typ II (perineurale Zyste) sowie der Typ III (meningeales Divertikel). Darüber hinaus sind die Beziehungen zwischen den Nervenwurzeln sowie dem Endoneurium, Perineurium und Epineurium illustriert. Die Zeichnung basiert auf der Originalarbeit von Tarlov.

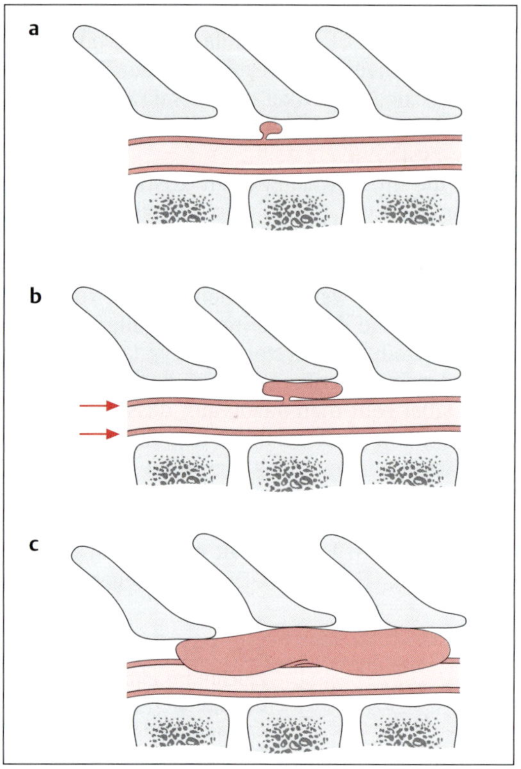

Abb. 3.**72a–c** **Entstehung einer Zyste vom Typ Ia.** Das Diagramm zeigt die Entwicklung der extradural gelegenen Zyste durch einen duralen Defekt im Spinalkanal:

a Zunächst bildet sich eine kleine extradurale Ausstülpung mit Ausdehnung nach epidural. Zu dieser Zeit besteht eine Druckdifferenz zwischen der extraduralen Zyste und dem Intraduralraum. Innerhalb der Dura liegt ein höherer Druck als extradural vor.

b Es kommt aufgrund dieser Druckverhältnisse zu einem Wachstum der Zyste, die sich jetzt langstreckig nach proximal und distal ausdehnt. Hierdurch kann es zu einer Teilkompression des Verbindungsstegs zwischen dem Intraduralraum und der Zyste kommen. Dies führt dazu, dass sich innerhalb der Zyste ein Druck aufbaut, da ein Rückfluss der Zystenflüssigkeit in den Intraduralraum erschwert bzw. unmöglich gemacht wird. Durch passagere Drucksteigerungen intradural kann ein weiterer Übertritt von Liquor in die Zyste vorliegen.

c In der Spätphase liegt eine mehrsegmentale extradurale Zyste vor, die aufgrund der Druckverhältnisse jetzt eine Kompression des Duralsacks herbeiführt. Der Druck in der Zyste ist aufgrund der fehlenden Rückflussmöglichkeiten des Liquors höher als außerhalb der Zyste. Es entwickelt sich ein signifikanter Kompressionseffekt u. U. mit einer Beeinträchtigung der Myelonfunktion. Dadurch kann auch in der Spätphase eine Knochenresorption und Ausdünnung insbesondere der Lamina gefunden werden.

komprimierende Zysten, die sich über mehrere Segmente erstrecken (Abb. 3.**72**–3.**74**).

Sie können zu einer Druckatrophie des Knochens führen mit entsprechender Verdünnung des Knochens, insbesondere des Wirbelbogens bzw. der Bogenwurzel. Es kann zu einer mehr oder weniger ausgeprägten Kompression des Rückenmarks kommen mit entsprechender klinischer Symptomatik. Die Beschwerden können bereits im Jugendalter auftreten. Die Kommunikation der extraduralen Zyste mit dem Subarachnoidalraum kann u. U. nur mittels CT-Myelographie nachgewiesen werden, da die Kontrastmittelaufnahme durch die Zyste evtl. sehr verzögert erfolgt und somit nur geringe Dichteunterschiede manifest werden, die der konventionellen Myelographie entgehen können.

Die Zysten vom Typ Ib sind identisch mit der klassischen okkulten sakralen Meningozele. Dabei handelt es sich um eine mehr oder weniger große extradurale Zystenbildung im Sakralraum, die zu einer erheblichen Verdünnung des Knochens führen kann (Abb. 3.**75**–3.**79**).

Im typischen Fall steht diese Meningozele bzw. Zyste mit dem Duralsack in Verbindung, wobei die Verbindung immer kanalartig eng ist. Die Sakralnerven werden durch die Zyste nach ventral verlagert. Die These eines kongenitalen Ursprungs dieser meningealen Zyste wird dadurch unterstützt, dass sie gehäuft zusammen mit Veränderungen im Sinne einer spinalen Dysrhaphie gefunden wird. Die sakralen Zysten können sich bis weit nach lumbal ausdehnen. Die sakrale Meningozele findet sich auch auf erworbener Grundlage. So zeigen etwa 2/3 der Patienten mit einem Marfan-Syndrom einen entsprechenden Befund.

Die dem Krankheitsbild zugrunde liegende Bindegewebsschwäche wird als ursächlich angesehen. Die Meningen geben dem Liquordruck nach, was zu meningealen Aussackungen und Knochenarrosionen führt. Sakrale Zysten können lange klinisch stumm und erst im hohen Erwachsenenalter klinisch manifest werden. Sie können zu radikulären Symptomen, aber auch zu einer schweren Blasen- und Mastdarmstörung führen.

Die Zysten vom Typ II werden vornehmlich sakral gefunden, wobei die S2- und S3-Wurzeln am häufigsten betroffen sind. Die Zystenwand besteht aus Arachnoidea und Dura, wobei die Zyste selbst den Raum einnimmt zwischen Perineurium (arachnoidale Abdeckung der Wurzel) und dem Endoneurium (Außenkontur der Pia mater, die die Nervenwurzel umscheidet).

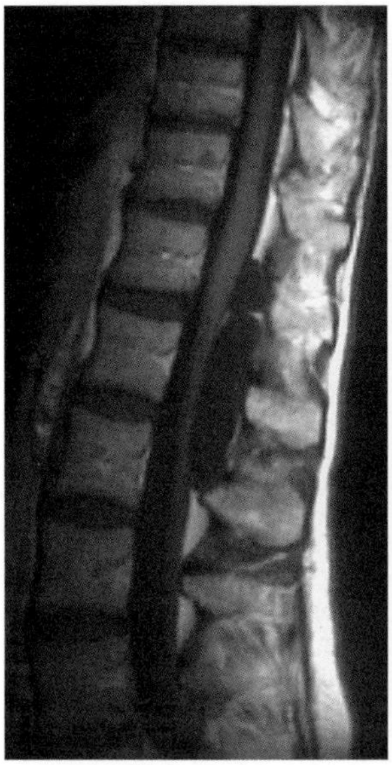

a

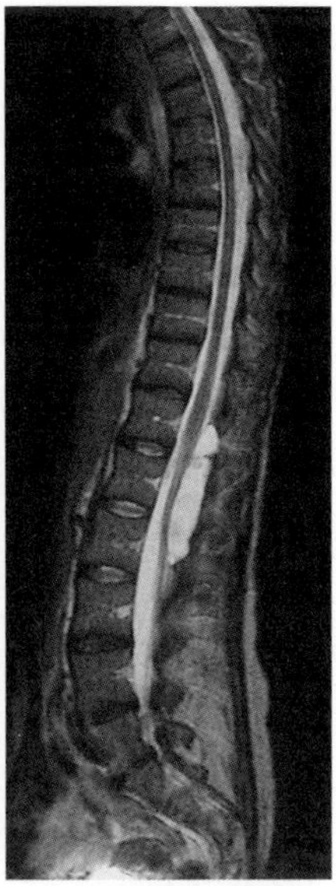

b

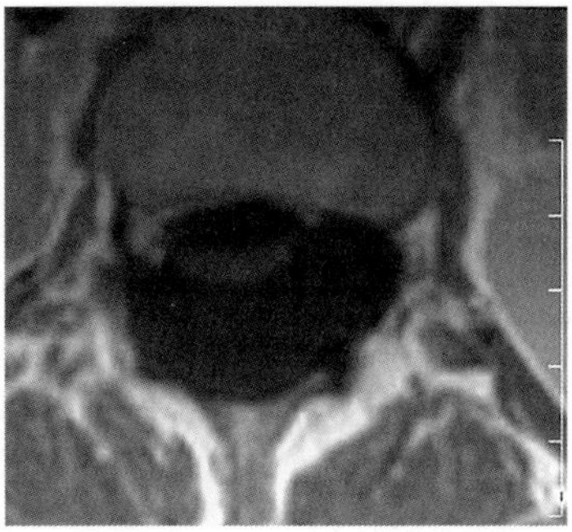

c

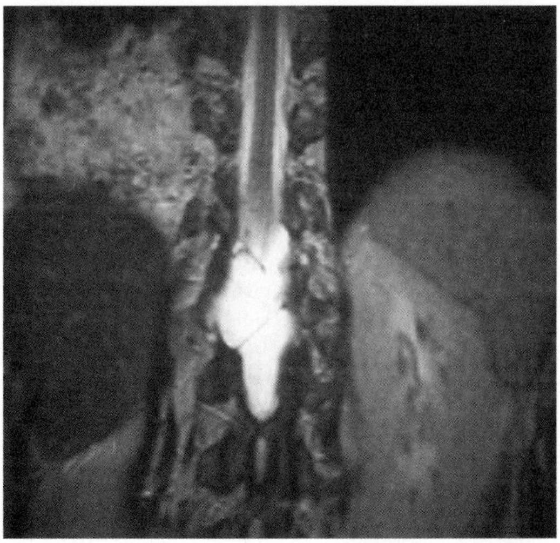

d

Abb. 3.**73 a–d** **Große extradurale Zyste vom Typ Ia in Höhe BWK 12 bis LWK 2**:

a Sagittaler T1-gewichteter Schnitt (SE; TR = 450 ms, TE = 15 ms): Dorsal gelegene septierte extradurale meningeale Zyste mit liquorintensem Signal. Von der Zyste geht eine ausgeprägte Kompression des Rückenmarks und der Cauda equina aus. Darüber hinaus findet sich eine Druckarrosion der dorsalen Wirbelanhangsstrukturen.

b Sagittaler T2-gewichteter Schnitt (TSE; TR = 5000 ms, TE = 112 ms): Auch in diesem Bild liegt eine liquorintense Signalintensität vor. Deutliche Septierungen erkennbar.

c Transversaler T1-gewichteter Schnitt (SE; TR = 580 ms, TE = 15 ms): Die dorsale extradurale Zyste wölbt sich weit in das Foramen intervertebrale auf der linken Seite vor. Auf diesem Bild ist die Exkavation der knöchernen Strukturen besonders gut zu erkennen. Erhebliche Kompression des Duralsacks.

d Sagittalschnitt in T2-Gewichtung (TSE; TR = 5000 ms, TE = 112 ms): In dieser Aufnahme kommt die Septierung der Zyste besonders gut zur Abbildung. Man sieht darüber hinaus die weit nach rechts und links lateral ausladenden Anteile.

Im Gegensatz zu meningealen Zysten oder Divertikeln enthält die perineurale Zyste vom Typ II zumindest zu einem Teil Nervenfasern und gelegentlich auch Ganglienzellen, wobei im Einzelfall die gesamte Zyste durch nervale Strukturen eingekleidet sein kann. Auch eine Zerstörung der Nervenfaser durch die Zyste wird gesehen.

Die Zysten entstehen am häufigsten an der Verbindung zwischen der dorsalen Nervenwurzel und dem dorsalen Ganglion. Sie treten häufig multipel auf (Abb. 3.**80**–3.**82**).

Zysten vom Typ II haben eine breite Verbindung zum Subarachnoidalraum, sodass sie sich in der Regel bei der Myelographie bzw. der CT-Myelographie gleichmäßig mit Kontrastmittel füllen.

Es kann aber auch vorkommen, dass die Kommunikation zum Subarachnoidalraum durch

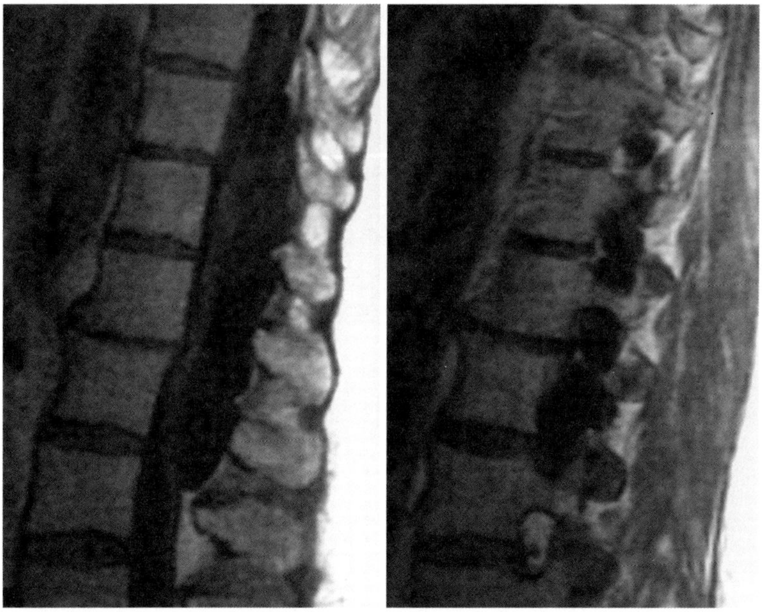

a b

Abb. 3.**74 a, b** **Große extradurale dorsale Zyste im Bereich BWK 10–LWK 1 mit erheblicher Kompression des Rückenmarks und der Cauda equina, ebenso einer Druckarrosion im Bereich der knöchernen Strukturen dorsal**:

a T1-gewichtete sagittale Aufnahme (SE; TR = 500 ms, TE = 20 ms): Die Zyste weist ein liquorintenses Signal auf. Gut zu erkennen ist der Druckeffekt im Bereich der knöchernen Strukturen dorsal.

b Parasagittaler Schnitt in T1-Gewichtung: Die sich weit nach intraforaminal erstreckenden Zystenanteile kommen in dieser Aufnahme gut zur Abbildung.

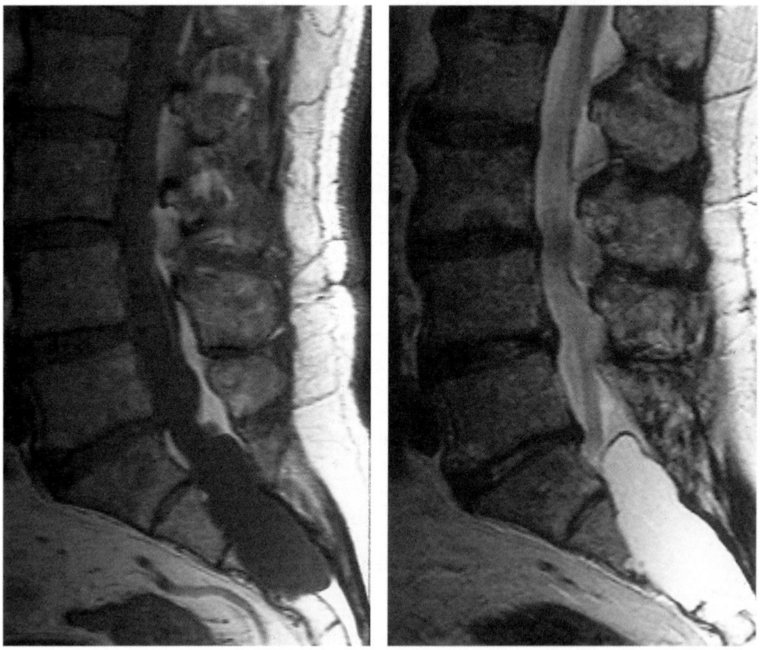

a b

Abb. 3.**75 a–e** **Große sakrale Meningozele (Typ Ib)**:

a Sagittale T1-gewichtete Aufnahme (TSE; TR = 800 ms, TE = 12 ms): Die Zyste erstreckt sich sakral von S1–S5. Sie zeigt eine ausgeprägte Knochenarrosion. Der Zysteninhalt weist ein liquorintenses Signal auf.

b T2-gewichtete Aufnahme (TSE; TR = 3635 ms, TE = 120 ms): In diesem Bild ist die Beziehung der sakralen Meningozele zur Dura gut zu erkennen. Man sieht, dass die Nervenwurzeln nach ventral verdrängt werden.

Abb. 3.**75 c–e** ▷

bindegewebige Strukturen gestört ist und deshalb die Zysten kein Kontrastmittel aufnehmen.

Zysten vom Typ II gehen mit eine Knochenarrosion und einer Erweiterung des Spinalkanals bzw. vor allem des Foramen intervertebrale einher, sie können aber auch zu einer konvexen Formveränderung der dorsalen Wirbelkörperkontur führen. Diese Knochenveränderungen entstehen am ehesten auf der Grundlage des Liquordrucks, möglicherweise im Zusammenhang mit einem Klappenmechanismus, der dazu führt, dass sich die Zysten zunehmend mit Flüssigkeit füllen. Sie sind zumeist asymptomatisch, können allerdings Beschwerden machen, insbesondere in

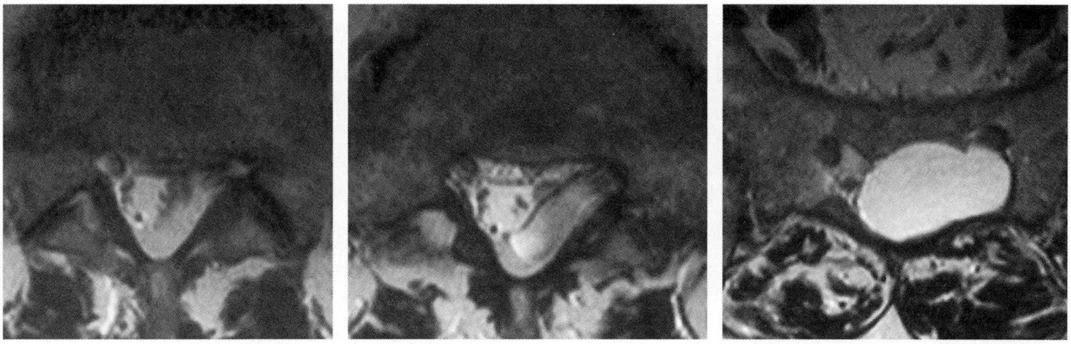

c d e

Abb. 3.**75 c–e** Transversale T2-gewichtete Schnitte (TSE; TR = 4460 ms, TE = 120 ms): Die Aufnahmen zeigen nach distal hin die Beziehung der Meningozele zur Dura. Man erkennt, dass sich die Meningozele dorsal der Dura ausbildet und in den kaudalen Abschnitten einen weiten Teil des Sakralkanals ausfüllt, ebenso eine deutliche Druckarrosion zur Folge hat mit einer Aufweitung des Sakralkanals. Gut zu erkennen ist die Kompression der S2-Wurzel auf der linken Seite.

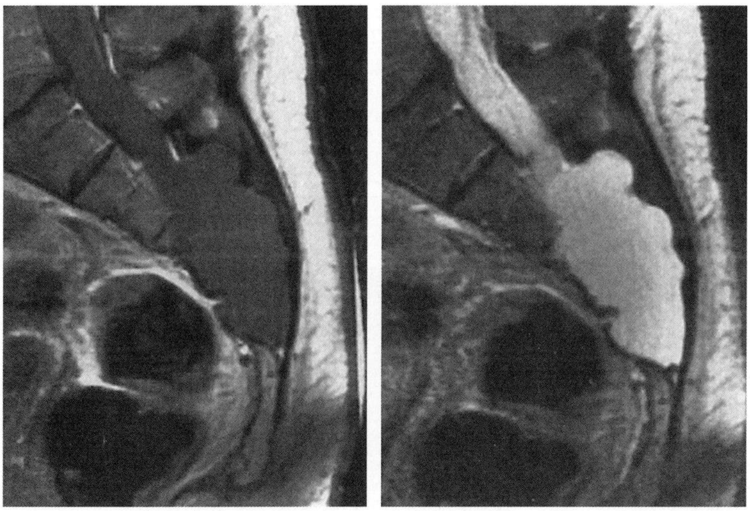

a b

Abb. 3.**76 a, b Sakrale Meningozele vom Typ Ib**:
a Sagittaler T1-gewichteter Schnitt (SE; TR = 2100 ms, TE = 80 ms): Ausgedehnte Knochenarrosionen durch die extradurale sakrale Zyste. Liquorintenses Signal.
b Auch im T2-gewichteten Bild liquorintense Signalverhältnisse (SE; TR = 2100 ms, TE = 80 ms).

Form einer Ischialgie. In einer Studie von Paulsen u. Mitarb. (1994) wurden bei 4,6 % aller im Bereich der Lendenwirbelsäule untersuchten Patienten perineurale Zysten vom Typ II gefunden, wobei in 22 % der Fälle die Zysten für die Symptomatik als ursächlich angesehen wurden. Insgesamt lösen von daher weniger als 1 % der perineuralen Zysten Rückenschmerzen und/oder neurologische Auffälligkeiten aus. Je nach klinischer Symptomatik besteht eine Operationsindikation auch für kleine Zysten vom Typ II, wenn sie radikuläre Beschwerden bereiten.

Die intraduralen Zysten Typ III entstehen am häufigsten dorsal des Rückenmarks, weniger häufig ventral. Auch diese Zysten zeigen eine mehr oder weniger ausgeprägte Kommunikation mit dem Subarachnoidalraum, die durch Verklebungen unterbrochen sein kann. Sie können zu einer Knochenarrosion führen, da auch hier ein Klappenmechanismus angenommen wird, der zu einer Flüssigkeitsaufnahme durch die Zyste führt. Ähnlich wie die Zysten vom Typ II erscheinen die intraduralen Zysten häufig multipel.

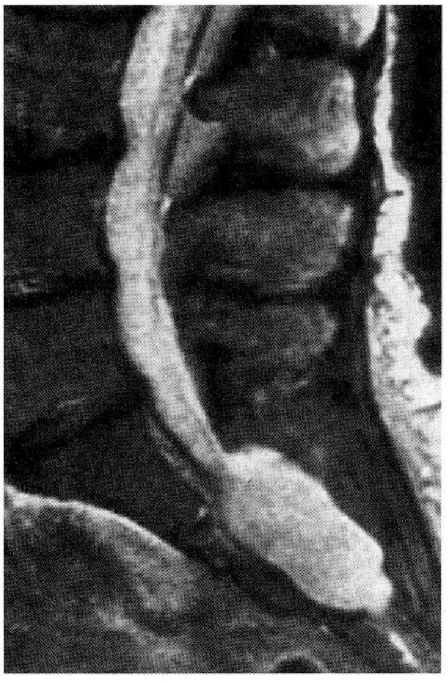

Abb. 3.**77** **Zyste vom Typ Ib**. Die extradurale Zyste lässt eine deutliche Knochenarrosion mit einer Aufweitung des Sakralkanals erkennen. Die Signalintensität entspricht der von Liquor (SE; TR = 2100 ms, TE = 80 ms).

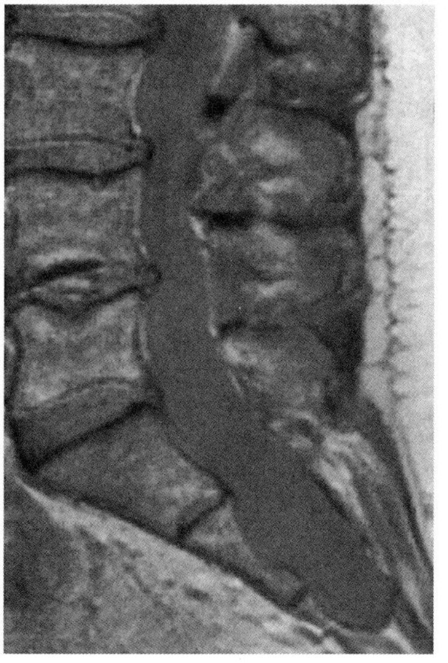

Abb. 3.**78** **Sakrale Meningozele vom Typ Ib mit breitbasiger Verbindung zum Duralsack** (SE; TR = 2100 ms, TE = 20 ms).

a

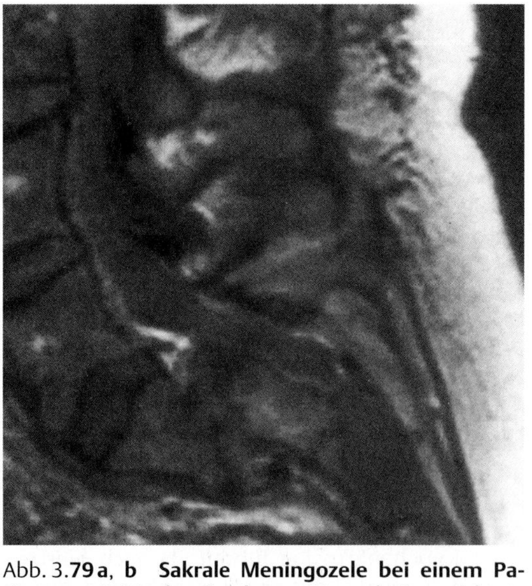

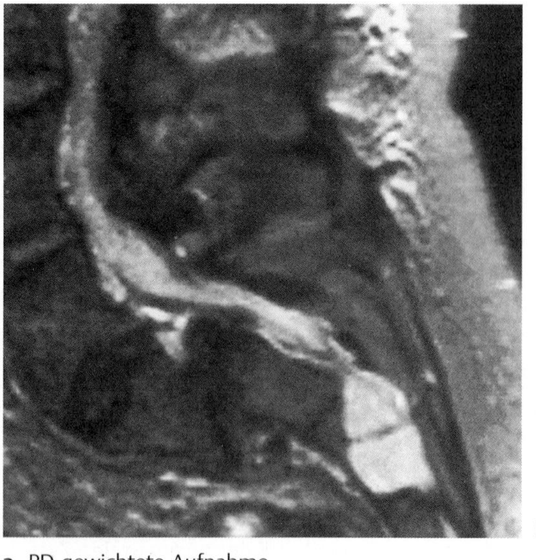

b

Abb. 3.**79 a, b** **Sakrale Meningozele bei einem Patienten mit Marfan-Syndrom**. PD- und T2-gewichtete Aufnahme mit sakraler extraduraler Zyste. Subluxationsstellung zwischen S1 und S2 im Sinne der Spondyloptosis (SE; TR = 2120 ms, TE = 80 ms).

a PD-gewichtete Aufnahme.
b T2-gewichtete Aufnahme.

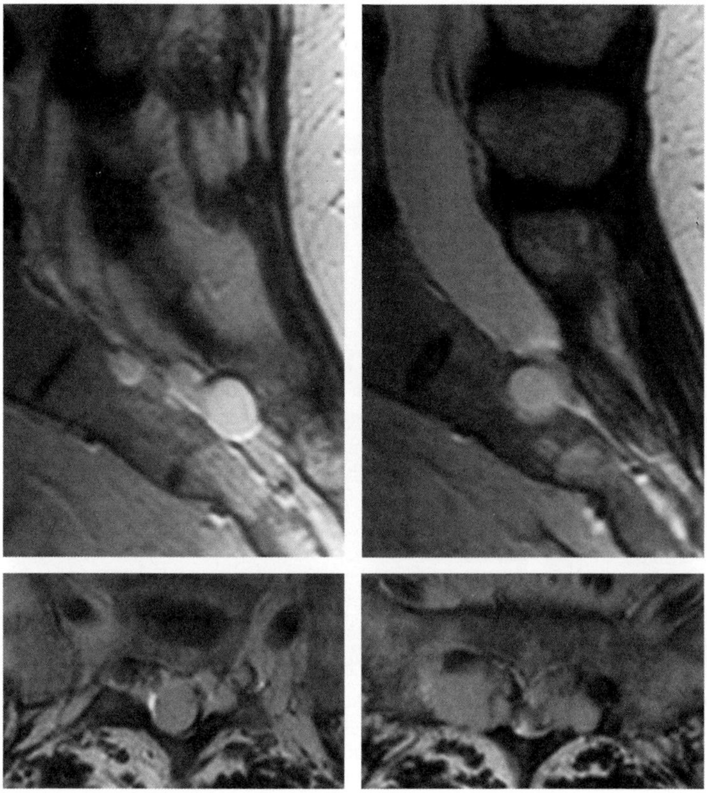

a b c d

Abb. 3.**80 a–e** **Typ-II-Zysten sakral und thorakal**:
a, b Sagittalschnitt der Sakralregion mit Nachweis von mehreren kleinen Perineuralzysten sowohl rechts parasagittal als auch links (TSE; TR = 4000 ms, TE = 120 ms).
c, d Transversalschnitt des gleichen Patienten: Die Zysten führen z. T. zu einer deutlichen Auftreibung der Foramina. Die Nervenwurzeln sind in die Wand der Zyste miteinbezogen.

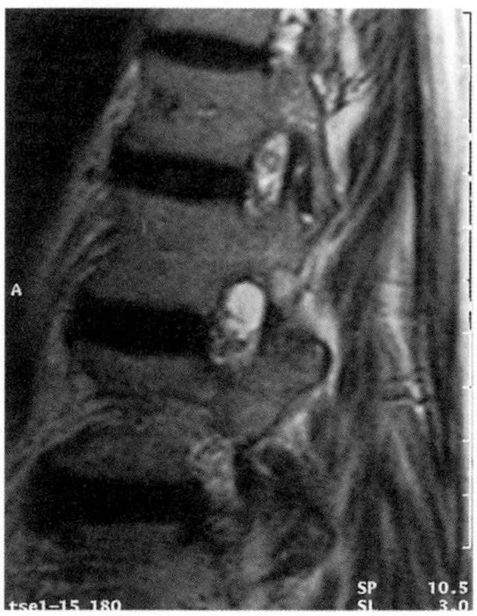

Abb. 3.**80 e** Parasagittalschnitt in Höhe der distalen Brustwirbelsäule bei demselben Patienten mit Darstellung einer intraforaminal gelegenen Perineuralzyste. Gut zu erkennen ist der Kontakt der Zyste zur Nervenwurzel (TSE; TR = 4000 ms, TE = 120 ms).

Die intraduralen meningealen Zysten werden klinisch am häufigsten zwischen der 3. und 4. Lebensdekade auffällig; sie finden sich vorwiegend thorakal zwischen Th3 und Th7, selten lumbal und extrem selten zervikal. Neben der kongenitalen Entstehung wird auch eine posttraumatische und postentzündliche Entstehung für möglich gehalten.

Diagnostik

MRT

Auch wenn meningeale Zysten bzw. Divertikel und die perineuralen Zysten vom Typ II sich von der Pathologie her unterscheiden, stellen sie sich in der MRT-Untersuchung und auch in der Myelographie identisch dar. Die Zysten sind anhand des in allen Sequenzen typischen Liquorsignals gut zu erkennen. Grundsätzlich sollten Aufnahmen in 2 Ebenen, vor allem transversal und koronar erstellt werden, um die Gesamtausdehnung zu erfassen. Schwierigkeiten bereitet häufig die exakte Darstellung der Lagebeziehung zu den

Nervenwurzeln. Auch die Verbindung zum Duralsack ist nicht immer eindeutig zu erfassen (Abb. 3.**73**–3.**82**). Im Einzelfall wird die Myelographie oder CT-Myelographie erforderlich sein, um die exakte Ausdehnung und Kommunikation mit dem Subarachnoidalraum zu beurteilen.

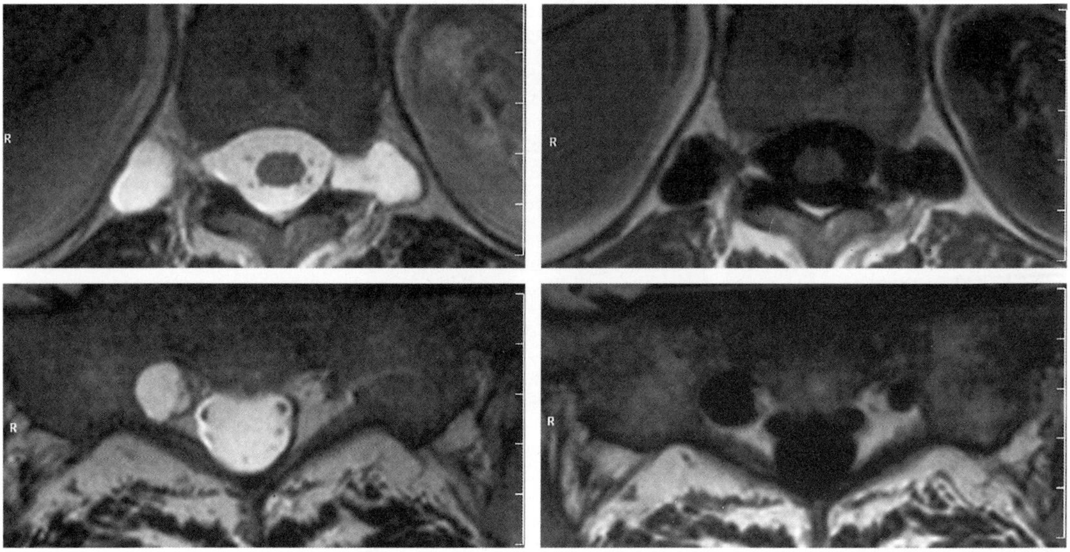

a b c d

Abb. 3.**81 a–d** **Multiple Perineuralzysten thorakal und sakral**:

a T2-gewichtete transversale Aufnahme mit Nachweis von bilateralen Perineuralzysten in Höhe BWK 12/LWK 1 (TSE; TR = 6300 ms, TE = 120 ms).

b T1-gewichtete Aufnahme. Rechts ist die Verbindung der Perineuralzyste zur Nervenwurzel gut zu erkennen (SE; TR = 630 ms, TE= 14 ms).

c Transversale Aufnahme desselben Patienten sakral mit Nachweis einer rechts gelegenen Perineuralzyste (TSE; TR = 6300 ms, TE = 120 ms).

d Korrespondierende T1-gewichtete Aufnahme zu Abb. **c** (SE; TR = 630 ms, TE = 14 ms).

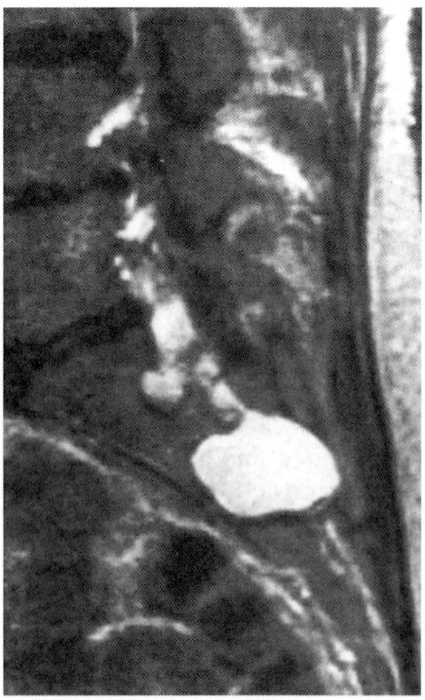

◁ Abb. 3.**82** **Multiple sakrale Zysten vom Typ II, z. T. mit ausgeprägter Knochenarrosion** (SE; TR = 2100 ms, TE = 80ms).

Arnold-Chiari-Malformation

Arnold-Chiari-Malformation Typ I

Definition

Die Erkrankung ist definiert durch einen Tiefstand der Kleinhirntonsillen, die sich durch das Foramen magnum nach kaudal in den Zervikalkanal erstrecken. Dabei sind zumeist Kaudalverlagerungen von 2–3 mm klinisch noch nicht relevant. Es findet sich keine Kaudalverlagerung des Vermis, normalerweise auch keine Veränderung am Hirnstamm, wenngleich leichte Ausziehungen der Medulla nach kaudal und dorsal auftreten können (Friede 1976).

Ähnlich wie beim Typ II ist ein aszendierender Verlauf der C1- und C2-Wurzel möglich. Das Krankheitsbild ist häufig assoziiert mit einer okzipitalen Dysplasie, die in Form einer Platybasie und basiliären Invagination vorliegt.

Zwischen 25 % (Friede 1976) und 50 % (Banerji u. Millar 1974) bzw. 65 % (Appleby u. Mitarb. 1969) der Patienten weisen eine Syringomyelie auf.

Pathogenese

Hinsichtlich der Entstehung der Fehlbildung geht man heute überwiegend davon aus, dass es sich um eine angeborene, nicht vererbte Erkrankung handelt, deren Ursache in einer okzipitalen und subokzipitalen Dysplasie liegt. Zwar weist nur eine geringere Zahl von Patienten schwere Formen der Platybasie und basiliaren Invagination auf; genaue morphometrische Untersuchungen ergaben aber Zeichen der okzipitalen Dysplasie bei 2/3 der Patienten (Hertel u. Mitarb. 1974, Schady u. Mitarb. 1987).

Das Volumen der hinteren Schädelgrube ist geringer als bei Kontrollpersonen, insbesondere ist sie flacher. Der Klivus ist verkürzt, die Chamberlain-Linie reduziert. Das Foramen magnum ist häufig vergrößert. Durch die basiliare Invagination und Platybasie kann es zu einer weiteren Reduzierung des Fassungsvermögens der hinteren Schädelgrube kommen. Warum die Kleinhirntonsillen und nicht der Wurm hernieren, ist unklar. Die Entwicklung des Vermis geht der beider Hemisphären und deren Tonsillen voraus. Zum Zeitpunkt der Entstehung der Tonsillen ist die Mittellinie bereits durch den Kleinhirnwurm ausgefüllt. Ältere Theorien, wonach die Arnold-Chiari-Malformation Typ I durch einen intrazerebralen Hydrozephalus auf der Grundlage eines Verschlusses der Foramina des IV. Ventrikels entsteht, haben sich als nicht stichhaltig erwiesen (Gardner u. Goodall 1950).

Die meisten Patienten zeigen keinen Hydrozephalus und auch keine diesbezüglichen Residuen. Die Foramina des IV. Ventrikels sind häufig offen, aber nicht selten auch durch Arachnoideaverwachsungen verklebt.

Die Fehlbildung kann auch erworben sein. So haben Welch u. Mitarb. (1981) bei Patienten mit lumboureteralem Shunt die Entstehung einer Tonsillenherniation nachweisen können. Durch die Liquorableitung in die Ureteren entsteht spinal ein Unterdruck gegenüber dem intrakraniellen Liquordruck.

Klinik

Die Arnold-Chiari-Malformation Typ I führt im Gegensatz zum Typ II zumeist erst im Erwachsenenalter zu Beschwerden. Der Häufigkeitsgipfel liegt bei 31–40 Jahren (35 %), gefolgt von der Altersgruppe der 41- bis 50-Jährigen (27 %) und der Gruppe der 21- bis 30-Jährigen (19 %). Sehr selten sind bereits Beschwerden im Jugendalter oder erst im Alter über 50 Jahren feststellbar (Appleby u. Mitarb. 1969, Banerji u. Millar 1974).

Die Patienten weisen häufig bewegungsabhängige Kopf- und Nackenschmerzen auf, kombiniert mit einer Gangataxie, einem Nystagmus sowie Zeichen einer kaudalen Hirnnervensymptomatik. Darüber hinaus kann eine Para- oder Tetraparese beobachtet werden. Bei Vorliegen einer Syringomyelie finden sich oft ausgedehnte sensible Störungen.

Diagnostik

MRT

Besonders geeignet sind sagittale Aufnahmen des kraniozervikalen Übergangs in T1-Gewichtung. Die Schichtdicke sollte dabei 3 mm nicht überschreiten (Abb. 3.**83**–3.**86**).

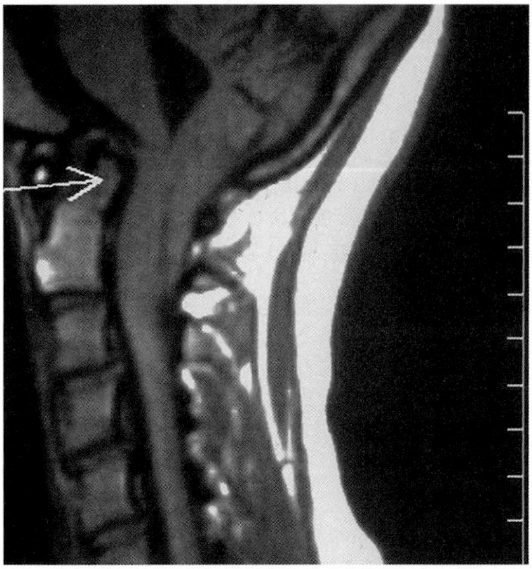
a

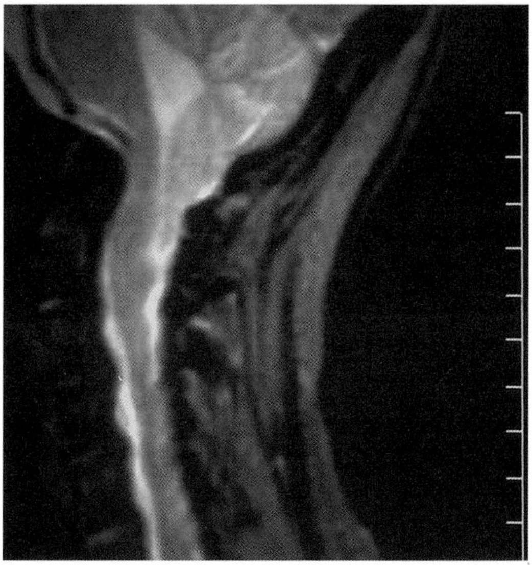
b

Abb. 3.**83 a, b** **Arnold-Chiari-Missbildung Typ I**:

a T1-gewichteter sagittaler Schnitt mit Nachweis einer ausgedehnten Kaudalverlagerung der Kleinhirntonsillen in den Zervikalkanal, einer leichten Verplumpung des zervikalen Rückenmarks proximalseits sowie einer beginnenden Impression der Medulla oblongata durch den Dens (Pfeil) (SE; TR = 500 ms, TE = 15 ms).

b Korrespondierende T2-gewichtete Aufnahme (FLASH 2-dimensional; TR = 688 ms, TE = 24 ms, Flip-Winkel α = 25°): Die anatomischen Lagebeziehungen kommen gut zur Abbildung. Insbesondere die Impression der Medulla durch den Dens ist gut nachvollziehbar.

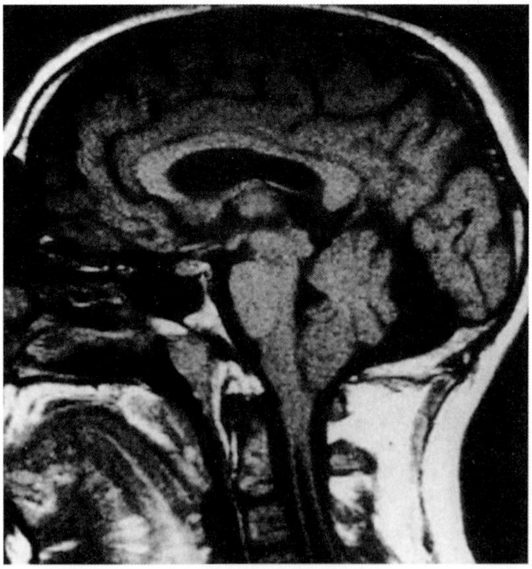

Abb. 3.**84** **Arnold-Chiari-Missbildung Typ I und deutliche Syrinx**. 38-jähriger Patient.

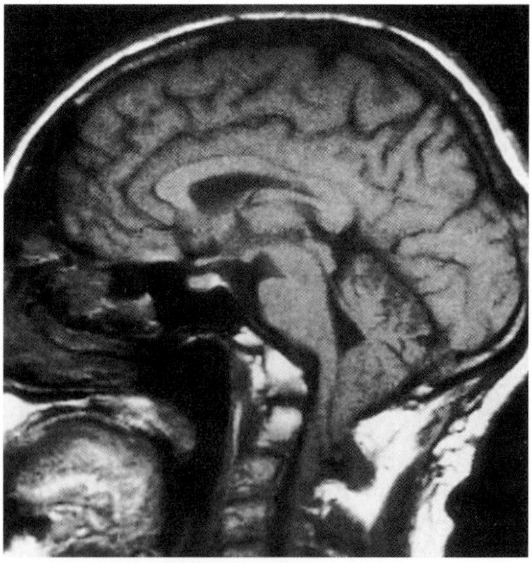

Abb. 3.**85** **Platybasie, basilare Invagination und Tonsillentiefstand**. Ausgeprägte Kompression von Medulla und Pons durch die Anhebung der Schädelbasis. 40-jähriger Patient.

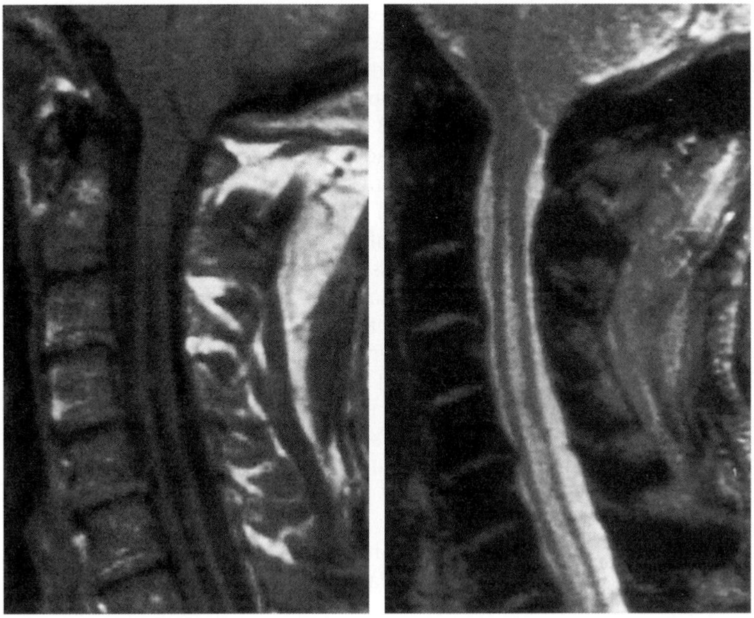

a b

Abb. 3.**86** **a**, **b** **Tonsillentiefstand und Syringomyelie ab C2.** 57-jähriger Patient:
a SE; TR = 680 ms, TE = 20 ms.
b FFE; TR = 600 ms, TE = 20 ms, Flip-Winkel α 10°).

■ Arnold-Chiari-Malformation Typ II

Definition

Es handelt sich bei der Arnold-Chiari-Malformation Typ II um eine komplexe Missbildung, die insbesondere den kraniozervikalen Übergang unter Einbeziehung des Rhombenzephalons betrifft. Sie ist praktisch immer mit einer Myelomeningozele kombiniert.

Kleinhirn. Es findet sich eine auffallende, deutliche Verkleinerung der hinteren Schädelgrube, entsprechend ist das Zerebellum kleiner als normal ausgebildet. Teile des Vermis und der Kleinhirnhemisphären sind nach kaudal durch das erweiterte Foramen magnum in den Zervikalkanal verlagert. In schweren Fällen sind neben Pyramide, Uvula und Nodulus des Vermis die biventralen Lobuli sowie die superioren und inferioren semilunaren Lobuli der Kleinhirnhemisphären neben den Tonsillen nach kaudal herniert (etwa 18 % der Fälle; Variend u. Emery 1976).

Während sich der Anteil der nach kaudal verlagerten Kleinhirnhemisphären auf die Tonsillen beschränken kann, sind vom Kleinhirnwurm praktisch immer größere Abschnitte betroffen. Die Kleinhirnanteile können weit in den Spinalkanal hinunterreichen, in seltenen Fällen sogar bis C7/Th1. Sie weisen dabei eine nach kaudal spitz zulaufende Konfiguration auf.

Zwischen dem Ausmaß der Kaudalverlagerung von Kleinhirnanteilen und dem klinischen Bild wurde eine Korrelation festgestellt.

Patienten mit einer Symptomatik, die vom Hirnstamm oder den langen Bahnen herrührt, weisen im Vergleich zu Patienten ohne diese Zeichen die ausgeprägteren Verlagerungen auf. Im Einzelfall kann dies die operative Erweiterung der hinteren Schädelgrube erfordern (Curnes u. Mitarb. 1989).

Das Kleinhirn weist auch proximal Veränderungen auf. Die Einfaltungen des Vermis cerebelli fehlen entweder oder sind nur schwach ausgeprägt. Die Fissuren verlaufen nicht gebogen, sondern V-förmig, im schwersten Fall nahezu parallel zueinander in a.-p. Richtung, mit einer Separation der Kleinhirnhemisphären einhergehend (Variend u. Emery 1979). Durch die häufig begleitende Hypoplasie des Tentoriums kommt es zum Hochstand der proximalen Kleinhirnanteile, besonders nach Shuntversorgung eines Hydrozephalus. Parietookzipitale Gyri können sich in die Cisterna supracerebellaris einfalten, wobei die Zisterne zusammen mit der Cisterna laminae tecti, der Cisterna veli interpositi und der Cisterna ambiens häufig erweitert ist. Ventral legt sich das Kleinhirn um den Hirnstamm. Kleinhirnanteile können vor der Medulla liegen, die Kleinhirnbrückenwinkelzisternen können obliteriert sein.

Medulla oblongata. Die Medulla oblongata ist ebenfalls nach kaudal ausgezogen, Anteile können dorsal des Zervikalmarks liegen, wobei sich eine tropfenähnliche oder eine Z-Form dieser Ausziehung findet.

Ursache für diese Konfiguration ist die Fixierung des proximalen Zervikalmarks durch die Ligg. dentata in Höhe des Foramen magnum. Die Verlagerung der Medulla erfolgt dorsal der Bänder mit der Folge, dass die Medulla sich entsprechend dorsal des Zervikalmarks nach kaudal ausdehnt.

Der Spinalkanal selbst lässt im Sagittaldurchmesser eine mit dem Alter zunehmende Erweiterung des proximalen Anteils erkennen, was sich vor allem als Vergrößerung des Subarachnoidalraums ventral des Rückenmarks zeigt.

IV. Ventrikel. Der IV. Ventrikel ist in der Regel ebenfalls nach kaudal ausgezogen. Die Wände liegen in den meisten Fällen flach und parallel zueinander, die lateralen Recessus fehlen. Der größte Sagittaldurchmesser findet sich in Höhe des Foramen magnum. Das Foramen Magendii kann fehlen.

Auf der Grundlage der Veränderungen des IV. Ventrikels und der Medulla oblongata ist eine Stadieneinteilung der Arnold-Chiari-Malformation entwickelt worden (Wolpert u. Mitarb. 1987).

Stadieneinteilung der Arnold-Chiari-Malformation

- *Stadium I*: Medulla oblongata und IV. Ventrikel reichen nicht über das Foramen magnum hinaus, lediglich der Vermis inferior ist über das Foramen hinaus nach kaudal ausgezogen.
- *Stadium II*: Der IV. Ventrikel reicht nach kaudal über das Foramen magnum hinaus, die Medulla oblongata ist leicht nach dorsal ausgebuchtet. Der IV. Ventrikel liegt in der Achse des Zentralkanals vor dem stiftartig zulaufenden Kleinhirnwurm.
- *Stadium III*: Es findet sich einen deutliche Ausziehung der Medulla nach kaudal und dorsal des Zervikalmarks, wobei der IV. Ventrikel in diese Ausziehung ausläuft und entweder kollabiert (*Stadium IIIa*) oder dilatiert (*Stadium IIIb*) ist.

Pons und Mesenzephalon. Der Pons ist hypoplastisch und abgeflacht. Einhergehend hiermit findet sich eine konkave Formveränderung des Klivus. Die mamillopontine Distanz ist verlängert, sie kann bis zu 3 cm betragen (El Gammal u. Mitarb. 1988). Der Aquädukt erscheint häufig verkürzt und in seinem Verlauf abgewinkelt und gewunden. Er ist in der Regel zwar offen, aber infolge seines Verlaufs funktionell verschlossen und einer Kompression von außen ausgesetzt, bedingt durch die Dilatation der Seitenventrikel.

Die Lageveränderung des Aquädukt ergibt sich aus einer Veränderung der Vierhügelplatte, die verdickt und häufig schnabelartig nach dorsal ausgezogen ist. Dieser Ausziehung folgt der Aquädukt in seinem Verlauf (Emery 1974).

Die Colliculi können verschmolzen sein. Der III. Ventrikel ist nicht selten leicht erweitert und weist kleine divertikelartige Ausziehungen auf. Die Massa intermedia des Thalamus ist verdickt, der Hypothalamus kann ausgezogen sein.

Großhirn. Das Tentorium zeigt einen tiefokzipitalen Ansatz und ist häufig hypoplastisch. Es verläuft nahezu vertikal, entsprechend auch der Sinus rectus. Die Okzipitallappen treten durch die Lageveränderung des Tentoriums weit nach kaudal in die hintere Schädelgrube ein.

Auch die Großhirnhemisphären können in die Veränderung miteinbezogen sein. Die Gyri weisen häufig Verschmälerungen auf, die in der Literatur manchmal unter dem Begriff „Mikrogyrie" subsumiert werden (Cameron 1957).

Histologisch besteht ein regelrechter 6-teiliger Aufbau der Hirnrinde. Daher ist von anderen Autoren der Begriff „Stenogyrie" empfohlen worden, um die Veränderungen von denen bei einer Migrationsstörung sprachlich abzugrenzen (Wolpert u. Mitarb. 1987). Partielle Balkenaplasien sowie Hypoplasien werden häufig gesehen. Die Vorderhörner können nach unten ausgezogen sein und im Transversalschnitt typische laterale Abflachungen zeigen.

Hydrozephalus. Der Hydrozephalus kann auf verschiedene Weise erklärt werden. Neben einer Blockade des Aquädukts wird auch an eine Zirkulationsstörung in Höhe der Foramina des IV. Ventrikels und/oder Cisterna ambiens gedacht (Yamada u. Mitarb. 1982).

Lückenschädel. An der Schädelkalotte werden knöcherne Veränderungen gesehen, die mit dem Begriff Lückenschädel umschrieben sind, wobei dieser Begriff auch in den englischen Sprachgebrauch übergegangen ist. Hiermit sind Ausdünnungen der Schädelkalotte gemeint, die sich über die Schädelkalotte verteilen und als rundliche Strukturen einer vermehrten Strahlentransparenz im Röntgenbild auffallen.

Diagnostik

MRT

Die MRT hat sich als Methode der Wahl etabliert. Insbesondere mithilfe der sagittalen Schnitte besteht die Möglichkeit, im Überblick das Ausmaß der Veränderungen darzustellen.

T1-gewichtete Sequenzen sind in der Regel ausreichend. Die T2-gewichteten Sequenzen stellen besser evtl. vorliegende Liquorzirkulationsstörungen dar. Insbesondere zum Nachweis einer Liquordiapedese periventrikulär sind PD- und T2-gewichtete Sequenzen erforderlich, alternativ ist die FLAIR-Sequenz zu empfehlen (Abb. 3.**87**–3.**90**).

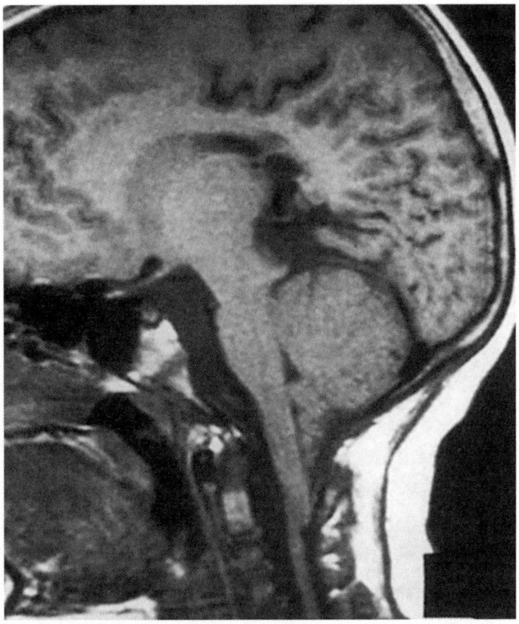

Abb. 3.**87** **Arnold-Chiari-Missbildung Typ II**. 2-jähriger Junge. Zustand nach Operation einer Myelomeningozele. Die Kleinhirnanteile ragen wie ein Zopf in den Spinalkanal. Z-förmiges Kinking der Medulla oblongata. Hypoplastisches Tentorium mit sehr steilem Verlauf. Mikrogyrale Zeichnung der parietookzipitalen Gyri. Schnabelartige Ausziehung der Vierhügelplatte. Pons hypoplastisch, bei konkaver Form des Klivus Erweiterung des präpontinen Zisterne. Vergrößerung der mamillopontinen Distanz.

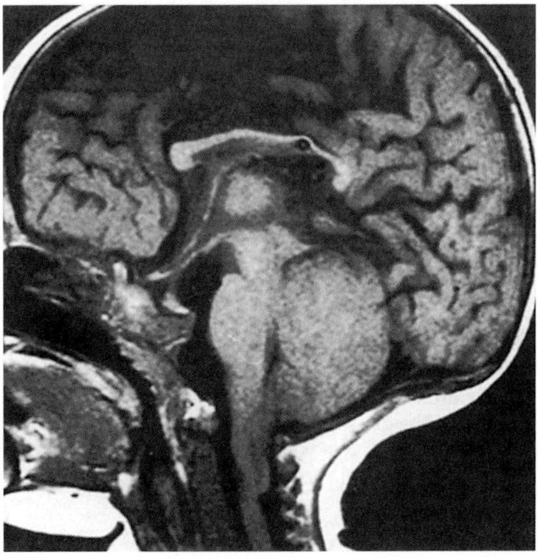

Abb. 3.**88** **Arnold-Chiari-Missbildung Typ II und Myelomeningozele**. 9 Monate altes Kind. Zustand nach Anlage eines Ventils. Deutlich Ausziehung des Kleinhirns bis C3. Tief nach kaudal reichende Anteile des Okzipitalhirns. Schnabelartig ausgezogene Vierhügelplatte. Betont ausgezogener Hypothalamus. Mäßige Erweiterung der präpontinen Zisterne. Hypoplastischer Balken.

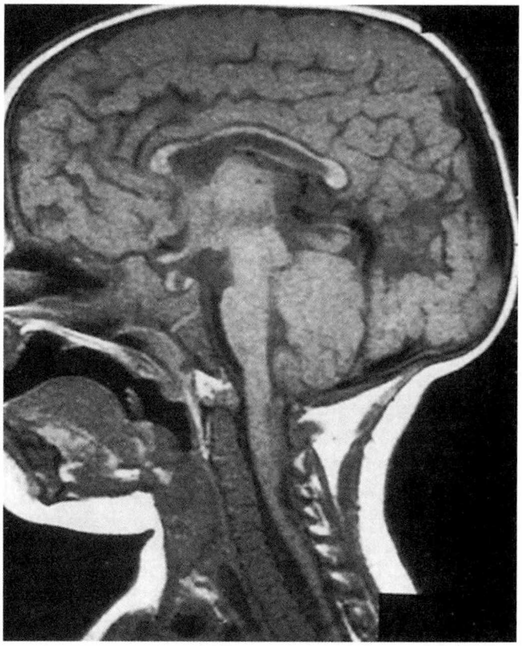

Abb. 3.**89** **Arnold-Chiari-Missbildung Typ II.** 1 Jahr und 3 Monate altes Kind. Zustand nach Operation einer Meningomyelozele. Ausziehung der Kleinhirnanteile und der Medulla oblongata bis C4. Der IV. Ventrikel ist etwas verplumpt. Hypoplastisches Tentorium, weit in die hintere Schädelgrube verlagerte Okzipitallappenanteile. Deutliche Vergrößerung der suprazerebellaren Zisterne, Verplumpung der Vierhügelplatte und Verdickung der Massa lateralis. Verlängerung der mamillopontinen Distanz. Etwas hypoplastischer Pons. Deutliche Hypoplasie des gesamten Balkens.

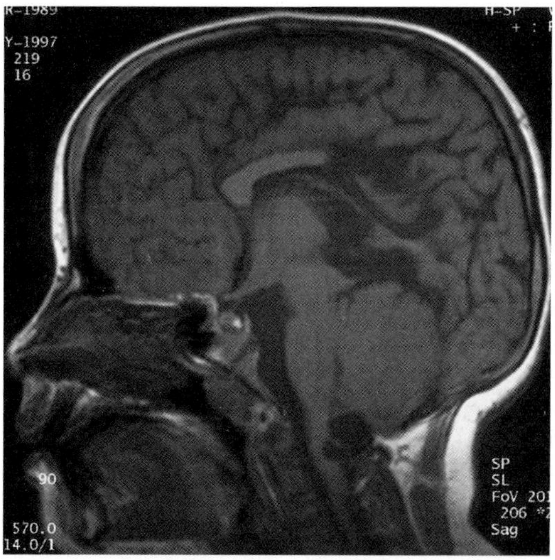

a

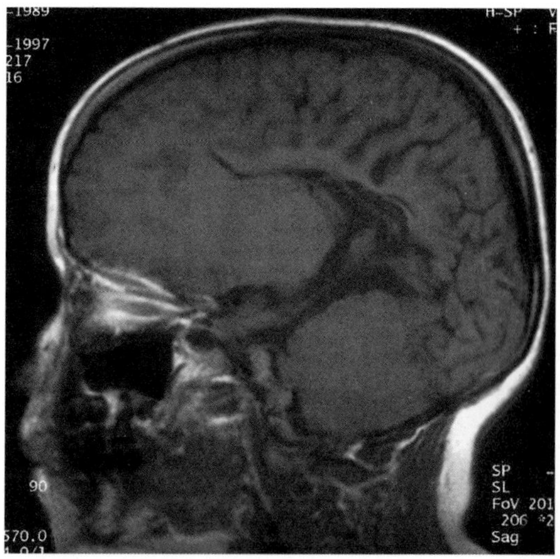

b

Abb. 3.**90 a–e** **Arnold-Chiari-Missbildung Typ II.** 7-jähriger Junge:

a Sagittalschnitt in T1-Gewichtung (SE; TR = 570 ms, TE = 14 ms): Bis etwa C3 ausladende Anteile von Kleinhirn und Medulla oblongata, wobei zusätzlich zystische Strukturen in Höhe des Foramen magnum auffallen. Sehr glatte Konturierung des Kleinhirnwurms mit fehlender Zeichnung der Foliae. Flacher IV. Ventrikel der sich kollapsartig abbildet. Sehr tief stehendes, hypoplastisches, in weiten Teilen fehlendes Tentorium mit senkrechtem Verlauf. Mikrogyrale Strukturierung des Okzipitallappens. Große Cisterna supracerebellaris. Schnabelartig ausgezogene Vierhügelplatte. Ein Aquädukt ist nicht erkennbar. Partielle Balkenagenesie insbesondere im Verlauf des Spleniums.

b Parasagittalschnitt mit deutlicher Abbildung der mikrogyralen Zeichnung vor allem im Verlauf des Okzipitallappens.

Abb. 3.**90 c–e** ▷

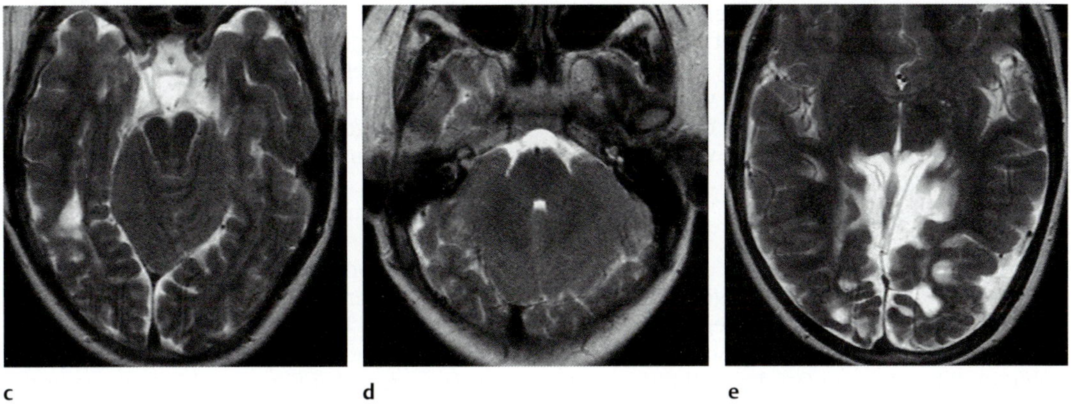

Abb. 3.**90**

c, d T2-gewichtete transversale Schnitte (TSE; TR = 4465 ms, TE = 120 ms): Die Einfaltungen des Vermis cerebelli fehlen vollends, es findet sich eine V-förmige Konfiguration der Fissuren. Die Kleinhirnhemisphärenabschnitte umgreifen den Hirnstamm.

e Schicht in Höhe beider Okzipitallappen mit Nachweis der ausgeprägten mikrogyralen Kortexzeichnung. Gleichzeitig hochgradige Hypoplasie im Okzipitallappenbereich. Sehr große Cisterna supracerebellaris, die aufgrund des Fehlens der hinteren Balkenabschnitte mit der Cisterna ambiens kommuniziert.

Syringomyelie

Definition

Die Syringomyelie stellt eine intramedulläre Höhlenbildung dar, die sich zumeist über mehrere Segmente erstreckt. Die Syrinx ist dabei durch Liquor aufgefüllt, was zu einer Auftreibung des Kanals führen kann. Die Syringomyelie findet sich außerhalb des Zentralkanals; davon abzugrenzen ist die Hydromyelie, die als eine Erweiterung des Zentralkanals definiert ist. Diese Unterscheidung ist allerdings magnetresonanztomographisch in den meisten Fällen nicht zu treffen und auch histologisch nicht immer eindeutig vorzunehmen.

Es sind auch Kombinationen möglich. So kann die Höhlenbildung teils als Hydromyelie verlaufen und abschnittsweise außerhalb des Zentralkanals gelegen sein. Die Syringomyelie kann sich bis in die Medulla oblongata ausdehnen, was als Syringobulbie bezeichnet wird. Sehr selten wird eine Ausdehnung der Syrinx bis in den Pons gefunden.

Lokalisation

Die Höhlenbildung findet sich bei der Arnold-Chiari-Malformation Typ I am häufigsten zervikal. Sie kann nach thorakal reichen und selten bis thorakolumbal. Zervikal geht die Syringomyelie häufig mit einer deutlichen Auftreibung des Rückenmarks einher, die Syringobulbie stellt sich dagegen in der Regel schlitzförmig dar. Sie findet sich vor allem lateral, auch ein bilaterales Auftreten wird beobachtet.

Bei der Arnold-Chiari-Malformation vom Typ II ist die Syringomyelie vor allem oberhalb der Plakode zu sehen, sie stellt sich zumeist langstreckig bis in das Zervikalmark dar, wobei die Ausdehnung nicht selten diskontinuierlich verläuft und abschnittsweise das Rückenmark normal dargestellt ist.

Bei Patienten nach Operation einer Myelomeningozele findet sich die Syringo-/Hydromyelie am häufigsten thorakal. Typisch ist, dass die Höhlenbildung an mehreren Stellen auftritt, ohne dass eine erkennbare Verbindung besteht. Eine langstreckige durchgehende Syringomyelie wird von daher kaum gesehen, vielmehr wird sie jeweils als kurzstreckige Auftreibung beobachtet, die sowohl zervikal, thorakal als auch lumbal umbeschrieben besteht.

Verklebungen im Bereich der Foramina des IV. Ventrikels bzw. Zysten in der hinteren Schädelgrube gehen mit einer zervikalen Syringomyelie einher, zumeist mit einer Syringobulbie assoziiert. Bei einer Verbindung der Syringobulbie zum

IV. Ventrikel über den Obex handelt es sich in den meisten Fällen um Patienten mit einem Hydrozephalus.

Beim Tethered-Cord-Syndrom wird die Syringomyelie häufig knapp oberhalb der Fixierungsstelle in einer Ausdehnung von wenigen Zentimetern gesehen (Raghavan u. Mitarb. 1989).

Histologie

Histologisch bildet sich die Syringomyelie vor allem in der grauen Substanz, sie liegt vornehmlich dorsal des Zentralkanals. Die Auskleidung der Höhle ist abhängig vom Ort der Ausbreitung und der Dauer der Erkrankung. Die Syrinx kann eine irreguläre Begrenzung aufweisen und durch neurale Strukturen ausgekleidet sein. Es werden myelinisierte Nervenfasern gefunden, ebenso bei lang dauernden Befunden eine Auskleidung durch eine 1–2 mm dicke Schicht von Astrozyten und Gliafasern.

Bei der Hydromyelie besteht die Wand aus Ependymzellen, die allerdings durch Druckatrophie zerstört sein können.

Histologisch besteht bei der Syringobulbie häufig kein Kontakt zum IV. Ventrikel. Bei einer Verbindung der Syringobulbie zum IV. Ventrikel über den Obex handelt es sich in den meisten Fällen um Patienten mit einem Hydrozephalus.

Neben der schlitzförmigen Form der Syringobulbie sind auch sackförmige Höhlenbildung, besonders bei Traumapatienten zu beobachten (Sherman u. Mitarb. 1987).

Pathogenese

Man unterscheidet pathogenetisch die Syringomyelien, die auf einer Störung der Liquorzirkulation im Bereich des kraniozervikalen Übergangs beruhen, von den anderen Formen. Die Gruppe der Syringomyelien auf Basis einer Pathologie des kraniozervikalen Übergangs wird als *kommunizierende Syringomyelie* bezeichnet, alle anderen als *nichtkommunizierende Formen* zusammengefasst.

Der Syringomyelie liegen verschiedene Ursachen zugrunde. Es ist eine angeborene von einer erworbenen Form zu unterscheiden. Die häufigsten Ursachen sind in Tab. 3.**2** zusammengefasst.

Etwa 35–50% aller Syringomyelien sind ursächlich auf eine Arnold-Chiari-Malformation vom Typ I zurückzuführen. Fehlbildungen in der hinteren Schädelgrube, die zu Zysten wie beim Dandy-Walker-Syndrom oder zu fibrösen Adhäsionen im Bereich der Foramina Luschkae und Magendii führen können, sind ebenfalls häufige Ursachen einer Syringomyelie (Banna 1988).

Die Arnold-Chiari-Malformation Typ II geht in 11–43% der Fälle, nach manchen Autoren in einem noch höheren Prozentsatz, mit einer Syringo-/Hydromyelie einher (Cameron 1957, Emery u. Lendon 1972, 1973, Just u. Mitarb. 1990).

Intra- bzw. extramedulläre Tumoren gehen häufig mit einer Syringomyelie einher, die sich zumeist oberhalb des Tumors entwickelt. Auch nach Entfernung eines extramedullären Tumors ist das Auftreten von Syringomyelien beobachtet worden (Castillo u. Mitarb. 1988).

Tabelle 3.**2** Ursachen der Syringomyelie

Angeborene Formen der Syringomyelie:
- Arnold-Chiari-Missbildung Typ I
- Arnold-Chiari-Missbildung Typ II
- Zysten der hinteren Schädelgrube:
  - Dandy-Walker-Syndrom
  - Arachnoidalzyste
- fibröse Adhäsionen im Bereich der Foramina Luschkae und Magendii
- Tethered-Cord-Syndrom

Erworbene Formen der Syringomyelie/ Hydromyelie:
- spinales Trauma
- intra-/extramedulläre Tumoren

Idiopathische Syringomyelie

Klinik

Die Patienten werden in der Regel im Alter zwischen 20 und 30 Jahren klinisch auffällig. Dies gilt insbesondere für die Syringomyelien in Kombination mit einer Arnold-Chiari-Malformation Typ I. Am häufigsten imponieren dabei:

- Paresen der oberen Extremitäten,
- dissoziierte Empfindungsstörungen,
- Parästhesien,
- Störungen der Tiefensensibilität.

Selten können Hirnnervenausfälle bestehen, vornehmlich unilateral. Die Ausdehnung der Syrinx geht meist über die klinisch auffällige Region hinaus, eine Korrelation zwischen Klinik und Größe der Höhle besteht nicht. Aufgrund dieser Tatsache wird angenommen, dass die klinische Symptomatik nicht durch direkte Druckschädigung, sondern indirekt durch Störungen der arteriellen oder venösen Durchblutung hervorgerufen ist (Schroth u. Palmbach 1988).

Kommunizierende Syringomyelie

Theorie der intraventrikulären Drucksteigerung

Hierbei wird davon ausgegangen, dass die Syringomyelie bzw. die Syringobulbie auf der Grundlage einer Fehlentwicklung im Bereich des Bodens des IV. Ventrikels mit unvollständiger Ausbildung der Foramina entsteht. Dabei wird angenommen, dass über eine intraventrikuläre Drucksteigerung eine kraniokaudale Kommunikation zwischen dem IV. Ventrikel und Zervikalkanal erfolgt (Gardner 1965). Eine fehlende Öffnung der Foramina im Bereich des IV. Ventrikels soll nach dieser Theorie auch verantwortlich sein für die Entwicklung der Arnold-Chiari-Malformation Typ I mit einem Übertritt der Tonsillen in den Zervikalkanal.

Theorie der intraspinalen/intrakraniellen Druckdifferenz

In Abwandlung der oben genannten Theorie werden Differenzen zwischen dem intrakraniellen und intraspinalen Liquor- bzw. Venendruck für die Ausbildung der Syringomyelie verantwortlich gemacht. Die Vorstellung ist, dass der Tonsillentiefstand bei der Arnold-Chiari-Malformation I oder andere Formen der Obliteration (z. B. Zysten) die freie Kommunikation zwischen Spinalkanal und intrakraniellem Liquor behindern. Dabei wird den Tonsillen (oder Zysten) eine Art Ventilmechanismus zugesprochen. Kommt es durch körperliche Überanstrengung zu vorübergehenden Druckerhöhungen im Spinalkanal, wird der Liquor in kranialer Richtung gedrängt und tritt an den Tonsillen (bzw. der Obliterationsursache) vorbei und in die intrakraniellen Zisternen über. Von dort kann er aber wegen einer Verlegung der Liquorwege nicht wieder frei in den Spinalkanal zurückfließen, sondern wird vielmehr in den intraventrikulären Raum gepresst. Da hierdurch eine Druckerhöhung innerhalb des Ventrikelsystems entsteht, kommt es nun infolge eines kraniokaudalen Druckgradienten zum Liquorübertritt aus dem IV. Ventrikel in das Rückenmark (Williams 1970, 1980).

Es scheint allerdings so zu sein, dass in den meisten Fällen diese Erklärung der Entstehung den vorzufindenden Gegebenheiten nicht standhält. Insbesondere werden Kommunikationen zwischen IV. Ventrikel und Syringobulbie bzw. Syringomyelie auch bei der Arnold-Chiari-Malformation Typ I überwiegend nicht festgestellt. Vielmehr beginnt die Syringomyelie häufig erst bei C2 oder C3. Eine Syringobulbie fehlt in den meisten Fällen. Darüber hinaus wird die Syringobulbie praktisch nie isoliert gesehen, sondern immer in Verbindung mit mehr oder weniger langstreckigen syringomyelischen Zervikalmarkveränderungen, was die Vermutung einer retrograden Entstehung von kaudal nach kranial erhärtet (Williams 1976).

In CT-Untersuchungen mittels intrathekaler Kontrastmittelgabe konnte nicht nachgewiesen werden, dass sich die Syringomyelie bei Patienten mit Arnold-Chiari-Malformation Typ I erst über eine Kontrastmittelauffüllung des IV. Ventrikels darstellen lässt. Vielmehr muss ein Kontrastmittelübertritt in die Syrinx durch das subarachnoidal gelegene Kontrastmittel im Bereich des Spinalkanals angenommen werden (Aubin u. Mitarb. 1981).

Theorie des direkten Flüssigkeitsübertritts in das Rückenmark

Nach den Vorstellungen von Aubin (1981) und Aboulker (1979) entsteht die Syringomyelie dadurch, dass im Rahmen einer Störung des Liquorflusses durch Veränderungen im Bereich der hinteren Schädelgrube bzw. des kraniozervikalen Übergangs eine Drucksteigerung im Spinalkanal eintritt mit der Folge eines Liquorübertritts in das Rückenmark. Ausschlaggebend hierfür ist, dass zumindest tierexperimentell eine nicht unbeträchtliche Liquorproduktion innerhalb des Spinalkanals nachgewiesen wurde (Sato u. Mitarb. 1972). Der Liquorübertritt kann sowohl über erweiterte Virchow-Robin-Räume im Rückenmark erklärt werden, als auch durch eine ödematöse Erweichung des Rückenmarks, sodass kleinere Spalten und Furchen extrazellulär die Kommunikation mit der Syrinx ermöglichen (Ball u. Dajan 1972, Aboulker 1979, Ikata u. Mitarb. 1988).

Nichtkommunizierende Syringomyelie

Die Ursache der Syringomyelie bei Vorliegen einer nichtkommunizierenden Form (z. B. im Zusammenhang mit einem Tethered-Cord-Syndrom oder einem Rückenmarktumor) wird in einer chronischen Ischämie in dem proximal gelegenen Rückenmarkabschnitt gesehen. Im Falle des Tethered-Cord-Syndroms resultiert aus der Zugwirkung am Rückenmark die Ischämiereaktion, beim Rückenmarktumor aus der druckbedingten Veränderung der Zirkulation, wobei in erster Linie eine venöse Stauung als Ursache der Ischämie angesehen wird.

Die Syringomyelie tritt oberhalb der Rückenmarkfixierung auf, kann bei der tumorbedingten Kompression sowohl oberhalb als auch unterhalb gesehen werden.

Beim Tethered-Cord-Syndrom wird nicht selten eine Ausdehnung nach kranial bis in das Zervikalmark hinein gesehen (Raghavan u. Mitarb. 1989).

Auch die tumorbedingten Syringomyelien können z.T. eine erhebliche Ausdehnung erfahren.

Diagnostik

MRT

Das MRT-Bild der Syringomyelie ist unabhängig von der Genese der Erkrankung. Besonders geeignet sind T1-gewichtete Sequenzen, die in sagittaler und transversaler Schnittrichtung zur Anwendung kommen sollten. Die Syrinx stellt sich dabei signalabgeschwächt dar, das Signal entspricht weitgehend dem von Liquor. Die Diagnose sollte allerdings zusätzlich durch T2-gewichtete Sequenzen gesichert werden, auch hier ist ein liquoräquivalentes Signalverhalten zu erwarten. Das Rückenmark kann deutlich aufgetrieben sein. Die Höhle kann andererseits kollabiert sein, insbesondere postoperativ sollte eine Rückbildung der Auftreibung im Vergleich zur Voraufnahme erkennbar sein. Tritt ein Kollaps der Syrinx auf, so verkürzt sich die Höhle insbesondere in a.-p. Richtung, während der Durchmesser nach rechts- und linkslateral im Wesentlichen unverändert bleibt. Dies wird mit der rechts- und linkslateralen Fixierung des Rückenmarks im Bereich des Spinalkanals durch die Ligg. denticulata erklärt, die das Rückenmark in der Querrichtung in seiner Form halten, während in der a.-p. Richtung ein größerer Bewegungsspielraum besteht, der eine Verkleinerung der Höhle erlaubt (Schroth u. Palmbach 1988).

Auf T2-gewichteten Aufnahmen findet sich nicht selten am kranialen und kaudalen Ende der Syrinx eine deutliche Signalanhebung des Rückenmarks, was histologisch einer reaktiven Gliose entspricht. Die Flüssigkeit in der Syrinx kann sich infolge von Turbulenzen auf T2-gewichteten Aufnahmen stark signalabgeschwächt zeigen. Nicht immer ist der Kanal in seiner Ausdehnung gleich, er kann ein lobuliertes Aussehen haben mit einem wechselnden Durchmesser. Diese Lobuli können auch Septen aufweisen, die verhindern, dass die Syrinxflüssigkeit innerhalb der gesamten Höhle kommuniziert. Dies hat Konsequenzen für die Planung des operativen Vorgehens, da u. U. bei falscher Platzierung des syringoarachnoidalen Shunts ein positiver Operationsbefund ausbleiben kann, weil Septen die Höhlenbildungen voneinander trennen.

Nicht immer ist der syringoarachnoidale Shunt in der MRT auch gut abgrenzbar. Zumeist ist an der Übertrittsstelle vom Rückenmark zum Subarachnoidalraum eine narbige Formveränderung des Rückenmarks festzustellen. Da der Shunt zumeist nur eingesetzt wird, wenn die Syrinx unter starkem Druck steht und von daher eine aufgetriebene rundliche bzw. ellipsige Konfiguration zeigt, sollte in der postoperativen Kontrolluntersuchung diese Auftreibung beseitigt sein. Im anderen Fall ist von einem unzureichenden Operationseffekt auszugehen.

Bei allen unklaren Fällen einer Syringomyelie sollte Kontrastmittel appliziert werden, um einen Tumor innerhalb der Syrinx nicht zu übersehen. Dabei kann sich der Tumor am Ende der Syrinx befinden, er kann auch in exzentrischer Lage gefunden werden. Zu beachten ist, dass die Syrinx diskontinuierlich ausgebreitet sein kann, sodass ein vermeintliches Syrinxende diagnostiziert wird, das in Wirklichkeit weiter kaudal liegt. In solchen Fällen ist von daher die vollständige Untersuchung des Rückenmarks von zervikal bis lumbal erforderlich (Abb. 3.**91**–3.**100**).

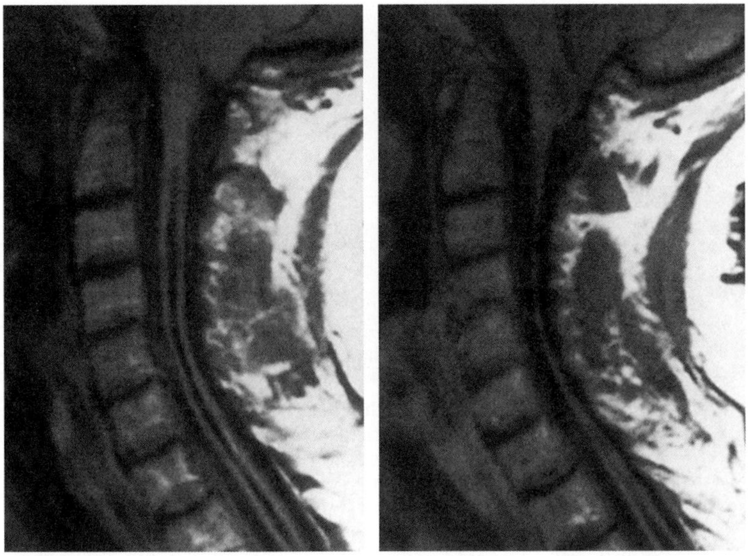

a b

Abb. 3.**91 a–c** **Arnold-Chiari-Missbildung Typ I und langstreckige Syringomyelie und Syringobulbie**. 68-jährige Patientin:

a, **b** Transversale PD-gewichtete Schnitte (SE; TR = 1600 ms, TE = 30 ms).

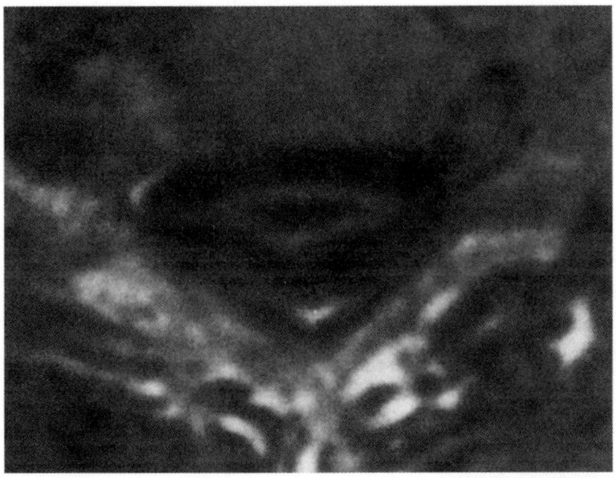

c Im Transversalschnitt Kollaps der Syrinx gut erkennbar, deutliche Rückenmarkatrophie (SE; TR = 550 ms, TE = 30 ms).

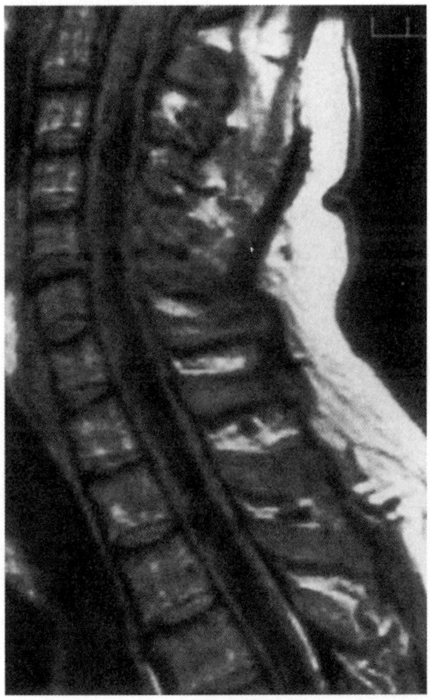

Abb. 3.**92** **Syringomyelie bei Arnold-Chiari-Missbildung Typ I**. 44-jähriger Patient. Die Syrinx zeigt eine deutliche Raumforderung mit Druckatrophie des Rückenmarks; sie reicht bis C2 nach kranial (SE; TR = 2100 ms, TE = 20 ms).

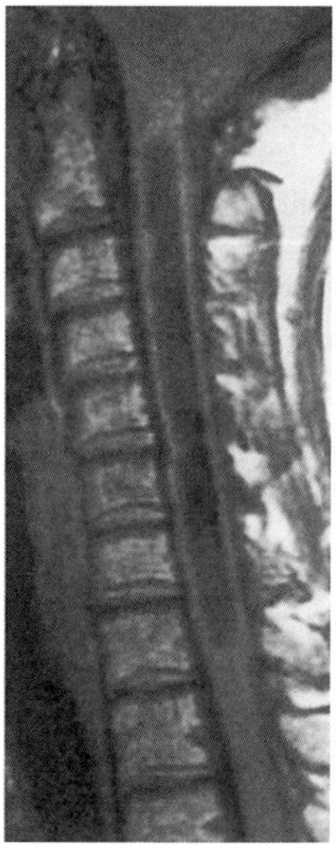

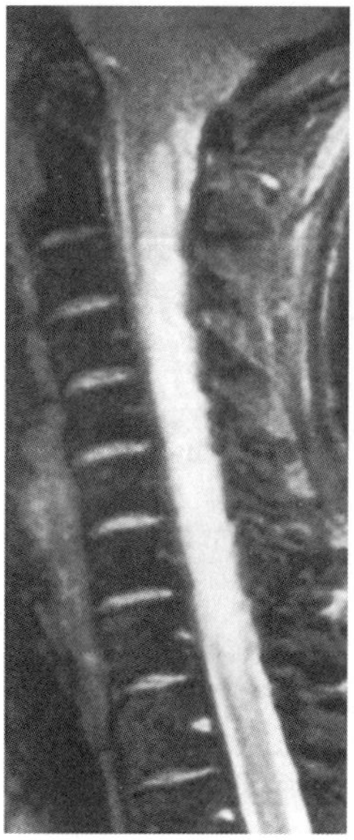

a b

Abb. 3.93 a, b **Arnold-Chiari-Missbildung Typ I und Syringomyelie von C2–D1**. 27-jährige Frau. Deutlich aufgetriebene Syrinx mit entsprechender Druckatrophie des Rückenmarks:

a SE; TR = 650 ms, TE = 25 ms.

b FFE; TR = 520 ms, TE = 20 ms, Flip-Winkel α = 10°.

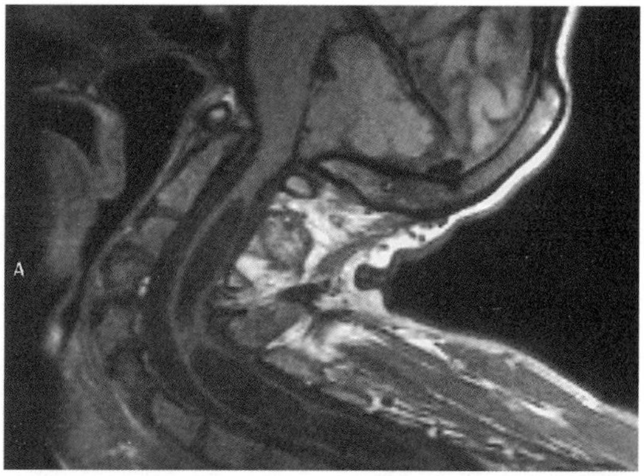

Abb. 3.94 **Inzipientes Arnold-Chiari-Syndrom Typ I.** 25-jähriger Patient. Sagittalschnitt mit ausgeprägter Syrinx, z. T. mit Kammerung. Massive Auftreibung des Myelons mit entsprechender Druckatrophie. Erhebliche Erweiterung des Spinalkanals mit einer deutlichen Reduktion des Durchmessers der zervikalen und thorakalen Wirbelkörper. Ausgeprägte lordotische Fehlstellung der Halswirbelsäule.

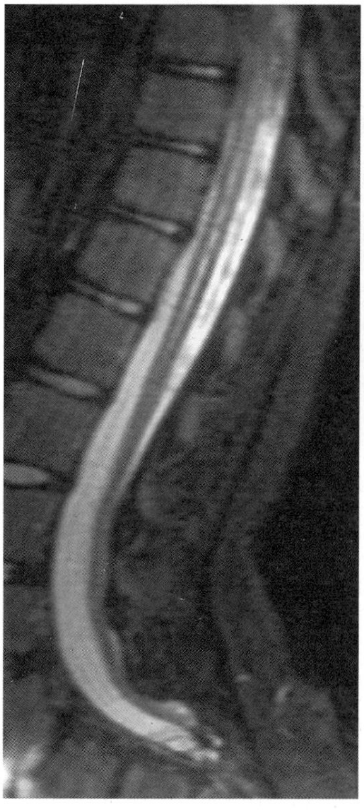

a

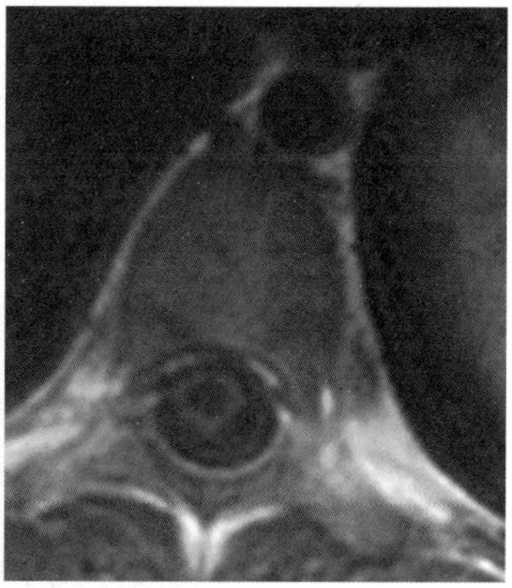

b

Abb. 3.95 a, b **Syrinx bei einem Patienten mit operierter Myelomeningozele**:

a Sagittaler T2-gewichteter Schnitt (STIR; TR = 4890 ms, TE = 60 ms): Das Rückenmark ist fixiert in Höhe S2–S3. Es findet sich eine Syrinx, die bis L1/L2 abzugrenzen ist.

b Transversalschnitt mit gut erkennbarer deutlicher Auftreibung des Rückenmarks durch die zentral gelegene Syrinx (SE; TR = 430 ms, TE = 14 ms).

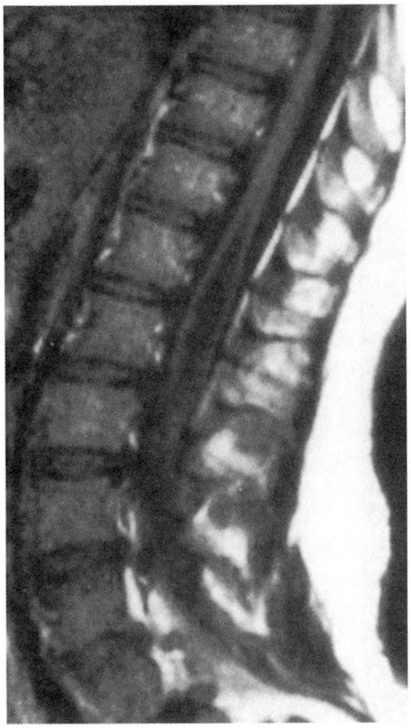

◁ Abb. 3.**96** **Zustand nach Myelomeningozelenoperation.** Retethering des Rückenmarks. Umschriebene Syrinx thorakolumbal (SE; TR = 720 ms, TE = 20 ms).

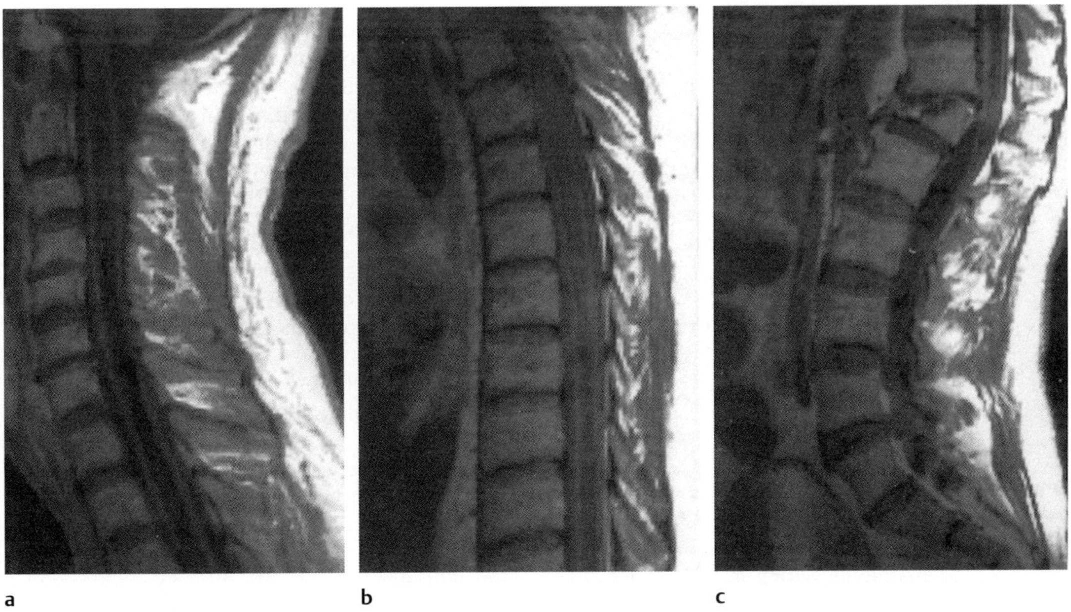

Abb. 3.**97 a–c** **Posttraumatische Syringomyelie bei Zustand nach Kompressionsfraktur von L1.** 55-jähriger Patient. Die Syrinx erstreckt sich über das gesamte Rückenmark bis C1 (SE; TR = 500 ms, TE = 15 ms).

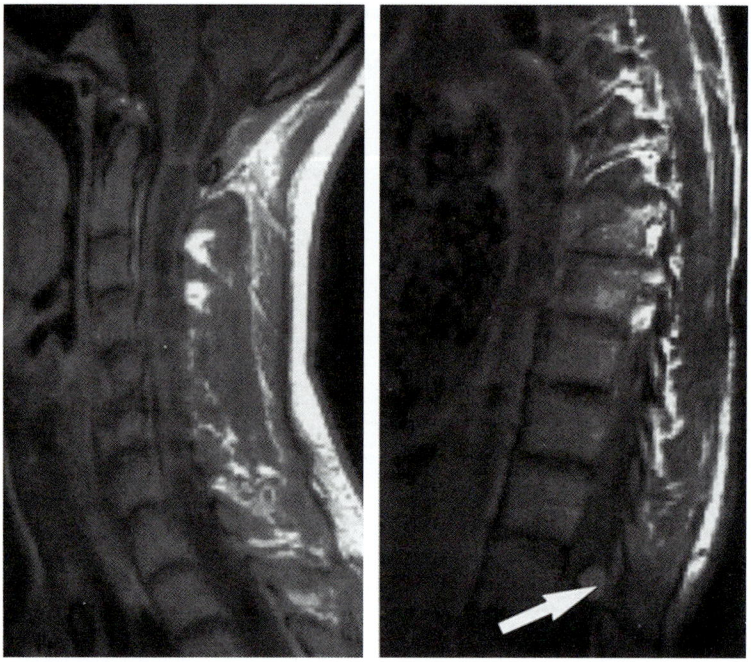

a b

Abb. 3.**98 a, b** **Syringomyelie bei einem kleinen Hämangioblastom in Höhe D11** (Pfeil). Die Syrinx erstreckt sich über das gesamte Rückenmark bis zur Medulla oblongata (SE; TR = 500 ms, TE = 15 ms). Die Aufnahmen wurden nach Kontrastmittelapplikation angefertigt. Der Hämangioblastomknoten zeigt eine kräftige Anfärbung, nativ war keine Abgrenzung zum Rückenmark gegeben (Aufnahmen von Prof. Dr. Gürtler, Bielefeld).

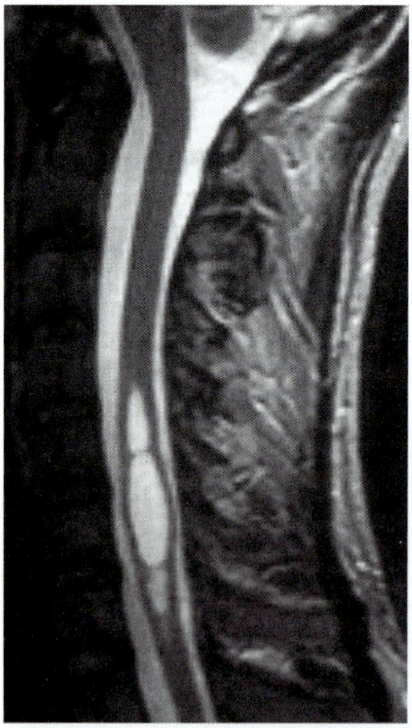

Abb. 3.**99** **Idiopathische Syrinx in Höhe C4–C7**. Es zeigt sich eine deutliche Auftreibung des Rückenmarks in diesem Abschnitt mit massiver Atrophie. Die Syrinx weist Septierungen auf (TSE; TR = 4600 ms, TE = 112 ms).

Angeborene spinale Stenose

Die Ursachen einer angeborenen spinalen Stenose können sehr unterschiedlich sein. Es existieren einige, sehr seltene angeborene Erkrankungen, die mit schweren Fehlbildungen des gesamten Skelettsystems einschließlich der Wirbelsäule einhergehen und zumeist einen Minderwuchs sowie Dysproportionen des Skelettsystems zur Folge haben. Hierzu gehören:

- Kniest-Dysplasie,
- Mukopolysaccharidose,
- Spondylodysplasien unterschiedlicher Ausprägung,
- Chondrodysplasien, vor allem die Chondrodysplasia punctata und Achondroplasie.

Kniest-Dysplasie. Die Kniest-Dysplasie stellt eine angeborene Entwicklungsstörung des Skeletts mit schwerem Minderwuchs dar, bei der eine Reihe von Skelettveränderungen beschrieben sind. Für die Wirbelsäule gilt, dass röntgenologisch Platyspondylien auftreten, die mit ventralen Zuspitzungen der Wirbelkörper einhergehen. Es handelt sich um eine autosomal dominant vererbte Erkrankung, wobei der Defekt in der Ausprägung des Typ-II-Kollagens zu sehen ist.

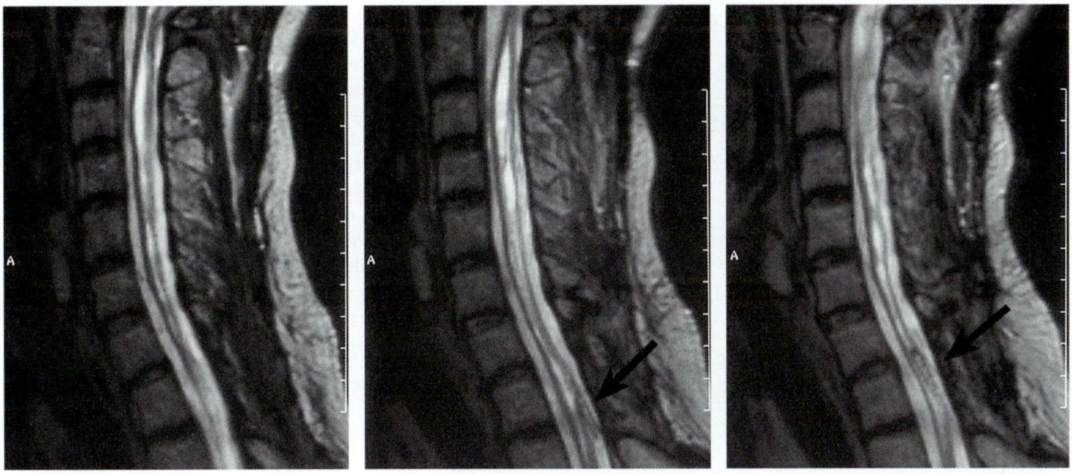

a b c

Abb. 3.**100 a–c** **Idiopathische Syringomyelie und -bulbie mit Ausdehnung von der Medulla oblongata bis in das Brustmark**:

a Sagittalschnitt mit Abbildung der Syrinx über den gesamten Verlauf des Halsmarks. Es findet sich eine Atrophie des Rückenmarks. Eine Auftreibung besteht hingegen nicht.

b, c Die Aufnahmen zeigen den in die Syrinx eingebrachten syringosubarachnoidalen Shunt in Höhe D1. Shuntlage und -verlauf sind auf beiden Aufnahmen gut abzugrenzen (Pfeile). Es ist erkennbar, dass sich die Syrinx weit in das Brustmark erstreckt.

Mukopolysaccharidose. Bei den Mukopolysaccharidosen finden sich unterschiedlich schwere Wirbelkörperdysplasien im Sinne von Hakenwirbeln, ovoiden Verformungen der Wirbelkörper, daneben Platyspondylien mit Hypoplasien der vorderen Wirbelkörperabschnitte. Bei der Mukopolysaccharidose IV (Morquio-Krankheit) sind Veränderungen am atlantodentalen Übergang charakteristisch. Es zeigt sich dabei eine mangelhafte Ossifikation des Os odontoideum von C2 mit der Folge einer atlantoaxialen Instabilität.

Spondylodysplasie. Bei den *spondylären Chondrodysplasien* (z. B. Spondyloenchondrodysplasie, spondylometaphysäre Chondrodysplasie Typ Wiedemann-Spranger, spondylometaphysäre Dysplasie Typ Koslowski) kommt es zur Ausprägung von unterschiedlich schweren, oft dorsal betonten Platyspondylien oder auch Schmetterlingswirbeln infolge von koronaren Knorpelspalten der Wirbelkörper mit der Folge von Einengungen des Spinalkanals.

Chondrodysplasie.Die Chondrodysplasien weisen ebenfalls als charakteristisches Merkmal Platyspondylien bzw. unregelmäßige Verformungen der Wirbelkörper auf. Vor allem bei der Achondroplasie ist eine Einengung des Spinalkanals als Charakteristikum beschrieben. Dabei beginnt die Kompression des Rückenmarks bereits im Bereich des kraniozervikalen Übergangs durch ein zu enges Foramen magnum und setzt sich im Verlauf des Zervikal- und Thorakalmarks fort (Abb. 3.**101** u. 3.**102**).

Es handelt sich um ein autosomal dominantes Erbleiden.

Weitere Formen der angeborenen spinalen Stenose. Neben diesen beschriebenen, mit einem Dwarfismus einhergehenden Erkrankungen sind Formen der angeborenen spinalen Stenose bekannt, die häufiger gesehen werden. Hierzu gehören insbesondere:

- Down-Syndrom (Trisomie 21),
- angeborene basilare Impression.

Down-Syndrom: Es handelt sich beim Down-Syndrom um die häufigste genetische Ursache einer geistigen Behinderung, bedingt durch die Trisomie des Chromosoms 21 mit dem hiermit einhergehenden charakteristischen Phänotyp. Die Veränderungen im Bereich des Spinalkanals betreffen vor allem die atlantodentale Verbindung, mit der Folge einer atlantoaxialen Instabilität und einer hieraus resultierenden Kompres-

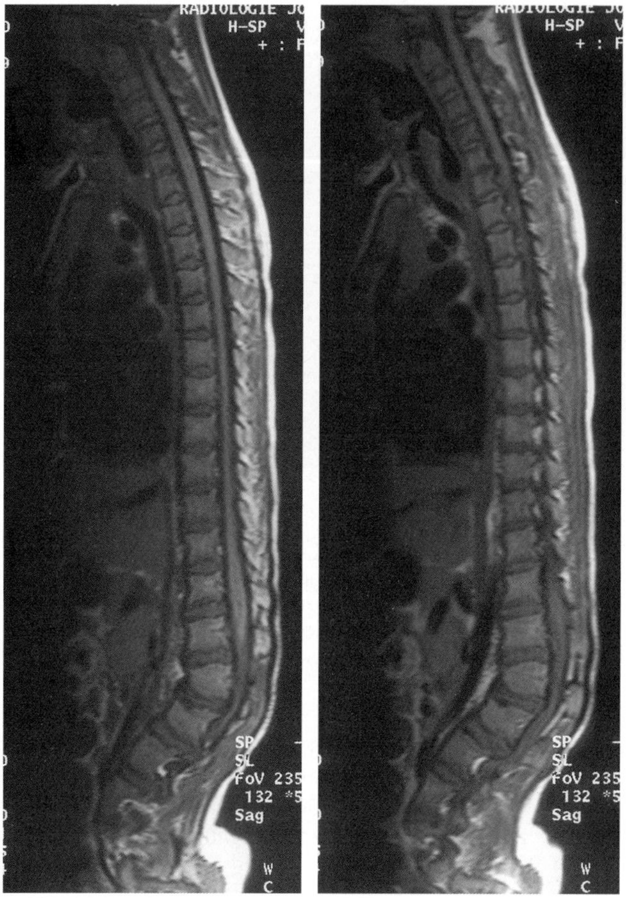

a b

Abb. 3.**101 a, b** **Bekannte Achondroplasie**. 9-jähriger Junge mit einer langstreckigen Einengung des Spinalkanals. T1-gewichtete sagittale Aufnahmen (TSE; TR = 800 ms, TE = 12 ms): Langstreckige Einengung des Spinalkanals vor allem im Thorakalbereich. Das Zervikalmark stellt sich regelrecht dar, auch im kraniozervikalen Übergang keine eindeutige Verengung festzustellen. Deutliche Fehlstellung im Bereich des dorsolumbalen Übergangs.

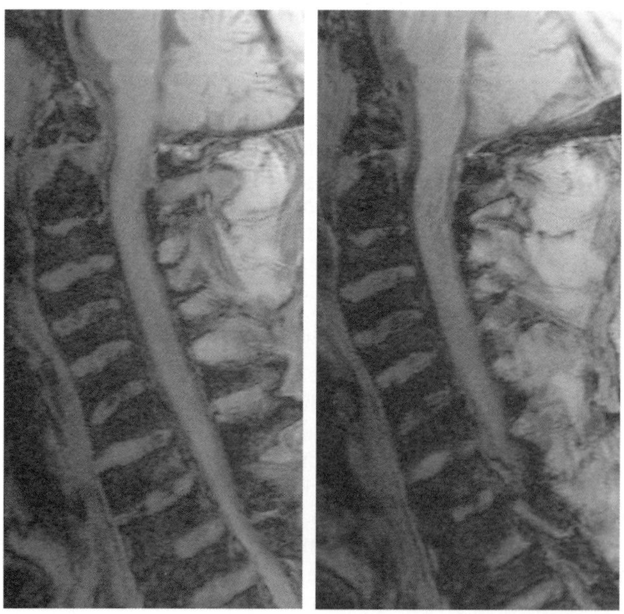

a b

Abb. 3.**102 a–e** **Chondrodysplasie**. 53-jähriger Patient:

a, b T1-gewichtete sagittale Aufnahme (FLASH 2-dimensional; TR = 375 ms, TE = 11 ms, Flip-Winkel α = 90°): Deutliche Verplumpung der Wirbelkörper im Zervikalbereich, die im ventralen Durchmesser betont erscheinen. Relative Enge des Spinalkanals. Persistierendes Os odontoideum.

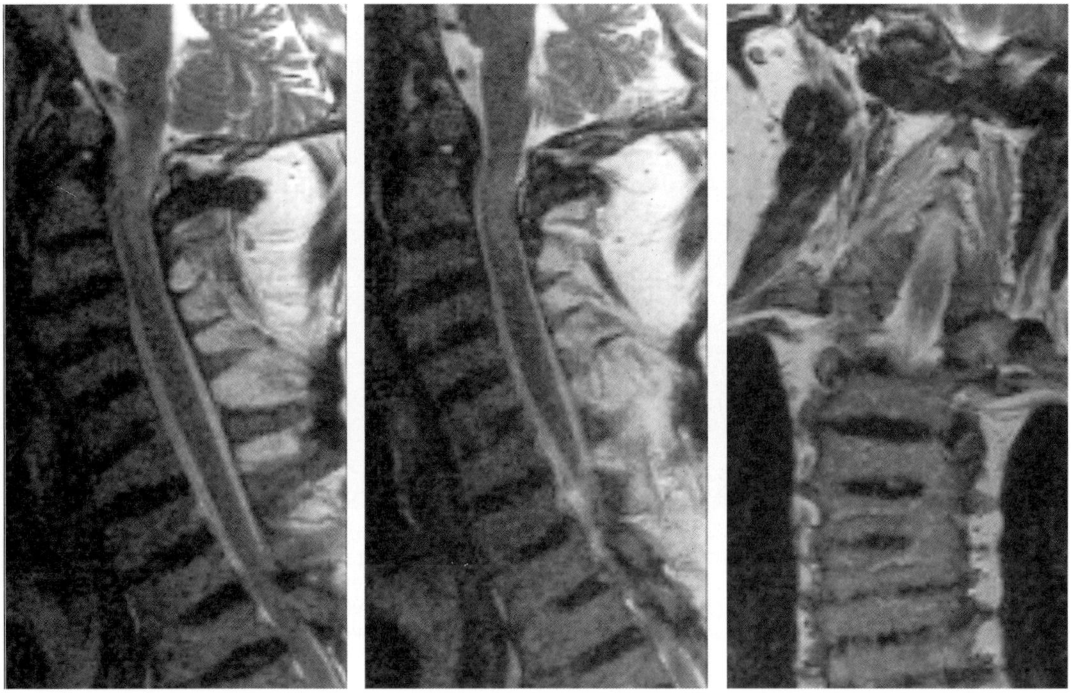

c d e

Abb. 3.**102**

c, d Korrespondierende T2-gewichtete Aufnahmen (TSE; TR = 4140 ms, TE = 128 ms): Die Aufnahmen zeigen die bindegewebige Brücke zwischen dem Os odontoideum und dem Axis. Das Rückenmark weist in Höhe des kraniozervikalen Übergangs eine Signalanhebung als Ausdruck des kompressionsbedingten Ödems auf.

e Koronarer Schnitt in T2-Gewichtung (TSE; TR = 4140 ms, TE = 128 ms): In dieser Schnittführung ist die Verplumpung und Verbreiterung der Wirbelkörper gut zu erkennen. Deutliche Fehlstellung der Wirbelsäule, insbesondere mit einer rechtskonvexen Skoliose im zervikodorsalen Übergang.

sion des Rückenmarks. Daneben sind auch andere Knochenveränderungen als charakteristisch zu beschreiben, wie:

- hypoplastisches breites Becken mit vermindertem Iliakal- und Azetabularwinkel,
- Brachiozephalie,
- Hypoplasie bis zur Aplasie des Sinus frontalis, maxillaris bzw. sphenoidalis (Abb. 3.**103** u. 3.**104**).

Angeborene basilare Impression: Die angeborene Form der basilären Impression geht mit einem Denshochstand einher, was mit einer Abflachung der mittleren Schädelgrube verbunden ist. In schweren Fällen kommt es bereits in einer Neutralstellung des Kopfes zu einer Impression des Rückenmarks, in leichteren Fällen lediglich bei einer Ventralflexion des Kopfes. Nicht selten ist das Krankheitsbild kombiniert mit einer Arnold-Chiari-Malformation Typ I mit einem entsprechenden Tiefstand der Kleinhirntonsillen. Hiermit einhergehend finden sich häufig Syringomyelien/Syringobulbien (Abb. 3.**105** u. 3.**106**).

Die basilare Impression kann erworben sein, wobei in diesen Fällen am ehesten ein Vitamin-D-Mangel mit einer Knochenverformung im Bereich der Schädelbasis Ursache ist (Abb. 3.**107**).

Das Erkrankungsbild ist abzugrenzen von erworbenen Formen auf entzündlicher Grundlage, wie sie häufig bei langen Verläufen einer rheumatoiden Arthritis gesehen werden.

Idiopathische Spinalkanalstenose. Neben den beschriebenen Formen der Spinalkanalstenose muss eine idiopathische erwähnt werden, die mit einer angeborenen Verkürzung der Wirbelpedikel und somit einer deutlichen Reduktion des ventrodorsalen Durchmessers des Spinalkanals einhergeht. Der Befund ist häufiger im Lumbalbereich zu sehen als zervikal (Abb. 3.**108**).

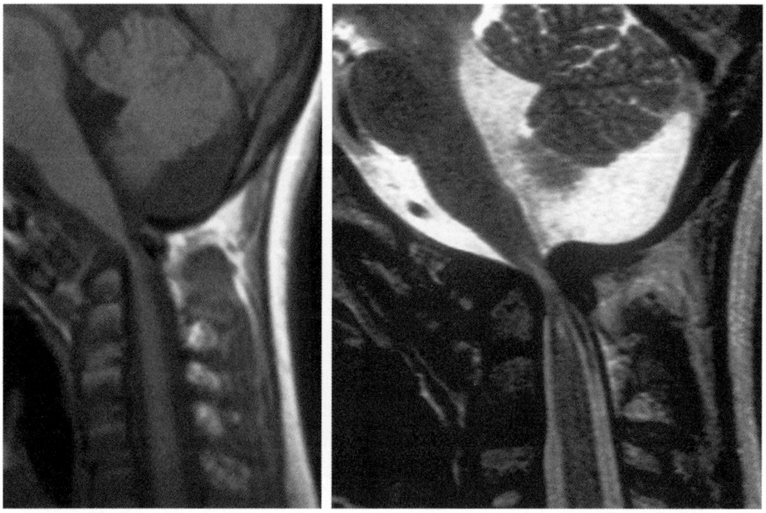

Abb. 3.**103 a, b** **Trisomie 21**. 10-jähriges Mädchen. Atlantoaxiale Instabilität mit ausgeprägter Kompression des Rückenmarks:

a Sagittaler T1-gewichteter Schnitt (SE; TR = 570 ms, TE = 14 ms): Ventralverlagerung des Atlas bei gleichzeitiger Dislokation des Dens axis nach ventral, der keinen knöchernen Kontakt zur Axisbasis mehr unterhält. Die Kompression des Rückenmarks erfolgt durch den hinteren Atlasbogen sowie durch den Axis.

b Korrespondierende Aufnahme in T2-Gewichtung (TSE; TR = 3290 ms, TE = 120 ms): Infolge der Kompression des Rückenmarks Entwicklung eines Myelonödems.

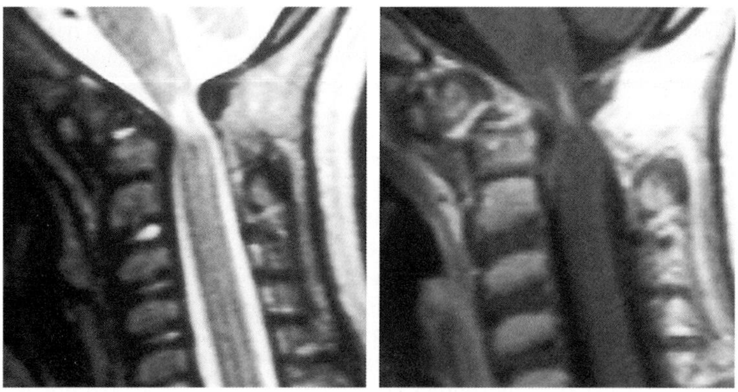

Abb. 3.**104 a–f** **Trisomie 21 mit atlantoaxialer Instabilität**. 4-jähriger Junge:

a Sagittaler T2-gewichteter Schnitt (TSE; TR = 4600 ms, TE = 112 ms): Kompression des Rückenmarks infolge der Verlagerung des dorsalen Atlasbogens nach ventral bei gleichzeitiger Dislokation zwischen Dens und Axiskörper. Deutliches Myelonödem.

b T1-gewichtete sagittale Aufnahme nach Kontrastmittelapplikation (SE; TR = 500 ms, TE = 12 ms): Intramedulläre Kontrastmittelanreicherung in Höhe der Kompression.

Abb. 3.**104 c–f** ▷

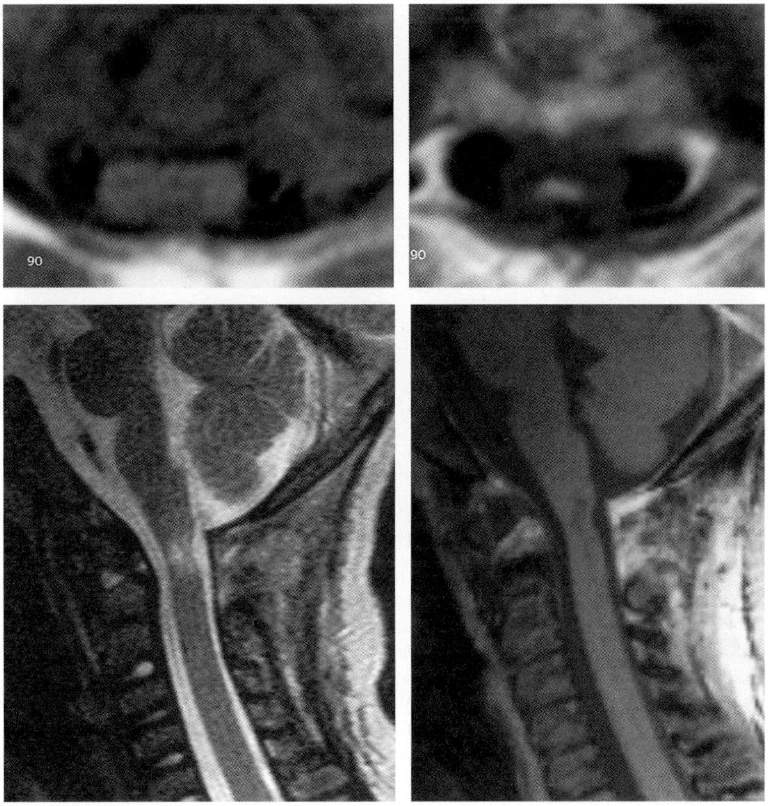

c d e f

Abb. 3.**104**

c Transversaler T1-gewichteter Schnitt (SE; TR = 385 ms, TE = 14 ms): Die Kompression des Rückenmarks ist in diesem Bild gut anhand der Abflachung des Myelons zu erkennen.

d Transversaler T1-gewichteter Schnitt nach Kontrastmittelgabe: Zentral findet sich eine Schrankenstörung mit entsprechender Kontrastmittelaufnahme.

e Aufnahme nach operativer Entfernung des hinteren Atlasbogens. Die T2-gewichtete Aufnahme zeigt eine Entlastung des Rückenmarks. Der liquorführende Raum stellt sich ventral wie dorsal regelrecht dar. Von dorsal her lässt sich noch eine Einschnürung des Myelons erkennen. Nach wie vor verbliebene Signalanhebung (TSE; TR = 4600 ms, TE = 112 ms).

f T1-gewichtete Aufnahme nach Kontrastmittelapplikation: Es findet sich eine Signalabsenkung innerhalb des Rückenmarks als Ausdruck der Narbenbildung. Eine Schrankenstörung besteht nicht mehr.

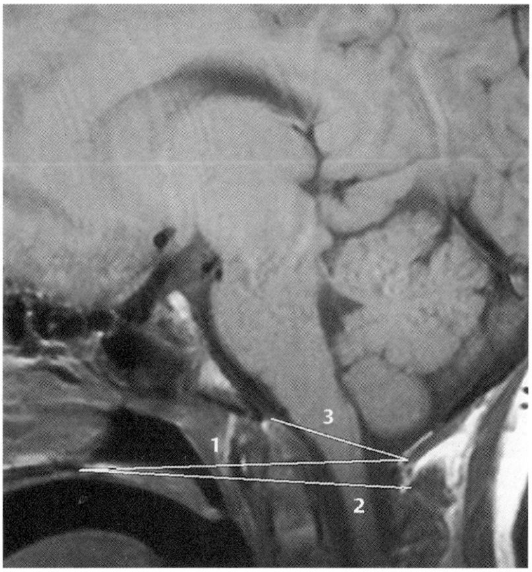

a

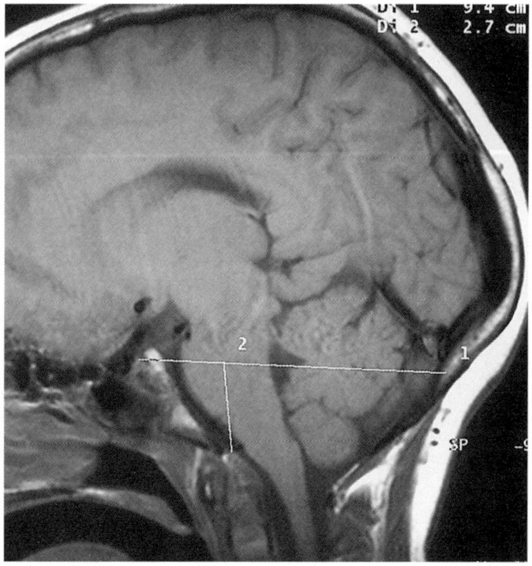

b

Abb. 3.**105 a, b Leichtgradige Form der basilaren Impression**. Sagittale T1-gewichtete Aufnahmen mit Darstellung eines Denshochstands:

a Der Dens überschreitet die Chamberlain-Linie (1) um etwa 1 cm, die McGregor-Basallinie (2) um gut 1,5 cm. Die McRae-Linie (3) wird nicht überschritten. Im Normalfall soll die Chamberlain-Linie (Palatookzipitallinie) um nicht mehr als 4 mm überschritten werden, die McGregor-Linie (Basallinie) um nicht mehr als 5 mm.

b Eingezeichnet ist der Höhenindex von Klaus, der den Abstand der Densspitze zur Linea tuberculocruciata (Verbindung vom Tuberculum sellae zur Eminentia cruciformis der Protuberantia occipitalis interna; durchschnittlich 40–41 mm, zwischen 36–30 mm zweifelhaft pathologisch, unter 30 mm Hinweis auf basilare Impression) bestimmt. Dieser Wert erfährt in diesem Fall eine Verminderung auf 27 mm.

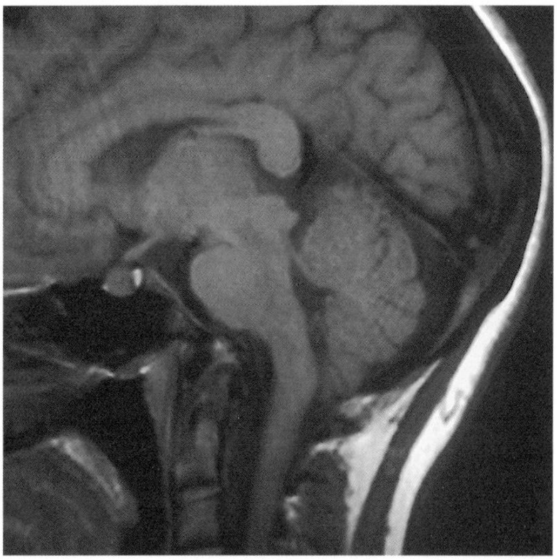

a

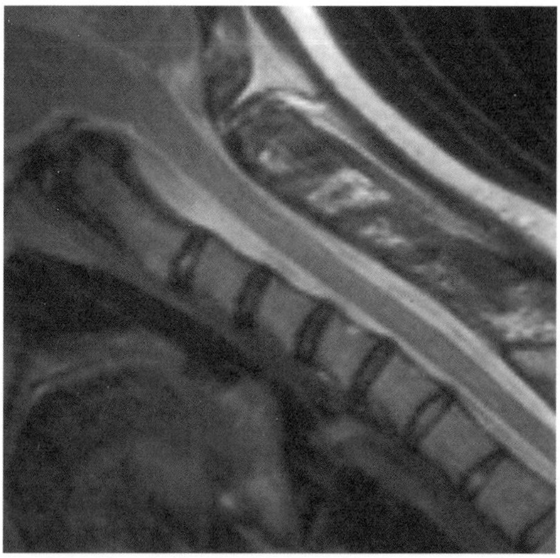

b

Abb. 3.**106 a, b Leichtgradige basilare Impression bei einem Patienten mit Arnold-Chiari-Missbildung Typ I**:

a Sagittaler T1-gewichteter Schnitt (SE; TR = 570 ms, TE = 14 ms): Zu erkennen ist der Tonsillentiefstand, die Tonsillen erstrecken sich ca. 1 cm in den Zervikalkanal. Denshochstand, ohne dass die Medulla oblongata hierdurch erreicht wird.

b Funktionsuntersuchung in Anteflexion (TSE; TR = 2700 ms, TE = 120 ms): Auch in der Anteflexion kommt es nicht zu einer Kompression der Medulla durch den Dens.

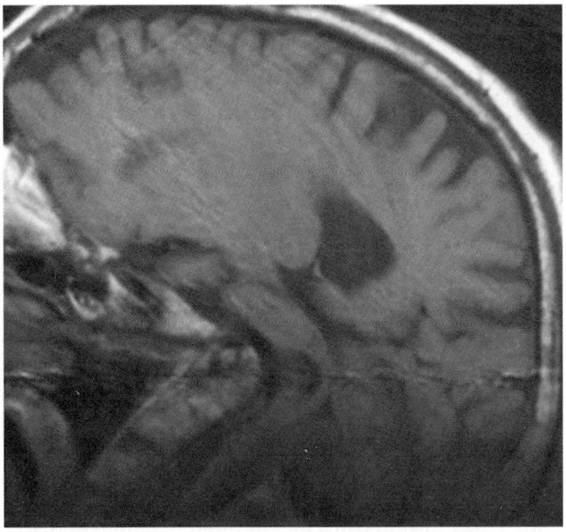

a

Abb. 3.**107 a–e** **Basilare Impression auf der Grundlage eines Vitamin-D-Mangels mit erheblicher Knochenverformung im Bereich der Schädelbasis**:

a Sagittaler Schnitt in T1-Gewichtung (SE; TR = 570 ms, TE = 14 ms): Massive Anhebung der Schädelbasis in Höhe der mittleren Schädelgrube mit ausgeprägter Kompression des Pons und der Medulla durch den Dens.

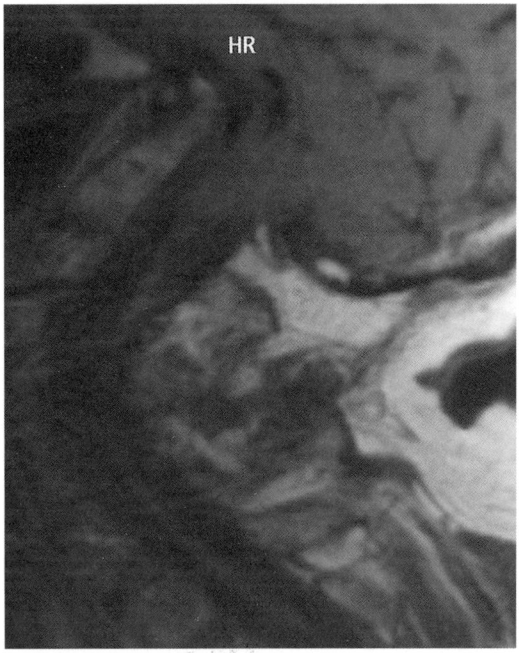

b

b Ergänzende Darstellung des Zervikalmarks (SE; TR = 350 ms, TE = 12 ms): Hochgradige Atrophie des zervikalen Myelons.

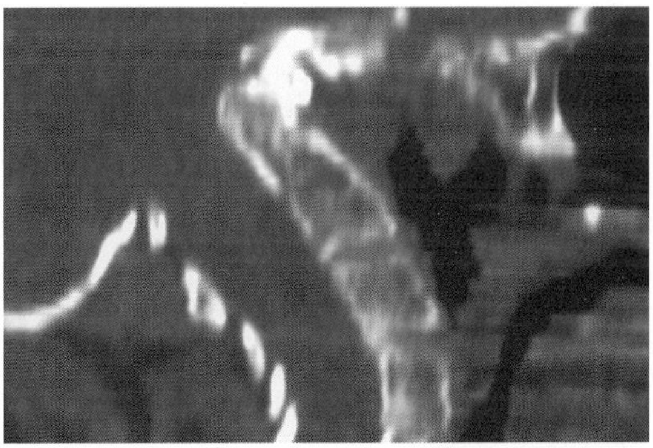

c

c Korrespondierende CT-Rekonstruktion mit Nachweis der Anhebung der Schädelbasis und des entsprechenden Hochstands des Dens.

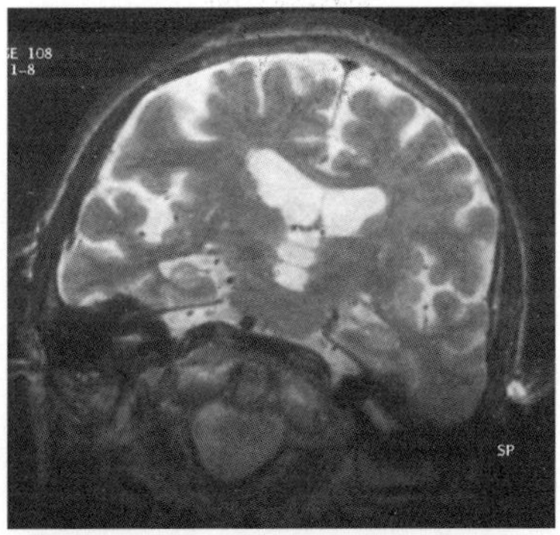

d

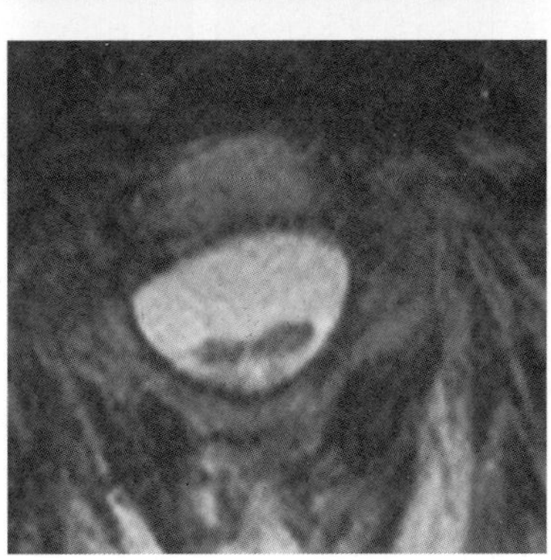

e

d Koronarer Schnitt in T2-Gewichtung (TSE; TR = 3100 ms, TE = 96 ms): Durch die Anhebung der Schädelbasis ausgeprägte Kompression der Mittellinienstrukturen. Gut zu erkennen ist die rechts der Mitellinie verlaufende A. basilaris.

e T2-gewichteter transversaler Schnitt in Höhe des Zervikalmarks (TSE; TR = 4600 ms, TE = 120 ms): Hochgradige Rückenmarkatrophie. Das Rückenmark stellt sich lediglich noch als flache Platte dar.

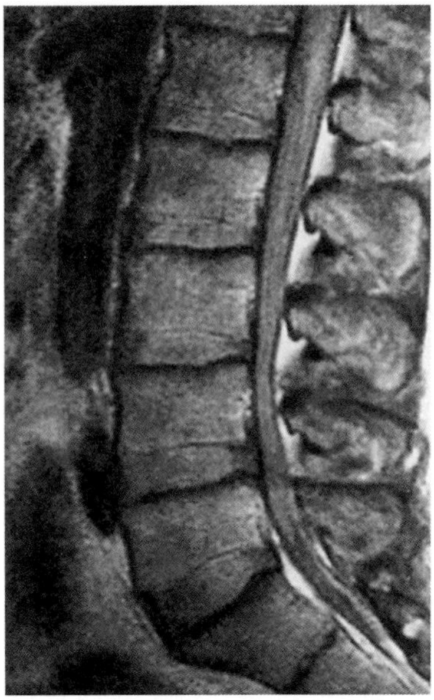

Nicht zuletzt sind angeborene knöcherne Fehlbildungen im Bereich des kraniozervikalen Übergangs als isolierte Erkrankungen zu erwähnen, die mit einer Stenose des Spinalkanals einhergehen können. Hierzu zählen insbesondere das Os odontoideum, aber auch weitere Formen der knöchernen Fehlbildung an der oberen Halswirbelsäule, die in einer großen Variationsbreite am Atlas (fehlender vorderer/hinterer Atlasbogen) und/oder Axis (Fehlen von Abschnitten des Dens bzw. Axis in unilateraler oder bilateraler Ausprägung) vorliegen können (Abb. 3.**109**–3.**111**).

◁ Abb. 3.**108** **Idiopathische lumbale Spinalkanalstenose**. Angeboren enger Spinalkanal. Der Spinalkanal verjüngt sich deutlich nach kaudal gegenüber der Weite bei L1. Geringste Ausdehnung bei L4 mit 10 mm (SE; TR = 2100 ms, TE = 20 ms).

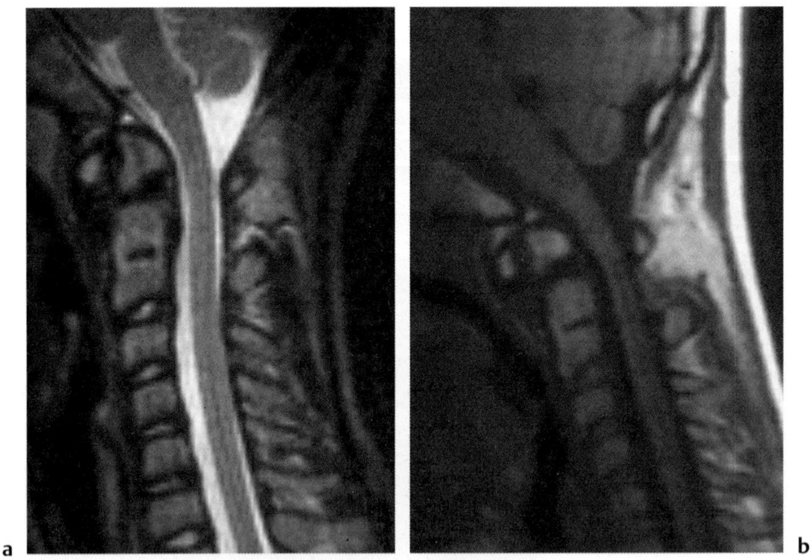

Abb. 3.**109 a–d** **Os odontoideum**. 12-jähriger Junge:

a Sagittaler T2-gewichteter Schnitt (TSE; TR = 5000 ms, TE = 112 ms): Die Verknöcherung zwischen Densspitze und Denshals bzw. Densbasis ist ausgeblieben. Stattdessen besteht nur eine lockere bindegewebige Brücke. Eine Kompression des Rückenmarks liegt nicht vor, der subarachnoidale Reserveraum erscheint ventralseits allerdings eng. Keine Anhaltspunkte für eine Arnold-Chiari-Fehlbildung.

b Sagittaler T1-gewichteter Schnitt in Anteversion (TSE; TR = 450 ms, TE = 12 ms): In Anteversion besteht eine leichte Ventralverlagerung des Os odontoideum mit einer entsprechenden begleitenden ventralen Verlagerung des gesamten Atlas. Entsprechende Enge in Höhe des kraniozervikalen Übergangs.

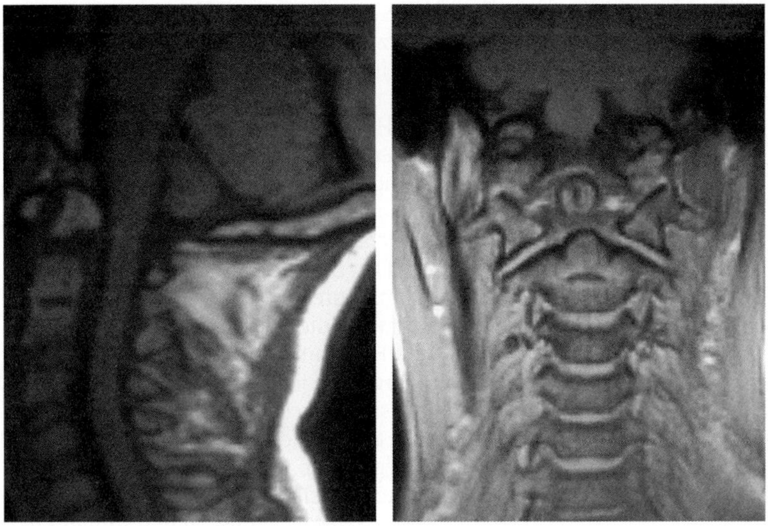

Abb. 3.**109**
c Aufnahme in Reklination. In Reklination kommt es zu einem Dorsalgleiten des Os odontoideum und auch des Atlasbogens.
d Koronarschnitt mit Nachweis der knöchernen Unterbrechung zwischen Densspitze und Densbasis.

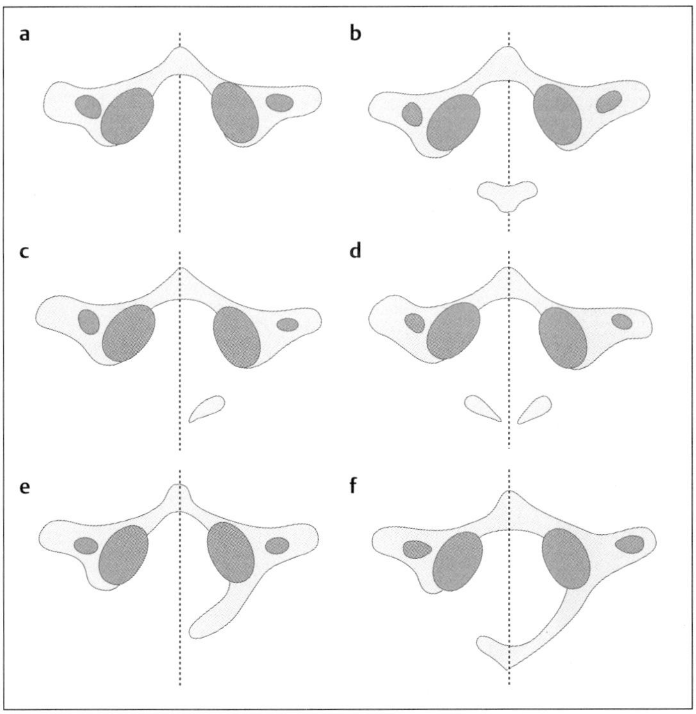

Abb. 3.**110 a–f** **Verschiedene Typen partieller oder vollständiger dorsaler Atlasbogenaplasien** (aus von Torklus, D., W. Gehle: Die obere Halswirbelsäule, Thieme, Stuttgart 1975):
a Totalaplasie.
b Typ Keller mit persistierendem Tuberculum posterius (Schaltstück).
c Typ Brocher mit paramedianem einseitigen Bogenrest.
d Doppelseitiger Rest der hinteren Halbbögen mit Spalt.
e Hemiaplasie.
f Teilaplasie einer Bogenhälfte.

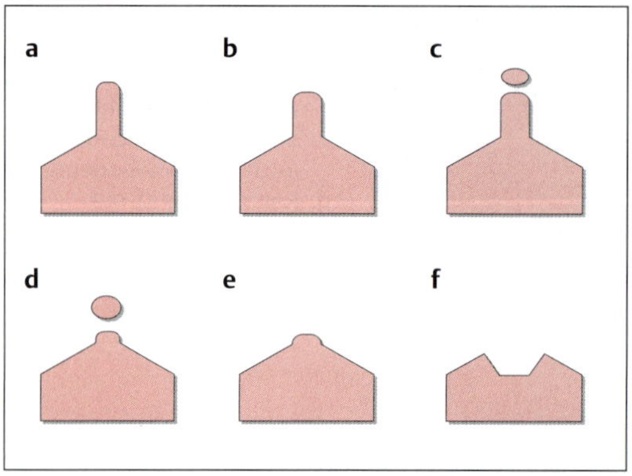

Abb. 3.**111 a–f** **Schematische Darstellung verschiedener Grade der Denshypoplasie** (aus von Torklus, D., W. Gehle: Die obere Halswirbelsäule. Thieme, Stuttgart 1975):
a Normalbefund.
b Mäßige Denshypoplasie.
c Denshypoplasie und Ossiculum terminale persistens.
d Hochgradige Denshypoplasie und Os odontoideum.
e Hochgradige Denshypoplasie.
f Densaplasie.

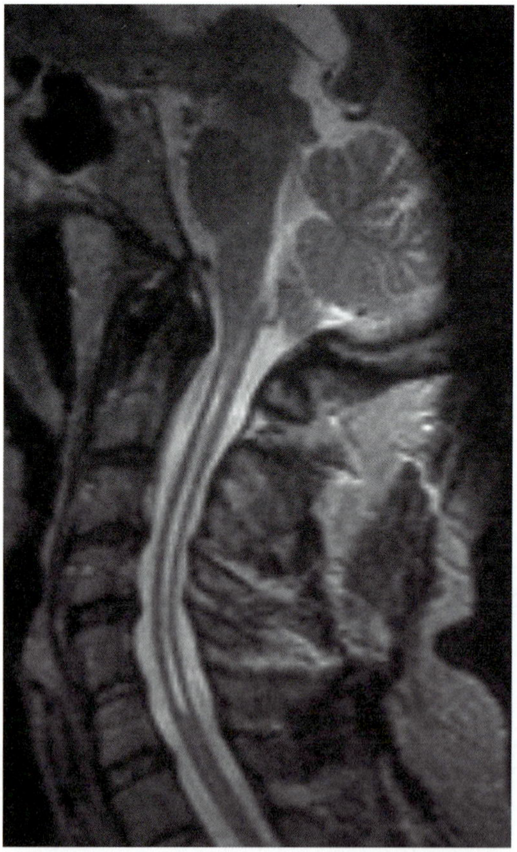

Klippel-Feil-Syndrom. Hierbei handelt es sich um eine Verkürzung und Fehlbildung der Halswirbelsäule. Es liegt eine Fusion und Hypoplasie von Abschnitten der oberen Halswirbelsäule vor, z. T. finden sich Hemivertebrae mit konsekutiver Tortikollis. Die Erkrankung kann mit einer zervikalen Myelomeningozele und mit einer Syringomyelie vergesellschaftet sein. In den meisten Fällen wird ein sporadisches, nicht vererbtes Auftreten gesehen. Es wird im Einzelfall allerdings auch ein autosomal dominanter Erbgang gefunden.

Klinisch fallen die Patienten durch einen kurzen, breiten Hals mit verminderter Beweglichkeit auf. Die Haargrenze liegt tief im Nacken, es zeigen sich überflüssige Nackenfalten. Die an der Halswirbelsäule ansetzenden Nackenmuskeln lassen z. T. eine Hypoplasie bzw. einen abnormen Verlauf erkennen. Es sind auch Fälle mit einer begleitenden Herzerkrankung oder unilateralen Nierenagenesien beschrieben. Neurologisch finden sich z. T. schwere Störungen, die mit einer Hemi- bzw. Paraplegie und unteren Hirnnervenausfällen, Taubheit, Strabismus konvergens, Nystagmus, Hyperreflexie und geistiger Behinderung einhergehen (Abb. 3.**112**).

Abb. 3.**112** **Inkomplettes Klippel-Feil-Syndrom, Arnold-Chiari-Missbildung Typ I mit Syringomyelie.** Sagittaler T2-gewichteter Schnitt (TSE; TR = 5000 ms, TE = 112 ms): Hypoplasie des 5. und 6. Halswirbels. Leichtgradiger Tiefstand der Kleinhirntonsillen sowie langstreckige Syrinx.

Zusammenfassung

- Bei den dysrhaphischen Fehlbildungen wird zwischen den offenen und gedeckten Formen unterschieden. Bei den *offenen Formen* handelt es sich um:
  - Myelozele,
  - Myelomeningozele,
  - Myelomeningozystozele.
- Zu den *gedeckten Formen* zählen:
  - Meningozele,
  - spinales Lipom,
  - Lipomyelomeningozele,
  - Fibrolipomatose des Filum terminale,
  - Tethered-Cord-Syndrom,
  - Split-Cord-Malformation Typ I und II,
  - Dermalsinus,
  - Split-Notochord-Syndrom.
- *Kombinationen* zwischen Formen der offenen und gedeckten spinalen Dysrhaphie werden nicht selten gesehen. So ist eine Myelomeningozele häufiger mit einer Split-Cord-Malformation kombiniert. Grundsätzlich sind nahezu alle Kombinationen sowohl zwischen offenen und gedeckten Formen als auch unter den gedeckten Formen möglich. Auch die Kombination mit nichtdysrhaphischen Veränderungen (z. B. kongenitalen Tumoren) wird gesehen.
- Die *Fehlbildungen des Spinalkanals* entstehen während der Embryogenese durch eine fehlerhafte Ausdifferenzierung des Rückenmarks und seiner Hüllen. Die *Myelomeningozele* entsteht durch einen unvollständigen Verschluss der Neuralleiste, was zum Liquorverlust und Kollaps der liquorführenden Räume der hinteren Schädelgrube führt.
- *Lipom und Lipomyelozele* entwickeln sich dadurch, dass es bei der Entstehung des Neuralrohrs nicht zu einer Lösung der neuralen Strukturen vom mesenchymalen Gewebe kommt.
- Beim *Tethered-Cord-Syndrom* verläuft die Abtrennung des Neuralrohrs vom Mesenchym normal, es kommt aber zu einer fehlerhaften Ausbildung intraduraler Strukturen während der Entwicklung des Lumbosakralraums.
- *Split-Cord-Malformation* und *Split-Notochord-Syndrom* sind als Residualzustände einer fehlerhaft verlaufenden Spaltbildung des Spinalkanals anzusehen. Diese Spaltbildung tritt während der Embryonalphase für eine kurze Zeit physiologischerweise ein und wird im Normalfall vollständig korrigiert.
- Die offenen Fehlbildungen werden unmittelbar nach der Geburt ohne vorherige Bildgebung operiert.
- Bei den gedeckten Fehlbildungen verlangt der Dermalsinus eine umgehende Diagnostik und Behandlung, um Entzündungen des Spinalkanals zu vermeiden.
- Die übrigen gedeckten Fehlbildungen werden nicht selten erst spät diagnostiziert, da Beschwerden lange Zeit ausbleiben können.
- Bei den offenen Fehlbildungen kommt die Bildgebung zur Anwendung, wenn sich nach der Operation klinische Probleme ergeben. Der Radiologe wird mit folgenden Fragen konfrontiert:
  - Liegen weitere assoziierte Fehlbildungen vor?
  - Liegt ein Retethering nach erfolgreicher Operation vor?
  - Liegt ein ischämisches Rückenmarksegment vor?
  - Besteht eine (progrediente) Syringomyelie?
- Die häufigste spinale Dysrhaphie ist das *Lipom* bzw. die *Lipomyelozele*. Die Diagnose ist anhand des charakteristischen fettäquivalenten Signals leicht zu stellen. Nicht immer geht das Lipom mit einem Tiefstand des Konus einher.
- Bei der *Fibrolipomatose des Filum terminale* handelt es sich um eine lipomatöse Auftreibung des Filum terminale, was häufig mit einer Verkürzung und einem Tethered-Cord-Syndrom einhergeht. Normalwert für die Dicke des Filum terminale: 2 mm. Die Verkürzung wird auch ohne Lipomatose gesehen.
- Bei der *Split-Cord-Malformation Typ I* handelt es sich um eine Spaltbildung des Rückenmarks, die mit einem bindegewebigen oder knöchernen Sporn einhergeht und bei der es zur einer Trennung des Subarachnoidalraums kommt.
- Bei der *Split-Cord-Malformation vom Typ II* liegt eine Spaltung des Rückenmarks bei Erhalt eines einheitlichen Subarachnoidalraums vor.
- Beim *Dermalsinus* handelt es sich um einen epithelialisierten Gang, der bis intradural reichen kann, aber auch extradural enden kann. Die MRT-Diagnostik muss in angepasster sagittaler Winkelung erfolgen. Zur Abschätzung einer evtl. vorliegenden Meningitis ist die Gabe von Kontrastmittel erforderlich.
- Beim *Split-Notochord-Syndrom* können sehr unterschiedliche Ausprägungen bestehen. In der geringsten Form handelt es sich um eine intradurale Zyste, vorwiegend im zervikothorakalen Übergang ventral des Rückenmarks gelegen. Eine Abgrenzung von der Subarachnoidalzyste ist häufig nur histologisch möglich.

→

Zusammenfassung (Fortsetzung)

- Zu den *nichtdysrhaphischen Fehlbildungen* zählen:
  - partielle und komplette Agenesie des Os sacrum,
  - kongenitale Tumoren (Teratom, Dermoid, Epidermoid),
  - spinale Zysten,
  - Arnold-Chiari-Fehlbildung,
  - Syringomyelie,
  - angeborene Spinalkanalstenosen.
- Die *partielle oder komplette Agenesie des Os sacrum* geht häufig mit intraspinalen Lipomen oder einem Tethered-Cord-Syndrom einher. Daneben sind Kombinationen mit dem Klippel-Feil-Syndrom und anderen Formen der Wirbelkörperdysplasie nicht selten.
- Die *kongenitalen Tumoren* enthalten oft Fettgewebsanteile. Die Differenzierung zwischen Dermoid und Epidermoid ist zumeist nur histologisch möglich. Liquorintense Zysten können vorliegen.
- Die *spinalen Zysten* werden nach ihrer Lagebeziehung zur Nervenwurzel und Dura unterschieden. Sie stellen sich immer liquorintens dar. Von den Zysten kann ein erheblicher raumfordernder Effekt ausgehen.
- Die *Arnold-Chiari-Malformation Typ I* wird häufig erst im Erwachsenenalter diagnostiziert. Sie ist durch einen Tiefstand der Kleinhirntonsillen definiert und geht nicht selten mit einer Syringomyelie/Syringobulbie einher.
- Die *Arnold-Chiari-Malformation Typ II* ist mit der Myelomeningozele vergesellschaftet. Es handelt sich um eine komplexe Fehlbildung vornehmlich von Abschnitten der hinteren Schädelgrube. Häufig liegt ein Hydrozephalus vor.
- Die *Syringomyelie* kann sehr unterschiedliche Ursachen haben. Der Radiologe muss versuchen, eine Aussage zur Pathogenese zu treffen. Zur Abklärung muss der gesamte Spinalkanal untersucht werden. Neben Nativaufnahmen müssen Serien nach Kontrastmittelgabe erstellt werden.
- Den *angeborenen spinalen Stenosen* können sehr unterschiedliche Erkrankungen zugrunde liegen. Am häufigsten sind:
  - Down-Syndrom,
  - angeborene basilare Impression,
  - Klippel-Feil-Syndrom,
  - idiopathische Spinalkanalstenose.

Literatur

Aboulezz, A. O., K. Sartor, C. A. Greyer, M. H. Gado: Positions of cerebellar tonsils in the normal population and in patients with Chiari malformation: a quantitative approach with MR imaging. J. Comput. assist. Tomogr. 9 (1985) 1033–1036

Aboulker, J.: La syringomyelie et les liquides intra radudiens. Neurochirurgie 25, Suppl. 2 (1979) 1–44

Agnoli, A. L., A. Laun, R. Schönmayr: Enterogenous intraspinal cysts. J. Neurosurg. 61 (1984) 834–840

Altman, P., J. G. Randolph, J. R. Lilly: Sacrococcygeal teratoma: American Academy of pediatrics surgical section survey – 1973. J. pediat. Surg. 9 (1974) 389–398

Anderson, F. M.: Occult spinal dysraphism: a series of 73 cases. Pediatrics 55 (1975) 826–835

Aoki, S., T. Machida, Y. Sasaki, K. Yoshikawa, M. Iio, T. Sasaki et al.: Enterogenous cyst of cervical spine: clinical and radiological aspects (including CT and MRI). Neuroradiology 29 (1987) 291–293

Appleby, A., J. B. Foster, J. Hankinson, P. Hudgson: The diagnosis and management of the Chiari anomalies in adult life. Brain 91 (1969) 131û142

Arredondo, F., V. M. Haughton, D. C. Hemmy, B. Zelaya, A. L. Williams: The computed tomographic appearance of the spinal cord in diastematomyelia. Neuroradiology 136 (1980) 685–688

Aubin, M. L., J. Vignaud, C. Jardin, D. Bar: Computed tomography in 75 clinical cases of syringomyelia. Amer. J. Neuroradiol. 2 (1981) 199–204

Babcock, D. S., B. K. Han: Cranial sonographic findings in meningomyelocele. Amer. J. Neuroradiol. 1 (1980) 493–499

Baleriaux-Waha, D., M. Osteaux, G. Terwinghe, A. de Meeus, L. Jeanmart: The management of anterior sacral meningocele with computed tomography. Neuroradiology 14 (1977) 45–46

Ball, M. J., A. D. Dayan: Pathogenesis of synringomyelia. Lancet II (1972) 799–801

Banerji, N. K., J. H. D. Millar: Chiari malformation presenting in adult life. Its relationship to synringomyelia. Brain 97 (1974) 157–168

Banna, M.: Syringomyelia in association with posteiror fossa cysts. Amer. J. Neuroradiol. 9 (1988) 867–873

Barnes, P. D., P. D. Lester, W. S. Yamanashi, J. R. Prince: Magnetic resonance imaging in infants and children with spinal dysraphism. Amer. J. Neuroradiol. 7 (1986) 465–472

Barnett, H. J. M., J. B. Foster, P. Hudgson: Syringomyelia. Saunders, Philadelphia 1973

Barry, A., B. M. Patten, B. H. Stewart: Possible factors in the development of the Arnold-Chiari malformation. J. Neurosurg. 14 (1957) 285–301

Barson, A. J.: Radiological studies of spina bifida cystica: The phenomenon of congenital lumbar kyhposis. Brit. J. Radiol. 38 (1965) 294–300

Barson, A. J.: Spina bifida: The significance of the level and extent of the defect to the morphogenesis. Develop. Med. Child Neurol. 12 (1970a) 129–144

Barson, A. J.: The vertebral level of termination of the spinal cord during normal and abnormal development. J. Anat. 106 (1970b) 489–497
Beardmore, H. E., F. W. Wiglesworth: Vertebral anomalies and alimentary duplications. Pediat. Clin. N. Amer. 5 (1958) 457–474
Bell, J., A. Gordon, A. F. J. Maloney: The association of hydrocephalus and Arnold-Chiari malformation with spina bifida in the fetus. Neuropathol. appl. Neurobiol. 6 (1980) 29–39
Bentley, J. F. R., J. R. Smith: Developmental posterior enteric remnants and spinal malformations: the split notochord syndrome. Arch. Dis. Childh. 35 (1960) 76–86
Boston, V. E., A. J. Wilkinson: A retrospective analysis of conservative versus active management in severe open myelomeningocele. Z. Kinderchir. 28 (1979) 340–346
Breningstall, G. N., S. M. Marker, D. E. Tubman: Hydrosyringomyelia and diastematomyelia detected by MRI in myelomeningocele. Pediat. Neurol. 8 (1992) 267–271
Brocklehurst, G.: A quantitative study of a spina bifida fetus. J. Pathol. Bacteriol. 99 (1969) 205–211
Brocklehurst, G.: The pathogenesis of spina bifida: a study of the relationship between observation, hypothesis, and surgical incentive. Develop. Med. Child Neurol. 13 (1971) 147–163
Brocklehurst, G.: Spina bifida for the Clinician. Heinemann, London 1976
Bruce, D. A., L. Schut: Spinal lipomas in infancy and childhood. Child's Brain 5 (1979) 192–203
Burrows, F. G. O., J. Sutcliffe: The split notochord syndrome. Brit. J. Radiol. 41 (1968) 844–847
Busse, O.: Nachweis einer kommunizierenden Syringohydromyelie mit öligem Kontrastmittel. Fortschr. Röntgenstr. 128 (1978) 764–766
Cameron, A. H.: Malformations of the neuro-spinal axis, urogenital tract and foregut in spina bifida attributable to disturbances of the blastopore. J. Pathol. Bacteriol. 73 (1957a) 213–221
Cameron, A. H.: The Arnold-Chiari and other neuroanatomical malformations associated with spina bifida. J. Pathol. Bacteriol. 73 (1957b) 195–211
Caram, P., G. Scarcella, C. A. Carton: Intradural lipomas of the spinal cord. J. Neurosurg. 14 (1957) 28–42
Carstens, C., E. Schneider: Zur Kenntnis der partiellen Wirbelsäulenaplasie. Z. Orthop. 127 (1989) 569–574
Castillo, M., R. M. Quencer, B. A. Green, B. M. Montalvo: Syringomyelia as a consequence of compressive extramedulläry lesions: postoperative clinical and radiological manifestations. Amer. J. Roentgenol. 150 (1988) 391–396
Chapman, P. H.: Congenital intraspinal lipomas, Child's Brain 9 (1982) 37–47
Chiari, H.: Über Veränderungen des Kleinhirns infolge von Hydrocephalie des Grosshirns. Dtsch. med. Wschr. 17 (1891) 1172–1175
Chiari, H.: Über Veränderungen des Kleinhirns, der Pons und der Medulla oblongata infolge von congenitaler Hydrocephalie des Grosshirns. Denkschr. Akad. Wiss. Wien 63 (1895) 71–115
Cleland, J.: Contribution to the study of spina bifida, encephalocele and anencephalus. J. Anat. Physiol. 17 (1883) 257–292
Cloward, R. B.: Congenital spinal extradural cysts: Case report with review of literature. Ann. Surg. 168 (1968) 851–864
Coria, F., F. Quintana, M. Rebollo, O. Combarros, J. Berciano: Occipital dysplasia and Chiari type I deformity in a family. J. neurol. Sci. 62 (1983) 147–158
Curnes J. T., W. J. Oakes, O. B. Boyko: MR imaging of hindbrain deformity in Chiari II patients with and without symptoms of brainstem compression. Amer. J. Neuroradiol. 10 (1989) 293–302
D' Almeida, A., D. H. Stewart: Neurenteric cyst: case report and literature review. Neurosurgery 8 (1981) 596–599
Daniel, P. M., S. J. Strich: Some observations on the congenital deformity of the central nervous system known as the Arnold-Chiari malformation. J. Neuropath. exp. Neurol. 17 (1958) 255–266
Davis, P. C., J. C. Hoffman jr., T. I. Ball, J. B. Wyly, I. F. Braun, S. M. Fry et al.: Spinal abnormalities in pediatric patients: MR imaging findings compared with clinical, myelographic, and surgical findings. Radiology 166 (1988) 679–685
De Baecque, C., D. H. Snyder, K. Suzuki: Congenital intramedulläry spinal dermoid cyst associated with an Arnold-Chiari malformation. Acta neuropathol. 38 (1977) 239–242
De Saunders, R. L. Ch.: Combined anterior and posterior spina bifida in a living neonatal human female. Anat. Rec. 87 (1943) 255–278
Di Pietro M. A.: The conus medullaris: normal US findings throughout childhood. Radiology 188 (1993) 149–153
Doran, P. A., A. N. Guthkelch: Studies in spina bifida cystica. 1. General survey and reassessment of the problem. J. Neurol. Neurosurg. Psychiat. 24 (1961) 331–345
Du Boulay, G., S. H. Shah, J. C. Currie, V. Logue: The mechanism of hydromyelia in Chiari type 1 malformations. Brit. J. Radiol. 47 (1974) 579–587
Dubowitz, V., J. Lorber, R. B. Zachary: Lipoma of the cauda equina. Arch. Dis. Childh. 40 (1965) 207–213
Duncan, A. W., R. D. Hoare: Spinal arachnoid cysts in children. Radiology 126 (1978) 423–429
Emery, J. L.: Deformity of the aqueduct of Sylvius in children with hydrocephalus and myelomeningocele. Develop. Med. Child Neurol. 16, Suppl. 32 (1974) 40–48
Emery, J. L., R. K. Levick, The movement of the brain stem and vessels around the brain stem in children with hydrocephalus and the Arnold-Chiari deformity. Develop. Med. Child Neurol. 8, Suppl. 11 (1966) 49–60
Emery, J. L., D. Naik: Spinal cord segment lengths in children with meningomyelocele and the „Cleland-Arnold-Chiari" deformity. Brit. J. Radiol. 41 (1968) 287–290
Emery, J. L., R. G. Lendon: Lipomas of the cauda equina and other fatty tumours related to neurospinal dysraphism. Develop. Med. Child Neurol. 11, Suppl. 20 (1969) 62–70
Emery, J. L., R. G. Lendon: Clinical implications of cord lesion in neurospinal dysraphism. Develop. Med. Child Neurol. 14, Suppl. 27 (1972) 45–51
Emery, J. L., N. MacKenzie: Medullo-cervical dislocation deformity (Chiari II deformity) related to neurospinal

dysraphism (meningomyelocele). Brain 96 (1973) 155–163
Emery, J. L., R. G. Lendon: The local cord lesion in neurospinal dysraphism (meningomyelocele). J. Pathol. 110 (1973) 83–96
Feetham, S. L., H. Tweed, J. S. Perrin: Practical problems in selection of spina bifida infants for treatment in the USA. Z. Kinderchir. 28 (1979) 301–306
Florez, G., S. Ucar: The occult intrasacral meningocele. Neurochirurgia 19 (1976) 46–53
French, B. N.: The embryology of spinal dysraphism. Clin. Neurosurg. 30 (1982) 295–340
French, B. N.: Midline fusion defects and defects of formation. In Youmans, R.: Neurological Surgery. Saunders, Philadelphia 1990 (pp. 1081–1235)
Friede, R. L., U. Roessmann: Chronic tonsillar herniation. An attempt at classifying chronic herniations at the foramen magnum. Acta neuropathol. 34 (1976) 219–235
Friede, R. L.: Developmental Neuropathology. Springer, Berlin 1989
Gammal, T. E., E. K. Mark, B. S. Brooks: MR imaging of Chiari II malformation. Amer. J. Roentgenol. 150 (1988) 163–170
Gardner, W. J., R. J. Goodall: The surgical treatment of Arnold-Chiari malformation in adults. J. Neurosurg. 7 (1950) 199–206
Gardner, W. J.: Hydrodynamic mechanism of syringomyelia: its relationship to myelocele. J. Neurol. Neurosurg. Psychiat. 28 (1965) 247–259
Gardner, W. J.: The Dysraphic States from Syringomyelia to Anencephaly. Excerpta Medica, Amsterdam 1973
Gelmers, H. J., K. G. Go: Intrasacral meningocele. Acta neurochir. 39 (1977) 115–119
Geremia, G. K., E. J. Russell, R. A. Clasen: MR imaging characteristics of an neurenteric cyst. Amer. J. Neuroradiol. 9 (1988) 978–980
Giuffre, R.: Intradural spinal lipomas. Acta Neurochir. 14 (1966) 69–95
Goldstein, F., J. J. Kepes: The role of traction in the development of the Arnold-Chiari malformation: an experimental study. J. Neuropathol. exp. Neurol. 25 (1966) 654–666
Gonzales-Crussi, F., R. F. Winkler, D. L. Mirkin: Sacrococcygeal teratomas in infants and children. Arch. Pathol. Lab. Med. 102 (1978) 420–425
Gray, L., W. T. Djang, A. H. Friedman: MR imaging of thoracic extradural arachnoid cysts. J. Comput. assist. Tomogr. 12 (1988) 646–648
Grivegnee, A., P. Delince, P. Ectors: Comparative aspects of occult intrasacral meningocele with conventional X-ray, myelography and CT. Neuroradiology 22 (1981) 33–37
Gross, R. H., A. Cox, R. Tatyrek, M. Pollay, W. A. Barnes: Early management and decision making for the treatment of myelomeningocele. Pediatrics 72 (1983) 450–458
Guidetti, B., F. M. Galiardi: Epidermoid and dermoid cysts. J. Neurosurg. 47 (1977) 12–18
Gupta, D. K., M. C. Deodkar: Split notochord syndrome presenting with meningomyelocele and dorsal enteric fistula. J. pediat. Surg. 22 (1987) 382–383
Gupta, R. K., A. Sharma: MR demonstration of paravertebral lumbar meningomyelocele with diastematomyelia. Neuroradiology 31 (1990) 554
Herren, R. J., J. E. Edwards: Diplomyelia (duplication of the spinal cord). Arch. Pathol. 30 (1940) 1203–1214
Hertel, G., M. Nadjmi, J. Kunze: A statistical comparative study of the basilar impression in syringomyelia. Europ. Neurol. 11 (1974) 363–372
Hilal, S. K., D. Marton, E. Pollack: Diastematomyelia in children: radiographic study of 34 cases. Radiology 112 (1974) 609–621
Hoffman, C. H., R. B. Dietrich, M. J. Pais, D. S. Demos, H. F. W. Pubram: The split notochord syndrome with dorsal enteric fistula. Amer. J. Neuroradiol. 14 (1993) 622–627
Holtzmann, R. N. N., B. M. Stein: The Tethered Spinal Cord. Thieme, Stuttgart 1985
Howieson, J., H. A. Norrell, C. B. Wilson: Expansion of the subarachnoid space in the lumbosacral region. Radiology 90 (1968) 488–492
Ikata, T., K. Masaki, S. Kashiwaguchi: Clinical and experimental studies on permeability of tracers in normal spinal cord and syringomyelia. Spine 13 (1988) 737–741
James, C. C. M., L. P. Lassman: Spinal Dysraphism: Spina bifida occulta. Butterworths, London 1972
Jones, P. H., J. G. Love: Tight filum terminale. Arch. Surg. 73 (1956) 556–566
Just, M., M. Schwarz, B. Ludwig, J. Ermert, M. Thelen: Cerebral and spinal MR-findings in patients with postrepair myelomeningocele. Pediat. Radiol. 20 (1990) 262–266
Kak, V. K., R. K. Gupta, B. S. Sharma, A. K. Banerjee: Craniospinal entereogenous cyst: MR findings. J. Comput. assist. Tomogr. 14 (1990) 470–472
Kantrowitz, L. R., M. J. Pais, K. Busnett, B. Choi, M. B. Putz: Intraspinal neurenteric cyst containing gastric mucosa: CT and MRI findings. Pediat. Radiol. 16 (1986) 324–327
Keiller, V. H.: A contribution to the anatomy of spina bifida. Brain (1922) 31–103
Kendall, B. E., A. R. Valentine, B. Keis: Spinal arachnoid cysts: clinical and radiological correlation with prognosis. Neuroradiology 22 (1982) 225–234
Kirsch, W. M., F. J. Hodges: An intramedulläry epidermal inclusion cyst of the thoracic cord associated with a previously repaired meningocele. Case report. J. Neurosurg. 24 (1966) 1018–1020
Lamas, E., R. D. Lobato, T. Amor: Occult intrasacral meningocele. Surg. Neurol. 8 (1977) 181–184
Lassman, L. P., C. C. M. James: Meningocele manqúe. Child's Brain 3 (1977) 1–11
Lee, B. C. P., M. D. F. Deck, J. B. Kneeland, P. T. Cahill: MR imaging of the craniocervical junction. Amer. J. Neuroradiol. 6 (1985) 209–213
Lerma, S., J. M. Roda, F. Villarejo, A. Perez-Higueras, M. Gutierrez-Molina, M. G. Blazques: Intradural neurenteric cyst: Review and discussion. Neurochirurgia 28 (1985) 228–231
Levy, L. M., G. Die Chiro, D. C. McCullough, A. J. Dwyer, D. L. Johnson, S. S. L. Yang: Fixed spinal cord: diagnosis with MR imaging. Radiology 169 (1988) 773–778
Lichtenstein, B. W.: Spinal dysraphism, spina bifida and myelodysplasia. Arch. Neurol. Psychiat. 44 (1940) 792–810
Lichtenstein, B. W.: Distant neuroanatomic complications of spina bifida (spinal dysraphism); hydrocepha-

lus, Arnold-Chiari deformitiy, stenosis of the aqueduct of Sylvius, etc., pathogenesis and pathology. Arch. Neurol. Psychiat. 47 (1942) 195–214

List, C. F.: Intraspinal epidermoids, dermoids and dermal sinuses. Surg. Gynecol. Obstet. 73 (1941) 525–538

Lorber, J.: Results of treatment of myelomeningocele. An analysis of 524 unselected cases, with special reference to possible selection for treatment. Develop. Med. Child Neurol. 13 (1971) 279–301

Marin-Padilla, M.: The tethered cord syndrome: developmental considerations. In Holtzman, R. N. N., B. M. Stein: The Tethered Spinal Cord. Thieme, Stuttgart 1985

Marin-Padilla, M., T. M. Marin-Padiulla: Morphogenesis of experimentally induced Arnold-Chiari malformation. J. neurol. Sci. 50 (1981) 29–55

McCrum, C., B. Williams: Spinal extradural arachnoid pouches. J. Neurosurg. 57 (1982) 849–852

McLaughlin, J. F., D. B. Shurtleff, J. Y. Lamers, J. T. Stuntz, P. W. Hayden, R. J. Kropp: Influence of prognosis on decisions regarding the care of newborns with myelodysplasia. New Engl. J. Med. 312 (1985) 1589–1594

McLetchie, N. G. B., J. K. Purves, R. L. de Ch. Saunders: The genesis of gastric and certain intestinal diverticula and enterogenous cysts. Surg. Gynecol. Obstet. 99 (1954) 135–141

McLone, D. G., T. P. Naidich: Spinal dysraphism: experimental and clinical. In Holtzman, R. N. N., B. M. Stein: The Tethered Spinal Cord. Thieme, Stuttgart 1985a

McLone, D. G., T. P. Naidich: Terminal myelocystocele. Neurosurgery 16 (1985b) 36–43

McLone, D. G., S. Mutluer, T. P. Naidich: Lipomeningoceles of the conus medullaris. Concepts pediat. Neurosurg. 3 (1983) 170–177

McLone, D. G., P. A. Knepper: The cause of Chiari II malformation: a unified theory. Pediat. Neurosci. 15 (1989) 1–12

Menezes, A. H., J. C. van Gilder: Anomalies of the craniovertebral junction. In Youmans, R.: Neurological Surgery. Saunders, Philadelphia 1990a (pp. 1359–1420)

Menezes, A. H., W. R. K. Smoker, G. N. Dyste: Syringomyelia, Chiari malformation, and hydromyelia. In Youmans, R.: Neurological Surgery. Saunders, Philadelphia 1990b (pp. 1421–1459)

Merx, J. L., S. H. Bakker-Niezen, H. O. M. Thijssen, H. A. D. Walder: The tethered spinal cord syndrome: a correlation of radiological features and peroperative findings in 30 patients. Neuroradiology 31 (1989) 63–70

Mirich, D. R., J. T. Hall, C. H. Carrasco: MR imaging of traumatic spinal arachnoid cyst. J. Comput. assist. Tomogr. 12 (1988) 862–865

Monajati, A., R. M. Spitzer, J. L. Wiley, L. Heggeness: MR imaging of a spinal teratoma. J. Comput. assist. Tomogr. 10 (1986) 307–310

Nabors, M. W., T. G. Pait, E. B. Byrd, N. O. Karim, D. O. Davis, A. I. Kobrine et al.: Updated assessment and current classification of spinal meningeal cysts. J. Neurosurg. 68 (1988) 366–377

Naidich, T. P., D. C. Harwood-Nash: Diastematomyelia: hemicord and meningeal sheaths: single and double arachnoid and dural tubes. Amer. J. Neuroradiol. 4 (1983) 633–636

Naidich, T. P., R. M. Pudlowski, J. B. Naidich, M. Gornish, F. J. Rodriguez: Computed tomographic signs of the Chiari II malformation. Part I: Skull and dural partitions. Radiology 134 (1980a) 65–71

Naidich, T. P., R. M. Pudlowski, J. B. Naidich: Computed tomographic signs of the Chiari II malformation. Part III: Ventricles and cisterns. Radiology 134 (1980b) 657–663

Naidich, T. P., R. M. Pudowski, J. B. Naidich: Computed tomographic signs of Chiari II malformation. Part II: Midbrain and cerebelum. Radiology 134 (1980c) 391–398

Naidich, T. P., D. G. McLone, K. H. Fulling: The Chiari II malformation. Part IV: The hindbrain deformity. Neuroradiology 25 (1983a) 179–197

Naidich, T. P., D. G. McLone, S. Mutluer: A new understanding of dorsal dysraphism with lipoma (lipomyeloschisis): Radiologic eveluation and surgical correction. Amer. J. Neuroradiol. 4 (1983b) 103–116

Noseworthy, J., E. E. Lack, H. P. W. Kozakewich, G. F. Vawter, K. J. Welch: Sacrococcygeal germ cell tumors in childhood: an updated experience with 118 patients. J. pediat. Surg. 16 (1981) 358–364

Nyland, H., K. G. Krogness: Size of posterior fossa in Chiari type 1 malformation in adults. Acta neurochir. 40 (1978) 233–242

O'Rahilly, R., F. Müller: The normal and abnormal development of the nervous system in the early human embryo. J. pediat. Neurol. 2 (1986) 89–94

Osaka, K., T. Tanimura, A. Hirayama, S. Matsumoto: Myelomeningocele before birth. J. Neurosurg. 49 (1978) 711–724

Padget, D. H.: Spina bifida and embryonic neuroschisis – a causal relationship. Definition of the postnatal conformations involving a bifid spine. Johns Hopk. med. J. 128 (1968) 233–252

Padget, D. H.: Neuroschisis and human embryonic maldevelopment: new evidence on anencephaly, spina bifida and diverse mammalian defects. J. Neuropathol. exp. Neurol. 29 (1970) 192–216

Padget, D. H.: Development of so-called dysraphism, with embryologic evidence of clinical Arnold-Chiari and Dandy-Walker malformations. Johns Hopk. med. J. 130 (1972) 127–165

Palmer, J. J.: Spinal arachnoid cysts. Report of six cases. J. Neurosurg. 41 (1974) 728–735

Pang, D., M. S. Dias, M. Ahab-Barmada: Split cord malformation: Part I: A unified theory of embryogenesis for double spinal cord malformations. Neurosurgery 31 (1992) 451–480

Patten, B. M.: Embryological stages in the establishing of myeloschisis with spina bifida. Amer. J. Anat. 93 (1953) 365–395

Patten, B. M.: Fusion of notochord to neural tube in a human embryo of the sixth week. Anat. Rec. 95 (1946) 307–311

Patten, B. M.: Overgrowth of the neural tube in young human embryos. Anat. Rec. 113 (1952) 381–393

Paul, K. S., R. H. Lye, F. A. Strang, J. Dutton: Arnold-Chiari malformation. Review of 71 cases. J. Neurosurg. 58 (1983) 183–187

Paulsen, R. D., G. A. Call, F. R. Murtagh: Prevalence and percutaneous drainage of cysts of the sacral nerve root sheath (Tarlov cysts). Amer. J. Neuroradiol. 15 (1994) 293

Peach, B.: The Arnold-Chiari malformation. Morphogenesis. Arch. Neurol. 12 (1965) 527–535

Penfield, W., D. F. Coburn: Arnold Chiari malformation and its operative treatment. Arch. Neurol. Psychiat. 40 (1938) 328–336

Pierot, L., D. Dormont, S. Queslati, P. Cornu, M. Rivierez, J. Bories: Gadolinium-DTPA enhanced MR imaging of intradural neurenteric cysts. J. Comput. assist. Tomogr. 12 (1988) 762–764

Quencer, R. M., B. M. Montalvo, T. P. Naidich, M. J. D. Post, B. A. Green, L. K. page: Intraoperative sonography in spinal dysraphism and syringohydromyelia. Amer. J. Roentgenol. 148 (1987) 1005–1013

Raghavan, N., A. J. Barkovich, M. Edwards, D. Norman: MR imaging in the tethered spinal cord syndrome. Amer. J. Roentgenol. 152 (1989) 843–852

Raimondi, A. J., M. Choux, C. Di Rocco: The Pediatric Spine I. Development and the Dysraphic State. Springer, Berlin 1989

Ray, B. S.: Platybasia with involvement of the central nervous system. Ann. Surg. 116 (1942) 231–250

von Recklinghausen, F.: Untersuchungen über die Spina bifida. Virchows Arch. pathol. Anat. 105 (1886) 243–373

Renshaw, T. S.: Sacral agenesis. A classification and review of twenty-three cases. J. Bone Jt Surg. 60 (1978) 373–383

Rewcastle, N. B., J. Francoeur: Teratomatous cysts of the spinal canal. Arch. Neurol. 11 (1964) 91–99

Roth, M.: Cranio-cervical growth collision: another explanation of the Arnold-Chiari malformation and of basilar impression. Neuroradiology 28 (1986) 187–194

Rozen, M. J.: Pathophysiology and spinal deformity in myelomeningozele. In Mc Maurin, R. L.: Myelomeningocele. Grune & Stratton, New York 1977 (pp. 565–579)

Sato, O., T. Asai, Y. Amono, M. Hara, R. Tsugane, M. Yagi: Extraventricular origin of the cerebrospinal fluid: formation rate quantitatively measured in the spinal subarachnoid space of dogs. J. Neurosurg. 36 (1972) 276–281

Scatliff, J. H., B. E. Kendall, D. P. E. Kingsley, J. Britton, D. N. Grant, R. D. Hayward: Closed spinal dysraphism: analysis of clinical, radiological and surgical findings in 104consecutive patients. Amer. J. Roentgenol. 152 (1989) 1049–1057

Schady, W., R. A. Metcalfe, P. Butler: The incidence of craniocervical bony anomalies in the adult Chiari malformation. J. neurol. Sci. 82 (1987) 193–203

Schey, W. L., A. Shkolnik, H. Wente: Clinical and radiolgraphic considerations of sacrococcygeal teratomas. An analysis of 26newcases and review of the literature. Radiology 1977 (125) 189–195

Schlesinger, A. E., T. P. Naidich, R. M. Quencer: Concurrent hydromyelia and diastematomyelia. Amer. J. Neuroradiol. 7 (1986) 473–477

Schroth, G., M. Palmbach: Syringomyelie: Korrelation kernspintomographischer und klinischer Befunde vor und nach Operation. Fortschr. Röntgenstr. 149 (1988) 587–593

Schwartz, H.: Congenital tumors of the spinal cord in infants. Ann. Surg. 136 (1952) 183–192

Scotti, G., D. C. Harwood-Nash, H. J. Hoffman: Congenital thoracic dermal sinus: Diagnosis by computer assisted metrizamide myelography. J. Comput. assist. Tomogr. 4 (1980) 675–677

Sherman, J. L., A. J. Barkovich, C. M. Citrin: The MR appearance of syringomyelia: new observations. Amer. J. Neuroradiol. 7 (1986) 985–995

Sherman, J. L., C. M. Citrin, A. J. Barkovich: MR imaging of syringobulbia. J. Comput. assist. Tomogr. 11 (1987) 407–411

Shulman, K., M. D. Ames: Intensive treatment of fifty children born with myelomeningocele. N. Y. Med. 68 (1968) 2656–2659

Smith, J. R.: Accessory enteric formations: A classification and nomenclature. Arch. Dis. Childh. 35 (1960) 87–89

Stark, G. D.: Spina bifida, Problems and Management. Blackwell, Oxford 1977

Starshak, R. J., G. A. Kass, R. N. Samaraweera: Developmental stenosis of the cervical spine in children. Pediat. Radiol. 17 (1987) 291–295

Suneson, A., H. Kalimo: Myelocystocele with cerebellar heterotopia. J. Neurosurg. 51 (1979) 392–396

Taviere, V., F. Brunelle, J. Baraton, M. Temam, A. P. Kahn, D. Lallemand: MRI study of lumbosacral lipoma in children. Pediat. Radiol. 19 (1989) 316–320

Thron, A., G. Schroth: Magnetic resonance imaging (MRI) of diastematomyelia. Neuroradiology 28 (1986) 371–372

Tortori-Donati, P., A. Cama, M. L. Rosa, L. Andreussi, A. Taccone: Occult spinal dysraphism: neuroradiological study. Neuroradiology 31 (1990) 512–522

Träger, D.: Beitrag zum kaudalen Regressionssyndrom. Z. Orthop. 127 (1989) 566–568

Vade, A., D. Kennard: Lipomeningocystocele. Amer. J. Neuroradiol. 8 (1987) 375–377

Variend, S., J. L. Emery: The pathology of the central lobes of the cerebellum in children with myelomeningocele. Develop. Med. Child Neurol. 16, Suppl. 32 (1974) 99–106

Variend, S., J. L. Emery: Cervical dislocation of the cerebellum in children with meningomyelocele. Teratology 13 (1976) 281–290

Variend, S., J. L. Emery: The superior surface lesion of the cerebellum in children with myelomeningocele. Z. Kinderchir. 28 (1979) 327–335

Visciani, A., M. Savoiardo, M. R. Balestrini, C. L. Solero: Iatrogenic intraspinal epidermoid tumor: myelo-CT and MRI diagnosis. Neuroradiol. 31 (1989) 273–275

Walker, A. E., P. C. Bucy: congenital dermal sinuses, a source of spinal meningeal infection and subdural abscesses. Brain 57 (1934) 401–421

Warkany, J.: Morphogenesis of spina bifida. In McLaurin, R. L.: Myelomeningocele. Grune & Stratton, New York 1977 (pp. 31–39)

Welch, K., J. Shillito, R. Strand, E. G. Fischer, K. R. Winston: Chiari I „malformation“ – an acquired disorder? J. Neurosurg. 55 (1981) 604–609

Williams, B.: Current concepts of syringomyelia. Brit. J. Hosp. Med. 4 (1970) 331–342

Williams, B.: On the pathogenesis of synringomyelia: a review. J. roy. Soc. Med. 73 (1980) 798–806

Williams, B., W. R. Timperley: Three cases of communicating syringomyelia secondary to midbrain gliomas. J. Neurol. Neurosurg. Psychiat. 40 (1976) 80–88

Wippold, F. J., C. Citrin, A. J. Barkovich, J. S. Sherman: Evaluation of MR in spinal dysraphism with lipoma:

comparison with metrizamide computed tomography. Pediat. Radiol. 17 (1987) 184–188
Wolpert, S. M., M. Anderson, R. M. Scott, E. S. K. Kwan, V. M. Runge: Chiari II malformation: MR imaging. Amer. J. Roentgenol. 149 (1987) 1033–1042
Wolpert, S. M., R. M. Scott, C. Platenberg, V. M. Runge: The clinical significance of hindbrain herniation and deformity as shown on MR images of patients with Chiari II malformation. Amer. J. Neuroradiol. 9 (1988) 1075–1978
Woo, P. Y. C., M. M. Sharr: Childhood cervical enterogenous cyst presenting with hemiparesis. Postgrad. med. J. 58 (1982) 424–426
Wright, R. L.: Congenital dermal sinuses. Progr. neurol. Surg. 4 (1971) 175–191
Yamada, H., S. Nakamura, Y. Tanaka, M. Tajima, N. Kageyama: Ventriculography and cisternography with water-soluble contrast media in infants with myelomeningocele. Radiology 143 (1982) 75–83
Yu, Y. L., I. F. Moseley: Syringomyelia and cervical spondylosis: a clinicoradiological investigation. Neuroradiology 29 (1987) 143–151
Zumpano, B. J., R. L. Saunders: Lumbar intradural arachnoid diverticulum with cauda equina compression. Surg. Neurol. 5 (1976) 349–354

4 Degenerative Wirbelsäulenerkrankungen

D. Uhlenbrock

Inhaltsverzeichnis

Definition

Unter dem Begriff „degenerative Wirbelsäulenerkrankungen" werden die degenerativen Prozesse an den diskovertebralen und synovialen Gelenken, ebenso die degenerativen Veränderungen des Bandapparats zusammengefasst.

Pathogenese

Grundlage der degenerativen Erkrankungen ist der normale Alterungsprozess, der zu Schädigungen der Bandscheiben, der angrenzenden knöchernen Strukturen, der übrigen Gelenke und des Bandapparats führt.

Begünstigende Faktoren stellen morphologische Veränderungen dar, die die Biomechanik des Achsenskeletts beeinträchtigen. Hierzu gehören z. B.:

- Skoliosen,
- lumbosakrale Assimilationen,
- andere angeborene Wirbelanomalien.

Instabilitäten, z. B. durch Lockerungen des Bandapparats, eine Spondylolisthesis oder Erkrankungen der Gelenke können einen degenerativen Prozess ebenfalls beschleunigen. Kontinuierliche Fehlhaltungen oder -belastungen, wie sie durch berufliche Überanspruchung oder sportliche Aktivitäten auftreten können, sind im Einzelfall von Bedeutung. Darüber hinaus werden genetische Faktoren und Autoimmunprozesse als ursächlich diskutiert. Die Entstehung der degenerativen Erkrankungen des Achsenskeletts ist in den meisten Fällen multifaktoriell bedingt.

Große Unterschiede ergeben sich hinsichtlich der klinischen Relevanz der im Einzelfall festgestellten degenerativen Veränderungen. Klinische Beschwerden können im einen Fall völlig fehlen, im anderen Fall lassen sie sich bereits bei leichten Zeichen eines degenerativen Prozesses ausgeprägt feststellen.

Alterungsprozess der Bandscheibe

Ein ganz wesentlichen Faktor für die Entstehung degenerativer Wirbelsäulenerkrankungen stellt der Alterungsprozess der Bandscheiben dar, der mit einem biochemischen und histologischen Umbau einhergeht; ein grosser Teil der klinisch relevanten Beschwerden wird hierdurch hervorgerufen. Radiologische und insbesondere MRT-Untersuchungen gelten in hoher Zahl dem Zustand der Bandscheiben.

Strukturen der Bandscheibe

Knorpelige Endplatte. Die knorpelige Endplatte stellt die morphologische Verbindung zwischen Nucleus pulposus und Wirbelkörperabschlussplatte dar, auch in metabolischer Hinsicht. Degenerative Prozesse der Bandscheibe greifen über die Endplatte auf den Wirbelkörper über. Zwischen den Strukturen erfolgt ein metabolischer Austausch durch Diffusion, da beim Erwachsenen die Endplatte keine Gefäße mehr aufweist.

Unterschiedliche Strukturen der Bandscheibe

- Knorpelige Endplatte.
- Anulus fibrosus.
- Nucleus pulposus.

Anulus fibrosus. Der Anulus fibrosus bildet die ventrale und dorsale Begrenzung der Bandscheibe. Seine Fasern sind über die sog. Sharpey-Fasern fest mit dem Knochen verbunden. Die Fasern des Anulus sind auch am vorderen und hinteren Längsband fixiert.

Nucleus pulposus. Der Nucleus pulposus besteht aus gelatineartiger Matrix mit hoher Wasserbindungskapazität. Ungefähr 85–90 % des Nukleus bestehen aus Wasser. Der Wassergehalt des Anulus fibrosus liegt immerhin noch bei 80 %. Charakteristisch für den Nucleus pulposus ist seine Elastizität (Modic u. Mitarb. 1988, Ho u. Mitarb. 1988, Yu u. Mitarb. 1988).

Histologie

Histologisch bestehen Nucleus pulposus und Anulus fibrosus aus fibrokartilaginärer Grundsubstanz und Kollagen. Als Makromoleküle werden vornehmlich Proteoglykane gefunden, die im Nucleus pulposus in größerer Menge als im Anulus vorhanden sind. Die Peripherie des Anulus fibrosus (Sharpey-Fasern) besteht aus dichtem Kollagen (vom Typ I) mit geringem Wassergehalt. Nach innen werden Kollagenfasern mit höherer Wasserbindungskapazität gesehen (Kollagenfasern vom Typ II) (Modic u. Mitarb. 1988). In der normalen Banscheibe stellt das MR-Signal die Differenz des niedrigen Signals des Kollagens und der hohen Signalintensität der fibrokartilaginären Grundsubstanz der Bandscheibe dar.

Im Rahmen des Alterungsprozesses und im Verlauf der Bandscheibendegeneration kommt es zu einem Wasserverlust der Bandscheibe, der im Nucleus pulposus ausgepräger ist als im Anulus fibrosus. Der Wassergehalt reduziert sich insgesamt in beiden Strukturen auf etwa 70%. Die Reduktion der Wasserbindungskapazität des Nucleus pulposus ist vor allem durch einen Rückgang des Molekulargewichts der Proteoglykankomplexe bedingt, was mit Verschiebungen innerhalb der biochemischen Komponenten erklärt wird. Darüber hinaus stellt sich eine Zunahme bindegewebiger Strukturen im Nucleus pulposus ein, die von der ventralen und/oder dorsalen Begrenzung aus in das Zentrum der Bandscheibe vorwachsen.

Im Endstadium sind Nucleus pulposus und Anulus fibrosus nicht mehr klar voneinander zu differenzieren, vielmehr findet sich ein einheitliches amorphes, fibrokartilaginäres Gewebe mit nur noch geringer Elastizität und einer deutlichen Höhenminderung (Aguila u. Mitarb. 1985, Modic u. Mitarb. 1988, Yu u. Mitarb. 1988).

Degenerationen der Bandscheibe

Veränderungen der knorpeligen Endplatte

Die Degeneration der Bandscheibe geht mit Veränderungen der knorpeligen Endplatte einher. Die wirbelkörpernahe gelegenen Knorpelzellen verkalken und werden vom Knochen abgebaut. Die Endplatte verliert dadurch an Dicke, ihr abgrenzender Charakter zwischen Wirbelkörper und Nucleus pulposus geht verloren. Es entstehen *Fissuren* und Mikrofrakturen, die z. T. durch Granulationsgewebe ausgekleidet werden. Daneben werden *Chondrozytenregenerate* gefunden.

Nucleus-pulposus-Material kann in die Fissuren eindringen, es kann zu intravertebralen Hernien kommen, die mit der Bandscheibendegeneration zusammen festgestellt werden. Die Endplatten der Wirbelkörper erscheinen nativröntgenologisch in diesem Stadium subchondral sklerosiert und manchmal unterbrochen, abschnittsweise unregelmäßig konturiert. Intraspongiöse Hernien sind durch eine Randsklerose begrenzt, die ausgeprägt erscheinen kann. Die subchondrale Sklerose kann in schweren Fällen auf große Teile des Wirbelkörpers übergreifen, selten werden vollständig eburnisierte Wirbelkörper gefunden (Resnick u. Niwayama 1978). Typisch für die Bandscheibendegeneration ist die Entwicklung von Gas, das sich innerhalb der Bandscheibe befindet, aber auch über Spalten und Fissuren in den Spinalkanal austreten kann. Es handelt sich dabei um Stickoxide.

Degenerative Veränderungen an den apophysealen Gelenken

In Kombination mit der Bandscheibendegeneration können degenerative Veränderungen an den apophysealen Gelenken auftreten. Bandscheibendegenerationen führen zu einer *Höhenminderung des Zwischenwirbelraums* mit der Folge einer kaudoposterioren *Dislokation* des proximal der Bandscheibe gelegenen Wirbelkörpers. Hieraus resultiert eine *Subluxationsstellung* in den apophysealen Gelenken. Dies verändert die Belastung der Gelenke und kann zu knöchernen reaktiven Veränderungen an den Facetten, insbesondere zu Hypertrophien führen. Darüber hinaus ergibt sich auch eine direkte Mehrbelastung aus der Bandscheibendegeneration. Die kleinen Wirbelgelenke sind durch den Verlust der Elastizität der Bandscheibe stärkeren Bewegungen, insbesondere Torsionsbewegungen ausgesetzt. Außerdem rückt der Drehpunkt bei Bewegungen innerhalb der Wirbelsäule durch den Verlust des Nucleus pulposus weiter nach dorsal, bei ausgeprägten Veränderungen bis in die Wirbelgelenke hinein. Anstelle von Gleitbewegungen entstehen ruckartige Bewegungen, die besonders zur *Instabilität in den Wirbelgelenken* führen; diese Instabilität kann durch konventionelle Funktionsaufnahmen nachgewiesen werden. Infolge der Instabilität entstehen wiederum erhöhte Zugkräfte am Kapsel-Band-Apparat der Gelenke mit entsprechenden knöchernen Sekundärreaktionen im Sinne von *Osteophytenbildungen.* Instabilitäten können auch *Folge einer Operation* mit großzügiger Ausräumung des Intervertebralraums sein, sie können im Zusammenhang mit einer Chemonukleolyse oder Spondylolisthesis auftreten. Umgekehrt können infektiöse oder traumabedingte, letztendlich auch tumorbedingte Prozesse mit der Folge der Instabilität an den kleinen Wirbelgelenken auslösender Faktor einer Bandscheibendegeneration sein (Resnick und Niwayama 1988).

Degenerative Veränderungen an den Kapsel-Band-Ansätzen des Knochens

Degenerative Veränderungen sind auch an den Kapsel-Band-Ansätzen des Knochens zu finden. Hierzu gehört zum einen die *Spondylosis deformans*, die sich insbesondere ventral des Intervertebralraums entwickelt. Als ursächlich dafür werden vermehrte Zugkräfte angesehen, die vom Anulus fibrosus, insbesondere von den Sharpey-Fasern, ausgehen und auf den Knochen übertragen werden. Diese Zugkräfte werden durch ventrale Bandscheibenprotrusionen hervorgerufen, die, sind sie ausgedehnt, zu Teilrupturen einzelner Fasern führen können mit der Folge eines fortschreitenden Austretens der Bandscheibe nach ventral. Hierdurch kommt es zusätzlich zu einer Zugwirkung auf das vordere Längsband, die an den Stellen der Verbindung des Längsbands mit dem Knochen direkt auf den Knochen übertragen wird. An diesen Kontaktstellen entwickeln sich die *Osteophyten* aus den vorderen Konturen der Wirbelkörper. Die Osteophyten wachsen zunächst nach ventral aus, sie wachsen subligamentär und überbrücken die Protrusion der Bandscheibe. In schweren Fällen kann es zu einer kompletten spangenförmigen Überbrückung kommen. Abzugrenzen sind die *Syndesmophyten*, die im typischen Fall eine Verknöcherung unter Einschluss des Anulus fibrosus darstellen. Ihre Wachstumsrichtung ist nach vertikal.

Verkalkungen

Verkalkungen stellen eine weitere Form der Degeneration des Kapsel-Band-Apparats dar. Sie werden an allen Abschnitten des vertebralen Bandapparats gesehen und besitzen klinische Relevanz, insbesondere wenn sie im Bereich des hinteren Längsbands und der Ligg. flava auftreten. Sie werden in ihrer Entstehung begünstigt durch Instabilität mit abnormem Bewegungsspielraum in den Gelenken und somit einer vermehrten Zugwirkung auf Kapsel und Bänder.

Da die Bänder reichlich Nervenfasern enthalten, gehen von diesen Prozessen u. U. erhebliche Schmerzen aus (Resnick u. Niwayama 1988).

Stadieneinteilung der Bandscheibendegeneration

Die Veränderungen der Bandscheibe sind anhand von Untersuchungen post mortem in einer Stadieneinteilung magnetresonanztomographisch weiter differenziert worden (Ho u. Mitarb. 1988, Yu u. Mitarb. 1988).

Typen des Nucleus pulposus

- *Typ I*: beim Neugeborenen.
- *Typ II*: beim Kind und Jugendlichen.
- *Typ III*: beim jüngeren Erwachsenen.
- *Typ IV*: beim Erwachsenen im höheren Alter.

Nucleus pulposus Typ I

Das MRT-Bild der Bandscheibe eines Neugeborenen weicht vom Befund beim Jugendlichen und Erwachsenen völlig ab.

Auf *T1-gewichteten SE-Aufnahmen* stellt sich der Knochenkern oval begrenzt dar, er zeigt beim Neugeborenen eine etwas geringere, nach einigen Wochen höhere Signalintensität als Knorpel und Bandscheibe. Knorpel und Bandscheibe lassen sich nicht differenzieren, sondern bilden zusammen eine Struktur von bikonkaver Form mit mittlerer Signalintensität. Auch der Anulus fibrosus ist vom übrigen Bandscheibengewebe nicht zu differenzieren, dies gilt darüber hinaus für die äußeren Fasern (Sharpey-Fasern).

PD-gewichtete Aufnahmen zeigen den Knochenkern relativ dunkel, Knorpel und Bandscheibe hingegen heller, sodass ein Kontrast zwischen diesen Strukturen besteht. Darüber hinaus lassen sich auf diesen Aufnahmen Bandscheibe und Knorpel voneinander abgrenzen. Dabei zeigt die Bandscheibe das höhere Signal, der Knorpel stellt sich mittelgrau dar.

Im *T2-gewichteten Bild* stellt sich der Knochenkern sehr dunkel dar, der Knorpel dunkelgrau und die Bandscheibe sehr hell. Die Sharpey-Fasern lassen sich auf T2-gewichteten Aufnahmen als dunkle Randstruktur abgrenzen. Die Bandscheibe stellt sich sehr flach dar, die Bandscheibenhöhe beträgt maximal 40% der Höhe des Wirbelkörpers (Abb. 4.**1**–4.**4**).

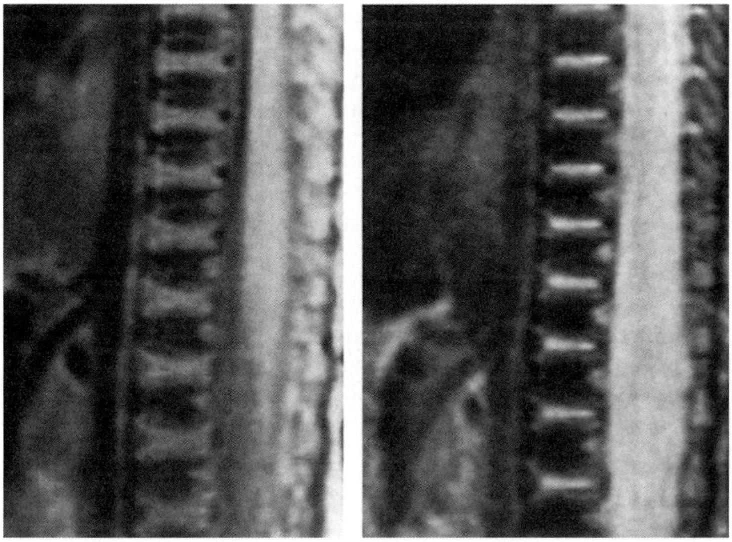

a b

Abb. 4.**1 a**, **b** **14 Tage altes Kind**:
a PD-gewichtete Aufnahme (SE; TR = 2100 ms, TE = 20 ms): Der Knochenkern stellt sich oval geformt und dunkel dar, z. T. lässt sich innerhalb des Knochenkerns eine leichte bandförmige Signalanhebung abgrenzen. Der Knorpel weist eine mittelgraue Signalintensität auf, die Bandscheibe stellt sich relativ hell dar. Knorpel und Bandscheibe zusammen lassen den Eindruck einer bikonkaven Struktur erkennen.
b T2-gewichtetes Bild (SE; TR = 2100 ms, TE = 80 ms): In dieser Aufnahme stellt sich der Knochen schwarz dar, der Knorpel dunkelgrau und die Bandscheibe hell. Die Bandscheibe erscheint als kleine strichförmige Struktur.

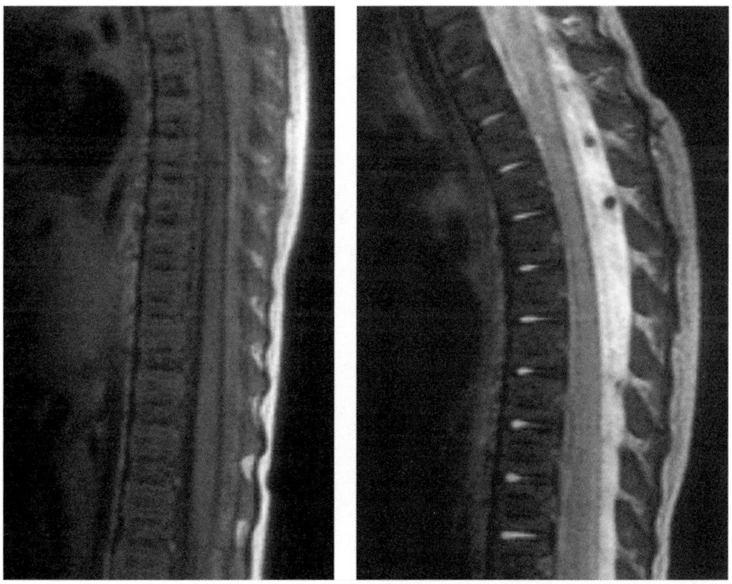

a b

Abb. 4.**2 a**, **b** **5 Wochen altes Kind**:
a Sagittaler T1-gewichteter Schnitt (TSE; TR = 1120 ms, TE = 12 ms): Der Knochen stellt sich dunkel dar, zeigt aber ein kleines signalintenses Zentrum, das sich überwiegend bandförmig abbildet. Knorpel und Bandscheibe sind nicht voneinander abgrenzbar, sondern bilden eine bikonkave Struktur mit einer mittelstarken Signalintensität.
b T2-gewichtete Aufnahme (TSE; TR = 6130 ms, TE = 120 ms): Knochen und Knorpel bilden nahezu eine Einheit. Der Knochen erscheint als Kern etwas dunkler gegenüber dem dunkelgrauen Knorpel. Die Bandscheibe stellt sich intens als flaches Band dar. Die Sharpey-Fasern lassen sich ebenso wie das dorsale und ventrale Längsband als schwarze Strukturen abgrenzen. Sehr gut zu erkennen ist dorsal in Wirbelkörpermitte die Einmündungsstelle der basivertebralen Vene in Form einer keilförmigen signalintensen Struktur.

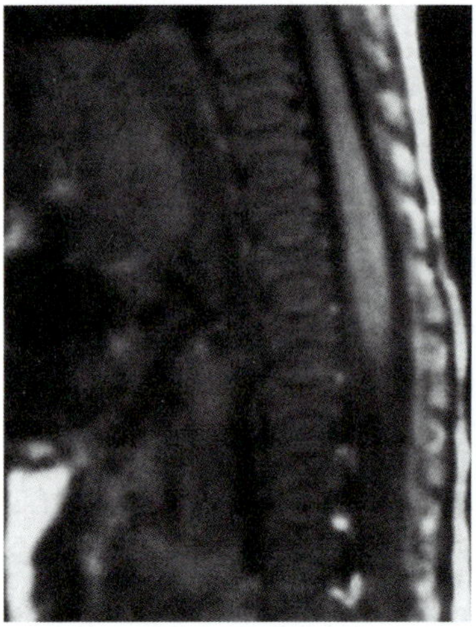

Abb. 4.**3** **3 Monate altes Kind** (SE; TR = 650 ms, TE = 25 ms): Die T1-gewichtete sagittale Aufnahme zeigt jetzt ein etwas höheres Signal des Knochens im Vergleich zu den Aufnahmen der Abb. 4.**1** u. 4.**2**. Der Knochen lässt dafür eine ovale Konfiguration erkennen. In nahezu gleicher Signalintensität bilden sich Bandscheibe und Knorpel ab. Diese beiden Strukturen lassen sich nicht voneinander unterscheiden, sie bilden eine bikonkave Struktur von mittlerer Signalintensität, nicht wesentlich von der des Knochens abweichend.

Nucleus pulposus Typ II

Auf *T1-gewichteten Aufnahmen* zeigt der Knochen eine hohe Signalintensität. Der Knorpel ist als dunkelgrauer Streifen gut abgrenzbar. Die Bandscheibe wiederum stellt sich hell dar. Eine Differenzierung zwischen Nukleus und Anulus ist nicht möglich. Die Sharpey-Fasern sind als dünne schwarze Linie allerdings differenzierbar.

Auf den *T2-gewichteten Aufnahmen* ist der Knochen mittelgrau, der Knorpel sehr dunkel, der Nukleus weist eine hohe Signalintensität auf. Anulus und Sharpey-Fasern lassen eine deutliche Signalabsenkung erkennen.

Beim Jugendlichen beginnt die bindegewebige Strukturierung des Nukleus durch eine bandförmige Struktur, die von dorsal und ventral in den Kern des Gallertgewebes vordringt. Die Grenze zwischen Anulus und Nukleus verläuft abschnittsweise etwas unscharf. Die Sharpey-Fasern sind aufgrund ihrer besonders geringen Signalintensität zusätzlich gut differenzierbar. Der Bandscheibenkern gewinnt an Höhe und zeigt eine rundliche Form (Abb. 4.**5**–4.**7**).

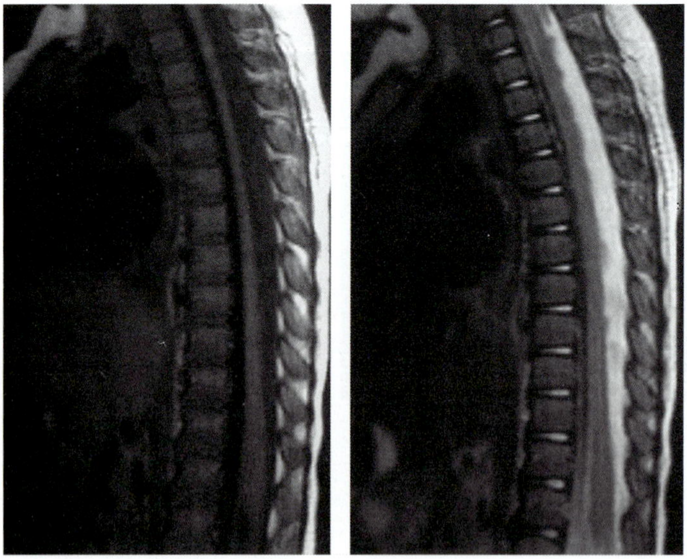

a b

Abb. 4.**4 a, b** **1 Jahr altes Kind**:
a T1-gewichtete Aufnahme (TSE; TR = 690 ms, TE = 12 ms): Der Wirbelkörper zeigt jetzt eine höhere Signalintensität als Bandscheibe und Knorpel. Er hat deutlich an Größe gewonnen. Auf den T1-gewichteten Aufnahmen ist jetzt die Wirbelkörperkontur in ihrer nahezu rechteckigen Form bereits gut abzugrenzen. Knorpel und Bandscheibe sind schlecht abgrenzbar, der Knorpel zeigt eine niedrigere Signalintensität als der Knochen, ebenso die Bandscheibe.
b T2-gewichtete Aufnahme (TSE; TR = 3500 ms, TE = 120 ms): Mittelstarke Signalintensität des Knochens, sehr niedrige Signalintensität des Knorpels und hohe Signalintensität des Bandscheibengewebes. Abgrenzbarkeit der Sharpey-Fasern und des Anulus in Form einer schwarzen Struktur dorsal wie ventral gegeben.

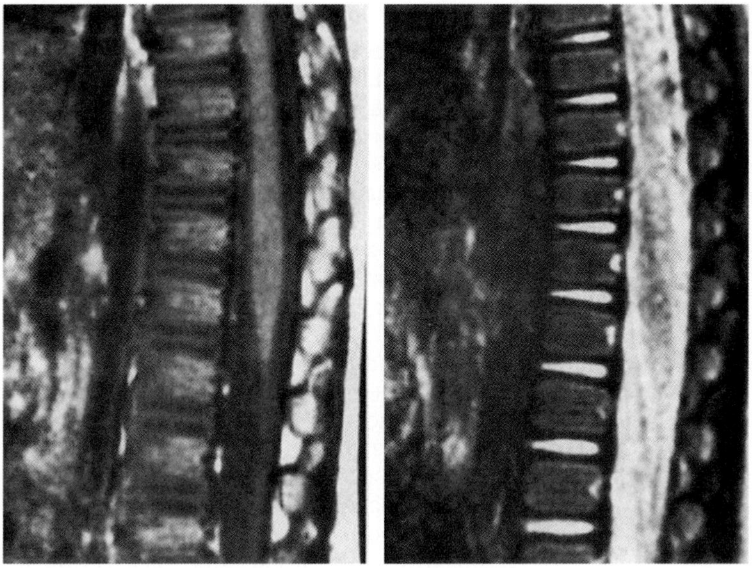

a b

Abb. 4.**5 a**, **b** **2-jähriges Kind**:
a T1-gewichtetes Bild (SE; TR = 660 ms, TE = 25 ms): Der Knochen gewinnt an Höhe und weist eine relativ hohe Signalintensität auf. Jetzt lassen sich im Gegensatz zur Abb. 4.**4** Bandscheibe und Knorpel gut differenzieren. Der Knorpel stellt sich dunkelgrau dar, die Bandscheibe weist eine mittelhohe Signalintensität auf. Anulus und Sharpey-Fasern lassen sich nicht sicher abgrenzen.
b T2-gewichtetes Bild (SE; TR = 2100 ms, TE = 80 ms): In diesem Bild findet sich eine hohe Signalintensität für den Nucleus pulposus. Anulus und Sharpey-Fasern stellen sich dunkelgrau bis schwarz dar. Auch der Knorpel zeigt eine geringe Signalintensität, er existiert nur noch als relativ schmales Band und wird lediglich nach ventral und dorsal hin etwas breiter. Der Knochen lässt eine mittlere Signalintensität erkennen. Sehr gut sind die Eintrittsstellen der basivertebralen Venen jeweils an der dorsalen Kontur der Wirbelkörper als helle, rundliche bzw. keilförmige Zonen abgrenzbar.

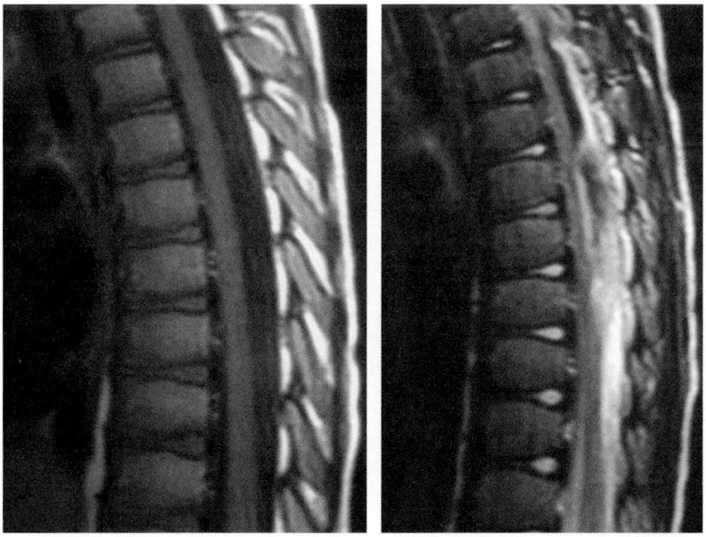

a b

Abb. 4.**6 a**, **b** **7-jähriges Kind**:
a Sagittalschnitt in T1-Gewichtung (TSE; TR = 800 ms, TE = 12 ms): Vom Grundprinzip hat sich gegenüber den Aufnahmen des 2-jährigen Kindes keine wesentliche Änderung eingestellt. Der Knochen weist eine mittelhohe, relativ homogene Signalintensität auf. Der Knorpel stellt sich als etwas inhomogene, signalabgesenkte Zone randförmig dar. Das Bandscheibengewebe lässt eine etwas höhere Signalintensität als der Knorpel erkennen. Weder der Anulus noch die Sharpey-Fasern sind eindeutig abgrenzbar.
b T2-gewichtete Aufnahme (TSE; TR = 4000 ms, TE = 120 ms): Mittlere Signalintensität des Knochens. Sehr hohe Signalintensität des Nucleus pulposus, der jetzt an Höhe zu gewinnen beginnt und von daher eine ovale, nahezu rundliche Konfiguration einnimmt. Der Knorpel stellt sich als sehr dünnes, schmales, dunkelgraues bis schwarzes Band dar. Die Sharpey-Fasern und der Anulus gewinnen an Dicke und zeigen eine gute Abgrenzung gegenüber dem übrigen Bandscheibengewebe aufgrund ihrer nahezu signallosen Struktur.

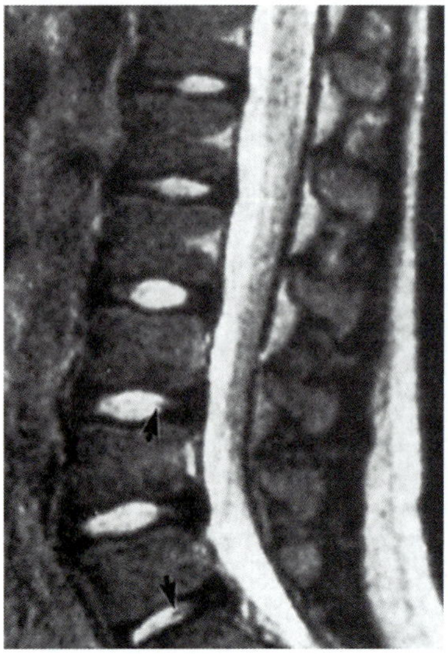

Abb. 4.7 **10-jähriges Kind.** T2-gewichtete Aufnahme (SE; TR = 2100 ms, TE = 80 ms): Die Bandscheibe gewinnt weiter an Höhe und der Nukleus stellt sich jetzt ellipsoid begrenzt dar. Er liegt in der distalen Lendenwirbelsäule weiter ventral als im proximalen Wirbelsäulenabschnitt. Der Anulus erscheint schwarz. Die kaudalen Bandscheiben zeigen erste horizontal verlaufende Bindegewebsstreifen im Nucleus pulposus (Pfeile).

Nucleus pulposus Typ III

Der Typ III der Bandscheibe weist in etwa 1/5 der Fälle bereits Einrisse des Anulus fibrosus auf (Yu u. Mitarb. 1988).

Auf *T1-gewichteten Aufnahmen* stellt sich der Knochen aufgrund des hohen Anteils von blutbildendem Mark relativ signalarm dar. Die Bandscheibe weist eine hohe Signalintensität auf. Die Abgrenzung zwischen Nukleus und Anulus ist nicht gegeben. Die Sharpey-Fasern lassen sich aufgrund der geringeren Signalintensität differenzieren.

In *T2-gewichteten Aufnahmen* bleibt das Knochensignal gering. Der Nucleus pulposus stellt sich signalreich dar. Die zentralen Bindegewebsstrukturen haben an Ausdehnung zugenommen und zeigen sich jetzt als weitgehend durchgehende signalabgeschwächte Linie innerhalb des Nucleus pulposus. Der Anulus ist aufgrund seiner geringen Signalintensität vom Nucleus gut abgrenzbar (Abb. 4.**8**).

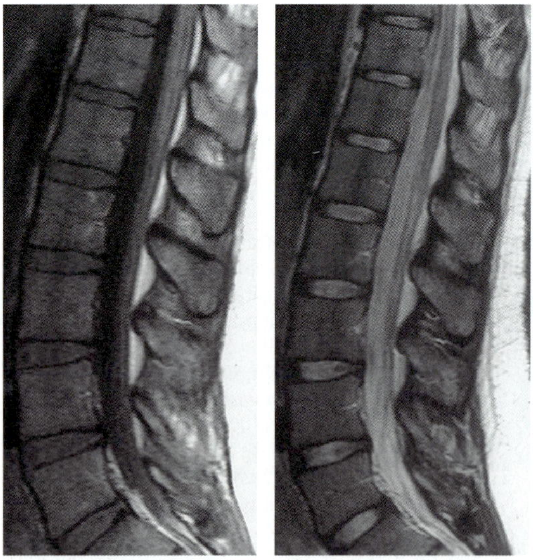

a b

Abb. 4.**8** **a, b 27-jährige Frau:**

a T1-gewichteter Sagittalschnitt (TSE; TR = 800 ms, TE = 12 ms): Die Wirbelkörper zeigen eine mittlere Signalintensität, lediglich dorsal in Höhe der Eintrittsstelle der basivertebralen Vene liegt eine etwas höhere Signalintensität vor. Die Bandscheibe zeigt eine ähnliche Signalintensität wie der Knochen, sodass ein relativ schlechter Kontrast zwischen beiden Strukturen besteht. Der Anulus differenziert sich nicht, die Sharpey-Fasern lassen sich als dünne, schwarze Struktur abgrenzen.

b T2-gewichtete Aufnahme (TSE; TR = 5300 ms, TE = 120 ms): Der Knochen weist eine niedrige Signalintensität auf. Die Bandscheibe lässt eine gute Differenzierung zwischen Nukleus und Anulus zu. Typisch ist, dass in diesem Alter die horizontal verlaufenden Bindegewebsstreifen im Nucleus pulposus durchgängig und z. T. sehr kräftig zu erkennen sind, somit eine deutliche Zunahme dieser Veränderungen im Vergleich zur Abb. 4.**7** besteht. Es findet sich eine regelrechte Darstellung des Anulus und der Sharpey-Fasern, die ein niedriges bzw. fehlendes Signal aufweisen. Das hintere Längsband ist im Verlauf vom Anulus nicht abgrenzbar.

■ Nucleus pulposus Typ IV

Beim Typ IV liegt eine gleichmäßige Signalabsenkung der Bandscheibe vor, in der Regel auch eine deutliche Höhenminderung. Der Nucleus pulposus ist von seiner Signalintensität her nicht mehr vom Anulus fibrosus zu unterscheiden, bedingt durch das dichte Bindegewebe, das den Nukleus durchsetzt. Histologisch ist in diesen Bandscheiben immer eine Ruptur des Anulus fibrosus vorhanden. Typisch ist auch eine knöcherne Reaktion subchondral in den angrenzenden Wirbelkörperabschlussplatten mit einer entsprechenden Signalabsenkung in den T1- und besonders in den T2-gewichteten Aufnahmen (Abb. 4.**9**).

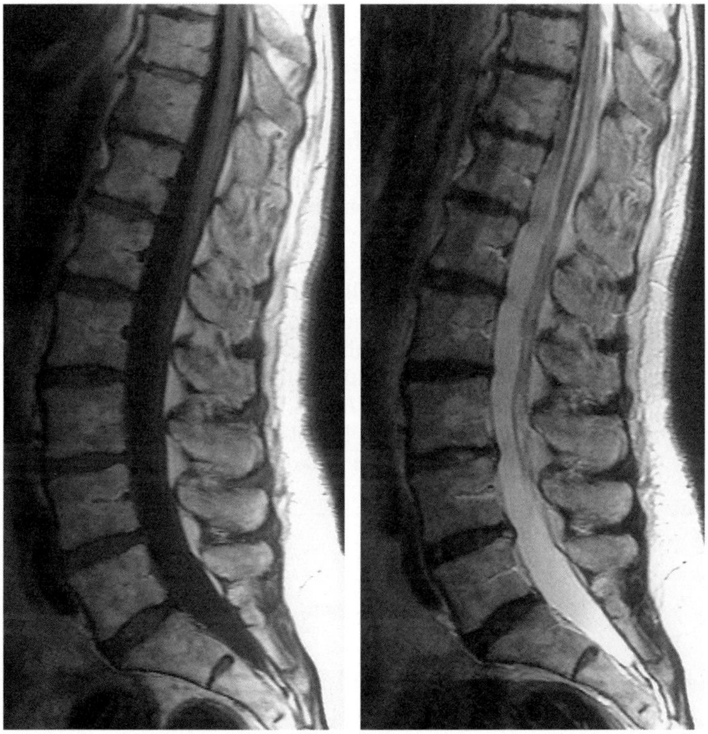

a **b**

Abb. 4.**9 a, b** **61-jährige Frau**:

a T1-gewichteter Sagittalschnitt (TSE; TR = 800 ms, TE = 12 ms): Diese Aufnahmen zeigen ein deutlich höheres Signal des Knochens im Vergleich zur Bandscheibe im Gegensatz zur Abb. 4.**8a**. Dies resultiert aus dem Rückgang des blutbildenden Marks und der Umwandlung in Fettmark. Die Eintrittsstellen der basivertebralen Venen imponieren jetzt signalarm. Das Knochenmark zeigt eine etwas fleckige Signalintensität. Die Bandscheiben haben insgesamt etwas an Höhe verloren. Die Signalintensität der Bandscheiben ist auch in der T1-gewichteten Aufnahme im Vergleich zur Abb. 4.**8a** rückläufig, was an dem geringen Kontrast zwischen Liquor- und Bandscheibensignal zu erkennen ist. Der Anulus lässt sich nur schlecht abgrenzen.

b T2-gewichteter Sagittalschnitt (TSE; TR = 5300 ms, TE = 120 ms): Die Wirbelkörper zeigen eine mittlere Signalintensität, wobei in Höhe der dorsal eintretenden Venen ein etwas höheres Signal zu erkennen ist. Auch in diesem Bild ist die fleckige Zeichnung des Knochenmarks auffällig. Die Bandscheiben lassen insgesamt einen fortgeschrittenen degenerativen Umbau bzw. Alterungsprozess erkennen und weisen von daher eine weitgehend homogene Signalabschwächung auf. Im Anulusbereich finden sich einzelne Signalanhebungen als Anhaltspunkt für Einrisse, wobei dies vor allem die letzten 3 Bandscheiben betrifft. Geringe Protrusionen, wobei eine Differenzierung zwischen Anulus und Nukleus nicht mehr vorgenommen werden kann.

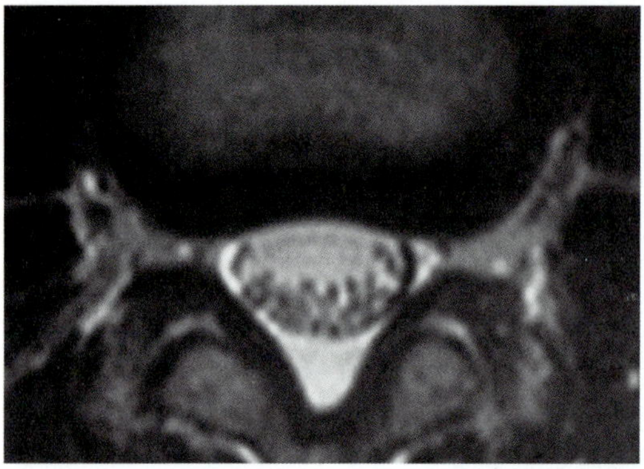

Abb. 4.**10** **Normalbefund der Bandscheibe.** T2-gewichteter Transversalschnitt (TSE; TR = 4465 ms, TE = 120 ms): Zirkulärer, dunkel zur Abbildung gelangender Faserring der Bandscheibe, der in allen Abschnitten vollständig intakt erscheint. Der Nucleus pulposus stellt sich signalreicher dar und bildet den Kern der Bandscheibe.

Risstypen des Anulus

Abb. 4.**10** zeigt einen Normalbefund der Bandscheibe. Die Veränderungen des Anulus sind anhand von Untersuchungen post mortem differenziert worden. Einrisse des Anulus können hinsichtlich ihrer Form und Lage in 4 verschiedene Typen unterteilt werden (Abb. 4.**11**) (Yu u. Mitarb. 1989).

Typen der Einrisse des Anulus

- Konzentrischer Riss.
- Transversaler Riss.
- Radialer Riss.
- Vollständiger Riss.

Konzentrischer Riss

Der konzentrische Riss entsteht aus einer Unterbrechung kurzer transversaler Fasern, die anliegende Lamellen verbinden, ohne dass es zu einer Unterbrechung der longitudinalen Fasern innerhalb der Lamellen selbst kommt. Er dehnt sich vertikal aus und liegt in den quer verlaufenden Fasern des Anulus, wobei keine Verbindung zum Nucleus pulposus besteht. Er hat häufig eine ovale Konfiguration (Abb. 4.**12**).

Histologisch findet sich in dieser Spalte Flüssigkeit oder ein mukoides Gewebe.

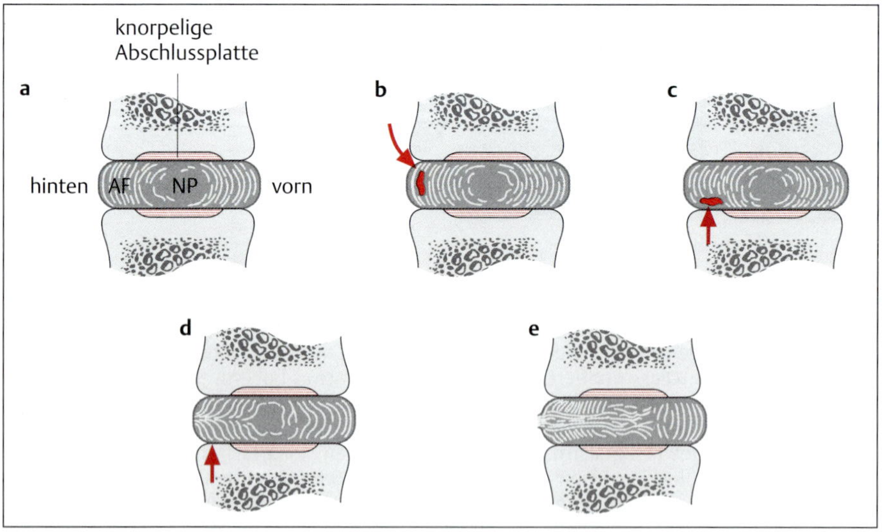

Abb. 4.**11 a–e** **Risstypen**:
a Normalbefunde.
AF Anulus fibrosus
NP Nucleus pulposus
b Konzentrischer Riss.
c Transversaler Riss.
d Radialer Riss.
e Vollständiger Riss des Anulus fibrosus und des hinteren Längsbands.

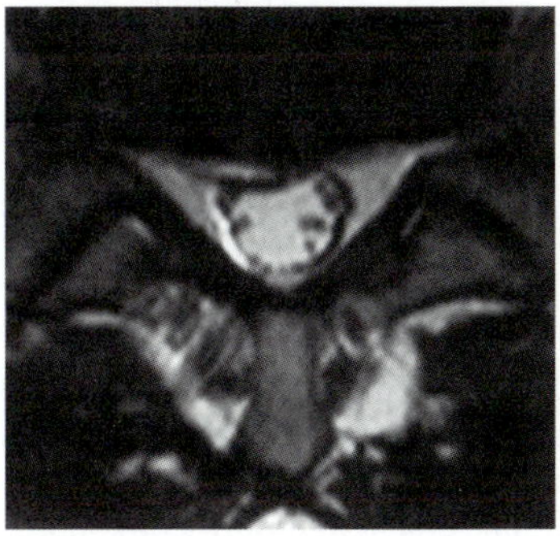

a

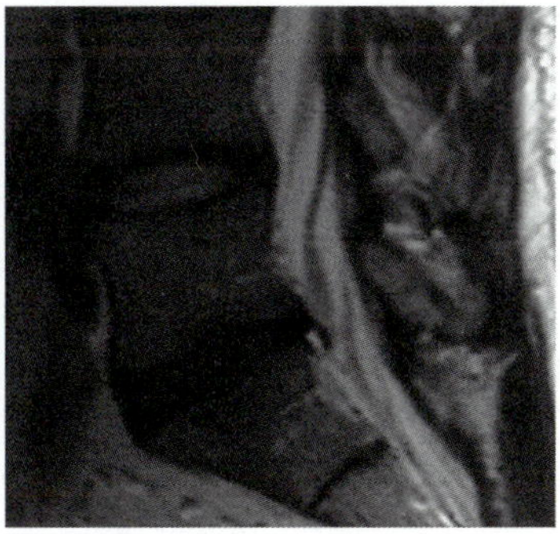

b

Abb. 4.**12** a, b **Vertikal verlaufender Riss (konzentrischer Riss)**:
a Transversale Aufnahme (TSE; TR = 4470 ms, TE = 120 ms): Signalanhebung innerhalb der äußeren, quer verlaufenden Fasern des Anulus unmittelbar in Nachbarschaft zum hinteren Längsband. Diese Signalanhebung hat keine Verbindung zum Nucleus pulposus.
b Sagittaler Schnitt mit Darstellung des vertikal verlaufenden Risses. Auch hier ist eine Verbindung zum Nukleus nicht erkennbar.

Da die intradiskalen Abschnitte nicht durch Nervenfasern versorgt werden, bereitet diese Rissform keine Schmerzen. Sie hat somit keinen eindeutigen Krankheitswert und wird auch ohne eine Bandscheibendegeneration gesehen.

Der konzentrische Riss kann allerdings in den radialen Riss übergehen. Histologisch liegt er häufig im ventralen Anulus. Magnetresonanztomographisch ist der ventrale Riss zumeist nicht fassbar (Nowicki u. Mitarb. 1997).

Transversaler Riss

Der transversale Riss wird in den äußeren Fasern des Anulus (Sharpey-Fasern) in Nähe zur Wirbelkörperrandkontur gefunden. Diese Rissform zeigt sich nur in Bandscheiben der Erwachsenen (Typ III) sowie bei degenerativ veränderten Bandscheiben (Typ IV). Dennoch ist unklar, ob der Riss als Beginn einer Bandscheibendegeneration angesehen werden muss. Man nimmt an, dass der Riss aus einer besonders ausgeprägten Torsion der Wirbelsäule und des Bandscheibengewebes herrührt. Die Risse stellen sich als transversal verlaufende Strukturen innerhalb der oberen oder unteren Anteile der Sharpey-Fasern dar, sie enthalten mukoides Material oder manchmal auch Stickoxide.

Von einem transversalen Riss können Schmerzen ausgehen. Da er sich magnetresonanztomographisch auf T2-gewichteten Aufnahmen gut als helle Zone abgrenzen lässt, sollte er bei der Beurteilung der Bandscheiben mit beachtet werden (Abb. 4.**13**).

Nach der Kontrastmittelgabe kann es zu einem Enhancement innerhalb des Risses kommen, was Ausdruck der Granulationsgewebsbildung ist (Abb. 4.**14**).

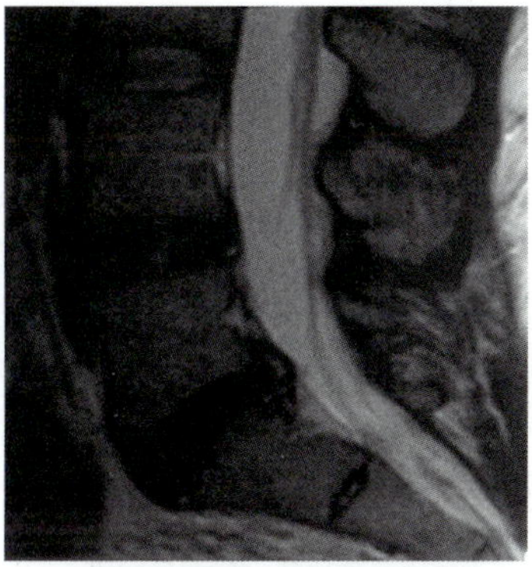

Abb. 4.**13** **Transversaler Riss in der vorletzten Bandscheibe**. Gleichzeitig findet sich ein Vertikalriss in der letzten Bandscheibe. Die sagittale T2-gewichtete Aufnahme (TSE; TR = 4000, TE = 120 ms) zeigt den kleinen transversalen Riss in Nähe zur Wirbelkörperrandkontur im unteren Abschnitt der Sharpey-Fasern. Die letzte Bandscheibe lässt einen großen Vertikalriss in den äußeren Abschnitten des Faserrings erkennen.

Radialer Riss

Diese Rissform wird nur in degenerativ veränderten Bandscheiben (Typ IV) beobachtet. Es handelt sich um Spalten, die sich von den zentralen Anteilen des Nucleus pulposus bis zur Peripherie der Bandscheibe erstrecken und die mit einer signifikanten Unterbrechung der Integrität des Anulus fibrosus einhergehen.

Bandscheibenprotrusionen mit einer Ausdehnung von wenigen Millimetern zeigen bereits in einem hohen Prozentsatz solche radialen Risse des Anulus (Yu u. Mitarb. 1988). Insofern ist die Vorstellung falsch, dass die Bandscheibenprotrusion mit einem intakten Anulus einhergeht. Die radialen Risse unterliegen einem Umbauprozess, der den Charakter eines Reparaturmechanismus hat. Es kommt zur Ausbildung von fibrovaskulärem Granulationsgewebe, das in die Spalten eindringt und sich auch entlang des Anulus fibrosus entwickeln kann (Yu u. Mitarb.1988). Sie bereiten Schmerzen (sog. diskogener Schmerz).

Auf T2-gewichteten Aufnahmen zeigt der radiale Riss eine hohe Signalintensität innerhalb des Anulus. Das möglicherweise in diesem Riss vorliegende Granulationsgewebe kann zu einer linear oder globular erscheinenden Zone einer Kontrastmittelaufnahme innerhalb des Anulus fibrosus beitragen (Abb. 4.**15**–4.**17**) (Ross u. Mitarb. 1990).

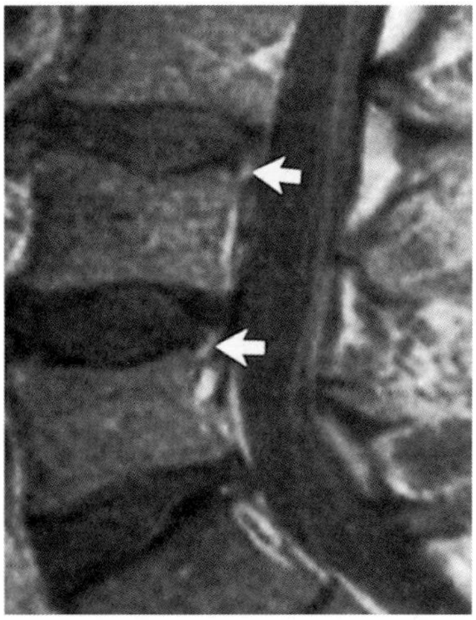

Abb. 4.**14** **Darstellung von Granulationsgewebe durch Kontrastmittelgabe**. Sagittalschnitt nach Kontrastmittelgabe (SE; TR = 780 ms, TE = 25 ms): Im Ansatzbereich der Sharpey-Fasern an der Hinterkante von L3 und L4 Signalanhebung als Zeichen des Einrisses mit reparativen Umbauvorgängen.

a, b

c

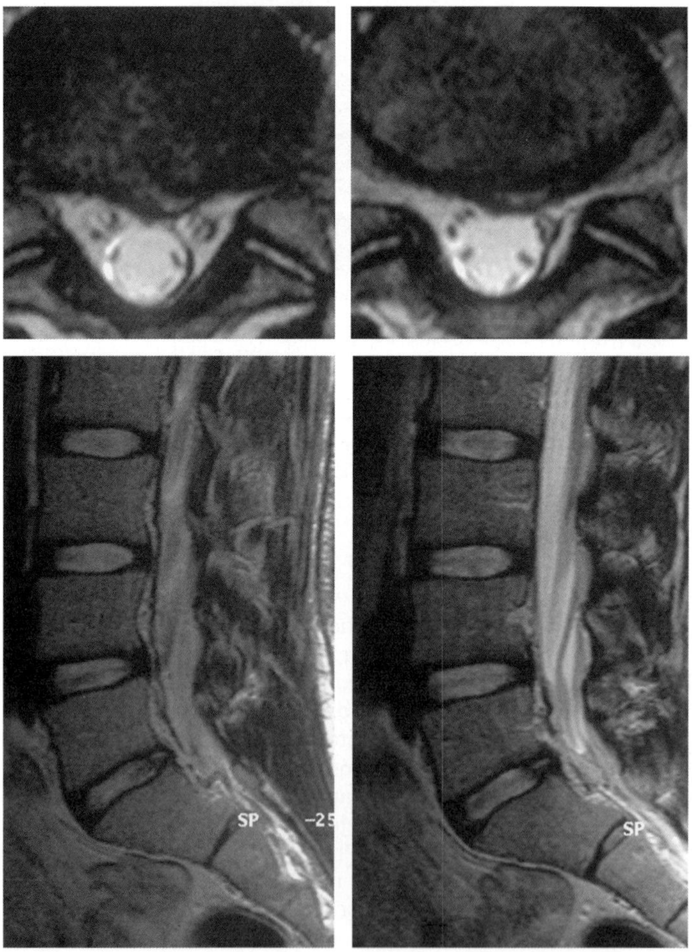

d

Abb. 4.**15 a–d** **Radialer Riss**:

a T2-gewichtete transversale Aufnahme (TSE; TR = 4850 ms, TE = 120 ms): Schräg verlaufender radialer Riss, der sich bis nach subligamentär erstreckt.

b Aufnahme unmittelbar kranial zu Abb. **a**. Der radiale Riss geht in diesem Bild in einen spaltförmigen, vertikal verlaufenden Riss über.

c, d Sagittalschnitte (TSE; TR = 5300 ms, TE = 120 ms) eines 29 Jahre alten Patienten mit Nachweis eines radialen Risses im Anulus in Höhe L5/S1.

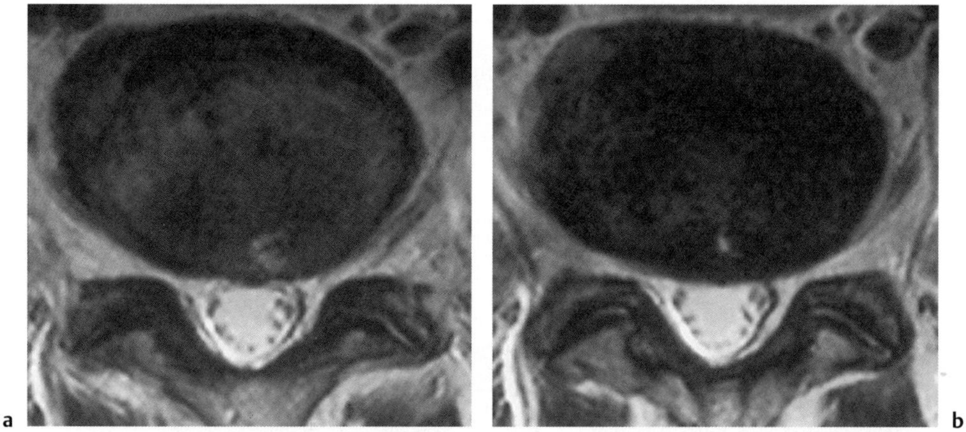

Abb. 4.**16 a**, **b** **Radialer Riss**:
a Zarter radialer Riss, der schräg durch den dorsalen Anteil des Anulus fibrosus verläuft und eine hohe Signalintensität aufweist (TSE; TR = 4800 ms, TE = 120 ms).
b Kaudal zu Abb. **a**.

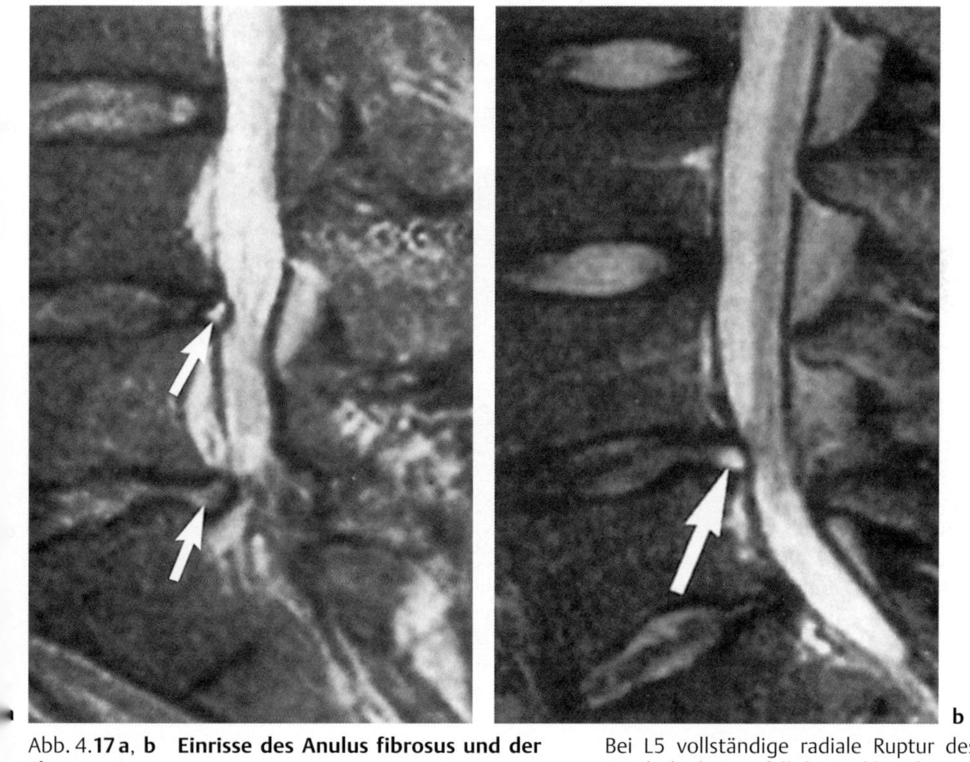

Abb. 4.**17 a**, **b** **Einrisse des Anulus fibrosus und der Sharpey-Fasern**:
a Signalanhebung im Anulus und den Sharpey-Fasern auf dem T2-gewichteten Bild bei L4 (Pfeile) als Ausdruck eines Einrisses (SE; TR = 2100 ms, TE = 80 ms): Bei L5 vollständige radiale Ruptur des Anulus mit Bandscheibenvorfall des Nukleus bis subligamentär.
b Signalanhebung im Anulus bei L4 als Zeichen eines breiten Einrisses (SE; TR = 2100 ms, TE = 80 ms).

Vollständiger Riss

Hierbei handelt es sich um einen breiten Einriss des Anulus, was zumeist mit einem Bandscheibenvorfall einhergeht. Entsprechend findet sich eine ausgeprägtere lumbalgiforme oder ischialgiforme Klinik (Abb. 4.**18**).

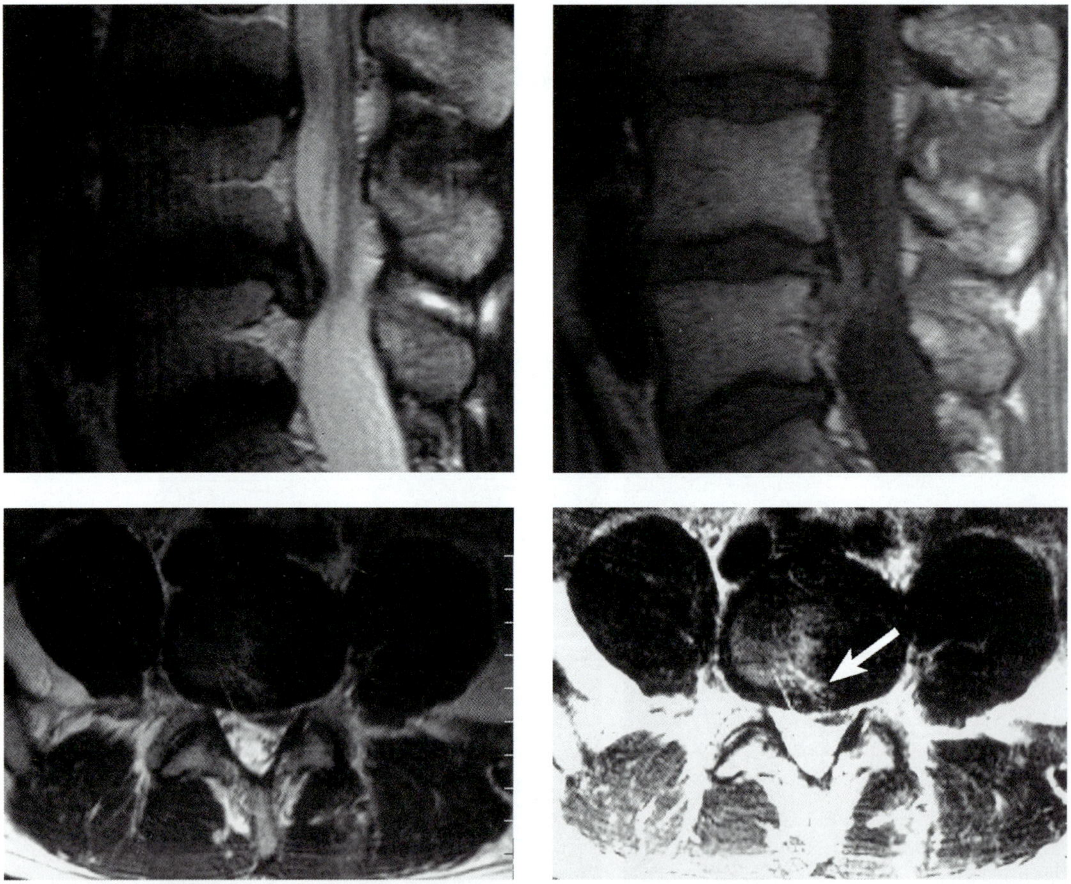

a b c d

Abb. 4.**18 a–d** **Vollständiger Riss des Anulus bei L4/L5 mit Beteiligung des hinteren Längsbands**:

a Sagittale T2-gewichtete Aufnahme (TSE; TR = 3400 ms, TE = 120 ms): Breiter Anulusriss mit großem, weit nach kaudal verlagertem Bandscheibenvorfall. Auf diesem Bild erscheint das hintere Längsband intakt. Die Bandscheibe L3/L4 zeigt einen kleinen transversalen Riss in Nachbarschaft zur dorsalen Wirbelkörperrandkontur.

b T1-gewichteter sagittaler Schnitt etwas außerhalb der Mittellinie nach links hin (TSE; TR = 800 ms, TE = 12 ms): Auf diesem Bild erkennt man den breiten Anulusriss mit gleichzeitiger Durchtrennung des hinteren Längsbands. Der Bandscheibenvorfall erstreckt sich weit nach kaudal und führt zu einer deutlichen Kompression des Dursalsacks.

c, d Transversale Aufnahme in unterschiedlicher Fensterung (TSE; TR = 5785 ms, TE = 120 ms): Der schräg verlaufende, breite Riss im Bereich des Anulus ist in der standardmäßig gefensterten Aufnahme weniger kontrastreich zu erkennen (**c**) als in der hart gefensterten Aufnahme (Pfeil) (**d**).

Kontrastmittelverhalten der nichtoperierten Bandscheibe, der intraspinalen Strukturen und der Wirbelgelenke

Geum-Ju Hwang u. Mitarb. (1997) haben in einer systematischen Analyse das Kontrastmittelverhalten der degenerativ veränderten Bandscheibe untersucht. Eine Kontrastmittelaufnahme war besonders linear dorsal entlang des Anulus fibrosus bzw. der vorgewölbten Bandscheibe zu finden, seltener nodulär in den dorsalen Partien der Bandscheibe. Neben der intradiskalen Kontrastmittelaufnahme wird selten auch ein peridiskales noduläres Kontrastmittelenhancement gesehen (Abb. 4.**19**).

Die Häufigkeit einer Kontrastmittelreaktion im Verlauf des Anulus fibrosus korreliert mit dem Schädigungsgrad der Bandscheibe. Normale Bandscheiben zeigten lediglich in 20% der Fälle ein Enhancement, sog. Bulging-Disks und Protrusionen in 55–95% der Fälle, und sequestrierte Bandscheiben mit einem sequestrierten Vorfall wiesen in allen Fällen ein peridiskales Enhancement auf unter Einschluss des Sequesters als Ausdruck der Granulationsgewebsbildung. Zonen einer erhöhten Signalintensität (als Ausdruck eines konzentrischen, transversalen oder radialen Einrisses) zeigten in einem höheren Prozentsatz eine Kontrastmittelaufnahme im Vergleich zu Bandscheiben ohne Zonen einer erhöhten Signalintensität.

Histologisch entspricht dem Bezirk einer Kontrastmittelaufnahme in der Regel eine Granulationsgewebsbildung (Abb. 4.**20**–4.**22**).

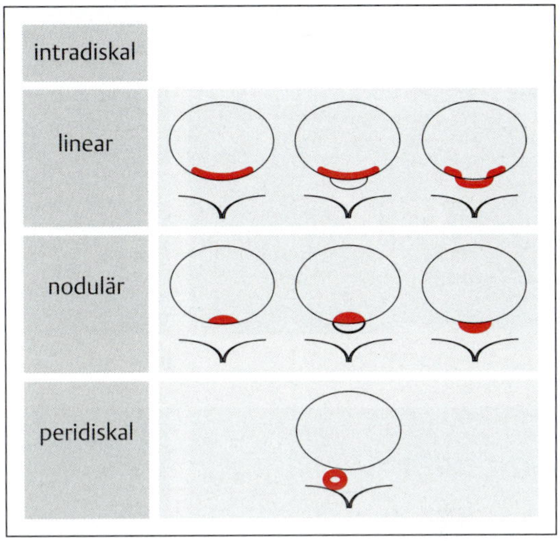

Abb. 4.**19** **Schema mit Enhancementmustern in der lumbalen Bandscheibe**.

Während der Kontrastmittelgabe kann es auch zu Reaktionen im Verlauf der Nervenwurzel kommen (Jinkins u. Mitarb. 1993). Bei 25% der Patienten mit einer radikulären Symptomatik findet sich ein Enhancement im Verlauf der Nervenwurzel nach der Kontrastmittelgabe, ohne dass ein operativer Eingriff vorgelegen hat. Dieses Enhancement kann dem Verlauf der Nervenwur-

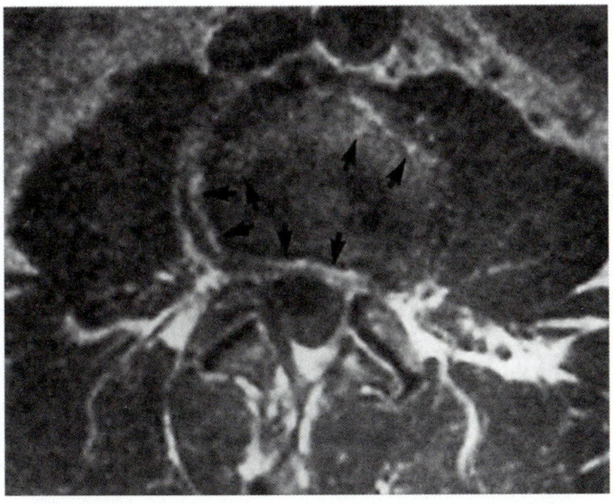

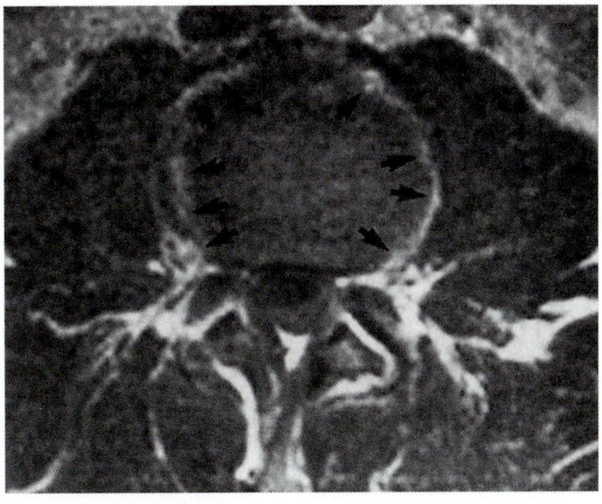

Abb. 4.**20 a**, **b** **Lineares intradiskales Kontrastmittelenhancement**. Transversalaufnahmen der Bandscheibe L3/L4 nach Kontrastmittelgabe (SE; TR = 750 ms, TE = 25 ms): Es findet sich eine deutliche lineare Kontrastmittelaufnahme entlang des Anulus fibrosus (Pfeile), wobei nicht nur Anteile zum Spinalkanal hin betroffen sind, sondern weitere zirkulär gelegene Abschnitte.

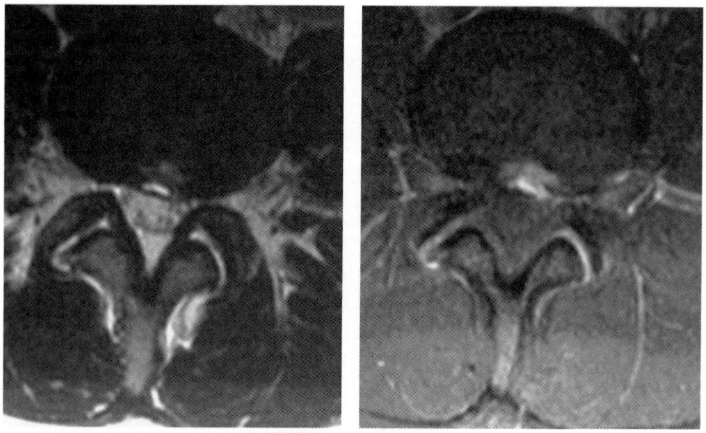

a b

Abb. 4.**21** **a**, **b** **Noduläres Kontrastmittelenhancement**:
- **a** T2-gewichtete Aufnahme der Bandscheibe L3/L4 (TSE; TR = 4465 ms, TE = 120 ms): Breiter radialer Riss mit entsprechender Signalanhebung im Verlauf des Anulus.
- **b** T1-gewichtete Aufnahme nach Kontrastmittelapplikation mit Fettsättigung (SE; TR = 540 ms, TE = 20 ms): Im Verlauf des breiten Anulusrisses findet sich eine noduläre, sehr kräftige Kontrastmittelaufnahme.

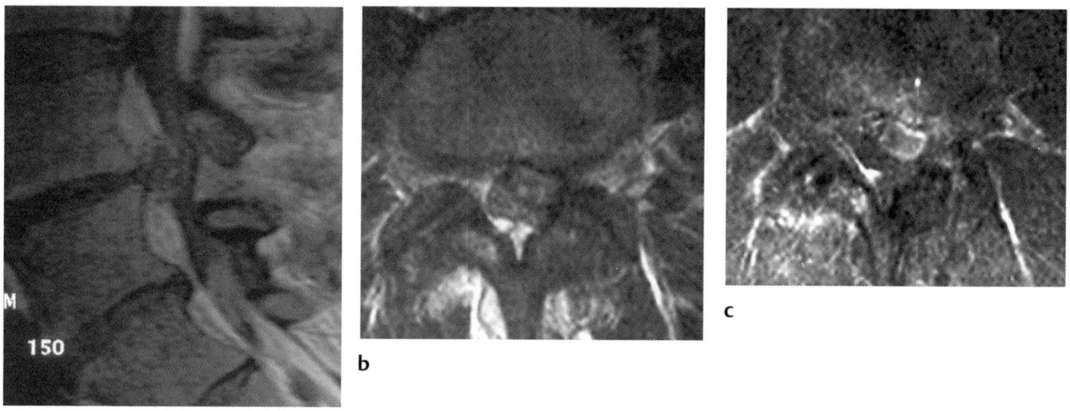

a b c

Abb. 4.**22** **a–c** **Peridiskale Kontrastmittelaufnahme bei großem Bandscheibenvorfall**:
- **a** Sagittalschnitt nach Kontrastmittelgabe (TSE; TR = 921 ms, TE = 12 ms): Der große Bandscheibenvorfall in Höhe L4/L5 führt zu einer ausgedehnten Kompression des Duralsacks. Es findet sich eine peridiskale, randständige Signalanhebung.
- **b** Transversale T2-gewichtete Aufnahme des Bandscheibenvorfalls (TSE; TR = 6600 ms, TE = 120 ms): Der mediolinkslaterale große Bandscheibenvorfall zeigt eine ausgeprägte Kompression des Duralsacks.
- **c** Aufnahme nach Kontrastmittelgabe (TSE mit Fettsättigung; TR = 539 ms, TE = 20 ms): Der Bandscheibenvorfall zeigt eine scheinbar zirkulär umgebende Kontrastmittelaufnahme peridiskal. Angeschnitten ist der nach kranial ausladende Anteil dieses Bandscheibenvorfalls, bei dem auch der ventrale Abschnitt von Kontrastmittel umgeben wird, wie in Abb. **a** zu erkennen. Darüber hinaus findet sich eine relativ diffuse Kontrastmittelaufnahme im Verlauf des Anulus dorsal. Zusätzlich besteht eine deutliche Kontrastmittelaufnahme periartikulär, vor allem im Verlauf des rechten Wirbelgelenks, als Ausdruck der entzündlichen Reaktion im Sinne der aktivierten Arthrose.

zel entsprechend von intra- nach extradural verfolgt werden. Die Auffassung darüber, ob es sich um eine entzündliche Reizung der Nervenwurzel mit entsprechender pialer Reaktion oder um eine Kontrastmittelaufnahme von radikulären Venen handelt, ist umstritten.

Radikuläre Venen sind verantwortlich für die Venenblutdrainage vom Conus medullaris und der Cauda equina zum epiduralen Venenplexus. Dabei verlaufen diese Venen entweder in superiorer oder inferiorer Richtung, je nach Segmenthöhe. In Höhe L2 bzw. oberhalb davon erfolgt die Drainage des Venenplexus in lumbale Venen, die wiederum die V. cava inferior erreichen bzw. aszendierend zur V. azygos/hemiazygos verlaufen. Unterhalb von L2 findet sich ein deszendierender Verlauf mit radikulären und foraminalen Venen, die in die iliolumbalen Venen drainieren, von denen wiederum eine Verbindung zu den Vv. iliacae communes besteht. Radikuläre Venen der Cauda equina sind in unterschiedlicher Ausprägung vorhanden. Sie können einen Durchmesser von 0,5–1,2 mm erreichen. In dieser Größe liegen sie vor allem im distalen thorakalen und oberen Lumbalbereich vor. In etwa 1/4 aller Fälle sind Venen in dieser Größenordnung auch distal hierzu vorhanden und verlaufen entlang des Filum terminale oder einer der lumbosakralen Nervenwurzeln (Abb. 4.**23**).

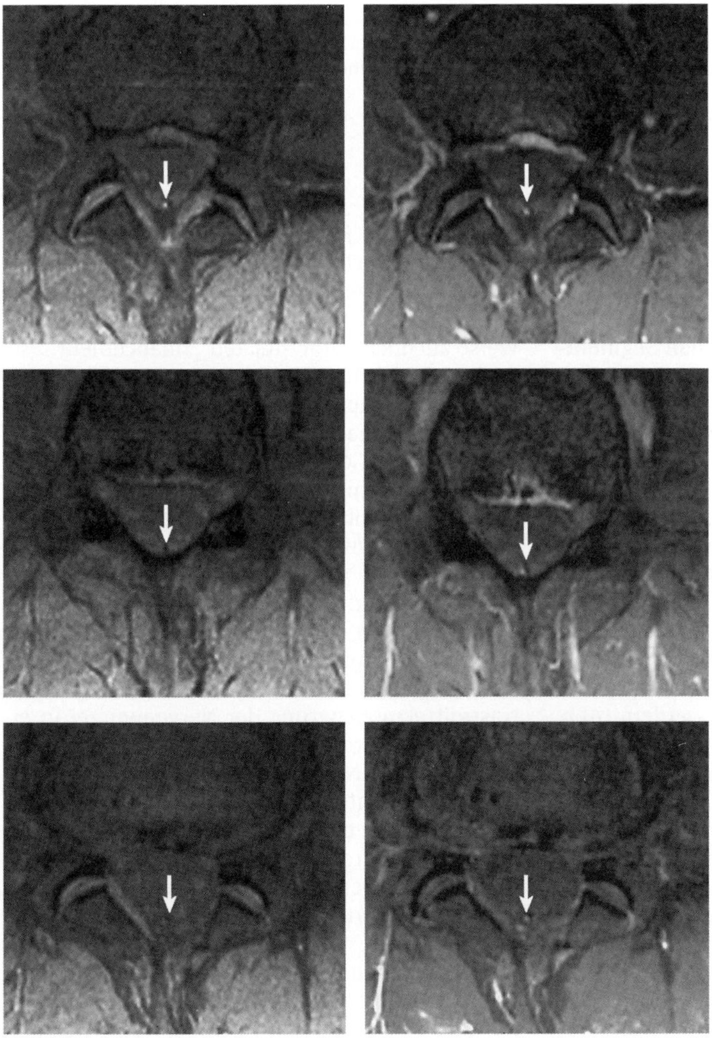

Abb. 4.**23 a–i** **Entlang des Filum terminale verlaufende radikuläre Vene** (Pfeile):

a Nativaufnahme des Spinalkanals mit Fettsättigung (SE; TR = 931 ms, TE = 20 ms): Flow-related Enhancement in einer Radikularvene in Höhe des Filum terminale.
b Dieselbe Schicht, Aufnahme nach Kontrastmittelapplikation: Die Vene zeigt eine leichte Zunahme der Signalintensität.
c Schicht 8 mm tiefer: In diesem Bild zeigt die Vene eine Signalauslöschung.
d Aufnahme nach Kontrastmittelapplikation: Enhancement der Radikularvene.
e Aufnahme 1,2 cm weiter kaudal: Auch hier zeigt die Radikularvene eine leichte Signalauslöschung, sie liegt etwas weiter ventral.
f Nach Kontrastmittelapplikation auch hier deutliches Enhancement, des Weiteren lässt eine dorsal dazu gelegene Radikularvene ebenfalls ein umschriebenes Enhancement erkennen.

Abb. 4.**23 g–i** ▷

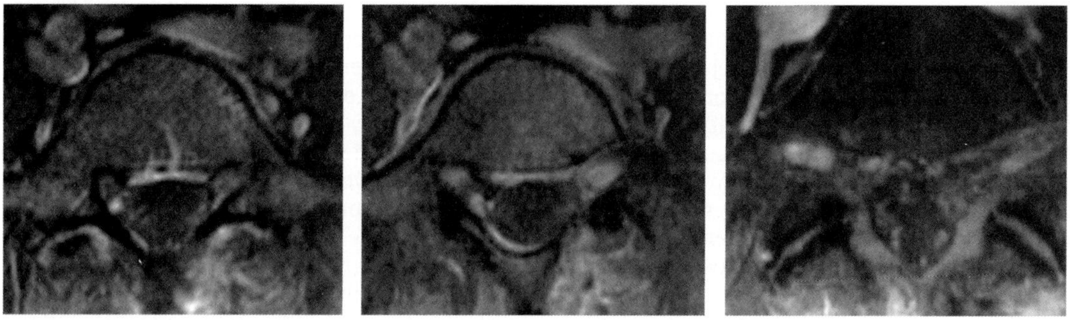

g h i

Abb. 4.**23** **g–i**

g Anderer Fall mit Nachweis einer größeren Radikularvene auf der rechten Seite im Verlauf der Nervenwurzel L4. Aufnahme nach Kontrastmittelapplikation (voroperierter Patient) mit deutlichem Enhancement entlang des Processus spinosus auf der linken Seite (SE mit Fettsättigung; TR = 930 ms, TE = 20 ms). Rechts findet sich in Höhe der L4-Wurzel eine kräftig enhancende Vene.

h Schicht 4 mm kaudal zu Abb. **a**: Diese Vene verläuft zum Foramen intervertebrale. Auf diesem Bild ist eine zweite, kleine, kontrastmittelaufnehmende Struktur in Nachbarschaft zu erkennen. In Anbetracht der Größe ist davon auszugehen, dass es sich um eine Sammelvene handelt.

i Transversale Aufnahme nach Kontrastmittelapplikation (SE mit Fettsättigung; TR = 686 ms, TE = 20 ms): In dem Bild sind multiple kleine Radikularvenen erkennbar, die ein entsprechendes Kontrastmittelenhancement zeigen.

In den übrigen 3/4 aller Fälle finden sich nur kleine Radikularvenen. Diese kleinen Radikularvenen (75–250 μm) sind in großer Zahl vorhanden und liegen umschlossen von Endoneurium den Nervenwurzeln in jedem spinalen Segmentbereich auf.

Das Enhancement dieser Venen in der MRT beruht in erster Linie auf einer Kontrastmittelaufnahme der größeren Radikularvenen, wobei allerdings die Differenzierung zwischen Vene und Nervenwurzel aufgrund der begrenzten Auflösung in der MRT nicht gelingt. In Einzelfällen lässt sich auf transversalen Schichten in der Vene eine flowbedingte Signalzunahme erkennen, wobei dies vor allem für die erste Schicht einer nativ durchgeführten axialen T1-gewichteten SE-Sequenz gilt. In den nachfolgenden Schichten kann eine Signalabsenkung gefunden werden (Abb. 4.**23**). Das Signal lässt sich durch einen vorgeschalteten Sättigungspuls ausschalten. Die kontrastmittelaufnehmenden Venen können auf den transversalen Schichten gut nach proximal hin verfolgt werden bis zum Zusammenfluss mit den größeren radikulomedullären Venen. Dieses Enhancement wird auch in Fällen gesehen, wo die untersuchte Person asymptomatisch gewesen ist. Kommt es nun zu einer Wurzelkompression, führt dies zu einer Behinderung des Venenabflusses und somit zu einer Stase in der Vene mit der Folge, dass jetzt auch kleine Venen, die normalerweise nicht sichtbar sind, ein deutliches Enhancement zeigen (Abb. 4.**24**).

Bei diesen kleinen Venen lässt sich normalerweise auch kein Flow-related Enhancement feststellen. Das Enhancement löst sich nach Entfernung der Kompressionsursache auf, z. B. innerhalb von 6 Monaten nach dem operativen Eingriff. Diese kleinen Gefäße sind auch nicht durch eine MR-Angiographie nachzuweisen, größere Radikularvenen können im Rahmen einer MR-Angiographie im Einzelfall zur Darstellung gebracht werden.

In einer Studie an 227 Patienten, die an Rückenschmerzen und/oder einer radikulären Schmerzsymptomatik litten, kommen Tyrrell u. Mitarb. (1998) zu dem Ergebnis, dass eine Kontrastmittelanreicherung der Nervenwurzel in einem hohen Prozentsatz mit einer bandscheibenbedingten Nervenwurzelkompression korreliert. Die Sensitivität für ein Enhancement der Nervenwurzel bei Vorliegen eines Bandscheibenprolaps wird mit 23,5 % und die Spezifität 95,5 % angegeben, was einen positiven Vorhersagewert von 76 und einen negativen von 69,3 % bedeutet.

Bei Vorliegen von degenerativen Veränderungen der Wirbelgelenke kann es zu deutlichen Kontrastmittelreaktionen kommen. Im Nativbild

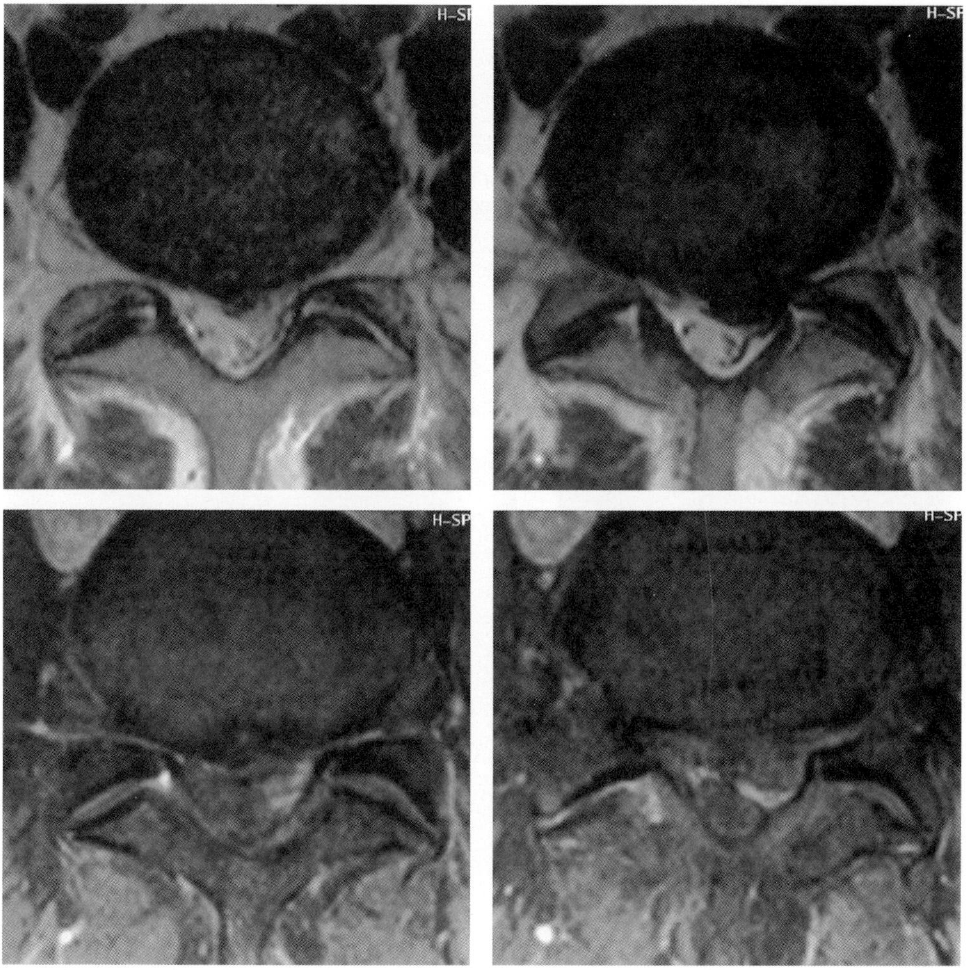

a b c d

Abb. 4.**24a–d** **Deutliches Enhancement im Venenbereich auf der linken Seite infolge eines großen mediolinkslateralen Bandscheibenvorfalls**:

a T2-gewichtete transversale Aufnahme (TSE; TR = 4500 ms, TE = 120 ms): Die Aufnahme zeigt den Bandscheibenvorfall mit entsprechender Kompression der Nervenwurzel links in unmittelbarer Nachbarschaft zum Foramen.

b Schicht 4 mm kaudal zu Abb. **a**: Die Ausdehnung des Bandscheibenvorfalls auf dieser Schicht mehr nach mediolinkslateral. Deutliche Dorsalverlagerung und Kompression der linksseitig austretenden Nervenwurzel.

c, d Korrespondierende Schichten zu Abb. **a** u. **b** nach Kontrastmittelgabe (SE mit Fettsättigung, TR = 930 ms, TE = 20 ms): In Höhe der links austretenden Nervenwurzel findet sich ein kräftiges, z. T. sehr strichförmiges Enhancement. Nebenbefundlich im Wirbelgelenk der rechten Seite ebenfalls deutliche Kontrastmittelaufnahme erkennbar.

fallen die spondylarthrotisch veränderten Gelenke durch ossäre Hypertrophien der Facetten, Verschiebungen der Gelenkfacetten zueinander bis zur Subluxationsstellung und im Einzelfall durch eine Verbreiterung des Gelenkspalts sowie eine vermehrte Flüssigkeitsansammlung interartikulär auf. Die Kapsel kann verdickt sein. Nach der Kontrastmittelgabe kann z. T. ein deutliches Enhancement periartikulärer Weichteile, des Facettengelenks und auch des Knochens gesehen werden. Zur genauen Beurteilung der Kontrastmittelreaktion eignen sich Aufnahmen in Fettsättigung (Abb. 4.**25**, 4.**103**, 4.**106**–4.**108**).

Die klinische Bedeutung dieser Kontrastmittelaufnahme ist unklar. Vorstellbar ist ein Zusammenhang mit dem Bestehen eines pseudoradikulären Syndroms.

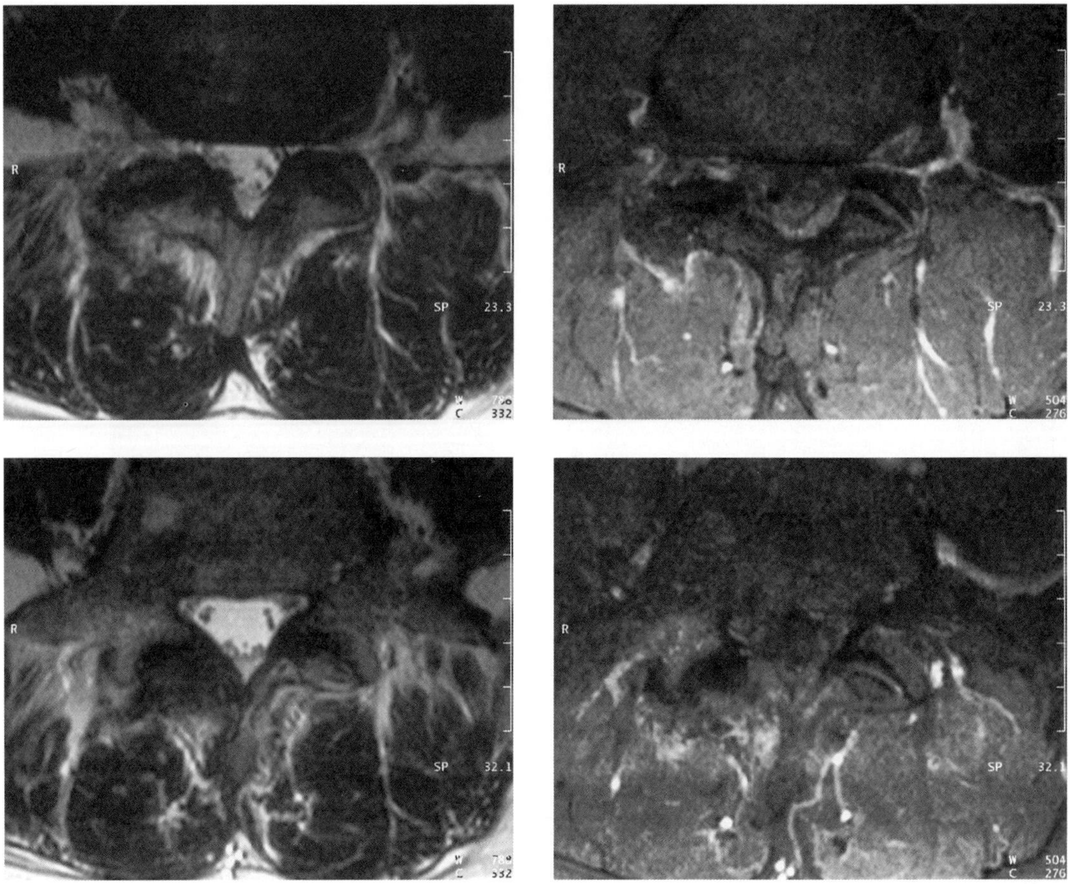
a b c d

Abb. 4.**25 a–d Ausgeprägte degenerative Veränderungen der Wirbelgelenke**:

a T2-gewichteter Schnitt in Höhe L4/L5 (TSE; TR = 5500 ms, TE = 120 ms): Deutliche Facettenhypertrophie rechts, leichte Engstellung des Spinalkanals von rechts her.

b Aufnahme nach Kontrastmittelapplikation mit Fettsättigung (TSE; TR = 930 ms, TE = 20 ms): Auf der rechten Seite deutliche periartikuläre Kontrastmittelaufnahme der Weichteile und Kapsel.

c Schicht 8 mm kaudal zu Abb. **a**: Deutliche Skleroseraktion der Facies articularis inferior auf der rechten Seite.

d Korrespondierende Schicht 8 mm kaudal zu Abb. **b**: Neben einer periartikulären Kontrastmittelaufnahme der Weichteile findet sich zusätzlich ein Enhancement des Knochens in Höhe der Bogenwurzel rechts.

Degenerative Veränderungen der Wirbelkörperabschlussplatten

Degenerative Bandscheibenveränderungen gehen in der MRT häufig mit Signalveränderungen des Knochenmarks der angrenzenden Wirbelkörper einher. Es werden in der MRT 3 Typen unterschieden (Modic u. Mitarb. 1988):

Signalveränderung Typ I

Der Typ I stellt die Kombination einer Signalminderung im T1-gewichteten Bild mit einer Signalverstärkung im T2-gewichteten dar.

Diesem Befund liegt ein Ödem und zumeist die Ausbildung von fibrovaskulärem Gewebe im Knochen zugrunde, einhergehend mit einer Verdrängung des Fettmarks. Gleichzeitig findet sich dabei eine mehr oder minder ausgeprägte Verdickung der Trabekel (Abb. 4.**26**).

Nativröntgenologisch sind häufig keine Knochenveränderungen festzustellen (Abb. 4.**27**).

Daneben ist dieser Typ im MRT auch bei röntgenologisch fassbaren Sklerosierungen des Wirbelkörpers zu finden, wobei die Signalanhebung im T2-gewichteten Bild weniger ausgeprägt sein kann und z. T. im Übergangsbereich von sklerosiertem zu normalem Knochen liegt. Die Spondylosclerosis hemisphaerica kann Veränderungen dieser Art im MRT aufweisen (Jensen u. Mitarb. 1989; Abb. 4.**28**).

Typ-I-Veränderungen der Wirbelkörper sind von einigen Autoren auch in einem Zusammenhang mit einer Segmentinstabilität gebracht worden. So sind bei instabiler Spondylodese diese Signalveränderungen nachgewiesen worden, bei stabiler hingegen Signalveränderungen vom Typ II (Lang u. Mitarb.1987). MRT-Signalveränderungen vom Typ I können dabei in den Typ II übergehen. Auch nach Bandscheibenoperationen mit großzügiger Ausräumung des Intervertebralraums können, möglicherweise infolge einer postoperativen Segmentinstabilität, solche Signalveränderungen beobachtet werden, ohne dass präoperativ ähnliche Befunde bestanden hätten. Sie dürften Ausdruck einer ödematösen (nichtentzündlichen) Reaktion des Knochens sein und besitzen von daher Reversibilität (Abb. 4.**29**).

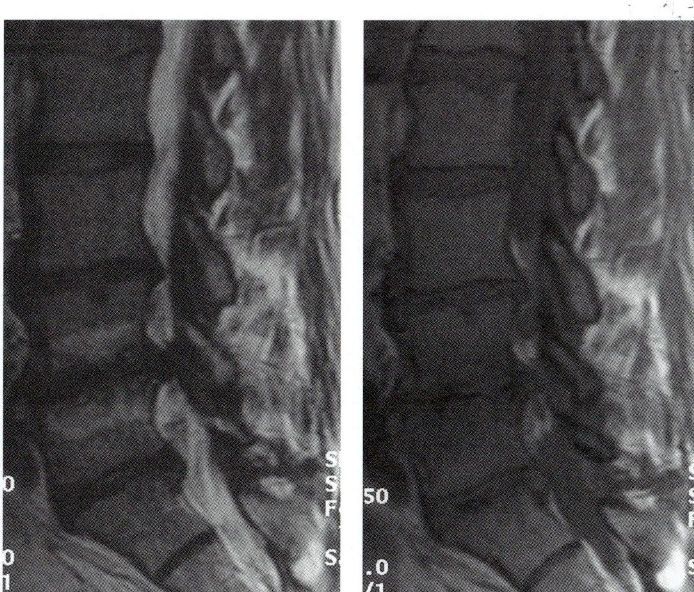

Abb. 4.**26 a–e** **Knochenmarkreaktion Typ I:**
a Sagittaler T2-gewichteter Schnitt (TSE; TR = 3635 ms, TE = 120 ms): Breite signalintense Zone entlang der Grund- und Deckplatte von L4 und L5 bei Vorliegen einer ausgeprägten Bandscheibendegeneration mit osteochondrotischen Veränderungen.
b T1-gewichtete Aufnahme (TSE; TR = 800 ms, TE = 12 ms): Insgesamt liegt eine relativ niedrige Signalintensität des Knochenmarks vor. Bei L4/L5 findet sich zusätzlich eine Signalabsenkung subchondral, mit der Signalanhebung in der T2-Gewichtung korrespondierend.

Abb. 4.**26 c–e** ▷

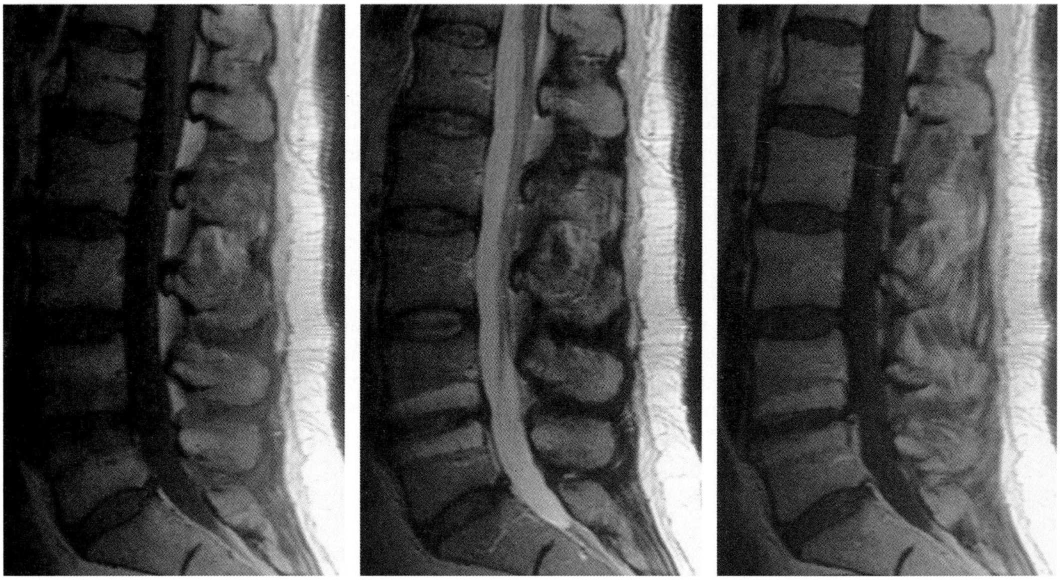

c d e

Abb. 4.**26**

c Anderer Patient mit einer Knochenmarkreaktion Typ 1. T1-gewichtete sagittale Aufnahme (TSE; TR = 800 ms, TE = 12 ms): Deutliche subchondrale Signalabsenkung im Bereich L4/L5, die Bandscheibe selbst zeigt eine leichte Höhenminderung.

d T2-gewichtete Aufnahme (TSE; TR = 5300 ms, TE = 120 ms): Signalanhebung korrespondierend zu den Veränderungen in der Abb. **c**. Die Bandscheibe zeigt ein relatives hohes Signal, eine Höhenminderung sowie eine deutliche Protrusion. Es handelt sich bei dem Patienten um einen Zustand nach Bandscheibenoperation L4/L5 auf der linken Seite.

e Aufnahme nach Kontrastmittelapplikation: Deutliches Enhancement der subchondralen Wirbelkörperabschnitte L4 und L5. Darüber hinaus erkennbare Kontrastmittelaufnahme im dorsalen Anteil der Bandscheibe als Hinweis auf eine Granulationsgewebsbildung in diesem Abschnitt.

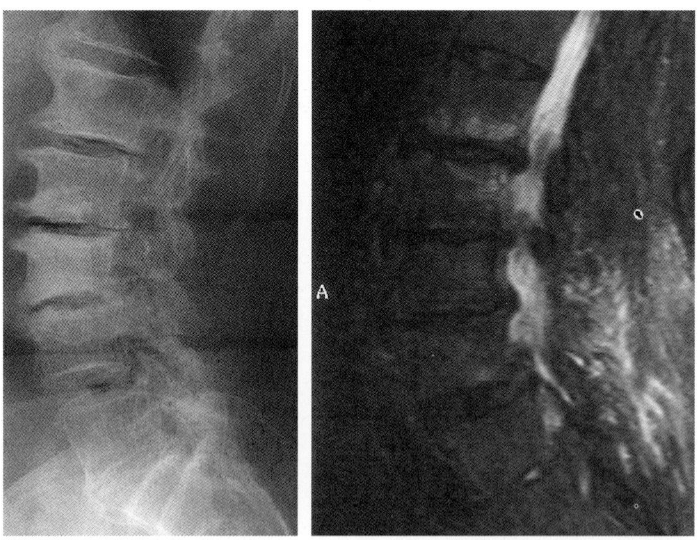

a b

Abb. 4.**27 a–d** **Knochenmarkreaktion Typ I bei einer 77-jährigen Patientin, bei der eine ausgedehnte Laminektomie L3–L5 durchgeführt wurde**:

a Die seitliche Röntgenaufnahme zeigt eine schwere Sklerose bei gleichzeitig erosiver Osteochondrose in Höhe L3/L4 sowie etwas weniger ausgeprägt bei L2/L3. L1/L2 lässt eine Bandscheibendegeneration mit Vakuumphänomen erkennen, daneben ist eine ventrale Spondylose vorhanden. Grund- und deckplattennah ist kein eindeutiger Befund vorhanden.

b Sagittale T2-gewichtete Aufnahme (STIR): Ausgeprägte subchondrale Ödembildung bei L1/L2. Gleichzeitig Nachweis einer deutlichen Bandscheibendegeneration und Protrusion.

Abb. 4.**27 c, d** ▷

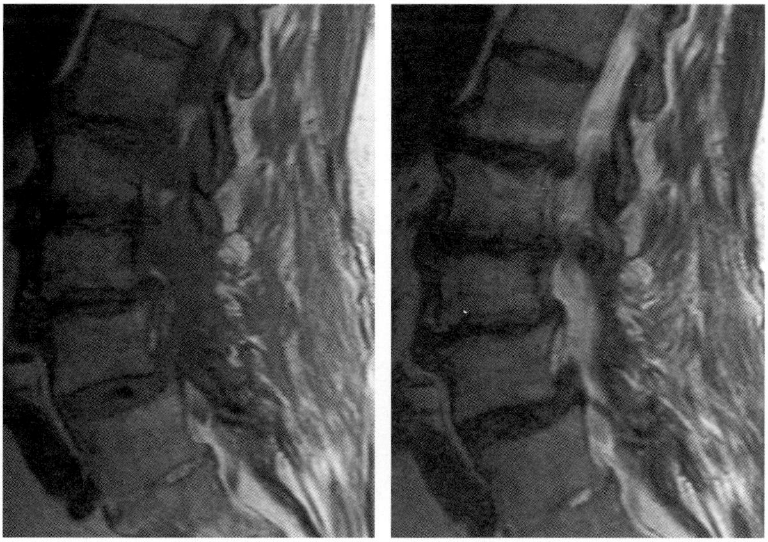

c d

Abb. 4.**27**
c T1-gewichtete Aufnahme (TSE; TR = 800 ms, TE = 12 ms) mit Signalabsenkung.
d In der T2-Gewichtung korrespondierende Signalanhebung subchondral.

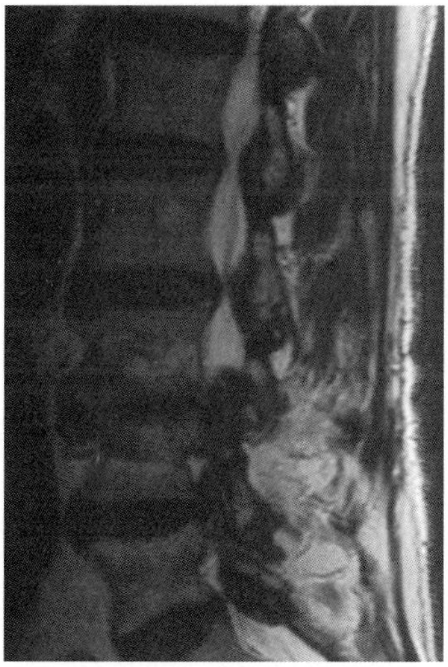

Abb. 4.**28** **Spondylosclerosis hemisphaerica bei einem 89-jährigen Mann**. T2-gewichtete sagittale Aufnahme (TSE; TR = 3630 ms, TE = 120 ms) mit dem Befund einer sklerosierenden Signalabsenkung korrespondierend im Grund- und Deckplattenbereich von L3 und L4. Randständig findet sich eine leichte Signalanhebung, vor allem in Höhe L4.

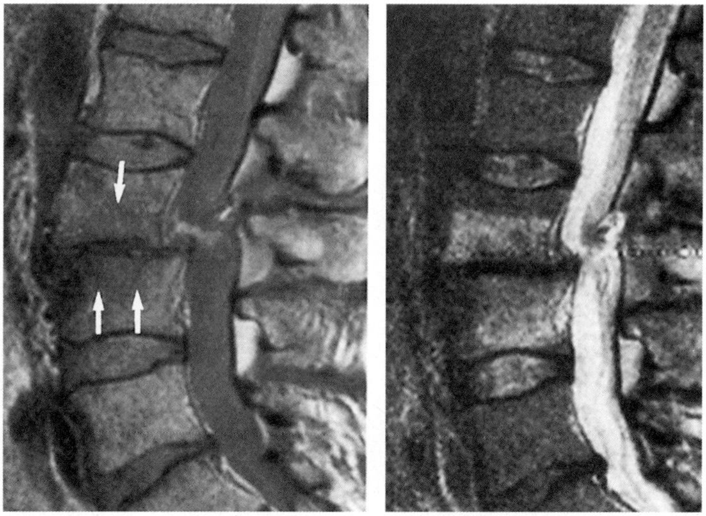

a b

Abb. 4.**29** **a**, **b** **Spondylolisthesis L3/L4 mit Instabilität in diesem Segment**. Typ-I-Veränderung der Wirbelkörper:
a PD-gewichtete Aufnahme (SE; TR = 2100 ms, TE = 20 ms): Signalabsenkung des Knochenmarks von L3 und L4. Weitgehende Aufbrauchung der Bandscheibe mit schwerer Höhenminderung .
b T2-gewichtete Aufnahme (SE; TR = 2100 ms, TE = 80 ms): Deutliche Signalanhebung des Knochenmarks von L3 und L4 als Ausdruck des Ödems.

Signalveränderung Typ II

Bei der Signalveränderung Typ II wird eine deutliche Signalanhebung im T1-gewichteten und eine leichte Signalanhebung im T2-gewichteten Bild gesehen.

Histologisch besteht eine Umwandlung von blutbildendem Mark in Fettmark, häufig auch eine Verdickung der Trabekel.

Nativröntgenologisch ist dieser Befund zumeist nicht fassbar, möglicherweise geht der Typ II einer nativröntgenologisch später auftretenden Osteochondrose des Knochens voraus (Abb. 4.**30**–4.**32**).

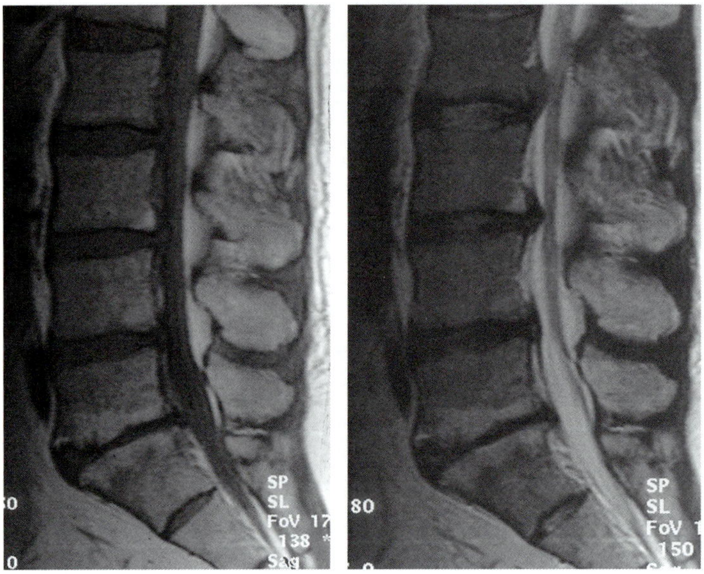

a b

Abb. 4.**30** a, b **Fettmarkdegeneration (Typ-II-Veränderung der Wirbelkörperabschlussplatten)**:
- **a** Sagittale T1-gewichtete Aufnahme (TSE; TR = 800 ms, TE = 12 ms): Signalanhebung subchondral im Verlauf von L5 und S1 bei Vorliegen einer Bandscheibendegeneration.
- **b** T2-gewichtete Aufnahme (TSE; TR = 3635 ms, TE = 120 ms): Fettmarkbedingte Signalanhebung gegenüber den übrigen Knochenmarkabschnitten im Bereich von L5 und S1. Gleichzeitig Nachweis eines subligamentären, nach kranial umgeschlagenen Bandscheibenvorfalls im Bereich von L2/L3 sowie eines ähnlichen Bandscheibenvorfalls bei L3/L4. Protrusion mit Anuluseinriss bei L4/L5.

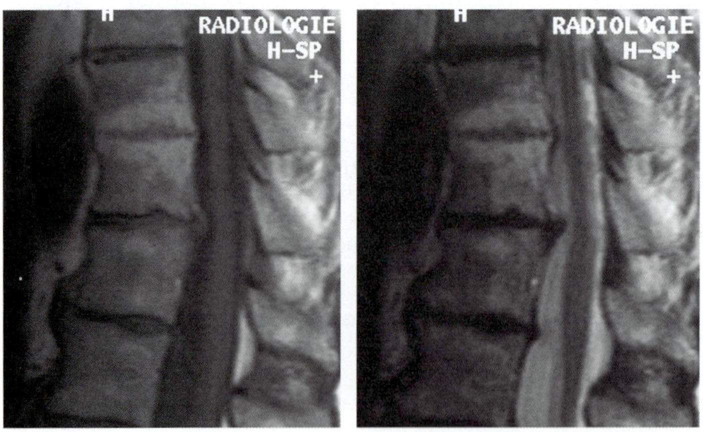

a b

Abb. 4.**31** a, b **Typ-II-Veränderungen der Wirbelkörperabschlussplatten in Höhe BWK 10/11**:
- **a** Sagittale T1-gewichtete Aufnahme (TSE; TR = 800 ms, TE = 12 ms): Deutliche, weit nach dorsal ausladende subchondrale Signalanhebung der Wirbelkörper bei gleichzeitiger weitgehender Aufbrauchung der Bandscheibe.
- **b** T2-gewichtete Aufnahme (TSE; TR = 3635 ms, TE = 120 ms): Auch in der T2-Gewichtung erhebliche Signalanhebung in diesem Segment.

Abb. 4.**32** a, b **Fettmarkdegeneration im Bereich der Halswirbelsäule in Höhe C6/C7**: ▷
a T2-gewichtete Aufnahme (TSE; TR = 5300 ms, TE = 112 ms): Deutliche Signalanhebung im Bereich der Wirbel C6 und C7 subchondral. Gleichzeitige Bandscheibendegeneration in diesem Segment mit einer Höhenminderung der Bandscheibe und einer Protrusion. Die Signalanhebung der Bandscheibe entspricht einer locker gepackten Kalzifikation.
b GRE-Sequenz in T1-Gewichtung (TR = 90 ms, TE = 403 ms, Flip-Winkel α = 11°) mit Zeichen einer deutlichen Signalabsenkung des Knochens subchondral.

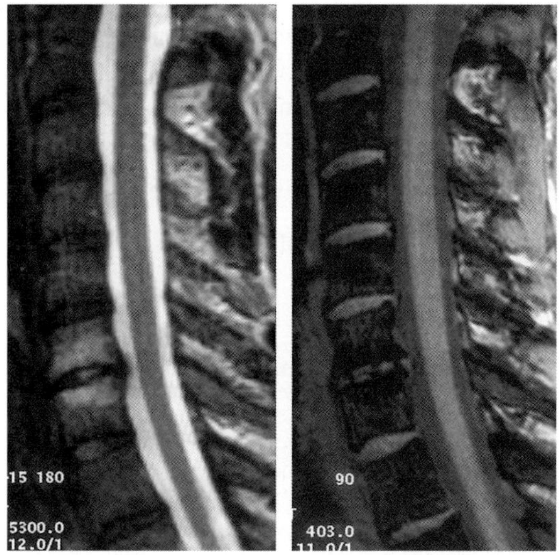

a b

■ Signalveränderung Typ III

Dieser Typ geht mit einer Signalabsenkung sowohl im T1- als auch im T2-gewichteten Bild einher und entspricht einer schweren Sklerose des Wirbelkörpers. Entsprechend wird ein diesbezüglicher sklerosierender Befund im Nativröntgenbild festgestellt (Abb. 4.**33**).

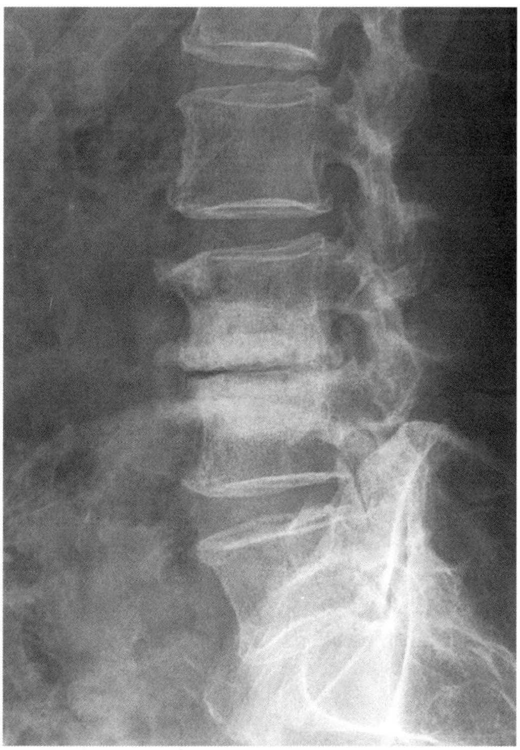

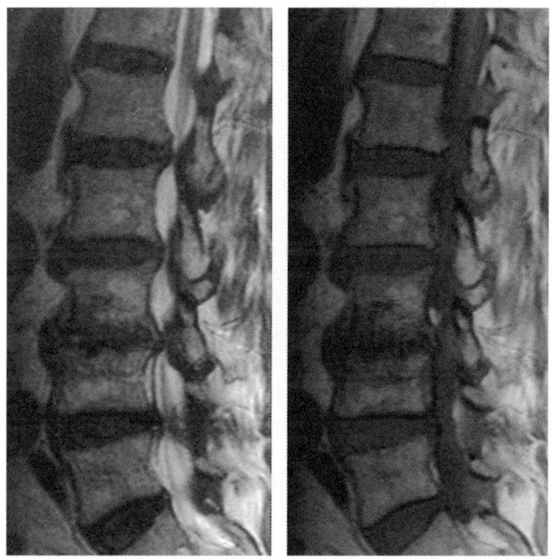

b c

Abb. 4.**33** a–c **Typ-III-Veränderung der Wirbelkörper bei Spondylosclerosis hemisphaerica in Höhe L3/L4**:
a Seitliches Röntgenbild der Lendenwirbelsäule mit einer ausgeprägten Sklerosierung im Subchondralbereich bei L3 und L4. Schwere Degeneration der Bandscheibe, erosive Veränderungen der Grund- und Deckplatte. Ausgeprägte Spondylose.
b T2-gewichtete sagittale MRT-Aufnahme (TSE; TR = 3600 ms, TE = 120 ms): Signalabsenkung im Bereich von L3 und L4 korrespondierend zu der Spondylosklerose.
c T1-gewichtete Aufnahme (TSE; TR = 800 ms, TE = 12 ms): Auch in dieser Aufnahme erkennbare, weitgehend homogene Signalabsenkung mit abschnittweise bestehender randständiger Fettmarkdegeneration in den Wirbelkörpern.

Einteilung nach Toyone

Toyone u. Mitarb. (1994) differenzieren die Knochenmarkveränderungen lediglich nach den T1-gewichteten Aufnahmen und unterscheiden:

- Typ A mit einer Signalabsenkung im T1-gewichteten SE-Bild,
- Typ B mit einer Signalanhebung.

Die Autoren kommen zu dem Ergebnis, dass die Patienten der Gruppe A in einem hohen Prozentsatz eine klinische Beschwerdesymptomatik mit Rückenschmerzen aufweisen, Patienten der Gruppe B nur zu einem geringen Anteil eine klinische Symptomatik zeigen.

Einteilung der Bandscheibenvorfälle

Bandscheibenvorfälle werden sehr unterschiedlich eingeteilt, ein einheitliches Konzept existiert weder in der radiologischen Literatur, noch zwischen Radiologen, Neurochirurgen oder Orthopäden. Vielfach reduziert sich die Begriffsbeschreibung häufig auf die Frage „operationswürdiger" oder „nichtoperationswürdiger" Befund, was dann vonseiten des Radiologen fälschlicherweise mit dem Begriff „Prolaps" für operationswürdig und „Protrusion" für nichtoperationswürdig umschrieben wird.

Die Begriffe, die sich für die CT und Myelographie eingebürgert haben, greifen in der Tat häufig über das hinaus, was der Radiologe wirklich sehen kann. Denn um einen Prolaps von einer Protrusion unterscheiden zu können, ist die Abgrenzung des Nukleus vom Anulus erforderlich, was mit der Myelographie und CT aber nicht möglich ist.

In der Literatur wird eine *Protrusion* überwiegend als eine Diskusvorwölbung definiert, bei der Anulus-fibrosus-Fasern im Wesentlichen noch intakt sind. Dass dies z. T. nicht richtig ist, haben histologische Untersuchungen gezeigt (Yu u. Mitarb. 1988), aber die Definition beinhaltet, dass Nucleus-pulposus-Material nicht durch den Anulus fibrosus nach außen vorgetreten ist. Eine Sonderform der Protrusion stellt das im angelsächsischen Schriftum besonders betonte „*Bulging*" der Bandscheibe dar, bei dem es sich um eine gleichmäßige, zirkuläre Verdünnung des Anulus sowie eine Dorsalverlagerung des Nucleus pulposus handelt.

Der *Prolaps* wiederum ist definiert als ein Hervortreten des Nucleus pulposus durch die Fasern des Anulus, was eine mehr oder weniger ausgedehnte Zerreißung der Anulusfasern voraussetzt. Es kann unterschieden werden zwischen dem Prolaps von Nucleus-pulposus-Gewebe, der sich noch subligamentär befindet, und dem Prolaps, der sich bereits extraligamentär befindet, aber noch Kontakt zu dem Bandscheibengewebe hat (extraligamentärer Prolaps).

Im Gegensatz hierzu hat der extraligamentäre *Sequester* den Kontakt zum Bandscheibengewebe verloren und liegt epidural oder extrem selten intradural (intraduraler Sequester) (Abb. 4.**34**).

Zum Teil wird in der Literatur auch bereits von einem Sequester gesprochen, wenn der Bandscheibenvorfall extraligamentär liegt, aber noch Verbindung zum Nucleus pulposus aufweist (Modic u. Mitarb. 1989).

Computertomographisch kann das hintere Längsband nicht differenziert werden, ebenso ergibt sich keine Möglichkeit zur Beurteilung der

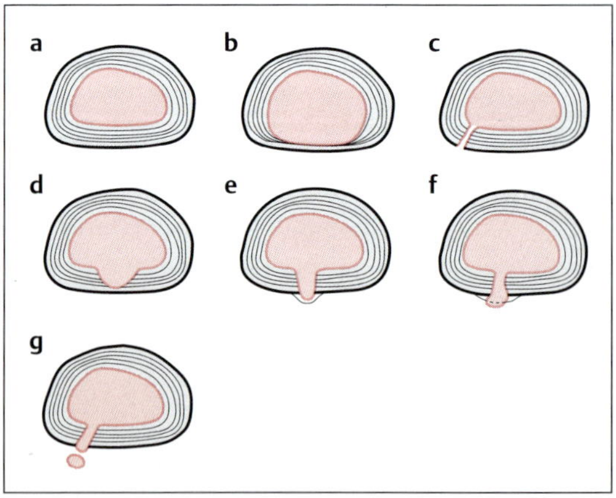

Abb. 4.**34a–g** **Verschiedene Formen der Bandscheibenverlegungen nach intraspinal:**
a Normale Bandscheibe.
b Bulging.
c Anulusriss.
d Protrusion.
e Subligamentärer Bandscheibenvorfall.
f Transligamentärer Bandscheibenvorfall.
g Sequester.

Anulus-fibrosus-Fasern. Insofern halten die Versuche, computertomographisch zwischen Protrusion und Prolaps zu unterscheiden, häufig der intraoperativen Betrachtung nicht Stand. Radiologisch wird die Differenzierung vor allem aufgrund der Form des Bandscheibenvorfalls vorgenommen:

- bei einer gleichmäßigen, breitbasigen Dorsalverlagerung von Bandscheibengewebe wird von einer Protrusion ausgegangen,
- bei zungenförmigen Vorwölbungen wird ein Prolaps angenommen.

Untersuchungen haben aber ergeben, dass die Differenzierung eine hohe Fehlerquote enthält (Haughton u. Mitarb. 1982).

Die MRT bietet gegenüber der CT den Vorteil, dass der Anulus zusammen mit dem hinteren Längsband vom Nucleus pulposus unterschieden werden kann. Die MRT erlaubt insofern eine bessere Differenzierung zwischen einer Protrusion und einem Prolaps, als es für die anderen bildgebenden Verfahren, mit Ausnahme der Diskographie, der Fall ist.

Untersuchungstechnik

Die MRT wird zunehmend zur Untersuchung von Bandscheibenvorfällen eingesetzt. Die Möglichkeit, durch sagittale Schnitte einen vollständigen Überblick über einen größeren Abschnitt der Wirbelsäule zu erhalten, stellt einen Vorteil gegenüber der CT dar. Die Aufnahmen sind kontrastreicher, besonders in der Abgrenzung der Bandscheibe von den umgebenden Strukturen. Die MRT erlaubt eine Beurteilung des Zustands des Nucleus pulposus und kann auch beginnende Bandscheibendegenerationen erfassen. Durch die Möglichkeit, Aufnahmen in 2 Ebenen anzufertigen, ergibt sich eine bessere Beurteilbarkeit des Spinalkanals sowie insbesondere der Foramina. Die MRT vereint in sich die Übersichtlichkeit der Myelographie mit der Möglichkeit zur direkten Abbildung eines Bandscheibenvorfalls.

Je nach Untersuchungsregion werden unterschiedliche Sequenzen bevorzugt:

Lumbalregion

Lumbal sollten vorherrschend T1- und T2-gewichtete SE-Sequenzen zur Anwendung kommen. Dabei empfiehlt sich eine T1-gewichtete sagittale TSE-Sequenz sowie eine T2-gewichtete sagittale TSE-Sequenz und eine T2-gewichtete transversale TSE-Sequenz als Basisuntersuchung.

T1-gewichtete Aufnahmen. Die T1-gewichtete sagittale SE-Sequenz gibt einen guten anatomischen Überblick über die einzelnen Strukturen, ohne jedoch einen optimalen Kontrast zwischen Bandscheibengewebe, Duralsack und insbesondere auch den Nervenwurzeln zu zeigen. Das Knochenmark zeigt dabei eine mittlere Signalintensität, was etwas abhängig ist vom Alter des Patienten, insofern, als jüngere Patienten infolge des höheren Anteils von blutbildendem Mark eine etwas geringere Signalintensität als ältere Patienten mit einem hohen Anteil von Fettmark aufweisen. Der Kontrast zwischen Knochenmarksignal und Bandscheibensignal ist zumeist gering, wobei auch hier das Alter des Patienten zur Differenzierung wichtig ist. Beim jungen Patienten ist das Knochenmarksignal in etwa dem der Bandscheibe gleichzusetzen, in hohem Alter ist das Knochenmarksignal hingegen höher.

Die Kortikalis der Wirbelkörper ist als zarte schwarze Randbegrenzung gut abzugrenzen, wobei die Kortikalis infolge des Chemical-Shift-Artefakts in Richtung des Auslesegradienten eine weniger scharfe Abgrenzung aufweisen kann, als in Richtung des Phasenkodiergradienten. Somit gilt: Ist der Phasenkodiergradient in kraniokaudaler Richtung geschaltet, fehlt die exakte Kortikalisabgrenzung im Verlauf der dorsalen Wirbelkörperrandkontur, umgekehrt, ist der Phasenkodiergradient in a.-p. Richtung geschaltet, findet sich eine Verschiebung im Bereich der kranialen und kaudalen Wirbelkörperkontur, z. B. mit einer Betonung der Wirbelkörperdeckplatte und einer unscharfen reduzierten Abzeichnung der Wirbelkörpergrundplatte (Abb. 4.**35**).

Die Bandscheibe stellt sich weitgehend homogen dar, eine Differenzierung zwischen Anulus und Nukleus ist nicht möglich, die Sharpey-Fasern hingegen lassen eine Signalreduktion erkennen, wobei diese Fasern vom Signal her nicht

a, c

b, d

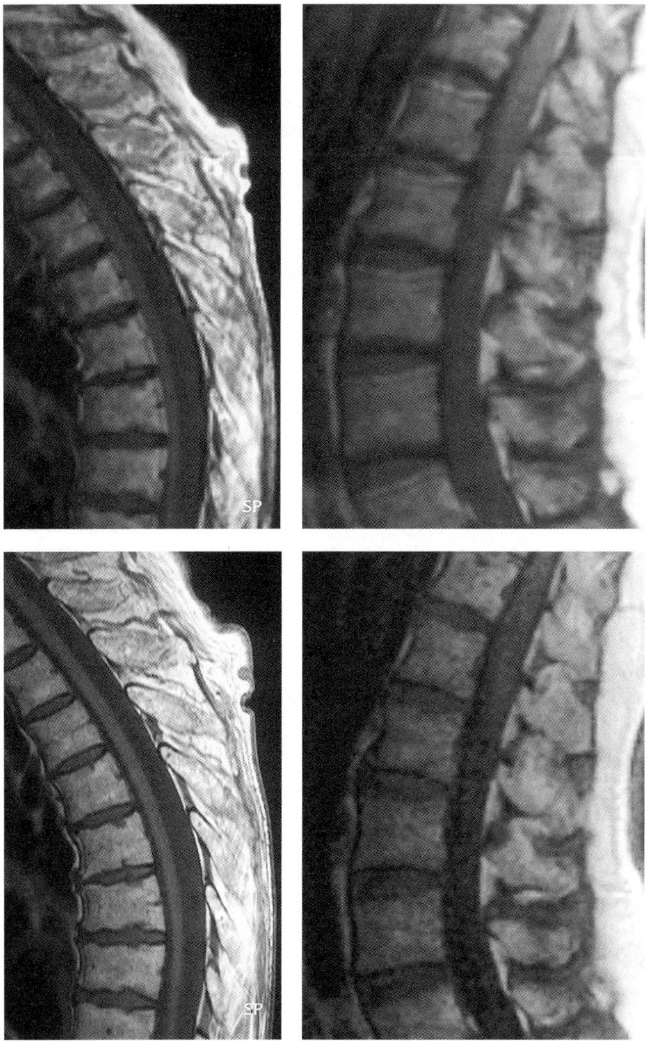

Abb. 4.**35 a–c** **Beeinflussung des Chemical-Shift-Artefakts durch Veränderung des Phasenkodiergradienten**:

a Sagittalschnitt in T1-Gewichtung (TSE; TR = 800 ms, TE = 18 ms), Phasenkodiergradient in kraniokaudaler Richtung geschaltet: Ausgeprägter Chemical-Shift-Artefakt in dorsaler Richtung. Die dorsale wie ventrale Wirbelkörperrandbegrenzung zeigt eine deutliche Doppelkonturierung, was zu einer unscharfen Abgrenzung der Randleisten führt (Bandbreite: 78 kHz; 1 Akquisition).

b Die Schaltung des Phasenkodiergradienten in kraniokaudaler Richtung kann zu recht guten Bildergebnissen führen, wenn man mit einer nicht allzu engen Bandbreite arbeitet (Bandbreite: 195 kHz). In diesem Bild ist eine artefaktfreie Darstellung des Spinalkanals erkennbar. Der Chemical-Shift-Artefakt im Verlauf der dorsalen und ventralen Wirbelkörperbegrenzung ist akzeptabel und beeinträchtigt die Beurteilbarkeit der Bandscheiben bzw. Wirbelkörperrandkonturen nicht (gleicher Patient wie in Abb. **a**). Allerdings erhöht eine Vergrößerung der Bandbreite das Bildrauschen (S/N ist proportional zu $BW^{-1/2}$), was sich z. B. durch mehr Akquisitionen ausgleichen lässt. Deshalb wurde Abb. **c** mit 3 Akquisitionen gefahren.

c Schaltung des Phasenkodiergradienten in a.-p. Richtung: Der Chemical-Shift-Artefakt zeigt sich jetzt im Bereich der Grund- und Deckplatte. Im Deckplattenbereich ist die typische Doppelkonturierung erkennbar. Die Grundplatte stellt sich verbreitert dar. Gleichzeitig finden sich jetzt die z. T. störenden Bewegungsartefakte als vertikale Linien im Bild, die zu einer Unschärfe der Begrenzung der Kauda und des Rückenmarks beitragen. Bandbreite niedrig.

d Gleiche Schicht wie in Abb. **c**, lediglich Verdoppelung der Bandbreite bei unveränderter Zahl der Akquisitionen: deutlich höheres Bildrauschen, weniger Chemical-Shift-Artefakte.

vom hinteren Längsband getrennt werden können.

Die Aufnahmen sind nicht geeignet zur Beurteilung intramedullärer Prozesse. Nur selten ist ein Ödem des Rückenmarks abgrenzbar. Eine Bandscheibenprotrusion bzw. ein Prolaps lässt sich zumeist relativ schlecht vom Spinalkanal differenzieren, da im Vergleich zum Bandscheibengewebe der Liquor nur gering dunkel erscheint.

T2-gewichtete Aufnahmen. Die T2-gewichteten Aufnahmen zeigen das Knochenmark dunkel, die Bandscheibe in Abhängigkeit vom Alter des Patienten hell oder auch dunkel. Beim jüngeren Patienten lassen sich Anulus und Nucleus gut abgrenzen, diese Differenzierbarkeit verliert sich mit dem im Alter zunehmenden degenerativen Umbau des Bandscheibengewebes. Die Nervenwurzeln lassen sich als dünne, schwarze Linien teilweise gut erkennen. Es findet sich ein hoher

Kontrast zwischen Bandscheibengewebe und Liquor, da sich der Liquor hell darstellt (Abb. 4.**36**).

Die T2-gewichtete TSE-Aufnahme kann durchaus mit einem hohen Turbofaktor erstellt werden, um einen myelographieähnlichen Kontrast zwischen Bandscheibengewebe, Liquor und Nervenfasern zu erzielen. Darüber hinaus ist eine ausreichende Differenzierbarkeit zwischen Bandscheibengewebe und Knochen gegeben, sodass frische von älteren Bandscheibenvorfällen mit knöchernen Abstützungsreaktionen gut abgegrenzt werden können.

Die axialen T2-gewichteten Aufnahmen erlauben eine besonders gute Abgrenzung der Nervenwurzeln infolge des hohen Liquorsignals (Abb. 4.**37**).

Sie sind gut geeignet zur Beurteilung arachnopathischer Verklebungen, von Nervenwurzelverdickungen, entzündlichen Nervenwurzelveränderungen. Im Falle einer entzündlichen Reaktion findet sich eine Verdickung und Signalanhebung der Nervenwurzel.

Sowohl die sagittalen als auch die axialen Aufnahmen erlauben die Abgrenzung von Anuluseinrissen, die sich zumeist signalintens darstellen.

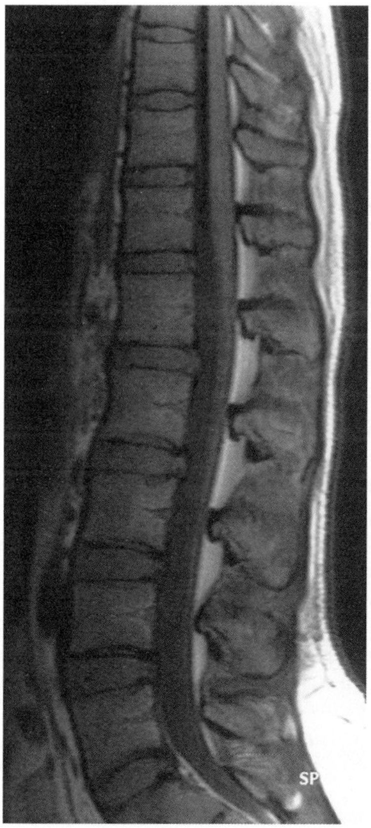

a

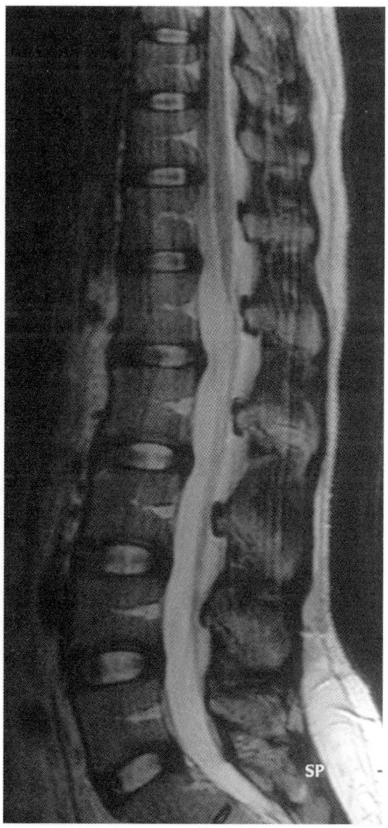

b

Abb. 4.**36 a, b** **Normalbefund der Lendenwirbelsäule bei einer 25-jährigen Patientin:**
a Sagittaler T1- gewichteter Schnitt (TSE; TR = 800 ms, TE = 12 ms): Die Aufnahme zeigt einen guten Überblick über die anatomischen Strukturen. Relativ schlechte Abgrenzbarkeit der Nervenwurzeln im Verlauf der Cauda equina. Auch der Kontrast zwischen Bandscheibe und Duralsack ist nicht gut. Bei der jungen Patientin ist das Knochenmarksignal gering und differiert nur wenig von dem Signal der Bandscheibe. Lediglich dorsal in Höhe der Austrittsstelle der basivertebralen Vene findet sich eine etwas höhere Signalintensität des Knochenmarks. Die Bandscheibe zeigt eine mittlere Signalintensität, eine Differenzierung zwischen Nukleus und Anulus ist nicht möglich. Lediglich die Sharpey-Fasern lassen sich dorsal als zarte schwarze Linien abgrenzen. Die Differenzierung dieser Strukturen vom Längsband gelingt nicht. Gute Beurteilbarkeit des Conus medullaris.
b Sagittale T2-gewichtete Aufnahme (TSE; TR = 5200 ms, TE = 120 ms): Gute Abgrenzbarkeit der Cauda equina und einzelner Nervenwurzeln gegeben. Das Knochenmark zeigt ein dunkles Signal. Von daher ergibt sich eine gute Abgrenzung zur Bandscheibe, vor allem zum Nukleus hin. Nukleus und Anulus lassen sich gut differenzieren. Der Anulus hat eine in diesem Fall normale Dicke und weist keine Einrisse auf. Es findet sich ein hoher Kontrast zwischen Bandscheibengewebe und Liquor.

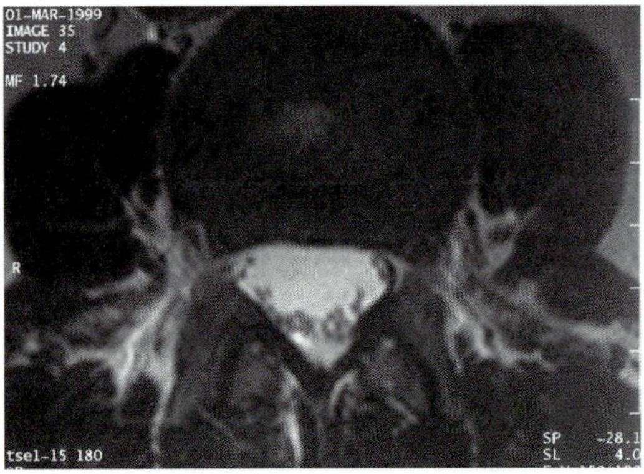

Abb. 4.**37** **Normalbefund der Lendenwirbelsäule bei axialer Schnittführung.** Axiale T2-gewichtete Aufnahme des Lumbalkanals in Höhe L2/L3 (TSE; TR = 4465 ms, TE = 120 ms): Die Nervenwurzeln stellen sich dunkel dar und lassen sich aufgrund des hellen Liquorsignals gut abgrenzen. Rechts wie links sind ventral jeweils die dorsale wie ventrale Wurzel differenzierbar. Beide Strukturen liegen in Höhe der Austrittsstelle aus dem Spinalkanal.

Fazit. In der Regel sind die T1- und T2-gewichteten Aufnahmen zur Beurteilung von Knochenmarkveränderungen (Typ I–III) ausreichend. Will man eine besonders kontrastreiche Abbildung eines Knochenmarködems erzielen, ist eine T2-Gewichtung mit zusätzlicher Fettsättigung oder aber die Verwendung einer STIR-Sequenz sinnvoll.

Eine T1-gewichtete GRE-Sequenz kann ergänzend zu den routinemäßig verwendeten Sequenzen sinnvoll sein, wenn eine besonders kontrastreiche Differenzierung zwischen Bandscheibengewebe und knöchernen Strukturen gewünscht ist. Dies mag im Einzelfall notwendig sein, um dorsale Osteophyten herauszuheben, was mit der GRE-Sequenz besser als mit der SE-Sequenz gelingt. Dabei sollten diese Aufnahmen ebenfalls in sagittaler Schnittführung erstellt werden.

Eine Kontrastmittelgabe ist zur Abklärung insbesondere bei lumbalen degenerativen Veränderungen in der Regel nicht erforderlich. Im Einzelfall kann allerdings eine Kontrastmittelapplikation erwogen werden, um z. B. einen Sequester von einem Tumor zu differenzieren, wenn dieser Sequester keinen Kontakt zur Mutterbandscheibe mehr aufweist und von daher differenzialdiagnostische Probleme aufwirft. Dabei darf nicht übersehen werden, dass auch alte Bandscheibenvorfälle eine randständige Kontrastmittelaufnahme infolge einer Narbengewebsbildung zeigen können. Ist es gewünscht, dass auch eine geringgradige Kontrastmittelaufnahme zur Darstellung gebracht wird, empfehlen sich fettgesättigte T1-gewichtete Aufnahmen in SE- oder GRE-Technik.

Im Einzelfall mag auch die Subtraktion einer nativ- von einer kontrastmittelassistierten Sequenz sinnvoll sein, sofern exakt identische Untersuchungsparameter verwendet wurden.

Thorakalregion

Thorakal sind sowohl SE- als auch GRE-Sequenzen geeignet.

T1-gewichtete Aufnahmen. Die T1-gewichteten Aufnahmen erlauben ähnlich wie im Lumbalbereich keine exakte Beurteilung pathologischer intramedullärer Prozesse, es sei denn, es handelt sich um raumfordernde oder syringomyelische Veränderungen. Insbesondere ein Myelonödem im Zusammenhang mit einer Rückenmarkkompression (z. B. durch einen großen Bandscheibenvorfall) ist in der T1-gewichteten Untersuchungstechnik zumeist nicht beurteilbar. Die Bilder zeigen aber einen hinlänglich guten Kontrast zwischen Knochen und Liquor, der sich dunkel darstellt, sowie dem Rückenmark, das eine hellgraue Signalintensität aufweist. Auch Bandscheibenvorfälle sind bereits in diesen T1-gewichteten Aufnahmen abgrenzbar.

T2-gewichtete Aufnahmen. Die T2-gewichtete GRE-Sequenz ist ebenfalls zum Nachweis von Bandscheibenvorfällen geeignet, da ein hoher Kontrast zwischen Liquor und Bandscheibengewebe besteht. Alternativ lassen sich auch T2-gewichtete TSE-Sequenzen verwenden, allerdings sind hier die Liquorflussartefakte wesentlich stärker ausgeprägt, was von daher im Einzelfall die Beurteilung des Intraduralraums deutlich erschweren kann. Die Anwendung beider Techniken, also sowohl der T2-gewichteten TSE-Technik als auch der T2-gewichteten GRE-Technik, kann im Einzelfall notwendig sein, um eine sichere Aussage zu erzielen.

Für die transversalen Aufnahmen kommen sowohl TSE- als auch GRE-Sequenzen in Frage, wobei vor allem T2-gewichtete Sequenzen sinnvoll sind (Abb. 4.**38**).

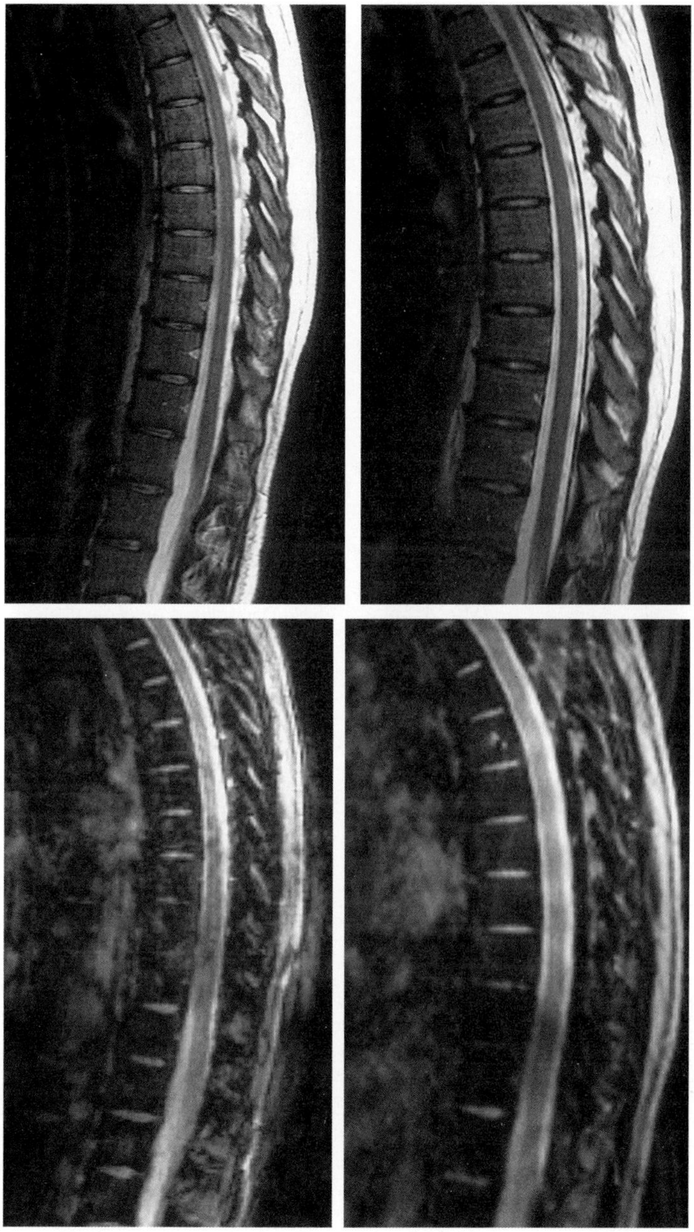

b

d

Abb. 4.**38 a–g** **Normalbefund der Brustwirbelsäule**:

a Sagittale T2- gewichtete Aufnahme (TSE; TR = 4800 ms, TE = 120 ms), Schaltung des Phasenkodiergradienten in a.-p. Richtung: Die Aufnahme zeigt ein hohes Signal des Nucleus pulposus, was eine gute Abgrenzung zwischen Anulus und Nukleus erlaubt. Die Wirbelkörper zeigen eine mittlere Signalintensität. Es findet sich eine gute Differenzierung zwischen Myelon und Liquor. Die Aufnahme lässt streifenförmige Artefakte erkennen, die aus der Atemexkursion resultieren.

b Gleicher Patient wie in Abb. **a**. T2-gewichtete sagittale Aufnahme mit Umschaltung des Phasenkodiergradienten in kraniokaudaler Richtung (TSE; TR = 3400 ms, TE = 120 ms): Die Wirbelsäule und der Spinalkanal stellen sich auf diesem Bild artefaktfrei dar. Infolge der Schaltung des Phasenkodiergradienten finden sich jetzt Kantenoszillationen im Bereich der Wirbelkörper mit entsprechenden multiplen horizontal verlaufenden signalintensen und signalabgeschwächten Linien. Auch auf diesem Bild gute Differenzierung zwischen Nukleus und Anulus. Chemical-Shift-Artefakt in a.-p. Richtung, dabei allerdings mit guter Begrenzung der dorsalen Kontur. Artefaktfreie Darstellung des Spinalkanals mit gutem Kontrast zwischen Liquor und Myelon. Das Myelon weist eine homogene Signalintensität auf. Die Aufnahme zeigt weniger Liquorartefakte als in Abb. **a**.

c FLASH T2-gewichtet (TR = 714 ms, TE = 22 ms, Flip-Winkel α = 35°). Schaltung des Phasenkodiergradienten in a.-p. Richtung: Sehr stark artefaktüberlagerte Aufnahme, wobei neben den Bewegungsartefakten vor allem die Flussartefakte die Bildqualität beeinträchtigen. Sehr dunkles Signal der Wirbelkörper. Hohes Signal der einzelnen Bandscheiben, sodass zwischen diesen Strukturen ein großer Kontrast resultiert. Der Anulus ist als sehr schmale, schwarze Struktur dorsal wie ventral abgrenzbar. Der Kontrast zwischen Liquor und Myelon ist schlechter als auf den SE-Aufnahmen. Ausgeprägter Trunkationsartefakt im Verlauf des Myelons.

d FLASH T2-gewichtet (TR = 714 ms, TE = 22 ms, Flip-Winkel α = 35°), Phasenkodiergradient in kraniokaudaler Richtung geschaltet: Dieses Bild zeigt deutlich weniger Artefakte im Verlauf der Wirbelsäule. Insofern sind die Wirbelkörper besser abgrenzbar, auch der Spinalkanal ist im gesamten Verlauf besser beurteilbar. Der Kontrast zwischen Myelon und Liquor ist unverändert schlechter als in der SE-Sequenz. Auch in diesem Bild sind Signalinhomogenitäten im Verlauf des Myelons erkennbar.

Abb. 4.**38 e–g** ▷

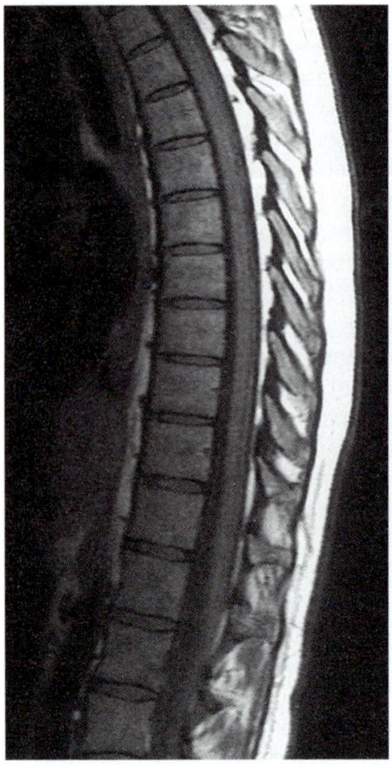

e

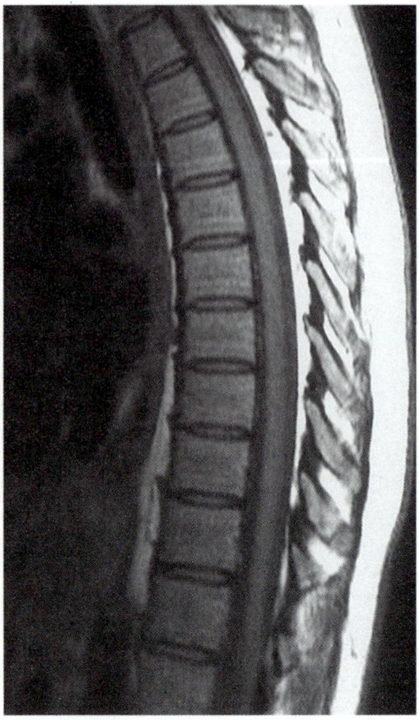

f

Abb. 4.**38 e–f**

e Sagittale T1-gewichtete Aufnahme (TSE; TR = 747 ms, TE = 12 ms), Schaltung des Phasenkodiergradienten in a.-p. Richtung: Mittlere Signalintensität der Wirbelkörper, relativ schlechter Kontrast zu den Bandscheiben. Der Anulus ist nur als dünne schwarze Linie ventral wie dorsal abgrenzbar. Das Rückenmark zeigt eine mittlere Signalintensität, der Kontrast zum Liquor ist ausreichend. Die Aufnahme zeigt leichte Streifenartefakte infolge der Atembewegung. Typisch ist, dass diese Aufnahmen weniger Flussartefakte zeigen als die in GRE-Technik erstellten Bilder.

f T1-gewichtete SE-Aufnahme mit Schaltung des Phasenkodiergradienten in kraniokaudaler Präparation (TSE; TR = 747 ms, TE = 12 ms): Insgesamt sehr artefaktfreie Darstellung des Spinalkanals. Im Vergleich zu Abb. **e** deutliche Betonung der Wirbelkörperabschlussplatten und Kantenoszillationen in Richtung des Phasenkodiergradienten sowie etwas unscharfe Begrenzung der dorsalen Wirbelkörperkonturen infolge des Chemical-Shift-Phänomens in a.-p.-Richtung.

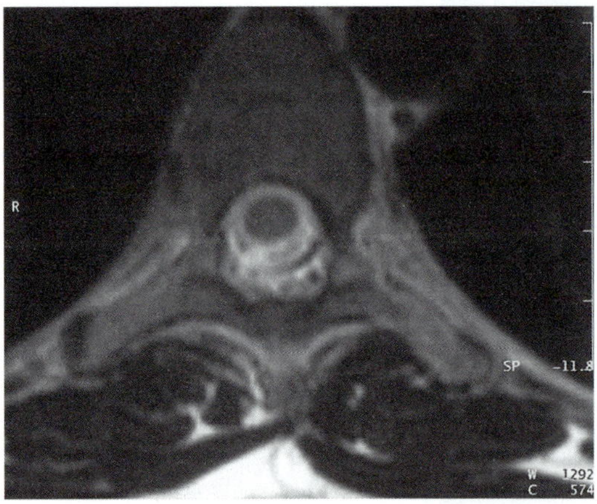

g Transversale T2-gewichtete Aufnahme des Spinalkanals (TSE; TR = 3100 ms, TE = 120 ms): Sehr artefaktfreie Darstellung des Rückenmarks, allerdings erkennbare Liquorflussartefakte, die sich dorsal als umschriebene, strichförmige Phänomene mit Signalabsenkung im Verlauf des Liquors zeigen.

Zervikalregion

Die sagittalen Aufnahmen sollten in einer T1- und T2-Gewichtung angefertigt werden.

T1-gewichtete Aufnahmen. Für die T1-Gewichtung hat sich die Verwendung einer GRE-Sequenz bewährt, um eine bessere Differenzierung zwischen knöchernen Strukturen und Bandscheibengewebe zu erreichen. Bei Verwendung einer SE-Sequenz ist diese Differenzierung deutlich schlechter möglich, sodass im Einzelfall das Ausmaß einer Retrospondylose unterschätzt werden kann.

T2-gewichtete Aufnahmen. Für die T2-gewichteten Aufnahmen sind sowohl GRE- als auch TSE-Sequenzen geeignet. Die GRE-Sequenzen besitzen den Vorteil eines hohen Kontrasts zwischen Rückenmark und Liquor, die TSE-Sequenz hat manchmal den Nachteil der Darstellung von Liquorflussartefakten, die zur Missinterpretation Anlass geben können. Ihr Vorteil liegt allerdings in der geringeren Artefaktanfälligkeit gegenüber der GRE-Sequenz.

Die transversalen Aufnahmen sollten T2-gewichtet angefertigt werden, hierbei sind die GRE-Sequenzen vorteilhaft, im Einzelfall ist allerdings auch die T1-Gewichtung sinnvoll, vor allem wenn eine Kontrastmittelgabe beabsichtigt ist (Abb. 4.**39**).

Die Untersuchung in 2 Ebenen ist notwendig, um auch laterale Vorfälle sicher zu erfassen, die eher auf der transversalen als auf der sagittalen Schichtführung zu erkennen sind. Die sagittale Schnittführung wiederum eignet sich zur übersichtlichen Darstellung der gesamten Halswirbelsäule. Sie stellt besser als das transversale Schnittbild die Rückenmarkveränderungen dar, insbesondere bei Vorliegen von kompressionsbedingten Rückenmarkatrophien. Die Schichtdicke sollte nicht mehr als 3 mm betragen.

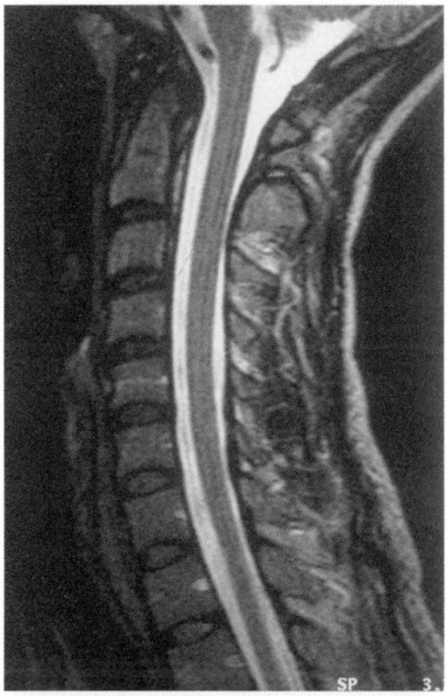

a

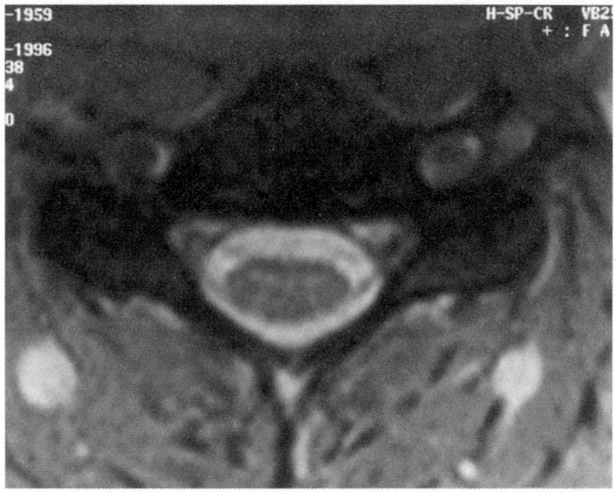

b

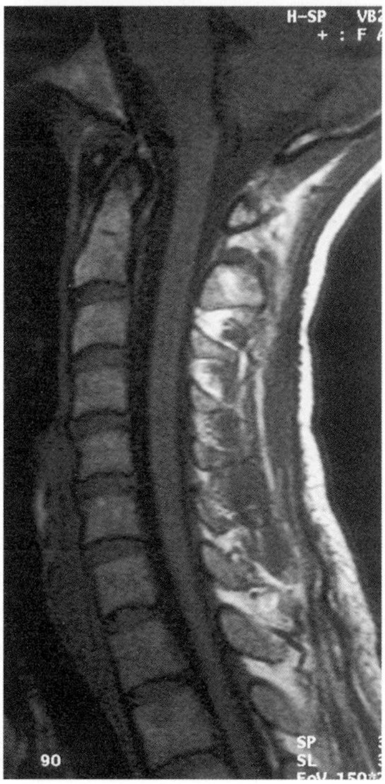

c

Abb. 4.**39 a–f** **Normalbefund der Halswirbelsäule**:

a Sagittale T2-gewichtete Aufnahme (TSE; TR = 4600 ms, TE = 112 ms): Bei dem 37-jährigen Patienten findet sich ein etwas erniedrigtes Signal in den Bandscheiben. Insgesamt ist die Differenzierung zwischen Anulus und Nukleus aber noch gegeben. Der Anulus stellt sich als intakte Struktur dorsalseits dar. Das Knochenmarksignal ist gering. Hoher Kontrast zwischen Bandscheibengewebe und Liquor. Niedriges Signal des Rückenmarks, wobei Trunkationsartefakte als weiße und schwarze Linien im Verlauf des Rückenmarks zu erkennen sind. Sehr gute Abgrenzbarkeit der Ligg. flava sowie der interspinösen ligamentären Strukturen.

b Transversale Schichtführung in T2-Gewichtung (FLASH; TR = 703 ms, TE = 15 ms, Flip-Winkel α = 20°): Hohes Signal des Liquors. Gute Abgrenzbarkeit der Vorder- und Hinterwurzel gegeben. Ebenso gute Darstellung des Ganglions im Verlauf des rechten wie linken Foramen intervertebrale. Die Abgrenzbarkeit der A. vertebralis beiderseits ist problemlos möglich.

c T1-gewichtete sagittale Aufnahme (SE; TR = 351 ms, TE = 12 ms): Die dorsalen Wirbelkörperkonturen sind relativ schlecht abgrenzbar. Aufgrund des dunklen Liquors ist die Differenzierung einer Retrospondylose vom Liquor häufig nicht möglich. Gut erkennbarer Chemical-Shift-Artefakt in kraniokaudaler Richtung bei Schaltung des Phasenkodiergradienten in a.-p. Richtung: Die Grundplatte zeigt sich als scharf begrenzte schwarze Linie, die Deckplatte weist hingegen eine etwas unscharfe Begrenzung zur Bandscheibe auf, die Signalauslöschung durch die Kortikalis fehlt.

Abb. 4.**39 d–f** ▷

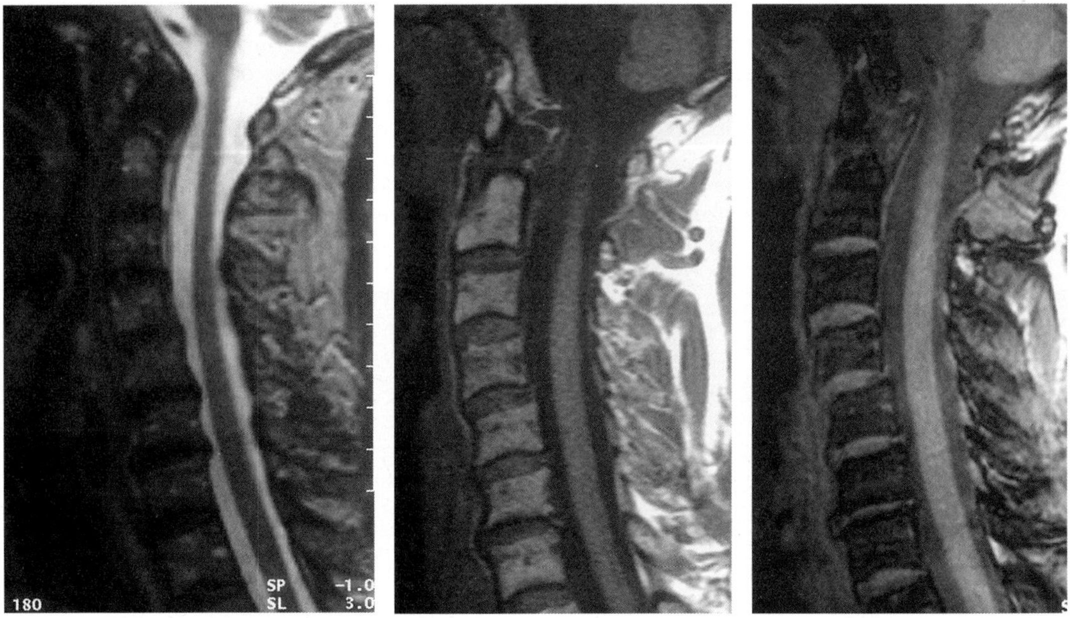

d **e** **f**

Abb. 4.**39 d–f**

d T2-gewichtete Aufnahme (TSE; TR = 5300 ms, TE = 112 ms) bei einer 63-jährigen Patientin: Die Aufnahme zeigt einen unauffälligen Myelonbefund. Bandscheibendegeneration bei C5/C6 und C6/C7. Die Beurteilung der dorsalen Strukturen ist schwierig, da eine Signaldifferenz zwischen Knochen und Bandscheibe kaum besteht.

e T1-gewichtete SE-Aufnahme der Patientin (SE; TR = 500 ms, TE = 12 ms): In den Aufnahmen besteht der Eindruck eines kleinen Bandscheibenprolapses bei C5/C6 und C6/C7.

f GRE T1-gewichtet (FLASH 2-dimensional; TR = 403 ms, TE = 11 ms, Flip-Winkel α = 90°): Im Gegensatz zu der SE-Aufnahme kommt jetzt die knöcherne Abstützungsreaktion im Bereich der Bandscheiben C5/C6 und C6/C7 gut zur Abbildung. Darüber hinaus zeigt diese Sequenz die Osteochondrose mit der subchondralen Sklerose bei C6/C7 gut, wohingegen dieser Befund weder auf der T2-gewichteten TSE- noch der T1-gewichteten SE-Aufnahme zu erkennen ist.

Klinische Symptomatik

Die MRT-Aufnahmen enthalten nicht selten eine Fülle von pathologischen Befunden, deren klinische Relevanz im Einzelnen gering sein kann. Auf der anderen Seite ist der für die klinische Symptomatik verantwortliche Befund nicht selten diskret oder schwierig herauszuarbeiten. Dies gilt z. B. für laterale Bandscheibenvorfälle oder weit in den Spinalkanal ausgestoßene Sequester ohne Kontakt zur Bandscheibe, die dem Untersucher entgehen können, wenn nicht gezielt die klinische Symptomatik zur Planung der Untersuchung und deren Auswertung einbezogen wird. Es ist deshalb auch für den Radiologen wichtig, sich mit der segmentalen Innervation des Körperstamms und der Extremitäten vertraut zu machen, einen Überblick über die Kennmuskeln der einzelnen Nerven zu haben und ebenso das Reflexmuster im Hinblick auf die Zuordnung zu den einzelnen Wirbelsegmenten deuten zu können.

Hinsichtlich ihrer Qualität, Entstehung und Ausdehnung werden verschiedene Formen des Schmerzes unterschieden:

Diskogener Schmerz. Die Region eines potenziellen Bandscheibenvorfalls, also das hintere Längsband, die äußersten Anteile des Anulus fibrosus, Teile des Periosts und des Wirbelkörpers, ebenso die Meningen und Blutgefäße im Epiduralraum werden direkt somatosensorisch versorgt. Somit können Veränderungen in dieser Region, die z. B. durch eine Bandscheibenprotrusion hervorgerufen werden, zu umschriebenen sog. diskogenen Schmerzen führen. Dieses Schmerzsyndrom wird unter dem Begriff „*Lumbago*" zusammengefasst.

Radikulärer Schmerz. Anders ist es beim sog. radikulären Schmerz, der durch eine Reizung der Nervenwurzel entsteht. Am häufigsten sind hierfür Bandscheibenprotrusionen oder -vorfälle, u. U. kombiniert mit knöchernen Veränderungen der Wirbelkörperabschlussplatten und/oder der kleinen Wirbelkörpergelenke, ursächlich. Der radikuläre Schmerz geht mit einer dem entsprechenden Dermatom zugehörigen Schmerzausstrahlung einher.

Die segmentale Innervation der Haut ist in der Abb. 4.**40** zusammengefasst.

Sie darf nicht mit der Innervation durch die peripheren Nerven verwechselt werden, die von den Dermatomen abweicht. Der periphere Nerv enthält Nerven aus unterschiedlichen Rückenmarksegmenten im Gegensatz zum Dermatom mit Nervenfasern ausschließlich aus einem Segment des Rückenmarks.

Bei der radikulären Schädigung steht die Algesie im Vordergrund. Vegetative Reaktionen vonseiten des autonomen Nervensystems, wie Schweißsekretion, Vasomotorik, Piloarrektion, fehlen. Daneben können Parästhesien in dem entsprechenden Dermatom auftreten. Unter Umständen kommt es zu einer Herabsetzung der Kraft in den Kennmuskeln, bei stärkerer Schädigung zur Muskelatrophie. Reflexstörungen entsprechend der Schädigung sind charakteristisch.

Andere Schmerzsymptomatik. Eine gänzlich andere Beschwerdesymptomatik wird vorgefunden, wenn es zu einer direkten Kompression des Rückenmarks, z. B. durch einen Bandscheibenvorfall im Zervikal- oder Thorakalbereich, kommt. Klinisch können in diesen Fällen neben begleitenden Symptomen einer Radikulopathie Beschwerden im Sinne der Myelopathie vorliegen. Die Myelopathie ist gekennzeichnet durch:

- spastische Parese der Extremitäten,
- sensorisches Defizit.

Dabei sind zervikal die oberen und die unteren Extremitäten betroffen, thorakal entsprechend nur die unteren Extremitäten. Die Reflexe können gesteigert sein. Bei sehr ausgeprägten Kompressionen können Zeichen einer Blasen- oder Mastdarmstörung bestehen. Klinisch ist das Bild häufig nicht von einer tumorbedingten Kompression abzugrenzen, differenzialdiagnostisch ist darüber hinaus an eine multiple Sklerose, Querschnittsmyelitis oder amyotrophe Lateralsklerose zu denken.

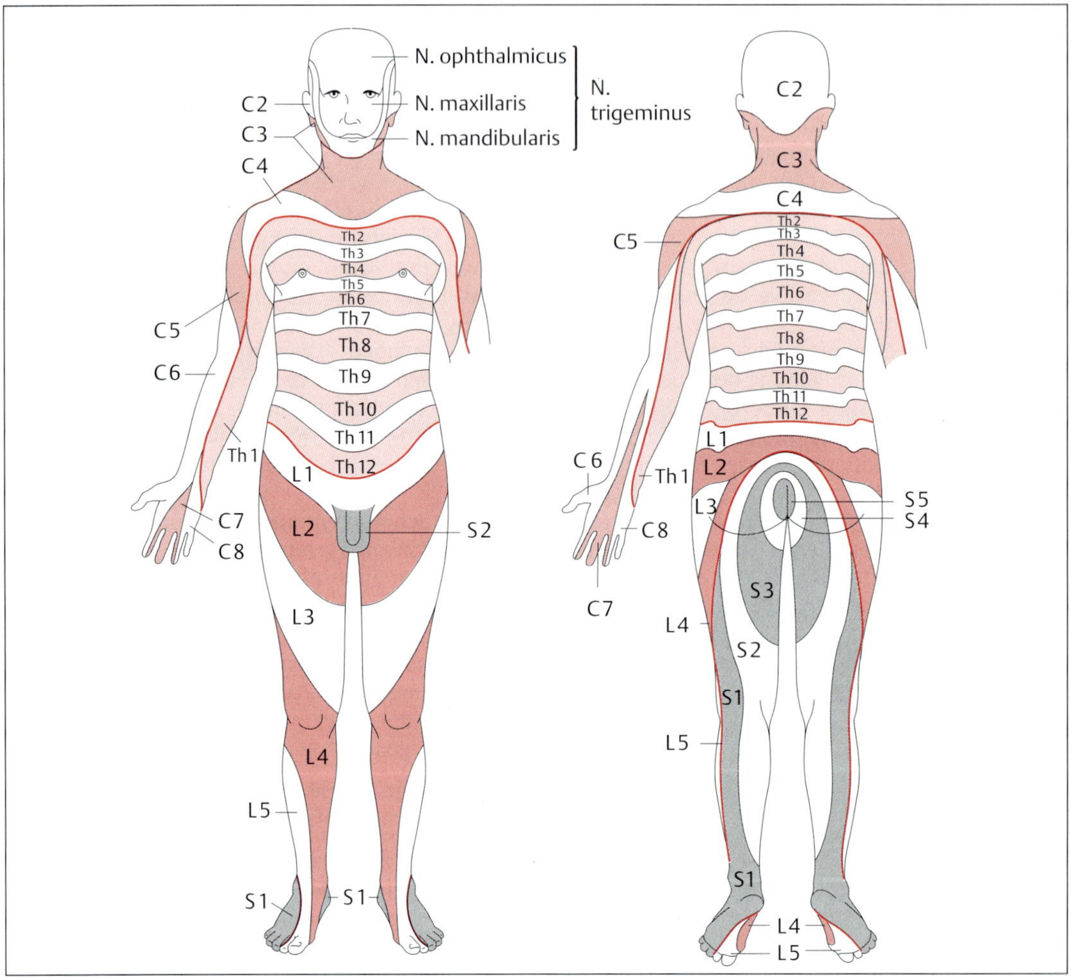

Abb. 4.**40 a–c** **Syndrome bei Wurzelschädigung**:
a Segmentale Innervation der Haut.

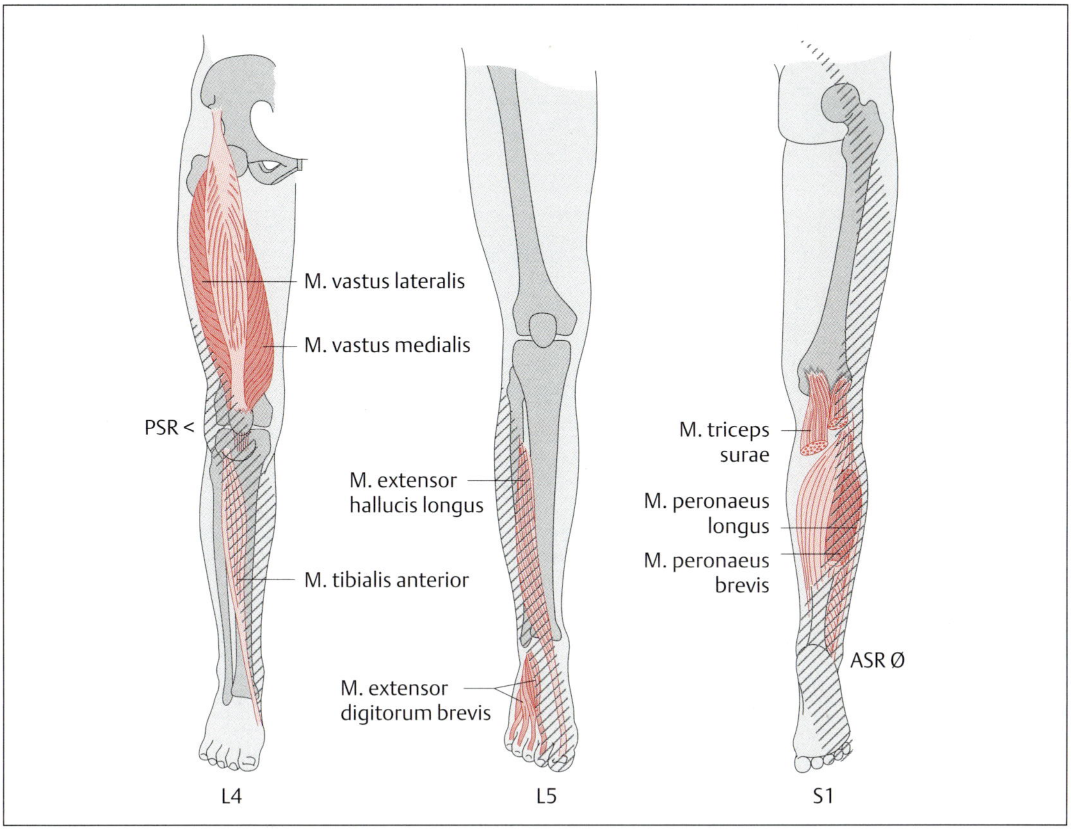

Abb. 4.**40 b** Syndrome bei Wurzelschädigung L4, L5, S1 mit Kennmuskeln und Dermatomen.
ASR Achillessehnenreflex
PSR Patellarsehnenreflex

Abb. 4.**40 c** ▷

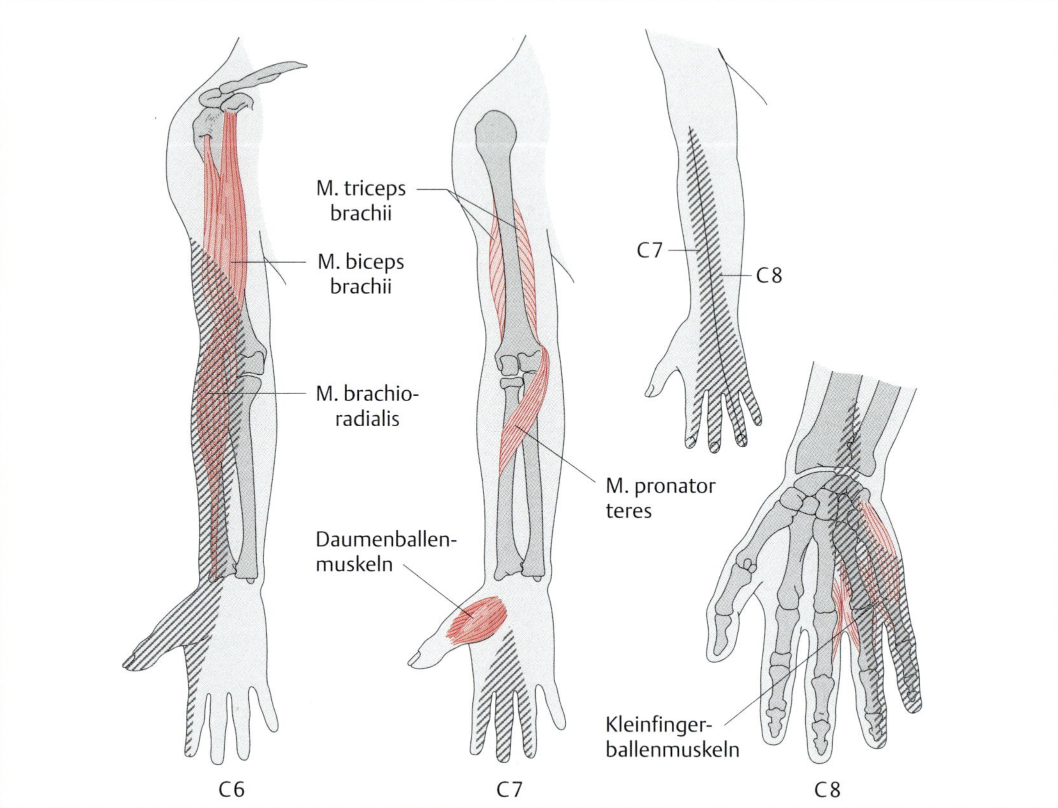

Abb. 4.**40 c** Syndrome bei Wurzelschädigung C6, C7 und C8 mit Kennmuskeln und Dermatomen.

Lumbale degenerative Veränderungen

Protrusion/Prolaps

Die Protrusion stellt sich magnetresonanztomographisch als Vorwölbung des Bandscheibengewebes dar, wobei die dorsale Wirbelkörperrandkontur überschritten wird. Der Anulus fibrosus ist weitgehend erhalten, verdünnt, möglicherweise mit einem konzentrischen oder transversalen Riss einhergehend. Unter Umständen sind auf den T2-gewichteten Aufnahmen nur noch die äußeren signalabgeschwächten Sharpey-Fasern zu erkennen. Der Nucleus pulposus ist weit nach dorsal in die Bandscheibe vorgetreten. Die Differenzierung zwischen Nukleus und Anulus ist zumeist aufgrund einer Chondrose reduziert. Die Protrusion kann breitbasig erscheinen und sich bis in die Foramina fortsetzen. In diesem Fall wird lediglich der untere Teil des Foramens durch Bandscheibengewebe ausgefüllt, und die Bandscheibe kann bis an den Processus articularis superior des nächstunteren Wirbelkörpers grenzen. Die Nervenwurzel lässt sich auf diesen seitlichen intraforaminalen Schnitten oberhalb des protruierten Bandscheibengewebes abgrenzen, die Kompression der intraforaminalen Strukturen einschließlich des Fettgewebes kann zu einer Nervenwurzelreizung führen. Im Normalfall zeigt sich die Nervenwurzel rundlich, umgeben von Fettgewebe. Im Fall einer Kompression wird sie eine flache, scheibenähnliche Form einnehmen und kann nach oben gegen die knöchernen Randkonturen des Foramens gedrückt sein. Die Protrusion der Bandscheibe kann mit einer leichten Kaudalverlagerung einhergehen, was insbesondere im Segment L5/S1 nicht selten ist (Abb. 4.**41**–4.**43**).

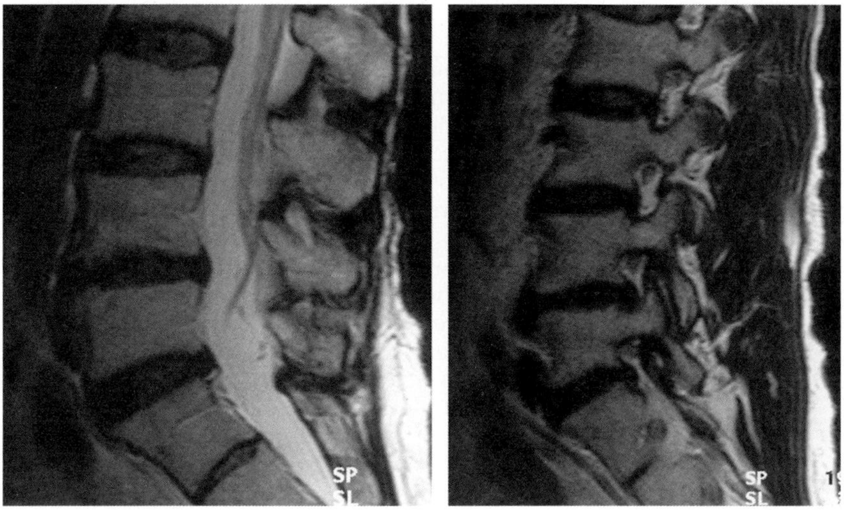

a b

Abb. 4.**41 a, b Bandscheibenprotrusion bei einer 55-jährigen Patientin**:
a T2-gewichtete Aufnahme (TSE; TR = 3635 ms, TE = 120 ms): Die Bandscheiben L4/L5 und L5/S1 zeigen eine Signalreduktion, bei L4/L5 finden sich darüber hinaus eine Höhenminderung und leichte Fettmarkdegeneration vor allem in den ventralen Abschnitten von L4. Beide Bandscheiben sind im Sinne einer Protrusion nach dorsal ausgetreten. Der Anulus ist intakt, bei L5/S1 findet sich allerdings ein transversaler Riss im Verlauf der Sharpey-Fasern im Übergang zum Knochen im Bereich von S1.
b In dem parasagittalen Schnitt ist die Ausdehnung der Protrusion in den Recessus lateralis und das Foramen gut erkennbar. Die Nervenwurzel L4 bzw. L5 wird hierdurch nicht beeinträchtigt, sie erscheint rundlich und von Fettgewebe umgeben. Die übrigen Bandscheiben zeigen eine normale Begrenzung zum Foramen hin.

Abb. 4.**42 Protrusionen der Bandscheiben L4/L5 und L5/S1**. Degeneration der Bandscheiben L3–S1 mit einem entsprechenden Signalverlust. Normales Signal in den nach proximal gelegenen Abschnitten. Sagittaler Schnitt (TSE; TR = 3400 ms, TE = 120 ms): Weitgehend unauffällige Darstellung der Bandscheibe L3/L4 nach dorsal hin, keine ausgeprägtere Protrusion. Nachweis eines Schmorl-Knotens im Deckplattenbereich L4 mit Abstützungsreaktion und Fettmarkdegeneration des Knochenmarks. L4/L5 zeigt eine Protrusion, gleichzeitig findet sich ein transversaler Riss. Das hintere Längsband erscheint abgehoben. L5/S1 lässt ebenfalls eine leichte Protrusion erkennen. ▷

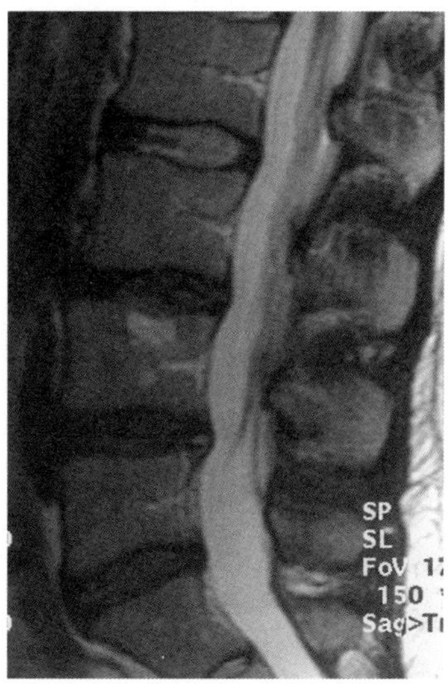

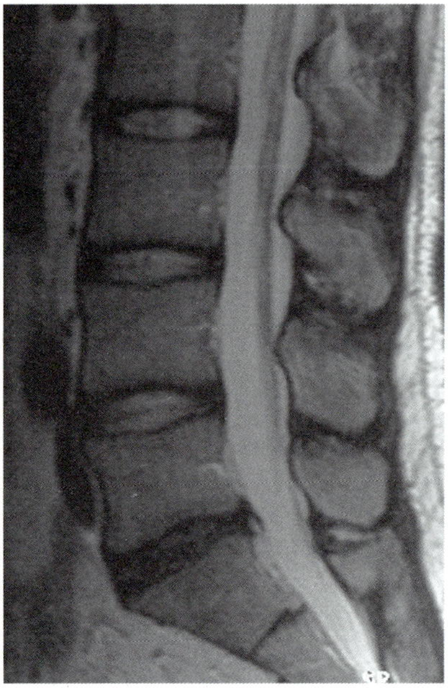

Abb. 4.**43** **37-jähriger Patient mit Nachweis einer deutlichen Bandscheibendegeneration L5/S1 und einem konzentrischen Riss.** Gleichzeitig Vorliegen einer leichten Bandscheibenprotrusion (TSE; TR = 3635 ms, TE = 120 ms).

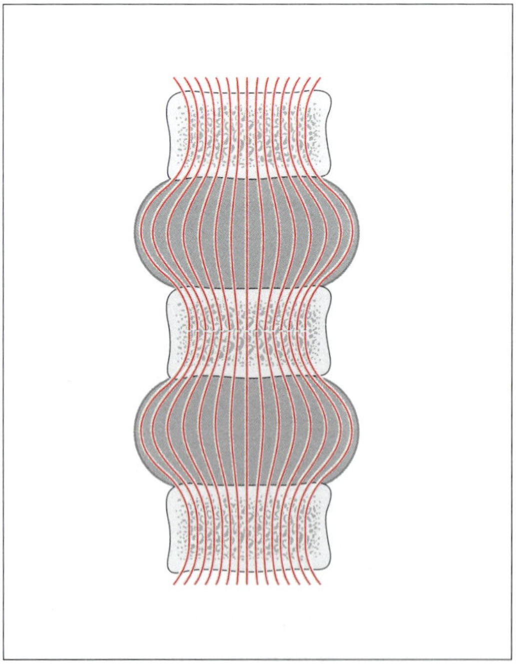

Abb. 4.**44** **Konfiguration und Verlauf des hinteren Längsbands.**

Bei einer ausgedehnteren Zerreissung der Anulus-fibrosus-Fasern kommt es zu einer Prolabierung von Nucleus-pulposus-Material, entweder nach subligamentär oder mit einer Ruptur des hinteren Längsbands einhergehend. Das Lig. longitudinale anterius oder posterius kann magnetresonanztomographisch abgegrenzt werden. Das vordere Längsband stellt sich immer kräftiger dar als das hintere. In beiden Fällen handelt es sich um eine schwarze, bandförmige Struktur, die dem Knochen und dem Anulus aufliegt. Der MRT-Nachweis des hinteren Längsbands gelingt vor allem auf PD- und T2-gewichteten Aufnahmen. Grenier u. Mitarb. (1989) halten allerdings auch die T1-gewichteten Aufnahmen für geeignet. Dorsal lassen sich nicht selten Gefäßstrukturen zwischen Knochen und hinterem Längsband erkennen, wobei es sich zumeist um die basivertebrale Vene handelt. Diese Gefäße können auf T1-gewichteten Aufnahmen nach Kontrastmittelgabe signalintens zur Darstellung kommen. Das hintere Längsband ist auf mediosagittalen Schnitten als einheitliche schwarze, bandförmige Struktur abzugrenzen, die sich in Höhe der Bandscheibe weit nach lateral erstreckt. Makromorphologisch kommt von daher der Eindruck einer Taillierung des hinteren Längsbandes in Höhe der Wirbelkörper und einer Spreizung in Höhe der Bandscheibe auf (Abb. 4.**44** u. 4.**45**).

Beim subligamentären Bandschiebenvorfall kann das hintere Längsband zwar vom Knochen und vom Bandscheibengewebe abgehoben erscheinen, stellt sich aber in der Kontur nicht unterbrochen dar. Im Gegensatz hierzu ist beim extraligamentären Vorfall eine Unterbrechung des hinteren Längsbands gegeben, sodass Bandscheibengewebe zwischen Dura und Lig. longitudinale posterius zu finden ist.

Unabhängig von den verwendeten Messsequenzen wird magnetresonanztomographisch eine Ruptur des hinteren Längsbands nicht selten übersehen. Silverman u. Mitarb. (1995) kamen bei einem Vergleich von MRT-Untersuchungen mit den Operationsbefunden zu einem schlechten Ergebnis hinsichtlich einer sicheren Differenzierung zwischen sub- und extraligamentärer Lage von Bandscheibengewebe. Die Sensitivität war dabei deutlich geringer als die Spezifität, was unsere Erfahrungen bestätigt, dass der Nachweis eines extraligamentären Vorfalls im MRT sich zumeist mit dem Operationsbefund deckt, allerdings viele kleinere operativ nachgewiesene extraligamentäre Vorfälle magnetresonanztomographisch nicht gesehen werden. Zum Teil mag die falsch negative Beurteilung durch Chemical-Shift-Artefakte bedingt sein.

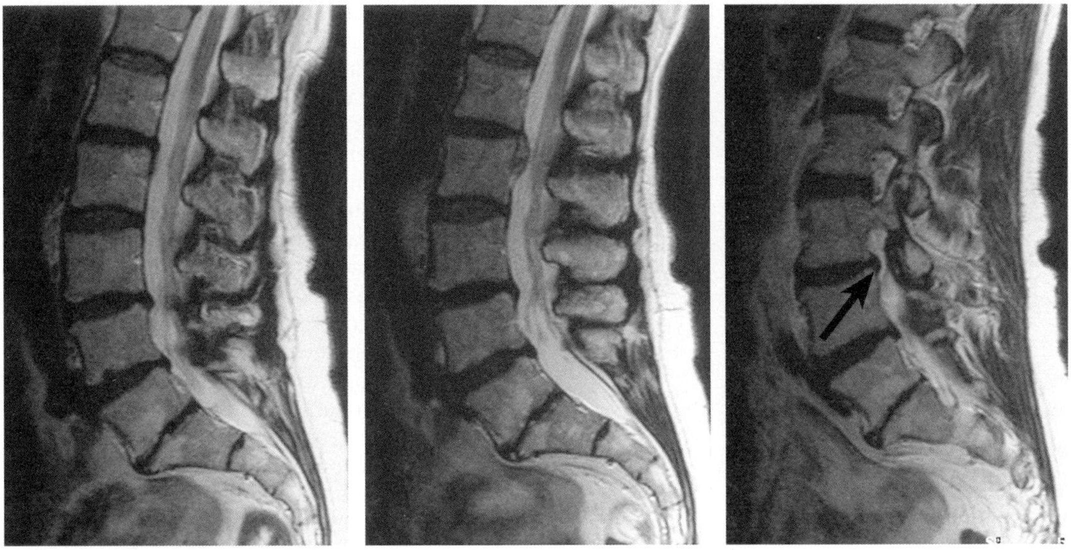

a b c

Abb. 4.**45 a–c** **Sagittale Schnitte der Wirbelsäule bei einer 64-jährigen Patientin** (TSE; TR = 3635 ms, TE = 120 ms):

a Im mediosagittalen Schnitt Nachweis des vorderen wie hinteren Längsbands als eine einheitlich durchgehende schwarze Linie. Gut erkennbar ist, dass das vordere Längsband dicker erscheint als das hintere. Die Bandscheiben zeigen alle ein vermindertes Signal. LWK 3/4 mit einer etwas nach kaudal ausladenden Protrusion. Ebenso bei L4/L5 kleine Protrusion, gleichzeitig Grundplatteneinbruch bei L4. In Höhe L5 ist das hintere Längsband nur sehr unscharf abgrenzbar. Deutliche Osteochondrose L5/S1.

b Schnitt 3 mm lateral zu Abb. **a**. Großer subligamentärer Bandscheibenvorfall bei LWK 1/2, der nach kaudal umgeschlagen ist. Das hintere Längsband erscheint abgehoben.

c Schnitt 9 mm weiter lateral zu Abb. **a**. Sowohl in den ventralen Schnitten als auch dorsal sind nur noch Teile des Längsbands im Bereich der Bandscheiben erkennbar. Dies gilt insbesondere für LWK 3/4 (Pfeil). In den dorsalen Abschnitten ist auch in Höhe L4/L5 noch eine Längsbandstruktur vorhanden.

Extraligamentäre Vorfälle haben zumeist eine erhebliche Größe und sind nicht selten weit nach kranial oder kaudal ausgestoßen. Subligamentäre Vorfälle stellen sich trotz der ebenfalls häufig erheblichen Anteile prolabierten Bandscheibenmaterials auffällig flach begrenzt dar und liegen manchmal bandförmig der dorsalen Wirbelkörperkontur auf. Im Einzelfall können sehr kleine extraligamentäre Sequester auftreten, die weit in den Spinalkanal ausgestoßen sind und keinen Kontakt zur Mutterbandscheibe mehr aufweisen. Während computertomographisch diese Vorfälle übersehen werden können, sind sie magnetresonanztomographisch bei exakter Auswertung des Bildmaterials immer nachweisbar (Abb. 4.**46**–4.**51**).

Die Unterscheidung zwischen einer Protrusion und einem Vorfall ist im Hinblick auf die therapeutischen Konsequenzen sinnvoll. Eine Chemonukleolyse wird in der Regel nur durchgeführt, wenn der Anulus fibrosus keine größeren Risse enthält, durch die das zu injizierende Pharmakon austreten kann. Protrusionen und (mit Einschränkung) subligamentäre flache Vorfälle eignen sich zum Einsatz perkutaner Therapieverfahren (z. B. Lasernukleotomie), da durch die Elastizität und Spannkraft des Längsbands eine gewisse Rückverlagerung von Bandscheibenvorfällen erfolgen kann, wenn eine intradiskale Entlastung eingetreten ist. Extraligamentäre Vorfälle hingegen sind diesen Verfahren zumeist nicht mehr zugänglich.

Die Vorfälle weisen eine unterschiedliche Signalintensität auf. Nicht selten zeigt der frische Prolaps magnetresonanztomographisch eine hohe Signalintensität in der T2-Gewichtung, die höher ausfällt als die des Kerns der Mutterbandscheibe. In diesem Fall stellt sich der Vorfall oft relativ rundlich konfiguriert dar und lässt eine erhebliche Raumforderung erkennen. Vorfälle mit

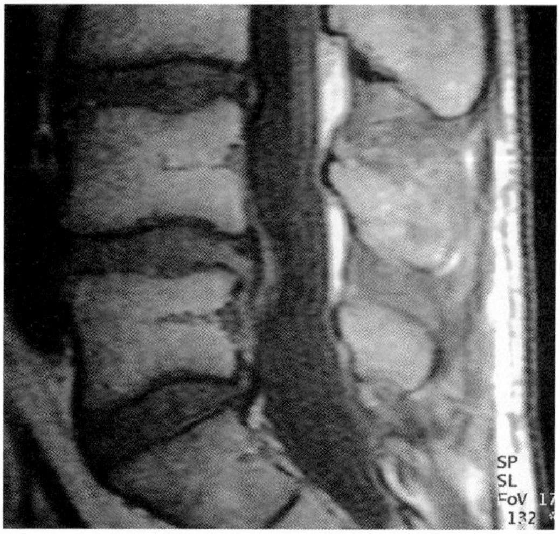

Abb. 4.**46** **Sagittale T1-gewichtete Aufnahme eines großen subligamentären, nach kaudal umgeschlagenen Bandscheibenvorfalls in Höhe L4/L5.** Man erkennt die breite Durchbrechung des Anulus fibrosus mit Übertritt von Bandscheibengewebe nach kaudal entlang der Hinterkante von L5, wobei das hintere Längsband abschnittsweise abgrenzbar ist und abgedrängt erscheint. Bei L3/L4 liegt eine Protrusion vor, bei L5/S1 findet sich ein kleiner subligamentärer, nach kranial ausladender Bandscheibenvorfall.

einer hohen Signalintensität weisen einen hohen Wassergehalt auf, erfahrungsgemäß reduziert sich dieser Wassergehalt und damit auch die Größe des Vorfalls. Somit kann aus der Signalintensität ein Rückschluss auf die voraussichtliche Größenveränderung erfolgen, was möglicherweise in das therapeutische Vorgehen einfließen kann. Insbesondere extraligamentäre Vorfälle und Sequester weisen diese hohe Signalintensität auf. Eine Ursache hierfür ist nicht bekannt (Abb. 4.**52**) (Masaryk u. Mitarb. 1988).

Bandscheibenvorfälle und Sequester können von Granulationsgewebe eingeschlossen sein. Bei der Untersuchung von Gallucci u. Mitarb. (1995) wurde eine Korrelation zwischen dem Ausmaß der Granulationsgewebsbildung und des Größenrückganges eines Bandscheibenvorfalles gefunden. Die Patienten, die eine deutliche Granulationsgewebsbildung zeigten, ließen eine signifikante Größenrückbildung des Prolaps erkennen, somit auch eine klinische Besserung. Fälle, die hingegen keine Granulationsgewebsbildung aufwiesen, zeigten in magnetresonanztomographischen Kontrolluntersuchungen keine Modifikation der Prolapsgröße und wiesen entsprechend nur eine geringgradige klinische Verbesserung auf.

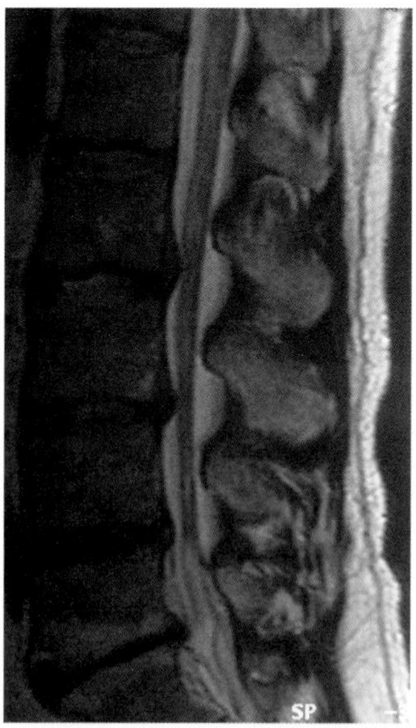

a

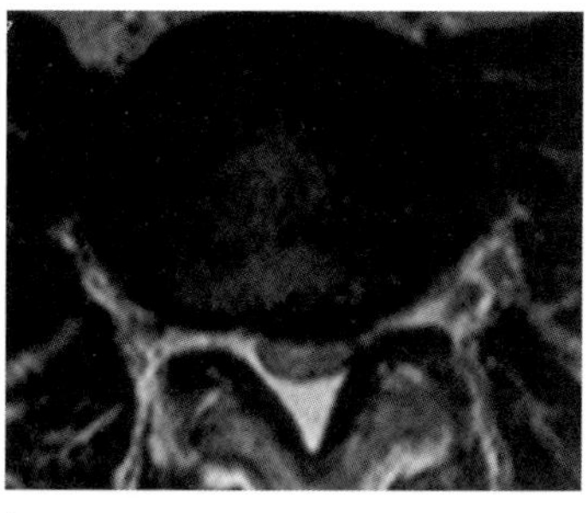

b

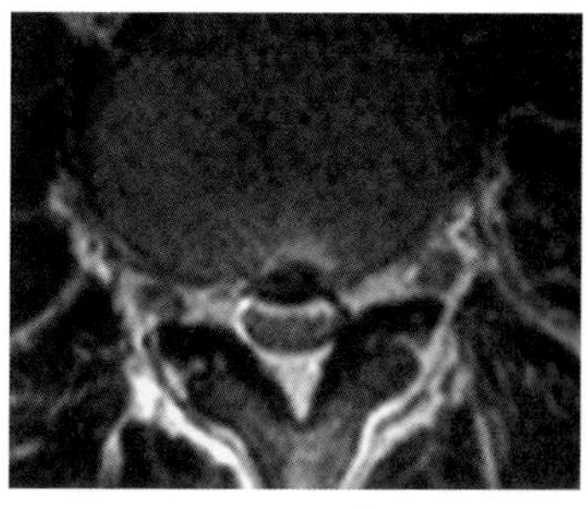

c

Abb. 4.**47 a–c** **Subligamentärer, nach kranial umgeschlagener Bandscheibenvorfall**:

a Sagittale T2-gewichtete Aufnahme bei einem 44-jährigen Patienten (TSE; TR = 3635 ms, TE = 120 ms): Großer subligamentärer, nach kranial umgeschlagener Bandscheibenvorfall bei L2/L3 mit Abhebung des hinteren Längsbands. Gleichermaßen vorliegender subligamentärer, nach kranial umgeschlagener Bandscheibenvorfall bei L3/L4. Protrusion bei L4/L5. Osteochondrose und Protrusion bei L5/S1, gleichzeitig Nachweis einer Fettmarkdegeneration.

b Transversaler T2-gewichteter Schnitt in Höhe L2/L3: Der Bandscheibenvorfall zeigt sich etwas mediolinkslateral betont. Es findet sich eine Kompression des Duralsacks. Der Anulus stellt sich nach dorsal hin sehr ausgedünnt dar.

c Schicht 4 mm kranial zu Abb. **b**: Der subligamentäre Bandscheibenvorfall ist als schwarze, ellipsoid konfigurierte Struktur im Bereich der Hinterkante erkennbar.

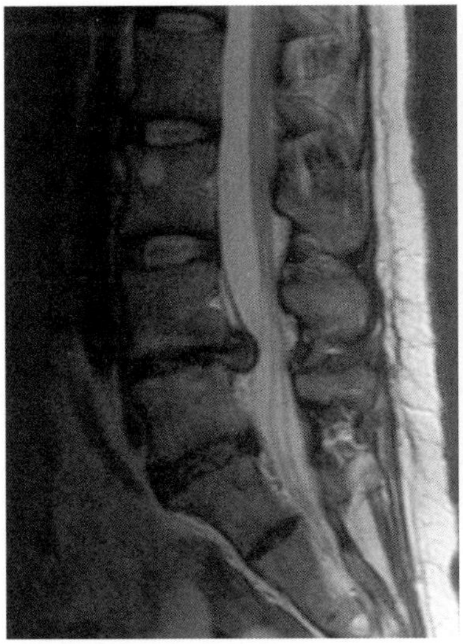

a

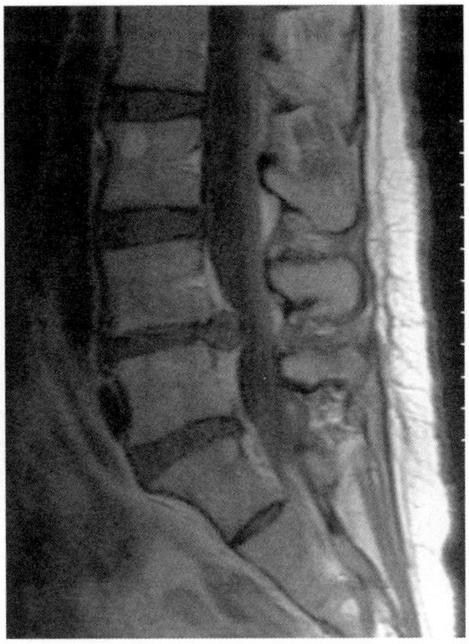

b

Abb. 4.**48 a–c** **Großer subligamentärer Massenvorfall in Höhe L4/L5**:
a T2-gewichtete sagittale Aufnahme (TSE; TR = 3635 ms, TE = 120 ms): Großer Massenvorfall im Segmentbereich L4/L5, der subligamentär gelegen ist. Man sieht deutlich die Anhebung des Längsbands und die Verdrängung der Dura.
b T1-gewichtete Aufnahme (TSE; TR = 800 ms, TE = 12 ms): Man sieht auch in dieser Aufnahme die Abdrängung der Dura sowie die subligamentäre Lage des Bandscheibenvorfalls.

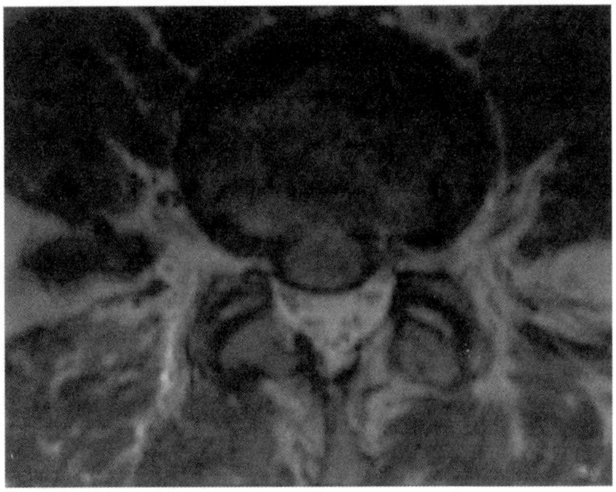

c Transversale T2-gewichtete Aufnahme (TSE; TR = 4465 ms, TE = 120 ms): In der transversalen Aufnahme ist die Begrenzung des Bandscheibenvorfalls durch das hintere Längsband gut zu erkennen.

Insofern kann zur Prognoseabschätzung die Gabe von Kontrastmittel in der MRT sinnvoll sein. Die Aufnahmen zeigen im typischen Fall eine deutliche Signalanhebung entlang des Prolaps, was sich durch fettgesättigte Aufnahmen noch besser darstellen lässt (Abb. 4.**53**).

Protrusionen oder Vorfälle können zu einer radikulären Symptomatik führen, was durch eine Kompression und evtl. eine Verlagerung der Nervenwurzeln bedingt ist. Es kann sich dabei um innerhalb des Duralsacks gelegene Abschnitte im Verlauf der Nervenwurzel handeln, nicht selten wird die Nervenwurzel allerdings nach Austreten aus dem Duralsack lateral des Recessus lateralis und in Höhe des Foramen intervertebrale komprimiert (Abb. 4.**54**).

Bei einem weit lateral gelegenem Bandscheibenvorfall kann auch der extraforaminale Anteil der Nervenwurzel betroffen sein. Die im Duralsack verlaufenden Nervenwurzeln lassen sich magnetresonanztomographisch mit T2-gewichteten transversalen Aufnahmen gut erkennen. Die außerhalb des Duralsacks gelegenen Anteile sind sowohl auf T1- als auch auf T2-gewichteten Aufnahmen gut darstellbar. Die nervale Kompression geht im Akutstadium nicht selten mit einer deutlichen Nervenwurzelschwellung einher, die sich vor allem distal der Kompressionsstelle entwi-

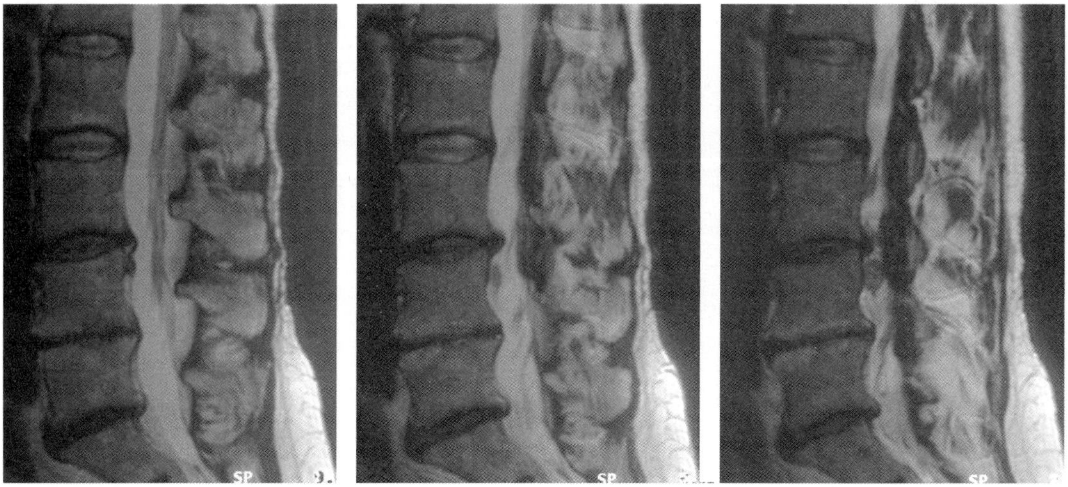

a b c

Abb. 4.**49 a–c** **Kleiner intraspinaler Sequester, der seinen Ausgang von der Bandscheibe L3/L4 genommen hat**:
a T2-gewichtete Aufnahme (TSE; TR = 4400 ms, TE = 120 ms): Der kleine Sequester ist unmittelbar unterhalb der Bandscheibe L3/L4 als umschriebene kleine dunkle Struktur zu erkennen, die die Dura etwas abhebt.
b Schicht 3 mm weiter lateral: Der Sequester stellt sich länglich ausgezogen dar.
c Schicht 6 mm lateral zu Abb. **a**: In dieser Aufnahme kommt der Sequester als etwas größere Struktur entlang der Hinterkante L4 zur Abbildung.

ckelt. Die verdickte Nervenwurzel zeigt auf den T1-gewichteten Aufnahmen ein etwas höheres Signal als die nicht gereizte unauffällige Nervenwurzel der Gegenseite. Auf den T2-gewichteten Aufnahmen kann sich ein Ödem darstellen, das zu einer Abdrängung der Nervenwurzeltasche führt. Der Befund kann häufig über 2 oder 3 Schnitte weiter nach kaudal verfolgt werden (Abb. 4.**55**).

Abb. 4.**51 a–e** **Massenvorfall mit großem, nach intraspinal ausgestoßenem Anteil**. Daneben sind kleinere Sequester erkennbar:
a T2-gewichtete Aufnahme (TSE; TR = 4000 ms, TE = 120 ms): Großer, nach intraspinal ausgestoßener Bandscheibenvorfall. Hiervon geht eine deutliche Kompression des Duralsacks aus.
b Schicht 3 mm weiter lateral: Auf diesem Bild ist gut zu erkennen, dass es sich um einen subligamentären und extraligamentären Anteil handelt. Die Abdrängung der Dura kommt zur Darstellung.
c Schicht 6 mm weiter lateral zu Abb. **a**: In diesem Bild sind 2 kleine Sequester erkennbar. Die Mutterbandscheibe zeigt eine deutliche Höhenminderung und Signalreduktion. Darüber hinaus ist ein radialer Riss mit einer entsprechenden Signalanhebung vorhanden.

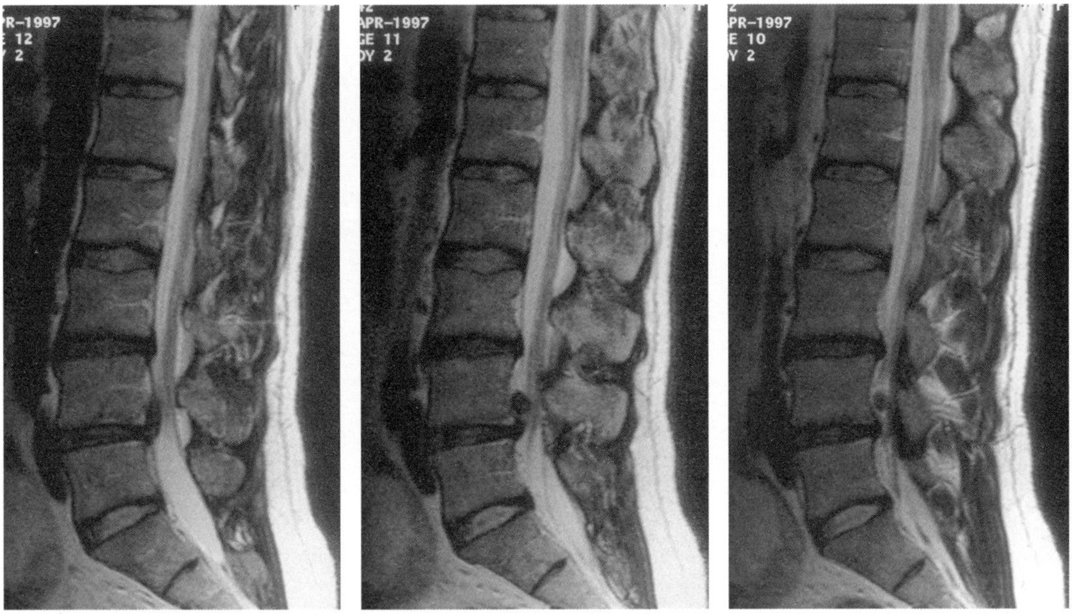

a b c

Abb. 4.**50 a–c** **Sagittale T2-gewichtete Aufnahmen bei Vorliegen eines nach kranial umgeschlagenen Sequesters in Höhe L4/L5**:

a Sagittaler Schnitt (TSE; TR = 3635 ms, TE = 120 ms): Nachweis des etwas nach kranial umgeschlagenen Bandscheibenvorfalls, der weitgehend extraligamentär liegt.

b Schicht 3 mm lateral zu Abb. **a**: Der Bandscheibenvorfall zeigt ein kleines sequestriertes Fragment, das losgelöst von der Bandscheibe in Höhe der Hinterkante L4 zu sehen ist.

c Schicht 6 mm lateral zu Abb. **a**: Auch hier erkennbares kleines sequestriertes Fragment in Höhe der Hinterkante L4.

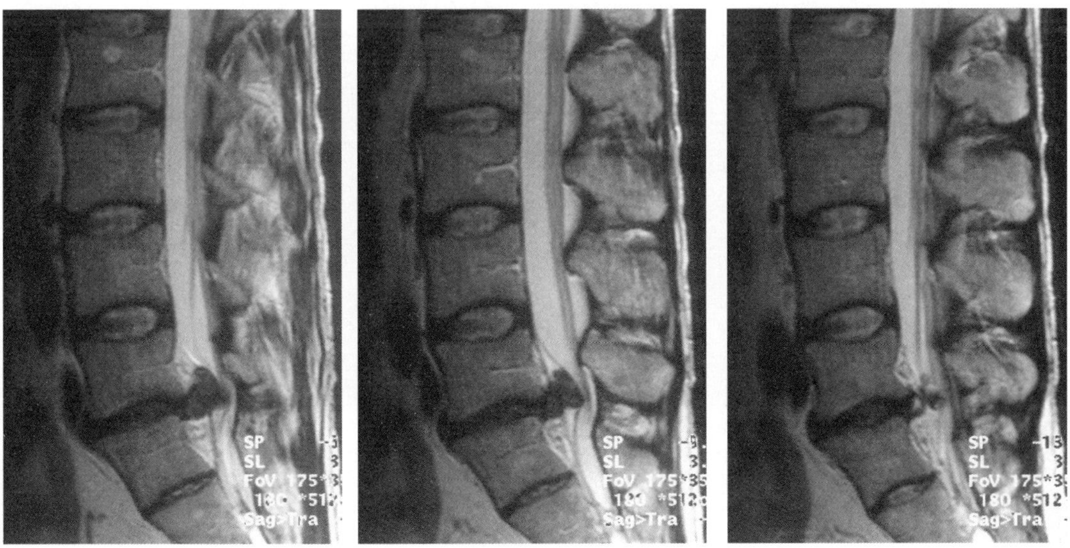

a b c

Abb. 4.**51 d, e** ▷

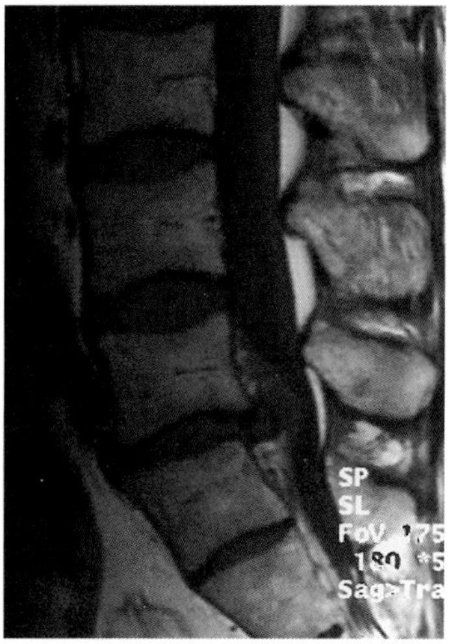

d

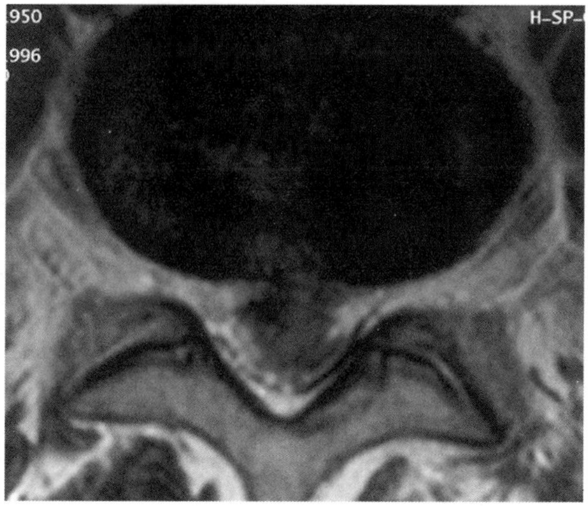

e

Abb. 4.**51 d, e**

d Sagittale T1-gewichtete Aufnahme (TSE, TR = 800 ms, TE = 12 ms): Der subligamentäre und extraligamentäre Anteil des Bandscheibenvorfalls lassen sich gut differenzieren. Auf dem Bild ist darüber hinaus die breite Öffnung im Bereich des Anulus erkennbar.

e Transversale T2-gewichtete Aufnahme (TSE; TR = 4800 ms, TE = 120 ms): Der Massenbandscheibenvorfall führt zu einer ausgeprägten Kompression des Duralsacks. In dem Bild ist die breite Konturunterbrechung im Bereich des Anulus mittig gut zu erkennen.

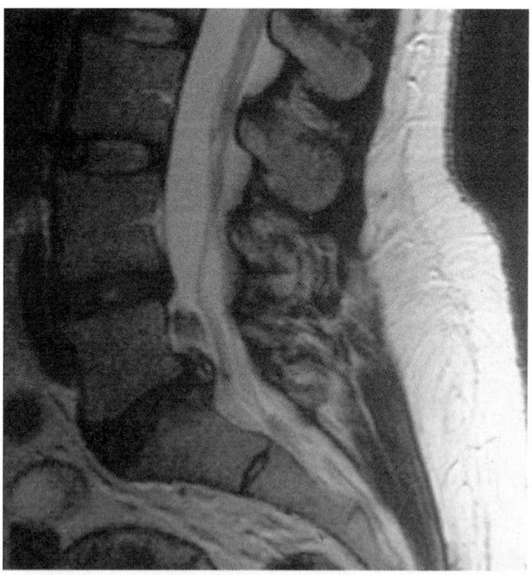

a

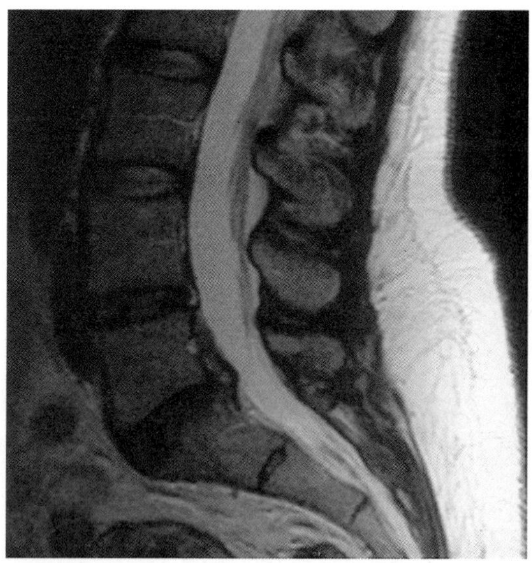

Abb. 4.**52 a–h Verlauf bei Vorliegen eines sequestrierten Bandscheibenvorfalls L5/S1**:

a Sagittale T2-gewichtete Aufnahme (TSE; TR = 4000 ms, TE = 120 ms) mit Nachweis eines großen, nach kranial umgeschlagenen sub- und extraligamentär gelegenen Bandscheibenvorfalls mit umschriebenem zusätzlichem Sequester.

b 3 mm lateral zu Abb. **a** gelegene Schicht: Die Aufnahme zeigt den großen subligamentären Anteil. In beiden Aufnahmen ist eine deutlich höhere Signalintensität für den Bandscheibenvorfall als für die Mutterbandscheibe selbst erkennbar.

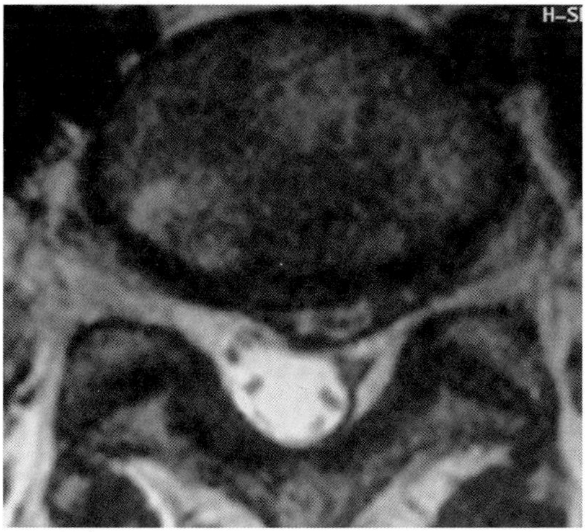

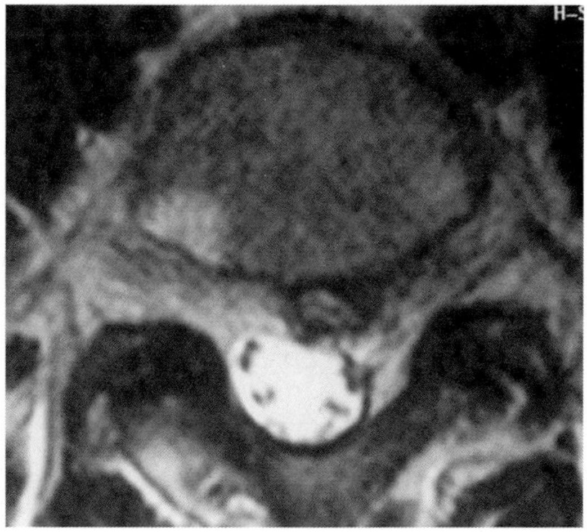

Abb. 4.**52 c, d**

c Transversaler Schnitt (TSE; TR = 4846 ms, TE = 120 ms): Auch in diesem Bild ist der Bandscheibenvorfall gut abgrenzbar, z. T. ist die Verlagerung des hinteren Längsbands gut zu erkennen. Der Bandscheibenvorfall weist eine hohe Signalintensität auf.

d Schicht 4 mm kranial zu Abb. **c**: Auch hier ist die hohe Signalintensität des Bandscheibenvorfalls gut auszumachen.

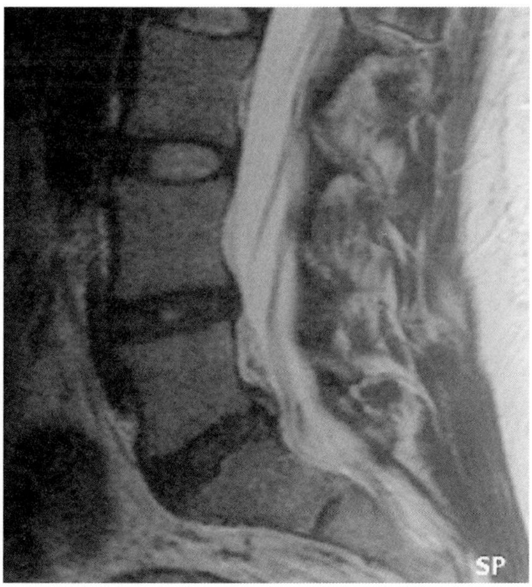

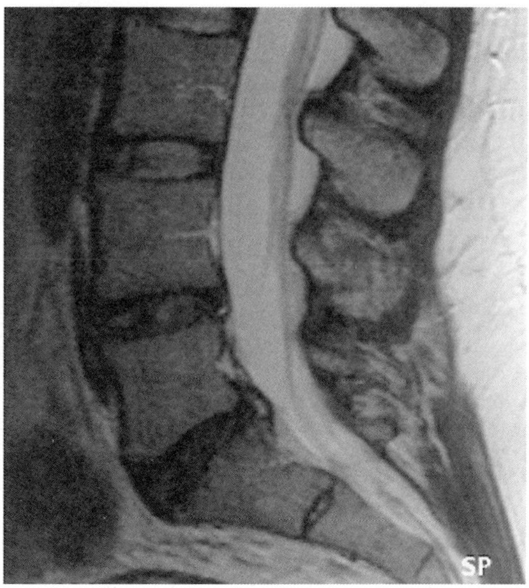

f

Abb. 4.**52 e, f**

e–h *Kontrolluntersuchung in gleicher Schnittführung wie a und b 3 Monate später*:

e Sagittaler T2-gewichteter Schnitt, von der Schnittführung weitgehend identisch mit Abb. **a**: Der Bandscheibenvorfall hat sich deutlich zurückgebildet. Von dem Sequester ist nur eine kleine umschriebene narbenartige Struktur geblieben.

f Schicht in identischer Position wie Abb. **b**: Auch in diesem Bild ist die Rückbildung des subligamentären Prolapsanteils gut erkennbar.

Abb. 4.**52 g, h** ▷

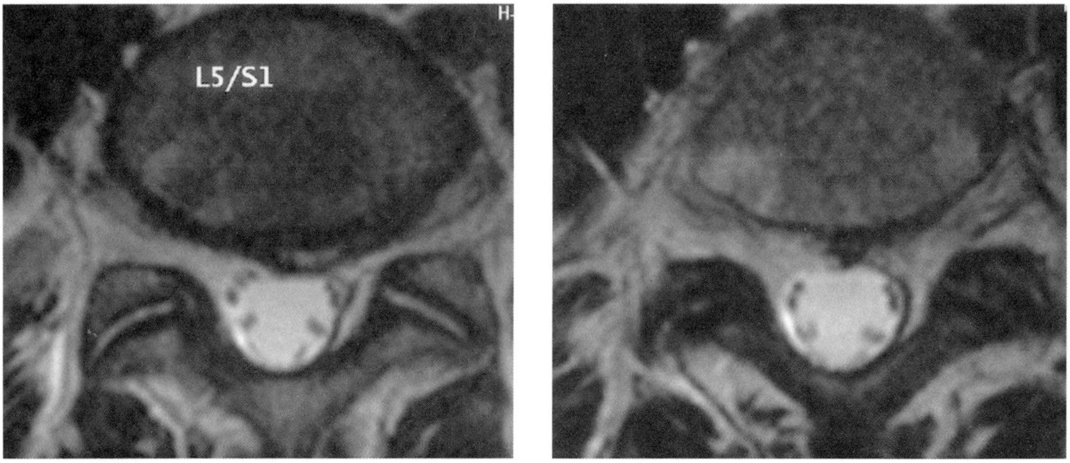

Abb. 4.**52 g, h**

g Schichtposition entsprechend Abb. **c** in der Voruntersuchung: Schrumpfung des Bandscheibenvorfalls auch in dieser Schicht zu erkennen.

h Diese Schicht entspricht Abb. **d** in der Voruntersuchung: Erhebliche Schrumpfung des Bandscheibenvorfalls.

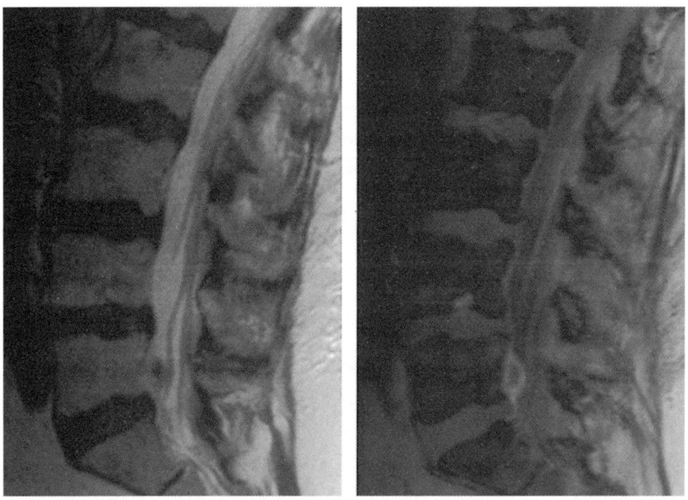

a b

Abb. 4.**53 a–d Bandscheibenvorfall mit Nachweis von umgebendem Granulationsgewebe**:

a Sagittale T2-gewichtete Aufnahme (TSE; TR = 4000 ms, TE = 120 ms): Nach kranial sequestrierter Bandscheibenvorfall, am ehesten ausgehend von der Mutterbandscheibe L5/S1.

b Sagittale Aufnahme nach Kontrastmittelapplikation (FLASH; TR = 465 ms, TE = 11 ms, Flip-Winkel α 90°): Die nach Kontrastmittelapplikation gefertigte, T1-gewichtete GRE-Sequenz zeigt eine sehr kräftige, nahezu zirkuläre Signalanhebung und den Bandscheibenvorfall in Höhe der Hinterkante L5.

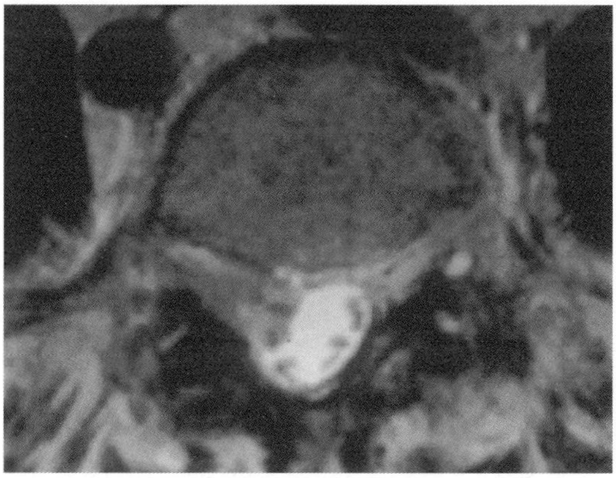

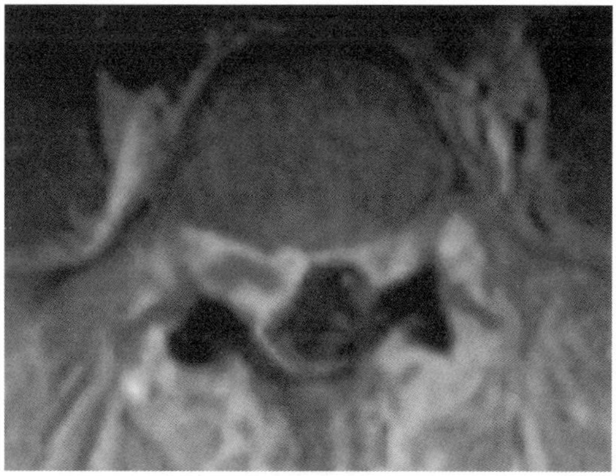

Abb. 4.**53 c, d**

c Transversale T2-gewichtete Aufnahme (TSE; TR = 6058 ms, TE = 120 ms): Der Bandscheibenvorfall füllt rechts den Recessus lateralis aus, es kommt zu einer deutlichen Kompression des Duralsacks.

d Transversale Aufnahme nach Kontrastmittelapplikation (SE mit Fettsättigung; TR = 572 ms, TE = 14 ms): Auch in diesem Bild sehr gut erkennbare Kontrastmittelaufnahme entlang des Bandscheibenvorfalls als Hinweis auf eine Granulationsgewebsbildung.

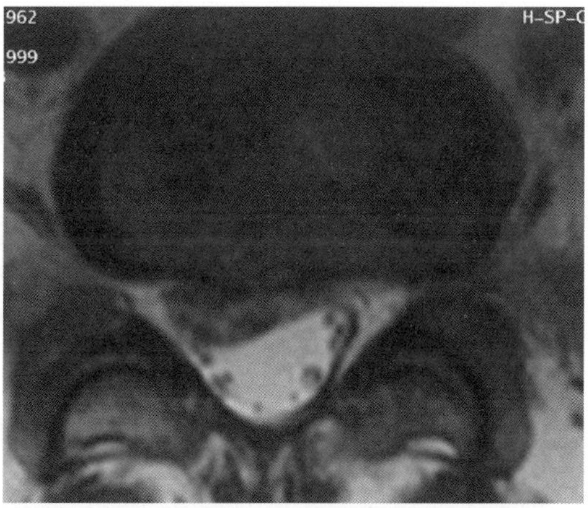

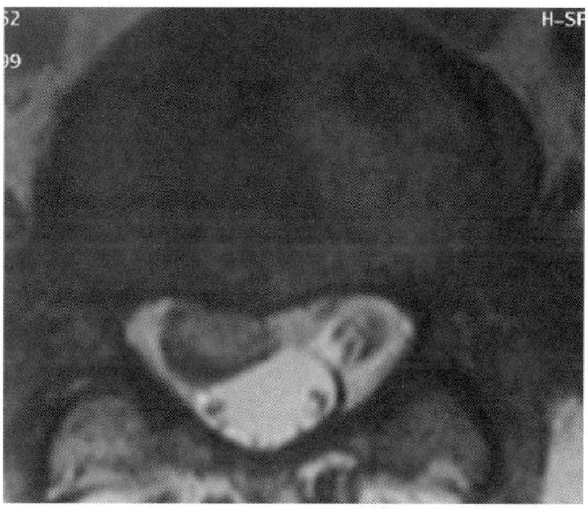

b

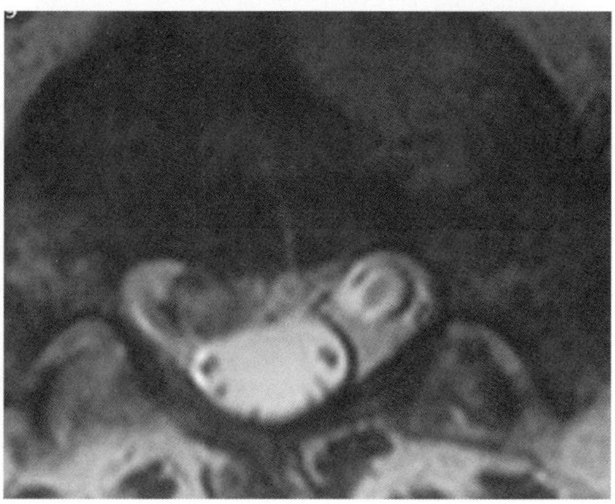

Abb. 4.**54 a–c** **Deutliche Kompression der S1-Wurzel rechts durch einen Massenvorfall L5/S1 mediorechtslateral.** Aufnahmen jeweils 4 mm distal zur vorherigen Schicht. Der große Bandscheibenvorfall führt zu einer Kompression der S1-Wurzel rechts. In den Aufnahmen ist weder die vordere noch die hintere Wurzel abgrenzbar. Insbesondere in den distalen Schichten sieht man die Kompression der S1-Wurzel anhand der Signalauslöschung im Verlauf der Wurzeltasche. Links ist diese mit Liquor gefüllt, die vordere und die hintere Wurzel lassen sich hier jeweils gut abgrenzen.

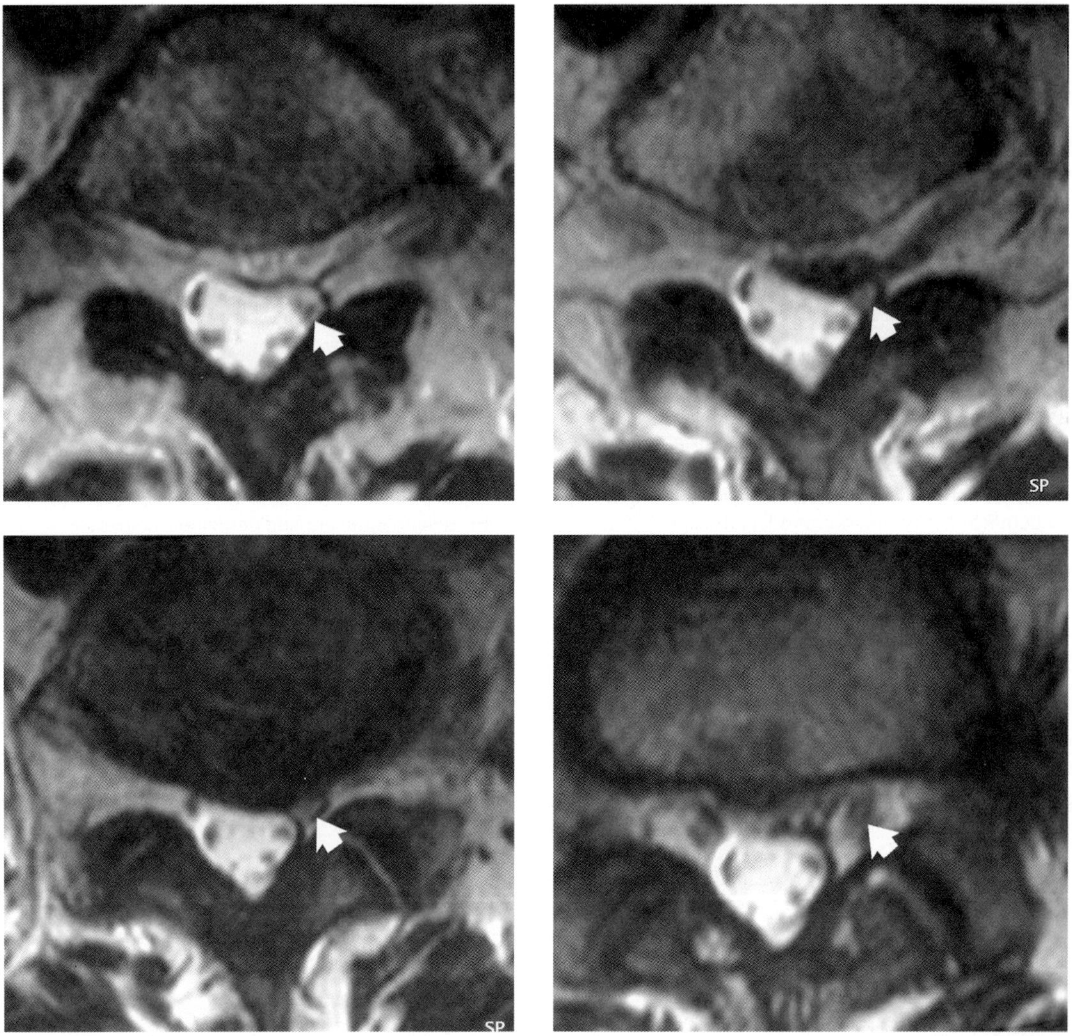

a

c

Abb. 4.**55 a–d Kompressionsbedingte Schwellung der S1-Wurzel links:**

a Gute Abgrenzbarkeit der Vorder- und Hinterwurzel von S 1 auf der linken Seite (Pfeil).

b Bandscheibenvorfall L5/S1 links mit Kompression und Verlagerung von S1. Die Wurzel zeigt eine Verdickung und Signalanhebung als Ausdruck der ödematösen Schwellung (Pfeil).

c Distal des Bandscheibenvorfalls ebenfalls eine Verdickung und ödematöse Reaktion der Nervenwurzel erkennbar (Pfeil).

d Die nächste, weiter distal erstellte Schicht zeigt nur noch eine geringe Schwellung von S1 links (Pfeil).

Lateraler Bandscheibenvorfall

Eine Besonderheit stellt der laterale Bandscheibenvorfall dar. Man unterscheidet:

- intraforaminaler Bandscheibenvorfall,
- kombiniert intra-/extraforaminaler Bandscheibenvorfall,
- rein extraforaminal lateral des Foramens gelegener Bandscheibenvorfall.

Diese Vorfälle finden sich im Gegensatz zu den medialen oder mediolateralen besonders häufig bei L3/L4 und L4/L5 (ca. 90% nach Bonneville u. Mitarb. 1989). Sie entstehen bevorzugt, wenn schwere Gegenstände aufgehoben und unter Drehung des Körpers bei fixierter Stellung der Beine zur Seite gebracht werden und umgekehrt, wenn schwere Gegenstände von der Seite aufgehoben und ohne Mitbewegung der Beine vor dem Körper abgestellt werden. Die Erklärung für das gehäufte Vorkommen bei L3/L4, L4/L5 liegt darin, dass gerade diese beiden Etagen besonders mobil sind und von daher im Rahmen der beschriebenen Bewegungen vornehmlich belastet werden. In etwa 50% der Fälle ist die Gesamtmobilität der Wirbelsäule bei diesen Patienten durch eine reduzierte Beweglichkeit eines der distal gelegenen Segmente (also z.B. L5/S1) beeinträchtigt, z.B. durch eine Osteochondrose, eine Sakralisation oder eine Fusionsoperation (Bonneville u. Mitarb. 1989). Das Durchschnittsalter der Patienten mit einem lateralen Vorfall ist in der Regel etwas höher als bei den übrigen Patienten mit Bandscheibenproblemen.

Die MRT hat sich für den Nachweis der lateralen Vorfälle als besonders überlegen erwiesen. Dies resultiert aus der Möglichkeit, neben axialen auch sagittale Schichten der Foramina bzw. der extraforaminalen Strukturen anzuwenden. Im sagittalen Schnitt wird intraforaminal eine Auslöschung des Fettsignales auf den T1-gewichteten Sequenzen beobachtet, indessen eine intermediäre Signalintensität durch den Bandscheibenvorfall gefunden. Häufig dehnt sich der Bandscheibenvorfall im Foramen nach proximal aus und füllt somit das Foramen komplett aus. Die Nervenwurzel erscheint in diesem Fall gegen den Knochen gedrückt und abgeflacht (Grenier u. Mitarb. 1990).

Auf den T2-gewichteten Aufnahmen ist allerdings der Nachweis weniger einfach vorzunehmen; sie sollten deshalb nicht allein zur Auswertung verwendet werden (Abb. 4.**56**–4.**58**).

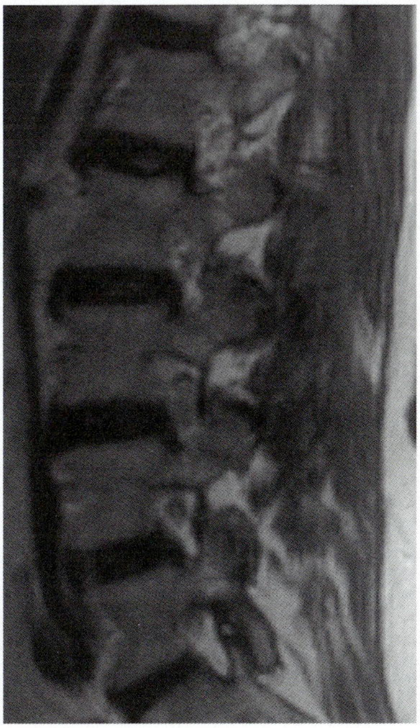

a

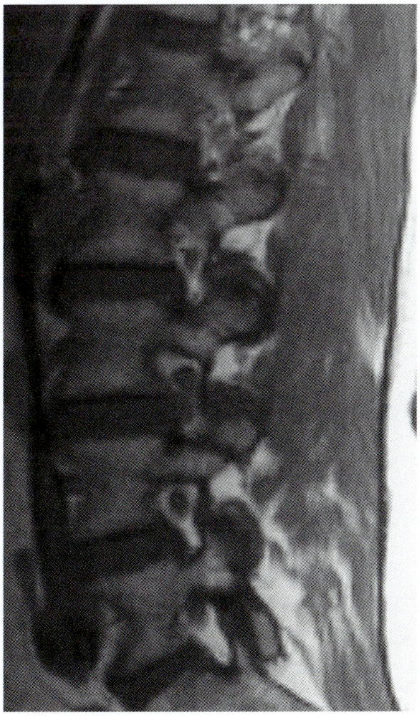

b

Abb. 4.**56 a–c** **Lateraler intra- und extraforaminal gelegener Bandscheibenvorfall auf der rechten Seite in Höhe L3/L4:**

a T2-gewichtete parasagittale Aufnahme (TSE; TR = 3635 ms, TE = 120 ms): Der intraforaminal gelegene Bandscheibenvorfall komprimiert die L3-Wurzel. Das Signal des Bandscheibenvorfalls ist deutlich höher als das der Mutterbandscheibe.

b Parasagittale T1-gewichtete Aufnahme (TSE; TR = 800 ms, TE = 12 ms): Der Bandscheibenvorfall ist anhand der Signalauslöschung des intraforaminalen Fettgewebes gut zu erkennen. Breite Kontaktfläche zur L3-Nervenwurzel.

Abb. 4.**56 c** ▷

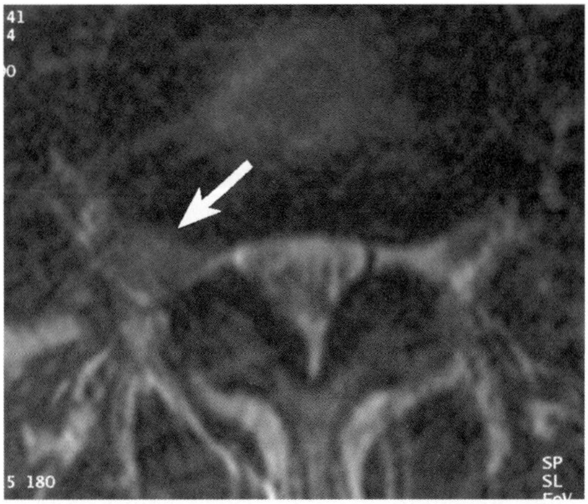

Abb.4.**56c** Transversale T2- gewichtete Schicht: Intra- und extraforaminal gelegener Bandscheibenvorfall rechts mit hoher Signalintensität im Vergleich zur Bandscheibe (Pfeil) (TSE; TR = 4465 ms, TE = 120 ms).

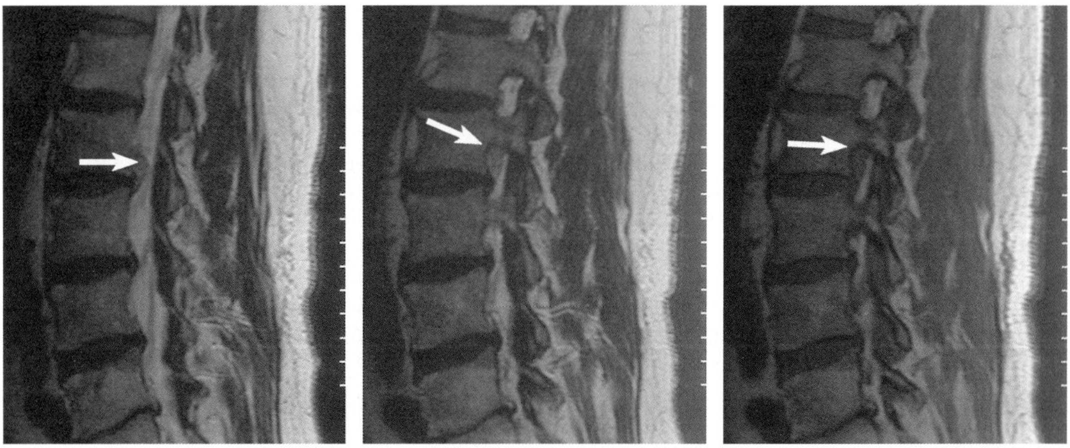

a b c

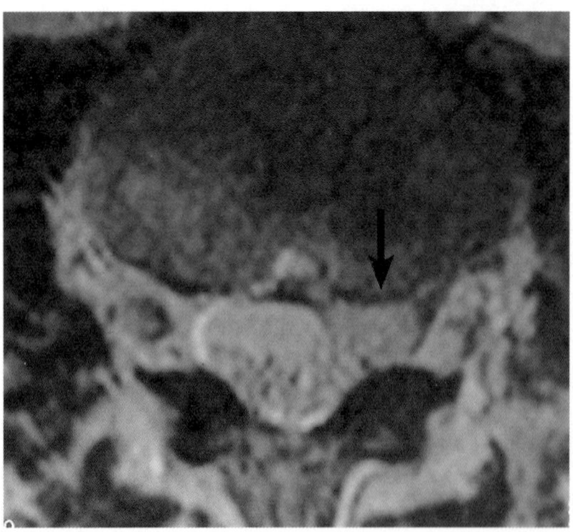

d

Abb. 4.**57a–c** **Linkslateraler Bandscheibenvorfall im Segment L2/L3, nach kranial umgeschlagen**:

a T2-gewichtete parasagittale Aufnahme (TSE; TR = 3635 ms, TE = 120 ms): Der subligamentär gelegene Bandscheibenvorfall ist weit nach kranial umgeschlagen. Er weist eine höhere Signalintensität als die Bandscheibe auf.

b Schicht 3 mm weiter lateral zu Abb. **a**: Der intraforaminale Anteil ist in dieser Aufnahme nur schlecht erkennbar.

c T1-gewichtete Aufnahme in gleicher Schichtposition wie Abb. **b** (TSE; TR = 800 ms, TE = 12 ms): Der intraforaminal gelegene Bandscheibenvorfall ist in dieser Sequenz besser zu erkennen aufgrund der Signalauslöschung des Fettgewebes.

d Transversale T2-gewichtete Aufnahme: Hohe Signalintensität des Bandscheibenvorfalls. Leichte Kompression des Duralsacks.

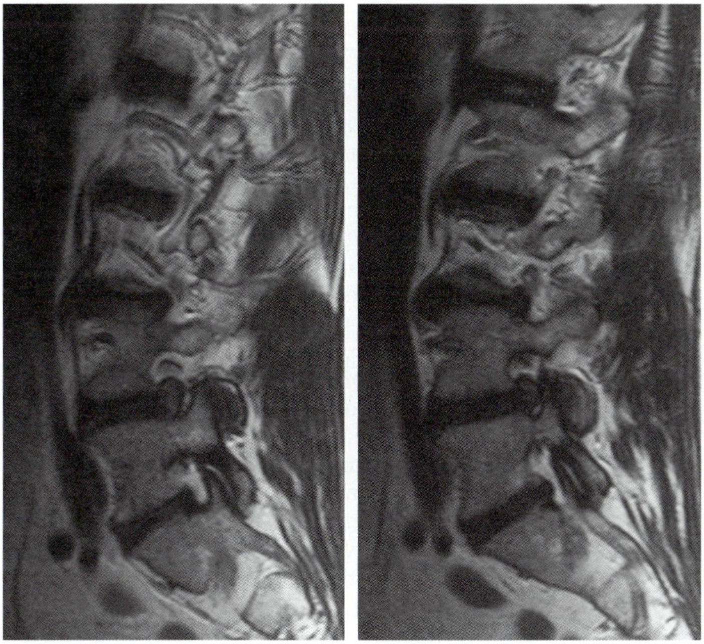

a b

Abb. 4.**58 a, b Intraforaminaler Bandscheibenvorfall rechts in Höhe L4/L5**:
a T2-gewichtete Aufnahme (TSE; TR = 3635 ms, TE = 120 ms): Der intraforaminal in Höhe L4/L5 gelegene Bandscheibenvorfall erstreckt sich nach kranial bis zur L4-Wurzel hin. Die Wurzel selbst wird allerdings nicht komprimiert.
b Aufnahme 3 mm lateral zu Abb. **a**: In dieser Schicht ist die Kompression der L4-Wurzel erkennbar, sie stellt sich abgeflacht und angehoben dar.

Intraduraler Bandscheibenvorfall

Der intradurale Bandscheibenvorfall ist selten, lediglich 0,13 % der Vorfälle erstrecken sich nach intradural, wobei zwischen einer subduralen und subarachnoidalen Lage zu differenzieren ist (Wasserstrom u. Mitarb. 1993). Es wird angenommen, dass Adhäsionen zwischen dem hinteren Längsband und der Dura die epidurale Lage des Bandscheibenvorfalls verhindern und stattdessen zur intraduralen Prolabierung führen. Die Vorfälle sind zwar magnetresonanztomographisch aufgrund des fehlenden verdrängenden Charakters gegenüber dem Duralsack mit intraspinal gelegenen Tumoren verwechselbar, die fehlende Kontrastmittelaufnahme des Prolaps sowie die im Einzelfall noch vorliegende Verbindung zur Mutterbandscheibe erlauben allerdings die Diagnose. Nicht immer ist diese Verbindung gegeben, was die Differenzierung weiter erschweren kann.

Intradurale Bandscheibenvorfälle sollten immer dann mit in Betracht gezogen werden,

- wenn das Signal- und insbesondere das Kontrastmittelverhalten von intradural gelegenen Strukturen nicht eindeutig zu einem Tumor passt,
- wenn andererseits die Klinik des Patienten akut aufgetreten ist,
- wenn eine Verbindung zur Mutterbandscheibe bei gleichzeitiger degenerativer Schädigung vorliegt.

Limbusvorfall

Eine Besonderheit stellt der sog. Limbusvorfall dar, der vornehmlich bei jüngeren Patienten gefunden wird. Es handelt sich um einen Bandscheibenvorfall, der die dorsale Knochenapophyse durch eine Abscherreaktion vom Wirbelkörper trennt. Die Apophyse erscheint in diesem Fall disloziert, die knöcherne Kontur im Bereich der Hinterkante und im Übergang zur Abschlussplatte abgerundet. Der Bandscheibenvorfall liegt dieser abgerundeten Knochenkontur an und schiebt das abgelöste Fragment in den subligamentären Raum. Dabei kann das apophysäre Fragment auch oberhalb des Prolaps zu liegen kommen. Das Auftreten von Limbusvorfällen ist grundsätzlich auch ventral möglich, hier allerdings zumeist ohne klinische Relevanz.

Die Limbusvorfälle treten vor allem in der oberen Lendenwirbelsäule in Höhe L1/L2 und

L2/L3 auf. Als Ursache wird angenommen, dass durch die enge Verbindung zwischen den Sharpey-Fasern der Bandscheibe und der Apophyse des Wirbelkörpers der Knochen an der apophysären Randkontur eher dem Bandscheibenvorfall nachgibt, als dass die Sharpey-Fasern an der Apophyse ausreißen, sodass der Vorfall durch den Knochen erfolgt. Diese starke Verbindung zwischen Sharpey-Fasern und Apophyse ist vor allem bei Jugendlichen gegeben, gleichzeitig die knöcherne Festigkeit zwischen Apophyse und Wirbelkörper noch unzureichend. Dies erklärt, warum der Limbusvorfall vornehmlich in den jüngeren Altersgruppen vorkommt, bei älteren Patienten weniger (Jinkins u. Mitarb. 1989).

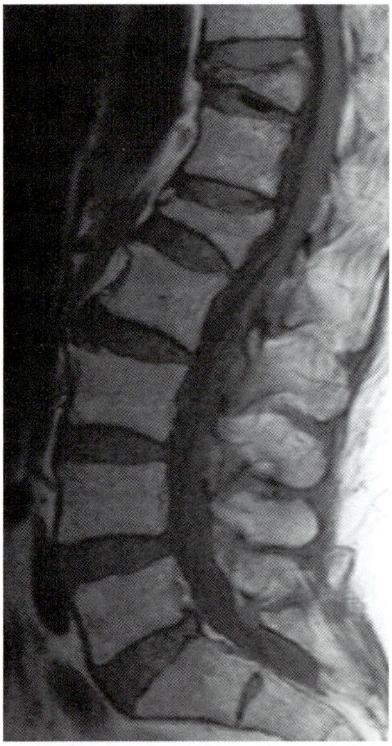

Abb. 4.**59** **Ausgeprägter anteriorer Bandscheibenvorfall im Segment L2/L3 mit diskreter Deckplatteneinsenkung im ventralen Abschnitt von L3**. Sagittaler T1-gewichteter Schnitt (TSE; TR = 800 ms, TE = 12 ms): Deutliche Vorwölbung des vorderen Längsbands. Zusätzlich Nachweis von alten Frakturen der Wirbelkörper BWK 11 und LWK 1. Bei BWK 11 fällt eine deutliche konvexbogige Vorwölbung der hinteren Randleiste auf. Die Bandscheibe BWK 11/12 zeigt eine Signalabsenkung als Ausdruck der Verkalkung. Auch die dorsale Randleiste von BWK 1 ist in der Höhe gemindert und in der Kontur verformt.

Anteriorer Bandscheibenvorfall

Der anteriore Bandscheibenvorfall tritt aufgrund des sehr kräftigen und derb mit dem Knochen und dem Anulus fibrosus verbundenen vorderen Längsbands praktisch immer subligamentär auf. Er kann aber erhebliche Ausmaße einnehmen, die Vorfälle können sich subligamentär entlang der Wirbelkörperkontur nach kranial und/oder nach kaudal ausdehnen. Anteriore Bandscheibenvorfälle führen zu ausgedehnten spondylophytären Randreaktionen, die sich spangenbildend und komplett überbrückend darstellen können. Typischerweise wird der anteriore Bandscheibenvorfall besonders häufig bei L3/L4 und L4/L5 gesehen, im Gegensatz zu dem posterioren, der vornehmlich bei L4/L5 und L5/S1 vorkommt (Abb. 4.**59**).

Anteriore Bandscheibenvorfälle finden sich vor allem deshalb weiter kranial, weil hier der Belastungsschwerpunkt innerhalb der Wirbelsäule weiter vorn liegt. Hingegen ist wegen der Lordose der Lendenwirbelsäule der Belastungsschwerpunkt in den distalen Lendenwirbelsäulenabschnitten mehr dorsal gelegen, was das Auftreten von dorsalen Bandscheibenvorfällen in den distalen Segmenten begünstigt. Nicht selten sind auch Kombinationen von anterioren, lateralen und posterioren Vorfällen, sog. *multivektorielle Bandscheibenvorfälle*. Auch sie finden sich vornehmlich bei L3/L4 und L4/L5.

Pathogenetisch wird an eine besondere Bandscheibenschwäche gedacht (Jinkins u. Mitarb. 1989). Die anterioren Bandscheibenvorfälle sind hinsichtlich ihrer klinischen Relevanz umstritten. Man geht zumeist davon aus, dass sie keine Beschwerden bereiten. Sie müssen daher nicht zwingend in die Beurteilung eines MRT miteinbezogen werden, fallen aber in den Röntgenübersichtsaufnahmen aufgrund der z. T. deutlichen Spangenbildungen auf. Es gibt allerdings auch pathophysiologische Studien, die eine Schmerzausstrahlung durch einen anterioren Bandscheibenvorfall belegen.

Spondylolisthesis

Inzidenz und Verteilung

Die Spondylolisthesis aufgrund einer Spondylolyse ist ein relativ häufiger Befund im Bereich der Lendenwirbelsäule. Ungefähr 7 % der Bevölkerung sind nach Schätzungen betroffen. Dabei tritt die Spondylolyse vor allem in Höhe L5/S1 auf, in absteigender Häufigkeit werden Veränderungen in den proximal gelegenen Abschnitten der Lendenwirbelsäule gesehen.

Pathogenese

Die häufigste Gefügestörung ist die *Ventrospondylolisthesis*, die auf der Grundlage einer Spondylolyse (zumeist beidseitig) oder ausschließlich auf der Basis einer Subluxationsstellung der Facettengelenke vorliegt.

Die Spondylolyse entsteht zumeist im Kindes- oder Jugendalter, seltener im Erwachsenenalter. Neben einer familiären Disposition werden Formen einer Schädigung der Interartikularportion gesehen, die den Charakter einer Stressfraktur haben. Sie treten durch vermehrte extreme, lang dauernde Belastungen, besonders Hyperextensions- und Rotationsbelastungen der Wirbelsäule, auf. Auch pathologische Belastungen proximaler wie distaler Segmente nach einer spinalen Fusionsoperation können zu erworbenen Spondylolysen führen, wobei dies vor allem Erwachsene betrifft (Harris u. Wiley 1963). Als weitere Ursache wird eine Entzündungsreaktion im Sinne der Osteochondritis oder Ostitis diskutiert. Selten dürften direkte Traumen als Ursache anzusehen sein.

Die degenerativ bedingte Ventrolisthesis ohne Vorliegen einer Lyse der Interartikularportion entsteht auf der Grundlage einer Bandscheibendegeneration und Höhenminderung der Bandscheibe mit der Folge einer Instabilität in den kleinen Wirbelgelenken.

Klinik

Klinisch weisen Patienten mit einer Ventrolisthesis zumeist Rückenschmerzen auf, zusätzlich nicht selten eine radikuläre Symptomatik. Die radikulären Beschwerden entstehen vor allem durch eine Stenose des Foramen intervertebrale auf der Höhe des veränderten Segments. Durch das Ventralgleiten eines Wirbelkörpers kommt es gleichzeitig entweder durch degenerative Veränderungen an den Facettengelenken oder aber auch durch die Entwicklung eines hypertrophierten Bindegewebes bzw. einer kartilaginären Gewebsbildung im Verlauf der Lysezone zu einer Kompression des entsprechenden intraforaminal gelegenen Abschnittes der Nervenwurzel.

Die Klinik des Patienten erlaubt von daher keine Differenzierung zwischen einer auf Basis einer Spondylolyse entstandenen Spondylolisthesis oder einer degenerativ bedingten.

Diagnostik

MRT

Die MRT liefert den Nachweis der Spondylolyse am ehesten auf sagittalen Schnitten, wobei PD- oder T1-gewichtete Sequenzen hierfür am geeignetsten sind (Grenier u. Mitarb. 1989). Zusätzliche T1-gewichtete FLASH-Sequenzen mit einer Fettsättigung oder nötigenfalls Aufnahmen in einer STIR-Sequenz können die Aussagekraft durch einen hohen Kontrast zwischen ossären Strukturen und dem Knochenspalt verbessern. Der Defekt verläuft in den sagittalen Schichten senkrecht zur Pars interarticularis (Abb. 4.**60** u. 4.**61**).

Anhand von mediosagittalen Schnitten kann eine Differenzierung zwischen der Ventrolisthesis auf der Grundlage einer Facettendegeneration in Abgrenzung zur Ventrolisthesis auf der Basis einer Spondylolyse vorgenommen werden. Im Falle einer echten Spondylolyse findet sich eine Stufenbildung im Verlauf der Dornfortsätze oberhalb des Versatzes zwischen den Wirbelkörpern, bei einer degenerativ bedingten Spondylolisthesis in gleicher Höhe. Dies erklärt sich daraus, dass der Abstand zwischen Processus spinosus und Wirbelkörperhinterkante im Falle einer echten Spondylolyse zunimmt gegenüber dem Normalbefund, der Processus spinosus dieses Wirbelkörpers also nicht mit nach ventral gleitet, hingegen der nächsthöhere Wirbelkörper eine Ventralverlagerung aufweist unter Einschluss des Processus spinosus. Handelt es sich um eine degenerative Ventrolisthesis, zeigt der Processus spinosus des nach ventral versetzten Wirbelkörpers ebenfalls eine ventrale Verlagerung, sodass im Alignement der Kontursprung im Verlauf der Processus spinosi zwischen dem nach ventral gegleiteten Wirbelkörper und dem distal dazu gelegenen auftritt (Abb. 4.**62**).

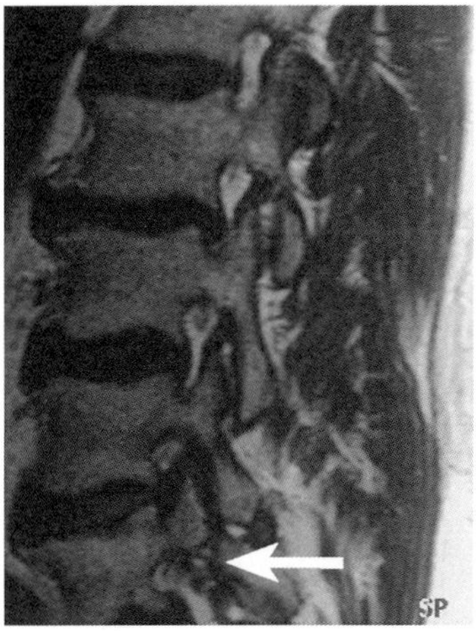

Abb. 4.**60** **Spondylolisthesis L5 ohne nennenswertes Ventralgleiten.** Parasagittaler T2-gewichteter Schnitt (TSE; TR = 3400 ms, TE = 120 ms): Bei L5 ist die senkrecht verlaufende Lyse in der Interartikularportion gut zu erkennen. Der Knochenspalt ist durch Bindegewebe ausgefüllt. Gleichzeitig findet sich eine deutliche Protrusion der Bandscheibe L4/L5 sowie eine Hypertrophie am Facettengelenk L5 mit einer entsprechenden Einengung des Foramen intervertebrale.

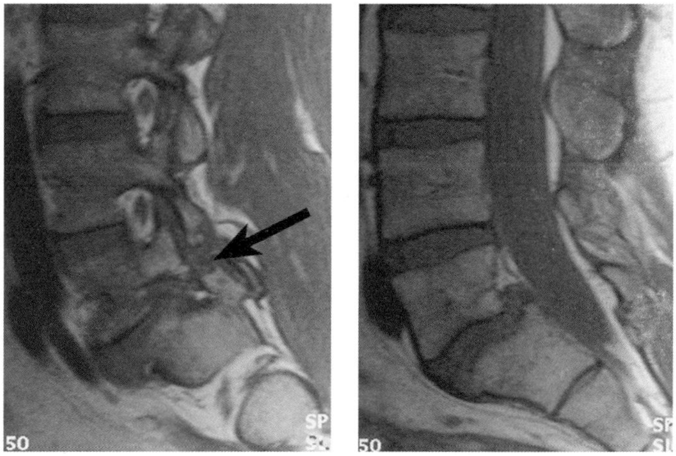

a b

Abb. 4.**61 a, b** **Unterbrechung der Interartikularportion in Höhe L5:**

a T1-gewichteter parasagittaler Schnitt (TSE; TR = 800 ms, TE = 12 ms): Leichtes Ventralgleiten von L5 gegenüber S1 (Grad I nach Meyerding). Das Foramen intervertebrale L5/S1 ist durch Bindegewebsstrukturen sowie ossär komplett verlegt.

b Mediosagittalschnitt: Nachweis des deutlichen Ventralgleitens von L5 gegenüber S1. Leichter Bandscheibenvorfall, der in typischer Weise epidural nach kranial erfolgt.

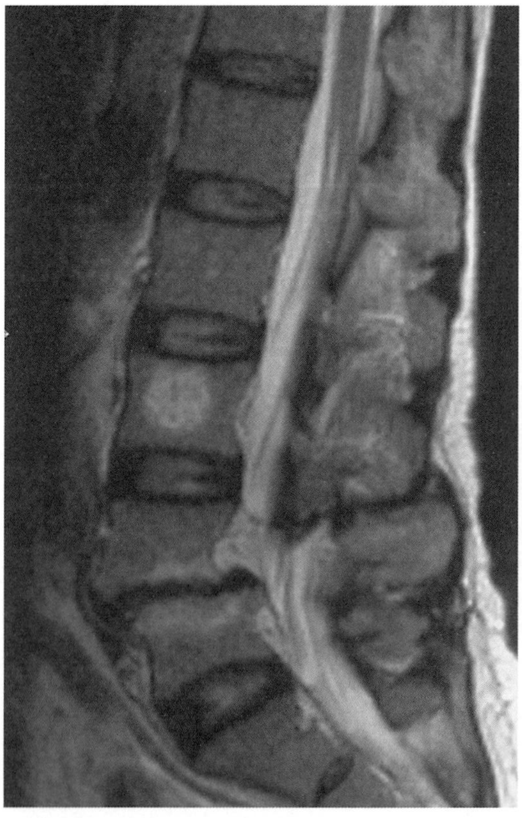

Abb. 4.**62** **Spondylolyse L4 mit deutlichem Ventralgleiten von L4 gegenüber L5.** Gleichzeitig erosive Destruktion der Grund- und Deckplatte L4 bzw. L5, Aufbrauchung der Bandscheibe, deutliche Fettmarkdegeneration. Typisch für die Spondylolisthesis auf der Grundlage einer echten Spondylolyse ist die dorsale Stufenbildung im Verlauf der Processus spinosi. Während das dorsale Alignement im Verlauf der Wirbelkörperhintenkanten eine Stufenbildung im Übergang L4/L5 zeigt, liegt im Verlauf der Processus spinosi eine Stufenbildung im Bereich L3/L4 vor.

Thorakale degenerative Veränderungen

Inzidenz und Verteilung

Die thorakalen Vorfälle sind selten. Nach Angaben in der Literatur liegen lediglich 4% aller Bandscheibenvorfälle im Thorakalbereich vor (Ryan u. Mitarb. 1988, Alvarez u. Mitarb. 1988). Durch die Einführung der MRT ist der Nachweis thorakaler Bandscheibenvorfälle allerdings gestiegen.

75% dieser Bandscheibenvorfälle betreffen das distale Drittel der Brustwirbelsäule, am häufigsten sind die Etagen D10/11 und D11/12 betroffen (Ryan u. Mitarb.1988). Die proximal gelegenen Etagen sind deshalb seltener beteiligt, weil die Kyphose der Brustwirbelsäule, die in Höhe BWK 6–BWK 8 am ausgeprägtesten ist, dazu führt, dass der Belastungsschwerpunkt in diesen Abschnitten weiter ventral liegt und somit eher die ventralen Anteile der Bandscheiben zur Degeneration neigen. Hingegen ergibt sich für den distalen Anteil der Brustwirbelsäule der Übergang von der Kyphose zur Lordose mit einer Verlagerung der Achse nach dorsal und einer entsprechend stärkeren Belastung der dorsalen Anteile der Bandscheiben (Alvarez u. Mitarb. 1988, Parizel u. Mitarb. 1989).

Aufgrund der Kyphose der Brustwirbelsäule liegt das Rückenmark innerhalb des Spinalkanals weit ventral und teilweise sogar den hinteren Konturen der Wirbelkörper auf. Daraus ergibt sich, dass bereits kleinere Bandscheibenvorfälle in einen direkten Kontakt mit dem Rückenmark treten und zu einer Beschwerdesymptomatik führen können. Dies wird durch die Tatsache noch verstärkt, dass der Spinalkanal im Thorakalraum relativ eng ist und von daher wenig Raum für ein Ausweichen des Rückenmarks besteht.

Klinik

Klinisch imponiert vornehmlich eine Myelopathie mit sehr unterschiedlichen, z.T. diskreten Beschwerden. Kombinationen einer Radikulopathie und Myeolpathie sind möglich. Nicht selten handelt es sich aber um asymptomatische Befunde. Es ist davon auszugehen, dass diese asymptomatischen Bandscheibenvorfälle überwiegen und bis zu $^{2}/_{3}$ aller nachgewiesenen Vorfälle hierzu gehören (Ryan u. Mitarb. 1988, Alvarez u. Mitarb. 1988, Williams u. Mitarb. 1989).

Diagnostik

MRT

Bei optimierter Durchführung der MRT-Untersuchung ist deren Aussagekraft mit der CT-Myelographie vergleichbar. Sie liegt höher als die Nachweisrate der konventionellen Myelographie. CT-Myelographie und MRT erreichen jeweils eine gleich hohe Nachweisrate ohne falsch negative Befunde. Beim Verdacht auf das Vorliegen eines thorakalen Bandscheibenvorfalls ist daher die MRT heute die Methode der Wahl. Kann allerdings mit dieser Methode der Nachweis eines Bandscheibenvorfalls z.B. aufgrund deutlicher Bewegungsartefakte, nicht erbracht werden, sollte auf die CT-Myelographie zurückgegriffen werden.

Das Signalverhalten der Bandscheibenvorfälle variiert. Es gibt Bandscheibenvorfälle, die in allen Sequenzen sehr dunkel erscheinen, ohne dass in diesen Fällen eine Verkalkung vorliegen muss, was sich computertomographisch gut differenzieren lässt (Ross u. Mitarb. 1987). In den meisten Fällen stellen sich die Bandscheibenvorfälle isointens zur entsprechenden Bandscheibe dar. T2-gewichtet findet sich eine Signalintensität für den Vorfall, die geringer ausfällt als für den Liquor, sodass eine Abgrenzung des Bandscheibenvorfalls vom signalreichen Subarachnoidalraum möglich ist. Nicht selten zeigen die mitbeteiligten Bandscheiben keine Signalabsenkung im Bereich des Nucleus pulposus, sodass aus dem MRT keine Hinweise auf eine Bandscheibendegeneration vorliegen müssen.

Der Anteil verkalkter Bandscheibenvorfälle ist höher als in anderen Bereichen der Wirbelsäule. Die Ursache dieser Verkalkungen ist unklar. Zum Teil sind diese verkalkten Bandscheibenvorfälle im Zusammenhang mit Verkalkungen des Nucleus pulposus der korrespondierenden Bandscheibe zu sehen. Es werden aber auch verkalkte Bandscheibenvorfälle gesehen, ohne dass der Nukleus der entsprechenden Bandscheibe selbst mitbetroffen ist. Daneben wird ein Zusammenhang mit dem Auftreten eines Morbus Scheuermann diskutiert. Thorakale Vorfälle treten gehäuft zusammen mit einem Morbus Scheuermann auf (Roosen u. Mitarb. 1987, Ryan u. Mitarb. 1988).

Die MRT-Untersuchung thorakaler Bandscheibenvorfälle kann vor allem in den T2-gewichteten Aufnahmen in ihrer Aussagekraft durch Liquorflussartefakte eingeschränkt sein, daneben auch durch Artefakte, die vom Herzen oder den großen Gefäßen herrühren. Dabei zeigen die T2-gewichteten TSE-Aufnahmen vor allem Liquorflussartefakte, die T2-gewichteten GRE-Aufnahmen vor allem Flussartefakte der großen Gefäße und des Herzens. Letztere lassen sich allerdings zumeist durch eine Flusskompensation gut unterdrücken. Daneben kann die Überlagerung der Untersuchungsregion durch Flussartefakte mithilfe einer kraniokaudalen Präparation des Phasenkodiergradienten vermieden werden. Diese Präparationsrichtung kann allerdings im Einzelfall einen Bandscheibenvorfall maskieren, da die hierbei in a.-p. Richtung vorliegenden Chemical-Shift-Artefakte des Knochenmarks die Abgrenzung des Bandscheibenvorfalls unmöglich machen. Insofern sollten u. U. sagittale Aufnahmen der Wirbelsäule sowohl unter Verwendung einer kraniokaudalen Präparation als auch einer a.-p. Präparation des Phasenkodiergradienten angefertigt werden (Enzmann u. Mitarb. 1987). Auch Suszeptibilitäts- und Bewegungsartefakte können auf den T2-gewichteten sagittalen Aufnahmen den Nachweis von Bandscheibenvorfällen erschweren, bedingt durch die verstärkte Artefaktanfälligkeit dieser Sequenzen. Durch die langen Repetitions- und Echozeiten sind T2-gewichtete SE-Aufnahmen anfällig für Bewegungsartefakte. Die GRE-Sequenzen sind nicht nur für Bewegungs- und Flussartefakte besonders empfindlich, sondern auch für Suszeptibilitätsartefakte (Abb. 4.**63**–4.**67**).

a 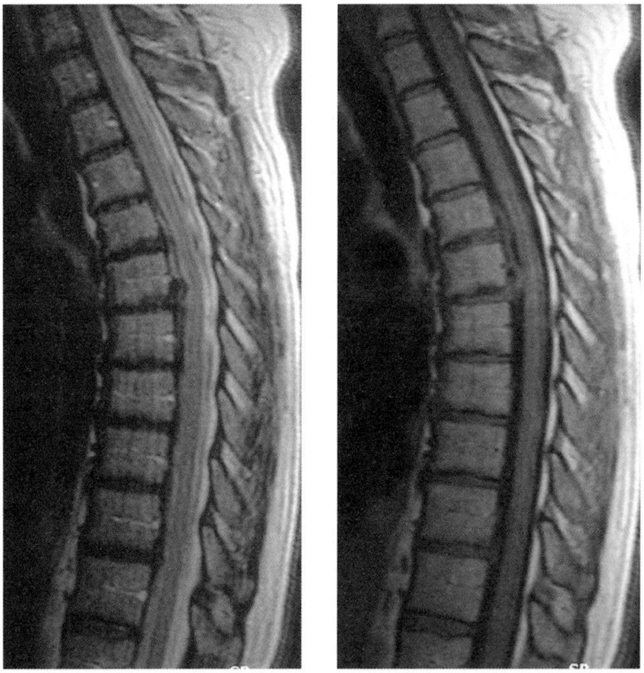 b

Abb. 4.**63 a–c** **Großer thorakaler Bandscheibenvorfall bei BWK 6/7 und BWK 10/11**:
a Sagittale T2-gewichtete Aufnahme (TSE; TR = 3700 ms, TE = 120 ms): Der große Bandscheibenvorfall bei BWK 6/7 ist etwas nach kranial umgeschlagen. Er zeigt eine niedrige Signalintensität. Auch der kleine Bandscheibenvorfall bei BWK 10/11 zeigt eine geringe Signalintensität entsprechend der Bandscheibe. Deutliche Atemartefakte.
b T1-gewichteter sagittaler Schnitt (TSE; TR = 800 ms, TE = 12 ms): Beide Vorfälle lassen sich gut abgrenzen. Deutliche Liquorflussartefakte im Bereich BWK 5 und BWK6. Die sagittalen Schichten wurden mit einer Präparation des Phasenkodiergradienten in a.-p. Richtung erstellt. Entsprechend liegt ein mäßiggradiger Chemical-Shift-Artefakt in kraniokaudaler Projektionsrichtung vor. Die Wirbelkörperhinterkante ist von daher im gesamten Verlauf der Brustwirbelsäule scharf abgrenzbar.

Die Aussagekraft der MRT ist nur ausreichend, wenn neben T1- und T2-gewichteten sagittalen Aufnahmen auch transversale Schnitte angefertigt werden (Ross u. Mitarb. 1987). Diese 3 Sequenzen ergänzen einander. In Einzelfällen werden Bandscheibenvorfälle nur axial gesehen, sagittal hingegen nicht und umgekehrt Vorfälle nur sagittal erkannt und axial nicht (Abb. 4.**68**).

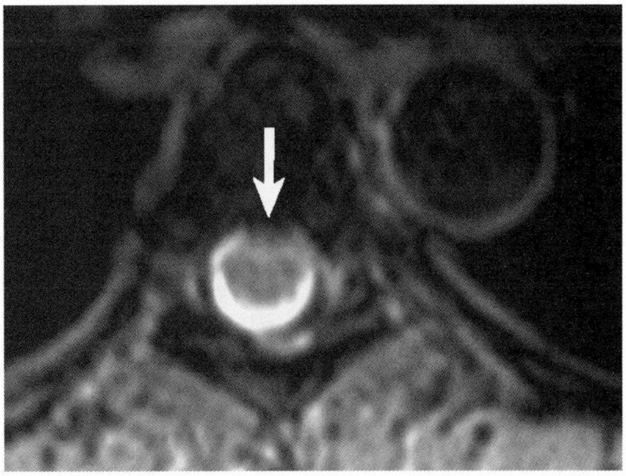

Abb. 4.**63 c** Transversaler Schnitt in T2-Gewichtung (FLASH; TR = 700 ms, TE = 15 ms, Flip-Winkel α = 20°): Der medial gelegene Bandscheibenvorfall ist gut abgrenzbar. Er zeigt eine leichte Kompression des Myelons.

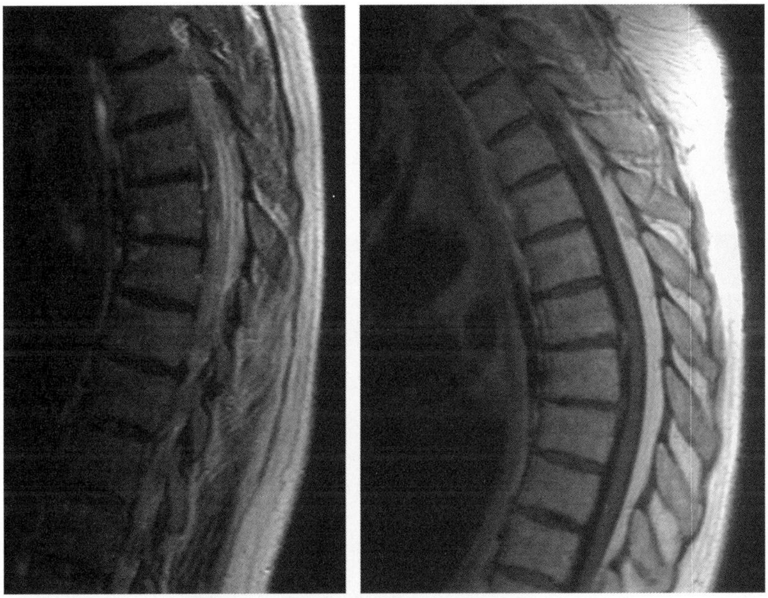

a b

Abb. 4.**64 a–c** **Thorakaler Bandscheibenvorfall in Höhe BWK 6/7**:
a T2-gewichteter sagittaler Schnitt (TSE; TR = 3900 ms, TE = 120 ms): Aufgrund der Flussartefakte ist eine Beurteilbarkeit der Wirbelkörperrandkonturen nicht gegeben. Der Bandscheibenvorfall ist von daher nicht abgrenzbar.
b T1-gewichteter sagittaler Schnitt (TSE; TR = 800 ms, TE = 12 ms): Der Bandscheibenvorfall grenzt sich gut ab. Es findet sich eine umgebende Signalanhebung infolge eines verlangsamten Liquorflusses.

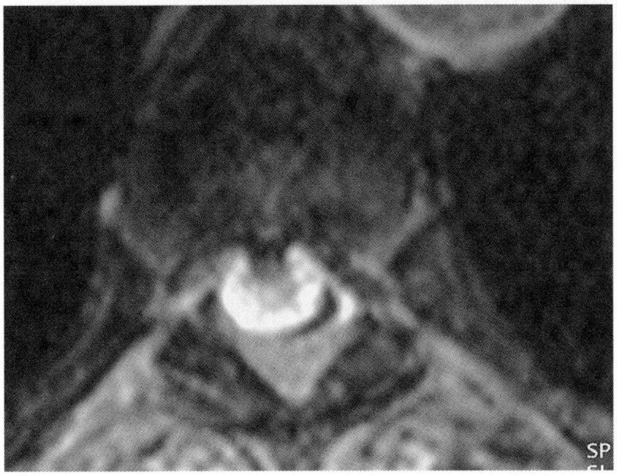

c Transversale Schicht (FLASH; TR = 703 ms, TE = 15ms, Flip-Winkel α = 20°): In diesem Bild kommt der Bandscheibenvorfall besonders betont zur Abbildung. Er zeigt sich als kleine rundliche Struktur mit deutlicher Myelonkompression.

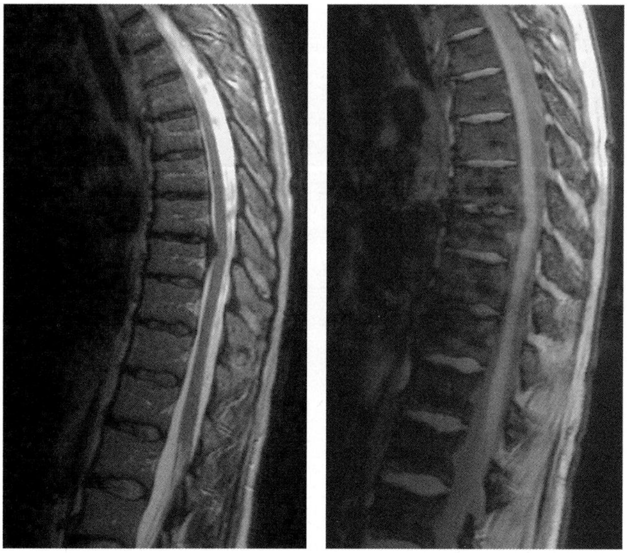

a b

Abb. 4.**65 a**, **b** **Gut erkennbarer Bandscheibenvorfall im mittleren Bereich der Brustwirbelsäule**:
a Sagittaler T2-gewichteter Schnitt (TSE; TR = 5310 ms, TE = 112 ms): Der nach kaudal umgeschlagene Bandscheibenvorfall zeigt eine niedrige Signalintensität. Es findet sich eine deutliche Kompression. Leichte Liquorflussartefakte, im Übrigen nur geringe Bewegungsartefakte.
b GRE-Sequenz (FLASH; TR = 465 ms, TE = 11 ms, Flip-Winkel α = 90°): Der Bandscheibenvorfall ist in diesem Bild nicht erkennbar infolge ausgeprägter Pulsationsartefakte durch Herz und Gefäße.

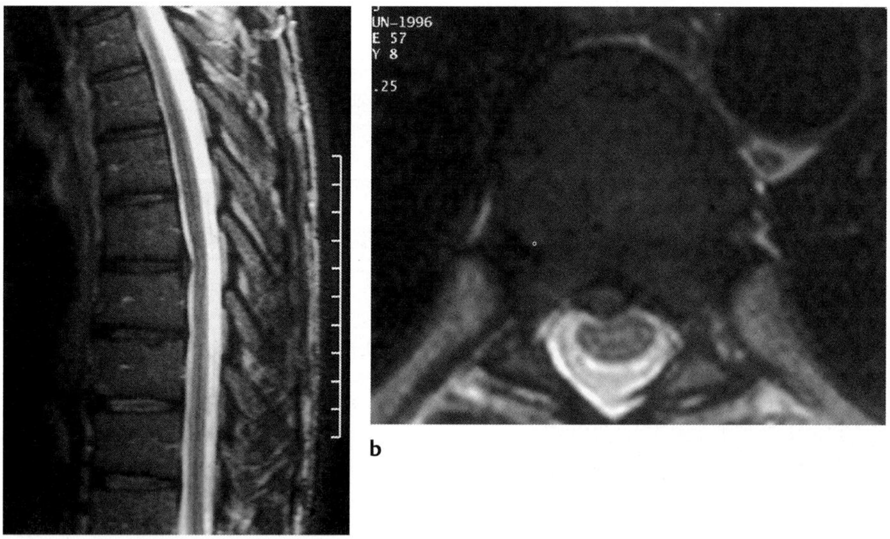

b

a

Abb. 4.**66 a**, **b** **Subligamentärer Bandscheibenvorfall im Bereich BWK 8/9**:
a Sagittaler T2-gewichteter Schnitt (TSE; TR = 5310 ms, TE = 112 ms): Der nach kaudal und etwas nach kranial umgeschlagene Bandscheibenvorfall weist eine identische Signalintensität wie die Mutterbandscheibe auf. Es findet sich nur eine flache Vorwölbung nach dorsal.
b Transversaler Schnitt in T2-Gewichtung (TSE; TR = 5000 ms, TE = 120 ms): Auf diesem Bild kommt die Kompression des Rückenmarks etwas besser zur Darstellung. Der Bandscheibenvorfall weist eine niedrige Signalintensität auf.

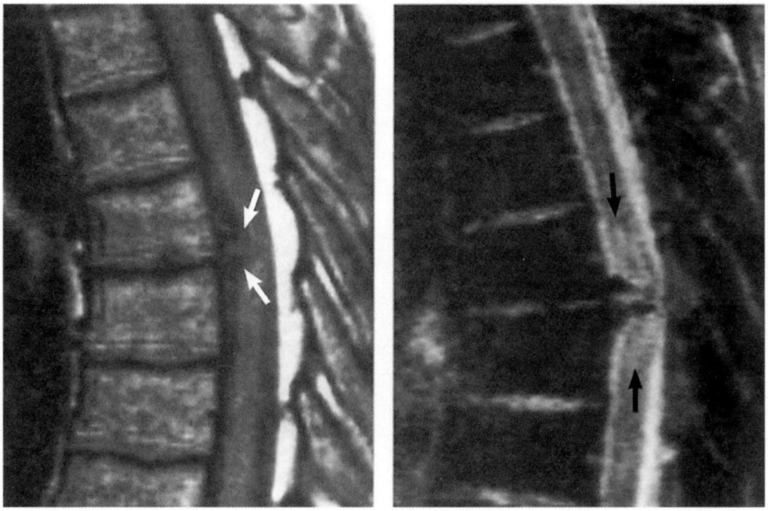

a b

Abb. 4.67 a, b **Verkalkter Bandscheibenvorfall bei BWK 6/7**:

a T1-gewichtete Aufnahme (SE; TR = 685 ms, TE = 20 ms) mit rückenmarkkomprimierendem Bandscheibenvorfall (Pfeile).

b GRE-Sequenz (FFE; TR = 600 ms, TE = 20 ms, Flip-Winkel α = 10°): Der Bandscheibenvorfall gelangt infolge von Suszeptibilitätsartefakten überdeutlich zur Darstellung (Pfeile). Es finden sich etwas irreguläre Signalauslöschungen. Darüber hinaus ist ein Rückenmarködem erkennbar. Die Bandscheibe zeigt eine deutliche Höhenminderung

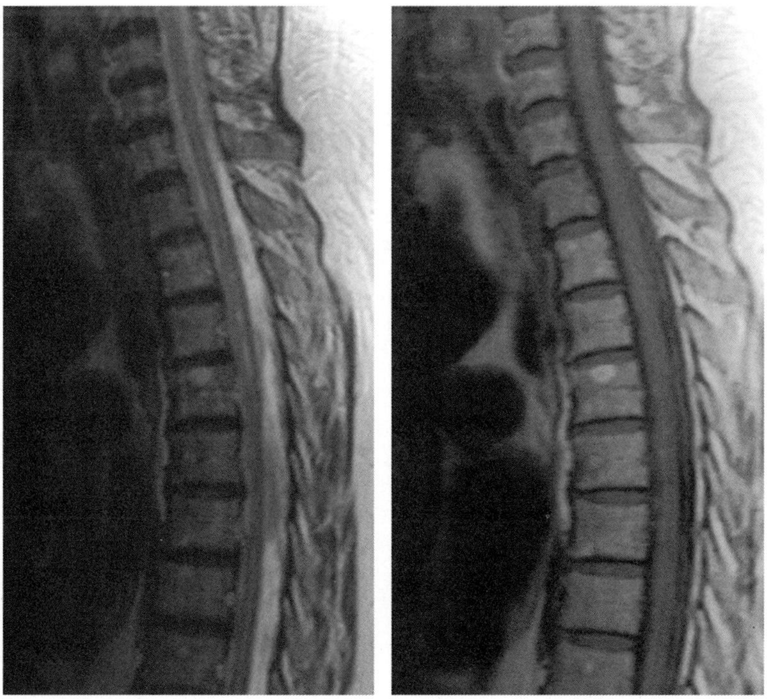

a b

Abb. 4.68 a–e **69-jährige Patientin mit einer Syringomyelie im Bereich BWK 3/4 und einem Bandscheibenvorfall BWK 5/6**:

a T2-gewichtete sagittale Aufnahme mit einer in a.-p. Richtung geschalteten Phase (TSE; TR = 5300 ms, TE = 120 ms): Aufgrund von Liquorfluss- und Bewegungsartefakten ist der Spinalkanal nur schlecht beurteilbar. Es ist weder die Syrinx noch der Bandscheibenvorfall eindeutig abgrenzbar.

b Aufnahme in T1-Gewichtung (TSE; TR = 800 ms, TE = 12 ms): Auch in dieser Aufnahme sind die beschriebenen Veränderungen nicht eindeutig abgrenzbar.

Abb. 4.68 c–e ▷

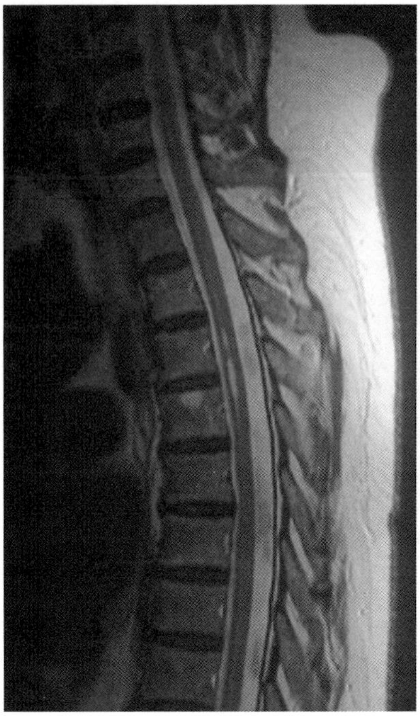

c

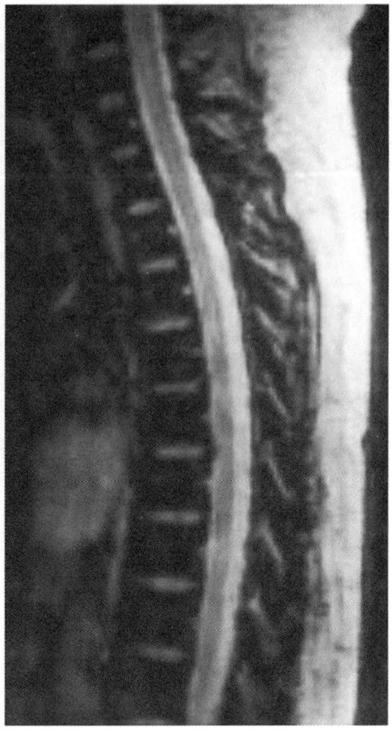

d

Abb. 4.**68 c–e**

c T2-gewichtete Aufnahme nach Umschaltung der Phase in kraniokaudaler Richtung (TSE; TR = 3390 ms, TE = 120 ms): Die Syrinx ist jetzt artefaktfrei abgebildet. Der Spinalkanal ist insgesamt deutlich besser beurteilbar. Es findet sich eine scharfe Abzeichnung des Rückenmarks. Der Bandscheibenvorfall in Höhe BWK 5/6 ist allerdings auch auf diesem Bild nicht erkennbar, man sieht lediglich eine leichte Vorwölbung der Bandscheibe.

d T2-gewichtete Aufnahme in GRE-Technik (FLASH 2-dimensional; TR = 663 ms, TE = 22 ms, Flip-Winkel α = 35°): Die Aufnahme ist durch Flussartefakte in der Bildqualität stark beeinträchtigt. Deshalb ist weder die Syrinx noch der Bandscheibenvorfall erkennbar.

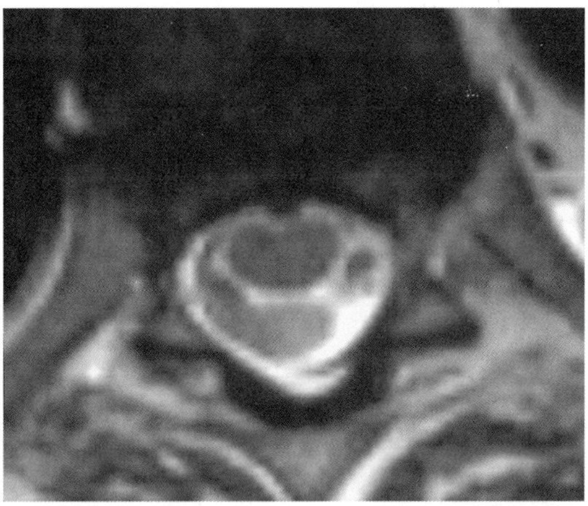

e Transversale Aufnahme in T2-Gewichtung (TSE; TR = 5820 ms, TE = 120 ms): Nur in der transversalen T2-gewichteten Schnittführung eindeutiger Nachweis des kleinen medialen Bandscheibenvorfalls, von dem eine geringe Pelottierung des Rückenmarks ausgeht.

Zervikale degenerative Veränderungen

Diagnostik

MRT

Die MRT hat eine große Bedeutung zum Nachweis degenerativer zervikaler Veränderungen erlangt. Durch eine geeignete Sequenzwahl sind sowohl die Bandscheibenvorwölbungen und -vorfälle als auch die knöchernen Veränderungen gut darstellbar. Die MRT ist der zervikalen Myelographie überlegen (Nakstadt u. Mitarb. 1989) und erreicht die Nachweisrate der CT-Myelographie, übertrifft sie auch in einigen Arbeiten (Brown u. Mitarb. 1988, Neuhold u. Mitarb. 1991, Breidahl u. Mitarb. 1991, Yousem u. Mitarb. 1992). In neueren Studien ist eine Sensitivität und Spezifität von bis zu 91 % (Yousem u. Mitarb. 1992) ermittelt worden. Die MRT ist eher als die CT-Myelographie zur Untersuchung der gesamten Wirbelsäule geeignet, sie erlaubt zudem problemlos die Darstellung in der transversalen und sagittalen Schnittführung.

Die Bandscheibendegeneration ist anders als im Thorakal- und Lumbalbereich nicht so sehr an einem Signalverlust zentraler Abschnitte, sondern vor allem an der Höhenminderung der Bandscheibe zu erkennen. Die Höhenminderung einer Bandscheibe ist immer auch als Zeichen der Degeneration anzusehen. Die Differenzierung zwischen Anulus und Nukleus gelingt etwas schlechter als im Lumbalbereich, da der Anulus häufig nur als sehr schmale Struktur imponiert. Die Verbindung zum hinteren Längsband ist sehr eng.

Die Differenzierung zwischen einer Protrusion und einem Bandscheibenvorfall ist schwierig, allerdings auch weniger relevant, als dies im Lendenwirbelsäulenbereich sein mag. Generell sind die zirkulären Bandscheibenverlagerungen eher als Protrusion, die zungenförmigen hingegen als Bandscheibenvorfälle anzusehen. Darüber hinaus ist auch die Differenzierung zwischen einem sub- und extraligamentären Bandscheibenvorfall nicht eindeutig möglich. Hierbei gilt, dass die flachen, leichten Vorfälle eher subligamentär und die großen, zungenförmigen oder umschriebenen Massenvorfälle eher extraligamentär liegen (Isu u. Mitarb. 1986). Massenvorfälle werden seltener gesehen als lumbal, sie gehen häufig nicht mit einer adäquaten Höhenminderung der Bandscheibe einher. Bestehen Protrusionen oder Bandscheibenvorfälle für längere Zeit, kommt es immer zu knöchernen Reaktionen der Abschlussplatten mit einer entsprechenden spondylotischen Abstützungsreaktion. Diese Kombination eines Bandscheibenvorfalls mit einer knöchernen retrospondylophytären Reaktion kann zu deutlichen spinalen Stenosen führen und eine schwere Myelonkompression zur Folge haben. Die Höhenminderung der Zwischenwirbelräume führt zu Unkarthrosen, die Processus uncinati verbreitern sich und verplumpen, was mit einer Stenosierung der Foramina intervertebralia einhergeht. Bei polysegmentalen schweren degenerativen Bandscheibenveränderungen kann es zu langstreckigen spinalen Stenosen mit einer entsprechenden Rückenmarkkompression und zur Einengung der Foramina intervertebralia kommen (Abb. 4.**69**–4.**74**).

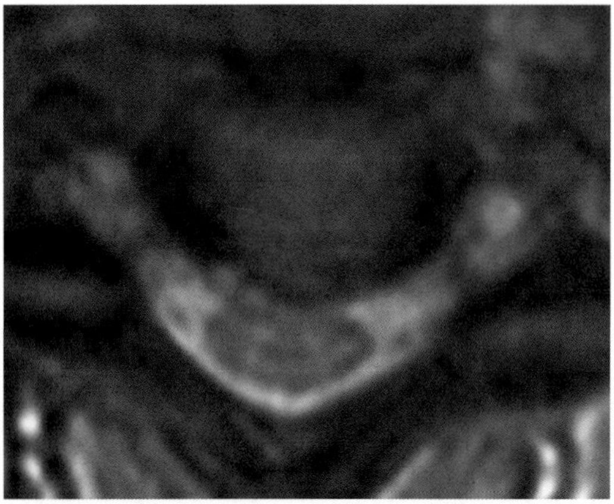

a

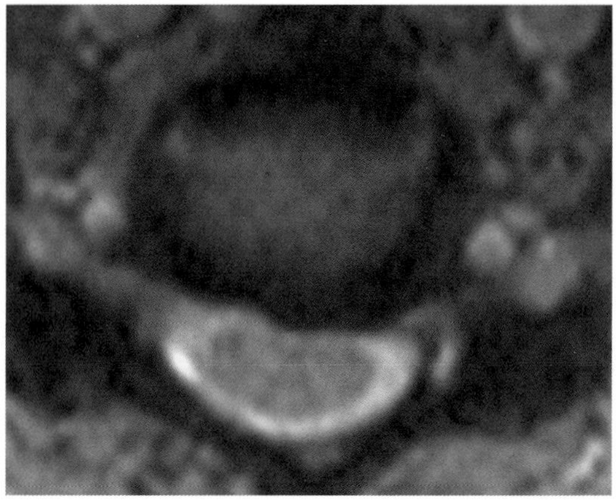

b

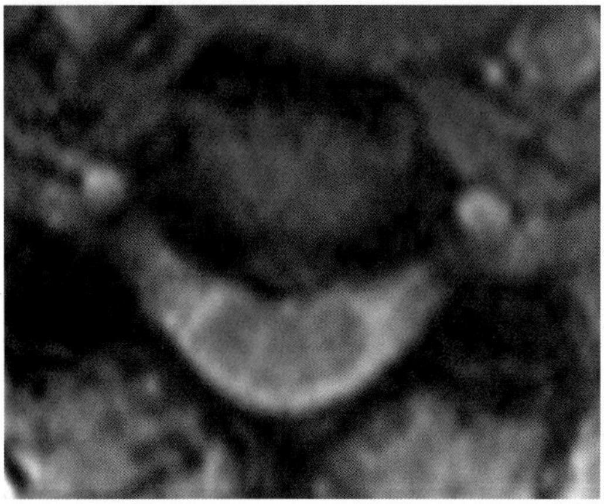

c

Abb. 4.**69 a–c** **Flache Protrusion der Bandscheibe C3/C4 mit knöcherner Abstützungsreaktion**:

a Transversaler Schnitt in Höhe der Bandscheibe (FLASH 2-dimensional; TR = 608 ms, TE = 15 ms, Flip-Winkel α = 20°): Flache, etwas medial betonte Protrusion der Bandscheibe erkennbar. Das Rückenmark wird knapp erreicht. Der ventrale Reserveraum erscheint aufgebraucht. Die Foramina intervertebralia stellen sich frei dar.

b Mediolinkslateral betonte Protrusion, knöchern abgestützt (FLASH 2-dimensional; TR = 608 ms, TE = 15 ms, Flip-Winkel α = 20°): Das Rückenmark wird erreicht.

c Kleiner medialer zungenförmiger Bandscheibenvorfall (FLASH 2-dimensional; TR = 608 ms, TE = 15 ms, Flip-Winkel α = 20°).

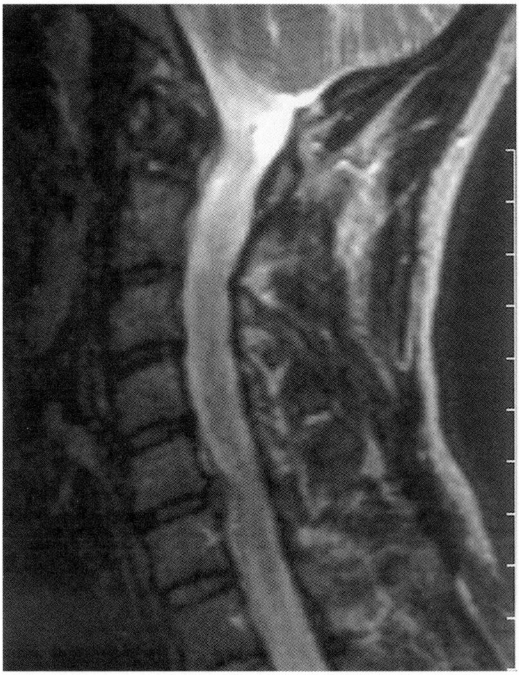
a

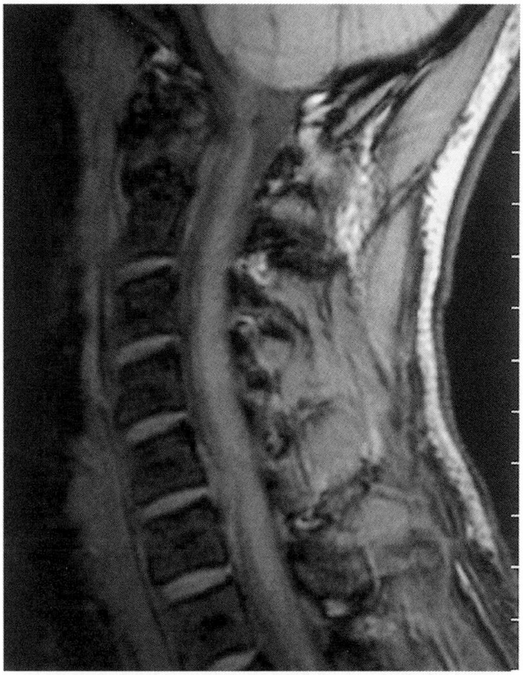
b

Abb. 4.**70 a–c** **Großer mediorechtslateral gelegener Bandscheibenvorfall im Segment C5/C6**:

a T2-gewichtete sagittale Aufnahme (TSE; TR = 4600 ms, TE = 112 ms): Der Bandscheibenvorfall führt zu einer Verlagerung des Myelons. Die Dura erscheint etwas abgedrängt. Auffällig ist, dass die Bandscheibe selbst keine Signalveränderung im Vergleich zu den übrigen Bandscheiben erkennen lässt. Allenfalls liegt eine geringe Höhenminderung vor.

b T1-gewichtete Aufnahme (FLASH 2-dimensional; TR = 403 ms, TE = 11 ms, Flip-Winkel α = 90°): In dieser Aufnahme ist der Bandscheibenvorfall als raumfordernde Struktur zu erkennen, allerdings schlecht vom Rückenmark abzugrenzen. Besser als in der T2-Gewichtung kommt die ausgeprägte Stauung des epiduralen Venenplexus proximal wie kaudal zu dem Bandscheibenvorfall zur Darstellung.

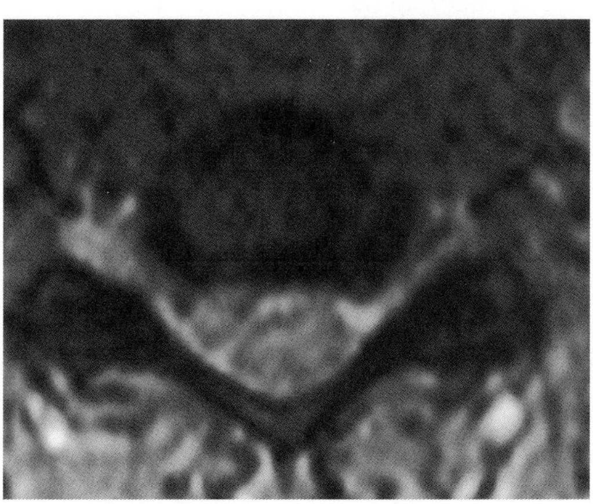

c Transversale T2-gewichtete Aufnahme: Der zungenförmig rechts gelegene Bandscheibenvorfall ist gut zu erkennen. Er führt zu einer Kompression der C6-Wurzel auf der rechten Seite. Das Rückenmark wird tangiert. Das Foramen intervertebrale stellt sich frei dar.

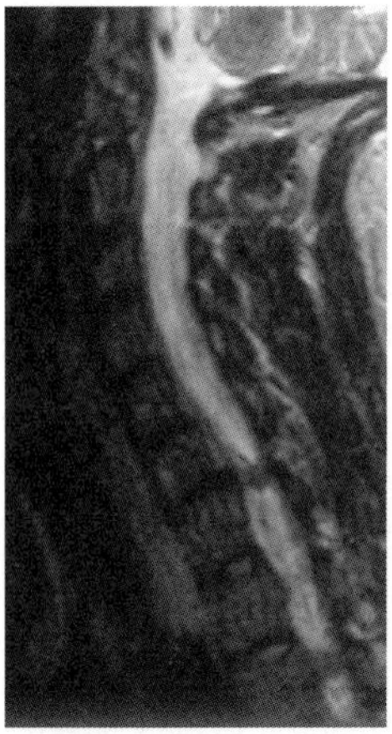
a

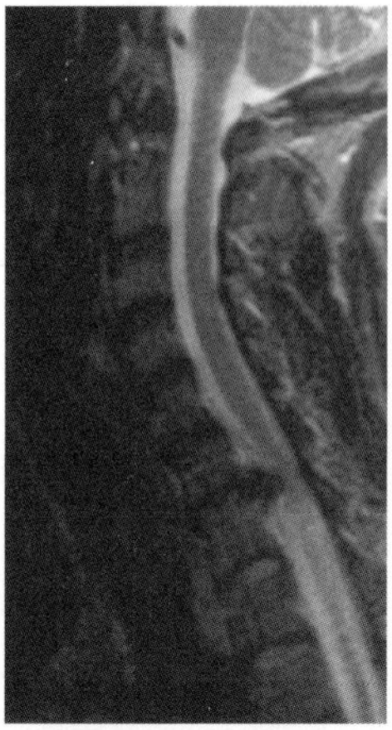
b

Abb. 4.**71 a–c** **Rechtslateraler sowie intraforaminaler Bandscheibenvorfall im Segment C6/C7**:
a T2-gewichtete parasagittale Aufnahme (TSE; TR = 5300 ms, TE = 120 ms): Der umschriebene Bandscheibenvorfall ist rechtslateral gut abgrenzbar.
b Schicht 3 mm medial zu Abb. **a**. Auch in diesem Segment erkennbarer großer das Rückenmark komprimierender Bandscheibenvorfall.

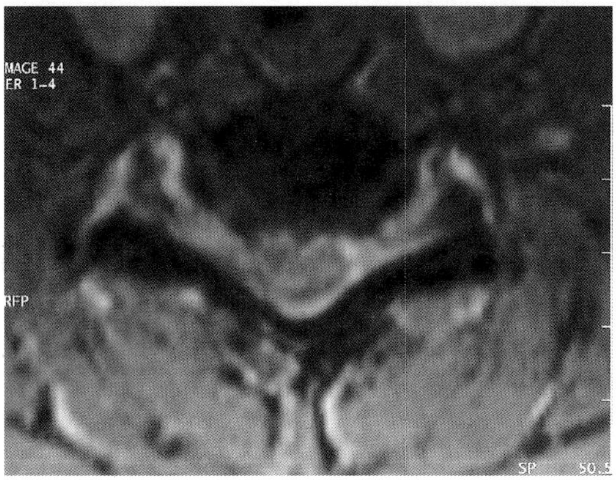

c Transversaler Schnitt in Höhe der Foramina (FLASH 2-dimensional; TR = 703 ms, TE = 15 ms, Flip-Winkel α = 20°): Der Bandscheibenvorfall erscheint relativ schlecht gegenüber dem Myleon abgrenzbar. Er erstreckt sich breit in das Foramen intervertebrale auf der rechten Seite.

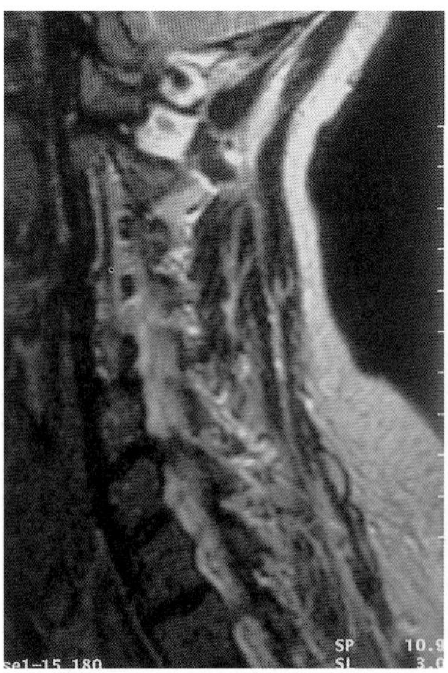
a

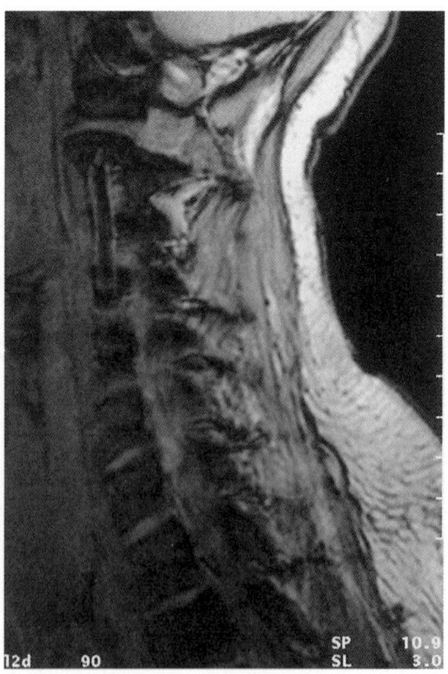
b

Abb. 4.**72 a–c** **Linksintraforaminal gelegener Bandscheibenvorfall im Segment C6/C7**:
a T2-gewichtete Aufnahme (TSE; TR = 4600 ms, TE = 112 ms): Der sich breit nach intraforaminal erstreckende Bandscheibenvorfall ist auf diesem Bild nur schlecht zu erkennen.
b T1-gewichtete Aufnahme (FLASH 2-dimensional; TR = 403 ms, TE = 11 ms, Flip-Winkel α = 90°): Auf dieser Aufnahme erkennt man den Bandscheibenvorfall deutlich besser als in der T2-Gewichtung, er weist eine kugelige Konfiguration auf und ist weit nach kaudal verlagert.

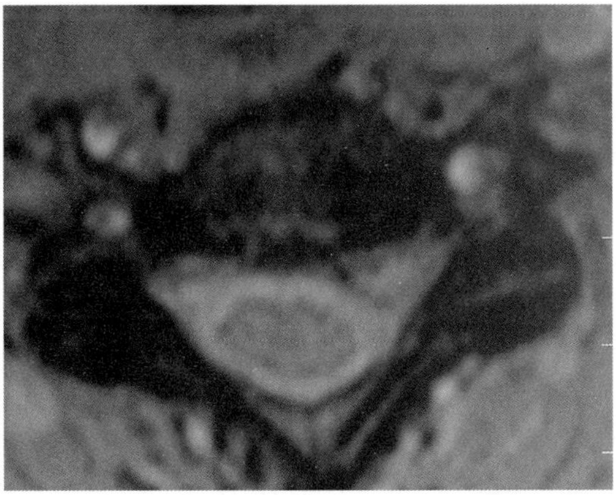

c

Abb. 4.**72 c** Transversaler Schnitt in Höhe der Foramina (FLASH 2-dimensional; TR = 608 ms, TE = 15 ms, Flip-Winkel α = 20°): Der breit nach intraforaminal ausladende Bandscheibenvorfall ist anhand der Verlagerung der Dura gut auszumachen. Das Rückenmark wird nicht erreicht.

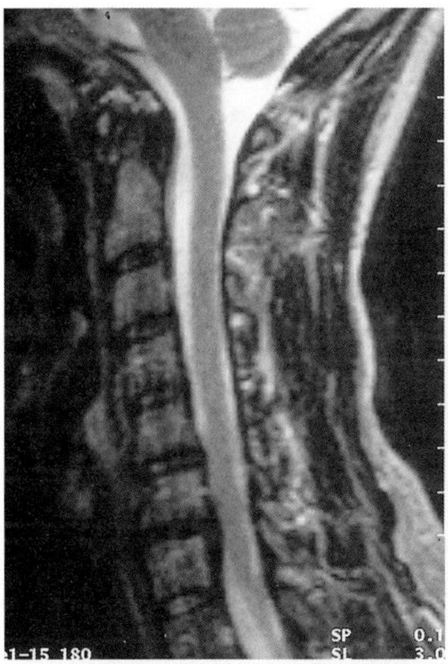

a

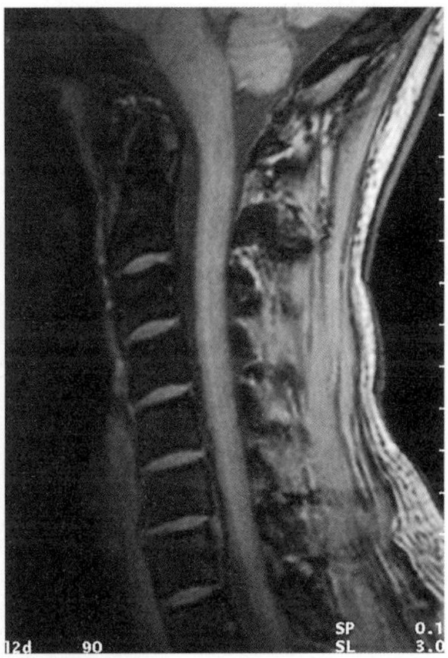

b

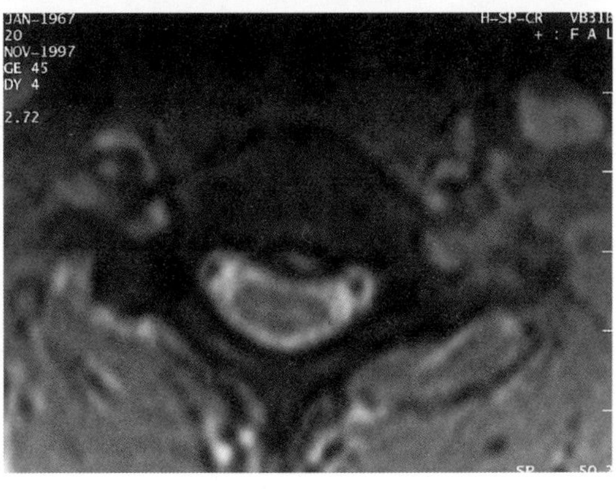

Abb. 4.**73 a–c** **Subligamentärer Bandscheibenvorfall, ausgehend von der Bandscheibe C6/C7**:

a Sagittaler T2- gewichteter Schnitt (TSE; TR = 4700 ms, TE = 112 ms): Die Bandscheibe C6/C7 zeigt gegenüber den angrenzenden Bandscheiben eine leichte Signalreduktion. Der Bandscheibenvorfall erstreckt sich weit an der Hinterkante C7 nach kaudal.

b T1-gewichtete Aufnahme (FLASH 2-dimensional; TR = 403 ms, TE = 11 ms, Flip-Winkel α = 90°): Der Bandscheibenvorfall lässt sich anhand des identischen Signals im Vergleich zur Bandscheibe C6/C7 gut abgrenzen.

c T2-gewichtete Aufnahme kaudal zur Bandscheibe C6/C7 (FLASH 2-dimensional; TR = 703 ms, TE = 15 ms, Flip-Winkel α = 20°): Der Bandscheibenvorfall weist ein hohes Signal auf. Die ligamentären Strukturen erscheinen nach dorsal verlagert.

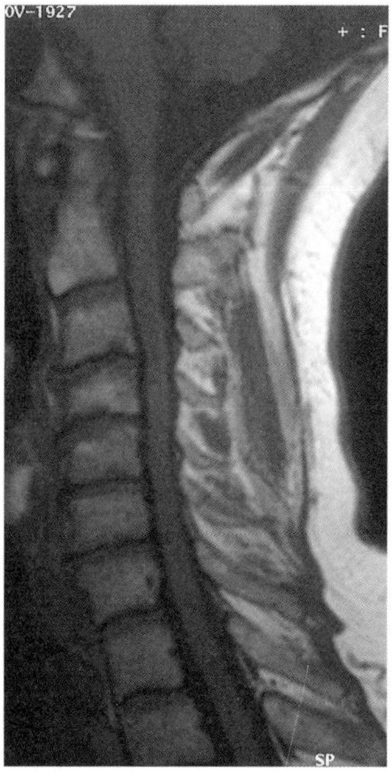

a

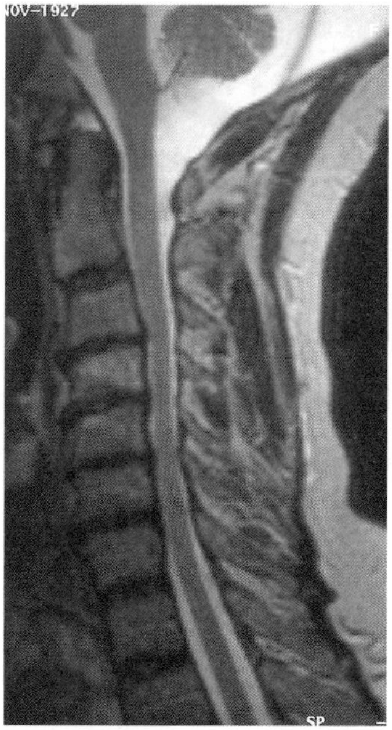

b

Abb. 4.**74 a–e** **Knöcherne spinale Stenose im Abschnitt C3–C6**:

a T1-gewichtete sagittale Aufnahme (SE; TR = 800 ms, TE = 12 ms): Ausgeprägte Bandscheibendegeneration bei C3/C4 und C4/C5 mit einer erheblichen subchondralen Reaktion und einer breiten Retrospondylose. Ventraler Bandscheibenvorfall C3/C4 und C4/C5.

b Sagittale Aufnahme in T2-Gewichtung (TSE; TR = 4800 ms, TE = 130 ms): Die langstreckige knöcherne Stenose im Bereich C3–C7 kommt gut zur Abbildung. Das Rückenmark erscheint komprimiert und atrophisch. Die Wirbelkörper zeigen deutliche Knochenmarkveränderungen vor allem im Sinne der Fettmarkreaktion.

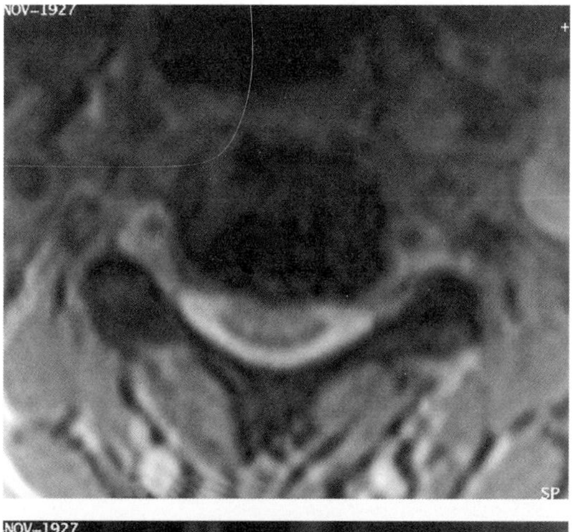

c

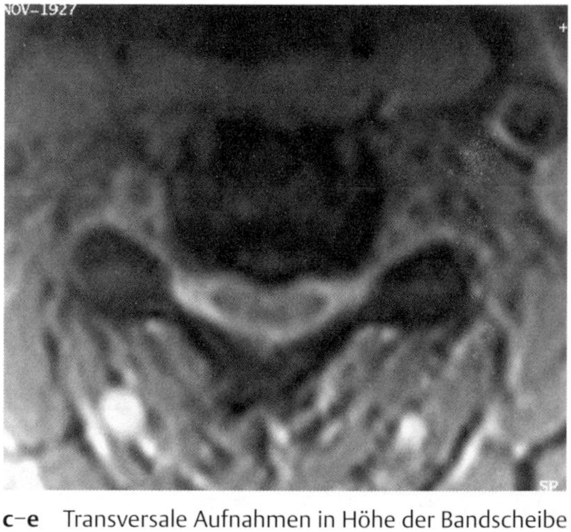

d

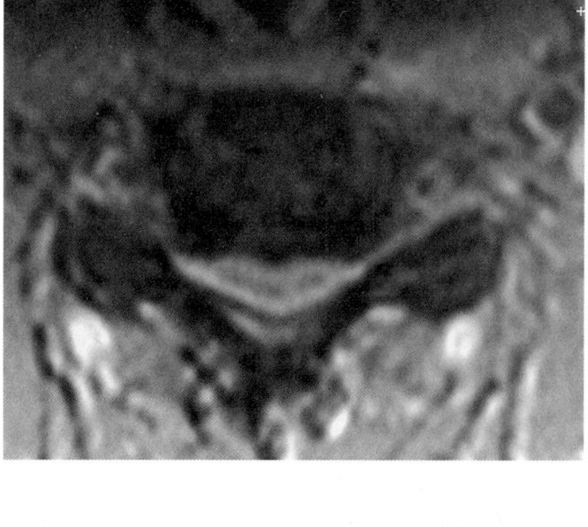

e

c–e Transversale Aufnahmen in Höhe der Bandscheibe C3/C4 (**c**) bzw. C4/C5 (**d**) und C5/C6 (**e**): Die Aufnahmen zeigen jeweils eine kombinierte knöcherne und diskale Stenose des Spinalkanals mit z. T. deutlicher Abflachung und Volumenreduktion des Rückenmarks im Sinne der Atrophie. Bei C5/C6 zusätzlich erkennbare beiderseitige Stenosierung der Foramina intervertebralia infolge einer Unkarthrose.

Die Kompression des Rückenmarks kann zu einer intramedullären Signalanhebung führen. Diese Signalanhebung ist Ausdruck einer Ödemreaktion und/oder einer Gliose. Bei lang andauernden Kompressionen kann es auch zu einer umschriebenen Nekrose des Rückenmarks kommen. Die Ursache dieser Veränderungen ist in einer chronischen Ischämie zu sehen, die durch die gestörte Zirkulation sowohl aufseiten des arteriellen als auch des venösen Schenkels hervorgerufen wird. Die Ödembildung kann dabei langstreckig aber auch rundlich-oval vorliegen. Im Falle einer Kontrastmittelgabe kann in den meisten Fällen eine Schrankenstörung nachgewiesen werden, entsprechend findet sich eine deutliche Signalanhebung in der Kontrastmittelaufnahme. Patienten mit einer Signalanhebung des Myelons lassen postoperativ in einem deutlich höheren Prozentsatz eine klinische Verbesserung vermissen, als dies für Patienten ohne diesen Befund gilt. Die Ursache wird in der irreversiblen Schädigung des Rückenmarks gesehen. Fujiwara u. Mitarb. (1989) konnten feststellen, dass bei einer Fläche des Myelons von weniger als 30 mm², gemessen im Transversalschnitt, mit einem schlechten klinischen Ergebnis postoperativ gerechnet werden muss.

Als langfristige Folge dieser Rückenmarkkompression wird nicht selten eine schwere Atrophie des Myelons gesehen (Abb. 4.**75**–4.**78**).

Die Dorsalverlagerung von Bandscheibengewebe sowie die knöchernen reaktiven Veränderungen an den Wirbelkörperabschlussplatten können zu einer deutlichen Stauung des epiduralen Venenplexus führen. Diese Kongestion der venösen Blutleiter ist oberhalb wie unterhalb des veränderten Segments vor allem in den parasagittalen, mehr nach lateral hin ausgerichteten Schichten besonders gut nachweisbar. Im Fall einer Kontrastmittelapplikation kommt es zu einer deutlichen Signalanhebung innerhalb dieser Venen, vor allem in den lateralen Abschnitten bis einschließlich der Foramina. Dies erleichtert in einigen Fällen die Differenzierung zwischen Bandscheibenvorfall und Venenstauung, besonders auch intraforaminal.

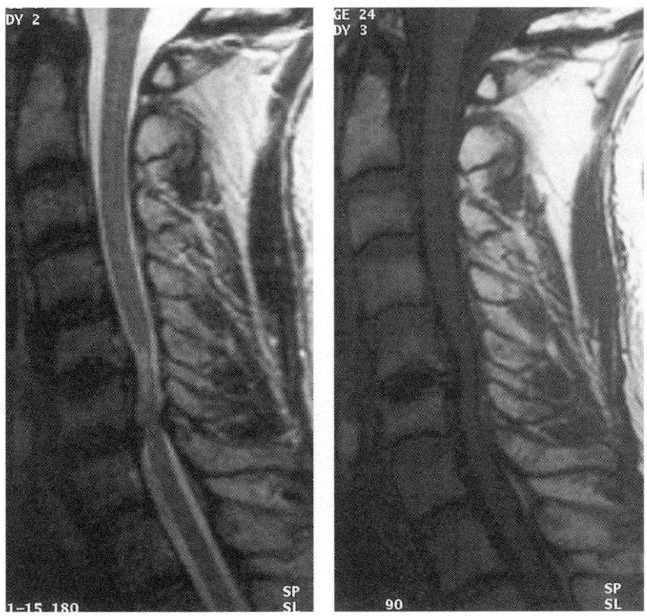

a b

Abb. 4.**75** **a**, **b** **Schwere spinale Stenose insbesondere im Bereich C5–C7.** Zustand nach Cloward-Operation mit Einbringen einer Pallakosplombe bei C5/C6. Myelonatrophie sowie Gliosereaktion in Höhe C5/C6:

a T2-gewichtete Aufnahme (TSE; TR = 4600 ms, TE = 112 ms): Hochgradige spinale Stenose im Segmentbereich C5–C7. Dies resultiert vornehmlich aus den ossären Veränderungen vor allem im Bereich des korrespondierenden Abschlussplatten C5/C6. Zusätzlich Nachweis eines Bandscheibenvorfalls C6/C7 sowie einer leichten Hypertrophie des Lig. flavum im Bereich C6/C7. Das Rückenmark erscheint deutlich verschmächtigt. Es findet sich eine stiftförmige Signalanhebung in Höhe C5/C6.

b T1-gewichtete Aufnahme (SE; TR = 351 ms, TE = 12 ms): In diesem Bild ist die Pallakosplombe gut zu erkennen. Darüber hinaus ist die Atrophie des Rückenmarks gut auszumachen. Die Signalanhebung in der T2-Gewichtung intramedullär geht nicht mit einer Signalabsenkung in dieser Aufnahme einher.

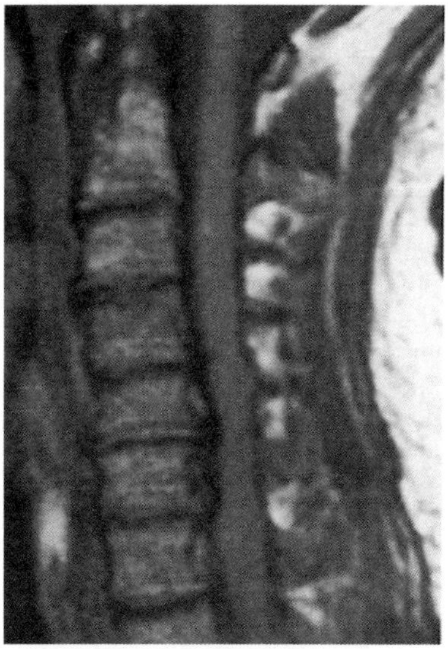
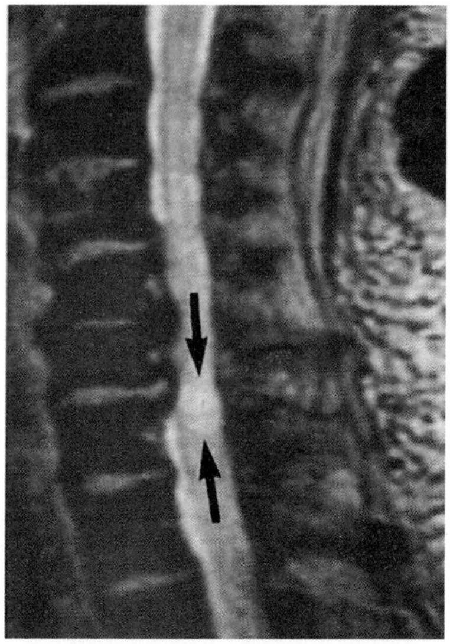

a, b

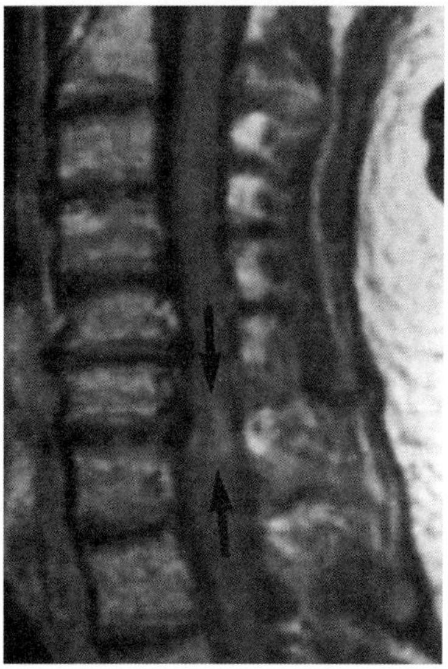

c

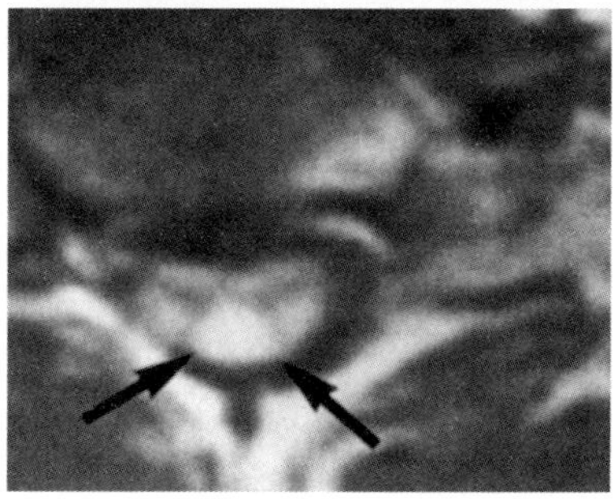

d

Abb. 4.**76 a–d Alte Bandscheibenvorfälle im Bereich C4/C5, C5/C6 und C6/C7 mit ausgeprägter Retrospondylose**:

a T1-gewichteter Sagittalschnitt (SE; TR = 650 ms, TE = 25 ms): Deutliche Rückenmarkkompression durch die knöchernen Veränderungen.

b T2-gewichtete GRE-Sequenz: Befund einer langstreckigen Kompression des Rückenmarks mit Nachweis eines Myelonödems in Höhe C6/C7 (Pfeile).

c Kontrastmittelapplikation: Befund einer Schrankenstörung in dieser Höhe (Pfeil).

d Im Transversalschnitt findet sich eine umschriebene, nahezu rundliche, mediodorsal gelegene Kontrastmittelaufnahme (Pfeile).

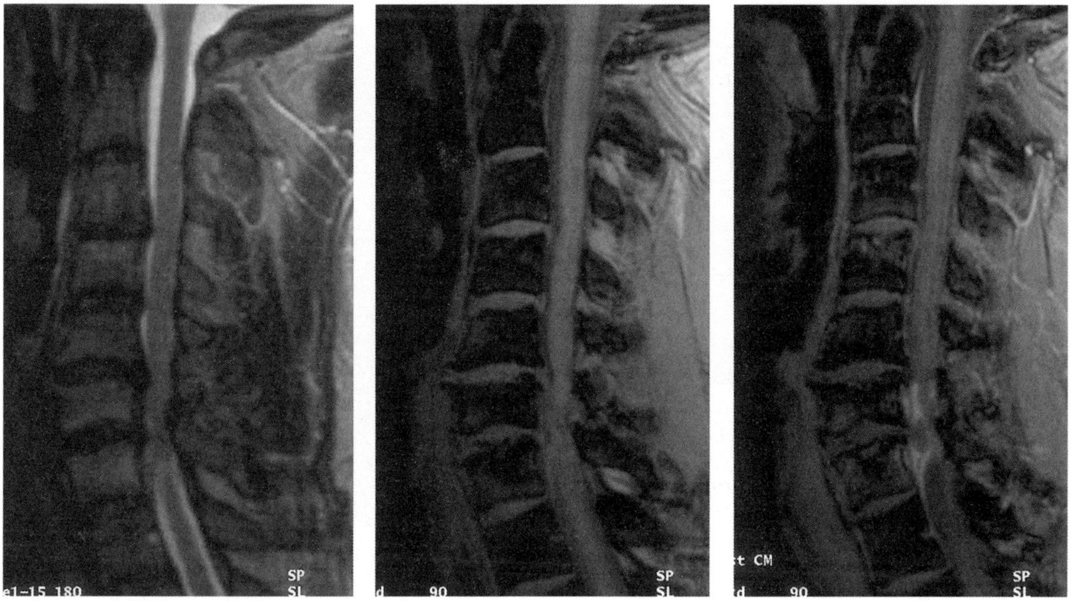

a b c

Abb. 4.77 a–f **Sequestrierter Bandscheibenvorfall bei C6/C7**. Vorteil einer Kontrastmittelgabe zur besseren Abgrenzung des Bandscheibenvorfalls:

a T2-gewichtete Aufnahme des Spinalkanals (TSE; TR = 5300 ms, TE = 112 ms): Der Bandscheibenvorfall in Höhe C6/C7 ist nicht eindeutig abzugrenzen. Langstreckige spinale Stenose aufgrund von ausgeprägten Bandscheibendegenerationen im Bereich C3–C7. Etwas ausgeprägtere Bandscheibenprotrusion und Retrospondylose bei C5/C6.

b Sagittale T1-gewichtete Aufnahme (FLASH 2-dimensional, TR = 403 ms, TE = 11 ms, Flip-Winkel α = 90°): In diesem Bild sind die schweren osteochondrotischen Veränderungen vor allem bei C5/C6 und C6/C7 recht gut abgrenzbar. Der Bandscheibenvorfall ist allerdings nicht erkennbar.

c Aufnahme nach Kontrastmittelapplikation: Jetzt lässt sich der Bandscheibenvorfall gut abgrenzen. Darüber hinaus ist die Stauung im Verlauf des epiduralen Venenplexus proximal und distal gut auszumachen.

d

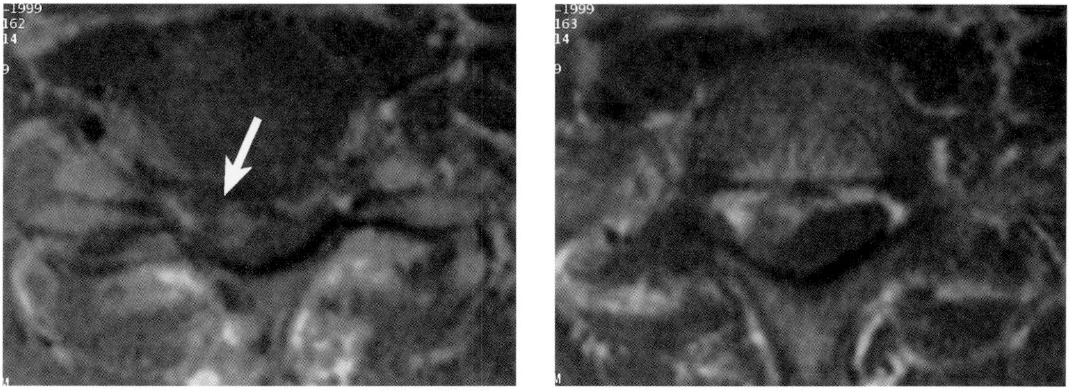

e

d–f *Transversale T1-gewichtete Aufnahmen nach Kontrastmittelapplikation in Höhe C6/C7:*

d Diese Abbildung zeigt den großen sequestrierten Bandscheibenvorfall mediorechtslateral mit Kompression des Rückenmarks (Pfeil).

e Schicht 4 mm kaudal zu Abb. **d**: In dieser Schicht ist der Bandscheibenvorfall partiell angeschnitten, daneben findet sich ein kräftiges Enhancement im Verlauf des epiduralen Venenplexus.

Abb. 4.77 f ▷

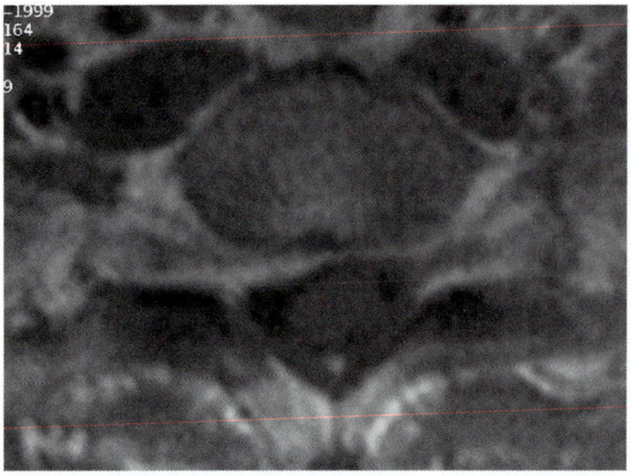

Abb. 4.**77f** Schicht 4 mm kaudal zu Abb. **e**: In dieser Schicht sind die Foramina C7/Th1 abgebildet. Gut erkennbares Enhancement intraforaminal sowie in den epiduralen Abschnitten mediorechtslateral. Die Nervenwurzelganglien sind gut abgrenzbar.

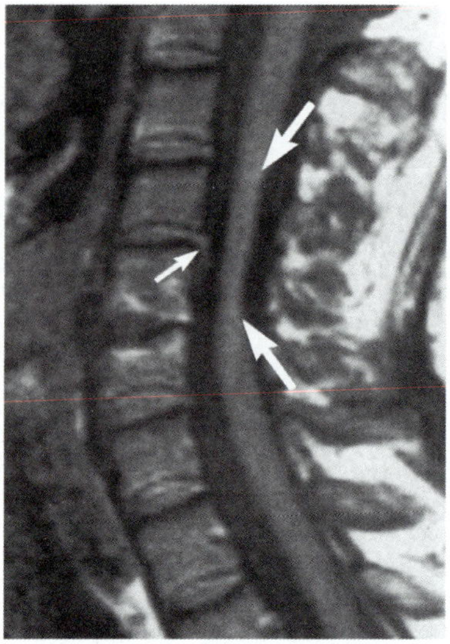

Abb. 4.**78** **Zustand nach Operation eines Bandscheibenvorfalls in Höhe C5/C6 nach Cloward**. Bandscheibenvorfall C4/C5. Das Rückenmark zeigt im Verlauf C4–C5/6 eine deutliche Atrophie (SE; TR = 650 ms, TE = 25 ms).

Erworbene Spinalkanalstenose

In Zusammenarbeit mit W. Weber, H. Henkes und D. Kühne

Definition

Die Stenose des Spinalkanals führt zur Kompression oder Einengung des Duralsacks oder Myelons. Die neuralen Strukturen werden im Spinalkanal, im Recessus lateralis und im Foramen intervertebrale komprimiert. Die Erkrankung ist angeboren oder erworben, bzw. es besteht eine Kombination von primär eng angelegtem Spinalkanal und später entstandenen meist degenerativ bedingten Veränderungen.

Ätiologie und Pathogenese

Die *angeborenen Ursachen* der Spinalkanalstenose sind:

- idiopathische Form mit kurzen Pedikeln der Wirbelbögen,
- Erkrankungen aus dem Formenkreis der Skelettwachstumsstörungen:
  - Achondroplasie,
  - Mukopolysaccharidosen,
  - multiple hereditäre Exostosen,
  - Down-Syndrom,
  - progressive Skoliose,
  - angeborene Vitamin-D-Stoffwechselstörungen.

Die *erworbenen Ursachen* sind traumatischer, postoperativer (Narbenbildung und Instabilität), neoplastischer, entzündlicher (Spondylodiszitis, epiduraler Abszess, Morbus Paget), metabolisch-hormoneller (Akromegalie, epidurale Lipomatose) oder degenerativer Genese, wobei Letztere zahlenmäßig im Vordergrund stehen (Remonda u. Mitarb. 1996, Jinkins 1999) (Tab. 4.**1**).

In einem Kollektiv von 158 operativ behandelten Patienten mit Spinalkanalstenose waren 70% degenerativ bedingt, 16% kongenital bedingt und in 14% der Fälle war die Ursache eine Kombination aus beiden (Lemaire u. Mitarb. 1995). Die degenerativen Veränderungen betreffen sowohl die den Durasack begleitenden knöchernen und ligamentären Strukturen als auch die Bandscheiben. Dies erklärt sich daraus, dass die knöchernen spinalen Veränderungen zumeist erst auf der Grundlage einer Bandscheibendegeneration mit einer entsprechenden Protrusion oder einem Bandscheibenvorfall entstehen. Da eine Bandscheibendegeneration in der Regel auch mit einer Höhenminderung des Zwischenwirbelraums einhergeht, begünstigt dies wiederum die Entstehung von spondylarthrotischen Veränderungen bis hin zu einer Subluxation der kleinen Wirbelgelenke, was in der Konsequenz wiederum zu einer Hypertrophie der Ligg. flava führt. Auslösend für die spinale Stenose ist daher unter pathogenetischen Gesichtspunkten die Bandscheibendegeneration mit den Folgeerscheinungen der Protrusion oder des Prolapses, der Höhenminderung der Bandscheibe und der möglichen Gefügestörung in einem Segment.

Im Einzelnen lassen sich mit bildgebenden Verfahren, insbesondere der MRT und der CT, folgende degenerativ bedingten Befunde erheben:

- Intervertebralchondrose (Degeneration des Nucleus pulposus und der Deckplatten),
- Spondylosis deformans (Degeneration des Anulus fibrosus mit Ausbildung von Spondylophyten),

und sich daraus ergebende Bandscheibenverlagerungen:

- Spondylarthose (Degeneration der Gelenkfacetten mit knöchernen Anbauten),
- Degeneration und Hypertrophie der Ligg. flava,
- Spondylolisthesis (Spondylolyse oder Degeneration der Gelenkfacetten),
- intraspinale Synovialzysten bei Spondylarthrose.

Inzidenz

Degenerative Veränderungen an der lumbalen Wirbelsäule nehmen mit dem Alter zu und sind bei 70-Jährigen in 100% der Fälle nachzuweisen. Folglich sind die Patienten mit Spinalkanalstenose in der Mehrzahl der Fälle im mittleren und höheren Alter, wobei die degenerativen Veränderungen der Wirbelsäule, bei anlagebedingt engem Spinalkanal, bereits im 4. oder 5. Lebensjahrzehnt im Sinne der Spinalkanalstenose symptomatisch werden können.

Tabelle 4.1 Erworbene spinale Stenosen

Ossär:
- Retrospondylose
- Facettengelenkhypertrophie
- Spondylolisthesis
- Morbus Paget
- Rachitis
- posttraumatisch

Ligamentär:
- Hypertrophie der Ligg. flava
- Kalzifikation und Ossifikation der Ligamenta (hinteres Längsband, Lig. flavum)
- DISH
- Gicht
- Oxalose
- Hyperparathyreoidismus/sekundärer Hyperparathyreoidismus
- metabolisch-hormonell
- Lipomatose
- Akromegalie

Postoperativ/postentzündlich
neoplastisch

DISH diffuse idiopathische Skeletthyperostose

Klinik

Am häufigsten sind die lumbalen Segmente L4/5 und L5/S1 betroffen. Die Patienten klagen über:

- Rückenschmerzen (87%),
- radikuläre Schmerzen (82%),
- Claudicatio spinalis (58%).

Ein neurologisches Defizit wird in 37% der Fälle manifest (Lemaire u. Mitarb. 1995).

Amundsen u. Mitarb. (1995) berichten über folgende Häufigkeitsverteilungen der Symptome:

- Rückenschmerzen (95%),
- Claudicatio spinalis (91%),
- Beinschmerzen (82%),
- Taubheit der Beine (33%),
- Blasen-/Mastdarmstörungen (12%).

Die radikulären Beschwerden waren in 58% der Fälle bilateral und in 42% der Fälle unilateral. Die Wurzeln L5 waren in 91% der Fälle, die Wurzeln S1 in 63% der Fälle, die Wurzeln L1–L4 in 28% der Fälle und die Wurzeln S2–S5 in 5% der Fälle betroffen. In 47% der Fälle waren 2 Etagen, in 35% der Fälle 1 Etage, in 17% der Fälle 3 Etagen und in 1% der Fälle 4 Etagen betroffen.

Die Unterscheidung zwischen der vaskulären und der neurogenen Form der Claudicatio spinalis kann klinisch problematisch sein. Klassischerweise besteht die Symptomatik der neurogenen

Claudicatio spinalis in diffusen Schmerzen beider Beine mit Taubheits- und Schwächegefühl. Die Beschwerden sind bilateral und bestehen länger. Verstärkt werden die Beschwerden durch Gehen und aufrechtes Stehen, gebessert werden die Beschwerden bei Flexion der Lendenwirbelsäule. Weiterhin können fakultativ radikuläre Schmerzen, Parästhesien und Sexualfunktionsstörungen auftreten (Jinkins 1999).

Seltene Differenzialdiagnosen betreffen degenerative Erkrankungen der Hüften, Knie und des Beckenrings, neurologische Erkrankungen wie die diabetische Neuropathie und die amyotrophe Lateralsklerose, demyelinisierende Erkrankungen, aber auch die zervikale Myelopathie. Letztlich kann auch ein retroperitonealer Tumor die Beschwerden hervorrufen (Hilibrand u. Nashsbon 1999).

Bei zervikalen Formen der spinalen Stenose können sowohl radikuläre als auch myelopathische Beschwerden sowie Kombinationan auftreten. Die radikulären Beschwerden können mit Parästhesien, Taubheitsgefühl und Muskelschwäche zuerst einer Seite einhergehen. Bei der zervikalen Myelopathie wird ein Taubheits- und Schwächegefühl in beiden Beinen gesehen, Störungen der Tiefensensibilität können ebenfalls auftreten.

Messwerte und Morphologie

Die normale Form des lumbalen Spinalkanals ist queroval, d. h. der Transversaldurchmesser (Interpedunkulardistanz) ist größer als der sagittale Durchmesser. Obwohl interinviduelle Unterschiede, in Abhängigkeit von Größe, Gewicht und Alter, bzgl. der normalen Weite des Spinalkanals bestehen (Karantanas u. Mitarb. 1998), können folgende Maße als Anhaltspunkt gewertet werden (Ciric u. Mitarb. 1980, Lackner u. Mitarb. 1982, Dorwart u. Mitarb. 1983):

- Interpedunkulardistanz mindestens 16 mm,
- sagittaler Durchmesser mindestens 11,5 mm,
- Weite des Recessus lateralis mindestens 3 mm,
- Dicke der Ligg. flava maximal 4–5 mm.

Diese Maße bestimmen nur die absolute Weite des knöchernen Spinalkanals ohne Bezug zur Weite des Durasacks und Einengungen des Durasacks, die nicht durch knöcherne Veränderungen bedingt sind, wie z. B. einen Bandscheibenvorfall (Helms u. Vogler 1983).

Zur Abschätzung einer knöchernen Stenose des Zervikalkanals haben sich vor allem 2 Messtechniken bewährt:

- Ausmessung des Sagittaldurchmessers des Zervikalkanals und des Wirbelkörpers und die Berechnung eines Quotienten (Torg u. Mitarb. 1986, Pavlov u. Mitarb. 1987):

  $$\frac{\text{Sagittaldurchmesser des Zervikalkanals}}{\text{Sagittaldurchmesser des Wirbelkörpers}}$$

- Ein Verfahren, das den Absolutdurchmesser des Spinalkanals ermittelt. Diese Messwerte sind ausschließlich aufgrund von konventionellen Röntgenaufnahmen erstellt worden.
  Der Nachteil des Verfahrens, das auf Absolutwerten beruht, ist in der Tatsache zu sehen, dass diese Werte abhängig sind vom Vergrößerungsfaktor, mit dem die Röntgenaufnahmen erstellt werden. Dieser Faktor ist allerdings nicht immer bekannt. Wenn man berücksichtigt, dass durch den Vergrößerungsfaktor Messunterschiede von etwa 20–30 % auftreten können, zeigt dies, wie unsicher dieses Verfahren ist.

Die Quotientenberechnung nach Torg hat hingegen in der Literatur weite Verbreitung gefunden. Sie beruht ursprünglich auf Werten, die an Spitzensportlern mit und ohne klinische Beschwerden im Bereich der Halswirbelsäule erstellt worden sind. Der Durchschnittswert, der von Torg ermittelt wurde, lag bei asymptomatischen Sportlern bei 0,94–0,125 (Ausmessung von 3314 zervikalen Segmenten). Bei einem Torg-Quotienten von 0,8 wurden nach Castro u. Mitarb. (1997) noch keine klinischen Auffälligkeiten gefunden. Bei Quotienten von 0,70 und kleiner wurden allerdings nach Angaben der Literatur gehäuft Beschwerden gesehen. Am häufigsten wurde dabei die größte zervikale Enge im Segment C7 gemessen.

Die nach der Absolutmethode ermittelten Durchschnittswerte werden in Tab. 4.**2** zusammengefasst.

Tabelle 4.**2** Durchschnittswerte nach der Absolutmethode

	Männer	Frauen
Mittelwert (C3–C6)	19 mm ± 0,19	17 mm ± 0,14
Schwankungsbreite	14–23,5 mm	15–20 mm

Arbeiten, die einen Vergleich zwischen diesen, mit konventionellen Röntgenaufnahmen gewonnenen Messwerten sowie mit CT und MRT (Herzog u. Mitarb. 1991) erstellten Werten vornahmen, zeigten nur eine geringe Korrelation zwischen diesen 3 Untersuchungsmethoden. Der Korrelationskoeffizient zwischen Röntgenaufnahmen und CT lag zwar bei 0,82, was als guter Wert anzusehen ist, der Korrelationskoeffizient zwischen CT und MRT lag allerdings nur bei 0,64. Dies resultiert aus den Schwierigkeiten, die magnetresonanztomographisch mit der Erfassung von knöchernen Strukturen bestehen.

Praktisch wichtiger als diese Maße ist die Verformung des Spinalkanals und die dadurch bedingte Einschnürung des Durasacks bis hin zur myelographisch und im postmyelographischen CT nachweisbaren vollständigen Kompression des Durasacks. Typisch für die degenerativ bedingte lumbale Spinalkanalstenose ist die sog. „Stierkopfform" oder das aufrecht stehende „T", durch die Verbreiterung der knöchernen und ligamentären Strukturen bedingt. Diese Form lässt sich auf axialen Schnittbildern im betroffenen Segment der Wirbelsäule nachweisen. Das epidurale Fettgewebe im Spinalkanal ist nicht mehr sichtbar als Hinweis auf die klinische Signifikanz der Stenose (Helms u. Vogler 1983).

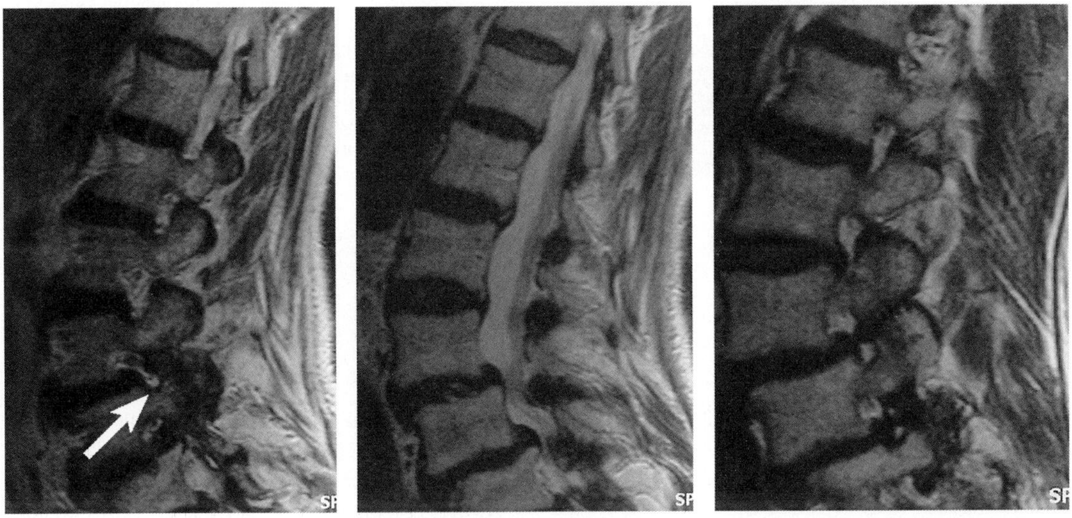

a b c

Abb. 4.**79 a–c** **Ausgeprägte, degenerativ bedingte spinale Stenose in der distalen Lendenwirbelsäule**:
a T2-gewichteter parasagittaler Schnitt durch die Foramina (TSE; TR = 3700 ms, TE = 120 ms): Es finden sich deutliche Stenosierungen der Foramina intervertebralia bei L3/L4 und L4/L5, die diskal und ossär bedingt sind. Zum einen handelt es sich um eine Bandscheibenprotrusion, vor allem gut bei L3/L4 erkennbar, daneben aber auch um eine Facettenhypertrophie der Facies articularis superior von L4, durch die es zu einer Einengung des Foramens von dorsal her kommt (Pfeil).
b Schnitt wenige Millimeter nach mediosagittal versetzt: Ausgeprägte Stenosierung vor allem im Bereich L4 infolge einer erheblichen Hypertrophie der Ligg. flava bei gleichzeitiger leichter retrospondylophytärer Reaktion und Bandscheibenprotrusion.
c Parasagittalschnitt der Foramina der Gegenseite: Auch hier erkennbare Stenosierung der Foramina L3/L4, L4/L5 und L5/S1.

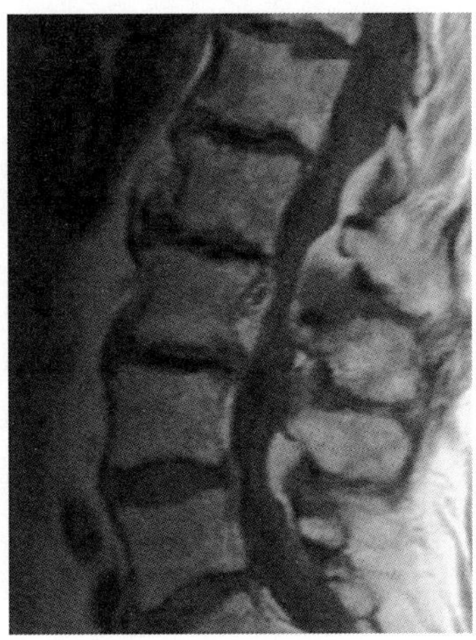

Abb. 4.**80 a, b** **Stenose des Spinalkanals**:
a Sagittalschnitt der Lendenwirbelsäule in T1-Gewichtung (TSE; TR = 800 ms, TE = 12 ms): Kombinierte ossäre diskale und ligamentäre Stenose in den Abschnitten L2–L5. Der Spinalkanal erscheint deutlich eingeengt. Zum Teil ist in den dorsalen Abschnitten eine vermehrte Fettgewebseinlagerung zu sehen. ▷

Abb. 4.**80 b** s. S. 234

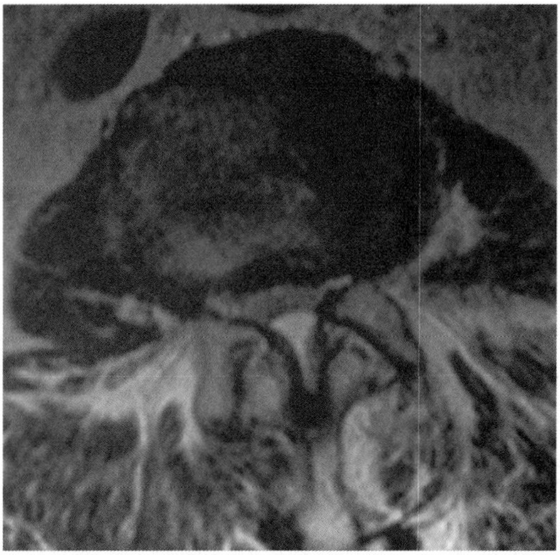

Im Zervikalkanal ist besonders auf die Aufbrauchung des Subarachnoidalraums ventral und dorsal zu achten, ebenso auf eine evtl. Myelonkompression, die durch Aufwerfungen der Ligg. flava noch verstärkt werden kann.

Abb. 4.**80 b** T2-gewichteter Transversalschnitt (TSE; TR = 5640 ms, TE = 120 ms): Der Spinalkanal zeigt eine nahezu kleeblattförmige, dreieckige Einengung vor allem durch die Hypertrophie der Facettengelenke. Der Duralsack erscheint deutlich abgeflacht. Der Epiduralraum dorsal wird durch ein Fettgewebe ausgefüllt, was eine leichte konvexe Vorbuchtung der duralen Begrenzung zur Folge hat. Die einzelnen Nervenwurzeln sind nicht abgrenzbar.

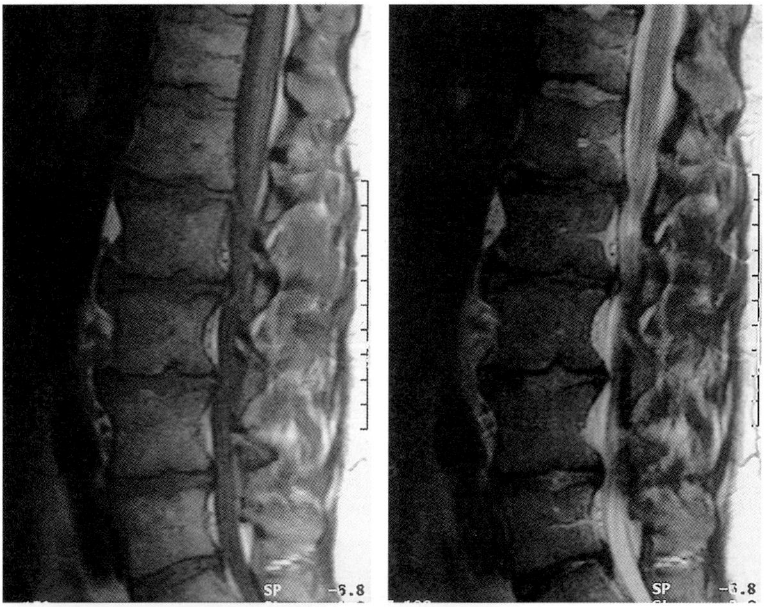

a b

Abb. 4.**81 a–c** **Kombinierte ossäre und diskale Stenose**:

a Sagittaler T1-gewichteter Schnitt (TSE; TR = 800 ms, TE = 12 ms): Langstreckige Stenose der Lendenwirbelsäule im Bereich L2–S1. Bandscheibenprotrusionen mit knöcherner Reaktion an den Wirbelkörperabschlussplatten. Nachweis multipler Schmorl-Knoten.

b T2-gewichtete Aufnahme (TSE; TR = 3700 ms, TE = 120 ms): Die Aufnahme zeigt deutlich die Kompression des Duralsacks. Die einzelnen Nervenwurzeln sind klumpenförmig zusammengelegt und nicht abgrenzbar. Das Signal innerhalb des Spinalkanals ist infolge des veränderten Liquorflusses reduziert, distal der Stenose im Bereich S1/S1 allerdings erhöht, da in diesem Abschnitt ein verlangsamter Liquorfluss besteht.

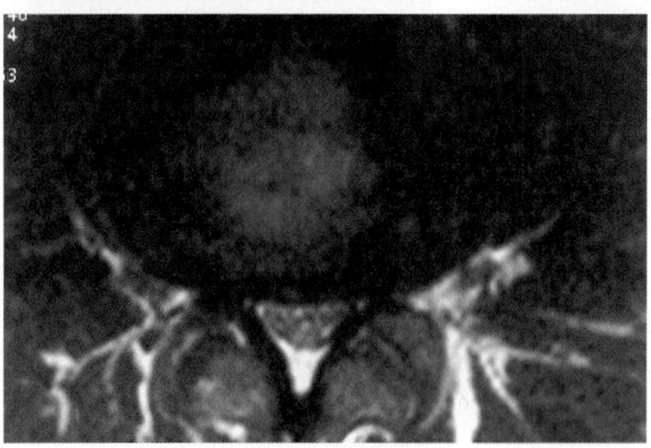

c Transversale Aufnahme in Höhe C3/C4 (TSE; TR = 5400 ms, TE = 120 ms): Deutliche Engstellung des Spinalkanals. Die Nervenwurzeln füllen den Duralsack vollständig aus.

Diagnostik

Röntgendiagnostik

Die bildgebende Diagnostik der Rückenschmerzen beginnt für die meisten Patienten mit konventionellen Übersichtsaufnahmen der Wirbelsäule in 2 Ebenen. Wenn sich hier kein richtungsweisender Befund ergibt und die Beschwerden der Patienten unter konservativer Therapie persistieren, werden moderne Schnittbildverfahren zur weiterführenden Diagnostik eingesetzt. Sind die konventionellen Aufnahmen ohne pathologischen Befund und klagt der Patient über unerträgliche Schmerzen oder lässt sich ein neu aufgetretenes neurologisches Defizit nachweisen, werden MRT und/oder CT unverzüglich zur weiteren Diagnostik eingesetzt. Ein Zuwarten ist ebenso nicht angezeigt bei klinischen Hinweisen auf eine Infektion oder eine Neoplasie als Ursache der Beschwerden sowie bei postoperativ neu auftretenden Symptomen.

MRT und CT

Die *MRT* ist initial die aussagefähigste Methode zur Differenzierung von angeborenen, neoplastischen und degenerativen Ursachen der Spinalkanalstenose und den damit einhergehenden pathologischen Befunden.

Die MRT erlaubt eine Beurteilung des Kochenmarks, der Bänder, des Myelons mit der Cauda equina und der Nervenwurzeln. Letztere zeigen bei Kompression im Rahmen der Spinalkanalstenose aufgrund einer pathologischen Blut-Nerven-Schranke ein Enhancement nach intravenöser Applikation von paramagnetischem Kontrastmittel (Jinkins 1999).

Auch die Form und Weite des Spinalkanals wird ausreichend abgebildet, wenn auch die *native CT* bei der Beurteilung von knöchernen Veränderungen präzisere Ergebnisse aufweist (Abb. 4.**79**–4.**85**).

Insbesondere bei der Spinalkanalstenose und hier in Anbetracht eines nicht selten vorkommenden multisegmentalen Befalls ist die *Myelographie* mit anschließender *Myelo-CT* sehr aussagefähig. Unter Durchleuchtung kann zunächst das Einlaufen des Kontrastmittels in den Durasack als dynamischer Prozess beurteilt werden. Hier erhält der Neurochirurg bei einem Stopp der Kontrastmittelsäule eine sehr valide Information über das Bandscheibensegment in dem das Stenosemaximum lokalisiert ist (Jinkins 1999) (Abb. 4.**86**).

Des Weiteren kann in der *postmyelographischen CT* die Form und Weite des Durasacks sehr gut beurteilt werden. Diese Methode erlaubt eine präzise Differenzierung zwischen knöchernen und durch Weichteilgewebe bedingten Kompressionen des Durasacks und bietet Vorteile gegenüber der MRT bei stark skoliotischen Wirbelsäulen.

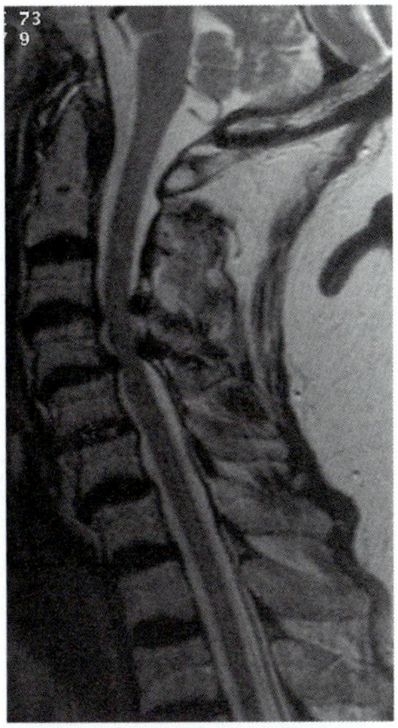

Abb. 4.**82** **Kombinierte ligamentäre diskale und ossäre Stenose im Segmentbereich C3–C5.** Sagittaler T2- gewichteter Schnitt (TSE; TR = 3640 ms, TE = 120 ms): Auffällig ist die erhebliche Hypertrophie der Ligg. flava, die zu einer deutlichen Kompression des Rückenmarks von dorsal beiträgt, neben der Kompression durch die Bandscheiben bei zusätzlich nachweisbaren Gefügestörungen mit leichter Ventrolisthese von C4 gegenüber C5.

Zunehmend wird aber der Durasack auch mit der *MR-Myelographie* beurteilt. Hier kommen grundsätzlich 2 Techniken zur Anwendung:

- Die *3-dimensionale TSE-Mylographie* mit entsprechender 3-dimensionaler Nachverarbeitung mit MIP (maximum intensity projection).
- Deutlich weniger zeitaufwendig sind *Single-Shot-T2-Sequenzen* mit großem Untersuchungsvolumen, wo innerhalb von Sekunden ein Bild akquiriert wird. Hier können in kurzer Zeit mehrere Projektionen angefertigt werden, eine Nachverarbeitung der Bilder entfällt (Demaerel u. Mitarb. 1997).

Andere Arbeitsgruppen bevorzugen stark *T2*-gewichtete 3-dimensionale GRE-Sequenzen* zur MR-Myelographie und erzielen der konventionellen Myelographie vergleichbare Ergebnisse (Ramsbacher u. Mitarb. 1997) (Abb. 4.**87**).

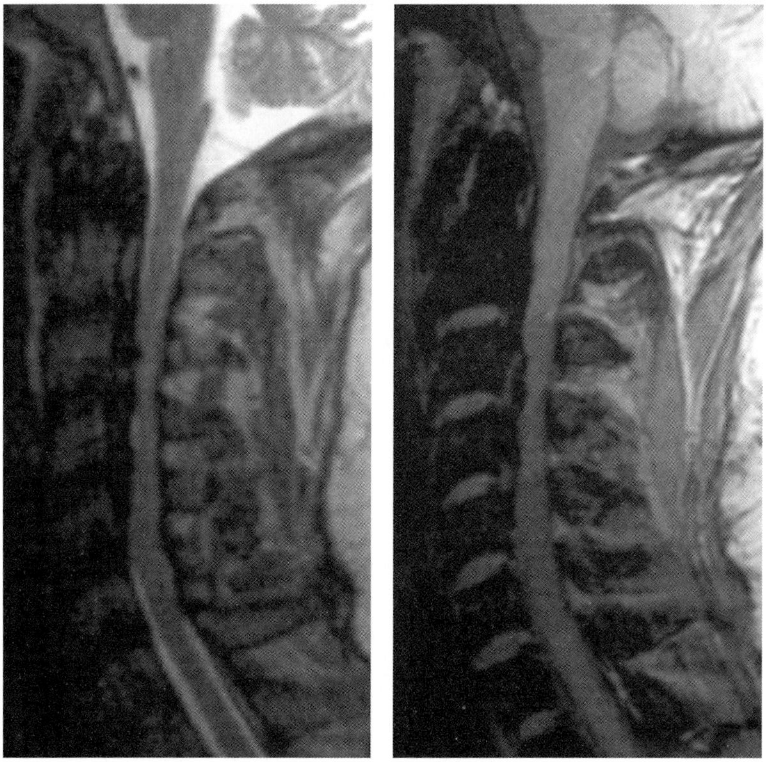

a b

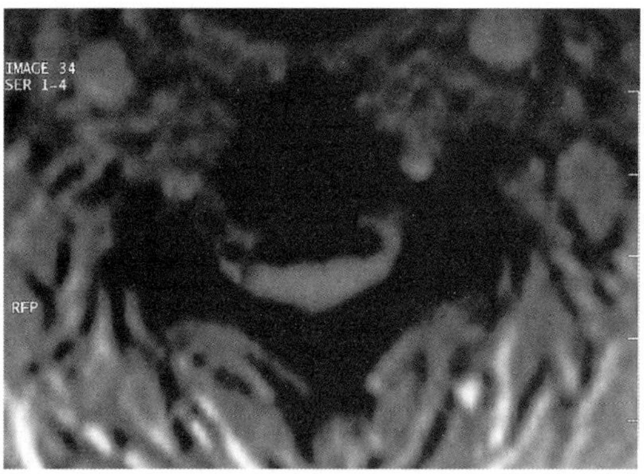

c

Abb. 4.**83 a–c** **Ausgedehnte Verkalkung des hinteren Längsbands zervikal**:

a Sagittaler T2-gewichteter Schnitt (TSE; TR = 4600 ms, TE = 112 ms): Langstreckige Verkalkung des hinteren Längsbands vor allem im Bereich C2–C5. Hochgradige Einengung des Spinalkanals mit Myelonkompression.

b Sagittale T1-gewichtete Aufnahme (GRE-Sequenz; TR = 403 ms, TE = 11 ms, Flip-Winkel α = 90°): Auch in diesem Bild ist die Verkalkung im Längsbandverlauf gut zu erkennen.

c Transversalschnitt (GRE-Sequenz): Infolge der Verwendung einer GRE-Sequenz findet sich eine Überbetonung der Längsbandverkalkung bei Sklerodermie mit einer besonders deutlichen Verdickung infolge von Suszeptibilitätsartefakten.

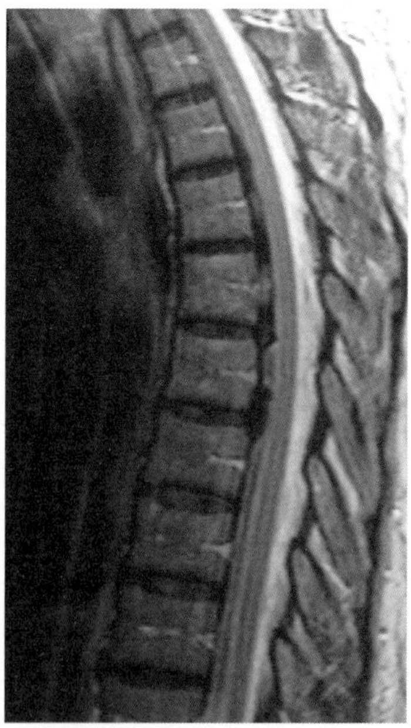

Abb. 4.**84** **Langstreckige Verkalkung des hinteren Längsbands im Bereich der Brustwirbelsäule mit deutlicher Kompression des Rückenmarks.** Die sagittale T2-gewichtete Aufnahme (TSE; TR = 5300 ms, TE = 120 ms) zeigt die Verkalkung im proximalen und mittleren Bereich der Brustwirbelsäule, wobei es sich um eine etwas unregelmäßig geformte Kontur im Verlauf des verkalkten Längsbands handelt. Da durch die Kyphose der Brustwirbelsäule das Rückenmark diesen Verkalkungen unmittelbar aufliegt, kommt es zu Kompressionen des Myelons. ▷

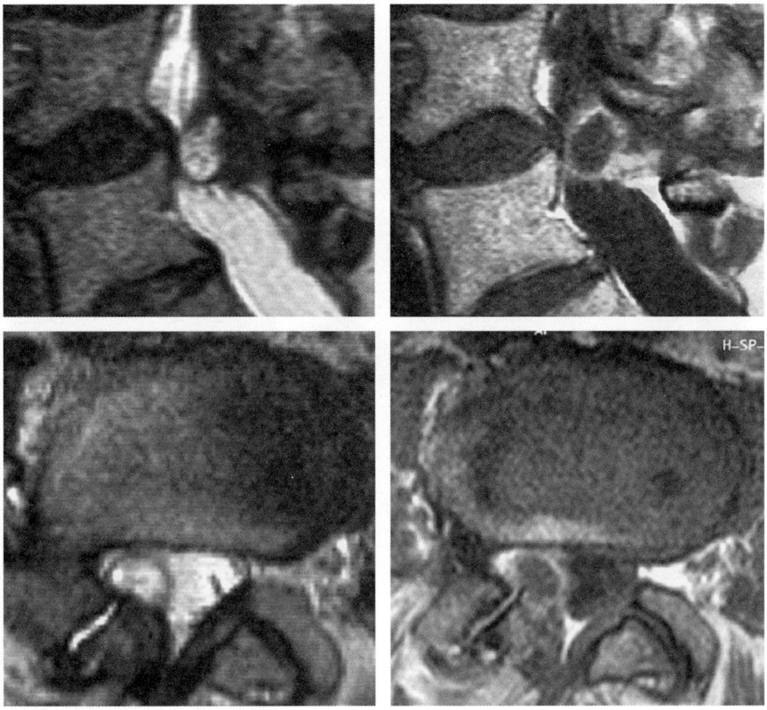

Abb. 4.**85 a–d** **Durch Facettendegeneration entstandene Synovialzyste bei L3/4 rechts:**

- **a** Sagittaler T2-gewichteter Schnitt mit komprimierender intraspinaler Zyste.
- **b** Sagittaler T1-gewichteter Schnitt nach Kontrastmittelgabe: Randständiges Enhancement.
- **c, d** Korrespondierende transversale Schnitte: T2-gewichtet (**c**) und T1-gewichtet nach Kontrastmittelgabe (**d**).

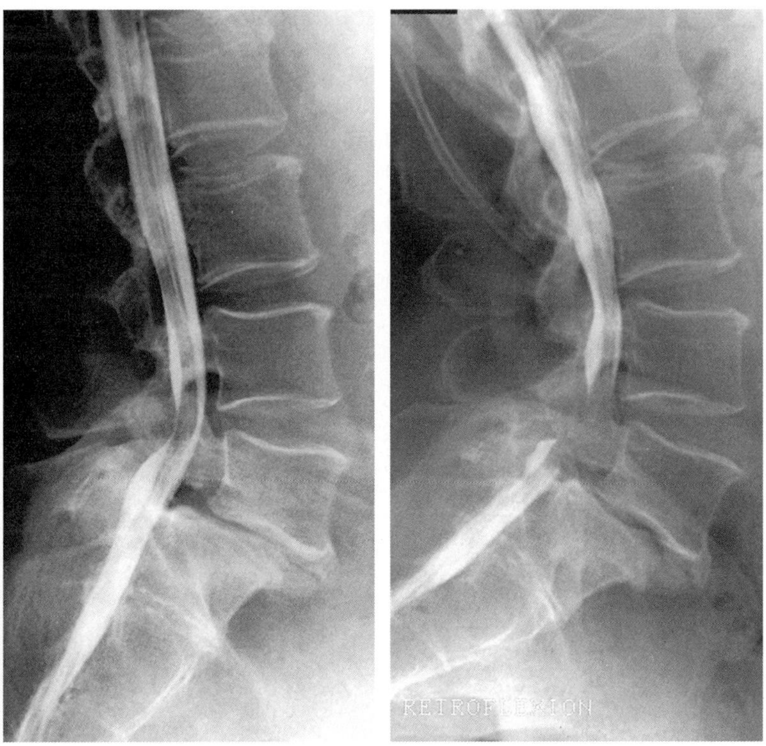

a **b**

Abb. 4.**86 a**, **b** **Funktionsmyelographie bei Patienten mit Spondylolisthesis:**

- **a** Beugung: Einengung des Spinalkanals von dorsal her in Höhe L4/5.
- **b** Streckung: Unterbrechung der Konstrastmittelsäule bei L5.

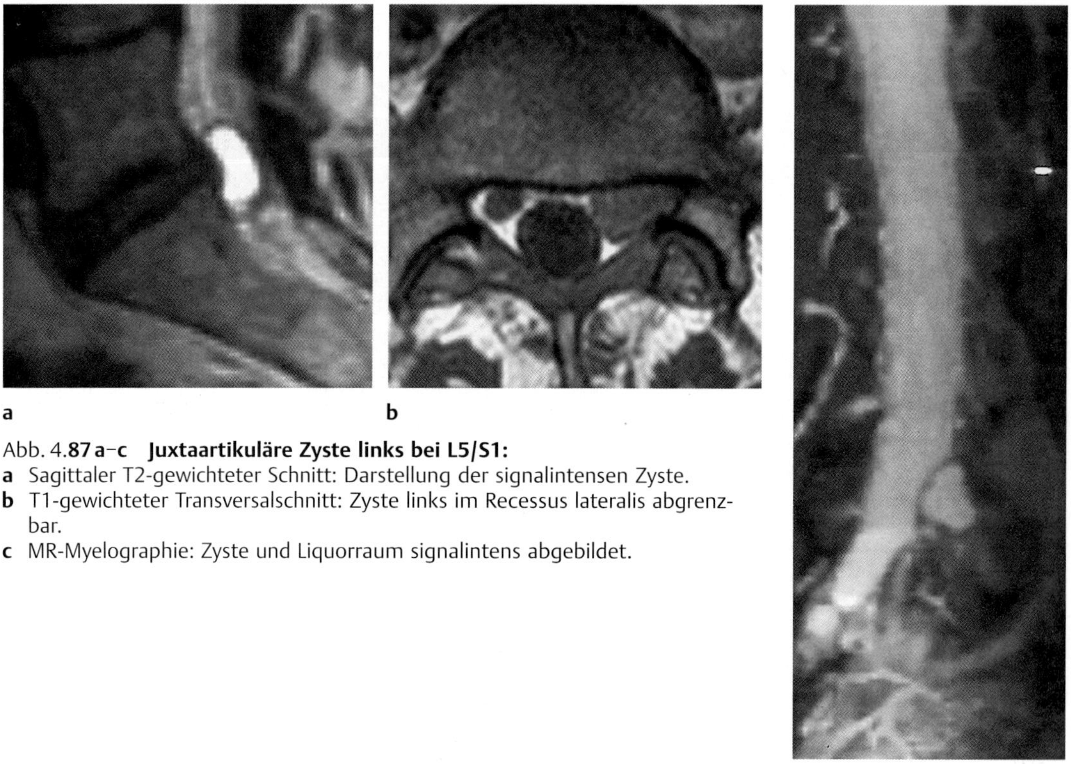

a b c

Abb. 4.**87 a–c** **Juxtaartikuläre Zyste links bei L5/S1:**
a Sagittaler T2-gewichteter Schnitt: Darstellung der signalintensen Zyste.
b T1-gewichteter Transversalschnitt: Zyste links im Recessus lateralis abgrenzbar.
c MR-Myelographie: Zyste und Liquorraum signalintens abgebildet.

Da der Liquor als endogenes Kontrastmittel dient, sind auch die Abschnitte jenseits eines Stopps der Kontrastmittelsäule in der konventionellen Myelographie, die dann nicht mit intrathekalem Kontrastmittel gefüllt werden, bei der MR-Myelographie beurteilbar (Freund u. Mitarb. 1997). Erste Untersuchungen zur *MR-Myelographie mit intrathekaler Applikation von Gadolinium* wurden durchgeführt (Zeng u. Mitarb. 1999).

Funktionsaufnahmen der Lendenwirbelsäule werden infolge mangelnden Platzes in der Spule in Bauch- und Rückenlage durchgeführt, um die Extension und Flexion zu simulieren. Andere Ansätze versuchen, die Funktionszustände der Lendenwirbelsäule, wie sie mit den myelographischen Funktionsaufnahmen der Lendenwirbelsäule im Stehen untersucht werden, durch axiale Belastung im MRT und CT zu simulieren (Willén u. Mitarb. 1997).

MRT-Befunde nach lumbaler Bandscheibenoperation

Die Indikation zu einer postoperativen MRT-Untersuchung ergibt sich dann, wenn nach der Operation keine ausreichende Beschwerderückbildung erzielt worden ist oder sich nach einem beschwerdefreien Intervall erneut Schmerzen einstellen. Diese Beschwerden, die unter dem Begriff Failed Back Surgery Syndrome" (FBSS) zusammengefasst werden, können sehr unterschiedlicher Genese sein.

Nur in etwa 5–10% dieser Fälle ist ein Rezidivvorfall als Ursache anzusehen, in den übrigen Fällen wird das Beschwerdebild durch narbige Veränderungen und/oder eine Segmentinstabilität ausgelöst. Während Patienten mit einem Rezidivvorfall häufig erfolgreich einer erneuten Operation zugeführt werden können, gilt dies für Patienten mit narbigen Veränderungen des Epiduralraums nicht.

Mithilfe der MRT kann zwischen einem Rezidivvorfall und Narbengewebe differenziert werden, sofern die Untersuchung mit Kontrastmittel durchgeführt wird. Auch andere Ursachen einer postoperativ auftretenden Symptomatik, wie z. B. die postoperative Spondylodiszitis oder knöcherne spinale Stenose, insbesondere des Recessus lateralis und der Foramina, können magnetresonanztomographisch verifiziert bzw. ausgeschlossen werden.

Postoperativer Verlauf

Das histologische Bild wechselt insbesondere innerhalb der ersten 6 Monate nach der Operation stark. In den ersten Tagen findet sich eine Serombildung z. T. mit Einblutungen, die einen stark raumfordernden Charakter einnehmen kann. Dies kann zu einer ähnlichen Deformierung des Duralsacks und Verlagerung der Nervenwurzeln führen, wie präoperativ der Bandscheibenvorfall. Dieser Effekt ist vor allem in den ersten Tagen nach der Operation sehr deutlich und kann zur Fehlinterpretation der MRT-Befunde führen.

Sehr frühzeitig kommt es zur Ausbildung eines Granulationsgewebes mit ausgeprägter Vaskularisation. Dieses Gewebe, was sich innerhalb der ersten Wochen und Monate entwickelt, führt zunehmend zur Narbenretraktion umgebender Strukturen, sodass aus der anfänglich festzustellenden Kompression des Duralsacks eine narbige Retraktion zumeist nach posterolateral entsteht. In dieses Narbengewebe kann die Nervenwurzel mit einbezogen sein, die in einzelnen Fällen ebenfalls verlagert erscheint (Annertz u. Mitarb. 1995). Das Narbengewebe hat nach experimentellen Studien von Nguyen u. Mitarb. (1993) teilweise eine unterschiedliche Dichte sowie einen differierenden Organisationsgrad. Neben Regionen mit einer hohen Dichte und einem hohen Organisationsgrad des Bindegewebes sind auch Abschnitte mit einer mehr lockeren Ausfüllung mit Kollagen und proteinhaltigem extrazellulären Material vorhanden. Hiermit einhergehend findet sich auch eine unterschiedliche Vaskularisation, z. T. Zonen mit einem hohen Grad an Gefäßeinsprossung, daneben Abschnitte mit nur geringer Vaskularisation. Neu entstandenes Narbengewebe weist zumeist einen höheren Grad an Inhomogenität mit Zonen einer nur schlechten Organisation der Gewebestruktur auf als altes Narbengewebe. Dies ist bedeutsam für die Verwendung von Kontrastmittel bei der MRT-Studie.

MRT-Befund

Sequenzen

Die MRT sollte zunächst nativ unter Verwendung der Standardsequenzen erfolgen, wobei sagittale und transversale Schnitte zur Anwendung kommen.

Nach der Kontrastmittelapplikation empfiehlt sich die Verwendung einer fettgesättigten T1-gewichteten Sequenz in transversaler Schnittführung, da durch die Fettsättigung eine weitere Verbesserung der Aussagekraft erzielt werden kann (Georgy u. Mitarb. 1995). Zwar liegt bereits ohne Fettsättigung die Treffsicherheit mit Kontrastmittel bei der Differenzierung von Narbe und Bandscheibenvorfall bei 96% (Ross u. Mitarb. 1990), aber der Kontrast lässt sich durch die Verwendung deutlich steigern, was die Sicherheit in der Aussage noch weiter erhöht. Die Differenzierung zwischen Rezidivvorfall/Restvorfall und Narbengewebe wird klar, die Ausdehnung der Narbengewebestrukturen lässt sich besser beurteilen. Darüber hinaus sind auch weitere Bereiche einer Kontrastmittelaufnahme, z. B. der Intervertebralraum und dorsale Strukturen der Bandscheibe, Nervenwurzeln, Ganglien und Facettengelenke im Hinblick auf das Kontrastmittelverhalten besser zu beurteilen (Georgy u. Mitarb. 1995).

Die Untersuchung sollte durch eine sagittale Sequenz in T1-Gewichtung ohne Fettsättigung abgeschlossen werden.

Signalverhalten nach der Operation

Das in den ersten Wochen auftretende postoperative Serom zeigt in den T1-gewichteten Aufnahmen eine mittlere Signalintensität, ähnlich der von Bandscheibengewebe. In den ersten Tagen nach der Operation kann dieses Signal etwas inhomogen sein, bedingt durch Einblutungen. Im T2-gewichteten Bild findet sich eine weitgehend homogene Signalanhebung. Die dorsale Kontur der Bandscheibe verliert durch die Operation ihre Abgrenzbarkeit. Dies erklärt sich daraus, dass der Anulus und das Lig. longitudinale posterius z. T. entfernt werden, um den Zugang zum Bandscheibenfach zu ermöglichen. Die dunkle dorsale Kontur des Anulus und des Ligamentums fehlt von daher, das postoperativ entstehende Granulationsgewebe legt sich direkt der Bandscheibe an und greift z. T. auch auf das Bandscheibenfach über.

Kommt es in den folgenden Monaten zur vollständigen Ausbildung von Narbengewebe, ändert sich in den Nativaufnahmen das Signalverhalten nicht, die narbigen Strukturen weisen eine mittlere Signalintensität im T1-gewichteten Bild auf und eine mittlere bis höhere Signalintensität im T2-gewichteten Bild. Jahre nach einer Operation kann Narbengewebe im T2-gewichteten Bild isointens oder hypointens im Vergleich zum Nukleus der Bandscheibe erscheinen.

Der Operationseffekt in der dorsalen Kontur der Bandscheibe wird deutlich kleiner und verschließt sich z. T. Daher kann der Anulus auf diesen Aufnahmen intakt erscheinen (Hochhauser u. Mitarb. 1988). Auch in dieser Phase kann die Abgrenzung zwischen Rezidiv und Narbe mithilfe von Nativaufnahmen unmöglich sein (Abb. 4.**88**–4.**93**).

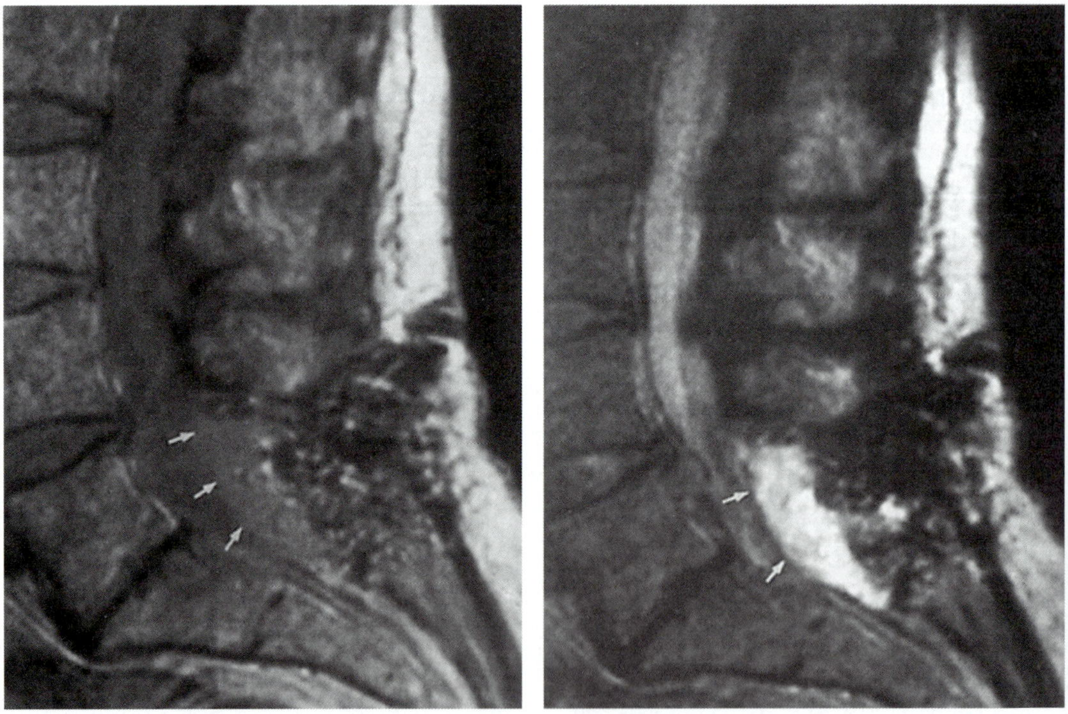

a

Abb. 4.**88 a**, **b** **Zustand nach 14 Tage zurückliegender Bandscheibenoperation L5/S1 links**:

a Laminektomie L5. Zahlreiche kleine Metallartefakte dorsal in den Weichteilen und im Bereich der Laminektomie. Epidural-dorsal Serom mit intermediärer, im Vergleich zur Dura etwas angehobener Signalintensität (Pfeile) (SE; TR = 2100 ms, TE = 20 ms).

b T2-gewichtete Aufnahme (SE; TR = 2100 ms, TE = 80 ms): Signalanhebung der postoperativen Gewebsstrukturen (Pfeile).

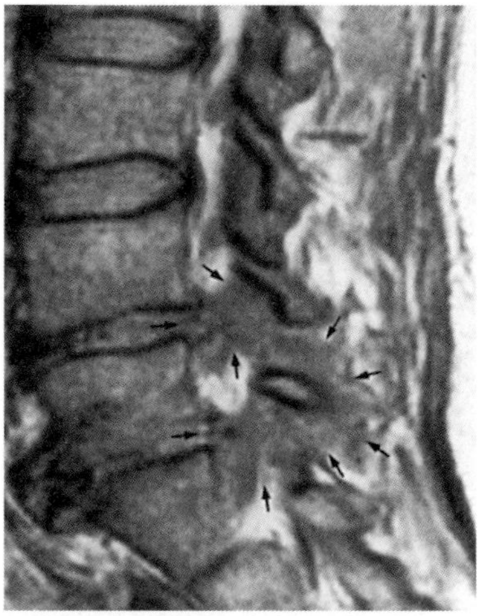

◁ Abb. 4.**89** **Zustand nach Bandscheibenoperation bei L4/L5 und L5/S1 linksseitig**. Die Aufnahme zeigt in beiden Etagen eine Unterbrechung der schwarz gezeichneten dorsalen Kontur der Bandscheibe und stattdessen eine breitflächige Verbindung der dorsalen Fläche der Bandscheiben mit dem Narbengewebe, das auch das epidurale Fettgewebe ausfüllt und zu einer entsprechenden Signalabsenkung im Epiduralraum führt. Das Narbengewebe erstreckt sich bis nach paravertebral. Die schwarze Begrenzung der dorsalen Kontur der Bandscheiben L2/L3 und L3/L4 ergibt sich aus einer Summation von Anulus fibrosus, Sharpey-Fasern und hinterem Längsband (Pfeile).

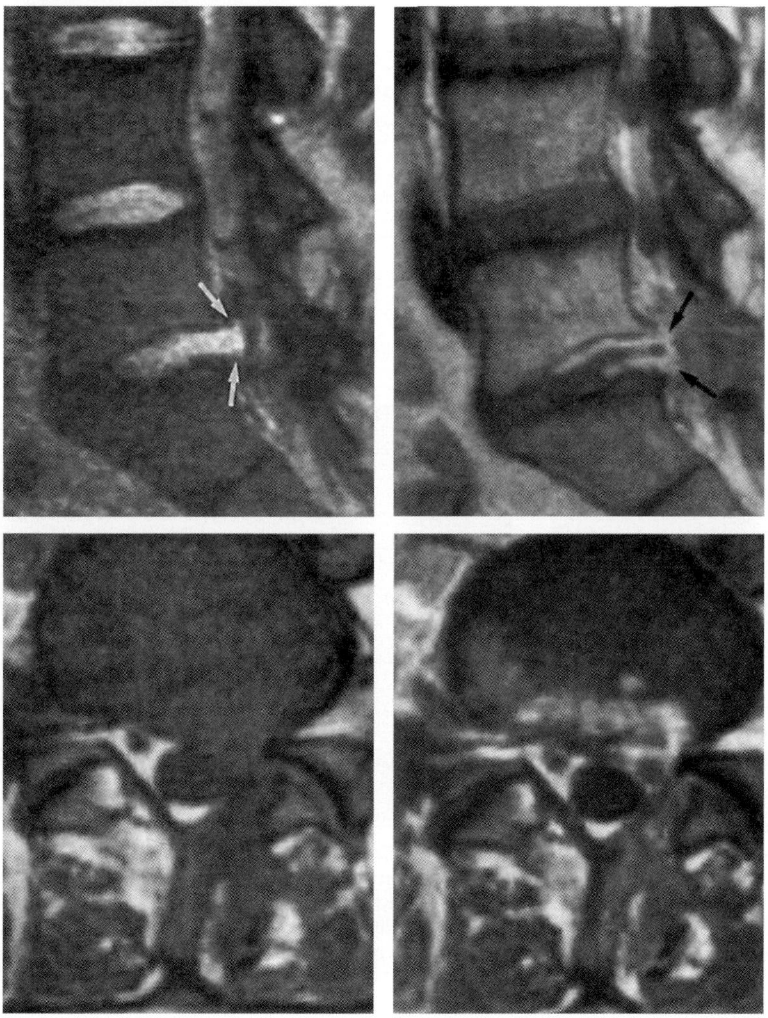

Abb. 4.**90 a–d** **Zustand nach Bandscheibenoperation L5/S1 links vor mehreren Monaten**:

a T2- gewichtete parasagittale Aufnahme (SE; TR = 2100 ms, TE = 80 ms): Ausgeprägtes, nach intraspinal reichendes Granulationsgewebe, das in das Bandscheibenfach übergeht. Das Gewebe zeigt eine sehr hohe Signalintensität (Pfeile).

b Sagittale Aufnahme (SE; TR = 550 ms, TE = 20 ms): Nach Kontrastmittelapplikation mit Nachweis einer kräftigen Anreicherung des Granulationsgewebes, wobei sich die Kontrastmittelaufnahme bis weit nach intradiskal entlang der kartilaginären Endplatten erstreckt (Pfeile).

c Transversalschnitt in Höhe L5/S1 (SE; TR = 550 ms, TE = 20 ms): Hier lässt sich das Narbengewebe weder vom Duralsack noch von der Bandscheibe ausreichend abgrenzen. Die S1-Wurzel links erscheint maskiert.

d Nach Kontrastmittelgabe deutliches Enhancement des Narbengewebes mit breiter Beteiligung der intradiskalen Abschnitte. Duralsack und Nervenwurzel lassen sich jetzt gut differenzieren. Ein Rezidivvorfall kann ausgeschlossen werden.

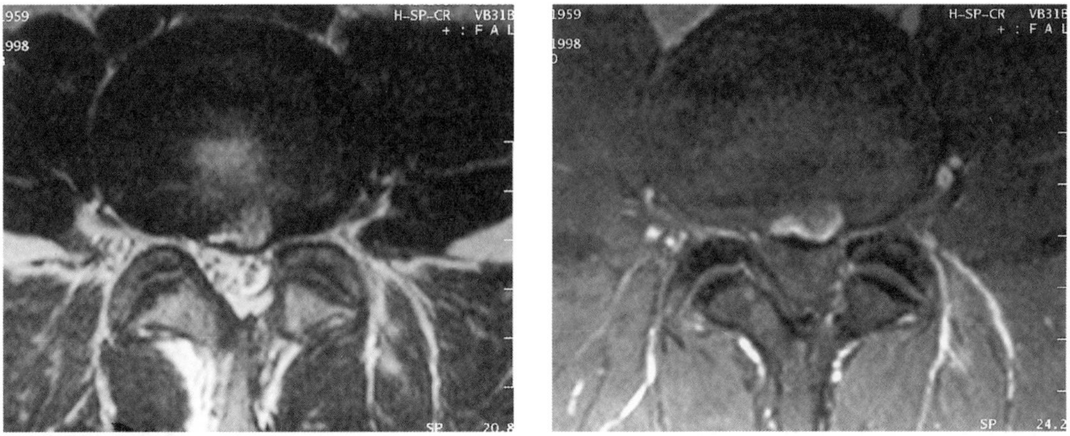

Abb. 4.**91 a, b Zustand nach Bandscheibenoperation**:

a T2-gewichtete transversale Aufnahme wenige Monate nach einer Bandscheibenoperation L3/L4 (TSE; TR = 4900 ms, TE = 120 ms): Man sieht in dem Bild die Unterbrechung in der knöchernen Kontur der Lamina auf der linken Seite, ebenso den Operationsdefekt im Ligg. flavum links. Das Granulationsgewebe im hinteren Faserring der Bandscheibe zeigt eine leichte Kompression des Duralsacks. Es weist ein hohes Signal auf. In der dorsalen Kontur der Bandscheibe findet sich eine breite Unterbrechung im Verlauf des Anulus.

b Nach Kontrastmittelapplikation findet sich ein randständig kräftiges Enhancement im Verlauf des Granulationsgewebes.

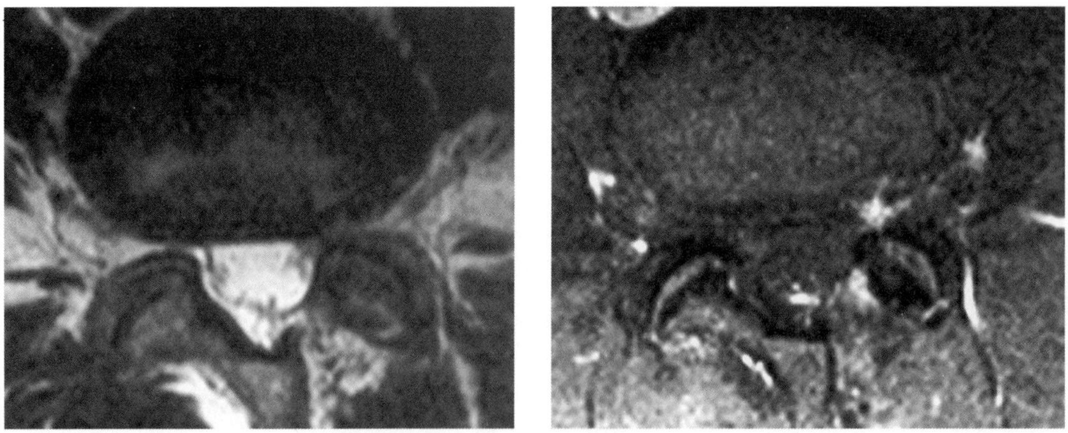

Abb. 4.**92 a, b Zustand nach Bandscheibenoperation vor mehreren Jahren in der Etage L4/L5**:

a Transversale T2-gewichtete Aufnahme (TSE; TR = 4500 ms, TE = 120 ms): Nachweis des Knochendefekts in der Lamina links. Epidural sowie im Bereich der dorsalen Kontur der Bandscheibe ist kein eindeutiger Operationsbefund erkennbar.

b Aufnahme nach Kontrastmittelapplikation: Zarte Kontrastmittelaufnahme dorsal-epidural links in Höhe des Knochenfensters sowie im Bereich der hinteren Bandscheibenkontur auf der linken Seite als Ausdruck einer geringgradigen Narbengewebsbildung.

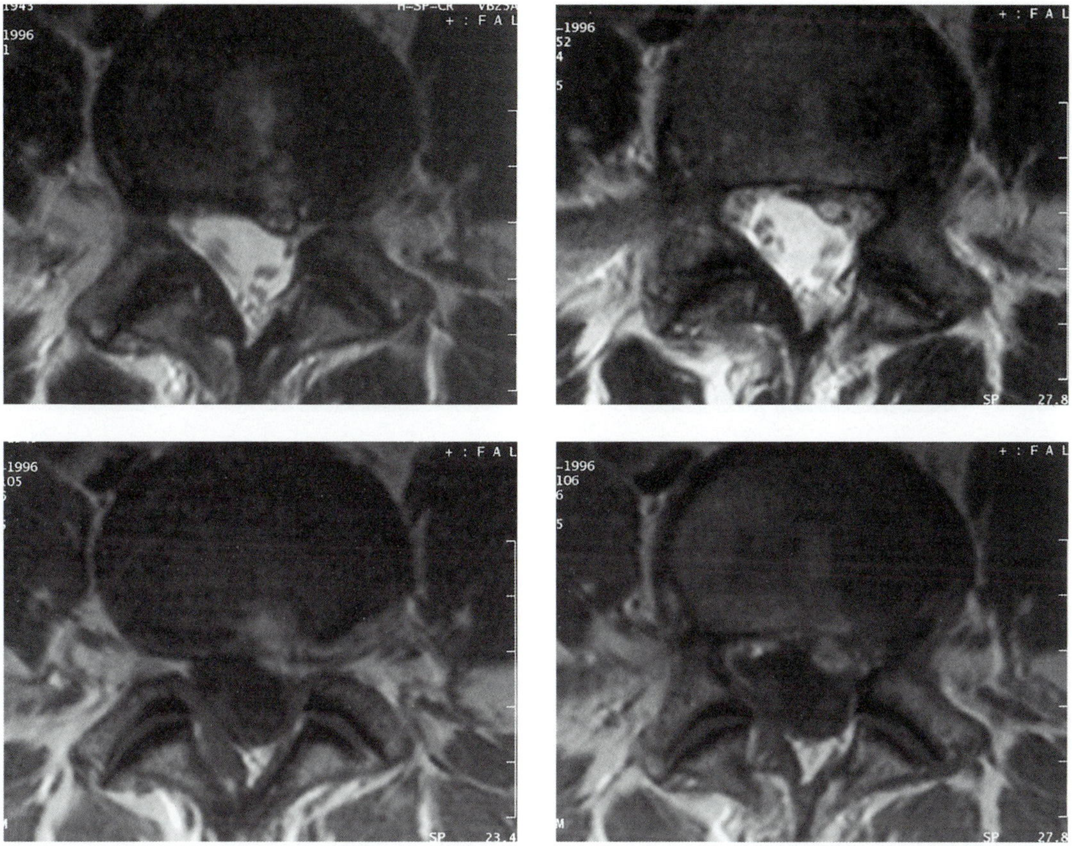

a b c d

Abb. 4.**93** a–d **6 Jahre nach Bandscheibenoperation L4/5 links**:
a Transversale T2-gewichtete Aufnahme in Höhe L4/5: Zungenförmige Konturveränderung an der dorsalen Bandscheibenbegrenzung mediolinkslateral. Leichte Signalanhebung in diesem Abschnitt sowie strichförmig in die Tiefe der Bandscheibe hinein.
b Transversale T2-gewichtete Aufnahme 4 mm kaudal zu Abb. **a**: Fraglicher Vorfall zum Rezessus links hin. Nervenwurzel L5 wird erreicht.
c Transversale T1-gewichtete Aufnahme nach Kontrastmittelgabe in identischer Höhe wie Abb. **a**: Deutliche breitflächige Kontrastmittelaufnahme unter Einschluss des Anulus als Ausdruck von Narbengewebe. Auch die linke intraforaminale Bandscheibenkontur nimmt Kontrastmittel auf.
d Aufnahme in identischer Höhe wie Abb. **b**: Kontrastmittelenhancement links in Rezessushöhe sowie strichförmig im Bandscheibenfach: Granulationsgewebsbildung, kein Rezidivvorfall.

■ Kontrastmittelgabe

In den ersten Tagen nach der Operation findet sich nach Kontrastmittelgabe lediglich eine randständige Signalanhebung, die dem Granulationsgewebssaum entspricht, der vom Rand her in das postoperative Serom einsprosst. Die ventralen Anteile des Epiduralraums zur Bandscheibe hin können von der Kontrastmittelaufnahme ausgespart bleiben, was die Differenzierung zwischen Bandscheibenvorfall und Serom erschwert oder unmöglich macht (Abb. 4.**94**).

In den folgenden Wochen und Monaten nach der Operation findet sich ein weitgehend homogenes Enhancement des Narbengewebes nach Kontrastmittelgabe, wobei Inhomogenitäten in Abhängigkeit vom Reifegrad der Narbe und von der Dichte der vaskulären Strukturen vorliegen können. Der Kontrastmitteleffekt erfolgt durch den Übertritt des Kontrastmittels in den Extrazellularraum. Hierfür sind folgende 3 Voraussetzungen erforderlich:

- kapillare Versorgung des Bereichs,
- großer interstitieller Extrazellularraum,
- sog. „loose junctions“ der Endothelzellen als Voraussetzung für den Kontrastmittelübertritt, der abhängig ist von der Molekularstruktur des applizierten Kontrastmittels.

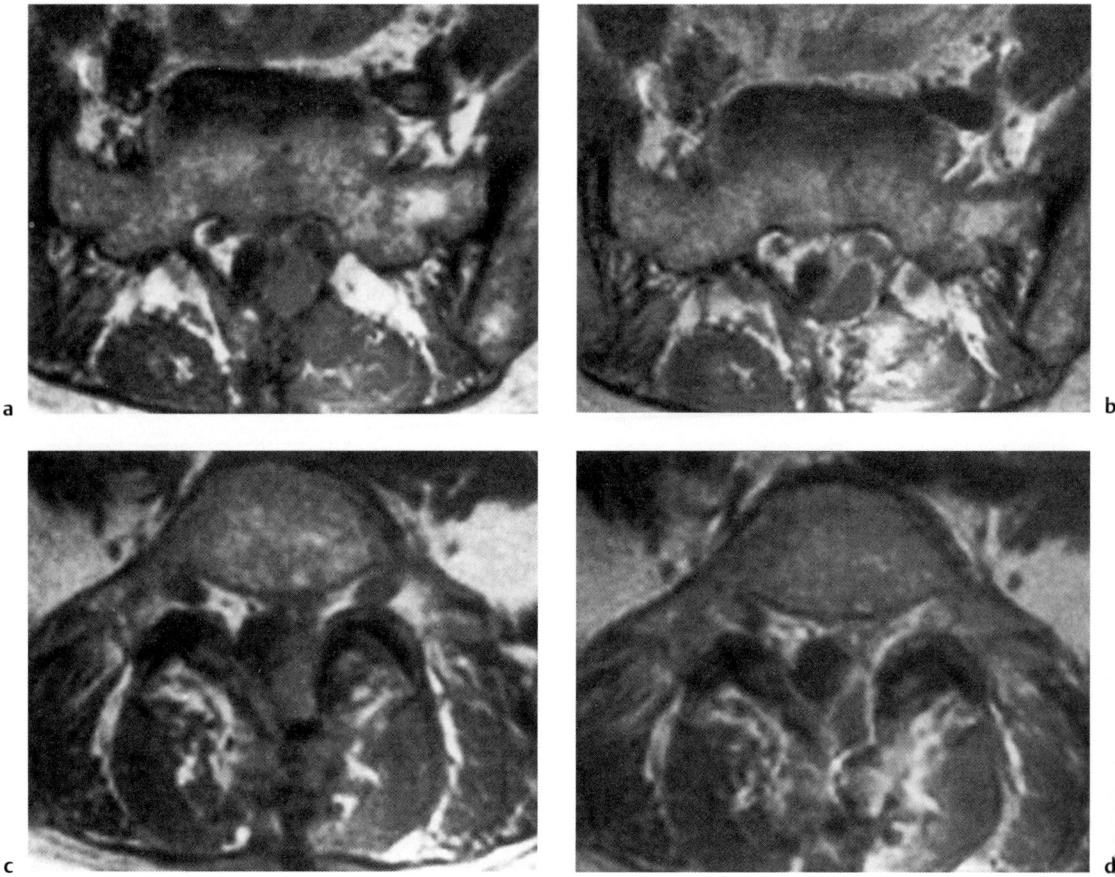

Abb. 4.**94 a–d** **Serombildung 14 Tage nach der Bandscheibenoperation L5/S1 links**:
a T1-gewichtete Nativaufnahme (SE; TR = 750 ms, TE = 25 ms): Die Aufnahme zeigt eine raumfordernd wirkende Struktur links des Duralsacks mit mittlerer Signalintensität.
b Nach Kontrastmittelgabe randständiges zirkuläres Enhancement. Die zentralen Anteile der postoperativen Gewebsbildung nehmen kein Kontrastmittel auf.
c Schnitt in Höhe der Foramina L5 (SE; TR = 950 ms, TE = 25 ms): Auch hier imponiert das postoperative linksepidural gelegene Gewebe raumfordernd.
d Die Aufnahme nach Kontrastmittelgabe zeigt wiederum ein randständiges Enhancement.

Das Kontrastmittelenhancement ist in der Narbe wesentlich stärker als im Bandscheibenvorfall, es beträgt im Narbengewebe im Mittel ca. 120–150 % gegenüber einer nahezu fehlenden Kontrastmittelaufnahme des Rezidivs. Dies erlaubt in einem hohen Prozentsatz die Differenzierung zwischen Rezidiv- bzw. Restvorfall und Narbe (Abb. 4.**95**–4.**102**).

Dabei ist allerdings wichtig zu wissen, dass das Enhancement des Narbengewebes am höchsten ausfällt für den Zeitraum bis 15 Minuten nach der Injektion, in dem darauffolgenden Zeitraum abfällt. Der Bandscheibenvorfall kann eine sehr verzögerte langsame Kontrastmittelaufnahme zeigen, sodass Spätaufnahmen 30–45 Minuten nach der Kontrastmittelgabe einen falsch positiven Effekt erkennen lassen: Der Bandscheibenvorfall zeigt dann eine gleiche oder höhere Kontrastmittelaufnahme im Vergleich zum Narbengewebe (Abb. 4.**103**) (Ross u. Mitarb. 1989, Hamm u. Mitarb. 1993).

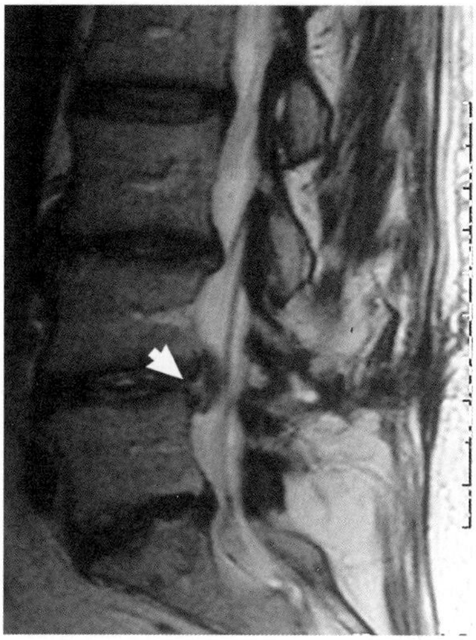

a

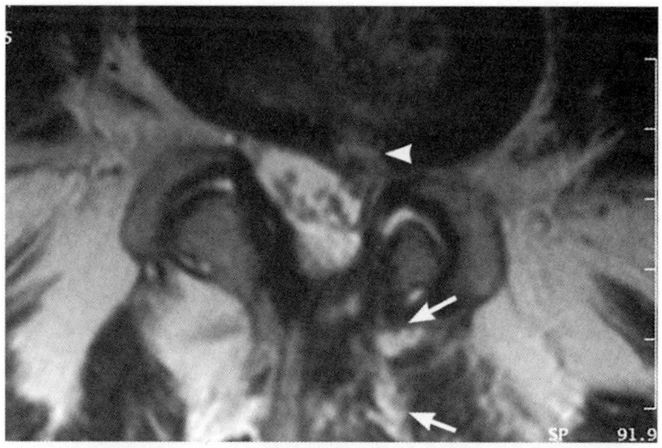

b

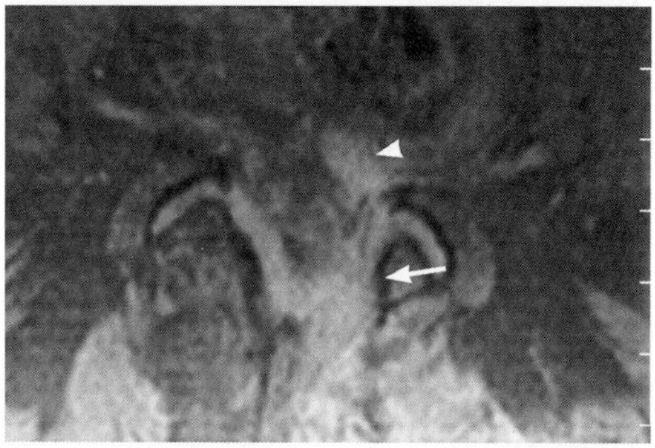

c

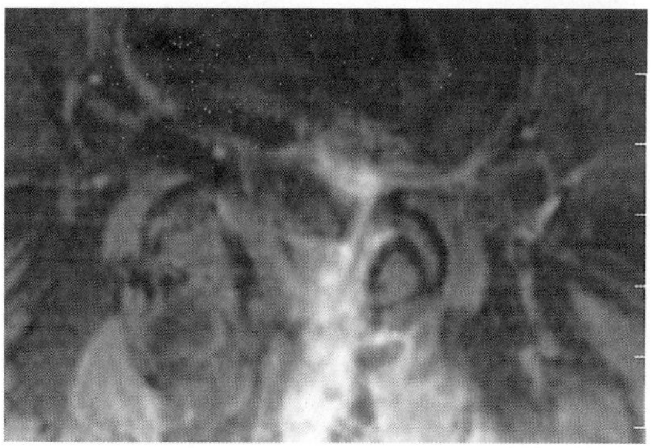

d

Abb. 4.**95 a–d** **Zustand nach 3 Monate zurückliegender Bandscheibenoperation im Segment L4/L5**:
a T2-gewichtete sagittale Aufnahme (TSE; TR = 4000 ms, TE = 120 ms): Die Aufnahme zeigt deutlich das dorsale Narbengewebe entsprechend dem Zugang zum Spinalkanal. Abschnittsweise sind hellere Zonen zu erkennen, am ehesten Ausdruck eines Flüssigkeitsverhalts. Dorsal der Bandscheibe liegt epidural ein relativ helles, raumfordernd imponierendes Gewebe mit randständiger Signalabsenkung (Pfeil).
b T2-gewichtete Aufnahme in transversaler Schnittführung (TSE; TR = 4800 ms, TE = 120 ms): Die Aufnahme zeigt das relativ kräftige inhomogene, noch nicht vollständig narbig durchsetzte Granulationsgewebe links des Processus spinosus. Auch die Unterbrechung im Bereich des Lig. flavum ist narbig ausgefüllt. Der Zugang zur Bandscheibe über einen linksepiduralen Weg ist als eine signalintense Unterbrechung im Verlauf des Anulus fibrosus gut erkennbar (Pfeile).
c T1-gewichtete Nativaufnahme (SE mit Fettsättigung; TR = 1040 ms, TE = 14 ms): Relativ kräftiges Granulationsgewebe, das sich breit entlang des Processus spinosus darstellt und epidural bis in die Bandscheibenstrukturen reicht (Pfeile).
d Aufnahme nach Kontrastmittelapplikation: Es findet sich ein homogenes, kräftiges Enhancement des Granulationsgewebes, wobei die Enhancementstrukturen sich auch auf die Öffnung im Bandscheibenbereich im Verlauf des Anulus fibrosus erstrecken.

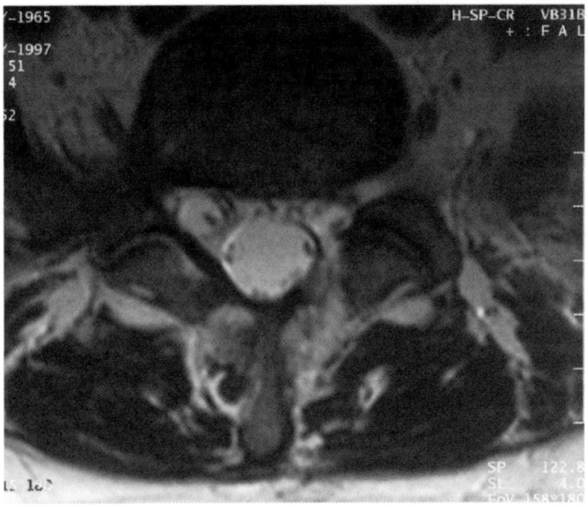

a

Abb. 4.**96 a–e** **Zustand nach 2 Jahre zurückliegender Bandscheibenoperation L5/S1**:

a T2-gewichtete transversale Aufnahme (TSE; TR = 4500 ms, TE = 120 ms): In dieser Schnittführung ist die Unterbrechung der Lamina gut zu erkennen, ebenso die Konturunterbrechung im Verlauf des Lig. flavum auf der linken Seite. Eine ausgeprägtere Narbenbildung besteht nicht.

b Sagittale T2-gewichtete Aufnahme (TSE; TR = 3635 ms, TE = 120 ms): Unterbrechung im Verlauf der Lamina bei L5/S1. Es findet sich ein relativ intenses Gewebe mit einzelnen narbigen streifigen Verdichtungen, überwiegend handelt es sich allerdings um eine Fettgewebsneubildung. Hohes Signal innerhalb der dorsalen Bandscheibenabschnitte, Anulus nicht abgrenzbar. Zeichen der Instabilität mit einer entsprechenden Hypervaskularisation im kaudalen Konturbereich von L5.

c T1-gewichtete Aufnahme sagittal nativ (TSE; TR = 800 ms, TE = 12 ms): Konturdefekt im Bereich der dorsalen Begrenzung des Spinalkanals in Höhe L5/S1 und Ausfüllung des Gewebedefekts durch ein fibrolipöses Gewebe.

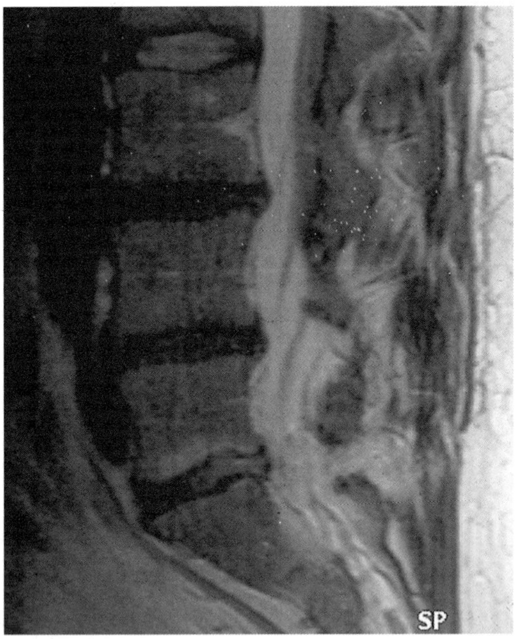

b

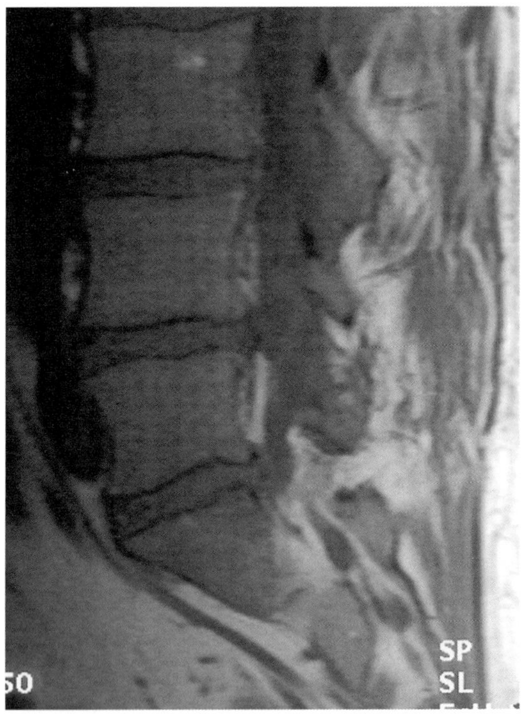

c

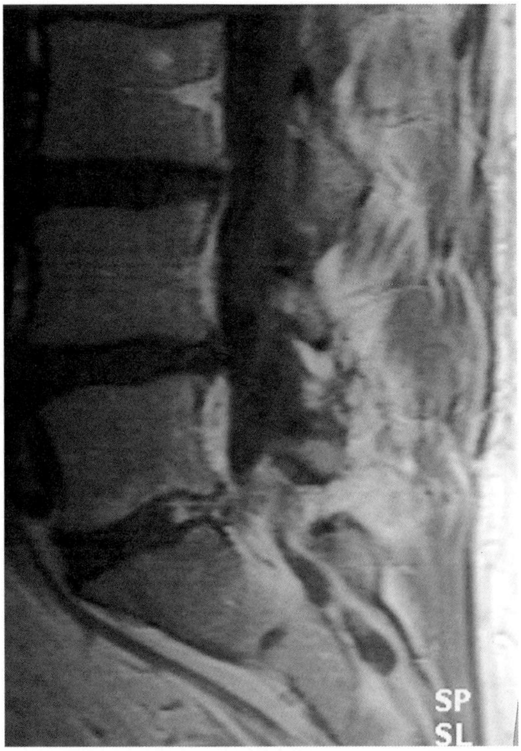

d

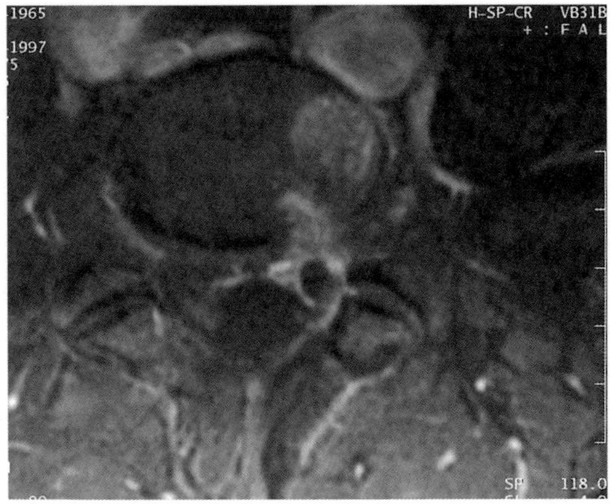

e

Abb. 4.**96 d–e**

d Aufnahme nach Kontrastmittelapplikation: Es findet sich ein Enhancement vor allem im Verlauf der dorsalen Kontur der Bandscheibe als Hinweis auf den Operationsdefekt im Verlauf des Anulus, der durch Granulationsgewebe ausgefüllt ist.

e Transversale Aufnahme nach Kontrastmittelgabe mit Fettsättigung (SE; TR = 540 ms, TE = 20 ms): In der Aufnahme ist sehr gut die epidurale Kontrastmittelaufnahme links erkennbar, vor allem auch mit einer Signalanhebung um die S1-Wurzel herum als Ausdruck der narbigen Umscheidung von S1. Zusätzlich zeigt die Schicht eine Signalanhebung im Verlauf des Anulus fibrosus sowie tieferer Bandscheibenabschnitte auf der linken Seite, was der hier erfolgten Kürettage entspricht.

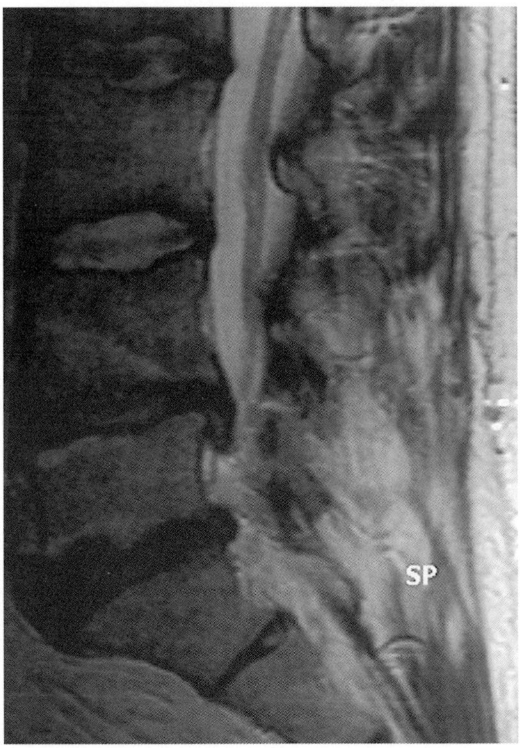

Abb. 4.**97 a–g Zustand nach Bandscheibenoperation L4/L5 vor 4 Jahren**:

◁ **a** Sagittale T2-gewichtete Aufnahme (TSE; TR = 5000 ms, TE = 120 ms): Bei L4/L5 zeigt sich eine epidurale Gewebestruktur dorsal der Wirbelkörperhinterkante, die sich von einem nach kaudal ausgestoßenen Bandscheibenvorfall nicht differenzieren lässt. Auffällig ist die relativ hohe Signalintensität dieses Gewebes. Der dorsale Zugang zum Spinalkanal ist an der Unterbrechung im Verlauf des Lig. flavum erkennbar. Der Raum ist durch eine bindegewebige Struktur ausgefüllt.

Abb. 4.**97 b–g** ▷

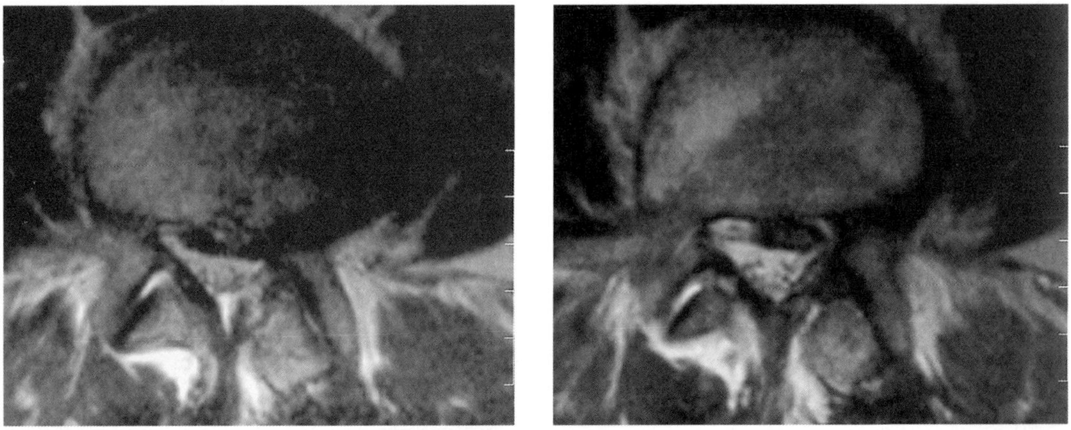

b c

Abb. 4.**97 b, c** Transversale T2-gewichtete Aufnahmen (TSE; TR = 5000 ms, TE = 120 ms): Die Aufnahmen zeigen das in der sagittalen Schnittführung auffällige Gewebe mit Ausdehnung nach kaudal. Es imponiert eine Kompression des Duralsacks. Die Schicht der Abb. **c** liegt 4 mm kaudal zu Abb. **b** und stellt die Hinterkante von L5 dar. Man beachte die deutliche Signalanhebung rechts im Wirbelgelenk.

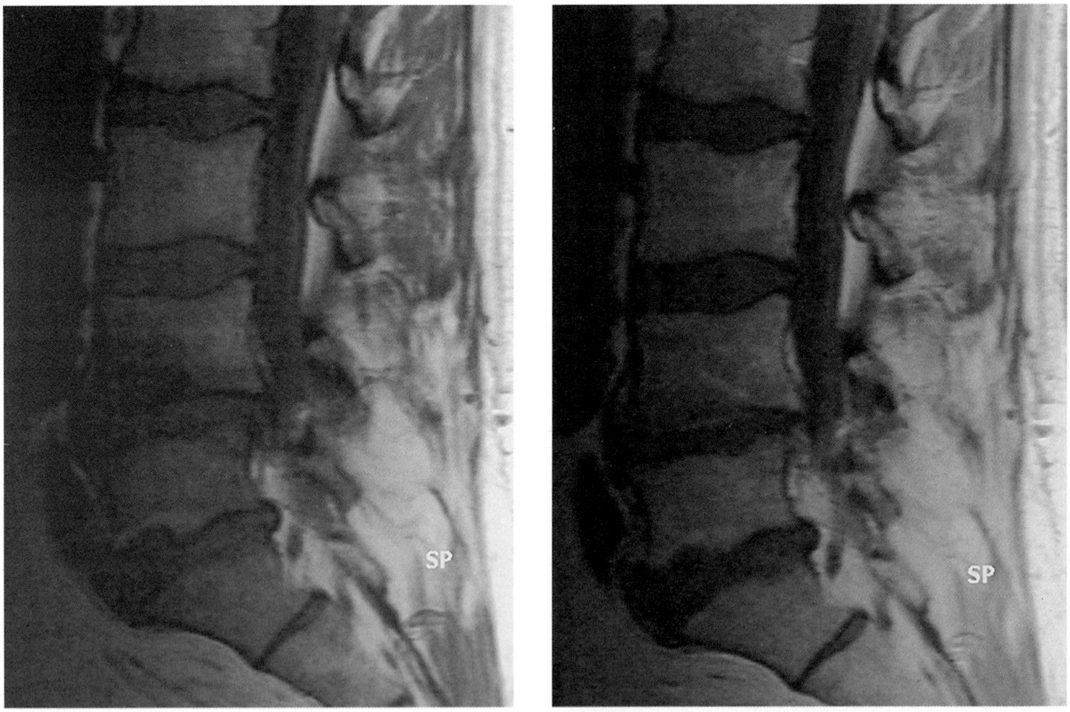

d e

Abb. 4.**97 d, e**

d T1-gewichtetes sagittales Bild (TSE; TR = 800 ms, TE = 12 ms): Ausgeprägte Narbenbildung in Höhe L4/L5 sowohl im Hinblick auf den von dorsal erfolgten Zugang zur Bandscheibe als auch den Epiduralraum. Auffällige Signalabsenkung vor allem im ventralen Abschnitt von L4.

e Sagittaler T1-gewichteter Schnitt nach Kontrastmittelgabe: Das tropfenförmig nach kaudal ausladende Gewebe zeigt eine Kontrastmittelaufnahme.

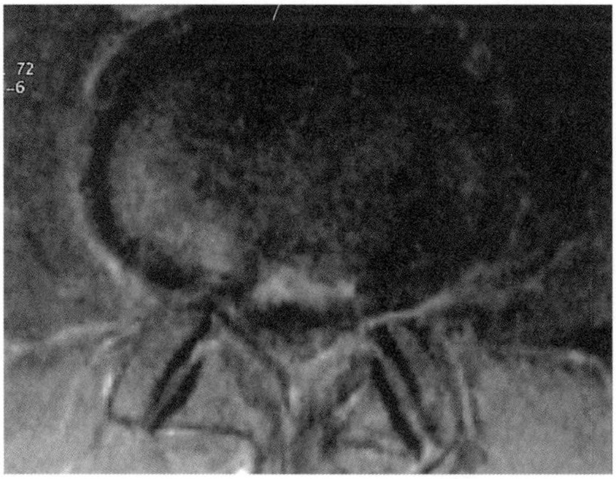

f

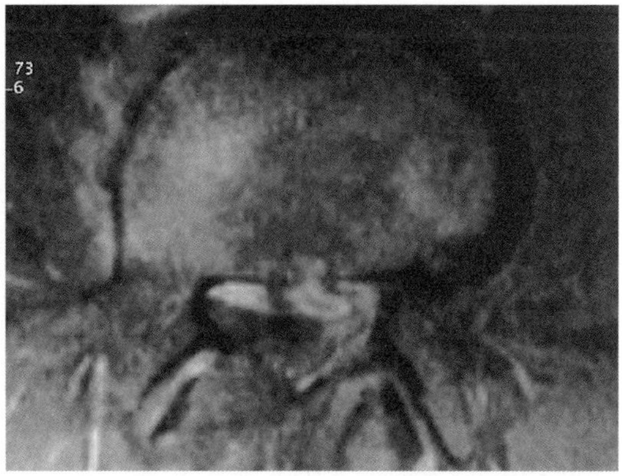

g

Abb. 4.**97 f, g**

f Transversale Schicht mit Fettsättigung nach Kontrastmittelapplikation. Diese Aufnahme entspricht in der Höhe der Abb. **b**: Deutliche Kontrastmittelaufnahme dorsalseits im Bereich des Granulationsgewebes, sodass die in Abb. **b** raumfordernd und im Sinne eines etwaigen Rezidivvorfalls imponierenden Strukturen lediglich als Granulationsgewebe anzusehen sind.

g T1-gewichtete transversale Aufnahme mit Fettsättigung nach Kontrastmittelapplikation: Das Bild entspricht der Schicht der Abb. **c**. Es zeigt sich eine kräftige Kontrastmittelaufnahme im dorsal entlang der Hinterkante L5 gelegenen Granulationsgewebe auf der linken Seite. Somit ist ein Rezidivvorfall in diesem Bereich auszuschließen.

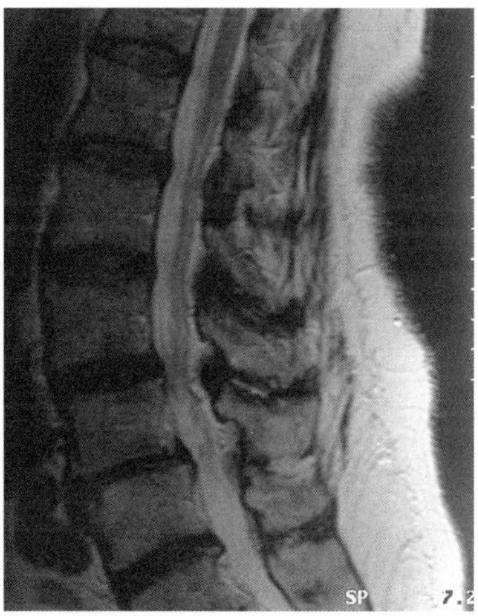

a

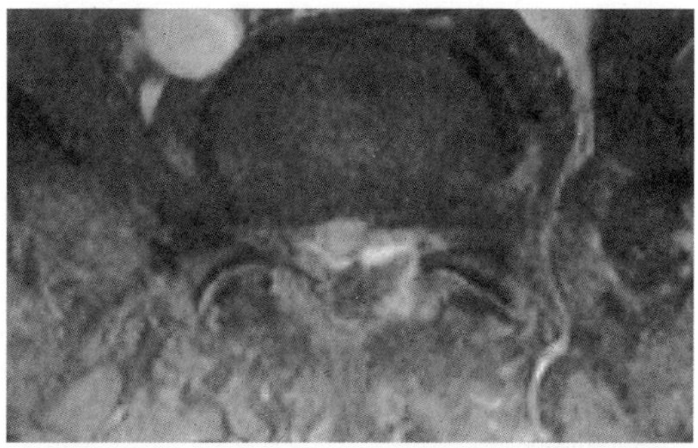
b

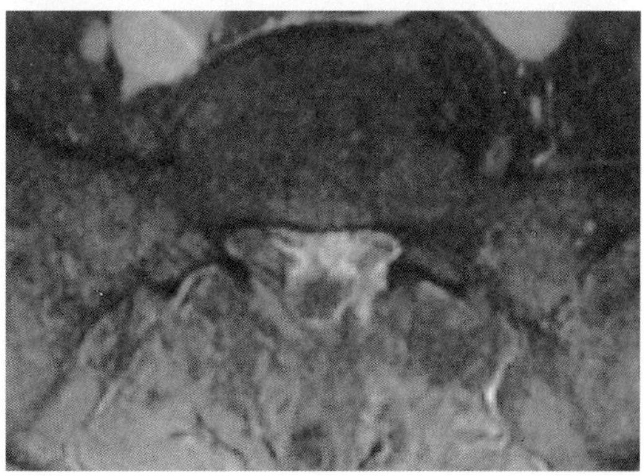
c

Abb. 4.**98 a–c Zustand nach Bandscheibenoperation L5/S1 auf der linken Seite vor 18 Jahren**:

a T2-gewichteter sagittaler Schnitt (TSE; TR = 3400 ms, TE = 120 ms): Auch nach dem langen Intervall zwischen der Operation und der MRT-Untersuchung stellt sich das Granulationsgewebe im Bereich der dorsalen Kontur der Bandscheibe in Höhe L5/S1 signalintens dar und nimmt einen pseudoraumfordernden Charakter ein.

b, **c** *Transversale Aufnahmen mit Fettsättigung nach Kontrastmittelapplikation*:

b Es findet sich eine kräftige Kontrastmittelaufnahme insbesondere auch in den dorsalen Abschnitten der Bandscheibe als Ausdruck des Granulationsgewebes. Die S1-Wurzel rechts zeigt ein Enhancement:

c Schicht 4 mm distal zu Abb. **b**: Auch hier erkennbare kräftige Kontrastmittelaufnahme epidural als Ausdruck der deutlichen Narbengewebsbildung. Kein Nachweis eines Rezidivvorfalls.

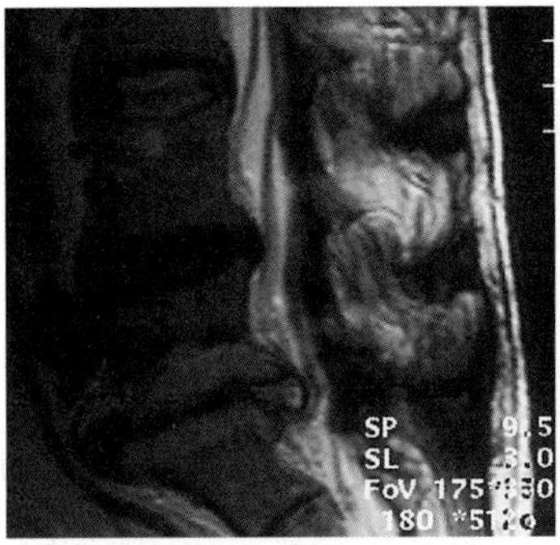

a

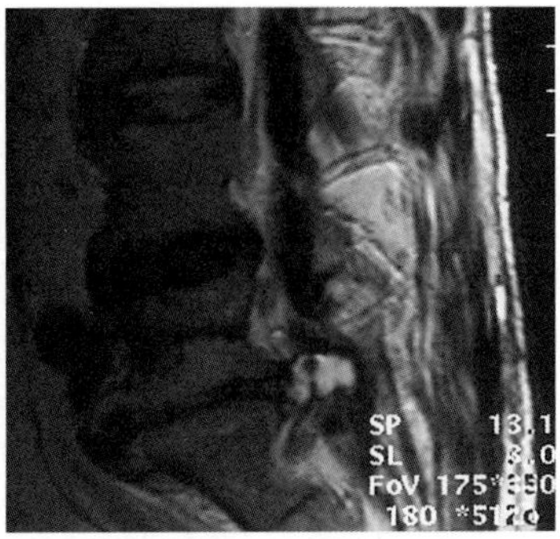

b

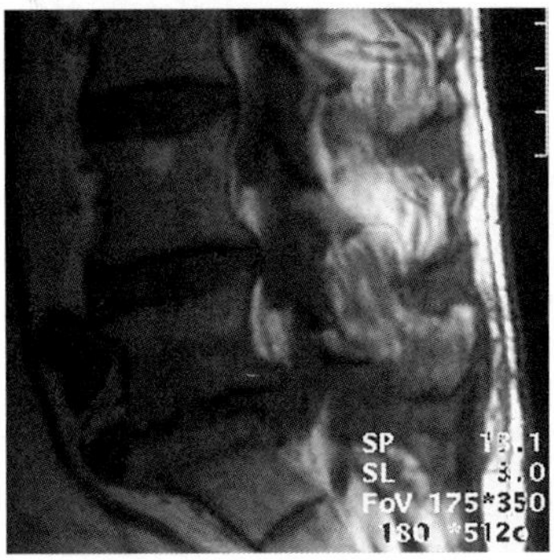

c

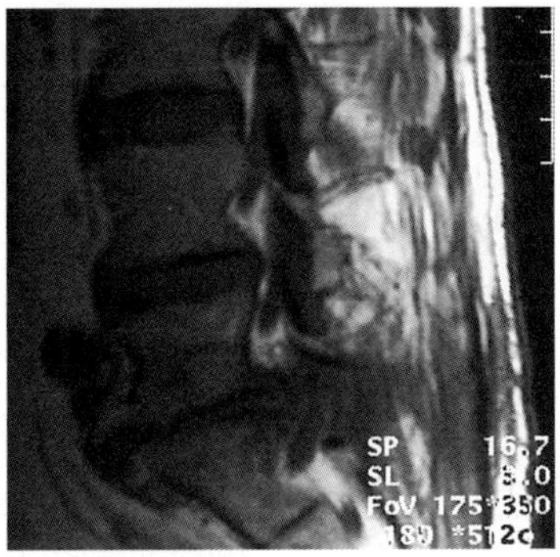

d

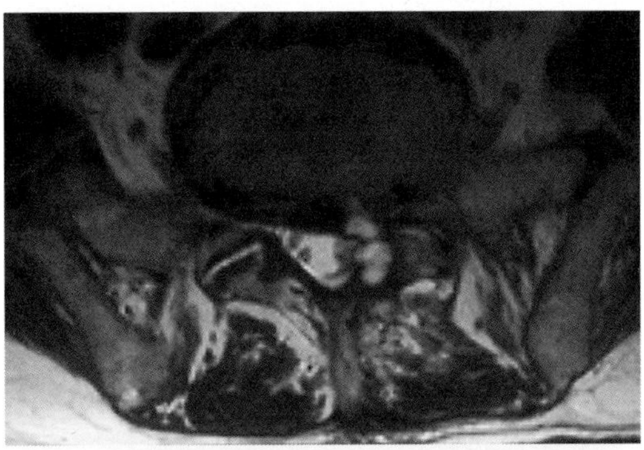

e

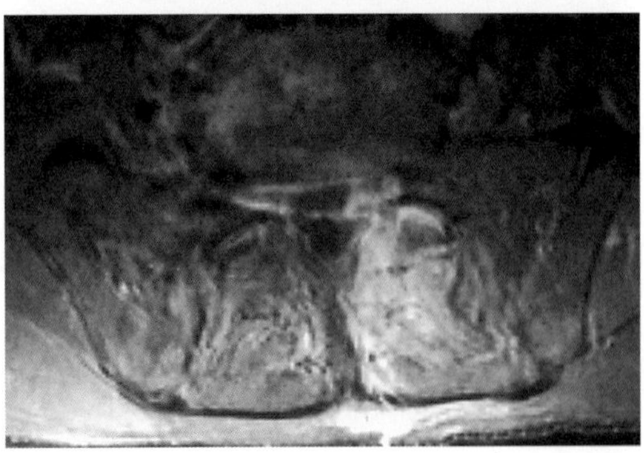

f

Abb. 4.**99 a–f Zustand nach Bandscheibenoperation vor 8 Wochen im Segment L5/S1 auf der linken Seite**:

a Sagittaler T2-gewichteter Schnitt (TSE; TR = 4000 ms, TE = 120 ms): Sehr hohe Signalintensität des epidural gelegenen Granulationsgewebes in Höhe L5/S1, das sich bis in das Bandscheibenfach erstreckt. Im Übrigen deutliche Osteochondrose sowie Nachweis eines ventralen Bandscheibenvorfalls, der knöchern überbrückt erscheint.

b Aufnahme 4 mm lateral zu Abb. **a**: Deutliche Flüssigkeitsansammlung in Höhe des operativen Zugangs L5/S1 im Verlauf des Lig. flavum.

c T1-gewichtete Aufnahme in Schichtposition von Abb. **a**: Homogenes Signal im Operationsgebiet, sodass eine Differenzierung zwischen Bandscheibe und Granulationsgewebe sowie der ligamentären Strukturen nicht möglich ist.

d Aufnahme in Korrelation zu Abb. **b**: Auch hier liegt ein einheitliches homogenes Gewebe von mittlerer Signalintensität vor. Eine Differenzierung der Flüssigkeitsansammlung epidural-dorsal in Höhe der Lamina gelingt nicht.

e T2-gewichtete transversale Aufnahme (TSE; TR = 4850 ms, TE = 120 ms): Der epidurale Zugang ist anhand der Signalanhebung des stark vaskularisierten Granulationsgewebes gut zu erkennen. Es findet sich ein keilförmiger Defekt dorsal in der Bandscheibenkontur. Rechts dieses Defekts liegt eine doch noch deutliche Protrusion der Bandscheibe vor.

f T1-gewichtete Aufnahme nach Kontrastmittelapplikation mit Fettsättigung: Sehr kräftiges, homogenes Enhancement des gesamten Granulationsgewebes. Die Protrusion der Bandscheibe bleibt als signalarme Struktur ausgespart.

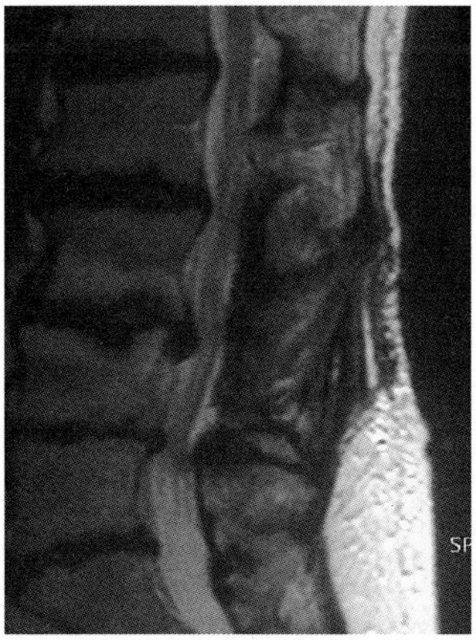

a

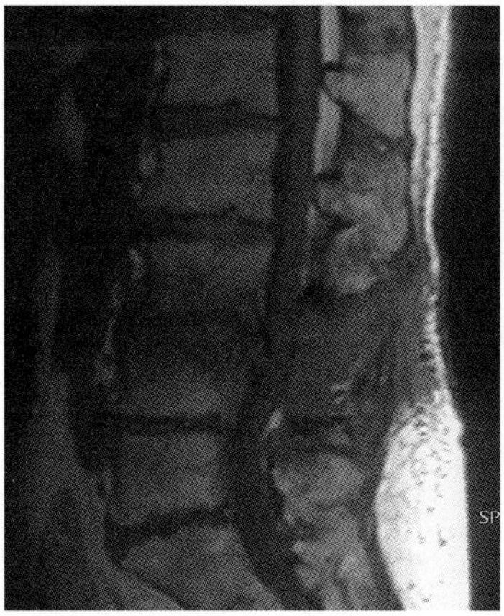

b

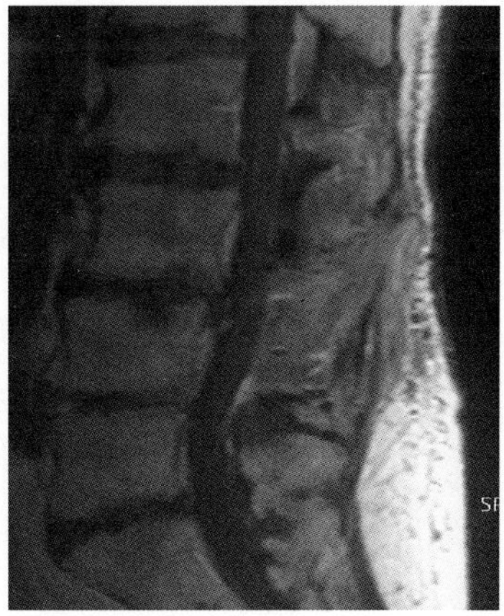

c

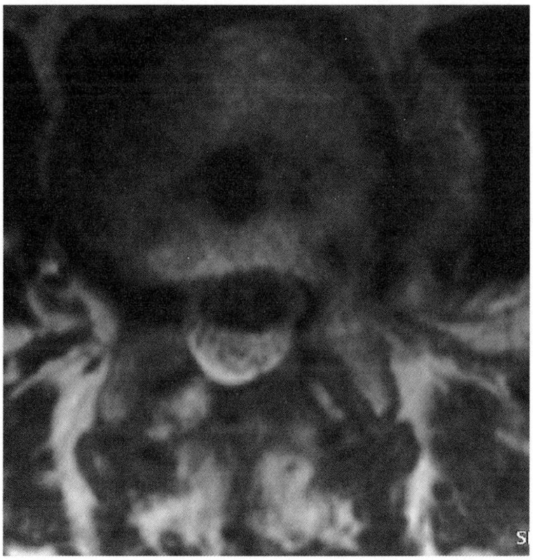

d

Abb. 4.**100 a–e Zustand nach Bandscheibenoperation und großflächiger Laminektomie L3/L4 aufgrund einer Spinalkanalstenose**. Jetzt Nachweis eines Rezidivvorfalls im Segment L3/L4:

a Sagittaler T2-gewichteter Schnitt (TSE; TR = 3640 ms, TE = 120 ms): Laminektomie bei Ausfüllung des Operationsdefekts durch Narbengewebe. Die Bandscheibe L3/L4 zeigt eine deutliche Signalreduktion. Es findet sich ein Schmorl-Knoten im Deckplattenbereich L4. Knochenveränderungen im Sinne einer Osteochondrose. Großer, signalloser Rezidivvorfall mit erheblicher Kompression des Duralsacks.

b Sagittale T1-gewichtete Aufnahme: Ausgedehntes Narbengewebe dorsoepidural.

c Aufnahme nach Kontrastmittelapplikation: Diffuses Enhancement des Narbengewebes in den dorsalen Partien. Der Bandscheibenvorfall bleibt von einer Kontrastmittelaufnahme ausgespart.

d Transversaler T2-gewichteter Schnitt mit Nachweis des medial gelegenen Rezidivvorfalls.

Abb. 4.**100 e** ▷

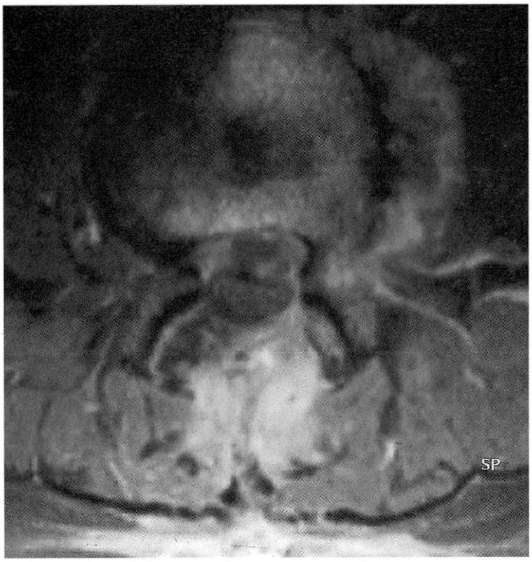

Abb. 4.**100 e** T1-gewichtete Aufnahme nach Kontrastmittelapplikation mit Fettsättigung: Der Bandscheibenvorfall bleibt von der Kontrastmittelapplikation ausgespart. Sehr ausgedehnte paravertebrale Kontrastmittelaufnahme vor allem auf der linken Seite als Ausdruck einer leichten begleitenden entzündlichen Reaktion (Pfeil). Der Rezidivbandscheibenvorfall wurde operativ bestätigt.

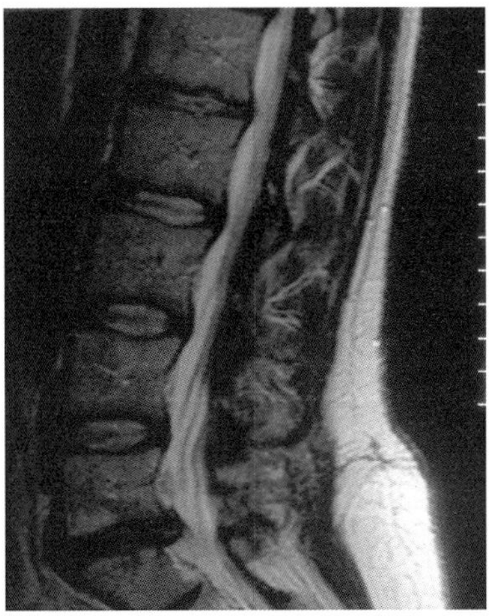

a

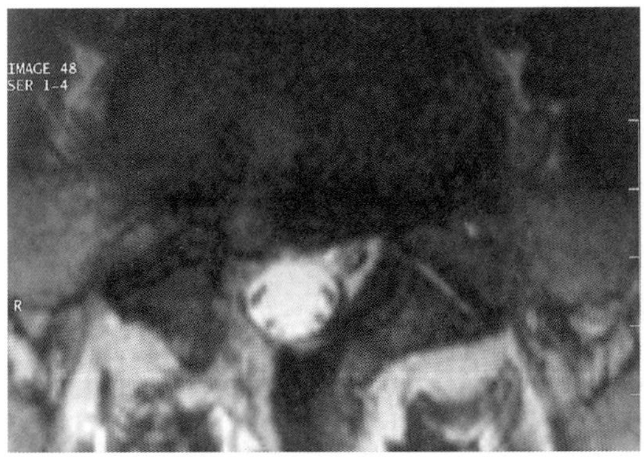

b

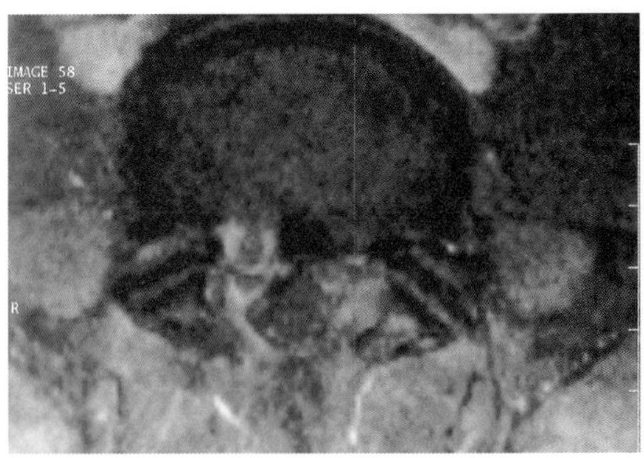

c

Abb. 4.**101 a–c** **Kleiner Rezidivvorfall auf der rechten Seite in Höhe L5/S1**. Zustand nach Bandscheibenoperation vor 2 Jahren:

- **a** T2-gewichteter Sagittalschnitt (TSE; TR = 5300 ms, TE = 120 ms): Die Bandscheibe L5/S1 zeigt eine deutliche Höhenminderung, einen Signalverlust sowie ein relativ kräftiges epidurales Gewebe dorsal, wobei nicht eindeutig zwischen Rezidiv und Narbengewebe differenziert werden kann.
- **b** Transversalschnitt in T2-Gewichtung (TSE; TR = 4500 ms, TE = 120 ms): Gut erkennbare Fensterung der Lamina rechts mit epiduralem Zugang nach rechts hin. Im Verlauf der dorsalen Kontur der Bandscheibe liegt eine leichte Signalanhebung vor.
- **c** Korrespondierende Schicht zu Abb. **b** nach Kontrastmittelapplikation (SE mit Fettsättigung; TR = 540 ms, TE = 20 ms): Die Aufnahme zeigt eine randständige Kontrastmittelaufnahme im Verlauf des Narbengewebes. Dies betrifft die dorsale Kontur der Bandscheibe mit Aussparung eines Rezidivvorfalls. Von diesem Bandscheibenvorfall geht eine Kompression der S1-Wurzel rechts aus. Auch die Nervenwurzel S1 wird von einem Narbengewebe umgeben, das sich randständig darstellt.

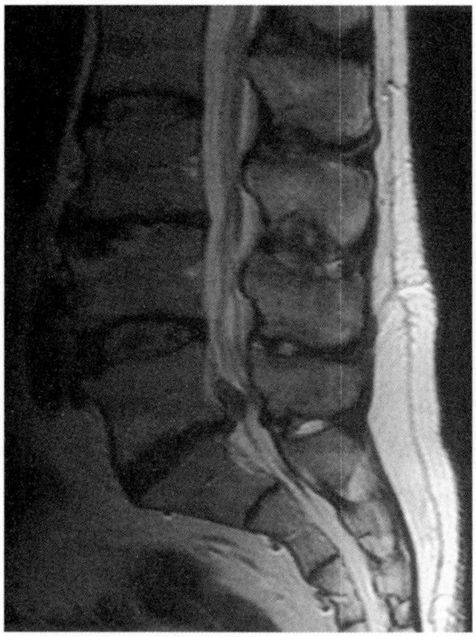

a

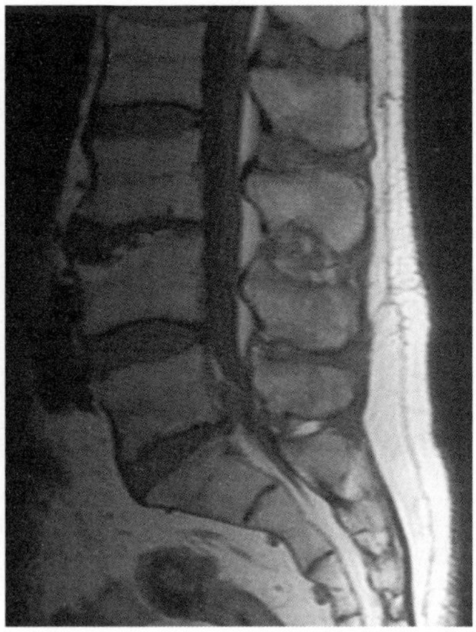

b

Abb. 4.**102 a–c** **Rezidivvorfall L5/S1**. Zustand nach Bandscheibenoperation vor 6 Jahren:

a T2-gewichtete sagittale Aufnahme (TSE; TR = 3400 ms, TE = 120 ms): Osteochondrose im Segment L5/S1, gleichzeitig deutliche Signalreduktion der Bandscheibe. Nach kranial luxierter Rezidivvorfall.

b T1-gewichtete sagittale Aufnahme nativ (TSE; TR = 800 ms, TE = 12 ms): Der Rezidivbandscheibenvorfall lässt sich gegenüber dem Duralsack nur schlecht abgrenzen.

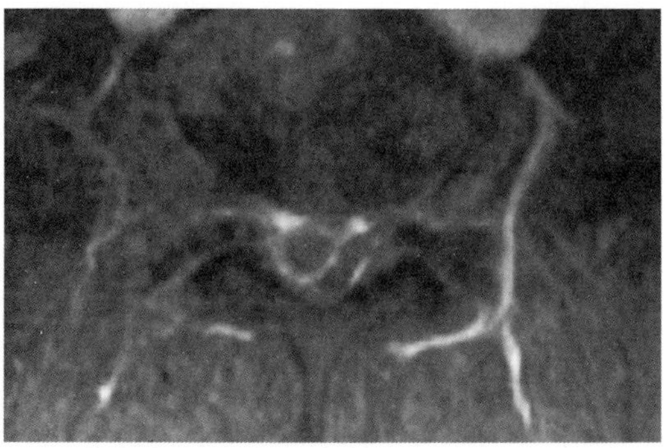

c Transversale Aufnahme nach Kontrastmittelapplikation mit Fettsättigung (SE; TR = 540 ms, TE = 20 ms): Der Rezidivvorfall zeigt eine randständige Kontrastmittelreaktion. Innerhalb des Bandscheibenvorfalls keine Kontrastmittelaufnahme erkennbar.

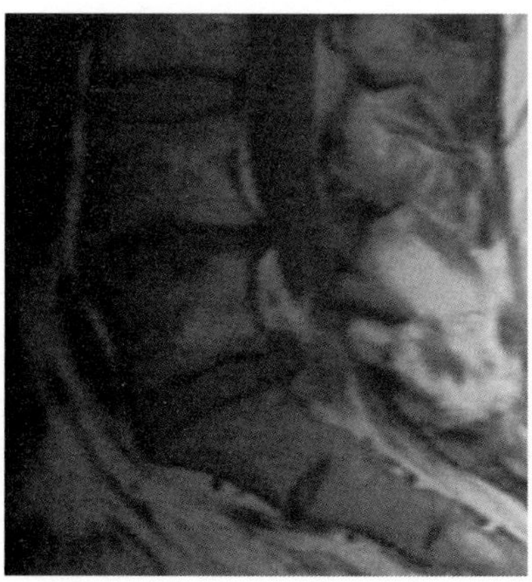

a

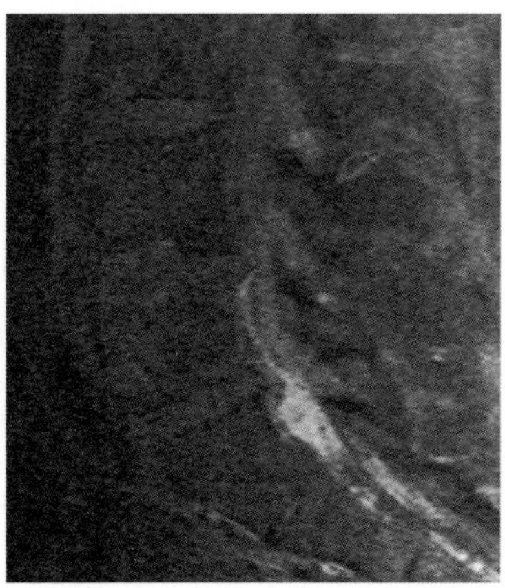

b

Abb. 4.**103 a–d** **Bandscheibenvorfall L5/S1**:

a Parasagittaler Schnitt in T1-Gewichtung (TSE; TR = 800 ms, TE = 17 ms) mit Nachweis eines im epiduralen Fettgewebe in Höhe L5/S1 gelegenen Bandscheibenvorfalls.

b Sagittale Aufnahme, 1 Stunde nach Kontrastmittelapplikation erstellt (mit Fettsättigung): Kräftiges Enhancement innerhalb des Bandscheibengewebes.

Abb. 4.**103 c** u. **d** ▷

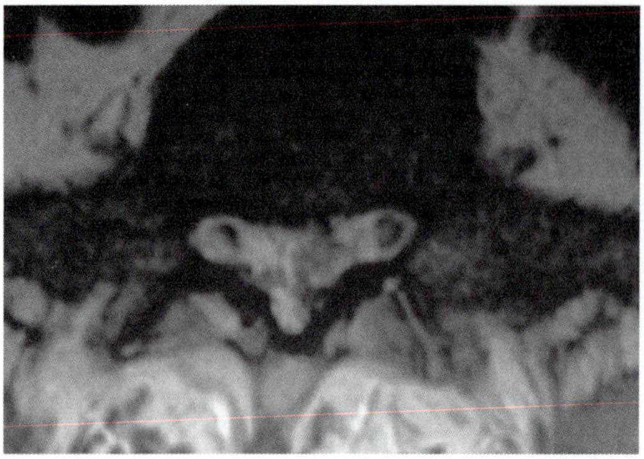

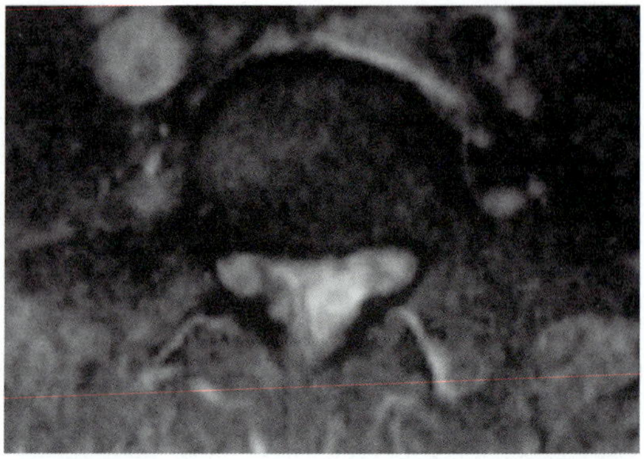

Abb. 4.**103 c, d**

c Transversaler T2-gewichteter Schnitt(TSE; TR = 5400 ms, TE = 120 ms): Bandscheibenvorfall mediolinkslateral.

d Korrespondierend zu Abb. **c** transversaler Schnitt eine Stunde nach Kontrastmittelapplikation (SE mit Fettsättigung; TR = 690 ms, TE = 20 ms): Sehr homogenes kräftiges Enhancement des Bandscheibenvorfalls. Man beachte die kräftige Kontrastmittelaufnahme vor allem links im Wirbelgelenk.

Dosis

Es hat sich erwiesen, dass eine Erhöhung der Dosis auf 0,2 oder 0,3 mmol die Aussagekraft der Untersuchung verbessert, da eine signifikante Steigerung der Signalanhebung erreicht werden kann (Nguyen u. Mitarb. 1993). Diese Aussage gilt allerdings nur für Untersuchungen ohne Verwendung von Fettsättigungsequenzen nach Kontrastmittelapplikation. Inwieweit sich durch die Verwendung einer Fettsättigung auch mit der geringeren Dosis von 0,1 mmol/kg Körpergewicht ein gleich guter Effekt wie mit der höheren Dosis erzielen lässt, ist bisher wissenschaftlich nicht untersucht.

Kontrastmittelaufnahme in Abhängigkeit vom Alter der Narbe

Im Gegensatz zu anfänglichen Auffassungen (Steiner 1989) haben spätere Untersuchungen ergeben, dass das Kontrastmittelenhancement mit dem Alter der Narbe rückläufig ist (Hamm u. Mitarb. 1993). Das hängt damit zusammen, dass der Vaskularisationsgrad des Narbengewebes im Laufe der Alterung zurückgeht. Dies kann dazu führen, dass Narben nach Jahren keine nennenswerte Kontrastmittelreaktion mehr zeigen.

Weitere Effekte der Kontrastmittelgabe

In der Literatur sind eine Vielzahl weiterer Effekte der Kontrastmittelgabe beschrieben (Georgy u. Mitarb. 1995):

- Enhancement der Nervenwurzeln,
- Enhancement der Spinalganglien,
- Enhancemant der Facettengelenke.

Enhancement der Nervenwurzeln. Das Enhancement der Nervenwurzeln betrifft sowohl die intradural als auch im Verlauf der Nervenscheide gelegenen Anteile. Diese Reaktion im Sinne der Neuritis bzw. Arachnoiditis kann unterschiedlicher Ursache sein. Zum einen wird diskutiert, dass die häufig präoperativ durchgeführte Myelographie in Abhängigkeit vom verwendeten Kontrastmittel zu einer Arachnoiditis führen kann, zum anderen wird dieser Befund auch im Zusammenhang gesehen mit der Reizung der Nervenwurzel durch den Bandscheibenvorfall. Nicht zuletzt wird ein Zusammenhang mit dem operativen Eingriff im Sinne einer druckbedingten Schädigung diskutiert. Inwieweit dieser Reaktion eine Bedeutung zukommt, ist unklar (Abb. 4.**104**).

Enhancement der Spinalganglien. Auch die Kontrastmittelaufnahme der Spinalganglien ist im Hinblick auf die klinische Relevanz nicht eindeutig zu beurteilen. Ein Enhancement der Spinalganglien wird auch bei Patienten gesehen, die nicht operiert worden sind. Es lässt sich durch eine Fettsättigung besonders eindrucksvoll demonstrieren (Abb. 4.**105**).

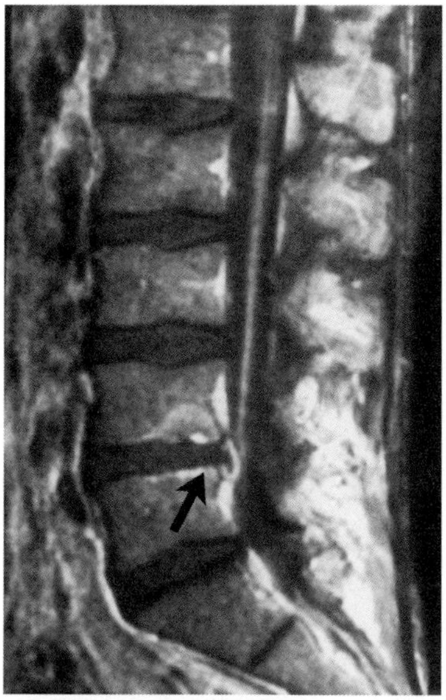

a

Abb. 4.**104 a–d** **Schwere Neuritis der L5-Wurzel auf der linken Seite bei Zustand nach APLD (automatisierte perkutane lumbale Diskektomie) vor 4 Tagen**:
a Sagittaler Schnitt der Wirbelsäule nach Kontrastmittelapplikation: Im Segmentbereich L4/L5 findet sich entlang der Abschlussplatten eine leichte Kontrastmittelaufnahme mit entsprechender Signalanhebung (Pfeil). Des Weiteren Zeichen einer Kontrastmittelreaktion im Anulus. Auffällig ist die deutliche Signalanhebung im Verlauf der L5-Wurzel im Sinne einer schweren Neuritis.

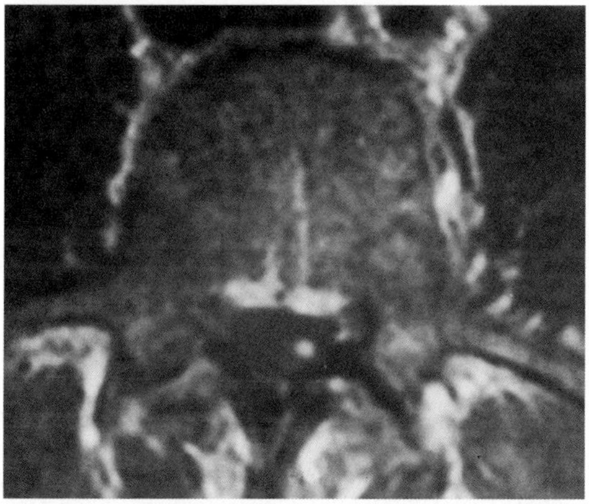

b

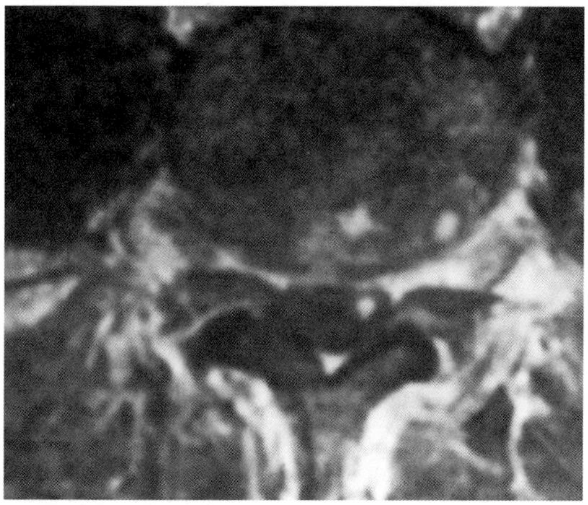

c

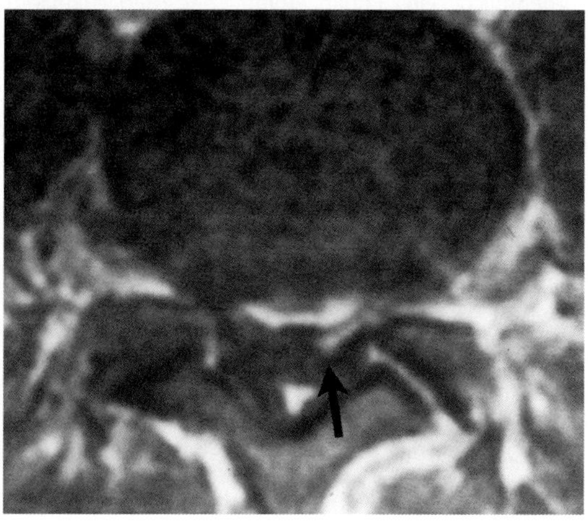

d

Abb. 4.**104 b–d** Transversale Aufnahmen jeweils 4 mm kaudal zum Verlauf der L5-Wurzel links: Es findet sich eine isolierte, kräftige Kontrastmittelaufnahme der Wurzel, die sich auf den Aufnahmen bis zum Foramen intervertebrale verfolgen lässt. In Abb. **d** ist der Austritt der Nervenwurzel in Höhe des Foramens gut erkennbar. Hier kommt es zu einer horizontalen Verlaufsrichtung nach links (Pfeil). Deutliche Kontrastmittelaufnahme des epiduralen Venenplexus sowie von Abschnitten im Verlauf des Anulus als Ausdruck der Schädigung und Granulationsgewebsbildung im Bereich des Anulus fibrosus. Zusätzlich bestehende Kontrastmittelaufnahme des linken Facettengelenks.

Enhancement der Facettengelenke. Das Enhancement der Facettengelenke kann z. T. noch Jahre nach einer Bandscheibenoperation festgestellt werden. Die Bedeutung ist unklar. Ebenso ist nicht sicher, inwieweit dieser Effekt operationsbedingt ist, da er auch bei nichtoperierten Patienten mit einer Spondylarthrose gesehen wird (Abb. 4.**103** u. 4.**104**, 4.**106**–4.**108**).

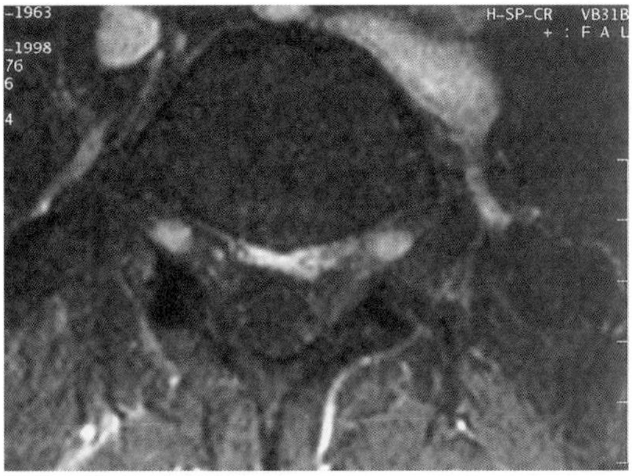

Abb. 4.**105** **Transversale T1-gewichtete Aufnahme nach Kontrastmittelapplikation mit Fettsättigung** (SE; TR = 540 ms, TE = 20 ms): Kräftiges Enhancement sowohl im Verlauf des epiduralen Venenplexus als auch rechts und links im Ganglion der L5-Wurzel beiderseits.

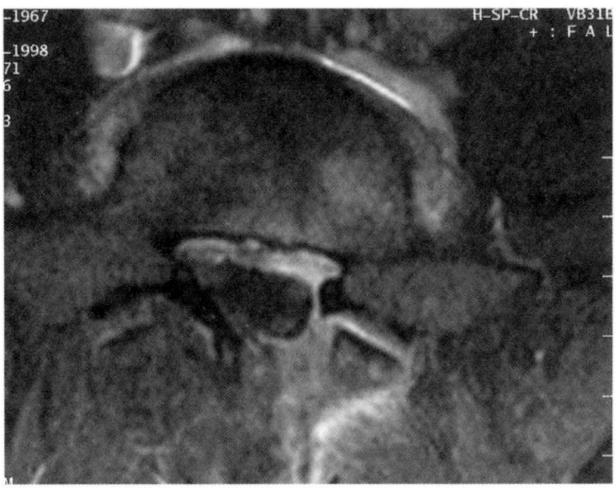

Abb. 4.**106** **Zustand nach Bandscheibenoperation L4/L5 auf der linken Seite.** Die Aufnahmen zeigen ein kräftiges Enhancement des epiduralen Narbengewebes sowie einseitig auf der linken Seite ein Enhancement des Wirbelgelenks (SE mit Fettsättigung; TR = 540 ms, TE = 20 ms).

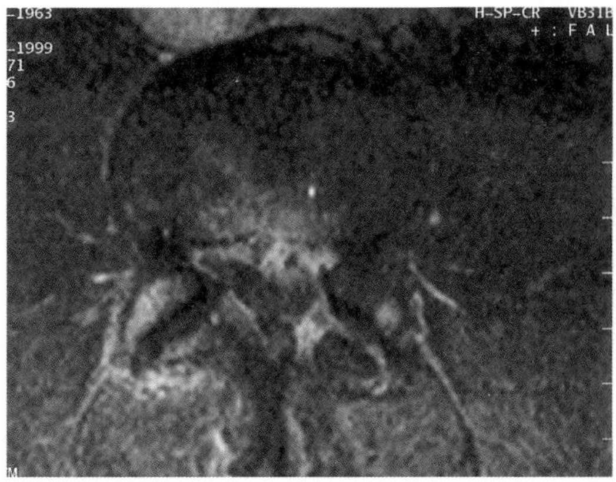

Abb. 4.**107** **Zustand nach Bandscheibenoperation mit Zugang über die linke Seite.** Transversale Aufnahme nach Kontrastmittelapplikation: Es findet sich vornehmlich ein Enhancement der periartikulären Weichteile rechts in Höhe des Wirbelgelenks L3/L4, zusätzlich eine Hyperämie im Knochen entlang der Facetten auf der rechten Seite. Links zeigt sich eine diskrete intraartikulare Kontrastmittelaufnahme. Enhancement entlang des Lig. flavum sowie ausgedehntes Enhancement epidural einschließlich intradiskaler Abschnitte.

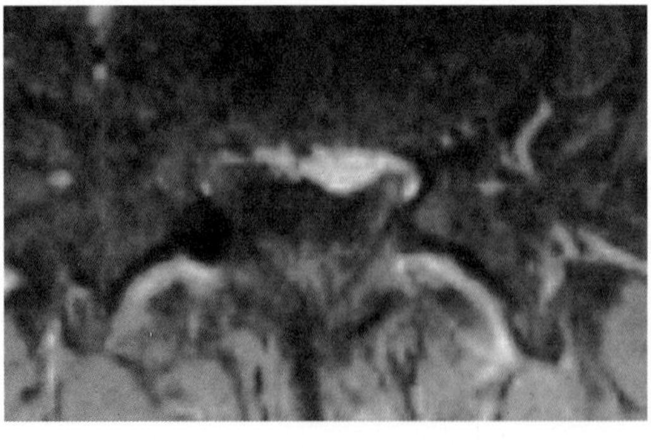

Abb. 4.**108** **Beiderseitiges kräftiges Enhancement intraartikulär in Höhe L4/L5.** Deutliche, etwas asymmetrische Kontrastmittelaufnahme des epiduralen Venenplexus (SE mit Fettsättigung; TR = 690 ms, TE = 20 ms).

■ Limitationen

Die MRT nach einer Bandscheibenoperation zur Abklärung eines FBSS besitzt Limitationen. Die ergeben sich zum einen aus dem beschriebenen Kontrastmittelverhalten, zum anderen aus differenzialdiagnostischen Problemen.

Sehr kleine Rezidivvorfälle können durch einen Partialvolumeneffekt dem Nachweis entgehen, da im kontrastmittelassistierten Bild scheinbar eine Kontrastmittelaufnahme dieses Gewebes vorliegt. Dies gilt für Fragmente von 3 mm und weniger. Eine Fehlinterpretation kann auch durch Spondylophyten hervorgerufen werden, die besonders bei der Verwendung einer Fettsättigung als Rezidiv- oder Restvorfall angesehen werden. Diese Einschränkungen sind bei der Befundung zu beachten und ggf. durch angepasste Untersuchungstechniken zu eliminieren.

Pseudomeningozele

Eine seltene Komplikation nach einer Wirbelsäulenoperation stellt die Entwicklung einer Pseudomeningozele dar. Hierzu ist die Verletzung der Dura Voraussetzung; bei unzureichender Versorgung dieser Verletzung kommt es zur Entstehung eines Liquorkissens, das entweder noch von der Arachnoidea umschlossen ist oder von einer bindegewebigen Kapsel. Der Befund ist magnetresonanztomographisch gut an der Liquorsignalintensität dieser Zele zu erkennen (Abb. 4.**109** u. 4.**110**).

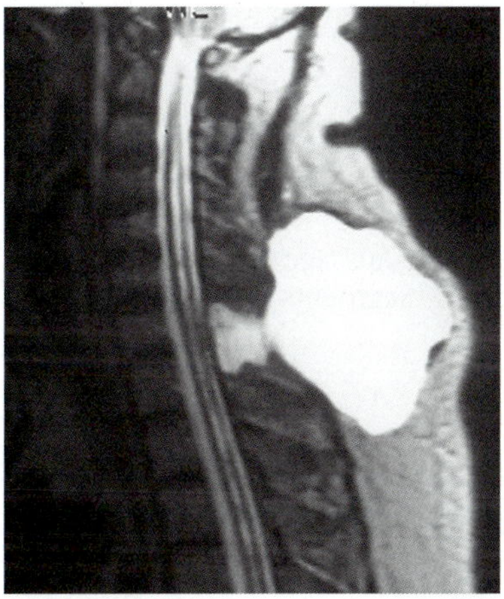

a

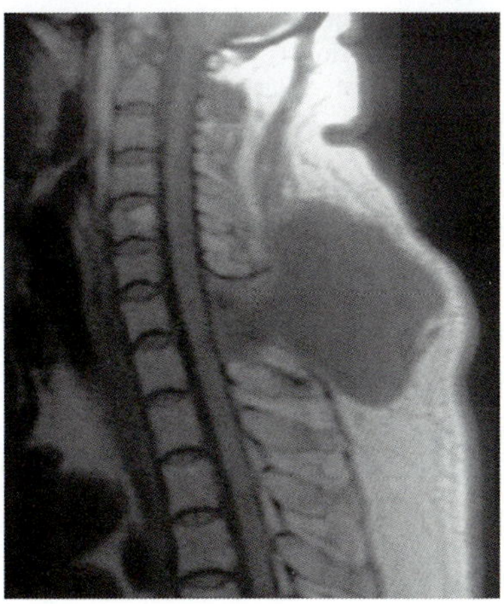

b

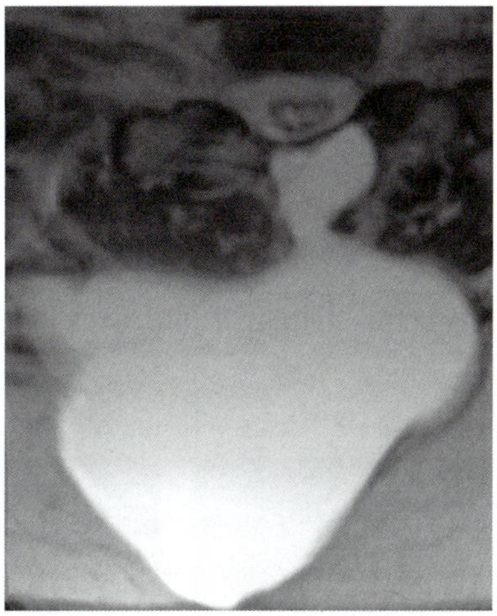

c

Abb. 4.**109** **a–c** **Große Pseudomeningozele nach zervikaler Operation mit Anlage eines syringoarachnoidalen Shunts aufgrund einer Syringomyelie im gesamten Verlauf des Rückenmarks**:

a Sagittale T2-gewichtete Aufnahme (TSE; TR = 5400 ms, TE = 120 ms): Nachweis einer ausgedehnten Pseudomeningozele in Höhe C6/C7, die anhand des hohen Signals der Flüssigkeit gut abgrenzbar ist. Laminadefekt in Höhe C7.

b Sagittale T1-gewichtete Aufnahme: Die liquorintense Flüssigkeit ist auf dieser Aufnahme gut zu erkennen. Durch das Liquorkissen kommt es zu eine Vorwölbung der Kutis dorsal.

c Transversaler Schnitt in T2-Gewichtung (TSE; TR = 5600 ms, TE = 120 ms): Nachweis einer breiten Kontaktfläche zwischen der Pseudomeningozele und der Dura.

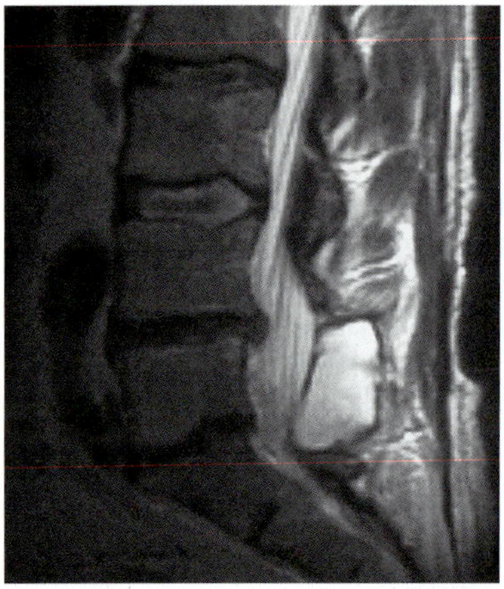

a

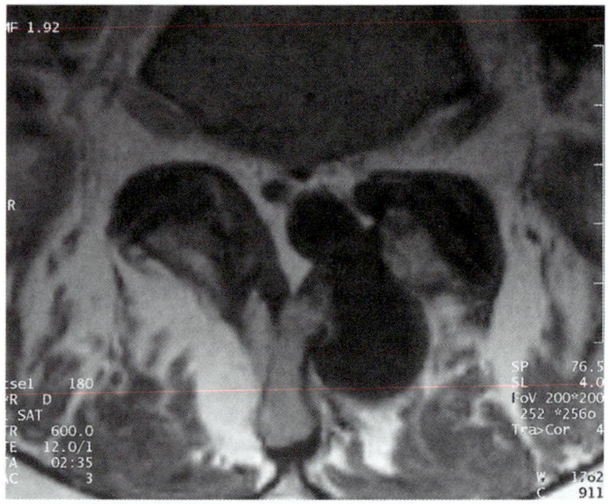

b

Abb. 4.**110 a**, **b** **Lumbale Pseudomeningozele in Höhe L5/S1 bei Zustand nach Bandscheibenoperation**:

a Sagittaler T2-gewichteter Schnitt (TSE; TR = 4000 ms, TE = 90 ms): Nachweis einer dorsal gelegenen großen Pseudomeningozele in Höhe L5.

b T1-gewichteter Transversalschnitt (TSE; TR = 600 ms, TE = 12 ms): Die Meningozele erstreckt sich nach dorsal im Verlauf des Knochendefekts in Höhe der Lamina links. Eine Abgrenzung zum Duralsack ist nicht möglich.

Verblockungsoperation

Eine Verblockungsoperation wird vor allem dann vorgenommen, wenn eine Bandscheibenoperation nicht zur Beschwerdefreiheit führt. Mithilfe der MRT kann eine Aussage über die Stabilität eines verblockten Segments getroffen werden (Abb. 4.**111**).

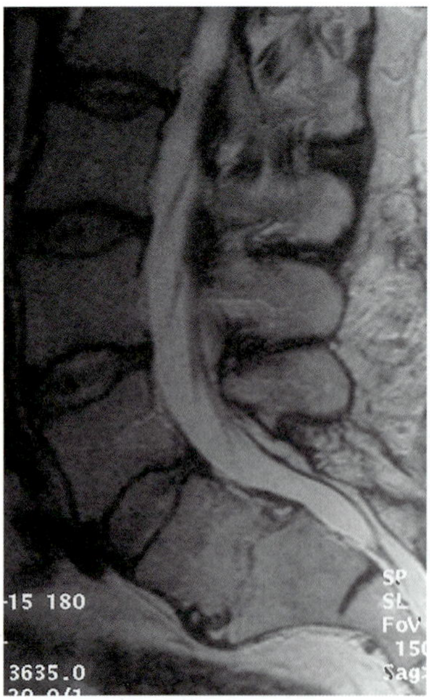

a

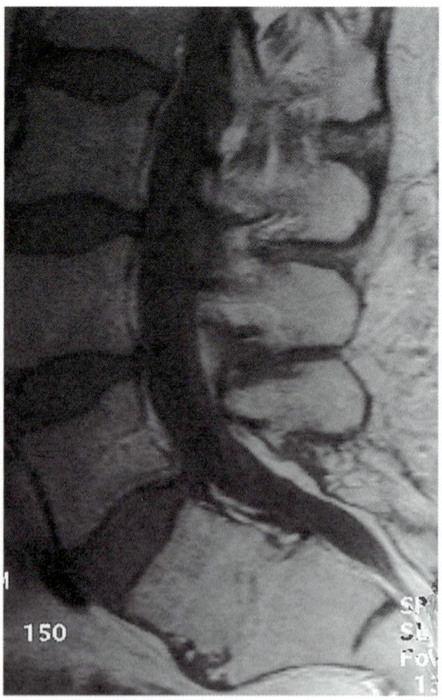

b

Abb. 4.**111 a**, **b** **Zustand nach Verblockungsoperation im Segmentbereich L5/S1 nach erfolglos durchgeführter vorheriger Bandscheibenoperation**:

a Sagittaler T2-gewichteter Schnitt: Komplette Durchbauung im Segmentbereich L5/S1.

b Sagittaler T1-gewichteter Schnitt: Auch hier liegen keine Zeichen einer Instabilität im Segmentbereich L5/S1 vor.

MRT-Befunde nach zervikaler Bandscheibenoperation

Während lumbal die klinische Symptomatik überwiegend durch Kompressionseffekte des Bandscheibengewebes in Form einer Protrusion oder eines Prolapses hervorgerufen wird, spielt zervikal der Bandscheibenvorfall als Ursache einer Radikulopathie oder Myelopathie nur eine untergeordnete Rolle im Vergleich zur zervikalen Spondylosis. Dies bedeutet, dass neben der Beseitigung von Bandscheibengewebe vor allem die knöchernen Veränderungen operativ behandelt werden müssen. Lediglich ca. 60–70% der behandelten Patienten sind postoperativ beschwerdefrei oder in einem beschwerdearmen Zustand, zwischen 10 und 15% verschlechtern sich. Hierfür sind verschiedene Ursachen verantwortlich:

- Inadäquate Dekompression, wobei dies zum einen das Ausmaß der Dekompression, zum anderen auch das Segment betrifft. Dies ist magnetresonanztomographisch daran zu erkennen, dass eine persistierende Deformierung des Rückenmarks besteht, die im Zusammenhang gesehen werden kann mit der komprimierenden Struktur und mit einer entsprechenden Aufbrauchung des Subarachnoidalraums einhergeht. Die inadäquate Wahl des Segments ist dann gegeben, wenn bei mehreren stenosierenden Segmenten nur ein Teil dekomprimiert worden ist. In ausgeprägten Fällen liegt eine diffuse Spinalkanalstenose vor, der eine segmentale Operation nicht gerecht wird (Abb. 4.**112**).
- Rückenmarkatrophie infolge einer lang andauernden Kompression bei Vorliegen einer ansonsten adäquaten Dekompression (Abb. 4.**78**). Die Rückenmarkatrophie ist definiert als eine Verschmälerung des Rückenmarks, z.T. auch eine Formveränderung ohne erkennbare Restkompression. Sie kann messtechnisch angenommen werden bei einem Flächendurchmesser von weniger als 50 mm. Sie ist Folge einer lang dauernden Kompression mit einer irreversiblen Schädigung des Rückenmarks.
- Myelomalazie, definiert als ein Bezirk einer persistierenden Signalanhebung im Rückenmark auf den T2-gewichteten Aufnahmen. Im Einzelfall findet sich an dieser Stelle eine Schrankenstörung mit entsprechendem Kontrastmittelenhancement. Die Myelomalazie ist ebenfalls Folge einer lang dauernden Kompression des Rückenmarks. Der Befund kann in eine Zyste bzw. Syrinx übergehen.

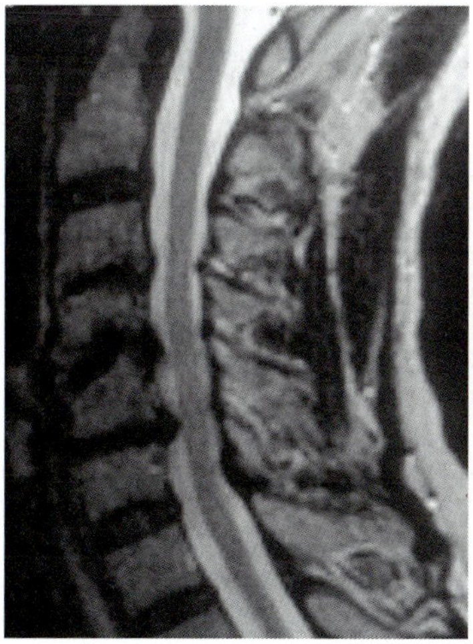

a

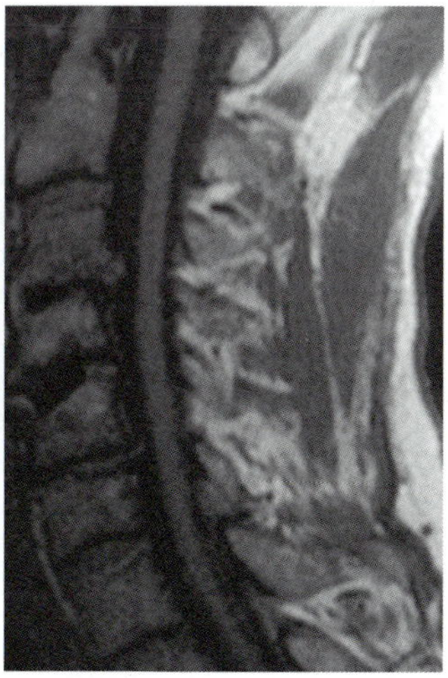

b

Abb. 4.**112 a–e** **Zustand nach Cloward-Operation im Segment C3/C4 und C4/C5.** Inadäquate Dekompression in beiden Segmenten. Myelonatrophie in Höhe C3/C4 sowie Nachweis einer leichten Myelomalazie in dieser Höhe. Zusätzlicher Bandscheibenvorfall im Segment C5/C6:

a Sagittale T2-gewichtete Aufnahme (TSE; TR = 4600 ms, TE = 112 ms): Deutliche Retrospondylose bei C3/C4 und C5/C6. Verschmälerung des Rückenmarks in Höhe C3/C4. Leichte Signalanhebung intramedullär als Ausdruck der Myelomalazie. Bandscheibenvorfall C5/C6, der das Rückenmark erweicht.

b Sagittaler T1-gewichteter Schnitt (SE; TR = 351 ms, TE = 12 ms): Deutlich erkennbare Retrospondylose bei C3/C4 und C4/C5. Bandscheibenvorfall C5/C6.

Abb. 4.**112 c–e** ▷

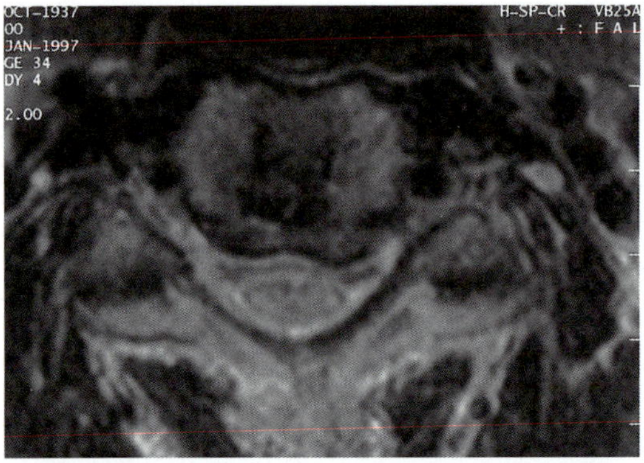

c

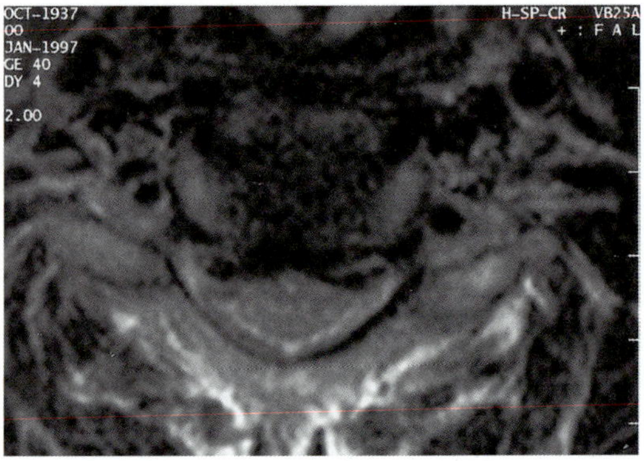

d

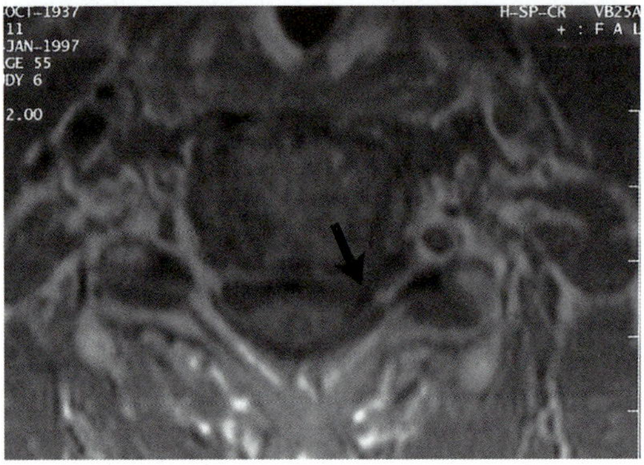

e

Abb. 4.**112 c–e**
c Sagittaler transversaler Schnitt in T2-Gewichtung in Höhe C3/C4 (TSE; TR = 4320 ms, TE = 120 ms): Gut erkennbare bilateral betonte Retrospondylose, beiderseits leichte Einengung der Foramina. Fleckige Signalanhebungen intramedullär.
d Sagittaler transversaler Schnitt in T2-Gewichtung in Höhe C5/C6 (TSE; TR = 4320 ms, TE = 120 ms): Deutlicher bilateral betonter Bandscheibenvorfall.
e Transversale Aufnahme nach Kontrastmittelapplikation (SE; TR = 640 ms, TE = 15 ms): In diesem Segment Darstellung eines etwas linksbetonten breiten bilateralen Bandscheibenvorfalls, links wird das Foramen intervertebrale zusätzlich eingeengt (Pfeil).

- Entwicklung eines erneuten Bandscheibenvorfalls bei erfolgreich vorgenommener Segmentoperation. Durch die mit der Operation einhergehende Versteifung des Segments kommt es zwangsläufig zu einer Mehrbewegung des proximal wie distal vorliegenden Segments. Dieser Befund führt nicht selten zu einem Bandscheibenvorfall in einem dem versteiften Segment benachbarten Abschnitt (Abb. 4.**113**).
- Auftreten einer Spondylosis deformans in einem benachbarten Segment. Dieser Befund kann ebenfalls im Zusammenhang mit der Mehrbelastung eines benachbarten Segments proximal wie distal zu einem operativ versteiften Abschnitt auftreten und kann zusammen mit einer Unkarthrose und der hieraus resultierenden Kompression der Nervenwurzeln in den Foramina zu einer entsprechenden Myelo- und/oder Radikulopathie führen.

Das Signal angrenzender Wirbelkörper bei Zustand nach Fusionsoperation ist uneinheitlich. Es können in den T1-gewichteten Aufnahmen sowohl Signalabsenkungen und in den T2-gewichteten Aufnahmen Signalanhebungen als Ausdruck der Ödembildung als auch Signalanhebungen im T1-gewichteten Bild mit einem isointensen Signal in der T2-Aufnahme als Ausdruck der Fettmarkdegeneration auftreten. Nicht zuletzt sind sklerosierende Veränderungen mit einer entsprechenden Signalabsenkung in der T1- und T2-Gewichtung bekannt. Ebenso kann in den Wirbelkörpern ein isointenses Signal in der T1- und T2-Gewichtung im Vergleich zu angrenzenden Wirbelabschnitten vorliegen. Handelt es sich um einen Knochendübel, wird zumeist in der T1- wie in der T2-Gewichtung eine Signalabsenkung vorliegen.

Die nach zervikaler Bandscheibenoperation angefertigten MRT-Aufnahmen zeigen häufig Metallartefakte, zum einen durch Metallabrieb, zum anderen durch evtl. eingebrachte Metallinterponate oder im Fall von vertikalen Fusionen durch eingeführtes Schraubenmaterial. Dies ist bei der Verwendung der Sequenzen zu beachten, wobei SE-Sequenzen grundsätzlich GRE-Sequenzen vorzuziehen sind.

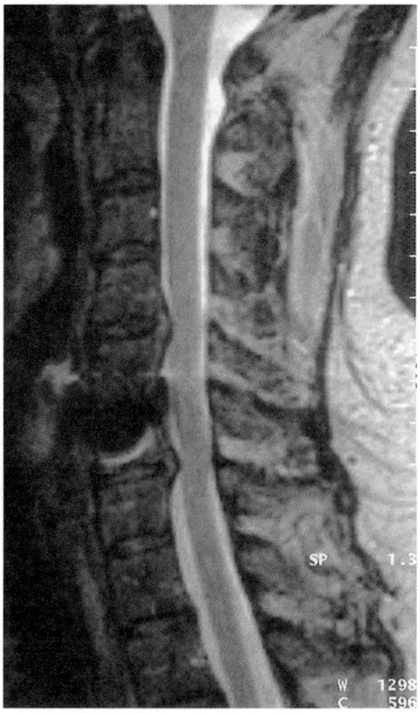

a

Abb. 4.**113 a–d Zustand nach Bandscheibenoperation im Segment C5/C6 mit Einbringen eines Titandübels.** Die Patientin war zunächst beschwerdefrei. Sie entwickelte nach einigen Jahren erneut Beschwerden, die auf Vorfällen in dem benachbarten proximalen wie distalen Segment beruhten:

a Sagittale T2-gewichtete Aufnahme (TSE; TR = 5300 ms, TE = 112 ms): Infolge der Titanplatte Signalauslöschung im Bereich C5/C6. Nachweis eines frischen Bandscheibenvorfalls in Höhe C4/C5 und C6/C7.

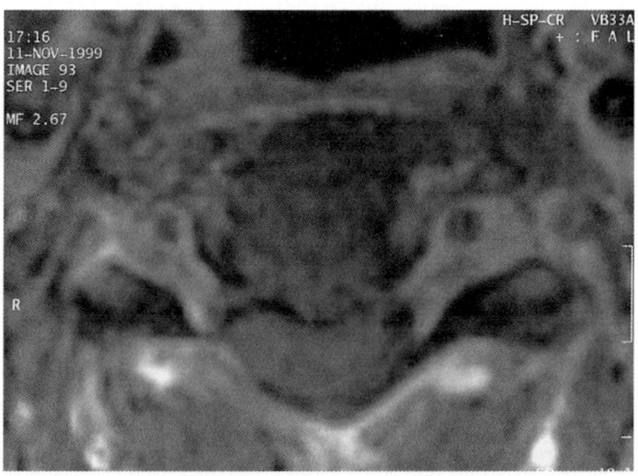

b

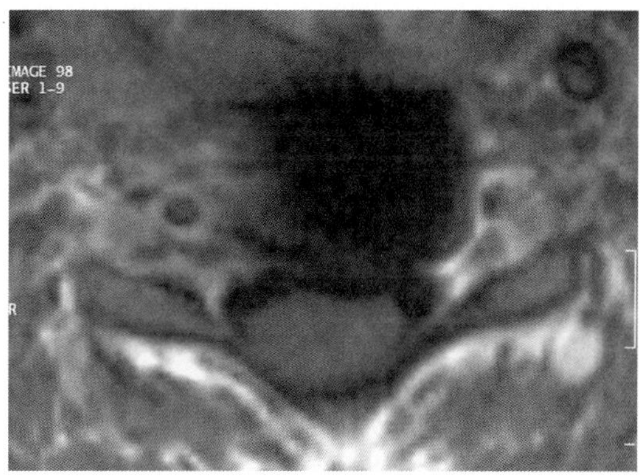

c

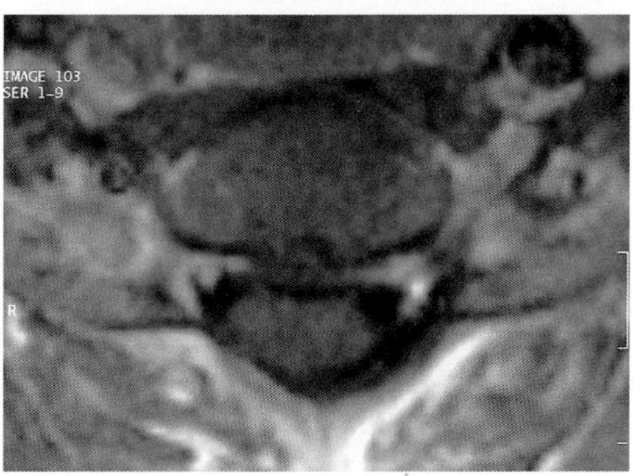

d

b Transversale Aufnahme in Höhe C4/C5 nach Kontrastmittelapplikation (SE; TR = 420 ms, TE = 14 ms): Gut erkennbarer medialer komprimierender Bandscheibenvorfall. Die Foramina intervertebralia stellen sich frei dar.

c Transversale Aufnahme in Höhe C5/C6 nach Kontrastmittelgabe: Normale Darstellung des Rückenmarks mit unauffälliger Abbildung der Foramina. Signalauslöschung in Höhe des Wirbelkörpers infolge des eingebrachten Titanmaterials.

d Transversale Aufnahme in Höhe C6/C7 nach Kontrastmittelapplikation: Auch hier ist der medial betonte Bandscheibenvorfall gut erkennbar. Die Foramina stellen sich unauffällig dar.

Zusammenfassung

- Unter degenerativen Wirbelsäulenerkrankungen werden die *Abnutzungsprozesse* an den diskovertebralen und synovialen Gelenken, ebenso am Bandapparat zusammengefasst.
- Die Bandscheibe unterliegt einem Alterungsprozess, der in der MRT bei Verwendung T2-gewichteter Sequenzen nachvollzogen werden kann. Danach werden 4 Typen unterschieden:
  - Typ I (Bandscheibe des Neugeborenen),
  - Typ II (Bandscheibe des Kindes und Jugendlichen),
  - Typ III (Bandscheibe des jüngeren Erwachsenen),
  - Typ IV (Bandscheibe des Erwachsenen im höheren Alter).
- Das Signal des Nucleus pulposus nimmt in den T2-gewichteten SE-Sequenzen mit zunehmendem Alter ab. Beim älteren Erwachsenen ist auf T2-gewichteten Aufnahmen eine Differenzierung zwischen Anulus und Nukleus nicht mehr möglich.
- Das Signal des Wirbelkörpers unterliegt in T1-gewichteten SE-Sequenzen ebenfalls einem physiologischen Wandel. Während beim Jugendlichen und jungen Erwachsenen das Wirbelkörpersignal geringer ausfällt als das der Bandscheibe, ist es beim älteren Erwachsenen aufgrund der Fettmarkbildung umgekehrt. Dies ist bei diffusen Knochenmarkinfiltrationen als differenzialdiagnostisches Zeichen zu beachten.
- In der MRT sind Einrisse des Anulus fibrosus in stark T2-gewichteten Aufnahmen erkennbar. Es werden 4 *Risstypen* unterschieden:
  - konzentrischer Riss (Unterbrechung kurzer longitudinaler Verbindungsfasern zwischen den Anuluslamellen),
  - transversaler Riss (häufig in den äußeren Sharpey-Fasern),
  - radialer Riss (Spalten im Anulus mit Kontakt zum Nukleus),
  - vollständiger Riss (breiter Einriss des Anulus).
- In den Rissspalten findet sich ein mukoides Material, zusätzlich kann fibrovaskuläres Gewebe einsprossen. Von den Rissen können Schmerzen ausgelöst werden.
- Die Wirbelkörper unterliegen besonders im Bereich der Grund- und Deckplatten einem *Alterungs-und Umbauprozess*, der in der MRT in T1- und T2-gewichteten SE-Sequenzen diagnostiziert werden kann. Es werden 3 Typen unterschieden:
  - Typ I: Signalabsenkung T1-gewichtet, Signalanhebung T2-gewichtet,
  - Typ II: Signalanhebung T1-gewichtet, Signalanhebung T2-gewichtet,
  - Typ III: Signalabsenkung T1-gewichtet, Signalabsenkung T2-gewichtet.
- Typ I entspricht einer Ödembildung und fibrovaskulärem Gewebe, Typ II einem Fettmarkumbau, Typ III einer Sklerosierung. Beim Typ I und III bestehen gehäuft Rückenschmerzen.
- Die Bandscheibenvorfälle werden unterteilt in die *Protrusion*, bei der die Anulusfasern noch weitgehend intakt sind und den *Prolaps*, bei dem der Anulus unterbrochen ist. Die Protrusion gliedert sich in die umschriebene Form und das Bulging. Der Vorfall unterteilt sich in den subligamentären, extraligamentären und den Sequester, der keinen Kontakt zur Mutterbandscheibe mehr aufweist.
- *Sonderformen* des Bandscheibenvorfalls sind der laterale (intra-und/oder extraforaminale), intradurale, ventrale und der Limbusvorfall, bei dem es zu einer Abscherung an der Hinterkante kommt.
- Die *Spondylolisthesis* ist häufig mit einem dorsalen, nach kranial umgeschlagenen Bandscheibenvorfall kombiniert. Daneben kann es zur intraforaminalen Stenose kommen, die aus der Spondylolyse resultiert.
- Die Untersuchungstechnik schließt T1- und T2-gewichtete Aufnahmen ein, die transversal und sagittal erstellt werden sollten. Während in der Halswirbelsäule der Stellenwert der GRE-Sequenzen groß ist, werden in der Lendenwirbelsäule die besten Ergebnisse mit konventionellen SE- bzw. TSE-Sequenzen erzielt.
- Klinisch stehen bei Patienten mit degenerativen Wirbelsäulenerkrankungen und Bandscheibenvorfällen neben lumbalgiformen Beschwerden radikuläre Schmerzen z. T. mit Parästhesien im Vordergrund, an der Halswirbelsäule können Myelopathien gefunden werden. Eine besondere Klinik entwickelt sich bei Patienten mit einer Spinalkanalstenose, die sich in Form einer *Claudicatio spinalis* zeigt.
- *Thorakale Bandscheibenvorfälle* sind häufig klein, bereiten dennoch aufgrund des engen Kontakts zum Rückenmark eine Klinik. Die Darstellung erfordert besondere Anforderungen an die Untersuchungstechnik, da Fluss-, Bewegungs- und Chemical-Shift-Artefakte die Darstellung erschweren können.

Zusammenfassung (Fortsetzung)

- *Zervikal* treten häufig weiche und harte Bandscheibenvorfälle kombiniert auf. Die Differenzierung gelingt magnetresonanztomographisch durch den kombinierten Einsatz von SE- und GRE-Sequenzen.
- Bei der spinalen Stenose sind neben messtechnischen Möglichkeiten vor allem die *typischen Bildbefunde* zu beachten:
  - lumbal die charakteristische Stierkopfform oder das aufgestellte T,
  - zervikal die Aufbrauchung des Subarachnoidalraums und die Myelonkompression.
- Aufnahmen nach einer lumbalen Bandscheibenoperation sollten grundsätzlich nativ und mit Kontrastmittel erstellt werden, da sich eine Differenzierung zwischen Narbengewebe und Rezidivvorfall nur nach Kontrastmittelgabe vornehmen lässt. Eine ergänzende Fettsättigung kann sinnvoll sein. Es ist auf dünne Schichten zu achten, die *Untersuchung* sollte *in 2 Ebenen* erfolgen.
- Narbengewebe nimmt bereits wenige Wochen nach der Operation Kontrastmittel auf, ein Bandscheibenvorfall hingegen nicht. Allerdings gilt dies nur innerhalb eines zeitlichen Fensters von etwa 20 Minuten.
- Weitere Effekte treten nach Operationen an den Nervenwurzeln, den Ganglien, den Facettengelenken auf. Diese entzündlichen Veränderungen können durch eine Kontrastmittelgabe sichtbar gemacht werden.
- Untersuchungen nach zervikalen Bandscheibenoperationen sind häufig eingeschränkt durch das eingebrachte Verblockungsmaterial. GRE-Sequenzen sollten vermieden werden. Zu achten ist auf Zeichen des Einbaus des eingebrachten Materials oder der Instabilität. Darüber hinaus werden häufig gesehen:
  - Rückenmarkatrophie,
  - Myelomalazie,
  - Bandscheibenvorfall in einer anderen Etage,
  - Retrospondylose.

Literatur

Aguila, L. A., D. W. Piraino, M. T. Modic, A. W. Dudley, P. M. Duchesneau, M. A. Weinstein: The intranuclear cleft of the intervertebral disk: magnetic resonance imaging. Radiology 155 (1985) 155–158

Allgayer, B., A. Frank, D. Daller, H. v. Einsiedel, A. Trappe: Die Magnetresonanztomographie (MRT) in der Diagnostik des Failed Back Surgery Syndroms (FBSS). Fortschr. Röntgenstr. 158 (1993) 160–165

Alvarez, O., C. T. Roque, M. Pampati: Multilevel thoracic disk herniations: CT and MR studies. J. Comput. assist. Tomogr. 12 (1988) 649–652

Amundsen, T., H. Weber, F. Lileas et al.: Lumbar spinal stenosis: clinical and radiologic features. Spine 20 (1995) 1178

Anand, A. K., B. C. P. Lee: Plain and metrizamide CT of lumbar disk disease: comparison with myelography. Amer. J. Neuroradiol. 3 (1982) 567–571

Anda, S., J. Stovring, M. Ro: CT of extraforaminal disc herniation with associated vacuum phenomenon. Neuroradiology 30 (1988) 76–77

Annertz, M., B. Jönsson, B. Strömqvist, S. Holtas: Serial MRI in the early postoperative period after lumbar discectomy. Neuroradiology 37 (1995) 177–182

Awwad, E. E., D. S. Martin, K. R. Smith jr.: The nuclear trail sign in thoracic herniated disks. Amer. J. Neuroradiol. 13 (1992) 137–143

Barakos, J. A., P. G. D'Amour, W. P. Dillon, T. H. Newton: Trigeminal sensory neuropathy caused by cervical disk herniation. Amer. J. Neuroradiol. 11 (1990) 609

Bauduin, E., P. Flandory, A. Jodaitis, A. Stevenaert: Foraminal herniation of a thoracic calcified nucleus pulposus. Neuroradiology 31 (1989) 287–288

Beyer, H. K., G. Oppel, R. Blümm, D. Uhlenbrock: Die MRT bei der Diagnostik der lumbalen Discushernie. Röntgenpraxis 41 (1988) 37–42

Boden, S. D., D. O. Davis, T. S. Dina, N. J. Patronas, S. W. Wiesel: Abnormal magnetic-resonance scans of the lumbar spine in asymptomatic subjects. J. Bone Jt Surg. 72 (1990a) 403–408

Boden, S. D., P. R. McCowin, D. O. Davis, T. S. Dina, A. S. Mark, S. Wiesel: Abnormal magnetic-resonance scans of the cervical spine in asymptomatic subjects. J. Bone Jt Surg. 72 (1990b) 1178–1184

Boden, S. D., D. O. Davis, T. S. Dina, C. P. Parker, S. O'Malley, J. L. Sunner, S. W. Wiesel: Contrast-enhanced MR imaging performed after successful lumbar disk surgery: prospective study. Radiology 182 (1992) 59–64

Bolender, N.-F., N. S. R. Schönström, D. M. Spengler: Role of computed tomography and myelography in the diagnosis of central spinal stenosis. J. Bone Jt Surg. 67 (1985) 240–246

Bonneville, J. F., M. Runge, F. Cattin, P. Potelon, Y.-S. Tang: Extraforaminal lumbar disc herniations: CT demonstration of Sharpey's fibers avulsion. Neuroradiology 31 (1989) 71–74

Braitinger, S., H. Heller, R. Petsch, B. Kunkel, H. W. Dörnemann, P. Stass: MRT der operierten Lendenwirbelsäule. Fortschr. Röntgenstr. 147 (1987) 185–191

Braun, J.-P., A. Tournade: Le canal de conjugaison cervical. J. Neuroradiol. 6 (1979) 327–334

Braun, I. F., J. P. Lin, A. E. George, I. I. Kricheff, J. C. Hoffman: Pitfalls in the computed tomographic evaluation of the lumbar spine in disc cisease. Neuroradiology 26 (1984) 15–20

Breidahl, W. H., V. Low, M. S. Khangure: Imaging the cervical spine: a comparison of MR with myelography and CT myelography. Aust. Radiol. 35 (1991) 306–314

Breton, G.: Is that a bulging disk, a small herniation or a moderate protrusion? Canad. Ass. Radiol. J. 42 (1991) 318

Brown, B. M., R. H. Schartz, E. Frank, N. K. Blank: Preoperative evaluation of cervical radiculopathy and myelopathy by surface-coil MR imaging. Radiology 151 (1988) 1205–1212

Bundschuh, C. V., M. T. Modic, J. S. Ross, T. J. Masaryk, H. Bohlman: Epidural fibrosis and recurrent disk herniation on the lumbar spine: MR imaging assessment. Amer. J. Roentgenol. 150 (1988) 923–932

Capesius, P., F. Smaltino, M. Kaiser, S. Meoli, A. Gambardella: Computed tomography of the cervical spinal canal. J. neurosurg. Sci. 25 (1981) 265–270

Castillo, M., J. A. Malko, J. C. Hoffman: The bright intervertebral disk: An indirect sign of abnormal spinal bone marrow on T_1-weighted MR images. Amer. J. Neuroradiol. 11 (1990) 23–26

Castro, F. P., J. Ricciardi, M. E. Brunet, M. T. Busch, Th. S. Whitecloud III: Stingers, the Torg ratio, and the cervical spine. Amer. J. Sports. Med. 25 (1997) 603–608

Chafetz, N., C. E. Cann, J. M. Morris, L. S. Steinbach, H. I. Goldberg: Pseudarthrosis following lumbar fusion: Detection by direct coronal CT scanning. Radiology 162 (1987) 803–805

Ciric, I., M. A. Mikhael, J. A. Tarkington, N. A. Vick: The lateral recess syndrome. A variant of spinal stenosis. J. Neurosurg. 53 (1980) 433–443

Claussen, C., Th. Grumme, J. Treisch, B. Lochner, E. Kazner: Die Diagnostik des lumbalen Bandscheibenvorfalls. Fortschr. Röntgenstr. 136 (1982) 1–8

Demaerel, P., H. Bosmans, G. Wilms et al.: Rapid lumbar spine MR myelography using rapid acquisition with relaxation enhancement. Amer. J. Roentgenol. 168 (1997) 277

Dietemann, J. L., J. F. Bonneville, M. Runge, M. Y. Jeung, A. Weintraub, A. Wackenheim: Computed tomography of lumbar apophyseal joint lipoma: report of three cases. Neuroradiology 31 (1989) 60–62

Dihlmann, W.: Computertomographie des lumbalen Diskusprolaps und der Vertebralkanalstenose. Z. Rheumatol. 43 (1984) 153–159

Dihlmann, W.: Lumbaler Reprolaps oder Narbengewebe? Fortschr. Röntgenstr. 146 (1987) 330–334

Dorwart, R. H., J. B. Vogler, C. A. Helms: Spinal stenosis. Radiol. Clin. N. Amer. 21 (1983) 301–325

Edelman, R. R., G. M. Shoukimas, D. D. Stark, K. R. Davis, P. F. J. New, S. Saini: High-resolution surface-coil imaging of lumbar disk disease. Amer. J. Roentgenol. 144 (1985) 1123–1129

Enomoto, H., N. Kuwayama, T. Katsumata, T. Doi: Ossification of the ligamentum flavum. Neuroradiology 30 (1988) 571–573

Enzmann, D. R., C. Griffin, J. B. Rubin: Potential false-negative MR images of the thoracic spine in disk disease with switching of phase- and frequency-encoding gradients. Radiology 165 (1987) 635–637

Enzmann, D. R., J. B. Rubin: Cervical spine: MR imaging with a partial flip angle, gradient-refocused pulse sequence. Part. I. General considerations and disk disease. Radiology 166 (1988a) 467–472

Enzmann, D. R., J. B. Rubin: Cervical spine: MR imaging with a partial flip angle, gradient-refocused pulse sequence. Part II. Spinal cord disease. Radiology 166 (1988b) 473–478

Enzmann, D. R., J. B. Rubin: Short TR, variable flip angle, gradient echo scans of the cervical spine: comparison of 2DFT and 3DFT techniques. Neuroradiology 31 (1989) 213–216

Firooznia, H., V. Benjamin, I. I. Kricheff, M. Rafii, C. Golimbu: CT of lumbar spine disk herniation: Correlation with surgical findings. Amer. J. Roentgenol. 142 (1984) 587–592

Fitt, G. J., J. M. Stevens: Postoperative arachnoiditis diagnosed by high resolution fast spin-echo MRI of the lumbar spine. Neuroradiology 37 (1959) 139–145

Fletcher, G., V. M. Haughton, K.-C. Ho, S. Yu: Age-related changes in the cervical facet joints: Studies with cryomicrotomy, MR. and CT. Amr. J. Neuroradiol. 11 (1990) 27–30

Francavilla, T. L., A. Powers, T. Dina, H. V. Rizzoli: MR imaging of thoracic disk herniations. J. Comput. assist. Tomogr. 11 (1987) 1062–1065

Freund, M., A. Hutzelmann, C. Steffens et al.: MR-Myelographie bei Spinalkanalstenosen. Fortschr. Röntgenstr. 167 (1997) 474

Fujiwara, F., K. Yonenobu, S. Ebara, K. Jamashita, K. Ono: The prognosis of surgery for cervical compression myelopathy (An analysis of the factors involved). J. Bone Jt Surg. 71-B (1989) 393–398

Galanski, M., A. Weidner, H. Vogelsang: Der enge lumbale Spinalkanal. Röntgen-Bl. 35 (1982) 450–458

Gallucci, M., A. Bozzao, B. Orlandi, R. Manetta, G. Brughitta, L. Lupattelli: Does postcontrast MR enhancement in lumbar disk herniation have prognostic value? J. Comput. assist. Tomogr. 19 (1995) 34–38

Gentry, L. R., C. M. Strother, P. A. Turski, M. J. Javid, J. F. Sackett: Chymopapain chemonucleolysis: Correlation of diagnostic radiographic factors and clinical outcome. Amr. J. Roentgenol. 145 (1985) 351–360

Georgy, B. A., J. R. Hesselink, M. S. Middleton: Fat-suppression contrast-enhanced MRI in the failed back surgery syndrome: a prospective study. Neuroradiology 37 (1995) 51–57

Grenier, N., H. Y. Kressel, M. L. Schiebler, R. I. Grossman, M. K. Dalinka: Normal and degenerative posterior spinal structures: MR imaging. Radiology 165 (1987a) 517–525

Grenier, N., R. I. Grossman, M. L. Schiebler, B. A. Yeager, H. I. Goldberg, H. Y. Kressel: Degenerative lumbar disk disease: Pitfalls and usefulness of MR imaging in detection of vacuum phenomenon. Radiology 164 (1987b) 861–865

Grenier, N., H. Y. Kressel, M. L. Schiebler, R. I. Grossman: Isthmic spondylolysis of the lumbar spine: MR imaging at 1.5 T. Radiology 170 (1989a) 489–493

Grenier, N., J. F. Greselle, J. M. Vital, P. Kien, D. Baulny, J. B. Broussin et al.: Normal and disrupted lumbar longitudinal ligaments. Correlative MR and anatomic study. Radiology 171 (1989b) 197–205

Grenier, N., J.-F. Greselle, C. Douws, J.-M. Vital, J. Senegas, J. Broussin, J.-M. Caille: MR imaging of foraminal and extraforaminal lumbar disk herniations. J. Comput. assist. Tomogr. 14 (1990) 243–249

Geum-Ju Hwang, J.-S. Suh, J.-B. Na, H.-M. Lee, N.-H. Kim: Contrast enhancement pattern and frequency of previously unoperated lumbar discs on MRI. J. magn. Reson. Imag. 7 (1997) 575–578

Hackenbroch, M. H., B. Waldecker, K. H. Prömper: Der lumbale Bandscheibenvorfall – Korrelation computertomographischer und myelographischer Befunde mit Operationsbefunden. Röntgen-Bl. 36 (1983) 50–55

Hamm, B., B. Häring, H. Traupe, M. Mayer: Diagnostischer Stellenwert der kontrastmittelunterstützten MR-Tomographie in der Diagnostik des Postdiskektomie-Syndroms. Fortschr. Röntgenstr. 159 (1993) 269–277

Hammer, B., H. Böhm-Jurkovic, D. zur Nedden, E. Valencak, I. Moshenipour: Der Wert der frühen postoperativen CT-Untersuchung nach lumbaler Bandscheibenoperation. Fortschr. Röntgenstr. 145 (1986) 586–590

Harris, R. J., J. J. Wiley: Acquired spondylosis as a sequel to spine fusion. J. Bone Jt Surg.45-A (1963) 1159–1170

Hartjes, H. K. Roosen, W. Grote, A. Buch, A. Brenner, K. Ruhnau et al.: Cerivcal disk syndromes: Value of metrizamide myelography and diskography. Amer. J. Neuroradiol. 4 (1983) 644–645

Haughton, V. M., O. P. Eldevik, B. Magnaes, P. Amundsen: A prospective comparison of computed tomography and myelography in the diagnosis of herniated lumbar disks. Radiology 142 (1982) 103–110

Healy, J. F., B. B. Healy, W. H. M. Wong, E. M. Olson: Cervical and lumbar MRI in asymptomatic older male lifelong athletes: frequency of degenerative findings. J. Comput. assist. Tomogr. 20 (1996) 107–112

Hedberg, M. C., B. P. Drayer, R. A. Flom, J. A. Hodak, C. R. Bird: Gradient echo (GRASS) MR imaging in cervical radiculopathy. Radiology 150 (1988) 683–689

Heller, H., R. Petsch, Th. Auberger, K. Decker: MRT der Wirbelsäule. Fortschr. Röntgenstr. 142 (1985) 419–426

Helms, C. A., J. B. Vogler: Spinal stenosis and degenerative lesions. In Newton, T. H., D. G. Potts: Modern Neuroradiology, Vol. 1: Computed Tomography of the Spine and Spinal Cord. Clavadel, San Anselmo 1983 (pp. 251 ff.)

Hering, K. G., G. Stetter, K. Meydam: Der enge Lumbalkanal – Vorteile der Computertomographie gegenüber Nativdiagnostik und Myelogramm. Radiol. Prax. 4 (1985) 107–115

Herzog, R. J., J. J. Wiens, M. F. Dillingham, M. J. Sontag: Normal cervical spine morphometry and cervical spinal stenosis in asymptomatic professionel football players. Plain film radiography, multiplanar computed tomography, and magnetic resonance imaging. Spine 16 (1991) 178–186

Hilibrand, A. S., R. Nashsbon: Degenerative lumbar stenosis: diagnosis and management. J. Amer. Acad. orthop. Surg. 7 (1999) 239

Ho, P. S. P., S. Yu, L. A. Sether, M. Wagner, K.-C. Ho, V. M. Haughton: Ligamentum flavum: appearance on sagittal and coronal MR images. Radiology 168 (1988a) 469–472

Ho, P. S. P., S. Yu, L. A. Sether, M. Wagner, K.-C. Ho, V. M. Haughton: Progressive and regressive changes in the nucleus pulposus. Part I. The neonate. Radiology 169 (1988b) 87–91

Hochhauser, L., St. A. Kieffer, E. D. Cacayorin, G. R. Petro, W. F. Teller: Recurrent postdiskectomy low back pain: MR surgical correlation. Amer. J. Roentgenol. 151 (1988) 755–760

Hofmann, W., M. Grobovschek, H. Rahim: Spinale Computertomographie lumbosakral/lumbosakrale Funktionsmyelographie. Fortschr. Röntgenstr. 145 (1986) 392–396

Holtas, S., C.-H. Nordström, E.-M. Larsson, H. Pettersson: MR imaging of intradural disk herniation. J. Comput. assist. Tomogr. 11 (1987) 353–356

Hueftle, M. G., M. T. Modic, J. S. Ross, T. J. Masaryk, J. R. Carter, R. G. Wilber et al.: Lumbar spine: postoperative MR imaging with Gd-DTPA. Radiology 167 (1988) 817–824

Hwang, G.-J., J.-S. Suh, J.-B. Na, H.-M. Lee, N.-H. Kim: Contrast enhancement pattern and frequency of previously unoperated lumbar discs on MRI. J. magn. Reson. Imag. 7 (1997) 575–578

Ishida, Y., K. Suzuki, K. Ohmori: Dynamics of the spinal cord: an analysis of functional myelography by CT scan. Neuroradiology 30 (1988) 538–544

Isu, T., I. Y. Iwasaki, K. Miyasaka, H. Abe, K. Tashiro, T. Ito: A reappraisal of the diagnosis in cervical disc disease: the posterior longitudinal ligament perforatied or not. Neuroradiology 28 (1986) 215–220

Jend, H.-H., K. Helmke, M. Heller, D. Kühne: Die Computertomographie bei Fehlbildungen, entzündlichen und degenerativen Veränderungen der Wirbelsäule. Fortschr. Röntgenstr. 137 (1982) 523–529

Jensen, M. E., C. W. Hayes, G. G. DeBlois, F. J. Laine: Hemispherical spondylosclerosis: MR appearance. J. Comput. assist. Tomogr. 13 (1989) 540–542

Jinkins, J. R.: MR evaluation of stenosis involving the neural foramina, lateral recess and central canal of the lumbosacral spine. MRI Clin. N. Amer. 7 (1999) 493

Jinkins, J. R., A. G. Osborn, D. Garrett., S. Hunt, J. L. Story: Spinal nerve enhancement with Gd-DTPA: MR correlation with the postoperative lumbosacral spine. Amer. J. Neuroradiol. 14 (1993) 383–394

Jinkins, J. R., A. R. Whitemore, W. G. Bradley: The anatomic basis of vertebrogenic pain and the autonomic syndrome associated with lumbar disk extusion. Amer. J. Neuroradiol. 10 (1989) 219–231

Jinkins, J. R.: MR of enhancing nerve roots in the unoperated lumbosacral spine. Amer. J. Neuroradiol. 14 (1993) 193–202

Junges, R., H. Zwicker: Die Wertigkeit der CT-Untersuchung bei Bandscheibenvorfällen. Fortschr. Röntgenstr. 136 (1982) 166–170

Kaiser, M. C., P. Capesius, A. Roilgen, G. Sandt, D. Poos, G. Gratia: Epidural venous stasis in spinal stenosis. Neuroradiology 26 (1984) 435–438

Kaisser, P., W. Gördes, R. Reither, H.-J. Heller: Erfahrungen mit der Diskolyse – Korrelation von klinischen und radiologischen Befunden. Orthop. Prax. 12 (1985) 944–949

Karantanas, A. H., A. H. Zibis, Papaliaga et al.: Dimensions of the lumbar spinal canal: variations and correlations with somatometric parameters using CT. Europ. Radiol. 8 (1998) 1581

Karnaze, M., H. Gado, K. Sartor, F. J. Hodges: Comparison of MR and CT myelography in imaging the cervical and thoracic spine. Amer. J. Roentgenol. 150 (1988) 397–405

Klumair, J., K. Fochem: Zur Problematik der Wirbellochmessung in der Computertomographie. Radiologe 20 (1980) 203–204

Kornberg, M., G. R. Rechtine: Quantitative assessment of the fifth lumbar spinal canal by computed tomography in symptomatic L4–L5 disc disease. Spine 10 (1985) 328–330

Lackner, K., S. Schroeder: Computertomographie der Lendenwirbelsäule. Fortschr. Röntgenstr. 133 (1980) 124–131

Lackner, K., S. Schroeder, O. Köster: Quantitative Auswertung, Indikationen und Wertigkeit der Computertomographie der Lendenwirbelsäule. Fortschr. Röntgenstr. 137 (1982) 309–315

Landman, J. A., J. C. Hoffman, I. F. Braun, D. L. Barrow: Value of computed tomographic myelography in the recognition of cervical herniated disk. Amer. J. Neuroradiol. 5 (1984) 391–394

Lane, J. I., K. K. Koeller, J. D. L. Atkinson: MR imaging of the lumbar spine: enhancement of the radicular veins. Amer. J. Roentgenol. 166 (1996) 181–185

Lane, J., K. Koeller, J. Atkinson: Contrast-enhanced radicular veins on MR of the lumbar spine in an asymptomatic study group. Amer. J. Neuroradiol. 16 (1995) 269–273

Lane, J., K. Koeller, J. Atkinson: Enhanced lumbar nerve roots in the inoperated spine: radiculitis or radicular veins? Amer. J. Neuroradiol. 15 (1994) 1317–1325

Lang, Ph., H. K. Genant, N. Chafetz, P. Steiger, D. Stoller: Magnetresonanztomographie bei der Beurteilung funktioneller Stabilität posterolateraler lumbaler Spondylodesen. Fortschr. Röntgenstr. 147 (1987) 420–426

LeBlanc, A. D., E. Schonfeld, V. S. Schneider, H. J. Evans, K. H. Taber: The spine: changes in T_2 relaxation times from disuse. Radiology 169 (1988) 105–107

Lee, B. C. P., E. Kazam, A. D. Newman: Computed tomography of the spine and spinal cord. Radiology 128 /1987) 95–102

Lemaire, J. J., J. L. Sautreaux, J. Chabannes et al.: Lumbar canal stenosis. Retrospective study of 158 operated cases. Neurochirurgia 41 (1995) 89

Li Wang, Z., S. Yu, L. A. Sether, V. M. Haugthon: Incidene of unfused ossicles in the lumbar facet joints: CT, MR and cryomicrotomy study. J. Comput. assist. Tomogr. 13 (1989) 594–597

Lochner, B., Th. Grumme, C. Claussen: Computertomographische Diagnostik einer Pseudomeningozele nach lumbaler Bandscheibenoperation. Fortschr. Röntgenstr. 137 (1972) 224–225

Lochner, B., A. Halbsguth, H.-W. Pia, P.-A. Fischer: Die spinale MRT. Nervenarzt 56 (1985) 174–185

Lorenz, R.: Indikation und Aussagekraft radiologischer Meßmethoden bei Wirbelsäulenerkrankungen. Röntgen-Bl. 34 (1981) 192–197

Maravilla, K. R., P. Lesh, J. C. Weinreb, D. K. Selby, V. Mooney: Magnetic resonance imaging of the lumbar spine with CT correlation. Amer. J. Neuroradiol. 6 (1985) 237–245

Masaryk, T. J., J. S. Ross, M. T. Modic, F. Boumphrey, H. Bohlman, G. Wilber: High-resolution MR imaging of sequestered lumbar intervertebral disks. Amer. J. Roentgenol. 150 (1988) 1155–1162

Meyer, J. D., R. E. Latchaw, H. M. Ropolo, K. Ghoshhajra, Z. L. Deeb: Computed tomography and myelography of the postoperative lumbar spine. Amer. J. Neuroradiol. 3 (1982) 223–228

Milette, P. C., D. Melanson, P. R. Pupuis et al.: A simplified terminology for abnormalities of the lumbar disc. Canad. Ass. Radiol. J. 42 (1991) 319–325

Milette, P. C., S. Fontaine, L. Lepanto, R. Déry, G. Breton: Clinical impact of contrast-enhanced MR imaging reports in patients with previous lumbar disk surgery. Amer. J. Roentgenol. 167 (1996) 217–223

Modic, M. T., T. Masaryk, F. Boumphrey, M. Goormastic, G. Bell: Lumbar herniated disk disease and canal stenosis: prospective evaluation by surface coli MR, CT, and myelography. Amer. J. Neuroradiol. 7 (1986) 709–717

Modic, M. T., T. J. Masaryk, J. S. Ross, J. R. Carter: Imaging of degenerative disk disease. Radiology 168 (1988) 177–186

Modic, M. T., J. S. Ross, T. J. Masaryk: Magnetic Resonance Imaging of the Spine. Year Book, Chicago 1989

Müller, H. A., W. Sachsenheimer, G. van Kaick: Die Wertigkeit der CT bei der präoperativen Diagnostik von Bandscheibenvorfällen. Fortschr. Röntgenstr. 135 (1981) 353–540

Murayama, S., Y. Numaguchi, A. E. Robinson: The diagnosis of herniated intervertebral disks with MR imaging: a comparison of gradient-refocused-echo and spin-echo pulse sequences. Amer. J. Neuroradiol. 11 (1990) 17–22

Nakstad, P. H., J. K. Hald, S. J. Bakke, I. O. Skalpe, J. Wiberg: MRI in cervical disk herniation. Neuroradiology 31 (1989) 382–385

Neuhold, H., M. Stiskal, Ch. Platzer, G. Pernecky, M. Brainin: Combined use of spin-echo and gradient-echo MR imaging in cervical disk disease. Neuroradiology 33 (1991) 422–426

Nguyen, C. M., K.-C. Ho, S. Yu, V. M. Haughton, J. A. Strandt: An experimental model to study contrast enhancement in MR imaging of the intervertebral disk. Amer. J. Neuroradiol. 10 (1989) 811–814

Nguyen, C. M., V. M. Haughton, K.-C. Ho: Effect of repeated injections of chymopapain in the epidural space. Radiology 174 (1990) 417–419

Nguyen, C. M., V. M. Haughton, K.-C. Ho, H. S. An: MR contrast enhancement: an experimental study in postlaminectomy epidural fibrosis. Amer. J. Neuroradiol. 14 (1993) 997–1002

Nicolas, V., Th. Krahe, W. Dewes, R. Venbrocks, A. Steudel, Th. Harder: MR-Tomographie zur Therapiekontrolle nach Chemonukleolyse. Fortschr. Röntgenstr. 147 (1987) 537–542

Norman, D., C. M. Mills, M. Brant-Zawadzki, A. Yeates, L. E. Crooks, L. Kaufman: Magnetic resonance imaging of the spinal cord and canal: potentials and limitations. Amer. J. Roentgenol. 141 (1983) 1147–1152

Nowicki, B. H., V. M. Haughton, Shiweiyu, S. A. Howard: Radial tears of the intervertebral disc. Int. J. Neuroradiol. 3 (1997) 270–284

Oppel, U., H. K. Beyer, H. Fett, A. Hedtmann: Magnetresonanztomographische Untersuchungen mit Kontrastmitteln beim Postdiskotomie-Syndrom. Orthopäde 18 (1989) 41–52

Osborn, A. G., R. S. Hood, R. G. Sherry, W. R. K. Smoker, H. R. Harnsberger: CT/MR Spectrum of far lateral and anterior lumbosacral disk herniations. Amer. J. Neuroradiol. 9 (1988) 775–778

Parizel, P. M., G. Rodesch, D. Baleriaux, D. Zegers de Beyl, J. D'Haens, J. Noterman et al.: Gd-DTPA-enhanced MR in thoracic disc herniations. Neuroradiology 31 (1989) 75–79

Paulsen, R. D., G. A. Call, F. R. Murtagh: Prevalence and percutaneous drainage of cysts of the sacral nerve root sheath (Tarlov-cysts). Amer. J. Neuroradiol. 15 (1994) 293–297

Pavlov, H., J. St. Torg, B. Robie, C. Jahre: Cervical spinal stenosis: Determination with vertebral body ratio method. Radiology 164 (1987) 771–775

Postacchini, F., G. Pezzeri, A. Montanaro, G. Natali: Computerised tomography in lumbar stenosis. J. Bone Jt Surg. 62-B (1980) 78–82

Ramsbacher, J., A. M. Schilling, K. J. Wolf et al.: Magnetic resonance myelography (MRM) as a spinal examination technique. Acta neurochir. 139 (1997) 1080

Remonda, L., A. Lukes, G. Schroth: Die spinale Stenose: Stand der bildgebenden Diagnostik und Therapie. Schweiz. med. Wschr. 126 (1996) 220

Resnick. D., G. Niwayama: Intervertebral disc herniations: cartilaginous (Schmorl's) nodes. Radiology 126 (1978) 57–65

Resnick. D., G. Niwayama: Diagnosis of Bone and Joint Disorders, 2nd ed. Saunders, Philadelphia 1988

Roosen, N., U. Dietrich, N. Nicola, G. Irlich, D. Gahlen, W. Stork: MR imaging of calcified herniated thoracic disk. J. Comput. assist. Tomogr. 11 (1987) 733–735

Ropper, A. H., D. C. Poskanzer: The prognosis of acute and subacute transverse myelopathy based on early signs and symptoms. Ann. Neurol. 4 (1978) 51–59

Rosenthal, D. I., J. A. Scott, H. J. Mankin, G. L. Wismer, T. J. Brady: Sacrococcygeal Chordoma: magnetic resonance imaging and computed tomography. Amer. J. Roentgenol. 145 (1985) 143–147

Ross, J. S., N. Perez-Reyes, T. J. Masaryk, H. Bohlman, M. T. Modic: Thoracic disk herniation: MR imaging. Radiology 165 (1987a) 511–515

Ross, J. S., T. J. Masaryk, M. T. Modic, H. Bohlman, R. Delamater, G. Wilber: Lumbar spine: Postoperative assessment with surface-coil MR imaging. Radiology 164 (1987b) 851–860

Ross, J. S., T. J. Masaryk, M. T. Modic: Postoperative cervical spine: MR assessment. J. Comput. assist. Tomogr. 11 (1987c) 955–962

Ross, J. S., R. Delamarter, M. G. Hueftle, T. J. Masaryk, M. Aikawa, J. Carter et al.: Gadolinium-DTPA-enhanced MR imaging of the postoperative lumbar spine: Time course and mechanism of enhancement. Amer. J. Roentgenol. 152 (1989) 825–834

Ross, J. S., M. T. Modic, T. J. Masaryk, J. Carter, R. E. Marcus, H. Bohlman: Assessment of extradural degenerative disease with Gd-DTPA-enhanced MR imaging: correlation with surgical and pathologic findlings. Amer. J. Roentgenol. 154 (1990a) 151–157

Ross, J. S., M. T. Modic, T. J. Masaryk: Tears of the anulus fibrosus: Assessment with Gd-DTPA-enhanced MR imaging. Amer. J. Roentgenol. 154 (1990b) 159–162

Ross, J. S., T. M. Masaryk, M. Schrader, A. Gentili, H. Bohlman, M. T. Modic: MR imaging of the postoperative lumbar spine: assessment with gadopentetate dimeglumine. Amer. J. Neuroradiol. 11 (1990c) 771 – 776

Rothfus, W. E., A. L. Goldberg, Z. L. Deeb, R. H. Daffner: MR recognition of posterior lumbar vertebral ring fracture. J. Comput. assist. Tomogr. 14 (1990) 790–794

Ryan, R. W., J. F. Lally, Z. Kozic: Asymptomatic calcified herniated thoracic disks: CT recognition. Amer. J. Neuroradiol. 9 (1988) 363–366

Sartor, K.: Spinale Computertomographie. Radiologe 20 (1980) 485–493

Sartor, K., S. Richert: Computertomographie des zervikalen Spinalkanals nach intrathekalem Enhancement: Zervikale CT-Myelographie. Fortschr. Röntgenstr. 130 (1979) 261–269

Schipper, J., J. W. P. F. Kardaun, R. Braakman, K. J. van Dongen, G. Blaauw: Lumbar disk herniation: Diagnosis with CT or myelography? Radiology 165 (1987) 227–231

Schreiber, A., N. Walker: Enger lumbaler Spinalkanal und seine klinische Bedeutung. Orthop. Prax. 4 (1985) 270–275

Schulze-Röbbecke, R., S. Schroeder, K. J. Münzenberg, K. Lackner: Die Form- und Größenbestimmung des lumbalen Spinalkanals mit Hilfe von röntgenologischen Kriterien der Lendenwirbelsäule. Orthop. Prax. 4 (1985) 276–282

Sether, L. A., C. Nguyen, S. Yu, V. M. Haughton, K.-C. Ho, D. S. Biller et al.: Canine intervertebral disks: Correlation of anatomy and MR imaging. Radiology 175 (1990) 207–211

Silverman, C. S., L. Lenchik, P. M. Shimkin, K. L. Lipow: The value of MR in differentiating subligamentous from supraligamentous lumbar disk herniations. Amer. J. Neuroradiol. 16 (1995) 571–579

Sobel, D. F., J. Zyroff, R. P. Thorne: Diskogenic vertebral sclerosis: MR imaging. J. Comput. assist. Tomogr. 11 (1987) 855–858

Sotiropoulos, S., N. I. Chafetz, P. Lang, M. Winkler, J. M. Morris, P. R. Weinstein et al.: Differentiation between postoperative scar and recurrent disk herniation: prospective comparison of MR, CT, and contrast-enhanced CT. Amer. J. Neuroradiol. 10 (1989) 639–643

Stanley, J. H., S. I. Schabel, G. D. Frey, G. D. Hungerford: Quantitative analysis of the cervical spinal canal by computed tomography. Neuroradiology 28 (1986) 139–143

Steiner, G., H. K. Beyer, D. Uhlenbrock, B. Lehmann, E. Dickmann, U. Oppel: Analyse des NMR-Signals auf biologische Information in der Diagnostik der Wirbelsäule. Fortschr. Röntgenstr. 145 (1986) 189–192

Steiner, H.: MR-Tomographie nach lumbalen Bandscheibenoperationen: differentialdiagnostische Möglichkeiten durch Gd-DTPA. Fortschr. Röntgenstr. 151 (1989) 179–185

Steiner, H., J. Lammer, H. Schreyer, G. Papaefthymiou, G. H. Schneider: Computertomographische und myelographische Befunde nach lumbalen Bandscheibenoperationen. Fortschr. Röntgenstr. 146 (1987) 697–704

Stevens, J. M., D. M. O'Driscoll, Y. L. Yu, B. E. Kendall, S. Anathapavan: Some dynamic factors in compressive deformity of the cervical spinal cord. Neuroradiology 29 (1987) 136–142

Stoeter, P., I. Schneider, R. Bergleiter, U. Ebeling: Diagnostischer Wert der computertomographischen Untersuchung der Lumbalsakralregion bei Patienten mit Lumboischialgien. Fortschr. Röntgenstr. 136 (1982) 515–524

Swartz, J. D.: Letter form the guest editor: protrusion, extrusion, confusion! Semin. Ultrasound 14 (1993) 383–384
Takahashi, M., Y. Sakamoto, M. Miyawaki, H. Bussaka: Increased MR signal intensity secondary to chronic cervical cord compression. Neuroradiology 29 (1987) 550–556
Teresi, L. M., R. B. Lufkin, M. A. Reicher, B. J. Moffit, F. V. Vinuela, G. M. Wilson et al.: Asymptomatic degenerative disk disease and spondylosis of the cervical spine: MR imaging. Radiology 164 (1987) 83–88
Torg, J., H. Pavlov, S. Genuario et al.: Neuropraxia of the cervical spinal cord with transient quadriplegia. J. Bone Jt Surg. 68-A (1986) 1354–1370
Torricelli, P., V. Spina, C. Martinelli: CT diagnosis of lumbosacral conjoined nerve roots. Neuroradiology 29 (1987) 374–379
Toyone, T., K. Takabashi, H. Kitahara et al.: Vertebral bone-marrow changes in degenerative lumbar disc disease: an MRI study of 74 Patients with low back pain. J. Bone Jt Surg. 76-B (1994) 757–764
Tsuji, H., T. Tamaki, T. Itoh, H. Yamada, T. Motoe, S. Tatezaki, T. Noguchi, H. Takano: Redundandt nerve roots in patients with degenerative lumbar spinal stenosis. Spine 10 (1985) 72–82
Tsuruda, J. S., D. Norman, W. Dillon, T. H. Newton, D. G. Mills: Three-dimensional gradient-recalled MR imaging as a screening tool for the diagnosis of cervical radiculopathy. Amer. J. Roentgenol. 154 (1990) 375–383
Tyrrell, P. N., V. N. Cassar-Pullicino, I. W. McCall: Gadolinium-DTPA enhancement of symptomatic nerve roots in MRI of the lumbar spine. Europ. Radiol. 8 (1998) 116–122
Ullrich, C. G., E. F. Binet, M. G. Sanecki, S. A. Kieffer: Quantitative assessment of the lumbar spinal canal by computed tomography. Radiology 134 (1980) 137–143
Ulmer, J. L., A. D. Elster, V. P. Mathews, A. M. Allen: Lumbar spondylosis: reactive marrow changes seen in adjacent pedicles on MR images. Amer. J. Roentgenol. 164 (1995) 429–433
VanDyke, C., J. S. Ross, J. Tkach, T. J. Masaryk, M. T. Modic: Gradient-echo-MR imaging of the cervical spine: Evaluation of extradural disease. Amer. J. Roentgenol. 153 (1989) 393–398
Verbiest, H.: Stenosis of the bony lumbar vertebral canal. In Wackenheim, A., E. Babin: The Narrow Lumbar Canal. Springer, Berlin 1980
Wackenheim, A., D. Vallier, E. Babin: Die konstitutionelle Stenose des Lumbalkanals. Radiologe 20 (1980) 470–477
Wasserstrom, R., A. C. Mamourian, J. F. Black, R. A. W. Lehman: Intradural lumbar disk fragment with ring enhancement on MR. Amer. J. Neuroradiol. 14 (1993) 401–404
Watanabe, A. T., G. P. Teitelbaum, R. B. Lufkin, J. S. Tsuruda, J. R. Jinkins, W. G. Bradley: Gradient-Echo MR imaging of the lumbar spine: Comparison with Spin-Echo Technique. J. Comput. assist. Tomogr. 14 (1990) 410–414
Weinreb, J. C., L. B. Wolbarsht, J. M. Cohen, C. E. L. Brown, K. R. Maravilla: Prevalence of lumbosacral intervertebral disk abnormalities on MR images in pregnant and asymptomatic nonpregnant women. Radiology 170 (1989) 125–128
Willén, J., B. Danielson, A. Gaulitz et al.: Dynamic effects on lumbar spinal canal. Axial loaded CT-myelography and MRI in patients with sciatica and/or neurogenic claudication. Spine 22 (1997) 2968
Williams, M. P., G. R. Cherryman, J. E. Husband: Significance of thoracic disc herniation demonstrated by MR imaging. J. Comput. assist. Tomogr. 13 (1989) 211–214
Wilmink, J. T., L. Penning, W. van den Burg: Role of stenosis of spinal canal in L4 – L5 nerve root compression assessed by flexion-extension myelography. Neuroradiology 26 (1984) 173–181
Wimmer, B., H. Friedburg, J. Hennig, G. W. Kaufmann: Möglichkeiten der diagnostischen Bildgebung durch MRT. Radiologe 26 (1986) 137–143
Yousem, D. M., S. W. Atlas, D. B. Hackney: Cervical spine disk herniation: comparison of CT and 3 D FT gradient echo MR scans. J. Comput. assist. Tomogr. 16 (1992) 345–351
Yu, S., V. M. Haughton, P. S. P. Ho, L. A. Sether, M. Wagner, K.-C. Ho: Progressive and regressive changes in the nucleus pulposus. Part II. The adult. Radiology 169 (1980) 93–97
Yu, Y. L., G. H. du Boulay, J. M. Stevens, B. E. Kendall: Computed tomography in cervical spondylotic myelopathy and radiculopathy: visualisation of structures, myelographic comparison, cord measurements and clinical utility. Neuroradiology 28 (1986) 221–236
Yu, S., L. A. Sether, P. S. P. Ho, M. Wagner, V. M. Haughton: Tears of the anulus fibrosus: Correlation between MR and pathologic findings in cadavers. Amer. J. Neuroradiol. 9 (1988a) 367–370
Yu, S., V. M. Haughton, L. A. Sether, M. Wagner: Anulus fibrosus in bulging intervertebral disks. Radiology 169 (1988b) 761–763
Yu, S., V. M. Haughton, L. A. Sether, K.-C. Ho, M. Wagner: Criteria for classifying normal and degenerated lumbar intervertebral disks. Radiology 170 (1989) 523–526
Yussen, P. S., J. D. Swartz: The acute lumbar disc herniation: imaging diagnosis. Sem. Ultrasound, CT MRI 14 (1993) 389–398
Zaunbauer, W., S. Däpp, M. Haertel: Anatomische Normalmaße im zervikalen Computertomogramm. Radiologe 25 (1985) 521–524
Zeng, Q., L. Xiong, J. R. Jinkins et al.: Intrathecal Gadolinium-enhanced MR-myelography and cisternography. Amer. J. Roentgenol. 173 (1999) 1109
Zur Nedden, D., R. Putz: Anatomie und Computertomographie des lumbalen Wirbelkanals. Röntgenpraxis 38 (1985) 153–157

5 Tumoren der Wirbelsäule und des Spinalkanals

D. Uhlenbrock und V. Kunze

Inhaltsverzeichnis

Tumoren der Wirbelsäule

V. Kunze

Knochentumoren

Im Skelettsystem findet sich eine Vielzahl histologisch unterschiedlicher benigner und maligner Knochentumoren. Diese unterscheiden sich in ihrem röntgenologischen Erscheinungsbild sowie hinsichtlich Prädilektionsalter und -ort. In der Regel klagen die Patienten nur über unspezifische Beschwerden, die häufig als „rheumatisch" oder „degenerativ" fehlgedeutet werden. Davon gibt es nur wenige Ausnahmen, z. B. das Osteoidosteom mit den typischen nächtlichen Schmerzen, die gut auf Acetylsalicylsäure ansprechen.

Die Wirbelsäule mit Os sacrum ist im Vergleich zu anderen Lokalisationen nur selten von primären Knochentumoren befallen. So finden sich nur insgesamt 7% der benignen und 15% der malignen Knochentumoren in dieser Lokalisation.

Knochentumoren, die bevorzugt in der Wirbelsäule lokalisiert sind

Benigne Tumoren:
- Osteoblastom,
- Hämangiom,
- aneurysmatische Knochenzyste.

Maligne Tumoren:
- solitäres Plasmozytom,
- Chordom.

Aber auch andere Tumorentitäten können in der Wirbelsäule beobachtet werden, jedoch überwiegt bei ihnen eine extraaxiale Lokalisation (Resnick u. Mitarb. 1988).

Im Allgemeinen zeigen auch die Knochentumoren im MRT ähnliche Veränderungen der Signalintensität wie andere Läsionen, z. B. Entzündungen. So weisen sie in der Regel im T1-gewichteten Bild eine niedrige Signalintensität auf. Im T2-gewichteten Bild hingegen findet sich eine deutliche Signalintensitätserhöhung. Aufgrund des in der Regel hohen Fettmarkanteils in der Wirbelsäule müssen daher zur intraossären Abgrenzung z. B. T1-gewichtete Sequenzen, T2-gewichtete Fat-Sat-Sequenzen oder T2-gewichtete GRE-Sequenzen gewählt werden. T2-gewichtete Sequenzen oder kontrastverstärkte T1-gewichtete Sequenzen zeigen hingegen einen hohen extraossären Kontrast (Aisen u. Mitarb. 1986, Bohndorf u. Mitarb. 1986, Weigert u. Mitarb. 1987, Hesnick u. Niwayama 1988).

Ein ähnliches Signalverhalten weisen im MRT auch entzündliche Veränderungen auf. Im Gegensatz zu diesen findet sich bei Knochentumoren jedoch in der Regel eine Beschränkung auf einen einzelnen Wirbelkörper. Die Bandscheiben sind in der Regel nicht verändert, wenn nicht eine ausgedehnte Destruktion des Wirbelkörpers vorliegt. Bei Entzündungen hingegen wird meist ein Befall zweier benachbarter Wirbelkörper mit Beteiligung der zugehörigen Bandscheibe beoachtet (Dihlmann 1987, Reiser u. Mitarb. 1990).

Osteoblastom

Inzidenz

Das Prädilektionsalter des benignen Osteoblastoms ist die 2. oder 3. Lebensdekade, in der ca. 70% aller Fälle auftreten. Männer sind im Verhältnis 2 : 1 häufiger betroffen als Frauen.

Klinik

Schmerz ist ein typisches Symptom des Osteoblastoms, er ist jedoch meistens nur milde ausgeprägt. Die Affektionen der Wirbelsäule können von Skoliose, Muskelverspannungen sowie neurologischen Manifestationen einschließlich Parästhesien und Schwächegefühl begleitet sein.

Lokalisation

In der Wirbelsäule sind vornehmlich die Brustsowie die Lendenwirbelsäule betroffen, wobei ein Befall des Wirbelkörpers selbst weniger typisch ist. Häufig sind Pedikel und Lamina, etwas seltener Processus spinosus und transversus befallen. *Intrakortikale Osteoblastome* sind von einer deutlichen Sklerosezone umgeben ähnlich wie bei Osteoidosteomen, jedoch ist der Nidus des Osteoblastoms größer. *Intraspongiöse Osteoblastome* zeigen keine umgebende Osteosklerose, da das Periost zur Produktion der sklerotischen Umgebungsreaktion nicht angeregt wird. Im Gegensatz zu den Osteoblastomen der langen Röhrenknochen neigen *vertebrale Osteoblastome* zu epiduraler Ausdehnung sowie zur Ausdehnung in paravertebrales Gewebe und Infiltration in angrenzende Wirbelkörper.

Histologie

Im Nidus der Osteoblastome findet sich ein gut vaskularisiertes Bindegewebsstroma mit Produktion von Osteoid und primitivem Knochen. Histologisch ist die Abgrenzung vom Osteoidosteom nicht eindeutig, jedoch wird das Osteoblastom ab einer gewissen Größe des Nidus als solches bezeichnet. Eine vollständige operative Entfernung führt in der Regel zur Heilung.

Diagnostik

Konventionelles Röntgenbild

Im konventionellen Röntgenbild erscheinen die Osteoblastome als scharf begrenzte, expansiv-osteolytische Läsionen mit teilweiser oder extensiver Kalzifikation oder Ossifikation, die in den hinteren knöchernen Anteilen insbesondere der Brust- oder Lendenwirbelsäule auftreten. Manchmal lässt sich ein Nidus ähnlich einem Osteoidosteom erkennen, z. T. erscheint es als große Osteolyse ähnlich einer aneurysmatischen Knochenzyste. Häufig, jedoch seltener als beim Osteoidosteom, findet sich eine Skoliose (Aisen u. Mitarb. 1986, Resnick u. Mitarb. 1988, Krahe u. Mitarb. 1989).

MRT (Abb. 5.**1**)

Die MRT zeigt im T1-gewichteten Bild eine zum Muskelgewebe hypo- oder isointense Läsion. Je nach Sklerose- bzw. Kalzifikationsgrad findet sich um den zentralen Tumor eine signalfreie oder fast signallose Randzone. Nach Kontrastmittelgabe ist eine deutliche Erhöhung der Signalintensität des zentralen Tumoranteils zu beobachten. Während im nativen T1-gewichteten Bild eine gute Abgrenzung gegenüber dem Knochenmark, aber eine schlechte Abgrenzung bei paravertebraler Ausdehnung gelingt, ermöglicht die Kontrastmittelgabe eine sichere Abgrenzbarkeit gegenüber umgebendem Weichteilgewebe, während der Kontrast zum Knochenmark abnimmt. Im T2-gewichteten Bild sowie in T2-gewichteten Fat-Sat-Sequenzen zeigt der Tumor eine hohe Signalintensität. In Abhängigkeit vom Sklerosierungsgrad der Läsion sind aber erhebliche Unterschiede feststellbar.

Hämangiom

Häufigkeit und Lokalisation

Es ist anzunehmen, dass in ca. 10 % aller Wirbelsäulen bei entsprechender pathologischer Aufarbeitung Hämangiome gefunden werden. Sie sind hauptsächlich im Bereich der Brustwirbelsäule und dort im Wirbelkörper lokalisiert. Seltener findet sich eine Ausdehnung oder primäre Lokalisation in den hinteren knöchernen Anteilen der Wirbel.

Klinik

Hämangiome werden häufig als Zufallsbefund bei Untersuchungen gefunden, die ursprünglich aus anderen Gründen durchgeführt wurden. Nur selten verursachen sie klinische Symptome wie Weichteilschwellung oder Schmerzen, die z. T. auf pathologische Frakturen zurückzuführen sind. In seltenen Fällen treten Beschwerden auf, die durch eine Myelonkompression bei Ausdehnung in den Epiduralraum, durch epidurale Blutungen sowie durch Kompressionsfrakturen bedingt sind.

Histologie

Hämangiome der Wirbelsäule haben meist eine Ausdehnung um ca. 1 cm in ihrer maximalen Größe. Am häufigsten sind kavernöse und kapillare Hämangiome.

Bei den *kavernösen Hämangiomen* finden sich große, dünnwandige Gefäße, die durch schmale Endothelzellreihen begrenzt und mit Blut gefüllt sind. *Kapillare Hämangiome* sind durch ähnliche, aber kleinere Gefäße und schmalere Lumina gekennzeichnet. Während sich kavernöse Hämangiome meistens im Schädelknochen sowie dem übrigen Skelettsystem befinden, werden kapillare Hämangiome bevorzugt in der Wirbelsäule gefunden. Die Knochentrabekel in der Umgebung der Läsion werden resorbiert, andere hingegen kompensatorisch verstärkt. Daneben finden sich reaktive Knochenneubildungen. Histologisch sind neben den blutgefüllten Gefäßen Anteile von Fettgewebe innerhalb des Tumors nachweisbar.

Diagnostik

Konventionelles Röntgenbild

In der konventionellen Röntgendiagnostik weisen Hämangiome der Wirbelsäule ein charakteristisches pathognomonisches Erscheinungsbild auf.

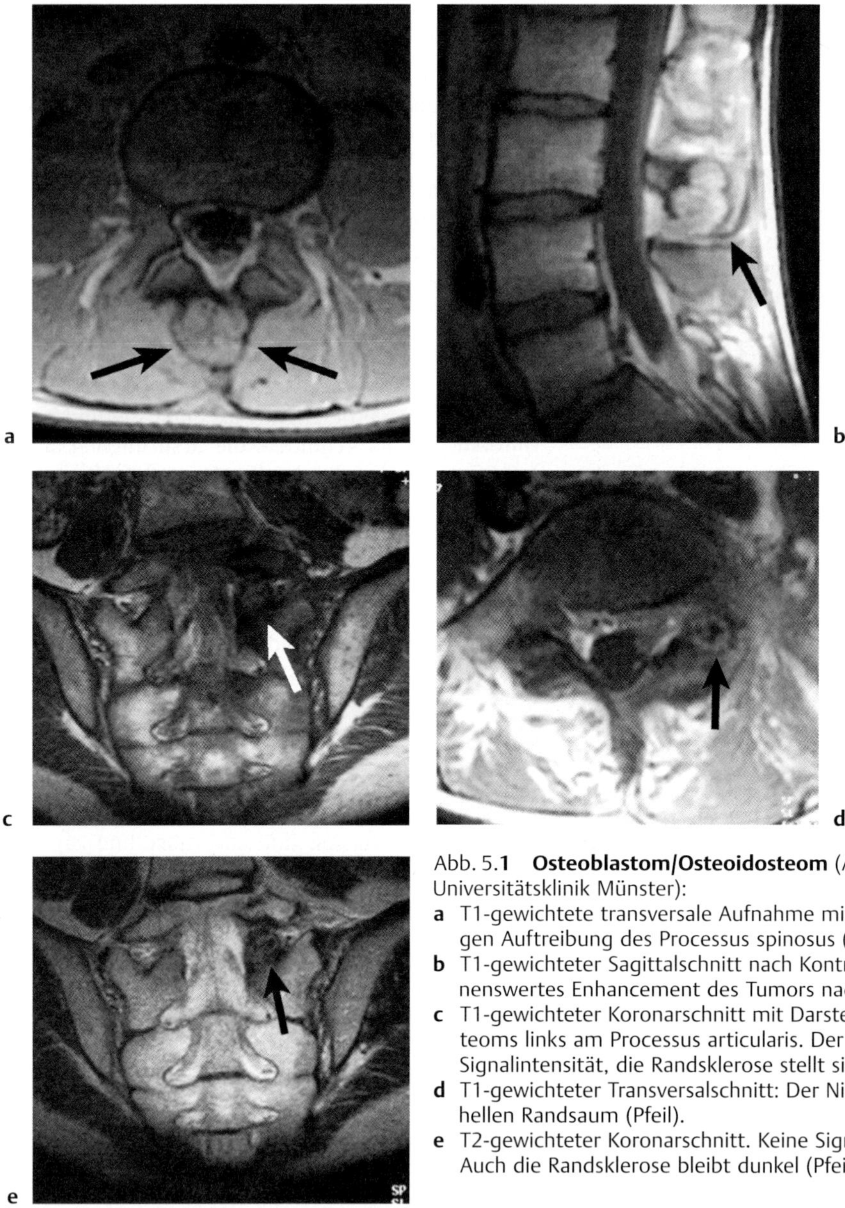

Abb. 5.**1** **Osteoblastom/Osteoidosteom** (Aufnahmen Dr. Dörfler, Universitätsklinik Münster):
a T1-gewichtete transversale Aufnahme mit Darstellung einer blasigen Auftreibung des Processus spinosus (Pfeile).
b T1-gewichteter Sagittalschnitt nach Kontrastmittelgabe: Kein nennenswertes Enhancement des Tumors nachweisbar (Pfeil).
c T1-gewichteter Koronarschnitt mit Darstellung eines Osteoidosteoms links am Processus articularis. Der Nidus zeigt eine mittlere Signalintensität, die Randsklerose stellt sich dunkel dar (Pfeil).
d T1-gewichteter Transversalschnitt: Der Nidus zeigt einen zarten hellen Randsaum (Pfeil).
e T2-gewichteter Koronarschnitt. Keine Signalanhebung des Nidus. Auch die Randsklerose bleibt dunkel (Pfeil).

Es findet sich eine vertikale, trabekuläre Streifung der Wirbelkörper, zwischen den einzelnen Trabekeln eine deutliche Dichtereduzierung (Resnick u. Mitarb. 1988, Krahe u. Mitarb. 1989).

MRT

In der MRT zeigt die Läsion ebenfalls ein charakteristisches Erscheinungsbild. Schon im nativen T1-gewichteten Bild ist eine ausgeprägt hohe Signalintensität zu beobachten, sodass die Läsion deutlich in dem umgebenden hämatopoetischen Knochenmark „aufleuchtet". Die hohe Signalintensität der Hämangiome kann durch den relativ hohen Fettanteil dieser Läsionen erklärt werden (Abb. 5.**2**).

In fettgestättigten Sequenzen können Hämangiome eine vollständige Signalangleichung zum Knochenmark erfahren (Abb. 5.**3**).

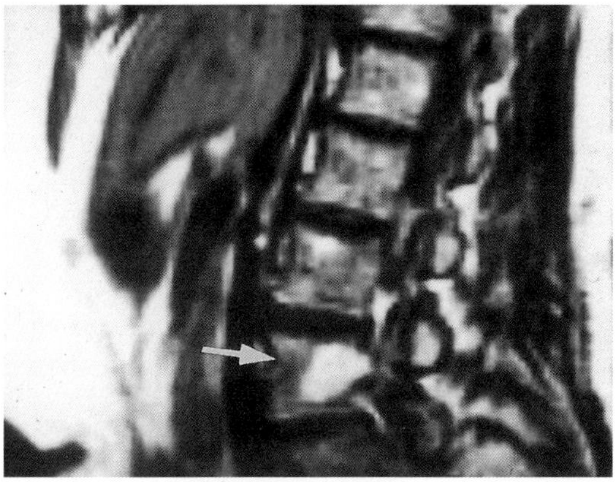

a

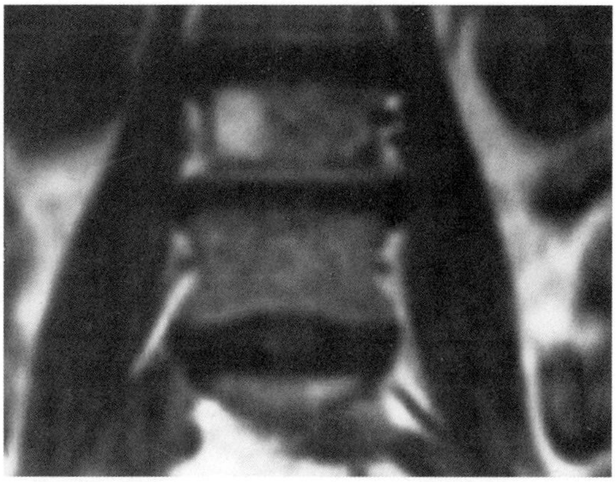

b

Abb. 5.**2** **a**, **b** **Hämangiom LWK 3**:
a Sagittale T1-gewichtete Aufnahme (SE; TR = 600 ms, TE = 20 ms): Nachweis einer signalreichen Läsion im LWK 3 (Pfeil) mit Ausdehnung in den rechten Pedikel.
b Koronare T1-gewichtete Aufnahme (SE; TR = 550 ms, TE = 20 ms): Ebenfalls Nachweis des signalreichen, rechtsseitigen Hämangioms.

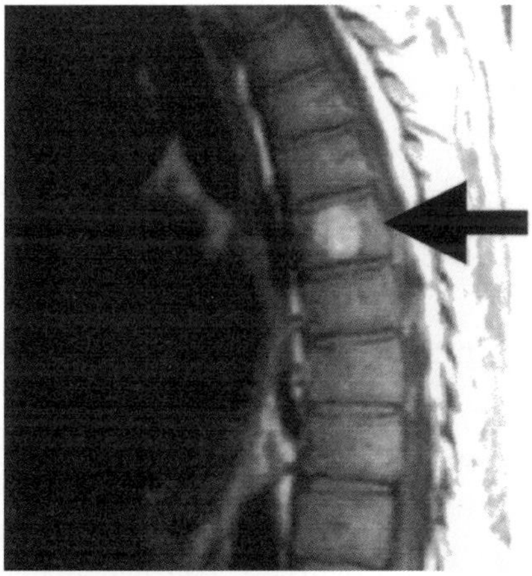

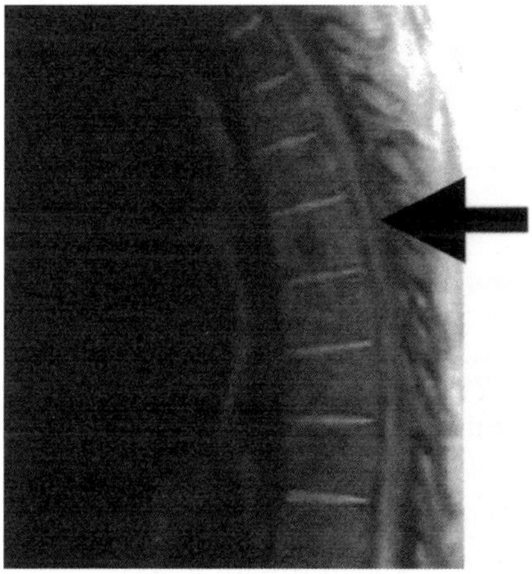

b

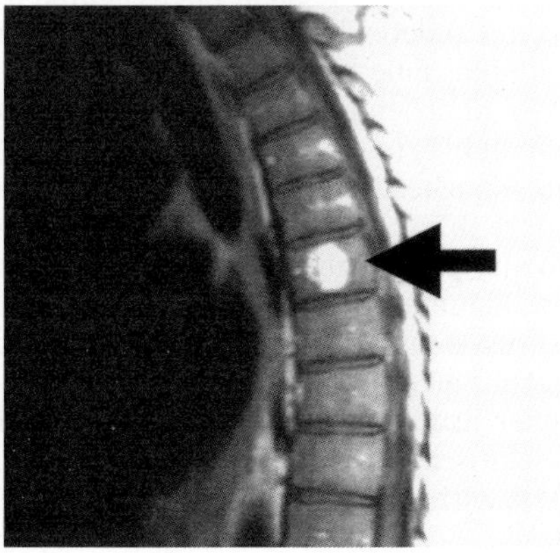

Abb. 5.**3** **a–c** **Hämangiom BWK 7**:
a T1-gewichtete sagittale Aufnahme: Signalreiche Läsion im BWK 7 (Pfeil), typisch für ein Hämangiom.
b T1-gewichtete Aufnahme mit frequenzselektiver Fettunterdrückung: Das Hämangiom im BWK 7 wird aufgrund der Signalunterdrückung des Fetts nicht mehr dargestellt (Pfeil).
c T1-gewichtete Aufnahme nach Kontrastmittelgabe: Geringe Kontrastmittelanreicherung des Hämangioms (Pfeil).

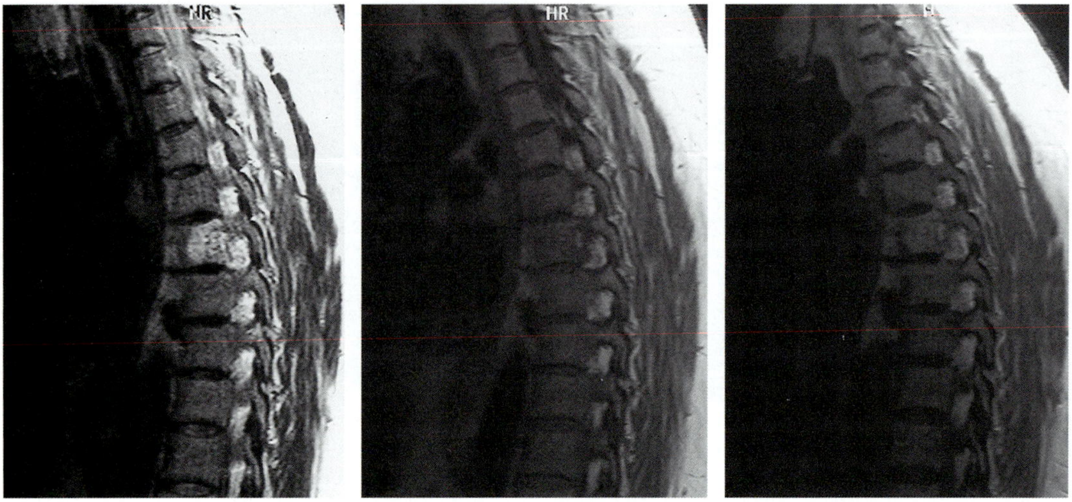

a b c

Abb. 5.**4 a–c** **Hämangiom BWK 5**:
a Sagittale T2-gewichtete Aufnahme (TSE; TR = 5300 ms, TE = 120 ms): Hohe, etwas inhomogene Signalintensität des Wirbelkörperhämangioms.
b Sagittale T1-gewichtete Aufnahme (SE; TR = 800 ms, TE = 12 ms): Nur geringe Signalintensität, von daher schlechte Abgrenzbarkeit gegenüber den übrigen Wirbelkörperstrukturen. Allenfalls lassen sich einzelne kleine, stippchenförmige Signalanhebungen erkennen.
c T1-gewichtete Aufnahme nach Kontrastmittelgabe: Geringe Signalanhebung im Hämangiombereich.

Selten kann eine Ausdehnung in das paraspinale Gewebe beobachtet werden. Auch in T2-gewichteten Sequenzen weist die Läsion eine hohe Signalintensität auf (Abb. 5.**4**).

Blutungen, z. B. in den Epiduralraum, können je nach Alter der Blutung mit unterschiedlicher Signalintensität auftreten. Eine Kontrastmittelgabe ist bei dieser Tumorentität nicht erforderlich. In der MRT stellt sich als wichtigste Differenzialdiagnose die fokale Fettinsel des Knochenmarks dar (Ross u. Mitarb. 1987, Weigert u. Mitarb. 1987, Frühwald u. Mitarb. 1988).

Aneurysmatische Knochenzyste

Inzidenz

Die aneurysmatische Knochenzyste wird vornehmlich im 1.–3. Lebensjahrzehnt gefunden, ca. 80 % der aneurysmatischen Knochenzysten betreffen Patienten im Alter unter 20 Jahren.

Klinik

Je nach Lokalisation findet sich eine unterschiedliche Symptomatik. Neben lokalen Schmerzen und Schwellungen zeigen sich neurologische Ausfälle beim Befall der Wirbelsäule. Beim Auftreten pathologischer Frakturen können akute, schwere Schmerzen beobachtet werden.

Pathogenese

Pathogenetisch scheinen Traumen eine wichtige Rolle für die Entstehung einiger aneurysmatischer Knochenzysten zu spielen. Lokale Änderungen der Hämodynamik infolge venöser Verschlüsse oder arteriovenöser Fisteln werden für die Entstehung der aneurysmatischen Knochenzyste verantwortlich gemacht. Daneben finden sich aneurysmatische Knochenzysten häufig in Verbindung mit anderen benignen oder malignen Knochentumoren. Eine große Anzahl der aneurysmatischen Knochenzysten gelten jedoch als idiopathisch. In bis zu 30 % der Fälle treten aneurysmatische Knochenzysten in der Wirbelsäule auf (Kransdorf 1995). Dabei ist die aneurysmatische Knochenzyste vornehmlich in den hinteren knöchernen Elementen wie den Wirbelbögen, dem Processus transversus und dem Processus spinosus lokalisiert, in den Wirbelkörpern hingegen seltener. In abnehmender Reihenfolge wird die aneurysmatische Knochenzyste in der Brust-, Lenden-, Halswirbelsäule sowie im Os sacrum beobachtet.

Histologie

Die aneurysmatische Knochenzyste ist eine expansive Läsion mit dünnwandigen, blutgefüllten zystischen Hohlräumen. Bei pathologisch-histologischer Aufarbeitung sieht man entweder einen einzelnen großen zystischen Hohlraum oder häufiger multiple Zysten mit einer Größe zwischen einigen Milimetern und einigen Zentimetern. Die Zysten sind durch dünne fibröse Septen voneinander getrennt. Die kavernösen blutgefüllten Zysten bestehen nicht aus wirklichen vaskulären Hohlräumen, sondern sind durch Fibroblasten und multinukleäre osteoklastenähnliche Riesenzellen begrenzt. Die typischen Bestandteile von Gefäßwänden sind in der aneurysmatischen Knochenzyste nicht zu finden. Die fibrösen Septen können zusätzlich Osteoid und lamellären Knochen, multinukleäre Riesenzellen, Histiozyten und Hämosiderinablagerungen enthalten. Die Zysten selbst können mit frischem Blut gefüllt sein; Fibrinklumpen sind seltener zu finden. Auch wenn die aneurysmatische Knochenzyste primär eine benigne Läsion ohne Neigung zur Metastasierung ist, so muss aufgrund des lokalen expansiven Wachstums mit z. T. Einbruch in die Weichteile eine vollständige operative Entfernung angestrebt werden, um einem Lokalrezidiv vorzubeugen.

Diagnostik

Konventionelles Röntgenbild

Im konventionellen Röntgenbild zeigt sich die aneurysmatische Knochenzyste der Wirbelsäule als osteolytische und expansive Läsion, die entweder die hinteren Anteile der knöchernen Wirbelsäule oder sowohl die hinteren Anteile als auch die Wirbelkörper selbst betrifft. Bei einem ausgedehnten Befund kann ein Befall benachbarter Wirbelkörper, eine Ausdehnung in den Spinalkanal, in die Rippen oder das paraspinale Weichteilgewebe beobachtet werden.

CT

Computertomographisch zeigt sich in einigen Fällen ein Flüssigkeitsspiegel innerhalb der Läsion, insbesondere wenn der Patient schon mehr als 10 Minuten in der Aufnahmeposition ohne Bewegung verharrte (Resnick u. Mitarb. 1988, Krahe u. Mitarb. 1989).

MRT

In der MRT hat die aneurysmatische Knochenzyste ein charakteristisches Erscheinungsbild (Abb. 5.**5** und 5.**6**).

So zeigt sich innerhalb der Läsion eine Binnenstruktur, die sich bei Knochenläsionen anderer Genese wie osteolytischen Metastasen in der Regel nicht nachweisen lässt. Die Läsion selbst ist charakterisiert durch eine inhomogene Signalintensität mit einer Kapsel von geringer Signalintensität.

In einigen Fällen kann ebenso wie in der CT ein Flüssigkeitsspiegel innerhalb der Zyste nachgewiesen werden. Flüssigkeitsspiegel innerhalb einer Läsion sind jedoch nicht beweisend für eine aneurysmatische Knochenzyste. Flüssigkeitsspiegel werden ferner in solitären Knochenzysten, Knochenmetastasen, Osteosarkomen, Fibrosarkomen und kavernösen Hämangiomen beobachtet. In diesen Fällen liegen Einblutungen in Zysten, Tumorblutungen oder teleangiektatische Anteile eines Osteosarkoms vor (Sone 1992). Je nach Alter der Blutung innerhalb der Zyste weist die Läsion eine unterschiedliche Signalintensität auf. So kann im T1-gewichteten Bild eine relativ geringe Signalintensität bei frischen Einblutungen beobachtet werden. Nach wenigen Tagen ändert sich diese Signalintensität aufgrund des Erythrozyten- und Hämoglobinabbaus zu höheren Signalintensitäten im T1-gewichteten Bild. Im T2-gewichteten Bild zeigen sich die akuten Blutungen mit relativ geringer Signalintensität. Dabei kann in den einzelnen Kammern der Zyste ein unterschiedliches Alter der Einblutung vorliegen, sodass eine inhomogene Signalintensität beobachtet werden kann. Nach intravenöser Kontrastmittelgabe von Gd-DTPA zeigt sich eine randständige Signalintensitätserhöhung, während die zentralen Anteile keine Signalzunahme erfahren (Beltran u. Mitarb. 1986, Bohndorf u. Mitarb. 1986, Weigert u. Mitarb. 1987, Resnick u. Niwayama 1988).

Da die aneurysmatische Knochenzyste relativ häufig auf dem Boden anderer primärer Knochentumoren auftritt, sollte auch bei diesem typischen Erscheinungsbild an eine zugrunde liegende primäre Erkrankung gedacht werden. In ca. 1/3 der Fälle können Vorläuferläsionen festgestellt werden:

- häufig:
  - Riesenzelltumor (am häufigsten),
  - Osteoblastom,
  - Angiom,
  - Chondroblastom,

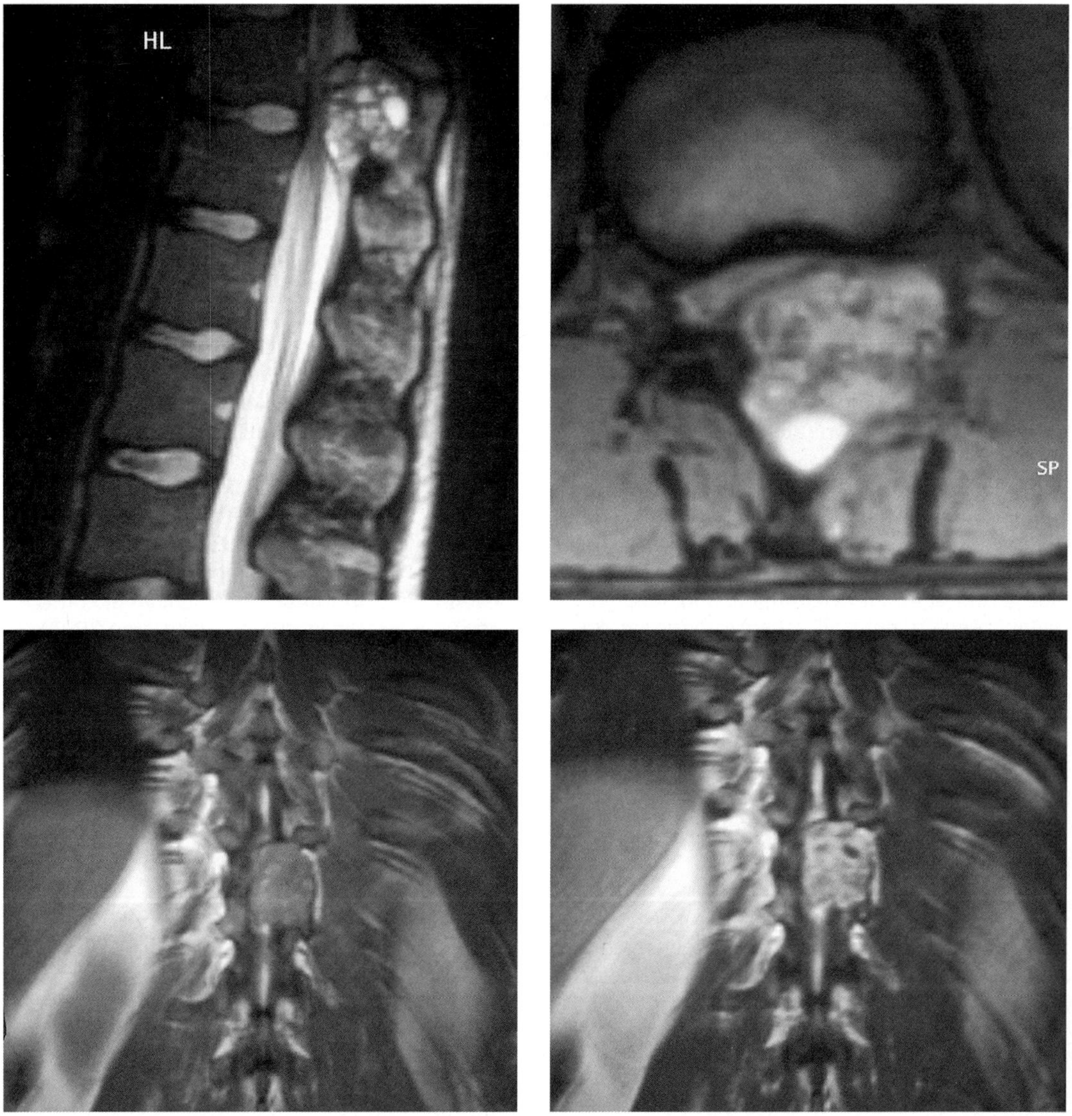

a b c

Abb. 5.5 **a–d Aneurysmatische Knochenzyste im Bereich des Wirbelbogens von BWK 11 mit hochgradiger Stenosierung des Spinalkanals und des linken Neuroforamens**:

a T2-gewichteter Sagittalschnitt (TSE; TR = 5000 ms, TE = 112 ms): Nachweis eines Knochentumors, der vom Wirbelbogen BWK 11 ausgeht und eine ausgeprägte Septierung zeigt. Die in der Zyste enthaltene Flüssigkeit lässt eine hohe Signalintensität erkennen.

b T2-gewichtete GRE-Sequenz (TR = 282 ms, TE = 8 ms, Flip-Winkel α = 20°): Etwas fleckig inhomogene Signalintensität des Knochentumors. Überwiegend hohes Signal vorhanden. Sehr gut ist die Destruktion des Wirbelbogens auf der linken Seite unter Einschluss des Wirbelgelenks und des Processus spinosus zu erkennen.

c Koronarer T1-gewichteter Schnitt nativ (TSE; TR = 644 ms, TE = 12 ms): Etwas fleckig inhomogene Signalintensität, z. T. mit punktförmigen Signalanhebungen.

d Identischer Schnitt nach Kontrastmittelapplikation: Relativ deutliche Kontrastmittelaufahme der Knochenzyste. Es verbleibt ein inhomogenes Signalmuster.

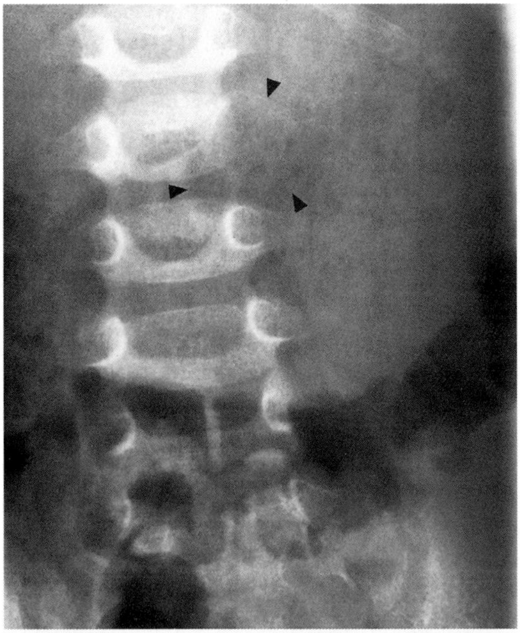

a

Abb. 5.6 a–d Aneurysmatische Knochenzyste bei L2/L3, linksseitig:

a Röntgenaufnahme der Lendenwirbelsäule: Darstellung einer osteolytischen Auftreibung des Processus transversus von L2, einer linksseitigen Konturauslöschung des Wirbelkörpers L2 und Destruktion der Bogenwurzel. Die Gesamtausdehnung der Zyste ist durch Pfeile markiert.

b CT der Knochenzyste: Die Nativ- (oben) und Kontrastmittelaufnahmen (unten) zeigen die Auftreibung und Destruktion des Knochens. Zusätzlich findet sich eine Spiegelbildung als Zeichen der Einblutung (links, oben und unten).

c Sagittale T1-gewichtete Aufnahme (SE; TR = 1600 ms, TE = 120 ms): Signalabsenkung der zellulären Blutbestandteile (Pfeil) gegenüber der übrigen Zystenflüssigkeit (aus Jansen, J., B. Terwey, B. Rama, E. Markakis: Neurosurg. Rev. 13 [1990] 161).

d MRT-Transversalschnitt (SE; TR = 1600 ms, TE = 30 ms): Signalintensiver Tumor mit Ausdehnung bis weit in die Rückenmuskulatur. Die Spiegelbildung (Pfeil) ist auch hier nachvollziehbar.

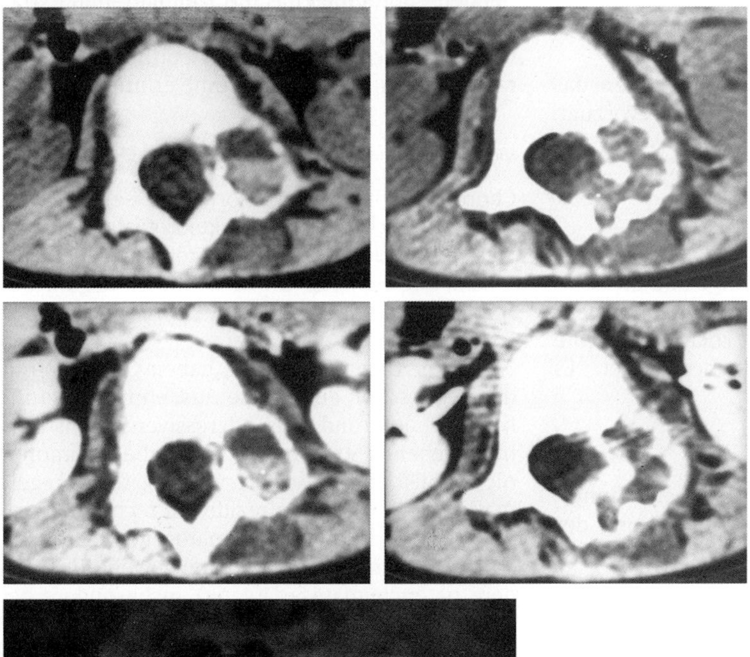

b

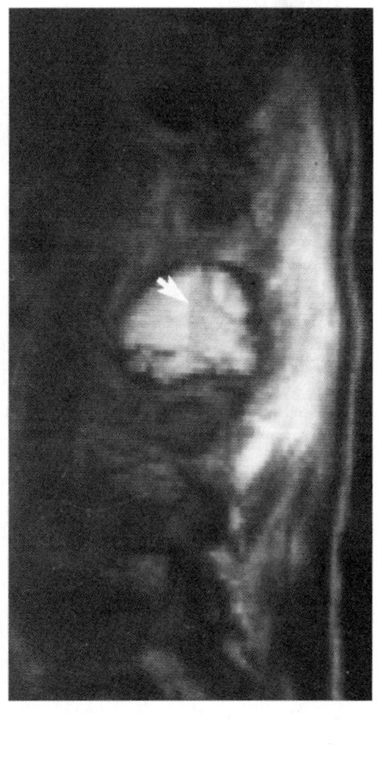

c

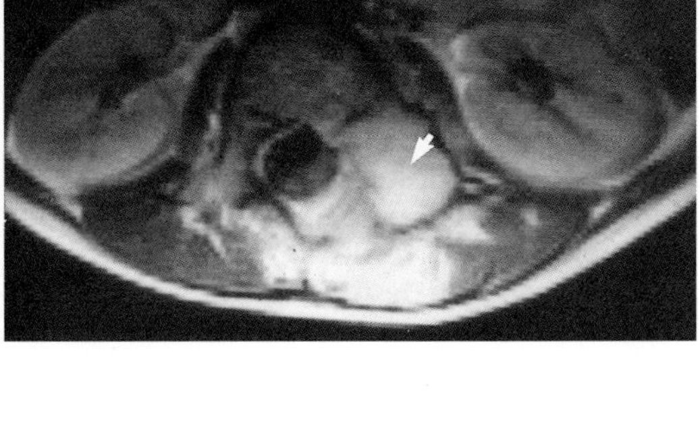

d

- selten:
  - fibröse Dysplasie,
  - nichtossifizierendes Fibrom,
  - Chondromyxoidfibrom,
  - solitäre Knochenzyste,
  - fibröses Histiozytom,
  - eosinophiles Granulom,
  - Osteosarkom (Kransdorf 1995).

Bei einer fortschreitenden expansiven zystischen Struktur mit progredientem Wachstum bei bekannter Primärläsion sollte eine sich entwickelnde zusätzliche aneurysmatische Knochenzyste differenzialdiagnostisch in Erwägung gezogen werden (Resnick u. Mitarb. 1988). Die Flüssigkeitsspiegel sowohl in der CT als auch in der MRT sind ein wichtiger Hinweis auf das Vorliegen einer aneurysmatischen Knochenzyste; die unterschiedlichen Signalintensitäten je nach Alter der Blutungen sowie der Nachweis von Binnenstrukturen legen auch in der MRT die Diagnose einer aneurysmatischen Knochenzyste nahe.

Chordom

Inzidenz

Chordome finden sich in allen Altersgruppen, das höhere Alter ab ca. 50 Jahre ist jedoch bevorzugt. Männer erkranken in einem Verhältnis von 2 : 1 häufiger als Frauen.

Klinik

Initial finden sich meist nur geringe und unspezifische Beschwerden. Mit zunehmender Ausdehnung des Tumors wird je nach Lokalisation eine unterschiedliche Symptomatik beobachtet. Es finden sich:

- gastrointestinale Symptome bei Beteiligung des Rektums,
- urologische Symptome bei Blasenbeteiligung,
- neurologische Symptome bei Beteiligung der Nervenwurzeln oder des Myelons.

Sakrale Chordome sind als fixierte präsakrale Raumforderungen rektal zu tasten.

Lokalisation

Das Chordom ist ein Tumor, der von den Resten der embryonalen Chorda dorsalis ausgeht. Diese Reste lassen sich in Knochen des Schädels nachweisen. Entsprechend dem Ursprungsgewebe findet sich eine Häufung der Chordome insbesondere in den kranialen Anteilen der Wirbelsäule (ca. 30 %), im Klivus und im okzipitozervikalen Übergang. Mehr als 50 % der Chordome sind in den kaudalen Anteilen des Achsenskeletts lokalisiert (Os sacrum, Os coccygeum). In jüngeren Jahren überwiegen die kranial lokalisierten Tumoren. Spinale Chordome sind in der Regel in den Wirbelkörpern lokalisiert, wobei ein multifokaler Befall selten ist. Auch ein extraossärer Befall oder ein Befall extraaxialer Knochen ist sehr selten. Relativ häufig weisen Chordome eine große extraossäre Komponente auf, so ist das Chordom der häufigste aggressive retrorektale Tumor.

Histologie

Makroskopisch ist bei Chordomen eine *lobulierte Form* zu beobachten. Das Erscheinungsbild ist abhängig von den Anteilen an chondroidem und muzinösem Material. Es können auch Einblutungen und zystische Formationen vorliegen. Der extraossäre Anteil ist in der Regel von einer Pseudokapsel umgeben. Histologisch überwiegt bei den Chordomen das intrazelluläre und extrazelluläre Muzin. Die soliden Tumoranteile bestehen hauptsächlich aus Zellen epitheloiden Charakters, die an Adenokarzinome erinnern.

Wachstum

Chordome können eine enorme Größe erreichen. So finden sich in der Sakrokokzygealregion bisweilen Chordome mit einer Größe von mehr als 30 cm. Die typische Größe in dieser Region beträgt zwischen 5 und 20 cm. Chordome anderer Lokalisation sind etwas kleiner.

Bei der Diagnosestellung haben Chordome in der Regel schon eine große Ausdehnung und infiltrieren aufgrund ihres aggressiven Wachstums in umgebende Strukturen. Können diese Tumoren nicht vollständig reseziert werden, so ist regelmäßig mit einem Lokalrezidiv zu rechnen. In ca. 30 % der Fälle finden sich hämatogene Metastasen (Lunge, Leber, Skelett, Weichteilgewebe und andere parenchymatöse Organe), insbesondere bei Chordomen der Wirbelsäule, weniger bei denjenigen des Schädels.

Diagnostik

Konventionelles Röntgenbild

Radiologisch manifestieren sich Chordome durch eine Osteolyse mit und ohne Kalzifikationen und Arrosionen der Kortikalis. Im Os sacrum findet sich eine irreguläre Destruktion des Knochens mit präsakralen Weichteilanteilen. In der Wirbelsäule ist eine Höhenminderung der Wirbelkörper zu beobachten. Daneben zeigt sich z. T. auch eine Infiltration benachbarter Wirbelkörper per continuitatem, wobei zusätzlich eine Infiltration des Intervertebralraums vorliegt (Resnick u. Mitarb. 1988, Krahe u. Mitarb. 1989).

MRT

In der MRT erscheinen auch die Chordome, ähnlich wie die meisten anderen Knochentumoren, als eine signalarme Formation im T1-gewichteten Bild. Die in den paraossalen Anteilen in bis zu 30% der Fälle auftretenden Kalzifikationen sind in der Regel in der MRT nicht direkt darstellbar und werden in der CT deutlich besser erkennbar. Die intravertebrale Ausdehnung lässt sich in T1-gewichteten Sequenzen oder auch in T2-gewichteten, fettunterdrückten Aufnahmen gut erkennen. Auch der Ausschluss oder Nachweis einer Rektuminfiltration gelingt mit T1-gewichteten Aufnahmen. Ist zwischen Rektum und präsakraler Raumforderung eine kontinuierliche, trennende Fettschicht nachweisbar, spricht dies für das Fehlen einer Rektuminfiltration (Abb. 5.**7**).

Im Übrigen lässt sich der paraossale Anteil kontrastreicher im T2-gewichteten Bild nachweisen. Der Tumor kontrastiert deutlich zum umgebenden Weichteilgewebe. Nach Kontrastmittelinjektion findet sich auch beim Chordom häufig ein deutlicher, manchmal jedoch auch nur ein geringer Signalintensitätsanstieg (Abb. 5.**8**) (Sarrazin 1996).

Insbesondere eine intraspinale Ausdehnung des Chordoms lässt sich auf kontrastverstärkten T1-gewichteten Aufnahmen deutlich erkennen, da in diesem Fall der signalreiche Tumor zu dem signalarmen Liquor kontrastiert (Rosenthal u. Mitarb. 1985, Sze u. Mitarb. 1988).

Die MRT ist zur Operationsplanung von Chordomen indiziert. Die intraossäre Ausdehnung lässt sich auf sagittalen oder koronaren Schichten übersichtlich darstellen. Auch zur Beurteilung der Weichteilinfiltrationen ist die MRT hervorragend geeignet. Jedoch lässt sich bei Tumoren, die bis an die Eingeweide heranreichen, nicht immer entscheiden, ob eine Organinfiltration vorliegt.

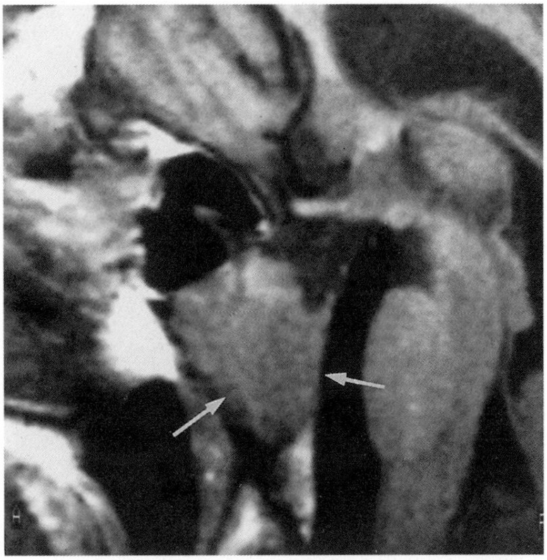

a

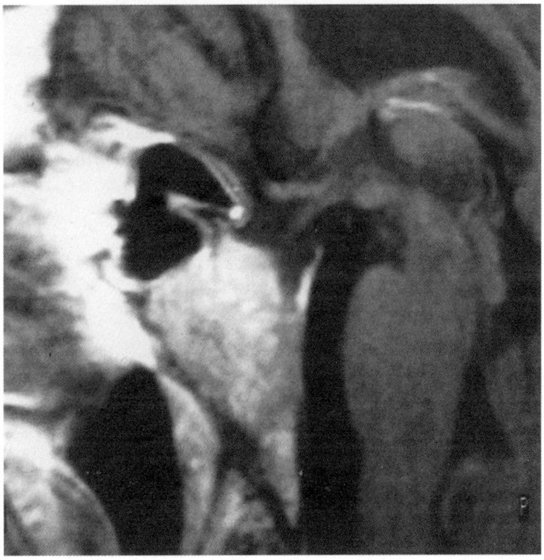

b

Abb. 5.**7 a, b** **Chordom**:
a Sagittale T1-gewichtete Aufnahme (SE; TR = 550 ms, TE = 15 ms): Signalarme Raumforderung des Klivus, die das normale Knochenmark fast vollständig ersetzt hat (Pfeile).
b Sagittale T1-gewichtete Aufnahme (SE; TR = 550 ms, TE = 15 ms) nach intravenöser Gabe von 0,1 mmol/kg Körpergewicht Gd-DTPA: Deutlicher Signalintensitätsanstieg im Vergleich zu der Nativmessung. Verringerter Kontrast zum Fettmark, jedoch verbesserte Abgrenzbarkeit zum Liquor. Eine Artdiagnose ist aufgrund des Signalverhaltens nicht möglich.

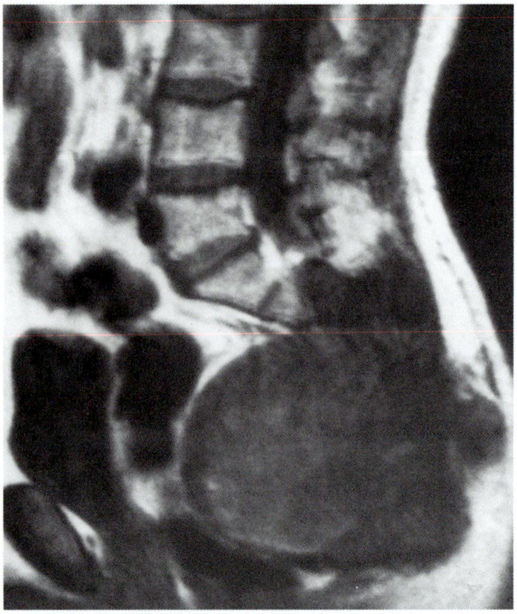

Abb. 5.**8** **Chordom der Sakrokokzygealregion**. Der große Tumor hat zu einer ausgedehnten Knochendestruktion geführt und ist weit nach präsakral vorgewachsen. Durch den Tumor wird das Rektum nach ventral verlagert. Eine trennende Fettschicht ist noch nachweisbar (SE; TR = 500 ms, TE = 20 ms).

Plasmozytom

Inzidenz

Nach der WHO-Klassifikation der Knochentumoren von 1972 zählt das Plasmozytom zu den primären Knochentumoren. Wird das Plasmozytom als primär maligner Knochentumor betrachtet, so ist es mit ca. 50 % das bei weitem häufigste Malignom. Betroffen ist meist das mittlere bis höhere Lebensalter zwischen 45 und 65 Jahren. Es besteht eine geringe Geschlechtsprädisposition zugunsten der Männer mit einem Verhältnis von 3 : 2. Befallen können einzelne Knochen sein, häufiger findet sich jedoch ein Befall größerer Skelettanteile.

Klinik

Beim Plasmozytom stehen folgende klinische Beschwerden im Vordergrund:

- Abgeschlagenheit,
- Gewichtsverlust,
- rezidivierende Infektionen.

Labormedizinisch sind nachweisbar:
- stark erhöhte Blutsenkungsgeschwindigkeit (BSG),
- Anämie,
- Serumeiweißveränderungen.

In den meisten Fällen werden monoklonale Immunglobuline produziert. Als klinischer Hinweis auf eine Knochenbeteiligung kann das Auftreten von Knochenschmerzen gewertet werden. Im Knochenmark werden Plasmazellnester mit einem Plasmazellanteil von über 10 % und mit unterschiedlichem Differenzierungsgrad gefunden. Osteolytische Knochendestruktion und Spontanfrakturen können gleichfalls erster Hinweis auf die Erkrankung sein.

Therapie

Die Behandlung des Plasmozytoms orientiert sich an Labor- und Röntgenbefunden. Hier hat sich die Stadieneinteilung nach Salmon u. Durie als eine der gängigen Einteilungen etabliert (Tab. 5.**1**).

Diese klassische Stadieneinteilung berücksichtigt keine MRT-Befunde, sondern beschränkt sich auf das Staging in der konventionellen Übersichtsradiographie. In der Regel werden asymptomatische Patienten im Stadium I nicht behandelt.

In einigen neueren Studien zeichnet sich ab, dass positive MRT-Befunde, d. h. der Nachweis eines Knochenmarkbefalls, eine prognostische Aussagekraft bei Patienten im Stadium I hinsichtlich der Entwicklung aggressiverer Stadien besitzt (Van de Berg 1997, Weber 1997). In diesem Zu-

Tabelle 5.**1** Stadieneinteilung des Plasmozytoms nach Salmon u. Durie

Stadium I	alle der folgenden Kriterien erfüllt: • Hb > 100 g/l • Calcium normal • IgG < 5 g/dl • IgA < 3 g/dl • Bence-Jones-Proteinurie < 4 g/24 h • maximal eine solitäre Skelettosteolyse
Stadium II	eines der folgenden Kriterien erfüllt: • Hb < 85 g/l • Calcium > 12 mg/dl • IgG > 7 g/dl • IgA > 5 g/dl • Bence-Jones-Proteinurie > 12 g/24 h • ausgedehnte Knochenläsionen
A	normale Nierenfunktion
B	gestörte Nierenfunktion

sammenhang sind auch die monoklonalen Gammopathien zu betrachten. Diese sind noch keine behandlungsbedürftige Erkrankung, sie haben jedoch bei ca. 19% der Patienten die Tendenz, sich innerhalb von 10 Jahren zu einer hämatologischen, neoplastischen Erkrankung zu entwickeln. Die Laborbefunde sind bei diesen Gammopathien verändert, es bestehen jedoch keine klinischen oder radiologischen Veränderungen. Auch bei diesen Patienten können jedoch magnetresonanztomographisch in einigen Fällen Knochenmarkveränderungen festgestellt werden, in der Regel ein fokales oder miliares Befallsmuster. Wird ein Befall magnetresonanztomographisch bei diesen Patienten diagnostiziert, so ist gegenüber einem Kollektiv mit Gammopathien ohne MRT-Befund die Wahrscheinlichkeit einer behandlungsbedürftigen Erkrankung signifikant erhöht. So weisen nach verschiedenen Studien alle Patienten, die einer Therapie bedürfen, schon ein bis mehrere Jahre vorher MRT-Veränderungen auf (Van de Berg 1997).

Diagnostik

Skelettszintigraphie

Beim Plasmozytom besitzt die Skelettszintigraphie eine auffallend geringe Sensitivität. Dies muss darauf zurückgeführt werden, dass beim Plasmozytom die Osteoklastenaktivität mit Resorption der angrenzenden Knochentrabekel überwiegt. Dementsprechend zeigt sich im Röntgenbild an der Wirbelsäule eine grobsträhnige Osteoporose mit und ohne umschriebene Osteolysen. Die Osteolysen sind meist scharf begrenzt. Bei magnetresonanztomographisch nachgewiesenem fokalen Befall der Wirbelkörper findet sich jedoch nur in weniger als der Hälfte der Fälle ein übersichtsradiographisches Korrelat (Baur 1996).

Diese Skelettveränderungen betreffen vorwiegend die Wirbelkörper, erst später im Krankheitsverlauf die dorsalen Wirbelelemente, wie das Plasmozytom im Allgemeinen überwiegend die Skelettabschnitte mit rotem Knochenmark befällt. Daneben können auch fleckförmige, mottenfraßähnliche Knochendestruktionen beobachtet werden. Infolge pathologischer Frakturen sind nicht selten multiple Wirbelkörperkompressionen nachweisbar. Typisch ist der Wirbelkörperkollaps, der mit einer fischwirbelartigen Verformung ähnlich dem Bild der Osteoporose einhergeht. Auch große paravertebrale Weichteiltumoren sind keine Seltenheit (Freyschmidt 1980, Resnick u. Niwayama 1988, Resnick u. Mitarb. 1988).

MRT

Die MRT ist die am besten geeignete Methode zur Diagnostik des Knochenmarkbefalls. Es werden verschiedene Befallsformen unterschieden:

Fokaler Befall. Hierbei finden sich Tumorknoten im Knochenmark, die vollständig aus Myelomzellen bestehen. Magnetresonanztomographisch erscheinen diese als fokale, signalgeminderte Lä-

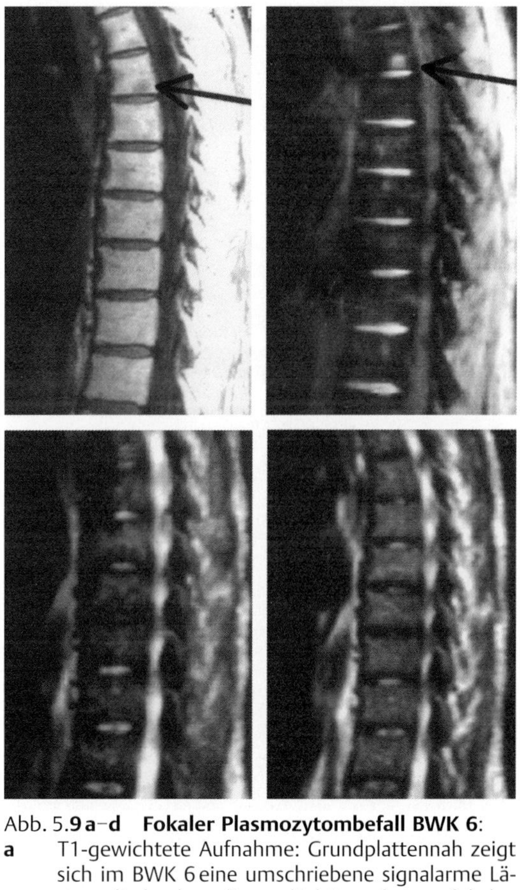

a, b

c, d

Abb. 5.**9 a–d** **Fokaler Plasmozytombefall BWK 6**:
- **a** T1-gewichtete Aufnahme: Grundplattennah zeigt sich im BWK 6 eine umschriebene signalarme Läsion, die hochgradig verdächtig auf einen fokalen Plasmozytombefall ist (Pfeil).
- **b** Opposed-Phase-Bild: Die im T1-gewichteten Bild signalarme Läsion stellt sich signalreich dar (Pfeil). Kein Nachweis weiterer Läsionen.
- **c, d** STIR- und T2-gewichtete Aufnahmen: Die in Abb. **a** u. **b** nachgewiesene Läsion kommt nicht zur Darstellung.

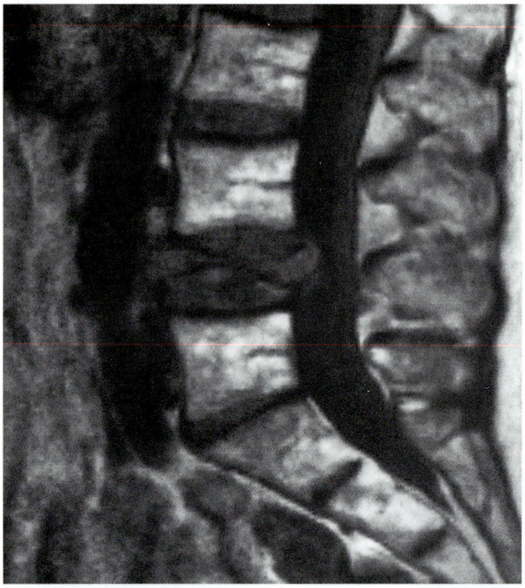
a

sionen mit geringerer oder ähnlicher Signalintensität zur Muskulatur. Nach Kontrastmittelgabe wird eine homogene Signalintensitätszunahme beobachtet. In Einzelfällen wurde auch von primär hyperintensen Läsionen im T1-gewichteten Bild berichtet. Erklärt wird dies durch eine mögliche Einblutung (Moulopoulos 1992). Um den Tumorbefall vollständig zu erfassen, sind sowohl T1- als auch T2-gewichtete Sequenzen notwendig, da fokale Läsionen z. T. nur in T1- oder in T2-gewichteten Sequenzen zu detektieren sind (Abb. 5.**9** u. 5.**10**) (Libshitz 1992).

Die empfindlichsten Sequenzen sind:

- T1-Gewichtung: SE, Opposed-Phased-GRE,
- T2-Gewichtung: STIR.

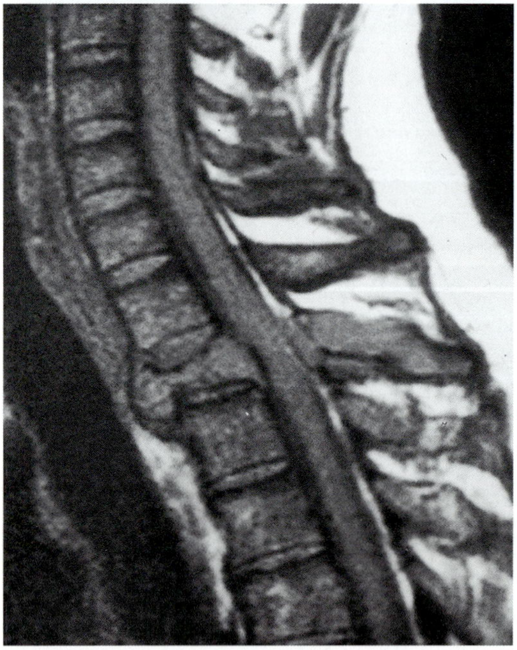
b

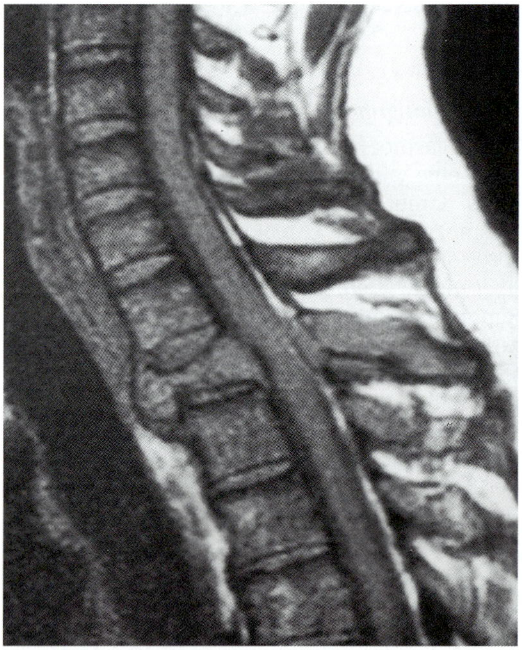
c

Abb. 5.**10 a–c** **Lokalisierter Plasmozytombefall der Wirbelsäule**:

a T1-gewichtete Aufnahme (SE; TR = 550 ms, TE = 20 ms): Befall von LWK 4, der deutlich höhengemindert ist. Der Tumor überschreitet auf diesem Bild nicht die knöchernen Konturen.

b, c T1- und T2-gewichtete Aufnahmen eines Plasmozytoms: Im T1-gewichteten Bild (SE; TR = 650 ms, TE = 25 ms) isointenses Signal des Tumors, im T2-gewichteten Bild (FFE; TR = 600 ms, TE = 20 ms, Flip-Winkel α = 10°) deutliche Signalanhebung, Sinterung des Wirbelkörpers.

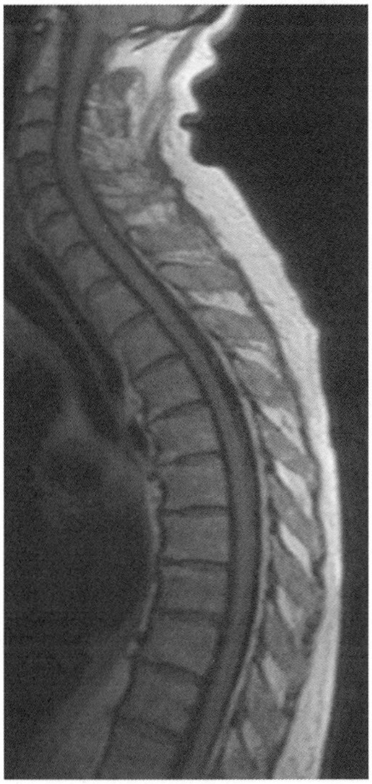

Abb. 5.**11** **Miliare Form der Plasmozytominfiltration**. T1-gewichtete sagittale Aufnahme (SE; TR = 800 ms, TE = 12 ms): Die Aufnahmen zeigen kleinstherdige miliare Signalabsenkungen im Knochenmark.

Miliarer Befall. Hier finden sich im T1-gewichteten Bild unzählige signalarme, kleinste Läsionen verstreut im normalen Mark, die nach Kontrastmittelgabe eine Signalintensitätszunahme aufweisen (Abb. 5.**11**).

Diffuser Befall. Der diffuse Befall ist der vollständige Ersatz des normalen Knochenmarks über die gesamte Wirbelsäule mit Signalintensitätszunahme nach Kontrastmittelgabe (Moulopoulos 1994). Diese Befallsform korreliert im Gegensatz zum fokalen Befall hochsignifikant mit den Ergebnissen der Beckenkammbiopsie (Abb. 5.**12**) (Baur 1996).

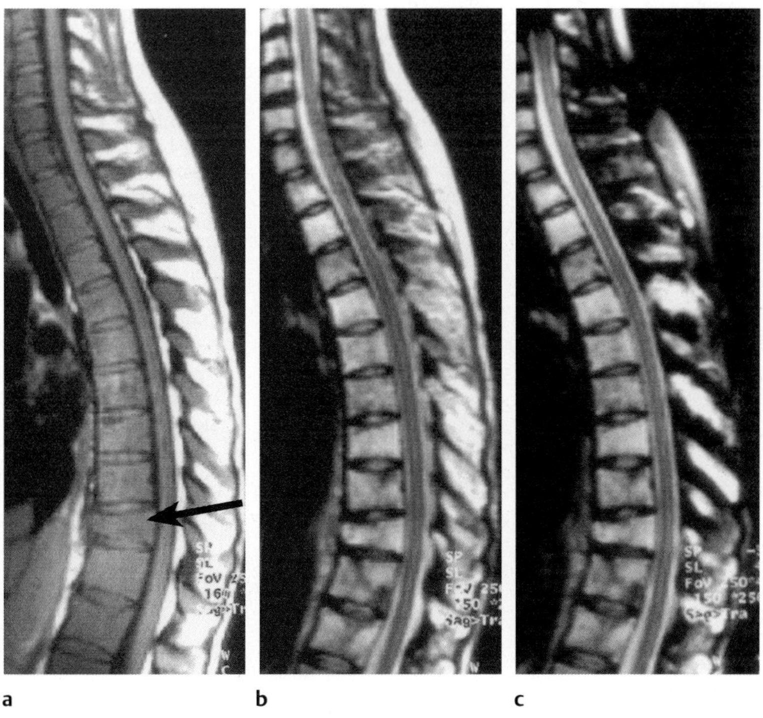

a b c

Abb. 5.**12 a–h** **Diffuser Plasmozytombefall vor (a–e) und nach (f–h) der Therapie**:

a T1-gewichtete Aufnahme: Homogene Signalminderung in allen Wirbelkörpern. Die Bandscheiben und die umgebende Muskulatur besitzen die gleiche oder niedrigere Signalintensität im Vergleich zum Markraum der Wirbelkörper. Kompressionsfraktur BWK 10 (Pfeil).

b, c TSE T2-gewichtet ohne (**b**) und mit (**c**) frequenzselektiver Fettunterdrückung: Der Markraum der Wirbelkörper stellt sich durch den homogenen Plasmozytombefall signalreich dar.

Abb. 5.**12 d–h** ▷

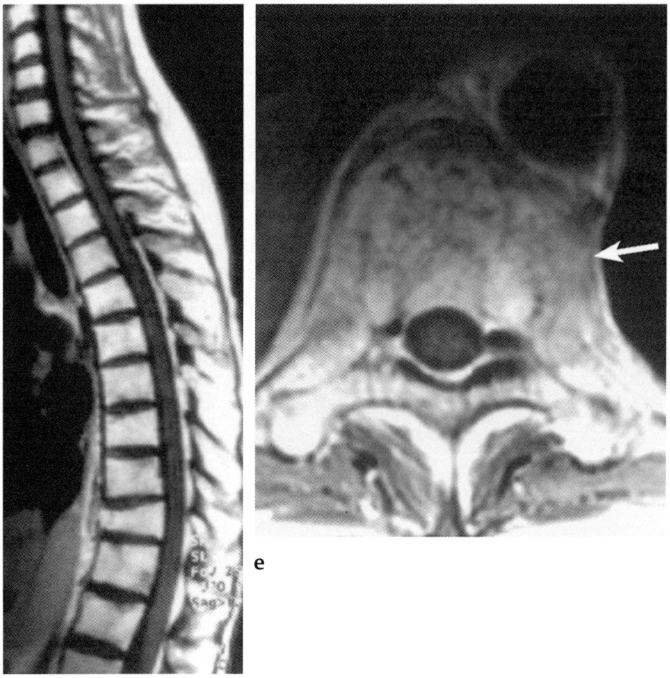

d e

Abb. 5.**12 d**, **e** T1-gewichtete Aufnahmen nach intravenöser Kontrastmittelgabe: Massive Kontrastmittelanreicherung in allen (befallenen) Wirbelkörpern. Die Wirbelkörper stellen sich jetzt deutlich heller als die Bandscheiben dar. In der transversalen Aufnahme durch BWK 10 zeigt sich ein paravertebraler Weichteilanteil (Pfeil). Ein Einbruch in den Spinalkanal ist nicht nachweisbar.

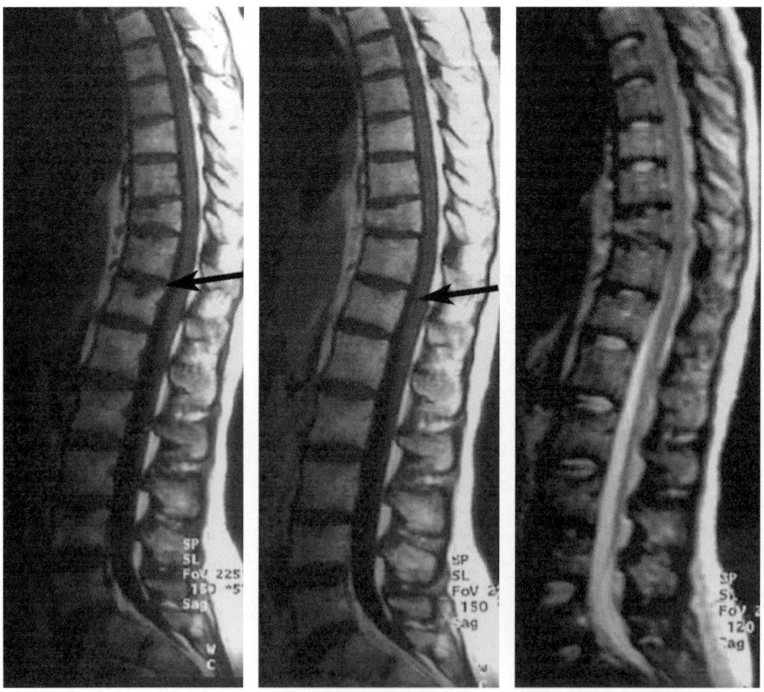

f g h

Abb. 5.**12**

f, **g** T1-gewichtete Aufnahmen vor (**f**) und nach (**g**) intravenöser Kontrastmittelgabe: Bis auf eine kleine, fokale Läsion mit Kontrastmittelanreicherung deckplattennah im BWK 12 (Pfeil) wieder Normalisierung der Signalintensitäten. Das Knochenmark stellt sich etwas inhomogen dar.

h T2-gewichtete Aufnahme: Die fokale Läsion im BWK 12 stellt sich angedeutet dar. Ansonsten wieder Normalisierung der Signalintensitäten.

Gemischtförmiger Befall. Das gemischtförmige Befallsmuster setzt sich zusammen aus (Abb. 5.**13** u. 5.**14**) (Baur 1996):

- diffusen Infiltrationen,
- fokalem Befall.

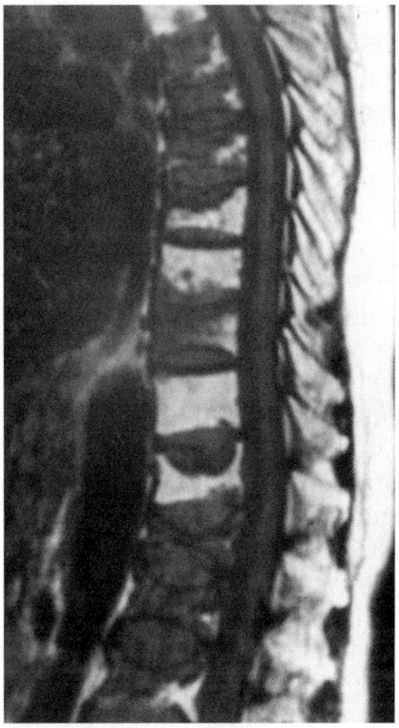

Abb. 5.**13** **Gemischtförmiges Befallsmuster beim Plasmozytom.** Die T1-gewichtete Aufnahme (SE; TR = 650 ms, TE = 25 ms) bildet die nicht befallenen Wirbelkörper hell ab (Fettmark), die befallenen dunkel. Die Wirbelkörper mit Markrauminfiltration zeigen z. T. ausgeprägte Sinterungen. Im Röntgenbild konnte nicht eindeutig zwischen Osteoporose und Plasmozytom differenziert werden.

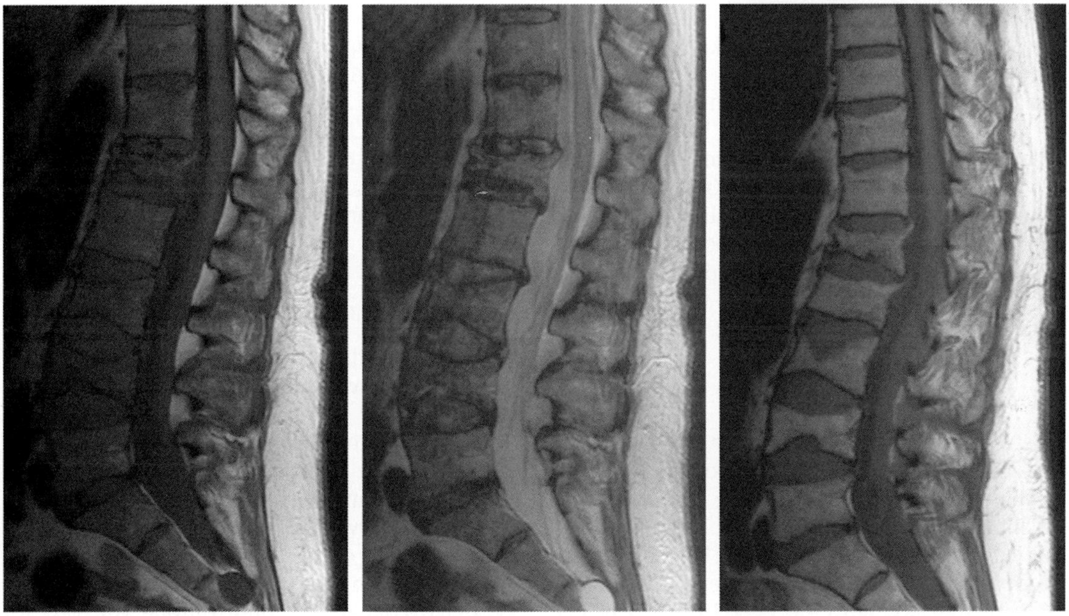

a b c

Abb. 5.**14 a–c** **Gemischtförmiger Plasmozytombefall.** 60-jährige Patientin:

a T1-gewichtete Aufnahme (SE; TR = 800 ms, TE = 12 ms): Sehr weitgehender Befall der Wirbelsäule mit teils diffuser, teils fleckförmiger Signalminderung.

b T2-gewichtete Aufnahme (TSE; TR = 4000 ms, TE = 120 ms): Etwas fleckförmige Signalintensität der Wirbelkörper, z. T. etwas signalangehoben. Insgesamt ist die Beurteilbarkeit des Knochenbefalls deutlich schlechter.

c Befund nach Therapie (TSE; TR = 800 ms, TE = 12 ms): Deutliche Signalanhebung im gesamten Knochenmark als Ausdruck der Tumorrückbildung. Entsprechend findet sich eine vermehrte Ausbildung von Fettmark. Die Wirbelkörper weisen jetzt gegenüber den Bandscheiben ein hohes Signal auf. Zahlreiche Wirbelkörpereinsenkungen, dies betrifft insbesondere LWK 1, 3 und 4.

Insbesondere ein diffuser Knochenmarkbefall, in dem Tumorzellen und normale hämatopoetische Zellen eng benachbart liegen, ist konventionell-radiologisch schwer zu diagnostizieren, da lediglich eine Kalksalzminderung, ggf. mit einer strähnigen Spongiosararefizierung, zu beobachten ist. Diese Fälle können auch magnetresonanztomographisch u. U. schwer zu diagnostizieren sein, da Wirbelkörper mit normaler Signalintensität zum Vergleich fehlen können. Die Beurteilung des Knochenmarksignals hat im Vergleich mit dem Signal umgebender Strukturen, besonders der Bandscheibe oder der Muskulatur, zu erfolgen. Beim älteren Menschen ist das Signal des Knochenmarks auf T1-gewichteten Aufnahmen etwas höher als das der Bandscheibe. Ist diese Relation nicht gegeben, muss an einen diffusen Knochenmarkbefall gedacht werden. Im Falle einer diffusen Knochenmarkinfiltration findet sich nach Kontrastmittelgabe eine deutliche Signalintensitätserhöhung von über 40 %. Bei gesunden Personen ist die Kontrastmittelanreicherung altersabhängig. Mit zunehmendem Alter (das Plasmozytom ist eine Erkrankung des höheren Alters) zeigt sich eine signifikante Abnahme der Kontrastmittelanreicherung. Eine diffuse Signalintensitätsminderung kann sich jedoch auch bei benigner Anregung der Knochenmarkzellen, z. B. durch Entzündung oder Anämie, finden (Baur 1996, 1997). Diese Kriterien gelten gleichermaßen auch für den Fall der diffusen Knochenmarkmetastasierung (Dooms u. Mitarb. 1985, Porter u. Mitarb. 1986, Kaplan u. Mitarb. 1987, McKinstry u. Mitarb. 1987, Uhlenbrock u. Mitarb. 1988, Josten u. Mitarb. 1991).

Differenzialdiagnose

Eine etablierte radiologische oder MRT-Methode zur Differenzierung einer osteoporotischen Sinterungsfraktur von einer Fraktur, die durch das Plasmozytom oder einen anderen Tumor bedingt ist, existiert noch nicht (Abb. 5.**15**). Diskutiert werden zurzeit diffusionsgewichtete Aufnahmen, die in ersten Studien eine gute Differenzierung erlauben. Die weiteren Ergebnisse bleiben abzuwarten (Baur 1998).

Rein morphologisch finden sich die in Tab. 5.**2** aufgelisteten Anhaltspunkte für benigne bzw. maligne Frakturen.

Nach diesen Kriterien erscheinen die meisten Kompressionsfrakturen auch bei Plasmozytompatienten als benigne Frakturen, jedoch können auch in diesen Wirbelkörpern Plasmozytomzellen nachgewiesen werden. Auch bei magnetresonanztomographisch benigne erscheinenden Frakturen kann somit ein Plasmozytom nicht ausgeschlossen werden. Je ausgeprägter in der MRT ein Knochenmarkbefalls nachweisbar ist (diffuser Befall oder eine hohe Anzahl von Foci), desto früher muss mit dem Auftreten von Kompressionsfrakturen gerechnet werden (Lecouvet 1997).

Tabelle 5.2 MRT-Unterscheidungskriterien einer benignen und malignen Fraktur (nach Lecouvet)

Benigne:
- normale Signalintensität in allen Sequenzen (chronische Fraktur)
- Band geringer Signalintensität nahe der Grund- oder Deckplatte (akute Fraktur)
- normale Knochenmarksignalintensität im übrigen Wirbelkörper
- homogene Signalintensität nach Kontrastmittelgabe
- Vorwölbung nach dorsal

Maligne:
- diffuse Signalabsenkung im T1-gewichteten Bild (Abb. 5.**15**)
- hohe oder inhomogene Signalintensität in T2-gewichteten Aufnahmen
- runde oder irreguläre Knochenmarkfoci
- Pedikelbeteiligung
- epiduraler Weichteilanteil (Abb. 5.**16**)
- hohe oder inhomogene Kontrastmittelanreicherung
- konvexe Hinterkante

Therapiekontrolle

Eine wichtige Indikation zur MRT ist die Therapiekontrolle geworden. Direkt nach Radiatio und Chemotherapie findet sich histologisch ödematöses, hypozelluläres Gewebe. In der 2. Woche beginnt die Einlagerung von strukturellem Fett als Voraussetzung der Knochenmarkregeneration. Das rote Mark wird von der Peripherie der Wirbelkörper her ersetzt. 3–15 Wochen nach der Therapie finden sich gegenüber einem gesunden Vergleichskollektiv erhöhte Anteile von Fett im Knochenmark. Im T1-gewichteten Bild stellt sich hier die schwierige Differenzialdiagnose von Regeneratknochenmark gegenüber verbleibenden malignen Zellen.

In T2-gewichteten Aufnahmen sind verbleibende Foci maligner Zellen hyperintens, jedoch weisen Nekrosen und entzündliche Veränderungen ein ähnliches Signalverhalten auf, sodass auch hier eine eindeutige Zuordnung der Läsio-

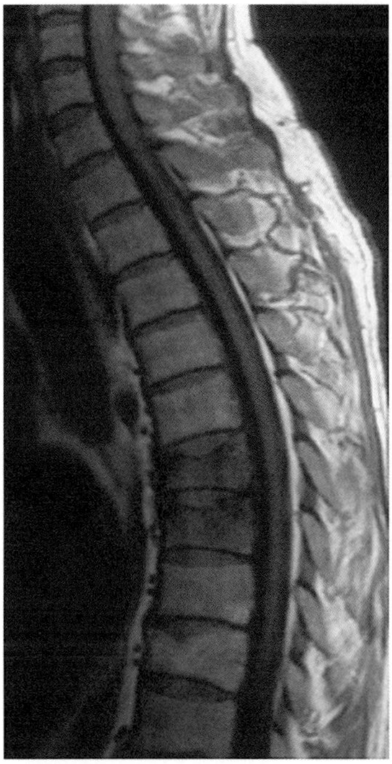

a

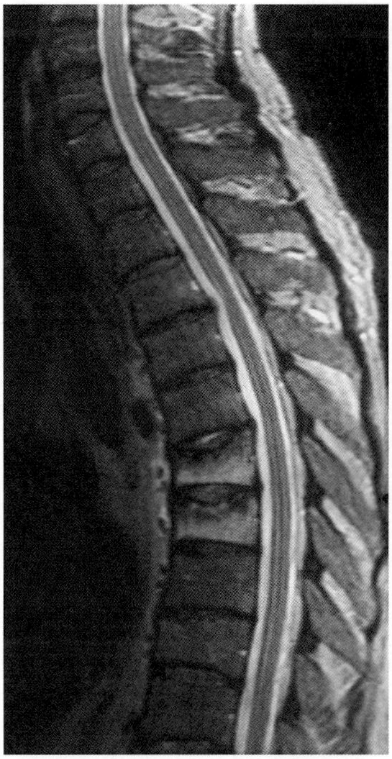

b

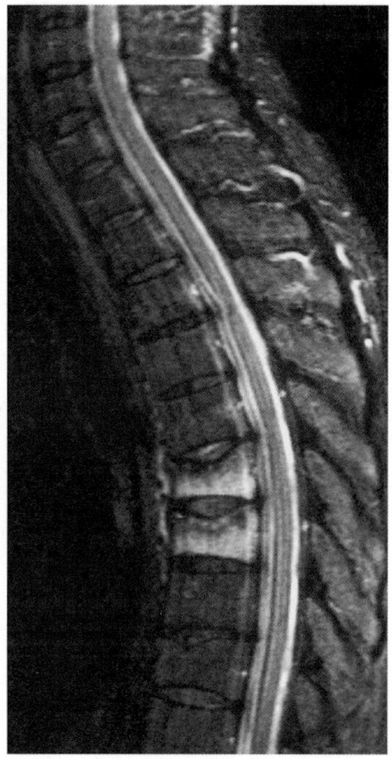

c

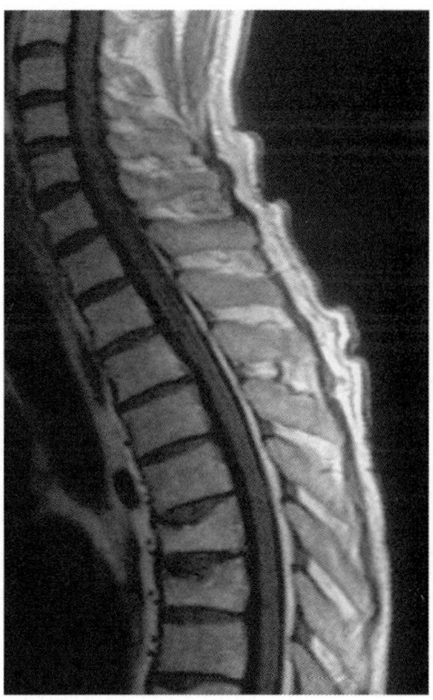

d

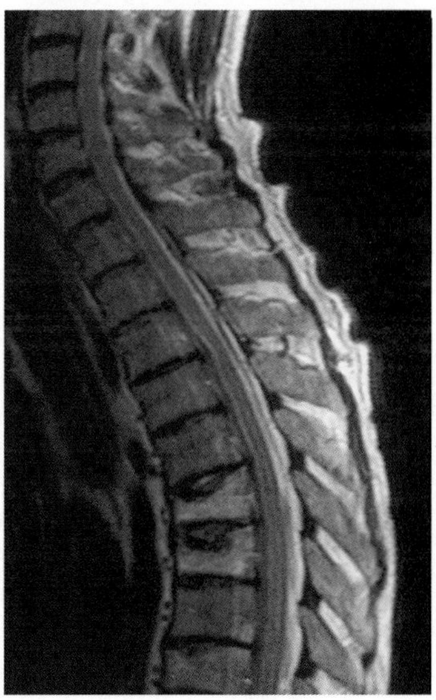

e

Abb. 5.**15 a–e Kompressionsfrakturen BWK 6 und 7**. Bei dem Patienten bestand kein Tumorbefall:

a T1-gewichtete Sequenz (SE; TR = 800 ms, TE = 12 ms): Komplette Signalabsenkung der beiden Brustwirbel erkennbar.

b T2-gewichtete SE-Sequenz (TSE; TR = 5310 ms, TE = 112 ms): Weitgehend komplette Signalanhebung in den Wirbelkörpern 6 und 7 mit Deckplatteneinsenkung.

c STIR-Sequenz: Auch hier deutliche homogene Signalanhebung in den Brustwirbeln 6 und 7.

d Kontrollaufnahme 5 Monate später. T1-gewichtete Aufnahme (SE; TR = 800 ms, TE = 12 ms): Normalisierung des Knochenmarksignals.

e TSE (TR = 3635 ms, TE = 120 ms): In der T2-Gewichtung ist noch eine leichte Signalanhebung der Brustwirbel zu erkennen. Somit ist nicht immer die diffuse Signalabsenkung im T1-gewichteten Bild ausschlaggebend für die Differenzierung zwischen einer malignen und benignen Fraktur. Weitere Kriterien müssen in diese Differenzialdiagnose miteinbezogen werden; in manchen Fällen kann nur aus dem Verlauf heraus entschieden werden.

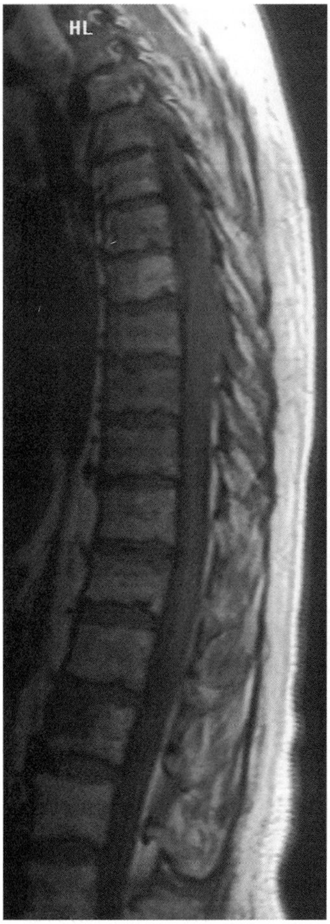

a

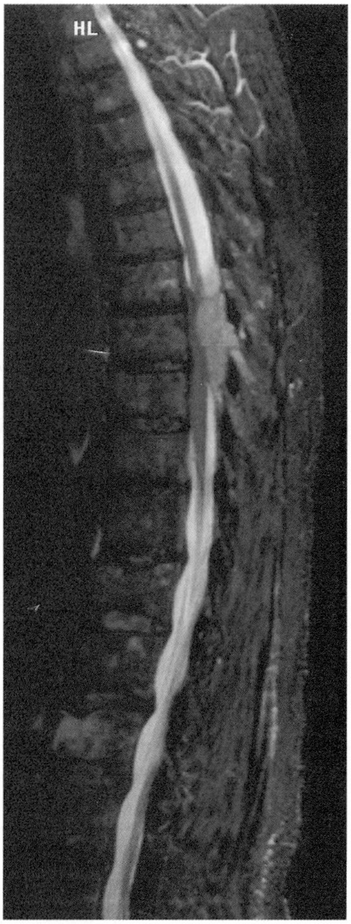

b

Abb. 5.**16 a–c** **Plasmozytom mit ausgedehntem epiduralem Weichteilanteil**:

a T1-gewichtete Aufnahme (SE; TR = 800 ms, TE = 12 ms): Fleckig inhomogene Signalabsenkung der Wirbelkörper sowie Nachweis einer epiduralen Raumforderung bei BWK 7–BWK 9.

b Die in T2-Gewichtung (STIR) gefertigten Aufnahmen zeigen den epiduralen Tumoranteil in deutlich besserer Abgrenzung gegenüber dem Rückenmark und dem Liquor als die T1-gewichteten Aufnahmen.

c T2-gewichtete Aufnahme (TSE; TR = 3995 ms, TE = 120 ms): Der Tumor entwickelt sich aus den Wirbelanhangsstrukturen und greift weit auf den Spinalkanal über.

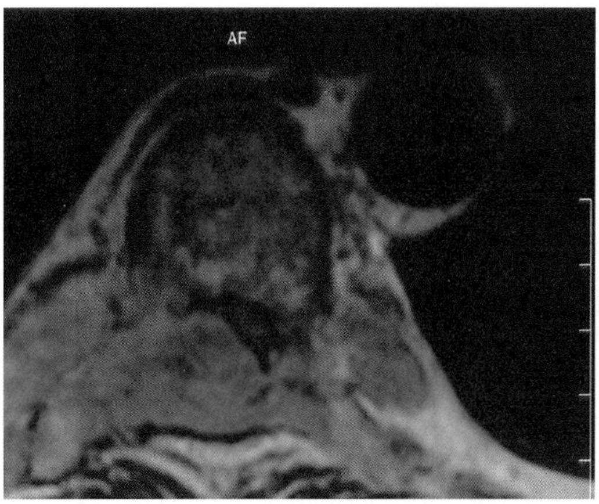

c

nen nicht gelingt. Deutlich über 50% der noch erkennbaren Veränderungen bei Patienten mit einem kompletten Ansprechen auf die Therapie wiesen jedoch nach Kontrastmittelgabe keine Signalintensitätserhöhung oder eine randständige Kontrastmittelanreicherung auf. Wird eine randständige Anreicherung beobachtet, so wird sie durch periphere Reparaturprozesse erklärt. So ist eine fehlende oder randständige Kontrastmittelanreicherung ein MRT-Indikator für einen behandelten, inaktiven Tumor. Eine persistierende, homogene Kontrastmittelanreicherung findet sich jedoch auch in frischen Kompressionsfrakturen oder nach Radiatio. Hier kann eine Anreicherung noch über Jahre in Einzelfällen beobachtet werden. Diese Anreicherungen stellen daher differenzialdiagnostisch ein schwieriges Problem dar, da sie nicht notwendigerweise verbleibende Tumorreste bedeuten (Moulopoulos 1994).

Im Falle eines diffusen oder miliaren Befallsmuster ändert sich das Knochenmark magnetresonanztomographisch bei Respondern in der Regel zu einem normalen Erscheinungsbild. Beim fokalen Befall verbleiben jedoch residuale Abnormalitäten, wohl auch bedingt durch die lokale Zerstörung des Knochens und dadurch verursachte fibrotische Veränderungen (Abb. 5.**12**).

Eosinophiles Granulom

Inzidenz und Klinik

Das eosinophile Granulom ist ein häufiger Knochentumor des Kindesalters, der auch die Wirbelsäule befällt. Typischerweise werden Schmerzen, lokale Schwellung, aber auch Fieber und Leukozytose beobachtet. Gelegentlich tritt eine Eosinophilie auf.

Histologie

Histologisch wird das eosinophile Granulom mit der Hand-Schüller-Christian-Erkrankung und der Letterer-Siwe-Erkrankung zu der Histiocytosis X zusammengefasst. Diese 3 Entitäten sind charakterisiert durch:

- Histiozyten,
- eosinophile Granulozyten,
- andere Entzündungszellen.

Durch Phagozytose wird in den Zellen Pigment, Hämosiderin und Fett gebildet.

Vorkommen

In der überwiegenden Zahl der Fälle finden sich solitäre Läsionen, ein multipler Befall ist seltener. In Abhängigkeit von der Lokalisation tritt das eosinophile Granulom unterschiedlich in Erscheinung. Während in langen Röhrenknochen eine scharf begrenzte Osteolyse beobachtet wird, kann die Wirbelkörperdestruktion bis zur sog. Vertebra plana führen. In weniger ausgeprägten Fällen bildet sich eine blasig-lytische Läsion der Wirbelkörper und der hinteren knöchernen Anteile der Wirbelsäule. Auch ein Befall benachbarter Wirbelkörper ist möglich; der Bandscheibenraum bleibt jedoch in seiner normalen Höhe erhalten. Am häufigsten sind Brust- und obere Lendenwirbelsäule befallen (Resnick u. Mitarb. 1988).

Diagnostik

MRT

Magnetresonanztomographisch zeigt sich ein uncharakteristisches Bild mit einer signalarmen Formation im T1-gewichteten Bild, die nach intravenöser Kontrastmittelgabe eine deutliche Signalintensitätserhöhung aufweist. Im T2-gewichteten Bild erscheint das eosinophile Granulom wie die meisten anderen Tumoren mit hoher Signalintensität. Paraspinale Blutungen können an ihrer charakteristischen Signalintensität, die abhängig vom Alter der Blutung ist, erkannt werden. Sagittale T1-gewichtete Aufnahmen sind besonders geeignet, einen Befall benachbarter Wirbelkörper zu erkennen. Daneben kann eine Höhenminderung des Wirbelkörpers gut beurteilt werden (Abb. 5.**17**). Die transversalen Aufnahmen eignen sich gut zur Darstellung einer paraspinalen Weichteilbeteiligung (Bohndorf u. Mitarb. 1986).

Andere Knochentumoren

Neben den bisher erörterten Knochentumoren, die bevorzugt in der Wirbelsäule lokalisiert sind, können auch die meisten anderen benignen und malignen Knochentumoren, wenn auch seltener, vertebrale Manifestationen aufweisen. In der Regel zeigen auch diese Tumoren eine niedrige Signalintensität im T1-gewichteten Bild und eine hohe Signalintensität im T2-gewichteten Bild. Artdiagnostische Aussagen sind, bis auf wenige Ausnahmen, aus der MRT nicht abzuleiten. So können einige Tumoren oder tumorähnliche Läsionen wie *Riesenzelltumoren*, *teleangiektatische Osteosarkome* und *hämophile Pseudotumoren* sowie *aneurysmatische Knochenzysten* aufgrund von akuten oder subakuten Einblutungen oder chronischen Hämosiderinablagerungen charakteristische Signalintensitäten aufweisen. In diesen Fällen können sich im T1-gewichteten Bild hohe Signalintensitäten, im T2-gewichteten Bild und vor allem in T2-gewichteten GRE-Sequenzen Signalabsenkungen finden (Davies 1992, Aoki 1996).

Eine hohe Signalintensität im T1-gewichteten Bild mit geringer Abnahme im T2-gewichteten Bild ist bei *Lipomen* und *Liposarkomen* zu beobachten. Intraossäre Lipome sind jedoch trotz des hohen Fettanteils im Knochenmark eine Rarität. Auch *zystische Tumoren* mit einem hohen Proteingehalt können im T1-gewichteten Bild eine hohe Signalintensität aufweisen. Eine niedrige Signalintensität sowohl im T1-gewichteten als auch im T2-gewichteten Bild weisen Tumoren mit

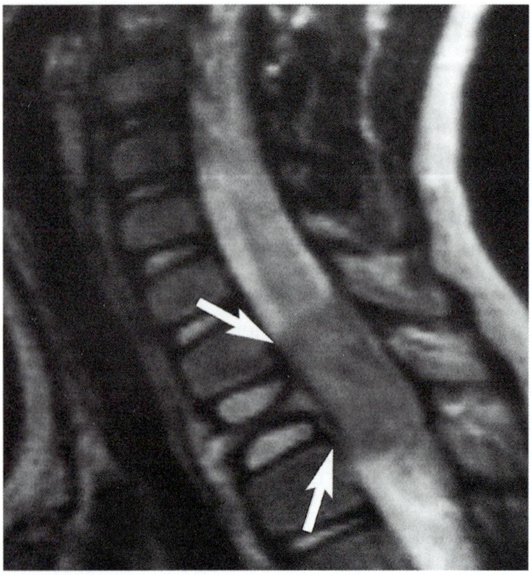

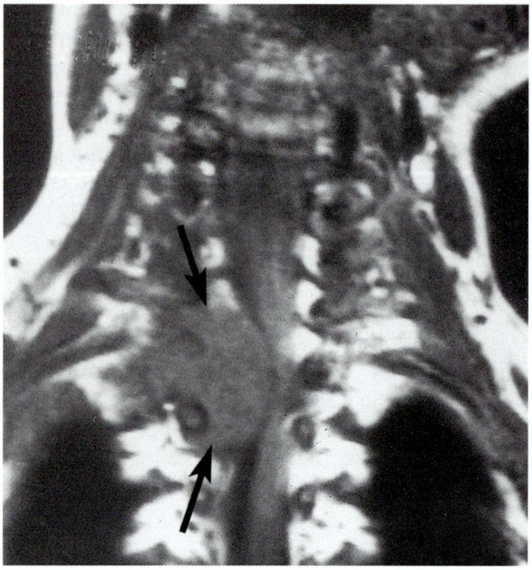

Abb. 5.**17** a, b **Eosinophiles Granulom von BWK 3**:
a T2-gewichtete Aufnahme (SE; TR = 2100 ms, TE = 80 ms): Typischer Befund einer Vertebra plana sowie eines nach intraspinal verwachsenden Tumoranteils (Pfeile).
b Koronarschnitt (SE; TR = 500 ms, TE = 120 ms): Die Kompression des Myelons kann durch den intraspinalen Tumoranteil besser beurteilt werden (Pfeil).

einem großen Anteil an kollagenem Bindegewebe oder mit ausgedehnten Verknöcherungen oder Verkalkungen auf. Dazu zählen z. B. die *fibröse Dysplasie* und das *fibroblastische Osteosarkom* (Abb. 5.**18**).

Ein ähnliches Verhalten ist in der Sklerosezone des *Osteoidosteoms* zu erkennen, wobei jedoch der Nidus ebenso wie das umgebende Ödem signalreich dargestellt werden. Jedoch weist das Osteoidosteom magnetresonanztomographisch nicht immer ein typisches Erscheinungsbild auf (Abb. 5.**1**). So kann anstelle des Nidus in einigen Fällen nur eine unscharf begrenzte Signalintensitätserhöhung im T2-gewichteten Bild nachgewiesen werden (Hachem 1997). Eine Abweichung weisen auch *chondroide Tumoren* mit einer intermediären Signalintensität im T1-gewichteten und einer stark erhöhten Signalintensität im T2-gewichteten Bild auf (Abb. 5.**19**).

Auch eine Differenzierung zwischen malignen und benignen Tumoren ist durch die MRT nur eingeschränkt möglich. Es gibt jedoch Anhaltspunkte, die eher für einen benignen oder eher für einen malignen Tumor sprechen.

Benigne Tumoren zeigen in der Regel ein homogenes Erscheinungsbild mit:

- Verdrängung umgebender Strukturen,
- geringem perifokalem Ödem,
- Ausbildung einer Pseudokapsel,
- glatter Begrenzung,
- einem geringen und verzögerten Signalintensitätsanstieg nach intravenöser Injektion von Gd-DTPA.

Für einen malignen Tumor spricht vor allem eine perifokale Ödemzone (Reaktionszone). Nach intravenöser bolusartiger Gd-DTPA-Injektion in dynamischer Aufnahmetechnik findet sich ein schneller und ausgeprägter Signalintensitätsanstieg. Hierbei werden vor und unter Gd-DTPA-Gabe schnelle (GRE-) Sequenzen in kurzem Zeitabstand ohne Pause zwischen den Aufnahmen akquiriert. Mit der Region of Interest (ROI) kann der Signalintensitäts-Zeit-Verlauf interessierender Strukturen bewertet werden. Dieses Verfahren kann auch zur Therapiekontrolle eingesetzt werden (Freyschmidt 1980, Ramsey u. Zacharias 1985, Aisen u. Mitarb. 1986, Bohndorf u. Mitarb. 1986, Reiser u. Mitarb. 1987, Weigert u. Mitarb. 1987, Resnick u. Mitarb. 1988, Sze u. Mitarb. 1988c Krahe u. Mitarb. 1989).

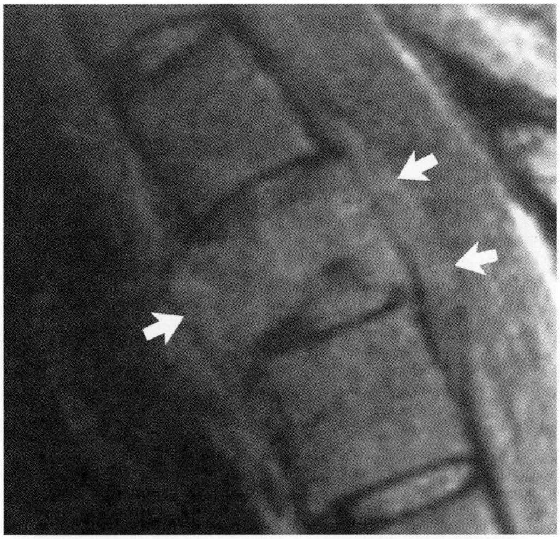

a

Abb. 5.**18 a–c** **Fibroblastisches Osteosarkom von BWK 4**:

a T2-gewichteter Sagittalschnitt (SE; TR = 1600 ms, TE = 60 ms): Konturüberschreitender Tumor, der im Vergleich zu den übrigen Wirbelkörpern ein isointenses Signal aufweist (Pfeile).

b T1-gewichteter Transversalschnitt: Ausgedehnte mediastinale und rechts thorakale Tumorraumforderung nachweisbar (Pfeile).

c Nach Kontrastmittelapplikation nur geringes Enhancement feststellbar.

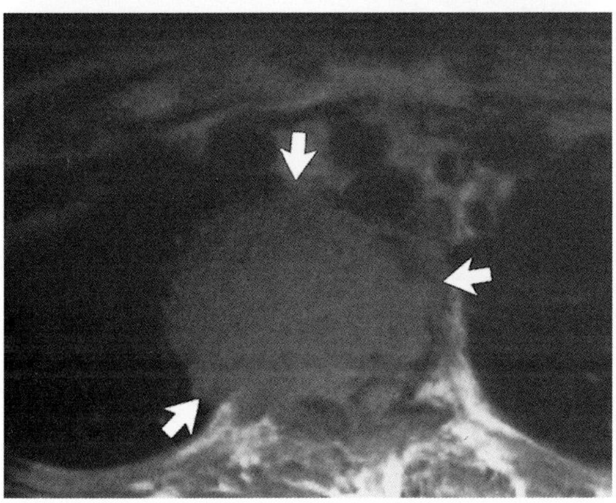

b

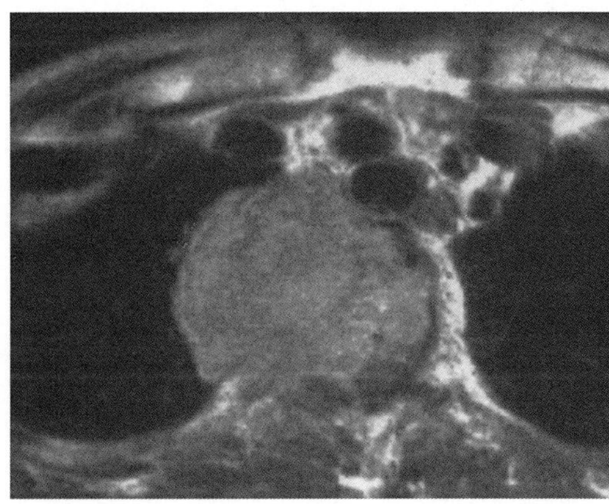

c

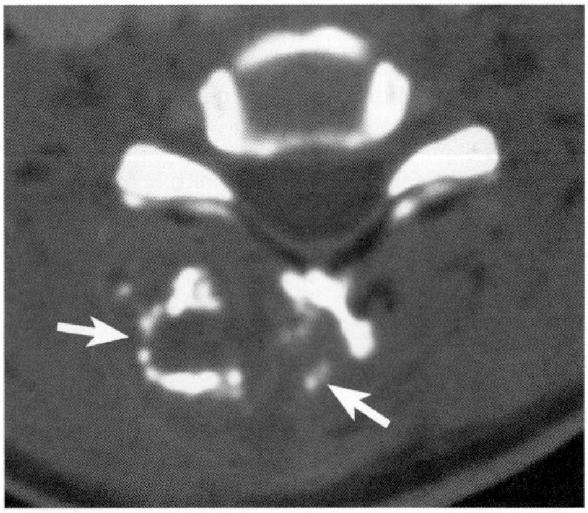

a

Abb. 5.**19 a–d** **Ekchondrom, das vom Dornfortsatz des 6. HWK ausgeht**:
a CT der Tumorregion mit fleckig-scholligen Tumorverkalkungen und großer dorsaler Raumforderung (Pfeile).
b Sagittalschnitt im MRT (SE; TR = 650 ms, TE = 25 ms): Die Verkalkungen sind als diskrete Signalreduktion erkennbar. Die Tumorausdehnung ist besser beurteilbar (Pfeile).
c Nach der Kontrastmittelgabe fleckiges Enhancement (Pfeile).
d T2-gewichtete Aufnahme: Deutliche Signalanhebung mit fleckigen Aussparungen.

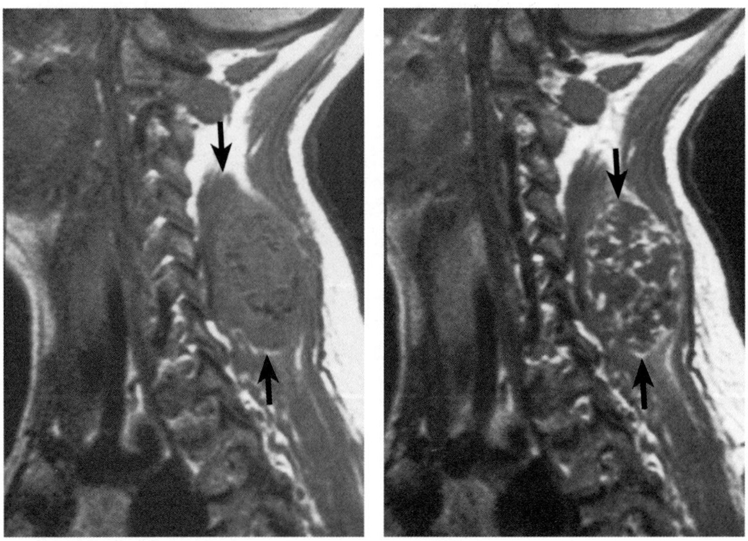

b c

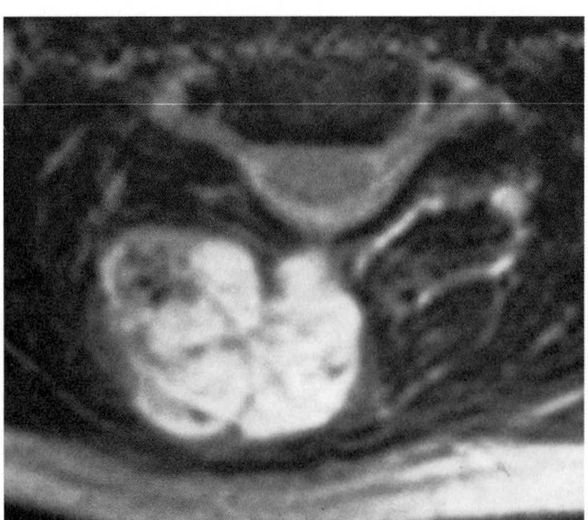

d

Metastasen der Wirbelkörper und des Epiduralraums

Die häufigsten malignen Knochenveränderungen werden durch Metastasen verursacht, wobei etwa 1/4 aller malignen Tumoren bei der Sektion Skelettmetastasen aufweisen. Bevorzugt von Skelettmetastasen befallen sind diejenigen Abschnitte des Haltungsapparats, die einen höheren Anteil an rotem Knochenmark besitzen. So finden sich die weitaus meisten Skelettmetastasen (ca. 2/3) in der Wirbelsäule und im Os sacrum. Am häufigsten ist eine hämatogene Metastasierung zu beobachten, eine lymphogene Infiltration oder eine Tumorinvasion per continuitatem hingegen ist weitaus seltener.

Häufigkeit

Nicht alle Tumoren metastasieren gleich häufig in das Skelettsystem. In abnehmender Häufigkeit finden sich vor allem Skelettmetastasen beim:

- Mammakarzinom,
- Prostatakarzinom,
- Bronchialkarzinom,
- Nierenkarzinom,
- Uteruskarzinom,
- Schilddrüsenkarzinom,
- Magenkarzinom,
- Kolonkarzinom u. a.

Klinik

Das klinische Erscheinungsbild von spinalen Metastasen ist uneinheitlich. In einigen Fällen können trotz extensiver Tumorausdehnung keine klinischen Symptome beobachtet werden, in anderen Fällen führen Frakturen, Wirbelkörpersinterungen sowie epidural wachsende Tumoranteile zur Kompression des Myelons. Als klinische Symptomatik können dabei beobachtet werden:

- Schmerzen,
- Muskelschwäche,
- Sensibilitätsstörungen,
- Darm- und Blasendysfunktion.

Diagnostik

Konventionelles Röntgenbild

Auf der konventionellen Röntgenaufnahme sind Metastasen erst zu erkennen, wenn mehr als 40 % der Spongiosa des befallenen Wirbelkörpers durch die Metastase zerstört sind (Abb. 5.**20**).

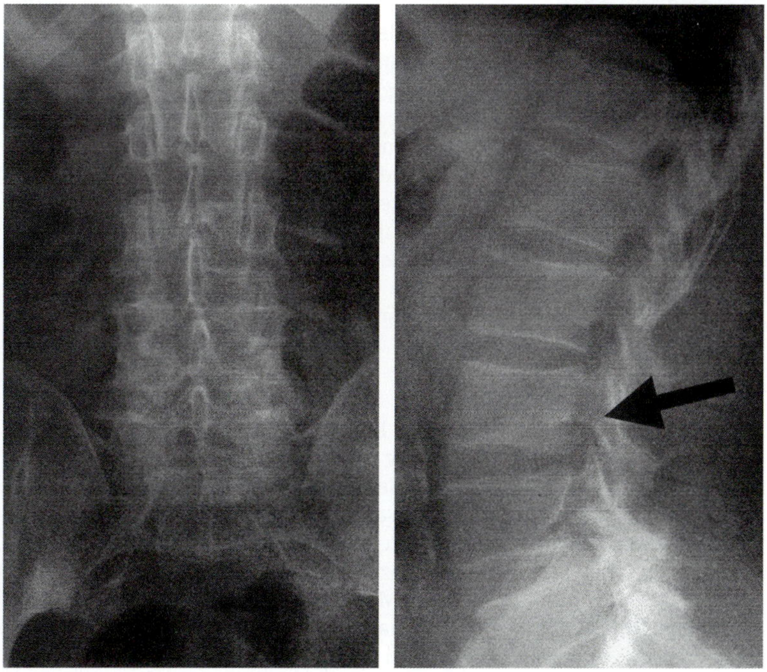

Abb. 5.**20 a–d** **Metastasen eines Prostatakarzinoms.** Patient mit beginnender Querschnittsymptomatik und ausgeprägten Schmerzen der Lendenwirbelsäule:
a Konventionelle Röntgenaufnahme in 2 Ebenen: Grundplatteneinbruch LWK 3 (Pfeil), ohne dass sich ein Anhalt für eine Osteolyse oder osteoblastische Metastase ergibt. Die Fraktur wurde als alt eingestuft.

Abb. 5.**20 b–d** ▷

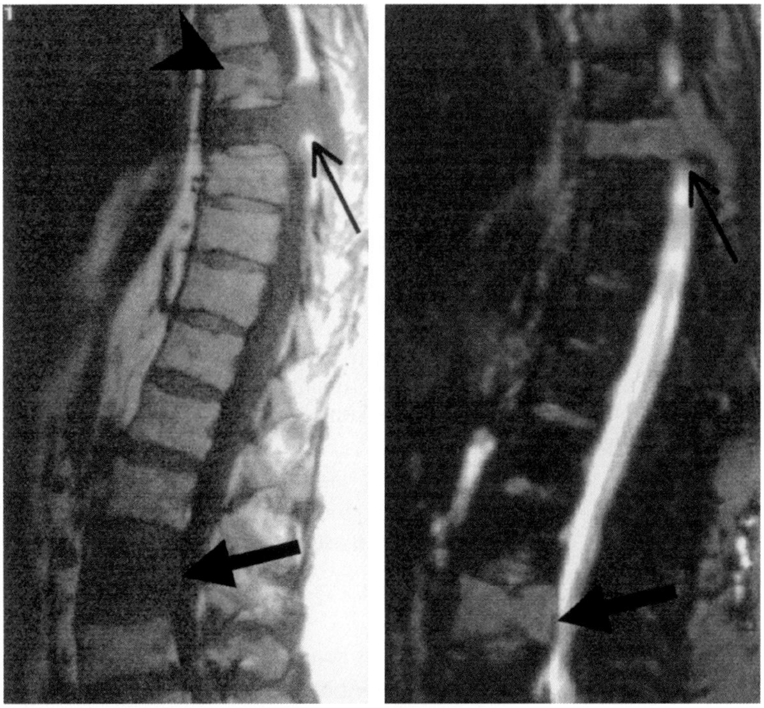

Abb. 5.**20 b**, **c** T1- (**b**) und T2-gewichtete (**c**) Fat-Sat-Sequenz: Der LWK 3 ist vollständig von einer Metastase durchsetzt. Konvexe Hinterkante zum Spinalkanal. Daneben metastastisch befallener BWK 8 mit Höhenminderung und Pedikel- und Dornfortsatzbefall. Schon in den sagittalen Aufnahmen besteht der Eindruck des Einbruchs in den Spinalkanal (kleiner Pfeil). Nebenbefundlich Schmorl-Knötchen BWK 7 (Pfeilspitze).

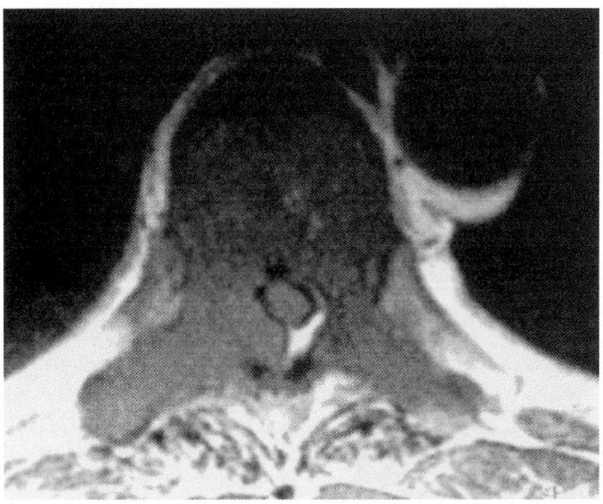

d Transversale T1-gewichtete Aufnahme nach intravenöser Kontrastmittelgabe: Einbruch in den Spinalkanal rechts mit Verdrängung des Duralsacks.

Je nachdem, ob ein osteoblastischer oder osteolytischer Metastasierungstyp vorliegt, findet sich auf konventionellen Röntgenaufnahmen eine Osteolyse insbesondere der Wirbelkörper oder eine homogene oder inhomogene Sklerosierung. Die epidurale Ausdehnung kann in einer Myelographie deutlich auch in der kraniokaudalen Ausdehnung dargestellt werden. In den meisten Fällen bleibt die Höhe des Discus intervertebralis bei einem metastatischen Befall zweier benachbarter Wirbelkörper erhalten. Dieser Befund ist ein wichtiges differenzialdiagnostisches Kriterium gegenüber den entzündlichen Veränderungen (Resnick u. Niwayama 1988). In Einzelfällen wird jedoch auch eine Bandscheibenbeteiligung bei metastatischem Befall beschrieben (Gupta 1996).

MRT

In der MRT lassen sich Wirbelkörpermetastasen sehr sensitiv und spezifisch darstellen. Die erste orientierende Untersuchungssequenz ist die T1-gewichtete sagittale Aufnahme (Abb. 5.**21**).

Im höheren Lebensalter, in dem die meisten Metastasen zu beobachten sind, ist das hämatopoetische Mark der Wirbelsäule weitgehend durch Fettmark ersetzt, sodass das normale Knochenmark in diesem Alter signalreich in den T1-

gewichteten Sequenzen erscheint. Die Metastasen erscheinen in dieser Aufnahmetechnik als signalarme, umschriebene Rundherde oder als signalarme Formationen, die den gesamten oder fast den gesamten Wirbelkörper ausfüllen (Abb. 5.**22**).

Sie lassen sich in der Regel auch von degenerativen Veränderungen der Wirbelsäule, die insbesondere in den Randbezirken (lateral, ventral oder dorsal) der Wirbelkörper als signalgeminderte Zonen zu beobachten sind, abgrenzen. Etwas schwieriger ist die diffuse Knochenmarkkarzinose zu erkennen, da sich auf den T1-gewichteten Aufnahmen eine nahezu homogene Signalintensitätsminderung des Knochenmarks beobachten lässt, das nun signalärmer als das Bandscheibengewebe erscheint (Abb. 5.**23** u. 5.**24**).

In T2*-gewichteten GRE-Sequenzen erscheinen diese Metastasen zu einem sehr hohen Prozentsatz als hyperintense Läsionen, während in T2-gewichteten SE-Sequenzen nur in einem deutlich geringeren Prozentsatz eine Signalintensitätserhöhung beobachtet werden kann (Sardanelli 1997). Werden jedoch T2-gewichtete, fettgesättigte Sequenzen eingesetzt, so erhöht sich die Detektionsrate der Läsionen deutlich, auch wenn fettgesättigte Sequenzen mit einer Verschlechterung des Signal-Rausch-Verhältnisses einhergehen (Mehta 1995, Pozzi-Mucelli 1997). Nach Layer u. Mitarb. (1998) sind gegenphasierte GRE-Untersuchungen noch kontraststärker bei der Beurteilung von Wirbelkörpermetastasen als SE- und GRE-Sequenzen.

Die Kontrastmittelgabe führt bei SE-Sequenzen zu einer verminderten Detektierbarkeit der Metastasen aufgrund der Signalangleichung zum Fettsignal der Wirbelkörper. In der Beurteilung des intraspinalen Tumoranteils und zur genaueren Klassifikation der Läsionen, insbesondere bei therapierten Patienten, ergibt sich jedoch eine sinnvolle Indikation zur Kontrastmittelgabe (Tab. 5.**3**).

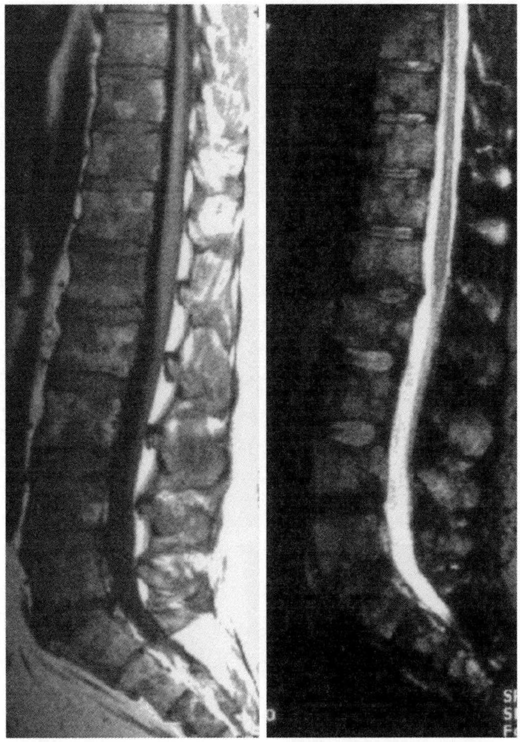

a b

Abb. 5.**21** a, **b** **Metastasen eines Rhabdomyosarkoms.** Diffuse Metastasierung in der gesamten Wirbelsäule:
a T1-gewichtete Aufnahme.
b T2-gewichtete Aufnahme mit frequenzselektiver Fettunterdrückung.
Die in der T1-gewichteten Aufnahme signalarmen Metastasen erscheinen in der T2-gewichteten Aufnahme signalreich. Ein Einbruch in den Spinalkanal ist nicht nachweisbar.

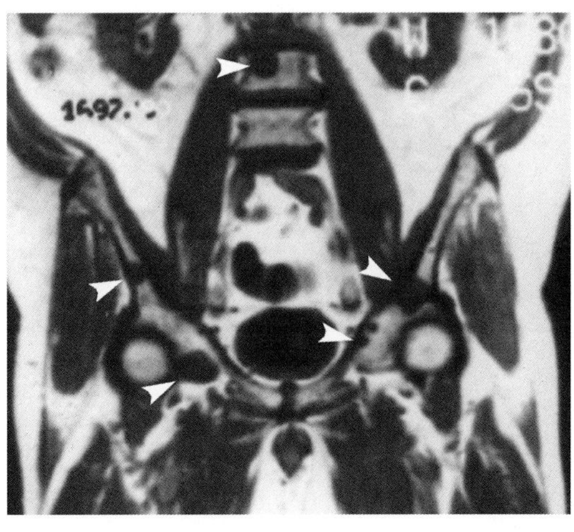

Abb. 5.**22** **Metastasen eines Bronchialkarzinoms.** ▷ Koronare T1-gewichtete Aufnahme (SE; TR = 600 ms, TE = 15 ms): Die Metastasen in der Wirbelsäule und im Becken grenzen sich als umschriebene signalarme Rundherde vom signalreichen Knochenmark ab (Pfeilspitzen).

a, b

c, d

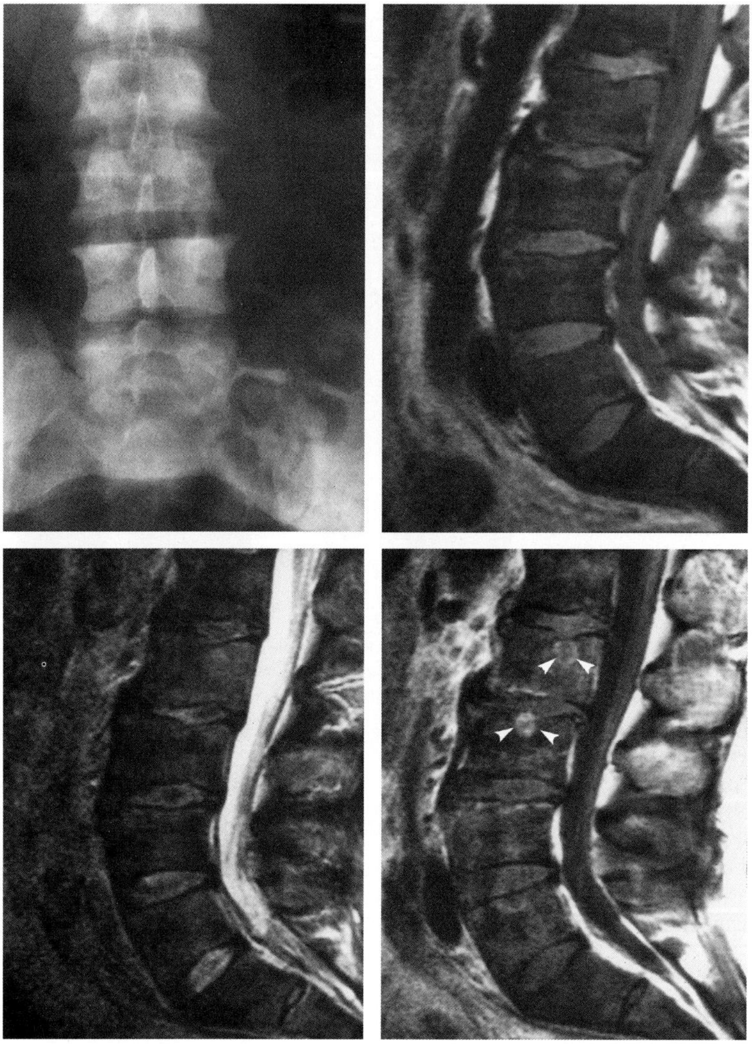

Abb. 5.**23 a–d** **Prostatakarzinom mit diffuser Knochenmetastasierung**:

a Röntgenübersichtsaufnahme der Lendenwirbelsäule: Diffuse Sklerosierung aller abgebildeten Wirbelkörper durch osteoblastische Metastasen.

b Sagittale T1-gewichtete Aufnahme (SE; TR = 650 ms, TE = 25 ms): Das Knochenmarksignal aller abgebildeten Wirbelkörper ist vermindert. Die Bandscheiben stellen sich mit höherer Signalintensität als das Knochenmark dar.

c Sagittale T2-gewichtete Aufnahme (SE; TR = 2100 ms, TE = 80 ms): Hier findet sich keine umschriebene Signalintensitätserhöhung. Das Knochenmark ist diffus signalarm in allen Wirbelkörpern.

d T1-gewichtete Aufnahme (SE; TR = 650 ms, TE = 25 ms) nach intravenöser Gabe von 0,1 mmol/kg Körpergewicht Gd-DTPA: Im Vergleich zu der Nativaufnahme findet sich eine z. T. umschriebene Signalintensitätserhöhung in den Wirbelkörpern. Die Differenz der Signalintensitäten zwischen Knochenmark und Bandscheiben ist verringert. In LWK 2 und LWK 3 findet sich zusätzlich eine umschriebene, fokale Kontrastmittelanreicherung (Pfeilspitzen).

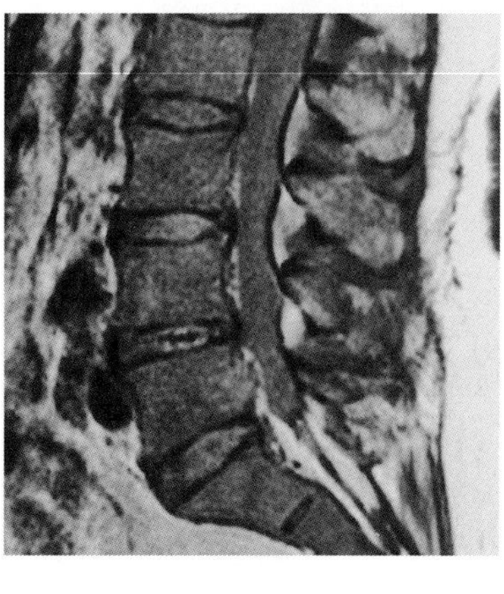

◁ Abb. 5.**24** **Diffuse Metastasierung eines Mammakarzinoms** (SE; TR = 600 ms, TE = 15 ms). Die dorsale Wirbelkörperkante LWK 5 ist destruiert. Es findet sich eine homogene Signalintensitätsminderung aller Wirbelkörper, sodass die Bandscheiben signalreicher als die Wirbelsäule erscheinen.

Eine geringere Sensitivität im Vergleich zum Wirbelkörperbefall weist die MRT in der Diagnostik des Pedikel-, Processus-transversus- und Processus-spinosus-Befalls auf (Abb. 5.**25**) (Kosuda 1996).

Die meisten Metastasen finden sich in der Brust- und Lendenwirbelsäule, die Halswirbelsäule ist etwas seltener betroffen. Da insbesondere der Dens auch bei Normalpatienten schon mit inhomogener Signalintensität erscheinen kann, können sich ggf. bei fraglichem, nicht ausgeprägtem Densbefall differenzialdiagnostische Probleme ergeben; sie sind jedoch nur selten zu beobachten. Im Rahmen des Stagings sollten neben den Aufnahmen der Wirbelsäule koronare Aufnahmen durch das Becken und den proximalen Femur angefertigt werden.

Insbesondere bei gynäkologischen Tumoren mit anschließender Radiatio im Beckenbereich werden Frakturen des Os sacrum beobachtet. Hier stellt sich die Differenzialdiagnose zwischen einer reinen Fraktur und einem metastatischen Befall. Bandförmige Läsionen mit geringer Signalintensität sowohl im T1- als auch im T2-gewichteten Bild sind dabei das typische Erscheinungsbild der Fraktur, während eine hohe Signalintensität im T2-gewichteten Bild bei Metastasen zu beobachten ist (Nakahara 1995). Jedoch ist die Differenzialdiagnose nicht immer eindeutig zu stellen, da auch Frakturen eine Signalintensitätserhöhung nach Kontrastmittelgabe sowie z. T. unscharfe Randbegrenzungen aufweisen können (Mammone 1995). Nach Stäbler (1995) weisen eine hohe Anzahl von Insuffizienzfrakturen computertomographisch ein Vakuumphänomen auf.

Im Routine-Follow-up von Karzinompatienten bleibt sicherlich die Skelettszintigraphie die Methode der Wahl bei asymptomatischen Patienten. Patienten mit lokalen Symptomen können jedoch sinnvoll mit einer Kombination aus konventioneller Radiographie und MRT abgeklärt werden. Im Auge zu behalten ist dabei, dass über 1/3 der radiographischen Veränderungen bei Krebspatienten durch benigne Ursachen wie degenerative Veränderungen, Bestrahlungsfolgen und Osteoporose bedingt sind (Sze u. Mitarb. 1988c, Josten u. Mitarb. 1991, Soderlund 1996). Die MRT ist dabei z. T. sensitiver als die konventionelle Knochenszintigraphie, insbesondere im Staging des kleinzelligen Bronchialkarzinoms. Dies trifft insbesondere für die histologische Form des intratrabekulären Befalls ohne wesentliche Osteolyse oder Osteosklerose zu. Die prognostische Aussagekraft ist hierbei jedoch noch nicht endgültig geklärt (Link 1995, Hochstenbag 1996, Yamaguchi 1996, Sauvage 1996). Nicht alle Metastasen weisen aber ein typisches Signalverhalten auf. Im Falle einer Einblutung oder partiellen Einblutung können im T1-gewichteten Bild signalreiche Areale beobachtet werden, osteoblastische Metastasen, insbesondere bei Prostata- und Mammakarzinomen, können im T2-gewichteten Bild auch signalarm oder mit inhomogener Signalintensität erscheinen (Abb. 5.**26**) (Feydy 1995).

Tabelle 5.3 Geeignete Sequenzen zur Untersuchung der Wirbelsäule bei Metastasen

Basissequenz:
- T1-gewichtete SE-Sequenz

T2-gewichtete TSE-Sequenz mit Fettsättigung
T2*- gewichtete GRE-Sequenzen
Gegenphasierte GRE-Sequenzen

Kontrastmittelgabe:
- bei größeren intraspinalen Tumoranteilen
- zur Differenzialdiagnose
- Therapieerfolg

Differenzialdiagnose

Die Differenzialdiagnose zu entzündlichen Veränderungen der Wirbelsäule gelingt in den meisten Fällen ohne Zweifel, da die fokalen metastatischen Läsionen sich deutlich von der Signalintensitätsminderung deck- oder grundplattennah mit Beteiligung der Zwischenwirbelscheiben unterscheiden. Die Bandscheibe bleibt bei metastatischer Erkrankung im Normalfall unbeteiligt (Tab. 5.**4**).

Tabelle 5.4 Differenzialdiagnose Wirbelkörpermetastase – Spondylodiszitis

	Metastase	Spondylodiszitis
Bandscheibe	unbeteiligt	Signalanhebung im T2-gewichteten Bild
Grund- und Deckplatte	teilweise destruiert, ansonsten gut abgrenzbar	im T1-gewichteten Bild nicht abgrenzbar
Wirbelbögen	häufig beteiligt	häufig unbeteiligt
Paravertebrale Weichteile	asymmetrisch einbezogen	zirkulär einbezogen

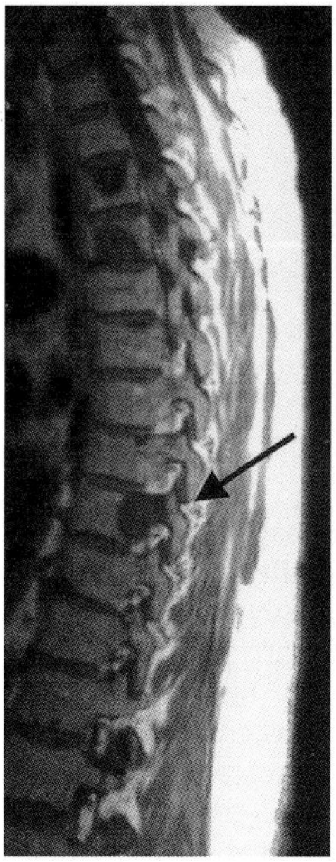

a

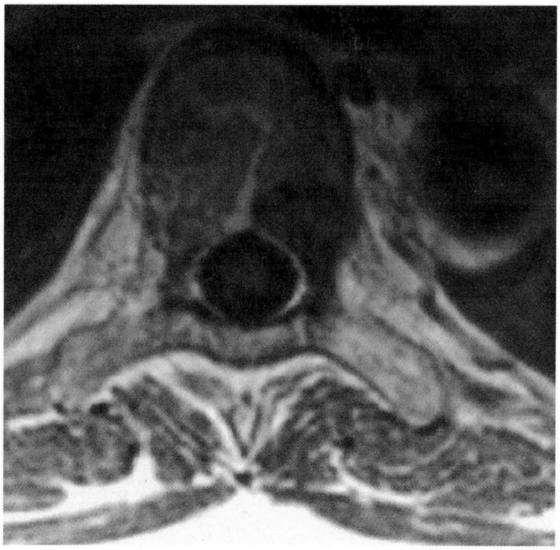

b

Abb. 5.**25a**, **b** **Nichtkleinzelliges Bronchialkarzinom; multiple Wirbelkörpermetastasen**:
a T1-gewichtete SE-Sequenz: Mehrere Metastasen der Wirbelkörper. Befall der Bogenwurzel BWK 8 (Pfeil).
b Transversale T1-gewichtete SE-Sequenz nach intravenöser Kontrastmittelgabe: Kein Einbruch in den Spinalkanal, der Processus transversus ist ebenfalls nicht betroffen. Deutlich ist die signalarme Metastase links dorsal im Wirbelkörper sowie im Pedikel zu erkennen.

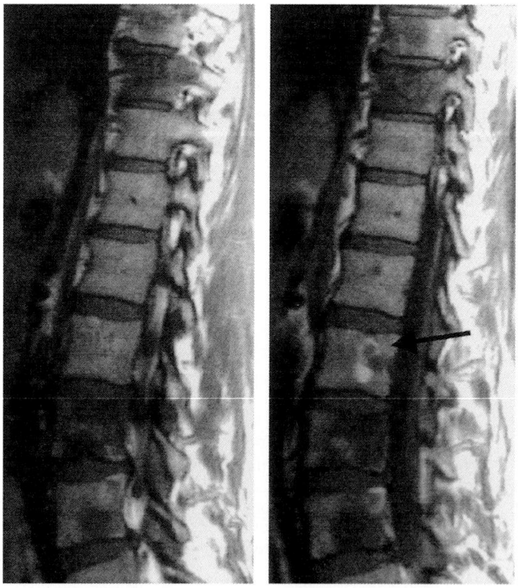

a

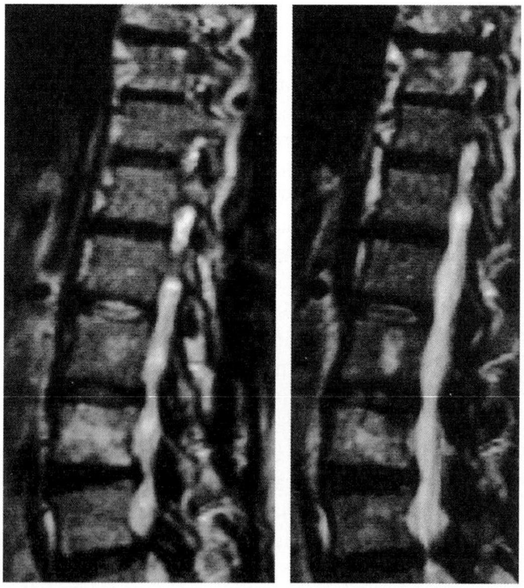

b

Abb. 5.**26a**, **b** **Mammakarzinom**. Multiple fokale Metastasen, die sich in der T1-gewichteten Aufnahme signalarm und in der T2-gewichteten Aufnahme signalreich darstellen. Signalreiche Formation LWK 1 (Pfeil). In den oberen Anteilen findet sich nur ein signalreicher Ring mit zentraler Hypodensität. Hier ist eine partiell eingeblutete Metastase möglich:
a T1-gewichtete SE-Sequenz.
b T2-gewichtete TSE-Sequenz.

Tumoren des Spinalkanals

D. Uhlenbrock

Epidurale, nichtmetastatische Raumforderungen

Spinale epidurale Lipomatose

Die spinale epidurale Lipomatose ist eine Erkrankung, die mit einer zumeist wenige Segmente betreffenden epiduralen Fettgewebsvermehrung einhergeht. In Einzelfällen kann eine diffuse Vermehrung des Fettgewebes im Spinalkanal gesehen werden. Überwiegend sind die distale Lendenwirbelsäule und mittlere sowie distale Abschnitte der Brustwirbelsäule betroffen. Zervikal ist die epidurale Lipomatose nur selten anzutreffen. Ein Befall der distalen Lendenwirbelsäulenabschnitte kann sich bis in den Sakralkanal fortsetzen.

Pathogenese

Die Erkrankung wird am häufigsten im Zusammenhang mit folgenden Faktoren gesehen:

- exzessive, alimentär bedingte Adipositas,
- zumeist langjährige Cortisonmedikation.

In beiden Fällen kommt es zu einer Vermehrung des epiduralen Fettgewebes, was im Laufe der Jahre so ausgeprägt wird, dass eine Kompression des Duralsackes bzw. Myelons entsteht. Dabei tritt die Kompression im Brustwirbelsäulenbereich vor allem von dorsal auf, im Lendenwirbelsäulenbereich liegt eine zumeist ventrale, wie dorsale und laterale Anteile betreffende Kompression vor.

Klinik

Neben radikulären Schmerzen treten Parästhesien auf, die sich ähnlich darstellen wie bei einem Bandscheibenvorfall. Daneben wird eine Schwäche der Extremitäten wie bei einer Claudicatio spinalis im Zusammenhang mit einer spinalen Stenose festgestellt.

Diagnostik

Konventionelles Röntgenbild

Bei den ausgeprägten Fällen einer spinalen epiduralen Lipomatose sind bereits auf konventionellen Röntgenaufnahmen Veränderungen feststellbar. So findet sich eine Verdünnung der Pedikel und Lamina sowie eine Aufweitung des Spinalkanals als Zeichen des erhöhten intraspinalen Drucks. Myelographisch zeigt sich eine epidurale, den Duralsack einengende Struktur über zumeist mehrere Segmente.

CT

In der CT ist die Diagnose einfach zu stellen, da das epidurale Fettgewebe anhand der typischen Dichtewerte problemlos zu differenzieren ist. In der Brustwirbelsäule tritt durch die besonders ausgeprägte Vermehrung dorsaler Fettgewebsanteile eine Verlagerung des Myelons nach ventral auf, z. T. zusammen mit einer Kompression und Abflachung des Rückenmarks (Buthiau u. Mitarb. 1988, Maehara u. Mitarb. 1988, Gero u. Chynn 1989).

MRT

In der MRT lässt sich das vermehrte epidurale Fettgewebe in T1-gewichteten Nativaufnahmen anhand des charakteristischen Signalverhaltens problemlos darstellen. In sagittalen Aufnahmen ist die Kompression des Duralsacks von dorsal und z. T. von ventral (besonders in den distalen Lendenwirbelsäulenabschnitten und sakral) gut zu erkennen. Die Nervenwurzeln sind extradural komplett von Fettgewebe umgeben (Abb. 5.**27**, 5.**28** u. 5.**29**). Charakteristisch ist die Y-Konfiguration des Duralsacks, die durch die Kompression entsteht (Abb. 5.**30**).

Auch in den T2-gewichteten Aufnahmen findet sich ein typisches fettgewebsäquivalentes Signal der Lipomatose. Zusätzlich können sekundäre Myelonveränderungen, wie z. B. ein kompressionsbedingtes Myelonödem anhand der Signalanhebung im Rückenmark nachgewiesen werden (Gero u. Chynn 1989).

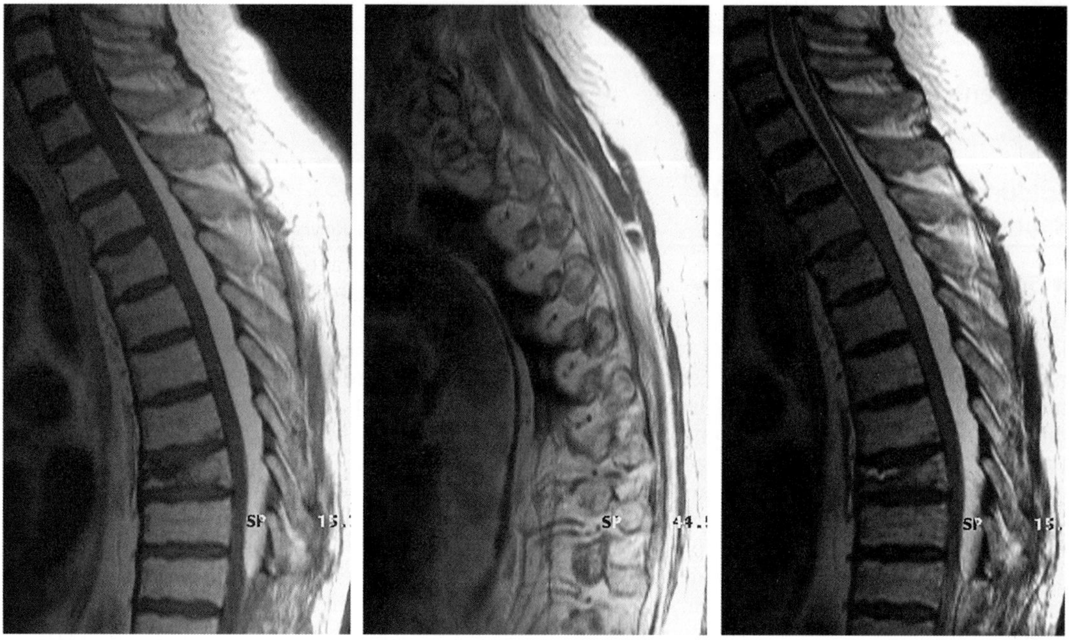

a b c

Abb. 5.27 a–c **Langstreckige epidurale Lipomatose im Bereich der Brustwirbelsäule**:

a T1-gewichtete Aufnahme (TSE; TR = 520 ms, TE = 12 ms): Im Bereich der Brustwirbelsäule findet sich eine von dorsal komprimierende epidurale Lipomatose. Das Rückenmark wirkt deutlich abgeflacht. Der Subarachnoidalraum ist nicht mehr abgrenzbar im Gegensatz zum Bereich der Halswirbelsäule, wo der dunkle Liquor noch gut zur Darstellung kommt.

b Paramedianer Schnitt (TSE; TR = 520 ms, TE = 12 ms): Die Nervenwurzeln in den Foramina sind komplett in Fettgewebe eingebettet.

c T2-gewichtete Aufnahme (TSE; TR = 4000 ms, TE = 120 ms): Der Liquor stellt sich in dieser Sequenz hell dar und ist im Zerivkalbereich gut abgrenzbar. In den Abschnitten der Brustwirbelsäule ist durch die Kompression des Duralsacks kein Liquorsignal mehr erkennbar.

Bei dem Patienten ist zunächst eine Laminektomie in den Abschnitten BWK 10 und 11 vorgenommen worden ohne Besserungstendenz. Therapeutisch wurde zusätzlich eine polysegmentale Laminektomie im gesamten Bereich der Brustwirbelsäule vorgenommen, durch die es zu einer Besserung der klinischen Symptomatik kam.

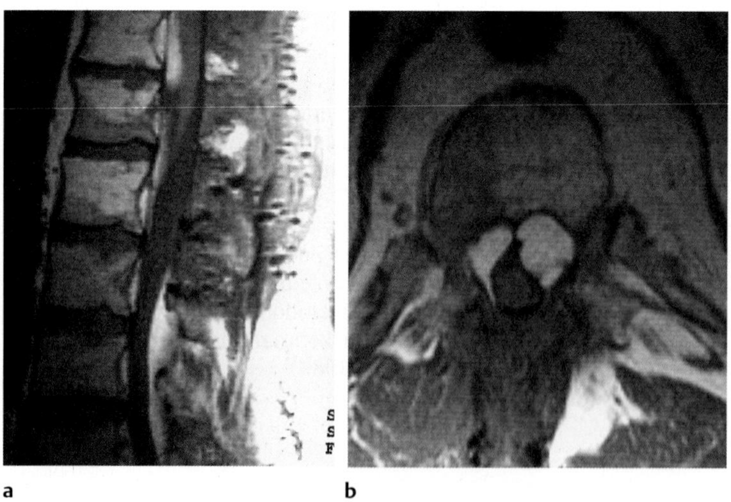

a b

Abb. 5.28 a, b **Zustand nach polysegmentaler Laminektomie aufgrund einer epiduralen Lipomatose**:

a Sagittalschnitt (TSE; TR = 790 ms, TE = 17 ms): Verbliebene lipomatöse Gewebeinseln in Höhe BWK 12 und LWK 4–LWK 5. Im übrigen großflächige Laminektomie im proximalen Bereich der Lendenwirbelsäule.

b Transversalschnitt (SE; TR = 630 ms, TE = 15 ms): Noch erkennbare, ausgedehnte epidurale Lipomatose mit einer Deformierung des Duralsacks.

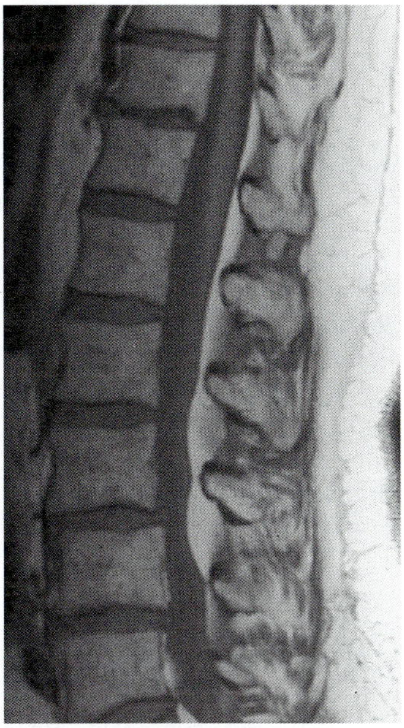

a

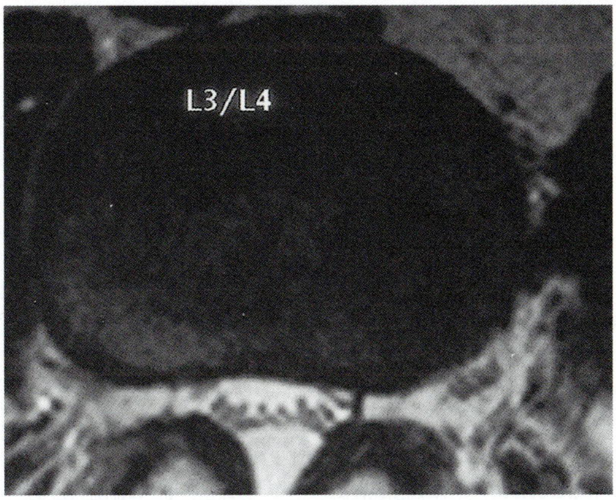

b

Abb. 5.**29 a**, **b** **Umschriebene epidurale Lipomatose im Bereich der Lendenwirbelsäule**:
a TSE (TR = 800 ms, TE = 12 ms): Kompression des Duralsacks durch eine dorsale epidurale Lipomatose in Höhe L3/L4.
b Transversalschnitt in dieser Höhe (TSE; TR = 6060 ms, TE = 120 ms): Deutliche Kompression des Duralsacks durch die dorsalen Fettgewebseinlagerungen.

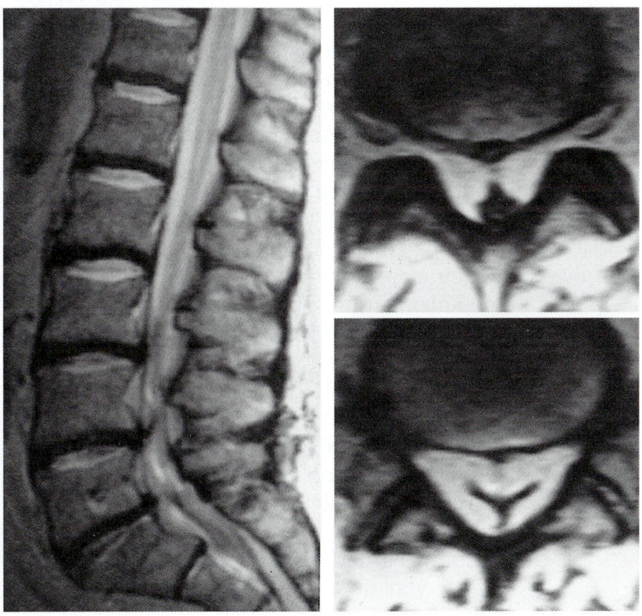

a b c

Abb. 5.**30 a–c** **Spinale epidurale Lipomatose**:
a Sagittale T2-gewichtete Aufnahme (SE; TR = 1800 ms, TE = 90 ms): Einengung des Spinalkanals in der Lendenwirbelsäule.
b, **c** T1-gewichtete paraxiale Aufnahmen (SE; TR = 550 ms, TE = 15 ms): Vermehrte Einlagerung des signalreichen Fettgewebes mit Kompression des Duralsacks. Die Nervenwurzeln sind durch extradurales Fettgewebe vollständig umschlossen.

Therapie

Lässt sich die Ursache der Erkrankung nicht direkt beeinflussen (z. B. Änderung der Medikation oder des Essverhaltens), wird die Laminektomie als Methode der Wahl angesehen. In der Regel bessert sich hierdurch die Symptomatik rasch (Maehara u. Mitarb. 1988, Buthiau u. Mitarb. 1988, Gero u. Chynn 1989).

Intraspinale synoviale Zyste

Die intraspinale synoviale Zyste ist ein seltener Befund. Es handelt sich um eine zystische Raumforderung, die zumeist in der Lendenwirbelsäule, seltener in der Halswirbelsäule gefunden wird. Die Brustwirbelsäule ist nur in Einzelfällen betroffen. Die Zyste befindet sich in Kontakt zum Facettengelenk und breitet sich von daher dorsolateral aus. Sie komprimiert das Rückenmark oder den Duralsack je nach Größe unterschiedlich stark. Es finden sich z. T. sehr kleine Zysten von nur wenigen Millimetern Ausdehnung, deren klinische Relevanz gering ist.

Pathogenese

Die Pathogenese der Synovialzyste wird kontrovers diskutiert. Als eine Ursache wird angenommen, dass durch die Ruptur der Gelenkkapsel Gelenkflüssigkeit austritt und diese sekundär umkapselt wird. Eine andere Theorie geht von einer Herniation der synovialen Membran aus mit einer entsprechenden Ausdehnung aufgrund der intraartikulär vorliegenden Gelenkflüssigkeit. Nicht ausgeschlossen ist auch die Möglichkeit, dass es sich um eine Bursa handelt, die durch kleine Kommunikationskanäle mit dem Facettengelenk in Verbindung gerät und durch einen Flüssigkeitsaustritt ihren raumfordernden Charakter erhält. Häufig finden sich die Synovialzysten im Zusammenhang mit degenerativen Veränderungen der kleinen Wirbelgelenke, daneben wird die Zyste gehäuft bei Patienten mit einer rheumatoiden Arthritis gesehen. Auch ein Zusammenhang mit Wirbelsäulentraumen wird diskutiert (Dihlmann 1987, Jackson u. Mitarb. 1989).

Klinik

Die Klinik der Patienten ist abhängig von der Lage der Synovialzyste. Handelt es sich um einen Befund im Lendenwirbelsäulenbereich, kann es zu einer Nervenwurzelkompression kommen mit entsprechender radikulärer Symptomatik. Daneben werden Rückenschmerzen beschrieben. Es kann zur Ausbildung pathologischer Muskeleigenreflexe, Sensibilitätsstörungen oder einer Muskelatrophie kommen. Selten im Halswirbelsäulenbereich vorliegende Zysten können auch zu einer Rückenmarkkompression mit einer myelopathietypischen Symptomatik führen.

Diagnostik

Myelographie

In der Myelographie erscheint die Synovialzyste als extradurale dorsolateral gelegene Raumforderung. Eine weitere Differenzierung ist im Myelogramm nicht möglich.

CT

Computertomographisch ist die Zyste anhand der flüssigkeitsäquivalenten Dichtewerte gut erkennbar. Im Einzelfall kann allerdings die Zuordnung zum Facettengelenk Schwierigkeiten bereiten, insbesondere wenn es sich um große Zysten handelt, die sich auch noch weit nach ventral ausdehnen. Die Zystenwand stellt sich zumeist als dicke Kapselbegrenzung dar. Teilweise ist die Zystenwand kalzifiziert. In einigen Fällen können die Zysten auch gasgefüllt sein, sodass als Zysteninhalt luftäquivalente Dichtewerte gefunden werden (Hemminghyth u. Mitarb. 1982, Spencer u. Mitarb. 1983, Schulz u. Mitarb. 1984, Resnick u. Mitarb. 1988, Silbergleit u. Mitarb. 1990).

MRT

Die MRT bietet gegenüber dem CT in der Diagnose der Synovialzyste keine wesentlichen Vorteile. Die posterolaterale Lage und der Kontakt zum Facettengelenk lässt an eine synoviale Zyste denken. Ein weiteres Hinweiszeichen ist die häufig dorsal des Lig. flavum auftretende Lage, in anderen Fällen ist die Synovialzyste vom Lig. flavum nicht abgrenzbar. In den T1-gewichteten Aufnahmen weist die Zyste eine ähnliche Signalintensität wie Liquor auf. Sie kann allerdings eine höhere Signalintensität zeigen, wenn der Zysteninhalt proteinreich ist. Ist die Zyste blutgefüllt, findet sich ebenfalls eine höhere Signalintensität im Vergleich zum Liquor. Deutliche Signalabsenkungen der Zystenwand können Hinweise auf eine Kalzifikation sein. Je nach dem Ausmaß dieser Kalzifikation können im MRT differenzialdiagnostische Probleme auftreten. Dies ist ebenso der Fall bei gasgefüllten Zysten, da diese Gaseinschlüsse im MRT signallos erscheinen und somit von Verknöcherungen nur schlecht zu differenzieren sind (Jackson u. Mitarb. 1989, Silbergleit u. Mitarb. 1990). In den T2-gewichteten Aufnahmen findet sich eine hohe Signalintensität, die ebenfalls, je nach der Zusammensetzung des Zysteninhalts, von dem Liquorsignal abweichen kann (Abb. 5.**31** u. 5.**32**).

Der Nachweis von Gas in der Zyste ist als pathognomonisches Zeichen anzusehen und erlaubt von daher die Artdiagnose.

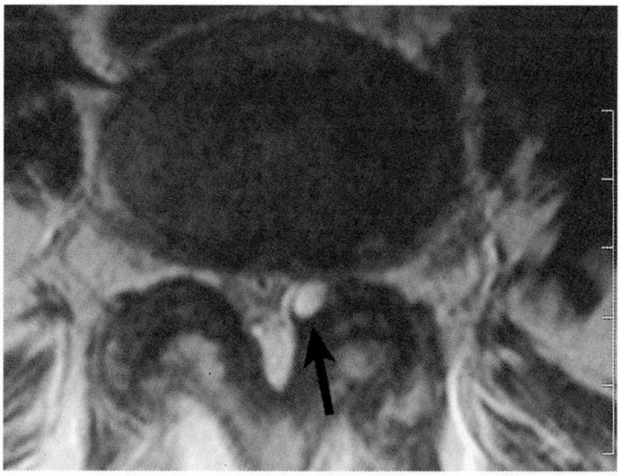
a

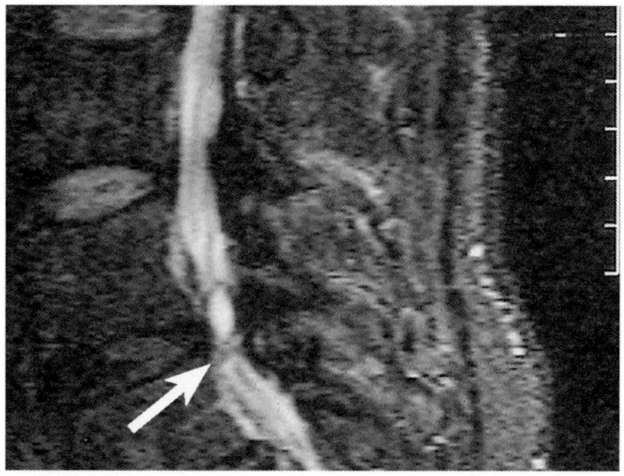
b

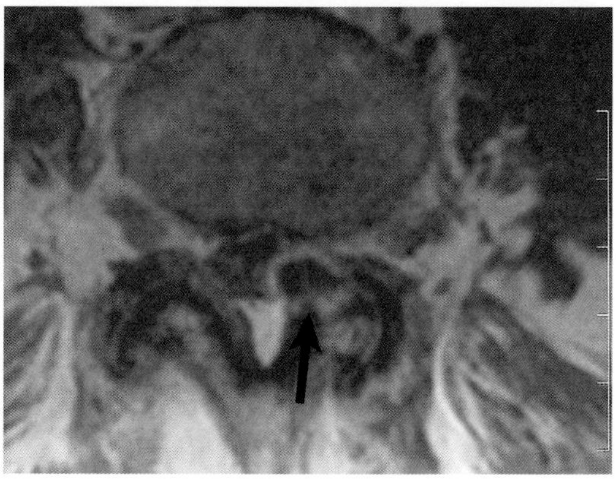
c

Abb. 5.**31 a–c** **Kleine Synovialzyste in Höhe L4/L5 auf der linken Seite**:
a T2-gewichtete Aufnahme (TSE; TR = 4465 ms, TE = 120 ms): Die wenige Millimeter messende Zyste findet sich links epidural und führt zu einer leichten Kompression des Duralsacks (Pfeil).
b Sagittale T2-gewichtete Sequenz (STIR): Die Zyste lässt sich gut abgrenzen, sie weist eine relativ dicke Kapselstruktur auf, die signalarm erscheint (Pfeil).
c T1-gewichtete Sequenz nach Kontrastmittelgabe (SE; TR = 420 ms, TE = 14 ms): Randständig findet sich eine Kontrastmittelaufnahme, während der Zysteninhalt signalarm bleibt (Pfeil).

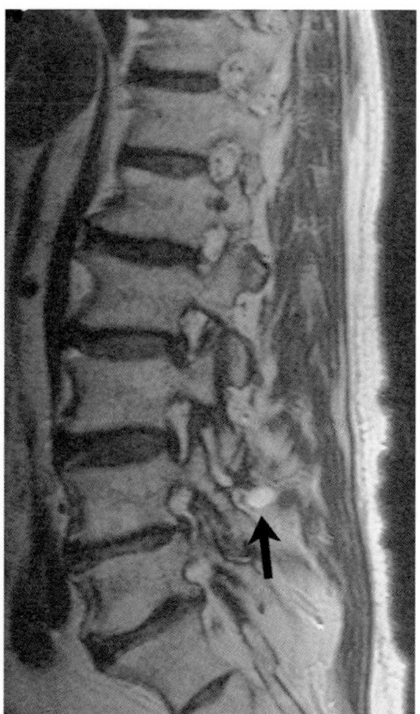

◁ Abb. 5.**32** **Kleine, nach dorsal und extraspinal entwickelte Synovialzyste in Höhe L3/L4**. Sagittale T2-gewichtete Aufnahme (TSE; TR = 3695 ms, TE = 120 ms): Die Zyste weist eine hohe Signalintensität auf und findet sich in Kontakt zum Facettengelenk (Pfeil).

Intradurale Tumoren

Inzidenz

Intraspinale Tumoren werden wesentlich seltener gesehen als Hirntumoren. Das Verhältnis beträgt etwa 1 : 6. Nach ihrer Beziehung zum Rückenmark und seinen Häuten wird unterschieden zwischen:

- intradural-extramedullären Tumoren,
- intramedullären Tumoren.

40–50 % aller spinalen Tumoren liegen intradural-extramedullär. Das Verhältnis der intradural-extramedullären zu den intramedullären bzw. extraduralen Tumoren beträgt etwa 3 : 1 : 2 bzw. 50 % : 17 % : 33 %. Die Zahlenangaben schwanken von Autor zu Autor, je nachdem, ob Metastasen miteinbezogen worden sind und wie weit der Begriff „extradural" gefasst wird. Die Unterschiede in den Zahlen ergeben sich auch daraus, ob sie aus einem pathologischen Sektionsgut oder aus neurochirurgischen Abteilungen stammen. Bei Sektionen werden nicht selten Tumoren gefunden, die sich als klinisch stumm erwiesen haben bzw. denen keine klinische Bedeutung beigemessen wurde. Dies gilt insbesondere für kleine Neurinome der Cauda equina, aber auch für Meningeome. Hingegen ergeben sich die Zahlen in einem neurochirurgischen Patientengut besonders auf der Grundlage der Operationsdringlichkeit und -möglichkeit. Weiterhin ist zu unterscheiden, ob diese Zahlen aus einem Patientenkollektiv Erwachsener oder von Kindern stammen.

Häufigste intradural-extramedullär wachsende Tumoren

- Neurinom,
- Meningeom.

Häufigste intramedulläre Tumoren:

- Astrozytom,
- Ependymom.

Extradurale Tumoren:

Bei den extraduralen Tumoren handelt es sich zumeist um Metastasen.

Lokalisation

Etwa 19 % aller spinalen Tumoren werden zervikal gesehen, nahezu 50 % thorakal. 31 % aller Tumoren finden sich lumbosakral. Im Zervikalbereich ist der häufigste Tumor das Meningeom, es folgen mit großem Abstand Neurinom, Astrozytom, Ependymom und Hämangioblastom. Thorakal werden vor allem das Neurinom, Astrozytom, Ependymom und Hämangioblastom gesehen. Das Hämangioblastom ist thorakal häufiger als zervikal, gleiches gilt für das Ependymom.

Der häufigste Konus-/Kaudatumor ist das myxopapillare Ependymom. Meningeome werden in dieser Region selten gesehen, dies gilt auch für den Lumbalbereich, wo sich gehäuft Neurinome zeigen. Daneben werden in diesem Abschnitt häufig Missbildungstumoren gesehen (Kernohan u. Sayre 1952).

Von den primären intradural gelegenen Tumoren sind die Metastasen abzugrenzen. Es sind folgende Formen zu unterscheiden:

- metastasierende ZNS-Tumoren,
- außerhalb des ZNS auftretende Tumoren mit einer intraspinalen Metastasierung.

Intraspinale Metastasen von Hirntumoren werden vor allem bei Kindern gesehen, wobei es sich am häufigsten um Medulloblastome, primitive neuroektodermale Tumoren (PNET) und Ependymome handelt, bei Erwachsenen um Glioblastome und Corpus-pineale-Tumoren (Abb. 5.**33**–5.**35**).

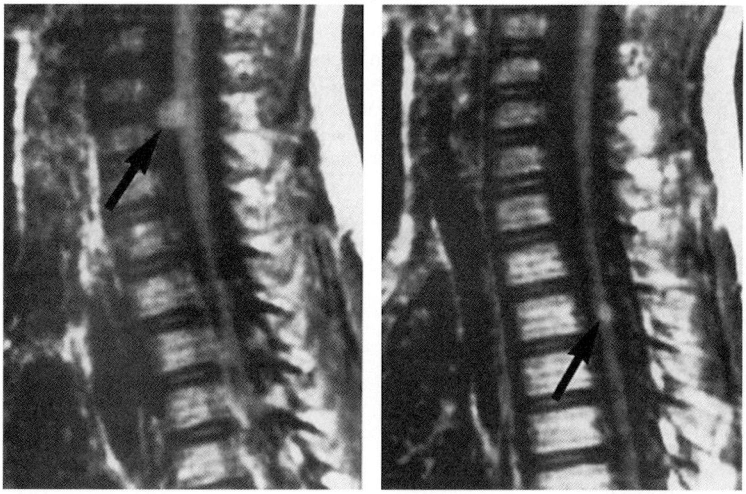

a b

Abb. 5.**33** **Metastasen eines Medulloblastoms.** Die Aufnahmen nach Kontrastmittelgabe zeigen 2 Herde in Höhe C6/C7 und Th4, die gering Kontrastmittel aufnehmen und eine höhere Signalintensität als das Rückenmark aufweisen. Sie liegen teils dem Rückenmark auf, sind daneben nach intramedullär vorgewachsen (SE; TR = 780 ms, TE = 25 ms).

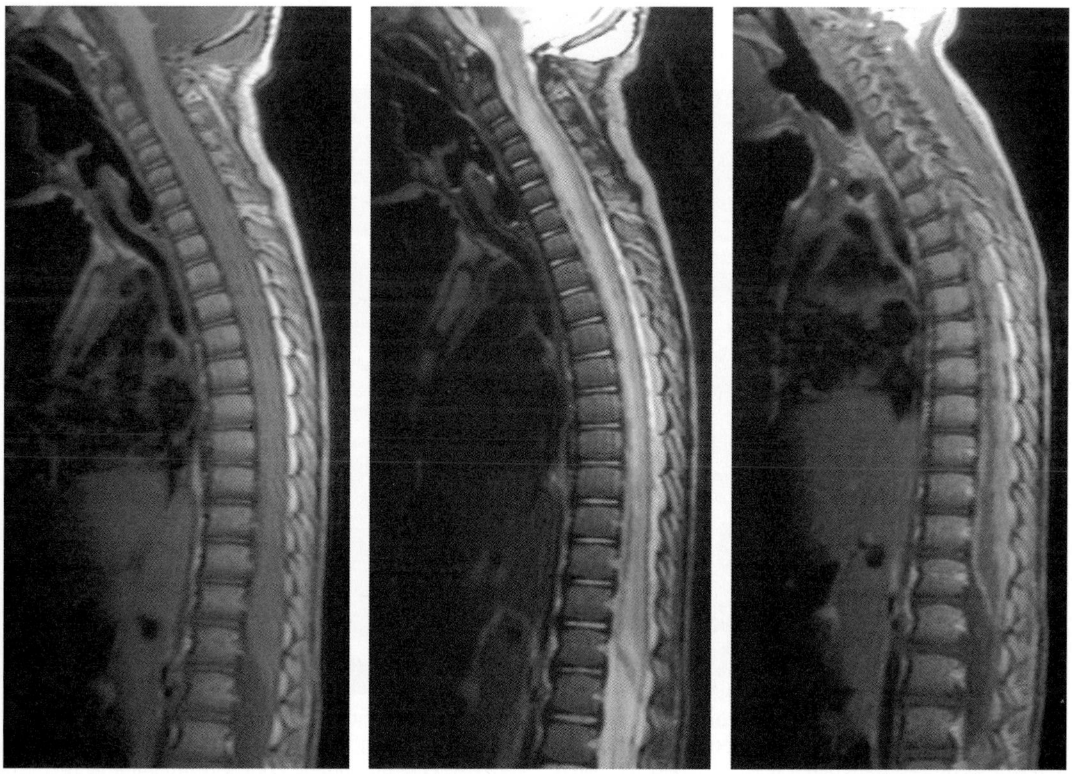

a b c

Abb. 5.**34 a–d** **Diffuse leptomeningeale Metastasierung bei Zustand nach Medulloblastomoperation:**

a T1-gewichtete Aufnahme (SE; TR = 800 ms, TE = 12 ms): Operationsdefekt in der hinteren Schädelgrube. Deutliche Auftreibung des gesamten Rückenmarks im Spinalkanal bei gleichzeitiger Signalreduktion.

b T2-gewichtete Aufnahme (TSE; TR = 5300 ms, TE = 120 ms): Deutliche Auftreibung des Rückenmarks mit einer erheblichen Signalanhebung vor allem im proximalen Abschnitt.

c Aufnahme des Spinalkanals (SE; TR = 800 ms, TE = 12 ms) nach Kontrastmittelapplikation mit Nachweis einer ausgeprägten, unregelmäßig begrenzten, relativ kräftigen leptomeningealen Metastasierung.

Abb. 5.**34 d** ▷

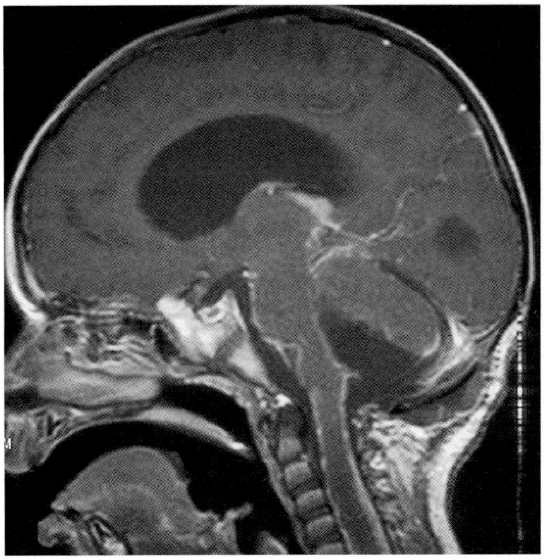

Abb. 5.**34 d** T1-gewichtete Aufnahme nach Kontrastmittelapplikation; sagittaler Schnitt im Bereich des kraniozervikalen Übergangs nach Kontrastmittelapplikation (SE; TR = 722 ms, TE = 17 ms): Deutliche Signalanhebung im Verlauf des Rückenmarks. Signalarme Darstellung des Myelons. Auch intrakraniell erhebliche Tumoraussaat im Bereich der Liquorwege.

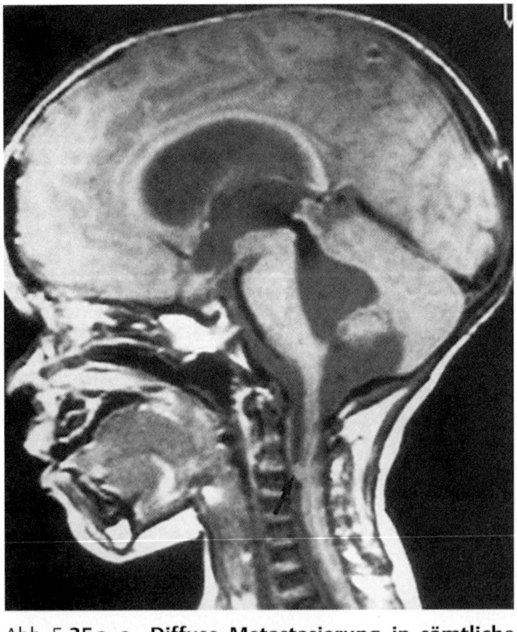

a

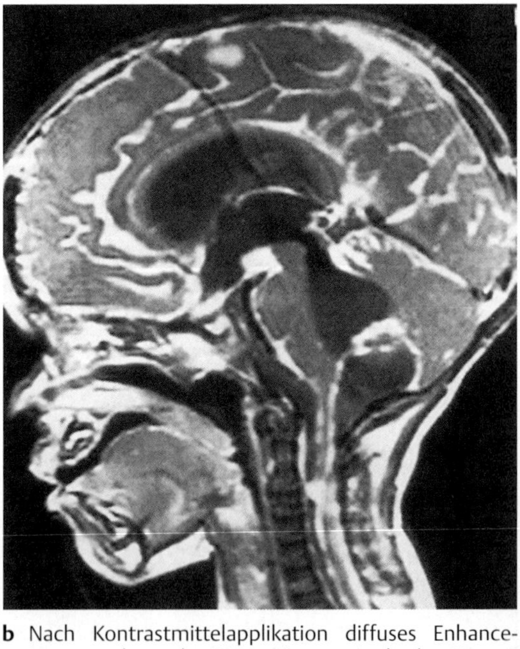

Abb. 5.**35 a–c** **Diffuse Metastasierung in sämtliche Liquorräume (Primärtumor extraneurales Sarkom)**:

a T1-gewichtetes Nativbild (SE; TR = 650 ms, TE = 25 ms) mit den Zeichen der Liquorzirkulationsstörung (große ballonierte innere Liquorräume) aufgrund einer reduzierten Liquorresorptionskapazität. Noduläre Struktur ventral des Rückenmarkes bei C3 (Pfeil).

b Nach Kontrastmittelapplikation diffuses Enhancement entlang der Liquorräume. Auch der Knoten zeigt eine homogene Kontrastmittelaaufnahme.

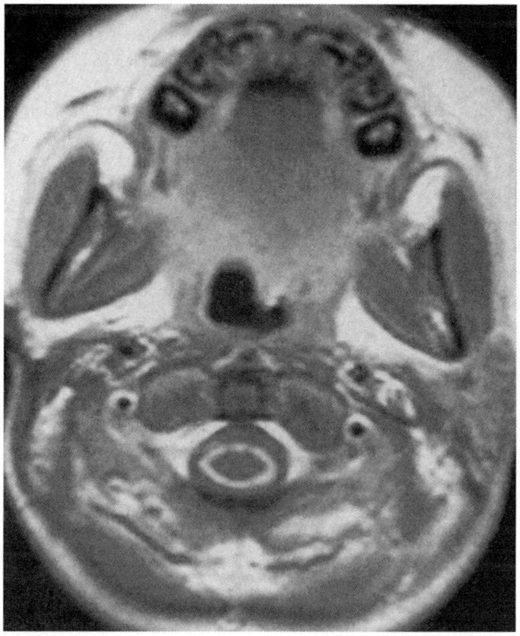

Abb. 5.**35c** Transversalschnitt in Höhe C2 nach Kontrastmittelgabe: Zirkuläre Kontrastmittelaufnahme um das Rückenmark herum im Verlauf der Pia mater.

Selten metastasiert das Oligodendrogliom und Astrozytom in den Spinalkanal. Bei Kindern kann im Einzelfall auch eine Metastasierung durch das Plexuspapillom gesehen werden.

Von den außerhalb des ZNS vorliegenden Tumoren wird eine intraspinale Metastasierung vor allem beim Mamma-, Bronchialkarzinom und malignen Melanom gesehen (Abb. 5.**36** u. 5.**37**).

Am häufigsten werden leptomeningeale Metastasen in der Lumbosakralregion gefunden (Abb. 5.**38**).

Diese bevorzugte lumbosakrale Absiedlung erklärt sich aus der Schwerkraft, durch die es zu einem Absinken der Tumorzellen innerhalb des Spinalkanals kommt, bis sie lumbosakral im Bereich des Konus und der Kauda fixiert werden. Handelt es sich um eine leptomeningeale Ausbreitung im zervikalen und thorakalen Bereich, wird dieser Befund häufiger dorsal als ventral gesehen. Dies kann mit der Liquorflussrichtung zusammenhängen, die dorsalseits nach kaudal erfolgt und ventralseits nach kranial.

Intramedulläre Metastasen sind relativ selten, sie werden am häufigsten beim Bronchialkarzinom gesehen, am zweithäufigsten beim Mammakarzinom, ansonsten beim Melanom und Lymphom, selten bei Kolontumoren bzw. dem Hypernephrom. Es ist davon auszugehen, dass intramedulläre Metastasen auf hämatogenem Weg gestreut werden, aber auch ein direkter Weg über Nervenwurzeln wird diskutiert, was besonders für das Bronchialkarzinom vorstellbar ist. Intramedulläre Metastasen finden sich überwiegend im Thorakalbereich (Abb. 5.**39**).

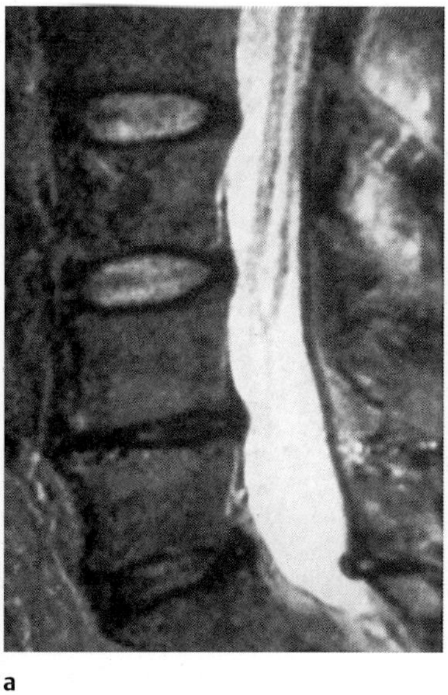

a

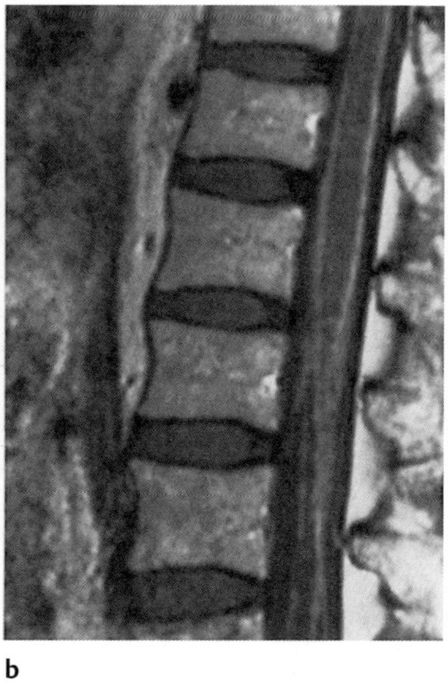

b

Abb. 5.**36a, b** **Leptomeningeale Metastasierung beim Mammakarzinom** (liquorzytologisch gesichert):
a T2-gewichtete Aufnahme (SE; TR = 2100 ms, TE = 80 ms): Verklumpte und verdickte Nervenwurzeln nachweisbar.
b T1-gewichtete Aufnahme (SE; TR = 720 ms, TE = 20 ms): Nach Kontrastmittelapplikation diffuses Enhancement entlang des Rückenmarks und der Cauda equina ohne Knotenbildungen.

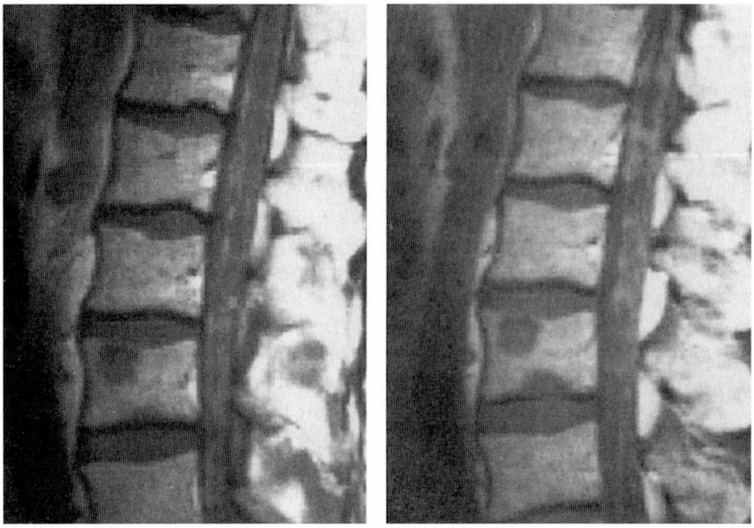

a b

Abb. 5.**37** **Bronchialkarzinom mit intraspinaler Metastasierung**. Die nach Kontrastmittelgabe gefertigten Aufnahmen zeigen ein diffuses Enhancement entlang des Rückenmarks und der Cauda equina mit zahlreichen kleinen nodulären Strukturen.

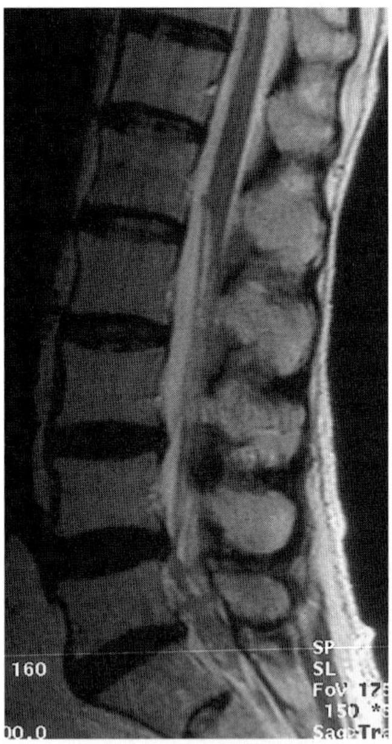

a

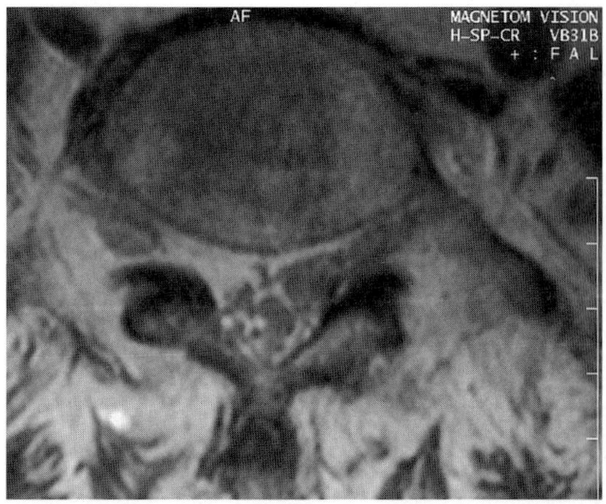

b

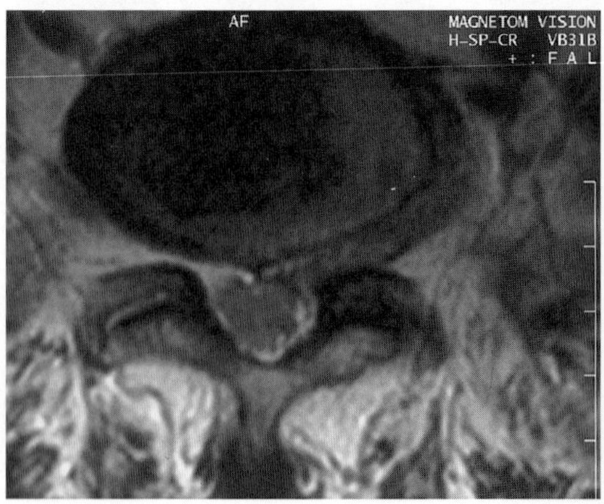

c

Abb. 5.**38 a–d** **Lumbosakrale Metastasierung bei bekanntem Bronchialkarzinom**:

a T2-gewichtete Sequenz (TSE; TR = 5000 ms, TE = 120 ms): Intradural erkennbare Tumoranteile im Bereich L5/S1 mit irregulärer Konturierung und hierdurch bedingter fehlender Abgrenzung der einzelnen Nervenstrukturen.

b, c Transversale T2-gewichtete Aufnahmen (TSE; TR = 4465 ms, TE = 120 ms): Konglomerat im Spinalkanal, wobei die Tumoren z. T. knotig den einzelnen Nerven aufsitzen.

Abb. 5.**38 d** ▷

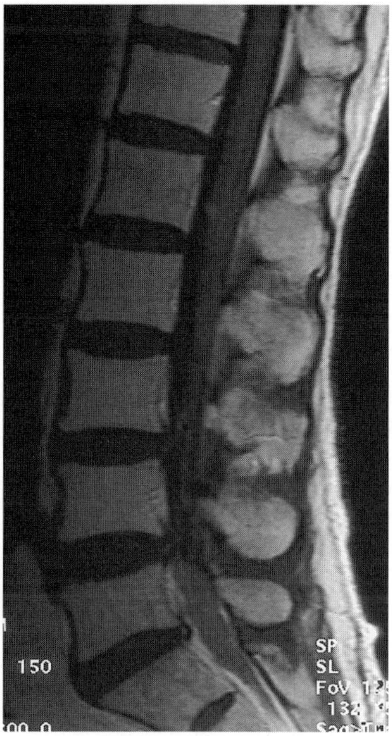

Abb. 5.**38 d** Nach Kontrastmittelgabe (SE; TR = 800 ms, TE = 12 ms): Nur sehr geringgradiges Enhancement entlang der Kauda. In Höhe L1 ventral kleiner Tumorknoten, der eine Kontrastmittelaufnahme zeigt.

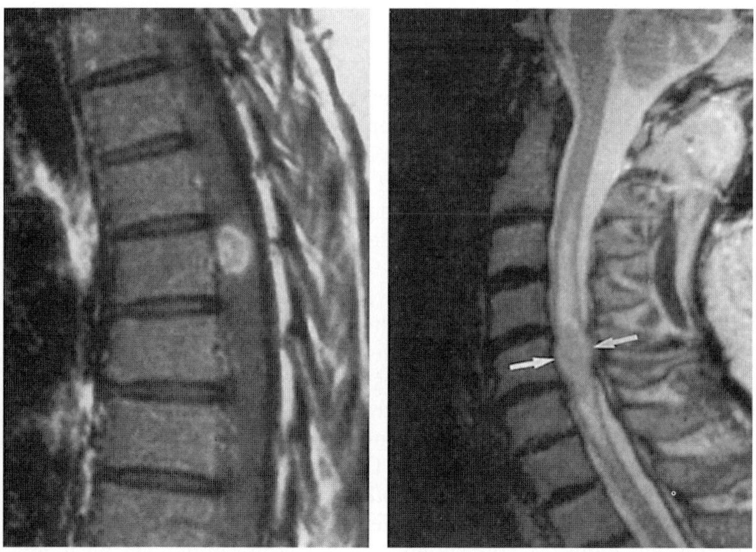

a b

Abb. 5.**39 a, b Intramedulläre Metastasen**:

a Metastase eines Nierenkarzinoms in Höhe Th8, die kräftig Kontrastmittel aufnimmt. Das Rückenmark ist nicht nennenswert aufgetrieben (SE; TR = 680 ms, TE = 25 ms).

b Metastase eines Bronchialkarzinoms (Pfeile). T2-gewichtete Aufnahme (SE; TR = 2200 ms, TE = 90 ms): Auftreibung des Rückenmarks sowie ausgedehntes Ödem proximal und distal.

Tumorzyste/Syringomyelie. Tumoren des Spinalkanals gehen häufig mit einer Syringomyelie einher, was besonders für die intramedullär gelegenen Tumoren zutrifft. Nach Literaturangaben liegt die Rate der Syringomyelie bei den intramedullären Tumoren zwischen 30 und 50%; vor allem die zervikal gelegenen Tumoren zeigen häufig eine Syringomyelie (Barnett u. Rewcastle 1973). Selten entsteht die Syringomyelie auf der Grundlage eines extramedullären Tumorwachstums. In der überwiegenden Zahl der Fälle bildet sich die Syrinx in unmittelbarer Nachbarschaft zu dem Tumor aus, seltener ist sie Teil des Tumors bzw. entsteht innerhalb des Tumors. Es wird in diesem Fall von einer Tumorzyste in Abgrenzung zur Syringomyelie gesprochen. Beginnt die Syrinx in Nachbarschaft des Tumors, kann sie durch eine schmale Gliosezone vom Tumor getrennt sein. In diesen Fällen weist die Syrinx an ihrem rostralen und kaudalen Ende keine malignen Zellen auf. Zysten, die innerhalb des Tumors liegen, weisen in der proximalen bzw. kaudalen Zystenbegrenzung in der Regel Tumorzellen auf. Tumorzysten können sich sowohl ausschließlich in eine Richtung als auch in beide Tumorrichtungen entwickeln.

Hinsichtlich der Entstehung der Syrinx wird angenommen, dass tumorbedingte Störungen der Liquorzirkulation infolge der Raumforderung im Spinalkanal zu einer Druckerhöhung intraspinal führen, was mit einem Übertritt von Liquor in das Rückenmark über kleine Fissuren und Spalten verbunden ist. Die sich hieraus entwickelnde Erweichung geht im Weiteren in die Syringomyelie über. Die hohe Rate der zervikal gelegenen Syringomyelien wird mit der Tatsache in Verbindung gebracht, dass das Halsmark durch die große Beweglichkeit der Halswirbelsäule besonderen Zug- und Druckwirkungen ausgesetzt ist, was leichter zu Erweichungen führen kann.

Die Tumorzysten entstehen infolge einer Degeneration und Nekrose des Tumors, wobei in diesem Fall die Zyste von Tumorgewebe umkleidet ist. Auch die aktive Sekretion des Tumors kann eine Zystenbildung zur Folge haben (Barnett u. Rewcastle 1973).

Tumorzysten zeigen häufig eine protein- und xanthochromreiche Flüssigkeit, sodass sich in der MRT Signalintensitäten ergeben, die von denen des Liquors abweichen und mehr denen des Tumors ähneln. Im typischen Fall besteht eine deutlichere T1-Verkürzung im Vergleich zu Liquor und bei Verwendung einer mäßig langen Echozeit (70–120 ms) eine Signalanhebung im T2-gewichteten Bild, die stärker ausfällt als die von Liquor. Je nach der Zusammensetzung der Flüssigkeit der Tumorzyste kann deren Differenzierung gegenüber dem Tumor im MRT erschwert oder unmöglich sein. Nach Einblutungen werden infolge einer Hämosiderinbildung auch starke Signalabsenkungen auf T2-gewichteten Bildern gesehen. Reaktive Zysten im Sinne der Syrinx enthalten stattdessen eher eine liquorintense Flüssigkeit. Sie sind glatt und gleichmäßig begrenzt, Tumorzysten häufiger irregulär, verbunden mit einer wechselnden Weite und diskontinuierlichen Ausbreitung (Goy u. Mitarb. 1986, Williams u. Mitarb. 1987, Schubeus u. Mitarb. 1989). Die Syrinx kann im T2-gewichteten (nicht flusskompensierten) Bild Pulsationsartefakte aufweisen, Tumorzysten hingegen haben in der Regel keine Verbindung zum Liquor.

Letztlich lassen diese Kriterien aber keinen sicheren Aufschluss darüber zu, ob es sich um eine reaktive oder Tumorzyste handelt. Die Gabe von Kontrastmittel kann diese Differenzierung erleichtern, weil Tumorzysten eine Kontrastmittelaufnahme in ihrer Wand zeigen, reaktive Zysten hingegen nicht. Insofern hat sich zur Differenzierung die Kontrastmittelgabe als wertvoll erwiesen (Abb. 5.**40**–5.**42**) (Slasky u. Mitarb. 1987, Fenzl u. Mitarb. 1988, Kahn u. Mitarb. 1989, Schubeus u. Mitarb. 1989).

Klinik

Die Klinik der intraspinalen Tumoren kann sich über Jahre erstrecken. Bei intraduralem extramedullärem Sitz des Tumors beginnt die Symptomatik nicht selten mit radikulären Schmerzen. Typisch ist, dass die Schmerzsymptomatik durch Husten, Niesen und Pressen verstärkt werden kann. Durch weiteres Tumorwachstum kommen Rückenmarksymptome hinzu, die von der Lagebeziehung des Tumors zum Rückenmark bestimmt werden.

Infolge des asymmetrischen Kompressionseffekts des extramedullären Tumors werden nicht selten Brown-Séquard-Syndrome gesehen. Intramedulläre Tumoren zeigen eher einen beidseitigen Sensibilitätsverlust mit Beeinträchtigung der dissoziierten Empfindungen in Schädigungshöhe. Hinzu treten können, je nach Ausdehnung des Tumors, spastische Paresen (Beeinträchtigung der Pyramidenbahnen) oder schlaffe Paresen (Beeinträchtigung der Vorderhörner). Blasen- und Mastdarmstörungen sind für beide Fälle typisch, sie werden etwas häufiger bei intramedullärem Tumorsitz beobachtet.

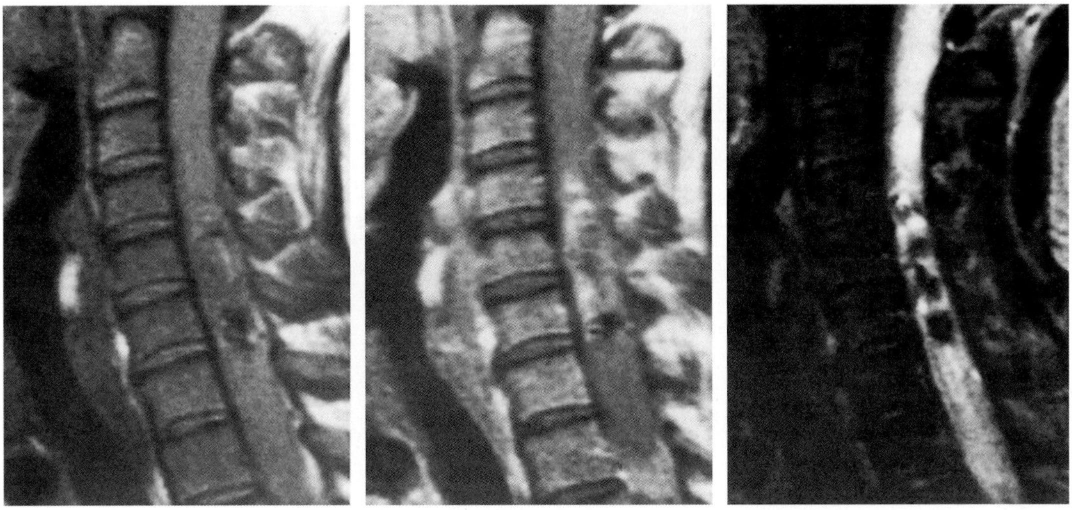

a b c

Abb. 5.**40 a–c** **Ependymom**. 41-jährige Patientin:

a T1-gewichtete Aufnahme (SE; TR = 650 ms, TE = 25 ms): Tumor intramedullär von C4–C7. Dabei zeigt sich im distalen Tumorbereich eine Signalabsenkung.

b Fleckig-inhomogenes Enhancement nach Kontrastmittelgabe (SE; TR = 650 ms, TE = 25 ms): Zentral bleiben Tumoranteile aus der Kontrastmittelanreicherung ausgespart.

c T2-gewichtete Aufnahme mit multiplen Zonen einer deutlichen Signalabsenkung (SE; TR = 2100 ms, TE = 80 ms): Histologisch wies der von C4–C7 reichende Tumor multiple Zysten mit Blutungsresten auf.

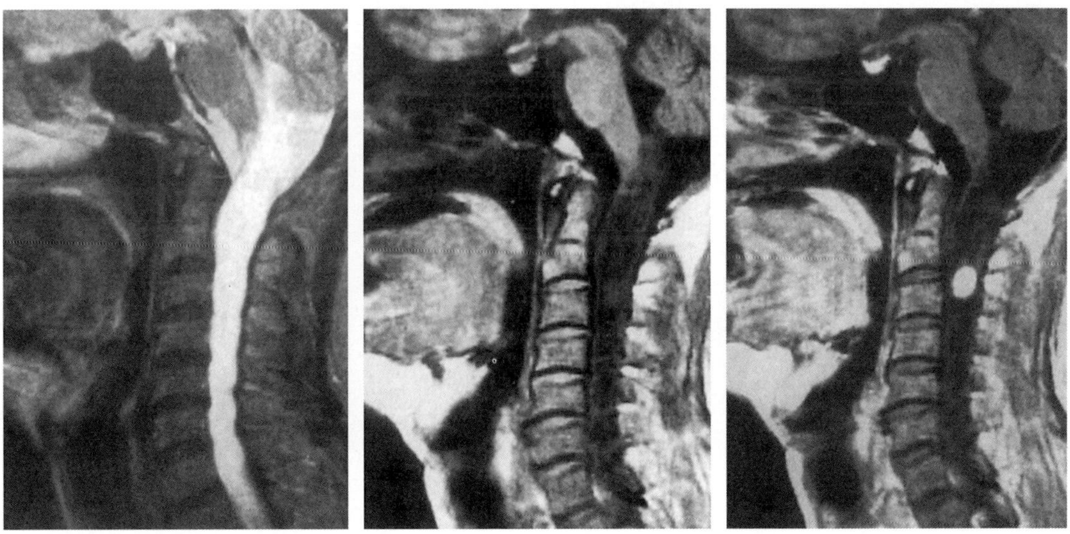

a b c

Abb. 5.**41 a–c** **Hämangioblastom**. Reaktive Zystenbildung proximal und distal des Tumors. 7-jährige Patientin:

a T2-gewichtete Aufnahme (SE; TR = 1600 ms, TE = 90 ms): Diffuse Signalanhebung im Rückenmark und in der Medulla oblongata.

b T1-gewichtete Aufnahme (FLASH; TR = 315 ms, TE = 14 ms, Flip-Winkel α = 90°): Intramedulläre Höhlenbildung mit liquorintensem Signalverhalten. Kein Tumornachweis

c Nach Kontrastmittelapplikation (FLASH; TR = 315 ms, TE = 14 ms, Flip-Winkel α = 90°): Nachweis des Tumorknotens in Höhe C3. Reaktive Zyste proximal und distal hierzu.

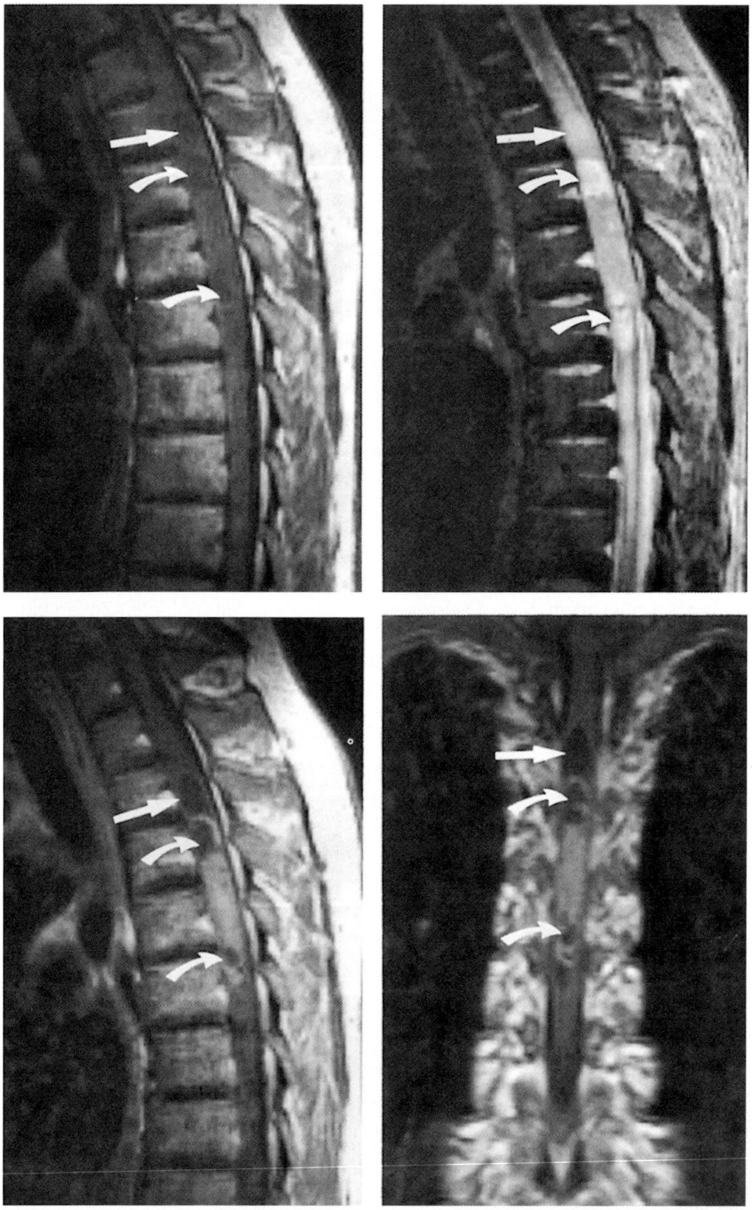

a, b

c, d

Abb. 5.**42 a–d** **Astrozytom Grad II.** Multiple zystische Strukturen. 47-jähriger Patient:

a T1-gewichteter Sagittalschnitt (SE; TR = 500 md, TE = 15 ms): Auftreibung des Rückenmarks von Th4–Th9. Tumornekrose mit gebogenen Pfeilen markiert, die proximal gelegene reaktive Zyste mit geradem Pfeil. Die Aufnahme lässt eine Unterscheidung allerdings nicht zu.

b T2-gewichtete Aufnahme (SE; TR = 2500 ms, TE = 90 ms): Diese Aufnahme erlaubt auch keine Unterscheidung der zystischen Strukturen. Deutliches Myelonödem proximal und distal des Tumors.

c Nach Kontrastmittelgabe: Enhancement des Tumors. Die reaktive Zyste proximal bleibt von der Kontrastmittelaufnahme ausgespart.

d Befund nach der Kontrastmittelgabe im Koronarschnitt.

Differenzialdiagnose

Bei Vorliegen eines intramedullären Prozesses muss differenzialdiagnostisch an eine Reihe von Erkrankungen gedacht werden. Die *Encephalomyelitis disseminata* mit intramedullärem Herdbefund kann ebenso wie die *Myelitis* anderer Ursache einen intramedullär gelegenen Tumor vortäuschen. In beiden Fällen kann eine Auftreibung des Rückenmarks vorliegen. Auch andere Veränderungen wie die *strahleninduzierte Myelopathie* können ein Bild hervorrufen, das dem eines Tumors ähnelt. Die Kontrastmittelgabe ist häufig hilfreich, da intramedullär gelegene Rückenmarktumoren praktisch immer ein mehr oder weniger kräftiges, z. T. allerdings inhomogenes Enhancement zeigen. Zwar lässt sich auch bei der Myelitis im Einzelfall eine Schrankenstörung nachweisen, sie ist zumeist aber geringer ausgeprägt und geht von daher nur mit einer leichten Signalanhebung nach Kontrastmittelgabe einher (Fenzl u. Mitarb. 1998).

Tab. 5.**5** fasst einige Differenzialdiagnosen zusammen.

Die leptomeningeale Metastasierung muss von einer Arachnoiditis abgegrenzt werden. In beiden Fällen kann ein identisches Bild im MRT gesehen werden. Insbesondere gilt dies für diffuse Formen der leptomeningealen Karzinomatose ohne Knotenbildungen. Liegen allerdings noduläre Veränderungen vor, ist die Diagnose relativ sicher im Sinne einer Metastasierung zu stellen.

Intradural-extramedulläre Tumoren

Neurinom

Der häufigste intradural-extramedulläre Tumor ist das Neurinom. Synonyme Begriffe sind:

- Neurilemmom,
- Schwannom.

Abzugrenzen ist das Neurofibrom.

Der Tumor geht von den Schwann-Zellen der dorsalen Nervenwurzeln bzw. von der Cauda equina aus.

Inzidenz

Genaue Häufigkeitsangaben zu machen ist schwierig, da Neurinome u. U. klinisch stumm bleiben und erst bei Autopsien gesehen werden. Man geht davon aus, dass etwa 16–30 % aller intraspinalen Tumoren dem Neurinom zuzuordnen sind.

Der Häufigkeitsgipfel liegt im 4.–5. Lebensjahrzehnt; die Tumoren werden allerdings in jedem Lebensalter, sehr selten bei Kindern und Säuglingen gesehen. Frauen sind häufiger betroffen als Männer (Nittner 1976).

Lokalisation

Die Tumoren kommen thorakal und lumbal am häufigsten vor. Neben der intradural-extramedullären Lage wird der Tumor selten auch intra-

Tabelle 5.**5** Differenzialdiagnose beim intramedullären Tumor

	Intramedullärer Tumor	Encephalomyelitis disseminata	Myelitis transversa	Arteriovenöse Fistel
Rückenmarkkonfiguration	Auftreibung typisch	selten leichte Auftreibung	geringe Auftreibung	geringe Auftreibung möglich
Signal T1-gewichtet	(in)homogene Signalabsenkung, z. T. Zysten und Syrinx	kein Befund	leichte Signalabsenkung möglich	kein Befund
Signal T2-gewichtet, transversal	(in)homogene Signalanhebung, Rückenmarkquerschnitt komplett ausgefüllt	Signalanhebung exzentrisch, in der weißen Substanz	zentrale Signalanhebung mit Aussparung mittig (central dot sign); scharfe Randbegrenzung	Signalanhebung von weißer und grauer Substanz, intradural verlaufende verdickte Venen
Kontrastmittelverhalten	z. T. fleckiges Enhancement, kräftig	im akuten Schub Kontrastmittelaufnahme innerhalb des Herds möglich	Kontrastmittelaufnahme randständig	leichte Kontrastmittelaufnahme möglich
Ausdehnung	mehrere Segmente, holomedullär	pro Herd 1 Segment, mehrere Herde	mehrere Segmente, bei 10 und mehr Segmenten schlechte Prognose	mehrere Segmente

medullär oder ausschließlich extradural gesehen. In ihrem Wachstum passen sich die Tumoren den umgebenden Strukturen an. Ganz typisch ist die Wachstumsrichtung von intradural nach extradural über das Foramen intervertebrale, wobei bereits nativdiagnostisch in der Regel deutliche Aufweitungen des Foramens festgestellt werden können, was Folge einer Druckatrophie und Arrosion des Knochens ist.

Die intramedullären Neurinome können stecknadelkopfgroß sein. Größere raumfordernde intramedullär gelegene Tumoren sind eine Rarität. Typischerweise umschließen die Neurinome die Nervenwurzeln nicht, sondern treiben sie spindelförmig auf bzw. verlagern sie. Neurinome, die entlang der Cauda equina wachsen, machen häufig aufgrund der fehlenden Kompressionswirkung entlang der Nervenwurzeln keine Beschwerden und werden von daher magnetresonanztomographisch nicht selten als Zufallsbefund gesehen.

Klinik

Klinisch imponieren Neurinome durch Schmerzen und Missempfindungen im Sinne der Radikulopathie. Diese Symptome können Jahre bestehen, ohne dass die Tumordiagnose gestellt wird. Entlang der Cauda equina vorliegende Neurinome sind nicht selten klinisch stumm, da Kompressionseffekte bei der Verlagerung der Kauda häufig fehlen.

Histologie

Histologisch werden 2 Typen des Neurinoms differenziert:

- Typ Antoni A,
- Typ Antoni B.

Dem Typ Antoni B liegt eine regressive Veränderung der Tumorzellen zugrunde mit einer interstitiellen Verschleimung und Auflockerung der Gewebestruktur, Typ Antoni A zeigt diese Veränderungen nicht.

Neurinome neigen spinal häufiger als intrakraniell zur Ausbildung von Zysten, die z. T. ausgesprochen groß werden können.

Diagnostik

MRT

Das Signalverhalten der Neurinome hängt vom makromorphologischen Tumorbild ab. Handelt es sich um homogene solide Tumoren, zeigen sie in der T1-gewichteten Sequenz ein isointenses oder leicht hypointenses Signal im Vergleich zum Rückenmark. Selten ist eine deutliche Signalabsenkung vorhanden, bei ausgeprägten Zystenbildungen kann ein entsprechendes liquorintenses Signal vorherrschend sein. In den T2-gewichteten Aufnahmen ist das Neurinom in der Regel deutlich hyperintens. Das Signalverhalten kann homogen aber auch inhomogen ausfallen, je nach dem Grad regressiver Veränderungen. Auf den T2-gewichteten Aufnahmen können Regionen einer Signalreduktion zu sehen sein, die Abschnitte einer erhöhten Kollagenbildung und dicht gelagerter Schwann-Zellen darstellen. Die Tumoren zeigen zumeist eine homogene und kräftige Kontrastmittelaufnahme, zystische Areale bleiben allerdings als Aussparung abgrenzbar, Abschnitte mit hoher bindegewebiger Matrix lassen ebenfalls eine sehr kräftige Kontrastmittelreaktion erkennen (Abb. 5.**43**–5.**49**).

Magnetresonanztomographisch ergeben sich keine Hinweise auf eine Differenzierbarkeit zwischen dem histologischen Typ Antoni A und B, weder im Hinblick auf das Signalverhalten in den Nativaufnahmen noch nach Kontrastmittelgabe (Demachi u. Mitarb. 1990).

Die Abgrenzung maligner Formen des Neurinoms ist schwierig, das maligne Schwannom neigt eher zur Infiltration mit einer irregulären Begrenzung. Darüber hinaus sind diese Tumoren zumeist besonders groß.

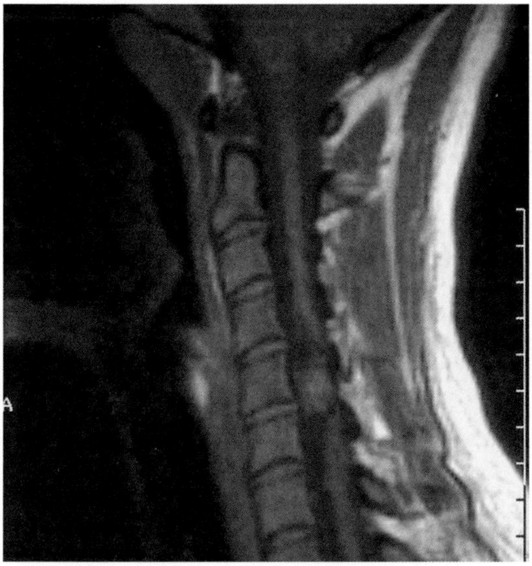

a

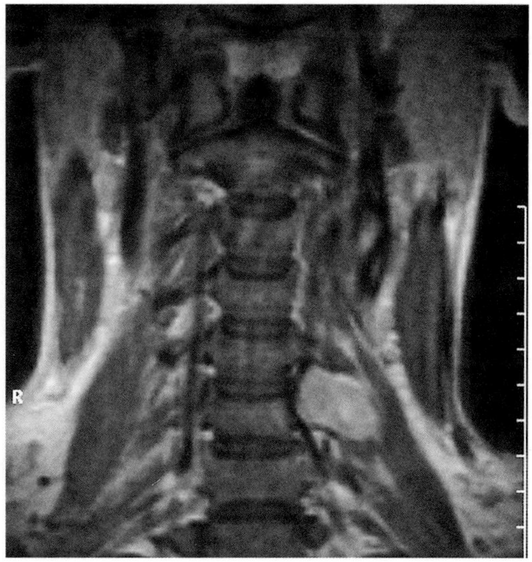

d

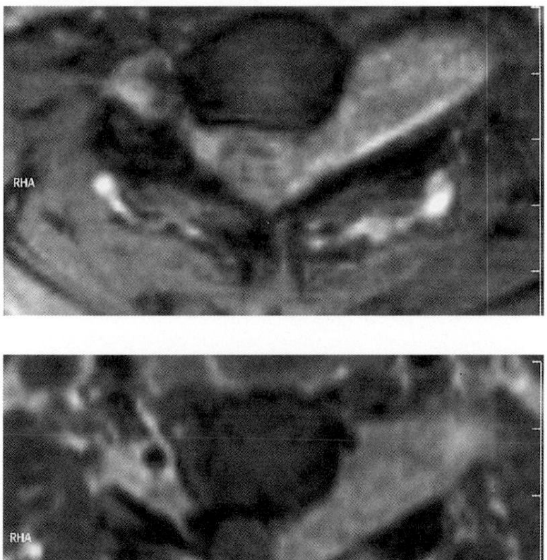

b

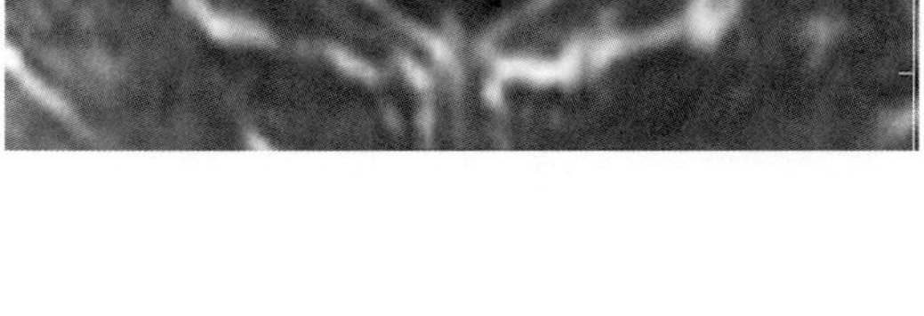

c

Abb. 5.**43 a–d** **Sanduhrneurinom in Höhe C5**. 27-jährige Patientin:

a T1-gewichtete Aufnahme (TSE; TR = 693 ms, TE = 12 ms): Der Tumor weist eine erhöhte Signalintensität gegenüber dem Rückenmark auf. Er zeigt eine deutliche Verdrängung.

b T2-gewichtete Aufnahme (FLASH; TR = 688 ms, TE = 22 ms, Flip-Winkel α = 25°): Etwas erhöhte Signalintensität des gesamten von intraspinal nach extradural wachsenden Tumors. Deutliche Auftreibung des Foramen intervertebrale.

c Nach Kontrastmittelapplikation (TSE; TR = 640 ms, TE = 12 ms): Es findet sich ein homogenes, insgesamt mäßig ausgeprägtes Enhancement

d Das koronare Bild lässt eine Verlagerung der A. vertebralis auf der linken Seite durch den Tumor erkennen.

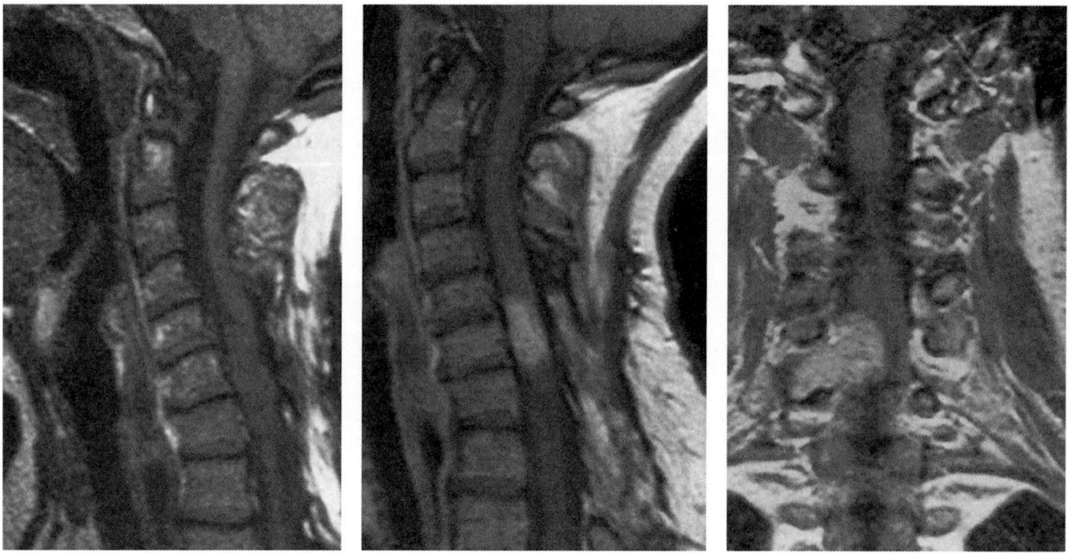

a b c

Abb. 5.**44 a–c** **Sanduhrneurinom bei C6.** 64-jähriger Patient:
a T1-gewichtete Aufnahme (SE; TR = 560 ms, TE = 17 ms): Weitgehend isointense Raumforderung extramedullär in Höhe C6 ventral des Rückenmarks
b Nach Kontrastmittelapplikation gleichmäßiges Enhancement des Tumors.
c Der Koronarschnitt zeigt das Wachstum des Tumors über das rechte Foramen intervertebrale nach extraspinal.

a 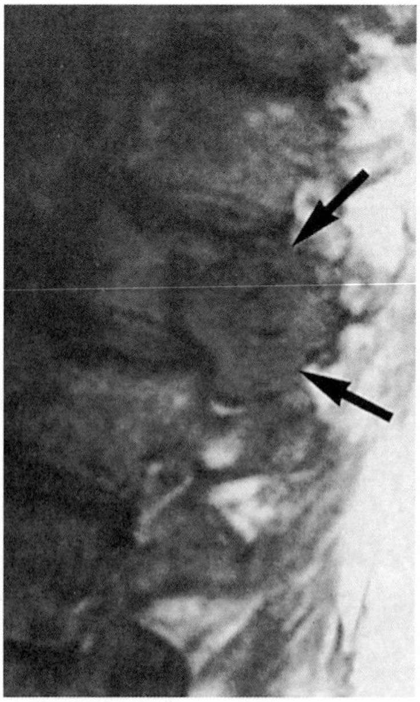

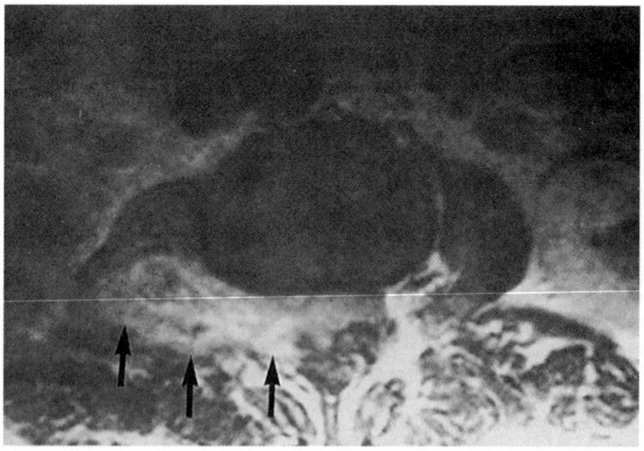 b

Abb. 5.**45 a, b** **Sanduhrneurinom in Höhe BWK 11.** 65-jährige Patientin:
a Parasagittale T1-gewichtete Aufnahme (SE; TR = 560 ms, TE = 30 ms): Der Tumor zeigt eine Ausdehnung in das rechte Foramen intervertebrale mit ausgedehnter Knochenarrosion (Pfeile).
b Transversalschnitt nach Kontrastmittelgabe: Ausdehnung weit nach extraspinal mit Einwachsen in den M. psoas rechts (Pfeile).

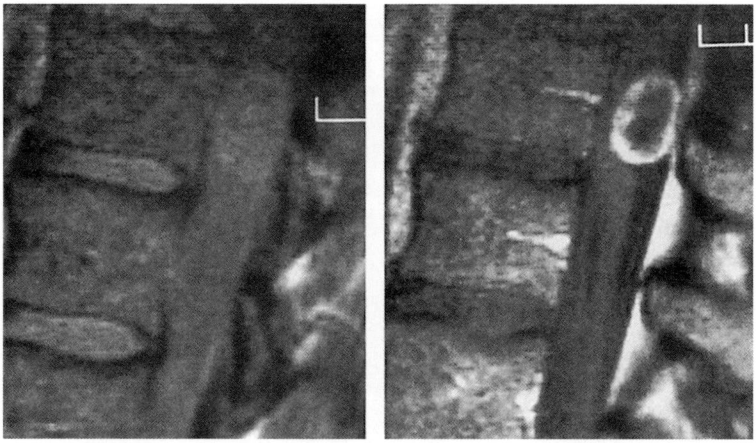

a b

Abb. 5.**46 a, b Zellreiches Neurinom in Höhe Th12.** 26-jähriger Patient:

a PD-gewichtete Aufnahme (SE; TR = 2100 ms, TE = 20 ms): Der Tumor stellt sich im Vergleich zum Rückenmark leicht hyperintens dar.

b Nach Kontrastmittelgabe randständiges Enhancement.

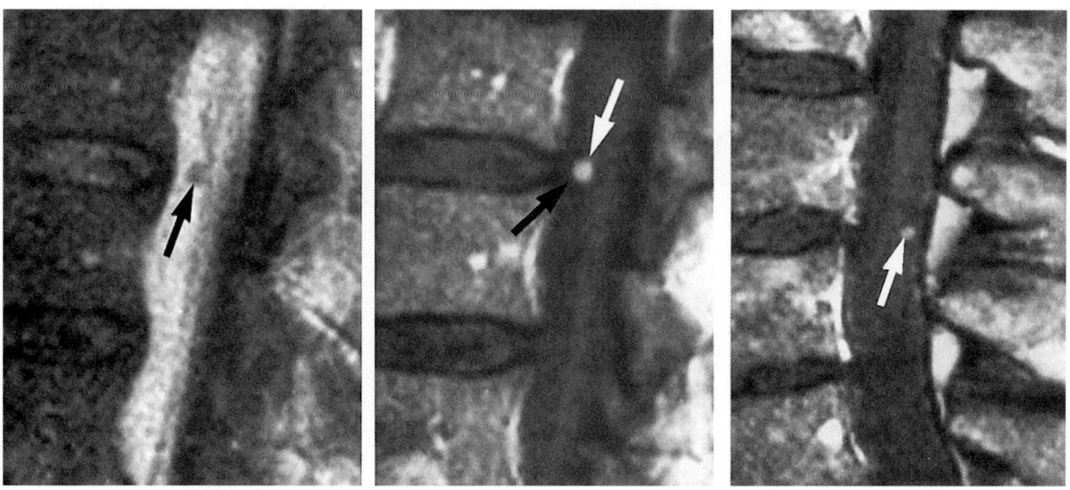

a b c

Abb. 5.**47 a–c Neurinome in Höhe Th12/L1 und L3/L4.** 54-jährige Patientin:

a T2-gewichtete Aufnahme (SE; TR = 2100 ms, TE = 80 ms): Niedriges Signal des Neurinoms (Pfeil).

b T1-gewichtete Aufnahme (SE; TR = 785 ms, TE = 25 ms): Nach Kontrastmittelgabe wenige Millimeter messender Tumor mit homogener Signalanhebung (Pfeile).

c Nach Kontrastmittelgabe: Weiterer kleiner Tumor in Höhe L3/L4 (Pfeil).

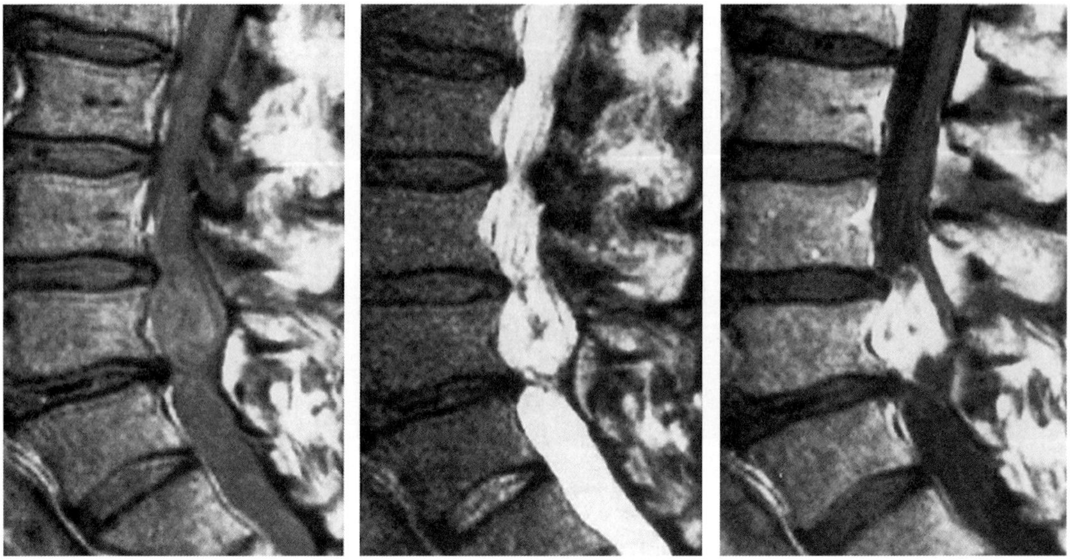

a b c

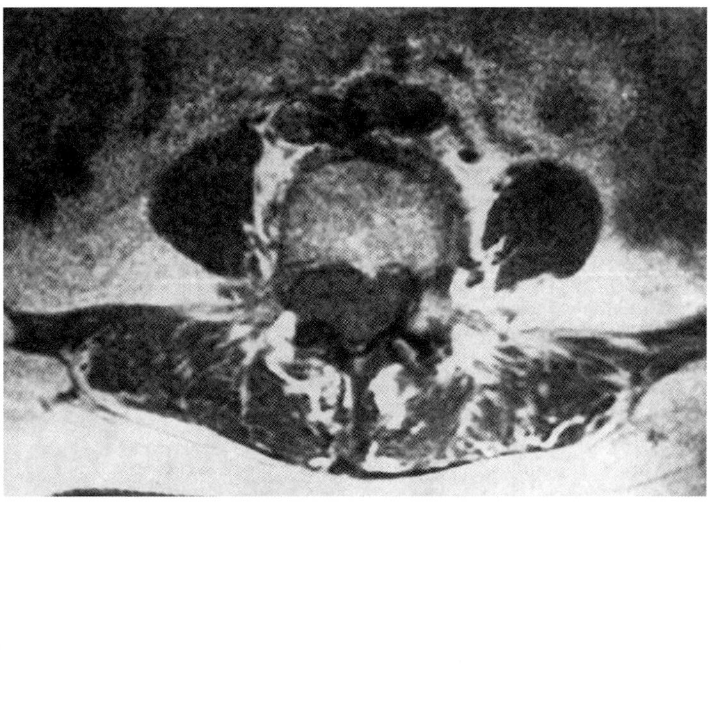

d

Abb. 5.**48 a–d** **Neurinom bei L4.** 67-jährige Patientin:

- **a** PD-gewichtete Aufnahme (SE; TR = 2100 ms, TE = 20 ms): Auftreibung des Spinalkanals durch eine im Vergleich zum Liquor leicht hyperintense Raumforderung bei L4.
- **b** T2-gewichtete Aufnahme (SE; TR = 2100 ms, TE = 80 ms): Hohe und etwas inhomogene Signalintensität des Tumors.
- **c** Nach Kontrastmittelgabe: Etwas inhomogene, aber kräftige Signalanhebung.
- **d** Transversale Aufnahme (SE; TR = 650 ms, TE = 25 ms): Nachweis der Knochenarrosion im Verlauf des Foramen intervertebrale rechts.

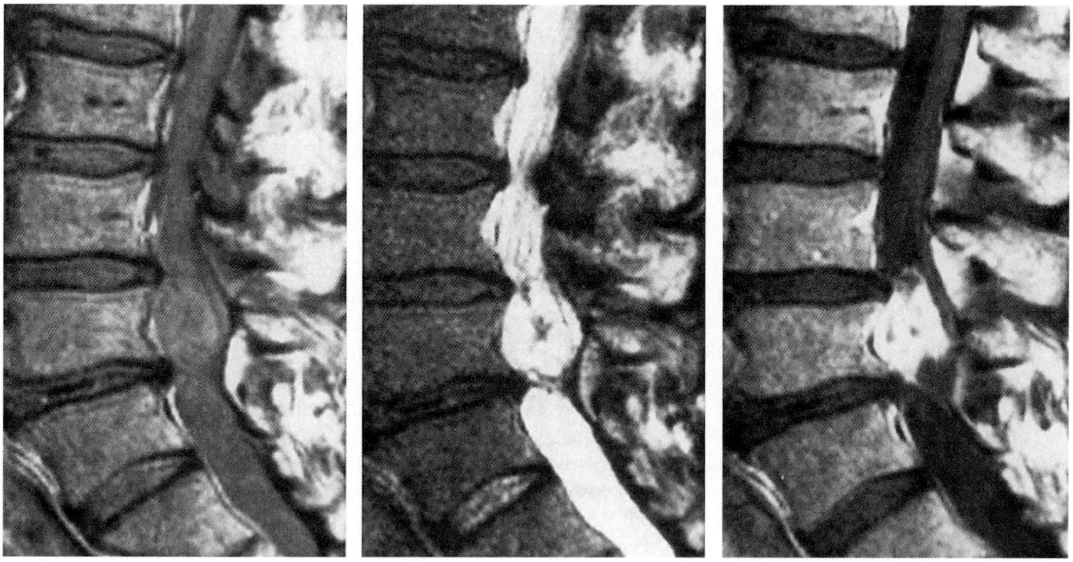

a b c

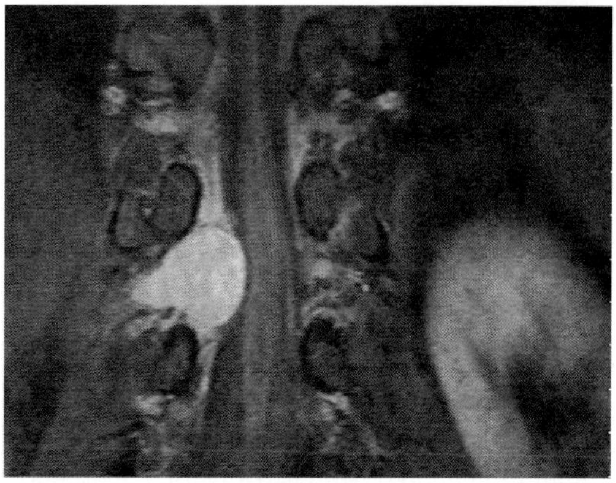

d

Abb. 5.**49 a–d** **Neurinom in Höhe BWK 12/L1**:
a T1-gewichtete Aufnahme (TSE; TR = 800 ms, TE = 12 ms): Darstellung des intraspinalen Tumoranteils. Gegenüber dem Liquor erscheint der Tumor leicht hyperintens.
b T2-gewichtete Aufnahme (TSE; TR = 3635 ms, TE = 120 ms): Etwas inhomogene Signalintensität des Tumors. Die Cauda equina wird aufgespreizt mit einer entsprechenden Verlagerung der Nerven nach ventral und dorsal.
c Nach Kontrastmittelapplikation (TSE; TR = 800 ms, TE = 12 ms): Homogenes Enhancement.
d Koronare Aufnahme nach Kontrastmittelapplikation: Der intra- und extraspinale Tumoranteil ist gut erkennbar.

Neurofibrom

Neurofibrome werden hauptsächlich im Zusammenhang mit dem Morbus Recklinghausen gesehen. Sie treten zumeist multipel auf, wenn auch ein singuläres Vorliegen nicht gegen die Assoziation mit dem Morbus Recklinghausen spricht. Die Tumoren werden in allen Abschnitten des Spinalkanals gefunden. Sie können beim Morbus Recklinghausen assoziiert sein mit knöchernen Veränderungen sowie anterioren oder lateralen Meningozelen, Duraektasien mit Wirbelkörperscalloping, Spinalkanalerweiterungen und Knochendysplasien der langen Röhrenknochen bzw. der Schädelbasis. Die Neurofibrome können durch Druckatrophie auch ausgedehnte knöcherne Arrosionen erzeugen. Kleine Neurofibrome können im Zusammenhang mit dem Morbus Recklinghausen auch intramedullär vorkommen.

Histologie

Die Neurofibrome sind histologisch ähnlich aufgebaut wie die Neurinome, unterscheiden sich aber durch einen signifikanten Anteil an Bindegewebe. Sie schließen im Gegensatz zum Neurinom die Nervenwurzel ein.

Lokalisation

Die Tumoren liegen gehäuft intra- und gleichzeitig extradural, kleine Neurofibrome können im Zusammenhang mit dem Morbus Recklinghausen auch intramedullär vorkommen.

Bei plexiformem Auftreten können erhebliche Tumoranteile extraspinal-paraspinal gefunden werden und daraus mediastinale Tumormassen resultieren, die bereits auf Röntgenbildern durch eine Verbreiterung des Mediastinums imponieren.

Diagnostik

MRT

Die Neurofibrome zeigen auf T1-gewichteten Aufnahmen ein Signal ähnlich dem von Muskelgewebe oder etwas höher als Muskelgewebe. Diese etwas größere Signalintensität mit einer relativen T1-Verkürzung durch eine Interaktion großer Mukopolysaccharidmoleküle wird dem Gewebewasser zugeschrieben (Burk u. Mitarb. 1987).

Auf den T2-gewichteten Aufnahmen findet sich eine deutliche Signalintensitätsanhebung; dabei zeigen sich nicht selten zusätzlich gut umschriebene zentrale Regionen einer reduzierten Signalintensität, was Ausdruck der bindegewebigen Tumoranteile sein kann. Nach Kontrastmittelapplikation findet sich ein unterschiedlich kräftiges Enhancement (Abb. 5.**50**).

Meningeom

Inzidenz

Das Meningeom ist der zweithäufigste intradural-extramedullär vorliegende Tumor. Er tritt bevorzugt im höheren Lebensalter auf, die altersspezifische Prävalenzrate steigt mit dem Lebensalter. Aber auch Kinder und Jugendliche können an Meningeomen erkranken. Unter den Erwachsenen ist das weibliche Geschlecht deutlich häufiger betroffen: Nach einigen Angaben werden bis zu 85% der intraspinalen Meningeome bei Frauen gesehen (Jänisch u. Mitarb. 1988). Diese deutliche Bevorzugung des weiblichen Geschlechts gilt allerdings nicht für Kinder und Jugendliche. Man vermutet, dass Hormonrezeptoren im Tumorgewebe für die Bevorzugung der Frauen beim intraspinalen Meningeom verantwortlich sind.

Lokalisation

Die spinalen Meningeome werden bevorzugt thorakal gefunden, an zweiter Stelle zervikal und nur selten lumbal. Das Verhältnis ist etwa 80% : 16%:4%.

Im Zervikalbereich sind am häufigsten die Regionen C3/C4 betroffen mit Ausnahme des Foramen magnum. Generell liegen die Tumoren mehr posterolateral als ventral. Im Zervikalbereich ist die ventrale Lage allerdings nicht untypisch.

Ausbreitung

In der weit überwiegenden Zahl der Fälle liegen sie intradural-extramedullär und verdrängen das Rückenmark. Das ausschließlich extradurale oder kombiniert intradural-extradurale Wachstum ist eine Ausnahme. Handelt es sich um ein extradural gelegenes Meningeom, findet sich in einem höheren Prozentsatz Malignität. Bei kombiniert intra-extraduralem Wachstum finden sich die Tumoren entlang der spinalen Nervenwurzeln innerhalb sowie außerhalb des Foramen intervertebrale und zeigen von daher eine sanduhrförmige Konfiguration. Eine Sonderform nimmt das Meningeom des Foramen magnum ein. Es stellt den häufigsten Tumor in dieser Region dar. Es

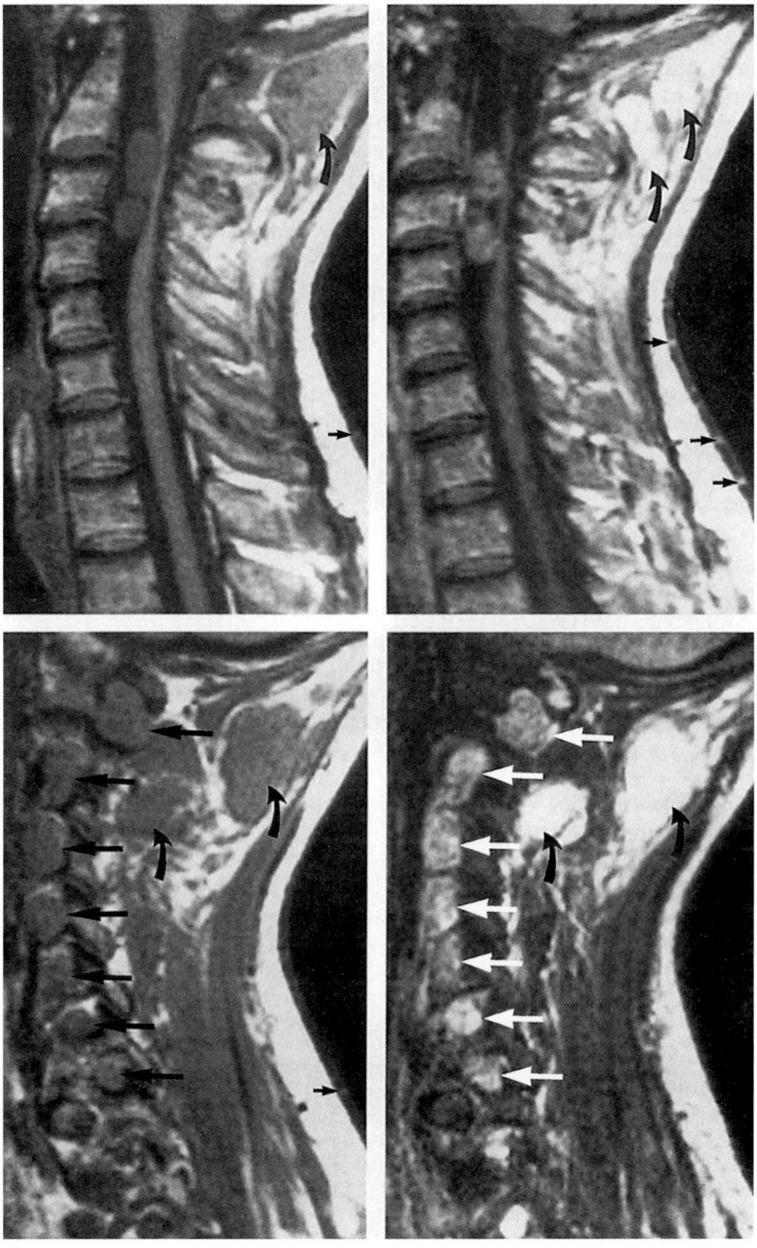

Abb. 5.**50 a–d** **Morbus Recklinghausen**. 43-jährige Patientin:

a Sagittale T1-gewichtete Aufnahme (SE; TR = 650 ms, TE = 25 ms): 2 Neurofibrome ventral im Spinalkanal in Höhe C2–C4 abgrenzbar. Ausgeprägte Rückenmarkkompression. Großer Knoten nuchal (gebogener Pfeil) sowie kleine Knoten kutan (kleiner Pfeil).

b Nach Kontrastmittelapplikation: Leichtes Enhancement der intraspinalen Knoten, deutliche Kontrastmittelaufnahme nuchal sowie der intrakutanen Knoten.

c Parasagittale Aufnahme (SE; TR = 650 ms, TE = 25 ms): Multiple Knoten im Verlauf der Foramina intervertebralia.

d T2-gewichtete Aufnahme (SE; TR = 2100 ms, TE = 80 ms): Zum Teil ausgeprägte Signalanhebung der Knoten.

kann sich sowohl weit nach kaudal ausdehnen als auch einen erheblichen raumfordernden Effekt in der hinteren Schädelgrube aufweisen. Neben der knotigen Tumorformation wird im Spinalkanal sehr selten im Gegensatz zu intrakraniell vorliegenden Meningeomen ein plaqueförmiges Wachstum gesehen.

Die Tumoren können multipel vorkommen, gleichzeitig intrakraniell und intraspinal auftreten. Durch Druck können knöcherne Defekte und Arrosionen an den Wirbelkörpern entstehen. Knochenneubildungen im Sinne der reaktiven Hyperostose sind typischerweise eher im Bereich der Schädelkalotte zu finden.

Histologie

Die Tumoren entstehen von den Deckzellen der Arachnoidea, wobei persistierende arachnoidale Zellreste im Spinalkanal der Ausgangspunkt sind. Sie gehen nicht von der Dura aus, lassen aber häufig eine Fixierung, bedingt durch eine Durainfilration erkennen. Die Tumoren können auch von den Ligg. dentata, den Nervenwurzeln oder vom Rückenmark selbst ausgehen.

Histologisch werden die Meningeome in verschiedene Subtypen unterteilt:

- Am häufigsten ist das synzytiale Meningeom, das von der WHO als Grad I (benigne) eingestuft wird (Synonym: meningotheliomatöses bzw. endotheliomatöses Meningeom).
- Weitere Subtypen:
  - fibroblastisches Meningeom (WHO Grad I),
  - transitionales Meningeom (WHO Grad I),
  - psammomatöses Meningeom (WHO Grad I),
  - angiomatöses Meningeom (WHO Grad I),
  - hämangioblastisches Meningeom (WHO Grad I),
  - hamangioperizytisches Meningeom (WHO Grad II),
  - papilläres Meningeom (WHO Grad II bis III),
  - anaplastisches Meningeom (WHO Grad III).

Das hämangioblastische Meningeom entsteht nicht von den Deckzellen der Arachnoidea. Es entwickelt sich aus Kapillarwänden und ist histologisch ähnlich aufgebaut wie das zerebellare Hämangioblastom.

Das hämangioperizytische Meningeom entsteht von Perizyten und weist einen höheren Malignitätsgrad auf, neigt von daher eher zum Rezidiv.

Ungefähr 70% der Meningeome lassen im Spinalkanal Verkalkungen erkennen, die z. T. sehr ausgedehnt sind (Zimmerman u. Mitarb. 1988).

Diagnostik

MRT

In der MRT stellen sich die Meningeome als extramedulläre raumfordernde, häufig nur monosegmental gelegene Tumoren dar, die vom Signalverhalten her im Nativbild nur wenig Kontrastdifferenz zum Rückenmark aufweisen (Takemoto u. Mitarb. 1988). Dies gilt insbesondere für die T1-gewichteten Aufnahmen. Auf den T2-gewichteten Aufnahmen kann neben einem isointensen Signal im Vergleich zum Rückenmark auch eine deutlich höhere Signalintensität gefunden werden. Bestehen ausgeprägte Verkalkungen des Tumors (z. B. bei der psammomatösen Form), kann die Signalintensität auf den T2-gewichteten Aufnahmen im Vergleich zum Rückenmark auch deutlich geringer ausfallen.

Die Kontrastmittelapplikation verbessert die Abgrenzung von den übrigen Gewebestrukturen des Spinalkanals. Dabei wird allerdings nicht immer ein sehr kräftiges Enhancement gesehen. Im Einzelfall kann die Kontrastmittelaufnahme gering ausfallen. Liegt ein kalzifizierter Tumor vor, wird nicht selten eine fleckig-inhomogene Kontrastmittelreaktion gesehen. Hilfreich ist die genaue Analyse der Rückenmarkhäute nach Kontrastmittelapplikation. Nicht selten findet sich eine Kontrastmittelaufnahme in den angrenzenden Meningen als Hinweis auf den Tumor und seine Artdiagnose (Abb. 5.**51**–5.**59**).

Ausschließlich extradural wachsende Tumoren sind artdiagnostisch nicht von anderen Tumoren, vor allem Neurinomen zu unterscheiden. Als Hinweiszeichen auf die extradurale Lage kann die Dura zwischen Tumor und Rückenmark als dünne schwarze strichförmige Linie differenziert werden, was beweisend für die Lage und praktisch immer zu finden ist.

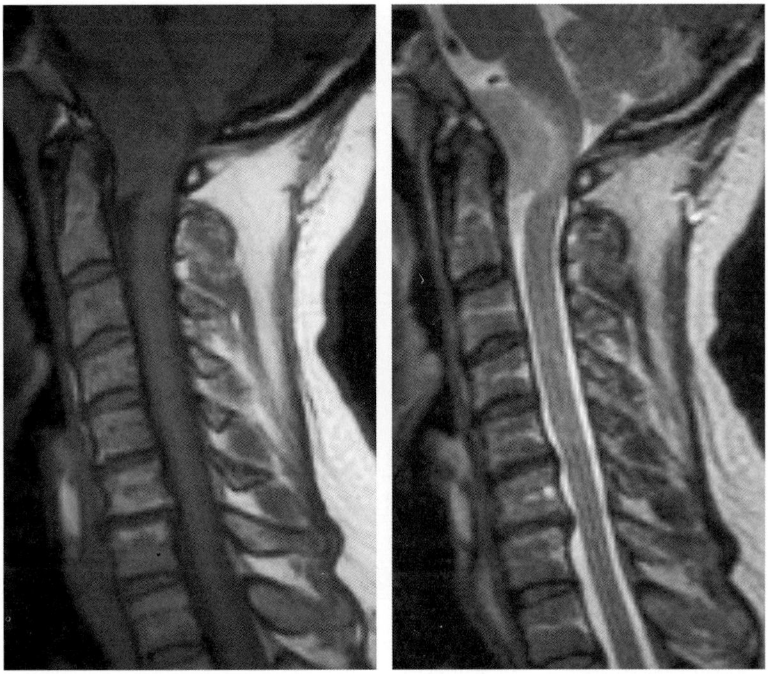

a b

Abb. 5.**51 a**, **b** **Meningeom im Bereich des Foramen magnum**:
a T1-gewichtete sagittale Aufnahme (TSE; TR = 693 ms, TE = 12 ms): Der Tumor weist eine gegenüber dem Hirnstamm und Rückenmark identische Signalintensität auf. Es findet sich eine ausgeprägte Raumforderung. Er erstreckt sich weit entlang des Klivus nach rostral.
b Sagittale T2-gewichtete Aufnahme (TSE; TR = 5000 ms, TE = 112 ms): In diesem Bild findet sich eine homogene Signalintensität des Meningeoms, die gering gegenüber dem Rückenmark angehoben erscheint.

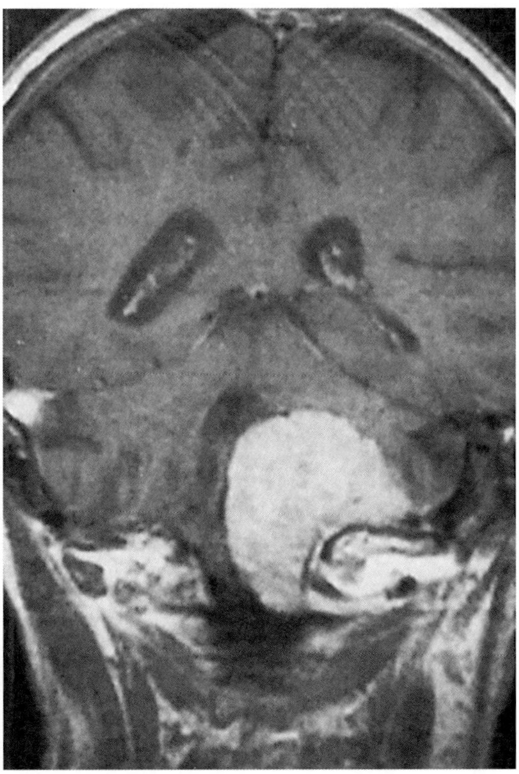

Abb. 5.**52** **Großes Meningeom der hinteren Schädelgrube mit Ausdehnung in den Zervikalkanal**. Koronarschnitt nach Kontrastmittelapplikation (SE; TR = 612 ms, TE = 20 ms): Der Tumor lässt eine ausgeprägte Raumforderung mit entsprechender Verlagerung der Kleinhirnstrukturen erkennen.

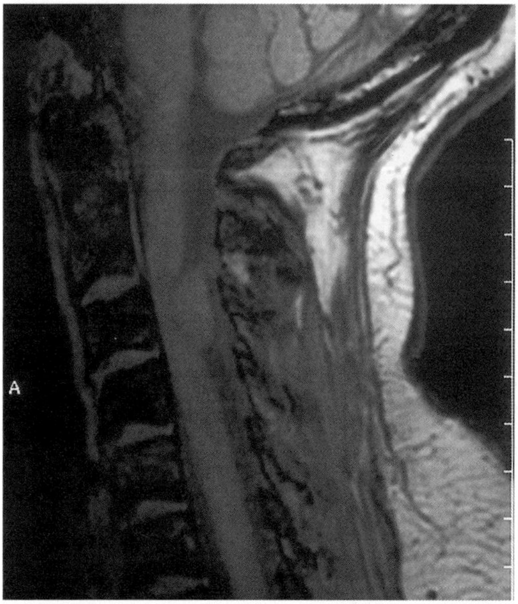

a

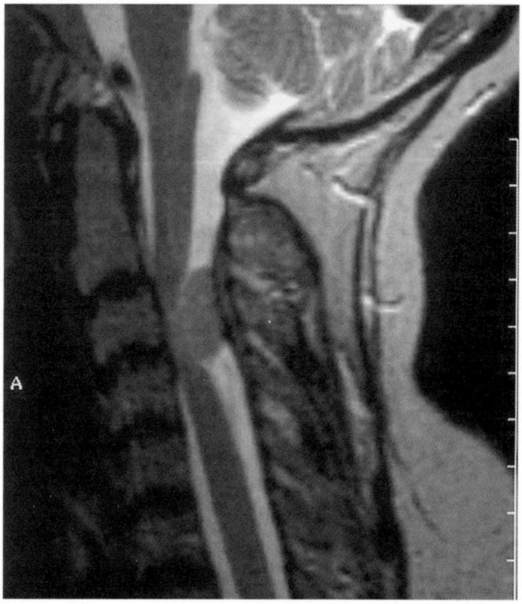

b

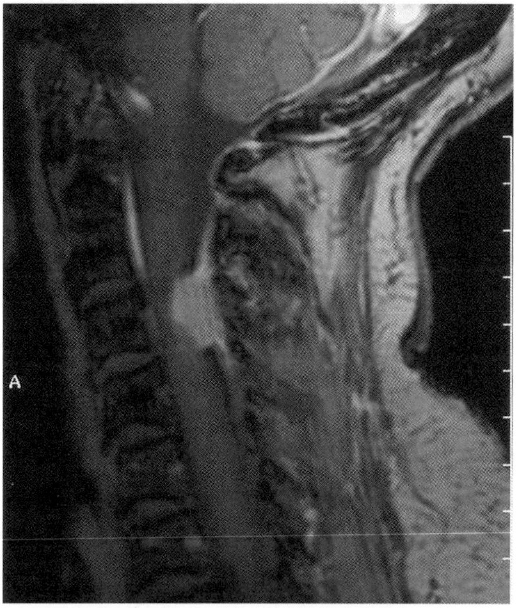

c

Abb. 5.**53 a–c** **Zervikales Meningeom in Höhe C3.** 62-jähriger Patient:

a Sagittalschnitt (FLASH; TR = 403 ms, TE = 11 ms, Flip-Winkel α = 90°): Der von dorsal in den Spinalkanal vorwachsende Tumor weist eine Signalintensität auf, die der des Rückenmarks entspricht. Ausgeprägte Myelonkompression.

b T2-gewichtete Aufnahme (TSE; TR = 4602 ms, TE = 112 ms): Der Tumor lässt eine leicht erhöhte Signalintensität gegenüber dem Rückenmark erkennen.

c Nach Kontrastmittelapplikation (FLASH; TR = 403 ms, TE = 11 ms, Flip-Winkel α = 90°): Es findet sich eine homogene Signalanhebung des Tumors. Deutlich zu erkennen ist die Mitreaktion vonseiten der Dura, die nach proximal und nach kaudal verdickt erscheint und eine entsprechend vermehrte Kontrastmittelaufnahme erkennen lässt.

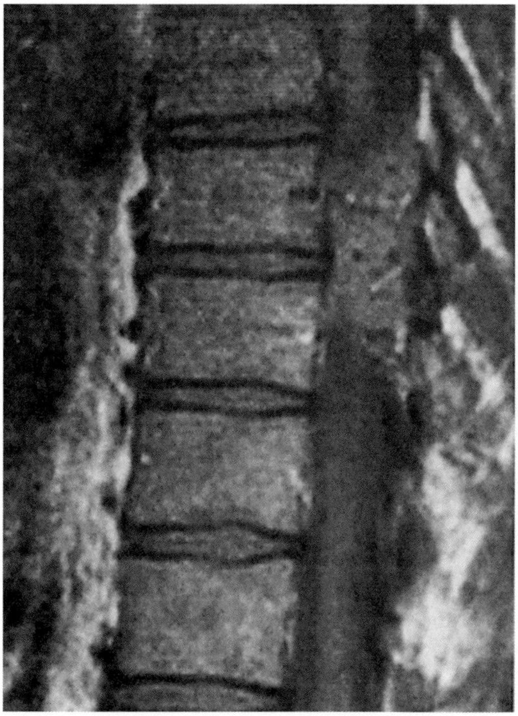

a

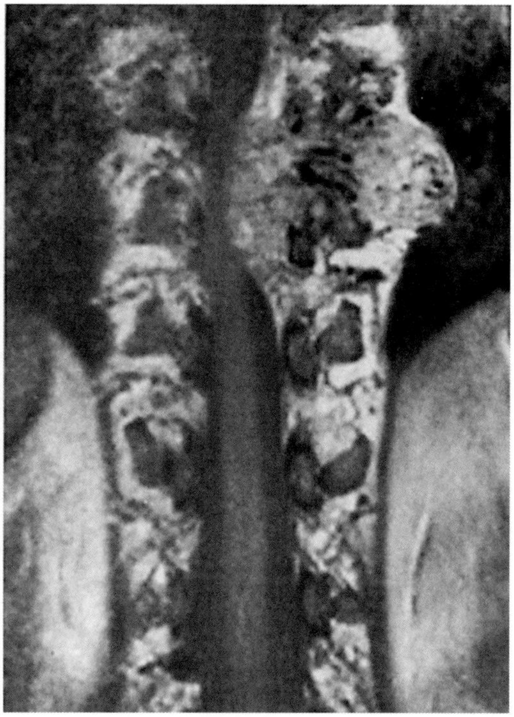

b

△
Abb. 5.**54** a, **b Hämangioblastisches Meningeom mit intraduraler/extraduraler Wachstumsrichtung.** 53-jähriger Patient:

a T1-gewichteter Sagittalschnitt (SE; TR = 550 ms, TE = 25 ms): Abbildung des gering hyperintensen Tumors, der punktförmig kleine Signalauslöschungen (Gefäßstrukturen) aufweist.

b Koronarschnitt nach Kontrastmittelgabe: Der raumfordernde Effekt des Tumors ist gut zu erkennen, ebenso das sanduhrförmige Wachstum. Leichtes Enhancement mit etwas inhomogener Kontrastierung.

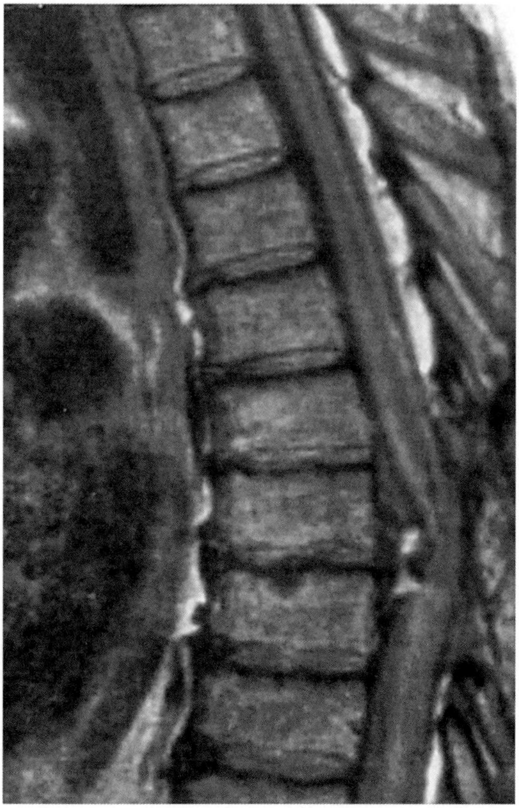

◁ Abb. 5.**55 Kalzifizierendes psammomatöses thorakales Meningeom in Höhe BWK 7/BWK 8.** Ausgeprägte Rückenmarkkompression und proximal hierzu bestehende Syringomyelie (SE; TR = 680 ms, TE = 20 ms). 52-jähriger Patient.

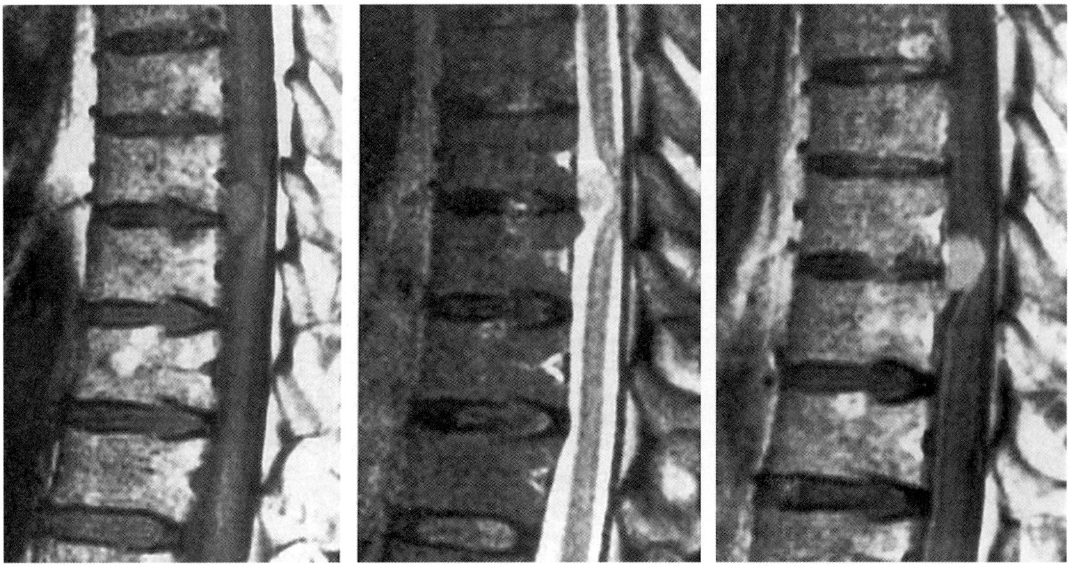

a b c

Abb. 5.**56 a–c** **Thorakales Meningeom**. 68-jähriger Patient:

a T1-gewichtete Aufnahme (SE; TR = 780 ms, TE = 25 ms): Isointenses Signal des Tumors im Vergleich zum Rückenmark.

b T2-gewichtete Aufnahme (SE; TR = 2100 ms, TE = 80 ms): Der Tumor erscheint deutlich hyperintens.

c Nach Kontrastmittelapplikation: Kräftiges Enhancement des Tumors, gleichzeitig Mitbeteiligung der Pia mater.

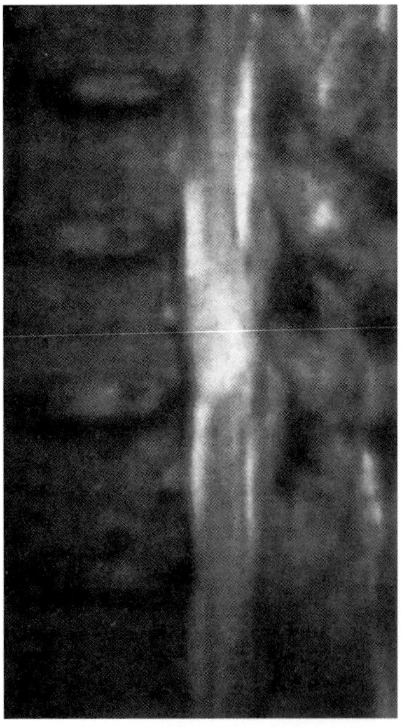

◁ Abb. 5.**57** **Meningeom in Höhe Th9**. T2-gewichtete Aufnahme mit deutlicher Signalanhebung des Tumors (SE; TR = 2100 ms, TE = 80 ms). 52-jährige Patientin.

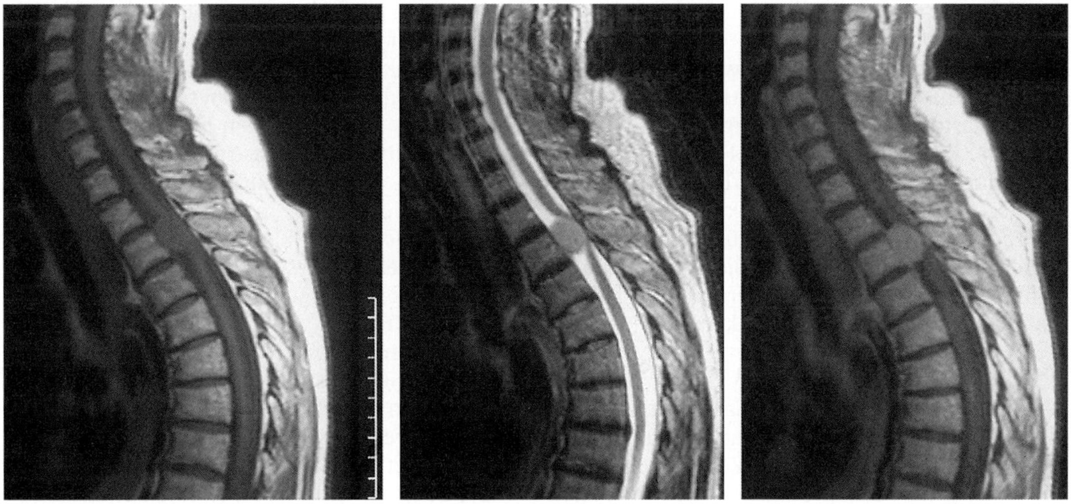

a b c

Abb. 5.**58 a–c** **Meningeom in Höhe Th3**. Der von ventral in den Spinalkanal vorwachsende Tumor führt zu einer deutlichen Kompression des Rückenmarks:
a T1-gewichtete sagittale Aufnahme (TSE; TR = 800 ms; TE = 12 ms): Der im Vergleich zum Rückenmark isointense Tumor wächst ventral des Rückenmarks und führt zur massiven Verdrängung.
b T2-gewichtete sagittale Aufnahme (TSE; TR = 5310 ms, TE = 112 ms): Der Tumor weist eine leicht erhöhte Signalintensität gegenüber dem Rückenmark auf.
c Nach Kontrastmittelapplikation (TSE; TR = 800 ms, TE = 12 ms): Kräftiges Enhancement.

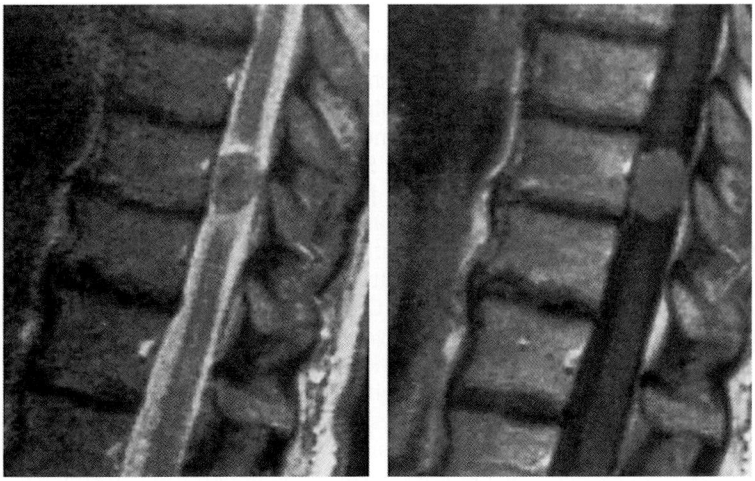

a b

Abb. 5.**59 a, b** **Thorakales Meningeom**. 62-jährige Patientin:
a T2-gewichtete Aufnahme (SE; TR = 2100 ms, TE = 80 ms): Im Vergleich zum Rückenmark isointenser Tumor.
b T1-gewichtete Aufnahme nach Kontrastmittelgabe: Nur mäßiges Enhancement, sodass der Tumor gering hyperintens gegenüber dem Rückenmark zur Darstellung kommt (im Nativbild handelt es sich um ein isointenses Signal; nicht abgebildet).

Primäres Melanom

Primäre Melanome werden entweder als Knoten oder in diffuser Ausbreitung als leptomeningeale Melanoblastose gesehen. Sie imponieren makroskopisch als braun-schwarze Flecken oder in Form einer diffusen Schwarzfärbung der Leptomeninx, was mit einer Verdickung einhergeht. Die Tumoren können auf das Rückenmark übergreifen. Normalerweise finden sich große kutane pigmentierte Nävi. Aber eine Form mit fehlender Hautbeteiligung ist ebenfalls bekannt

Primäres meningeales Sarkom des ZNS

Bei den primären meningealen Sarkomen des ZNS handelt es sich um Geschwülste, die von undifferenzierten leptomeningealen Zellen der Hirn- und Rückenmarkhäute, dem Plexusstroma, den Blutgefäßen und dystopen Mesenchym ausgehen. Diese Sarkome können knotig oder diffus in Form einer Sarkomatose vorliegen. Die Diagnose darf nur gestellt werden, wenn ein primär-extrakranielles Sarkom ausgeschlossen worden ist.

Das primäre meningeale Sarkom kommt bevorzugt bei Kindern, Jugendlichen und jungen Erwachsenen vor. 0,7–1,3% aller intrakraniellen Tumoren bei Kindern sind primäre meningeale Sarkome. Es handelt sich um sehr aggressiv wachsende Tumoren mit schlechter Prognose. Die 1-Jahres-Überlebensrate nach Tumorresektion beträgt etwa 50%.

Im Falle der knotigen Tumorform wird im MRT ein umschriebener, unscharf begrenzter Tumor gesehen, der Kontakt zur Leptomeninx aufweist, nicht selten zystische Anteile erkennen lässt und ein fleckiges, aber deutliches Enhancement nach Kontrastmittelgabe zeigt. Differenzialdiagnostisch ist an ein Astrozytom, ein Neuroblastom, ein Lymphom, einen PNET zu denken.

Die diffuse Sarkomatose zeigt eine leptomeningeale Tumorinfiltration, die besonders nach Kontrastmittelgabe anhand eines Enhancements auszumachen ist. Differenzialdiagnostisch kommen andere Formen der leptomeningealen Metastasierung, die Meningitis, das Sturge-Weber-Syndrom, die leptomeningeale Melanosis in Frage (Pfluger u. Mitarb. 1997).

Paragangliom

Das Paragangliom gehört zur Gruppe der neuroendokrinen Tumoren (NET), wobei dieser Begriff den Terminus Apudoma weitgehend ersetzt hat. Die neuroendokrinen Tumoren bestehen aus Zellen, die neurale Charakteristika aufweisen und eine potenzielle endokrine Funktion besitzen, darüber hinaus liegen in den Zellen peptidenthaltende sekretorische Granula vor. Diese Zellen sind z. B. in der Adenohypophyse, der Schilddrüse (medulläres Karzinom), den Inselzellen des Pankreas (Insulinom), im Gastrointestinaltrakt (Karzinoid), im Tracheobronchialbaum (Karzinoid), im Nebennierenmark, in der Haut (Merkel-Zell-tumor), in der Lunge (kleinzelliges Karzinom) und im Chemorezeptorsystem (Paragangliom, insbesondere Glomus-jugulare-Tumor bzw. Glomus-caroticum-Tumor) vorhanden. Selten sind die Paragangliome im ZNS zu finden, vor allem im Bereich des Corpus pineale, des Felsenbeins, der Sella und im Spinalkanal. Im Spinalkanal sind die Zellstrukturen, von denen der Tumor ausgeht, nicht geklärt.

Die Tumoren treten vornehmlich im mittleren Lebensalter auf, Männer sind etwas häufiger betroffen als Frauen. Dieser Tumor entwickelt sich am häufigsten vom Filum terminale aus, seltener von kaudalen Nervenwurzeln.

Zumeist geht der Tumordiagnose eine lange klinische Beschwerdephase voraus mit Rückenschmerzen und ischialgiformen Beschwerden.

Der Tumor neigt zur Rezidivbildung, wenn die Resektion nicht total möglich ist.

Diagnostik

MRT

Auf den T1-gewichteten Aufnahmen ist der Tumor zumeist isointens in Relation zum Rückenmark, auf T2-gewichteten Aufnahmen kann der Tumor ebenfalls isointens zum Rückenmark ausfallen, wobei inhomogene Signalintensitäten beschrieben sind mit Signalanhebungen insbesondere im Bereich des proximalen und kaudalen Tumorrands. Der Tumor zeigt zumeist eine kräftige Kontrastmittelaufnahme. Er ist stark vaskularisiert und nicht selten sind intraspinal auch serpiginös verlaufende Gefäßstrukturen erkennbar, die auf den Tumor von proximal her zulaufen. Hierbei handelt es sich um ein sehr charakteristisches Tumorzeichen, das den hypervaskularisierten Charakter des Paraganglioms ausmacht. Die hypervaskularisierte Struktur des Tumors kann sich in der MRT in Form von punktförmigen Zonen einer Signalauslöschung als Flow-Void-Phänomen zeigen. Insofern kann im Extremfall ein fleckiges Bild (sog. Salz-und-Pfeffer-Erscheinungsbild) in den T2-gewichteten Aufnahmen vorliegen.

Die Abgrenzung zum Neurinom oder Ependymom ist nicht immer möglich.

Myxopapillares Ependymom

Inzidenz

Das myxopapillare Ependymom ist ein stark vaskularisierter Tumor, der nahezu ausschließlich im Bereich des thorakolumbalen Übergangs wächst und vom Filum terminale oder Conus medullaris ausgeht. Etwa 40–60% aller Tumoren des Rückenmarks sind Ependymome, hiervon entstehen nahezu 50% in der Region der Cauda equina. Bis zu 80% der Ependymome in dieser Region sind dem myxopapillaren Typ zuzuordnen.

Histologie/Ausbreitung

Histologisch handelt es sich um einen Tumor mit reichlich fibrösem Bindegewebe, einer muzinösen Degeneration des Stromas sowie einer Muzinsekretion der Tumorzellen. Selten liegt der Tumor extradural vor.

Die meisten Tumoren erstrecken sich nur auf 1–2 Segmente im Thorakolumbalbereich, es kann aber auch eine Ausdehnung über bis zu 10 Segmente gesehen werden. Darüber hinaus gibt es in einzelnen Fällen multifokal vorliegende Tumoren.

Der Tumor kann zu einer Aufweitung des Spinalkanals führen mit einer entsprechenden Knochenarrosion. Selten kann er sich in die Foramina intervertebralia erstrecken (Abb. 5.**60**).

Diagnostik

MRT

In der überwiegenden Zahl der Fälle erscheint der Tumor in der T1-Gewichtung isointens zum Rückenmark, seltener hypointens und in Ausnahmefällen hyperintens. In den T2-gewichteten Sequenzen stellt sich der Tumor praktisch immer hyperintens dar. Nach Kontrastmittelapplikation findet sich ein charakteristisches kräftiges Enhancement, im Einzelfall allerdings inhomogen, wenn kleinere intratumorale Zysten vorliegen.

Durch die Kontrastmittelgabe kann die Tumorausdehnung besser abgegrenzt werden. Im Einzelfall gelingt nur hierdurch der Nachweis von Zysten (Abb. 5.**61**).

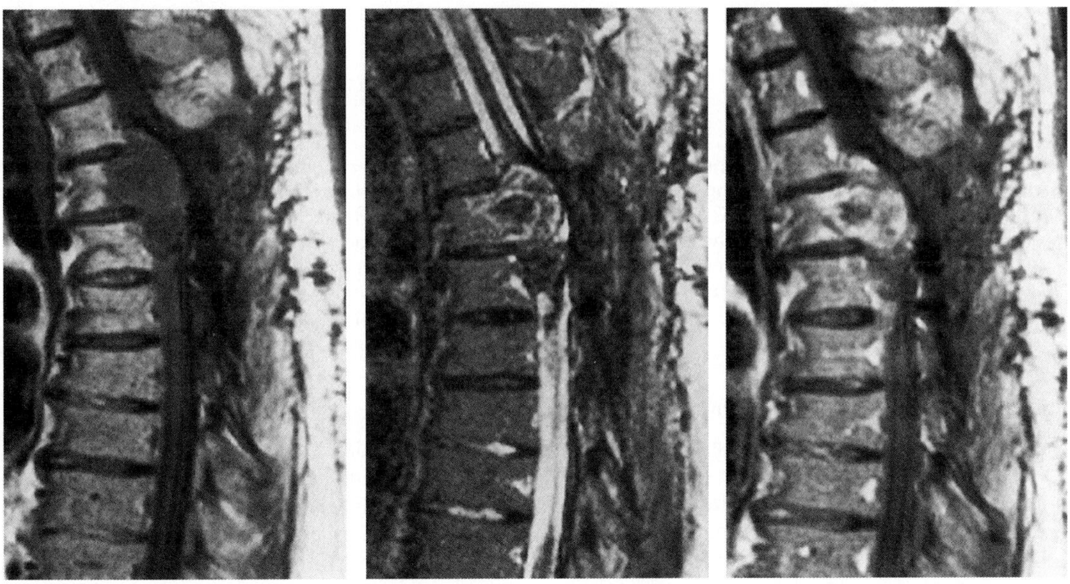

a b c

Abb. 5.**60 a–c** **Myxopapilläres Ependymom (Grad I) mit Destruktion von Th6.** Zustand nach Probeexzision:
a T1-gewichtete Aufnahme (SE; TR = 770 ms, TE = 17 ms): Nachweis eines im Vergleich zum Rückenmark isointensen intra- und extramedullären Tumors, der ventral in den Knochen vorgewachsen ist.
b T2-gewichtete Aufnahme (SE; TR = 2100 ms, TE = 80 ms): Der Tumor zeigt eine etwas inhomogene Signalintensität. Auffallend ist die deutliche Signalabsenkung der nach proximal und distal angrenzenden Anteile des Rückenmarks. Hämosiderinablagerungen?
c Nach Kontrastmittelgabe: Deutliches, aber inhomogenes Tumorenhancement.

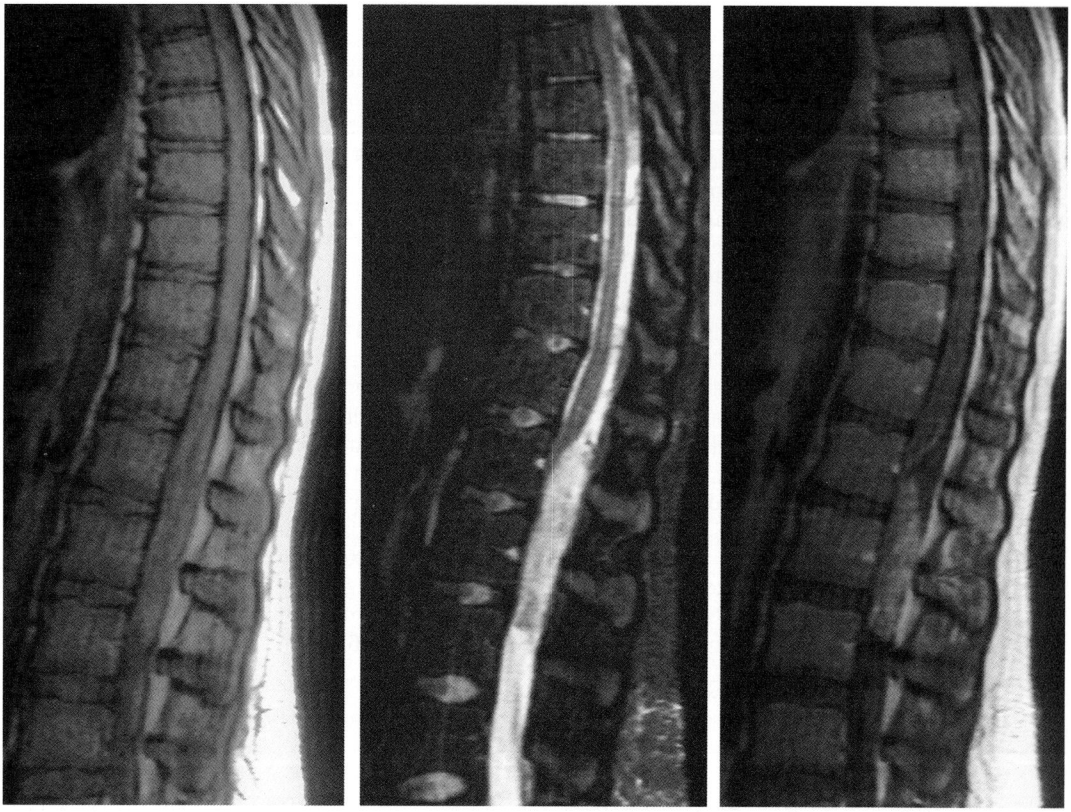

a b c

Abb. 5.**61 a–c** **Myxopapilläres Ependymom im Bereich des thorakolumbalen Übergangs**:
a T1-gewichteter Sagittalschnitt (TSE; TR = 800 ms, TE = 12 ms): Isointenser Tumor in Höhe des Konus und im Verlauf der Kauda mit schlechter Abgrenzbarkeit gegenüber dem Rückenmark. Tumorausdehnung etwa von LWK 1–LWK 3.
b T2-gewichteter Sagittalschnitt (TSE; TR = 5300 ms, TE = 120 ms): Relativ homogene hohe Signalintensität des Tumors, deutliche Verdrängung der Kauda und von Rückenmarkanteilen nach ventral.
c Nach Kontrastmittelapplikation (TSE; TR = 800 ms, TE = 12 ms): Es findet sich ein deutliches Tumorenhancement, z. T. auch mit Beteiligung der Pia entlang der kaudalen Anteile des Rückenmarks.

Subependymom des Filum terminale

Das Subependymom stellt eine histologische Subentität des Ependymoms dar, charakterisiert durch ein dichtes fibrilläres und lockeres zelluläres Stroma mit den entsprechenden Ependymzellen. Die proliferierenden fibrillären subependymalen Astrozyten dominieren das histologische Bild. Die Zellen können Rosettenformen, perivaskuläre Pseudorosetten oder Klumpen von polygonalen Zellen mit keiner besonderen Ausrichtung aufweisen. Die Ursprungszelle des Subependymoms ist nicht eindeutig bekannt.

Die Tumoren können im gesamten Spinalkanal auftreten, sie liegen in Höhe des Filum terminale extramedullär, ansonsten intramedullär.

In einer Fallstudie wird von einem hohen Signal sowohl in der T1- als auch in der T2-gewichteten SE-Sequenz berichtet. Dabei fiel auf, dass in den kontrastmittelassistierten Aufnahmen keine wesentliche Signalintensitätsanhebung festzustellen war. Dies stimmt mit der Tatsache überein, dass der Tumor gewöhnlich sehr avaskulär ist. Er kann sich von der makromorphologischen Struktur ähnlich wie ein Neurinom oder Meningeom zeigen, sodass in erster Linie an diese beiden Tumoren differenzialdiagnostisch zu denken ist (Roeder u. Mitarb. 1994).

Leptomeningeale Metastasierung

Pathogenese/Klinik

Leptomeningeale Metastasen können sowohl von intrakraniellen Tumoren als auch durch systemische extrakranielle Tumoren entstehen (S. 304 ff.).

Häufig bleibt die leptomeningeale Metastasierung für eine lange Zeit symptomlos. Daneben werden sehr unspezifische Symptome gesehen, wie:

- Kopfschmerzen,
- Rückenschmerzen,
- Hirnnervensymptome bei Befall des kraniozervikalen Übergangs.

Typisch ist auch eine Klinik, die von der Beteiligung der spinalen Nervenwurzeln ausgeht und z. T. als radikulär imponiert.

Diagnostik

MRT

Liegen keine knotigen Veränderungen im Verlauf der Leptomeninx vor, kann die Diagnose den Nativaufnahmen entgehen. Knotige Tumorabsiedlungen sind allerdings sowohl auf den T1- als auch auf den T2-gewichteten Aufnahmen häufig gut auszumachen. Die höchste Nachweisrate bei Vorliegen eine leptomeningealen Metastasierung ergibt sich durch die Kontrastmittelgabe, wobei sowohl die Knotenbildungen als auch insbesondere eine diffuse Infiltration der Leptomeninx mit einem z. T. recht deutlichen Enhancement einhergeht. In schweren Fällen kann es zu einem Enhancement des gesamten Duralsacks kommen, z. T. mit Beteiligung der Nervenwurzeln infolge einer ausgeprägten Tumorinfiltration (Abb. 5.**62**–5.**65**).

Die Nachweisrate der MRT im Fall einer leptomeningealen Metastasierung ist eher als gering anzusehen. Man geht davon aus, dass nicht mehr als 10–15 % aller Fälle mit einer Metastasierung im MRT nachzuweisen sind.

Im Einzelfall ist das Verfahren der Myelographie unterlegen, insbesondere wenn es sich um kleine noduläre Strukturen handelt. In der Regel ist allerdings die Myelographie, einschließlich der CT-Myelographie, das schlechtere Verfahren und die MRT-Untersuchung von daher die Methode der Wahl.

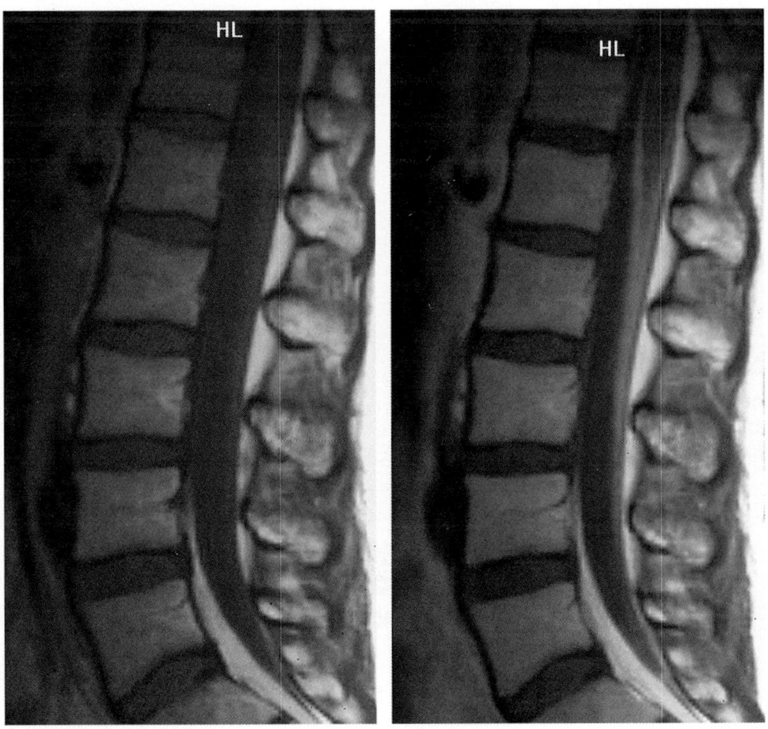

a **b**

Abb. 5.**62 a–d** **Metastasierendes Mammakarzinom.** 25-jährige Patientin:
a T1-gewichteter Sagittalschnitt (TSE; TR = 600 ms, TE = 12 ms): In diesem Bild ist eine Auffälligkeit nicht zu erkennen.
b Aufnahme nach Kontrastmittelapplikation: Diffuses kräftiges Enhancement entlang des Conus medullaris sowie der Cauda equina mit einer gleichmäßigen Verdickung der leptomeningealen Strukturen im Sinne einer diffusen leptomeningealen Metastasierung.

Abb. 5.**62 c** u. **d** ▷

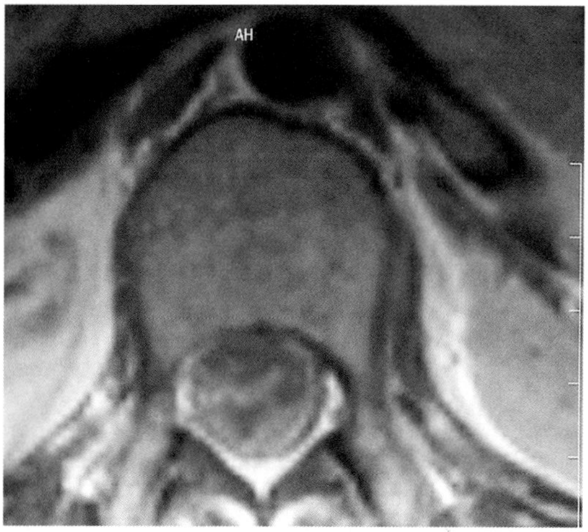

c

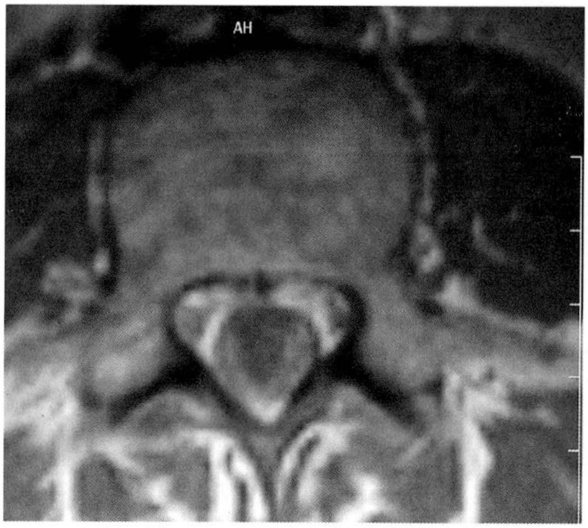

d

Abb. 5.**62 c, d**
c Transversalschnitt nach Kontrastmittelapplikation unmittelbar distal des Konus: Irreguläres Enhancement entlang der verklumpten, miteinander in Kontakt stehenden Nervenwurzeln.
d Transversalschnitt nach Kontrastmittelapplikation: Die Nervenwurzeln verlaufen dorsolateral. Sie sind an der Dura fixiert und miteinander verbacken, sodass sich eine U-förmige Konfiguration im Verlauf der Nervenwurzeln ergibt.

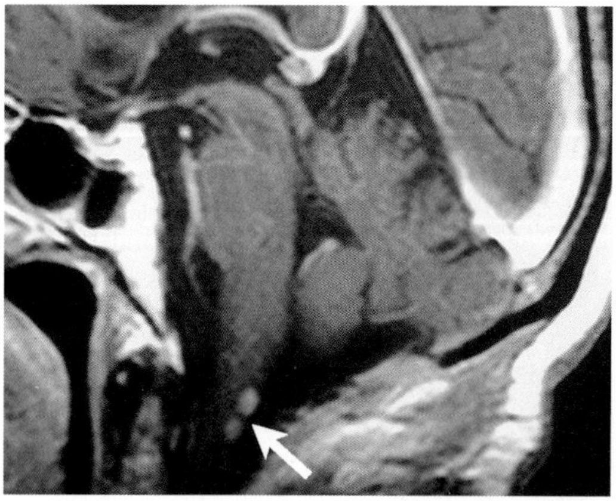

Abb. 5.**63** **Zwei dem Zervikalmark aufsitzende Metastasen bei bekanntem Mammakarzinom**. Sagittalschnitt nach Kontrastmittelapplikation; Pfeil (SE; TR = 722 ms, TE = 17 ms).

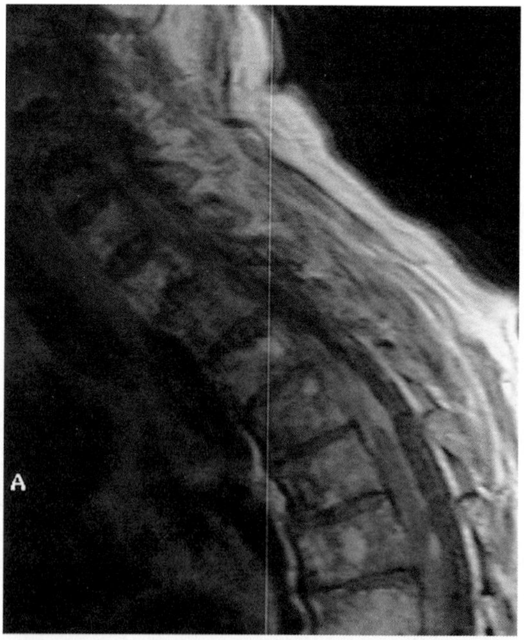

Abb. 5.**64** **Diffuse ossäre und intraspinale Metastasierung bei bekanntem Bronchialkarzinom**. Aufnahme nach Kontrastmittelapplikation (TSE; TR = 800 ms, TE = 12 ms): Die Aufnahme zeigt eine fleckige Struktur der Wirbelkörper mit ausgeprägten Signalabsenkungen. Intraspinal finden sich grobknotige Auflagerungen im Verlauf des Rückenmarks, die eine Signalanhebung gegenüber dem Myelon zeigen.

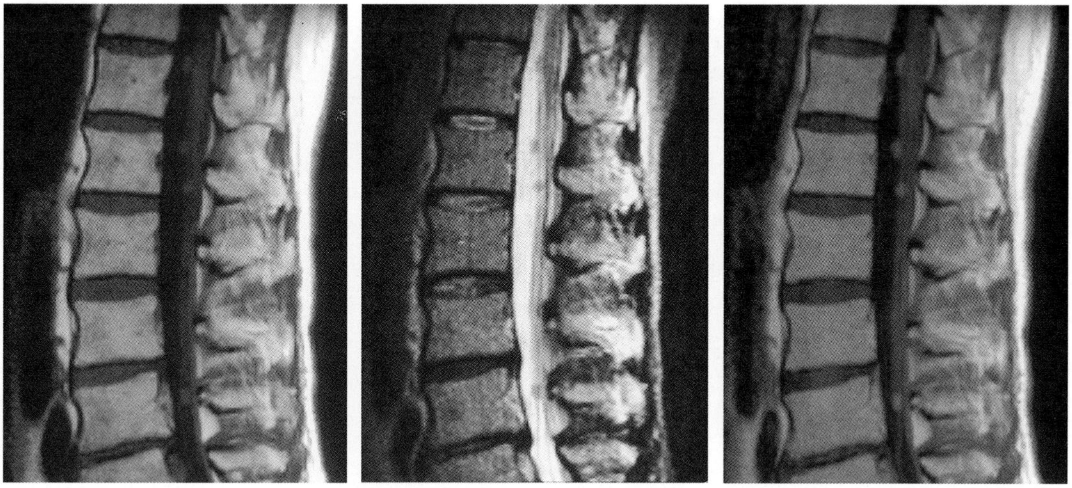

a b c

Abb. 5.**65** a–c **Metastasierendes Bronchialkarzinom.** 57-jähriger Patient:
a Sagittaler Schnitt in T1-Gewichtung (TSE; TR = 587 ms, TE = 12 ms): Multiple noduläre Strukturen im Verlauf des Conus medullaris und der Cauda equina.
b T2-gewichtete Aufnahme (TSE; TR = 5000 ms, TE = 112 ms): Die kleinen Noduli lassen sich im Verlauf der Kauda gut abgrenzen. Sie zeigen ein isointenses Signal gegenüber dem Rückenmark.
c Aufnahme nach Kontrastmittelapplikation: Die kleinen Knoten lassen eine relativ deutliche Kontrastmittelaufnahme erkennen.

Erworbene Arachnoidalzysten

Ätiologie/Pathogenese

Die erworbenen Arachnoidalzysten entstehen häufig nach Operationen am Spinalkanal. Andere Ursachen sind Traumen, möglicherweise mit intraspinalen Einblutungen, Entzündungen, spontane Blutungen oder (penetrierende) Verletzungen. Entsprechend den verschiedenen ätiologischen Faktoren, die zu einer Entstehung führen können, werden sie in unterschiedlicher Ausbreitung und Lage gefunden.

Diagnostik

MRT

Magnetresonanztomographisch sind sie sowohl an ihrem Kompressionseffekt auf das Rückenmark als auch an den liquorintensen Signalintensitäten zu erkennen. Schwierigkeiten treten auf, wenn der Zysteninhalt nicht liquorgleich ist, sondern eiweißreicher oder xanthochrom. In solchen Fällen weicht das Signalverhalten sehr von dem des Liquors ab. Gegebenenfalls kann eine Abgrenzung vom Rückenmark schwierig sein. Dies gilt insbesondere dann, wenn das Rückenmark durch die Kompression eine Veränderung im Sinne der Myelomalazie erfahren hat, sodass sich auf T2-gewichteten Aufnahmen eine deutliche intramedulläre Signalanhebung ergibt. Auch Syringomyelien können auftreten. Die Höhlenbildung kann sich nach Entlastungsoperation weiter verstärken (sog. Balanceeffekt; Andrews u. Mitarb. 1988).

Die MRT stellt die Methode der Wahl dar und ist der CT-Myelographie häufig überlegen (Abb. 5.**66** u. 5.**67**) (Sklar u. Mitarb. 1989).

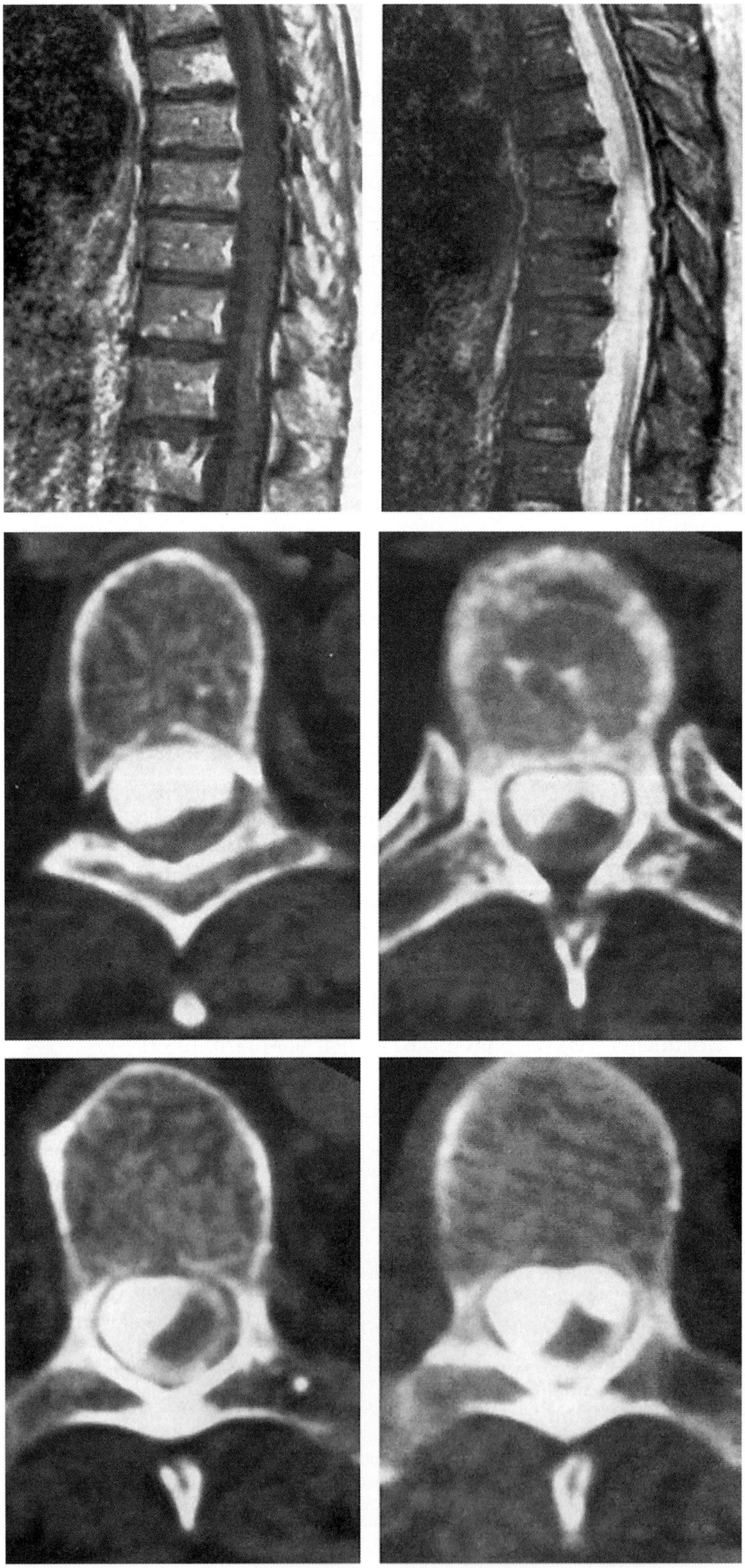

a, b

c, d

e, f

Abb. 5.**66 a–f Arachnoidalzysten in Höhe Th6–Th10 nach zervikaler Hämangioblastomoperation**. Operativ bestätigter Befund:

a T1-gewichtete Aufnahme nach Kontrastmittelgabe (TSE; TR = 550 ms, TE = 25 ms): Die Arachnoidalzysten weisen eine erhöhte Signalintensität im T1-gewichteten Bild auf und lassen sich vom Rückenmark nicht abgrenzen.

b T2-gewichtete Aufnahme (SE; TR = 2100 ms, TE = 80 ms): Es zeigt sich eine signalintense Raumforderung mit einer entsprechenden Kompression des Rückenmarks.

c–f CT-Myelographie in Höhe der Wirbelkörper Th7 (**c**), Th8 (**d**), Th9 (**e**) und Th10 (**f**). Die Aufnahmen zeigen 6 Stunden nach intrathekaler Kontrastmittelapplikation die kleinen Kontrastmittelspeicherungen in den Arachnoidalzysten, die Kompression des Rückenmarks und die partielle Elimination des Kontrastmittels aus dem Subarachnoidalraum.

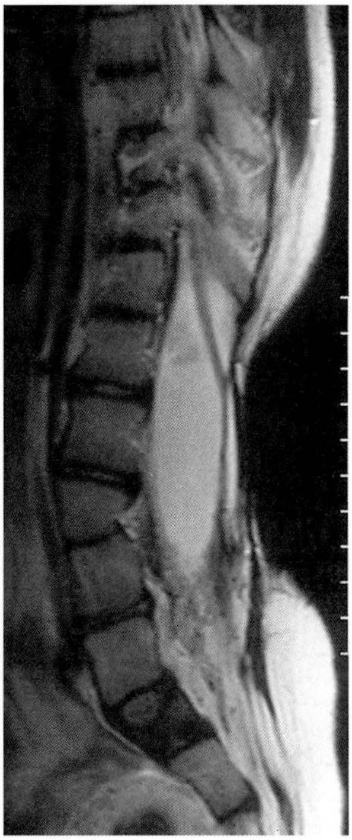

a

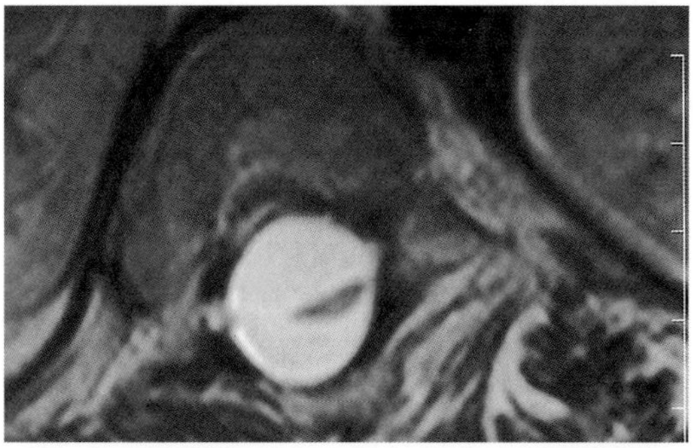

b

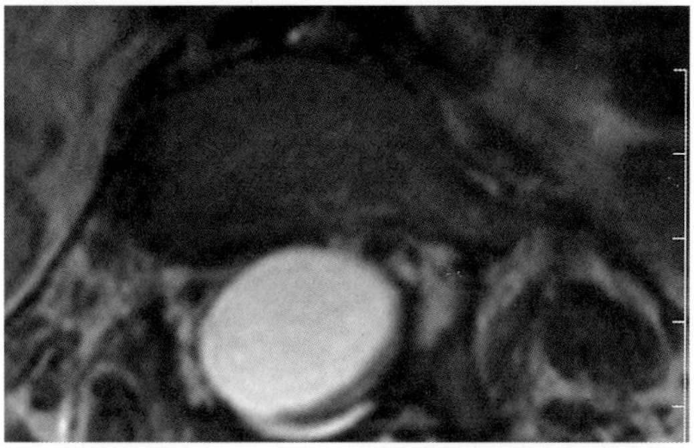

c

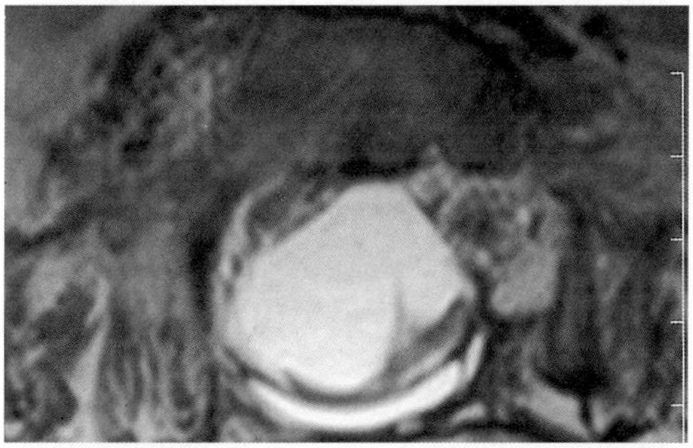

d

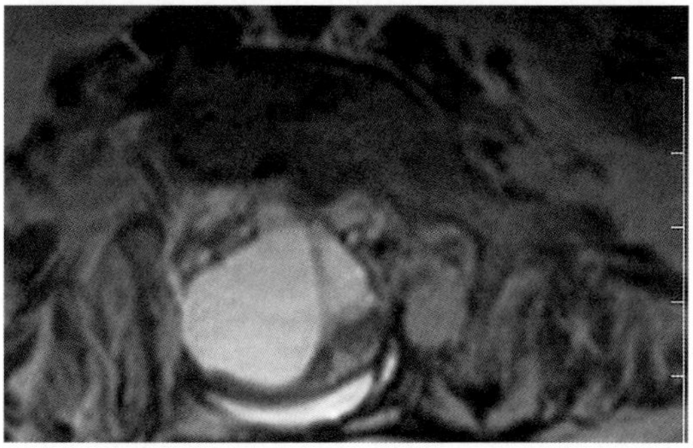

e

Abb. 5.**67 a–e Ausgedehnte Arachnoidalzysten lumbal bei Zustand nach Myelomeningozelen-Operation.** 9-jähriger Patient:

a T2-gewichtete sagittale Aufnahme (TSE; TR = 3635 ms, TE = 120 ms): Deutliche Aufweitung des Spinalkanals im Zusammenhang mit der Grundkrankheit. Ausgeprägte Vernarbungen im Operationsgebiet unter Einschluss des verdünnten und lang ausgezogenen Myelons. Dysplasie der distalen Lendenwirbel und des 1. Sakralwirbels.

b–e Transversale Schnitte, die von kranial nach kaudal aufgenommen wurden und die Dorsalverlagerung des Rückenmarks erkennen lassen, die von der Arachnoidalzyste ausgeht (**c**, **d** u. **e**). Strangartige Narbenbildung, die von dorsal nach ventral zieht und hier in die Dura einstrahlt (**d** u. **e**).

Intramedulläre Tumoren

Astrozytom

Inzidenz

Etwa 10–25 % aller Tumoren des Spinalkanals sind Gliome, hiervon sind etwa die Hälfte Astrozytome. Der Tumor tritt bei Kindern besonders häufig auf; er bildet den größten Anteil der intramedullären Tumoren im Kindesalter. Insgesamt liegt der Häufigkeitsgipfel in der 3.–4. Lebensdekade.

Lokalisation/Grading

Der Tumor wird am häufigsten im Brustmark gesehen, die zweithäufigste Lokalisation ist das Zervikalmark, selten finden sich Astrozytome lumbal. Das Astrozytom erstreckt sich durchschnittlich über etwa 6 Segmente. Es gibt Tumoren, die das gesamte Rückenmark einbeziehen, sie werden als *holomedulläre Astrozytome* bezeichnet.

Neben der stiftförmigen, diffus infiltrierenden Wachstumsform, die mit einer manchmal nur leichten Auftreibung des Rückenmarks einhergeht, wird auch ein verdrängendes Wachstum beobachtet. Diese Tumoren lassen sich vom Rückenmark abgrenzen und u. U. auch in toto resezieren (intradural-extramedulläres Wachstum).

Am häufigsten handelt es sich um Grad-I- oder Grad-II-Tumoren.

Diagnostik

MRT

In der MRT sind die Tumoren auf T1-gewichteten Aufnahmen überwiegend leicht hypointens. In den T2-gewichteten Aufnahmen zeigen sie eine deutliche Signalanhebung, dabei überwiegend von homogener Signalintensität. Es können allerdings Inhomogenitäten auftreten, bedingt durch Einblutungen und Nekrosen mit Zystenbildungen. Auf den Nativaufnahmen kann die Differenzierung zwischen Tumor und Ödem schwierig sein, ebenso die Trennung zwischen einer reaktiven Zyste oder Syrinx und einer Tumornekrose. Dies gelingt aber durch eine Kontrastmittelgabe. Tumorzysten zeigen eine Kontrastmittelaufnahme im Randbereich, reaktive Zysten hingegen nicht. Die Kontrastmittelapplikation ist von daher sinnvoll, um die Gesamtausdehnung des Tumors besser zu erfassen. Zumeist liegt eine inhomogene Kontrastmittelaufnahme vor. Die Tumoren nehmen praktisch immer Kontrastmittel auf im Gegensatz zu intrakraniell gelegenen Astrozytomen (Abb. 5.**68**–5.**70**).

Die operative Entfernung ist die Therapie der Wahl, zumeist gefolgt von einer Bestrahlung. Das histologische Grading ist von entscheidender Aussagekraft für die Prognose. Patienten mit einem höhergradigen Astrozytom zeigen zumeist eine rasche Verschlechterung, auch bedingt durch eine Tumoraussaat in den Liquor.

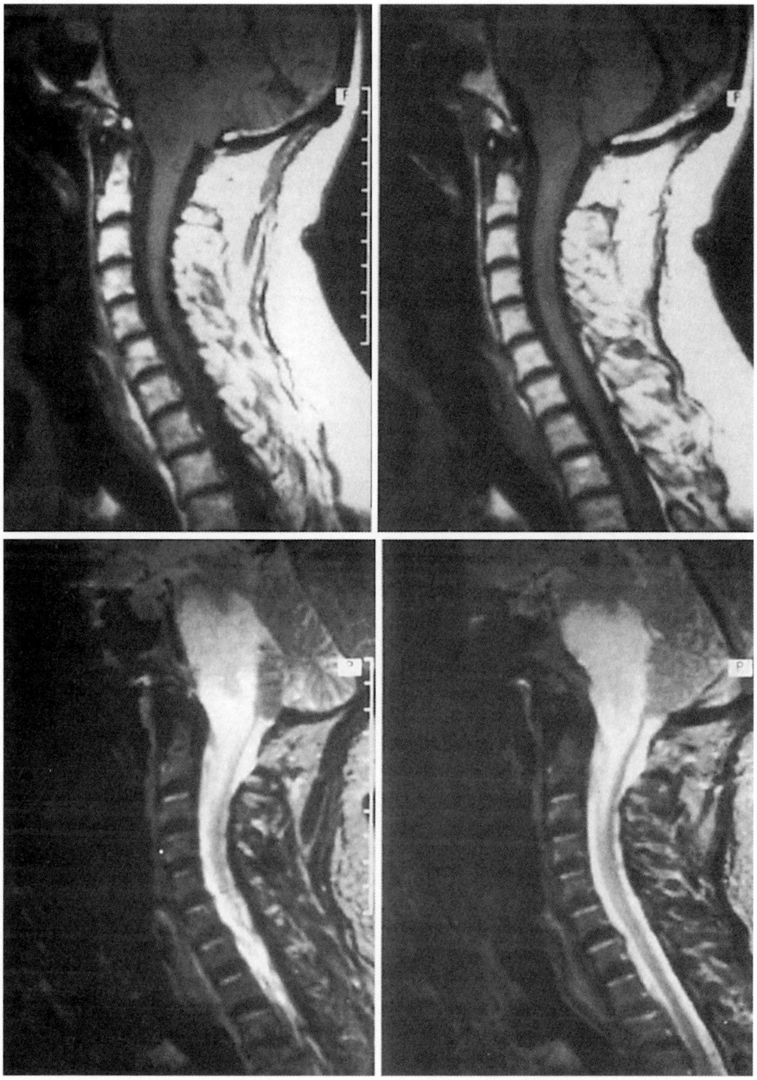

Abb. 5.**68 a–d Langstreckig wachsendes, intrakraniell und zervikal vorliegendes Astrozytom**:

a, b T1-gewichtete Aufnahme (SE; TR = 500 ms, TE = 15 ms): Diffuse Auftreibung von Pons, Medulla oblongata und oberem Zervikalmark. Keine Signaldifferenz im Vergleich zu nicht betroffenen Hirnanteilen.

c, d T2-gewichtete Aufnahme (SE; TR = 2500 ms, TE = 90 ms). Diffuse und homogene Signalanhebung des Tumors.

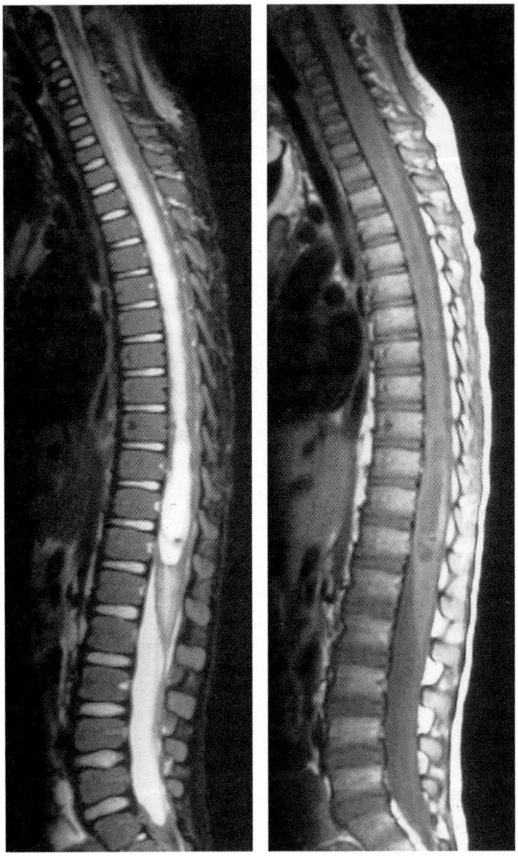

a b

Abb. 5.**69** **a, b** **Langstreckiges Astrozytom.** 5-jähriger Junge:

a Sagittale T2-gewichtete Aufnahme (STIR): Tumorausdehnung von C4–L1 mit z. T. deutlicher Auftreibung des Rückenmarks. Hohe Signalintensität im gesamten betroffenen Myelonabschnitt.

b T1-gewichtete Aufnahme (TSE; TR = 642 ms, TE = 12 ms): Auftreibung des Rückenmarks mit einer deutlichen Signalabsenkung intramedullär.

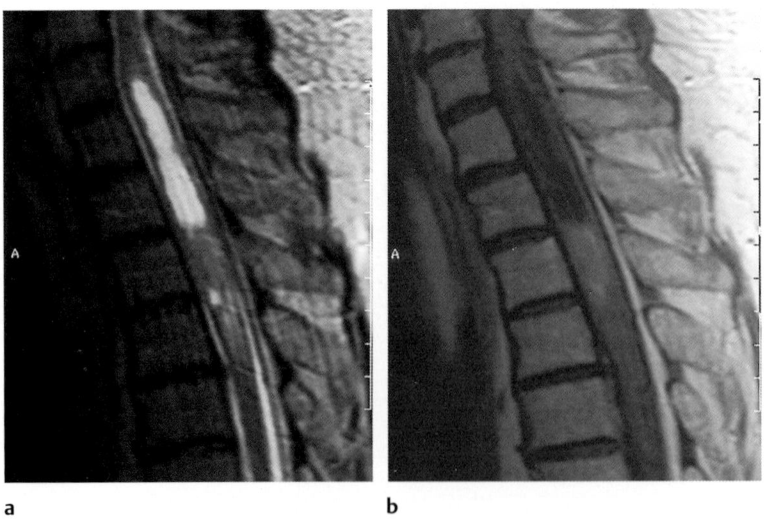

a b

Abb. 5.**70** **a, b** **Astrozytom.** 64-jähriger Patient:

a T2-gewichtete sagittale Aufnahme (TSE; TR = 5310 ms, TE = 112 ms): Deutliche Auftreibung des Rückenmarks in Höhe von C7–D4 mit inhomogener fleckiger, z. T. sehr hoher Signalintensität.

b Nach Kontrastmittelapplikation kommt es zur Darstellung eines vitalen kontrastmittelaufnehmenden Tumoranteils kaudal sowie einer reaktiven Zyste proximal hierzu.

Ependymom

Inzidenz

Im Erwachsenenalter ist das Ependymom der häufigste intramedulläre Tumor. Der Altersgipfel liegt in der 4. Lebensdekade, aber auch im Kindes- und hohen Alter werden Ependymome gesehen.

Lokalisation

Der Tumor findet sich besonders häufig im Thorakalmark, seltener zervikal. Die im dorsolumbalen Übergangsbereich auftretenden Tumoren liegen hier vornehmlich in extramedullärer Lage. Sie sind zumeist vom myxopapillaren Typ.

Neben dem Ependymom findet sich intramedullär selten das Subependymom, dieser Tumor ist auch in extramedullärer Lage im Verlauf des Filum terminale zu finden (S. 330).

Wachstum

Die Tumoren wachsen vornehmlich stiftförmig, mitunter erstrecken sie sich über das gesamte Rückenmark. Daneben ist ein spindelförmiges und knotiges Wachstum bekannt. Sie finden sich zumeist in zentraler Lage. In bis zu 50 % der Fälle werden Zystenbildungen gesehen. Verkalkungen sind beim spinalen Ependymom im Gegensatz zum intrakraniell gelegenen selten.

Diagnostik

MRT

Im T1-gewichteten Nativbild zeigt der Tumor ein hypointenses oder isointenses Signal im Vergleich zum Rückenmark, auf den T2-gewichteten Aufnahmen findet sich eine deutliche Signalanhebung. Regionen einer Einblutung können vom Signal her deutlich abweichen. Nicht selten werden Hämosiderinablagerungen gefunden, vor allem im Bereich der proximalen und kaudalen Konturbegrenzung des Tumors. Nach der Kontrastmittelgabe wird immer ein Enhancement gesehen, z. T. sehr kräftig. Es kann homogen ausfallen, ist zumeist allerdings irregulär-fleckig.

Die Differenzierung zwischen Ependymom und Astrozytom ist schwierig. Die Auffassung von Scotti u. Mitarb (1987), dass das Kontrastmittelverhalten einen Beitrag zur Differenzierung leistet, hat sich im Wesentlichen nicht bestätigt. Allerdings fällt das Kontrastmittelenhancement beim Ependymom zumeist kräftiger und homogener aus, als beim Astrozytom. Die Ependy-

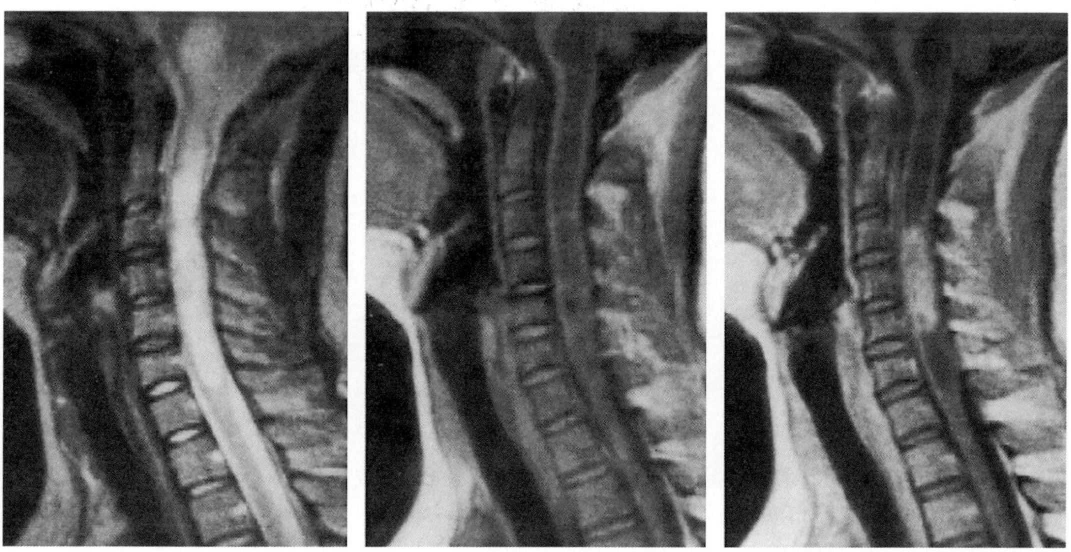

a b c

Abb. 5.**71 a–c** **Ependymom.** 28-jährige Patientin:
a T2-gewichtete Aufnahme (SE; TR = 1600 ms, TE = 90 ms): Signalreiche Auftreibung der Medulla oblongata und des Halsmarks bis C6/C7.
b Native T1-gewichtete Aufnahme (FLASH, TR = 315 ms, TE = 14 ms, Flip-Winkel α = 90°): Syringomyelie, die sich von der Medulla oblongata bis C6 erstreckt, dabei tumorverdächtige Inhomogenitäten zwischen C3 und C5
c Nach Kontrastmittelapplikation solide Tumoranteile zwischen C3 und C5, sehr kräftig und nahezu homogen kontrastmittelaufnehmend.

mome sind aufgrund ihrer mehr zentralen Lage gegenüber den mehr exzentrisch wachsenden Astrozytomen erkennbar, darüber hinaus ist bei Vorliegen einer Einblutung eher an das Ependymom als an das Astrozytom zu denken. Nicht zuletzt sind Tumoren in der Zervikalregion eher als Astrozytom und in der Dorsolumbalregion eher als Ependymom einzuordnen (Abb. 5.**71**–5.**76**).

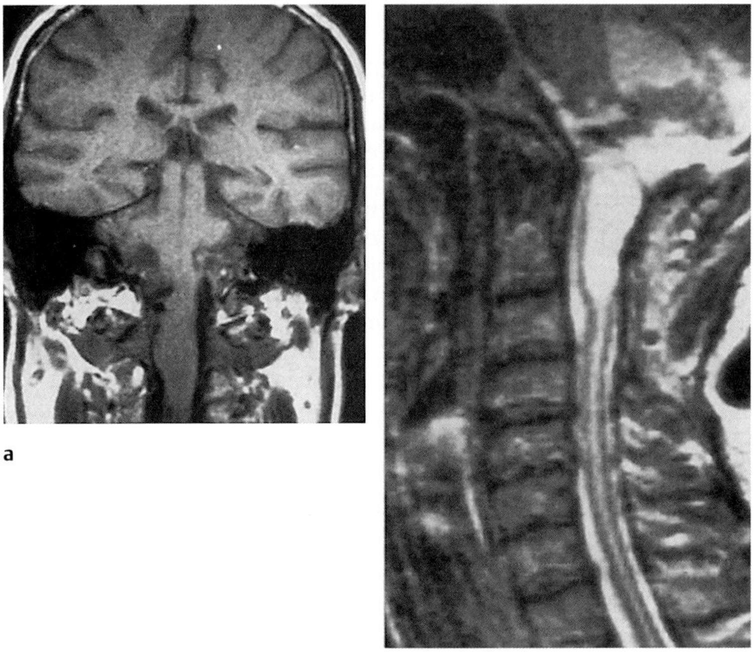

a b

Abb. 5.**72 a**, **b** **Ependymom in Höhe C2/C3**. Zustand nach Tumorteilentfernung:

a Koronare T1-gewichtete Aufnahme (SE; TR = 550 ms, TE = 20 ms): Spindelförmige Tumoranteile im Zervikalkanal, dessen Signalintensität im Vergleich zum Hirnstamm leicht hypointens erscheint.

b T2-gewichtete Aufnahme (SE; TR = 2100 ms, TE = 80 ms): Deutliche Signalanhebung des Tumors, Auftreibung des Rückenmarks sowie stiftförmig sich nach kaudal ausbreitendes Myelonödem.

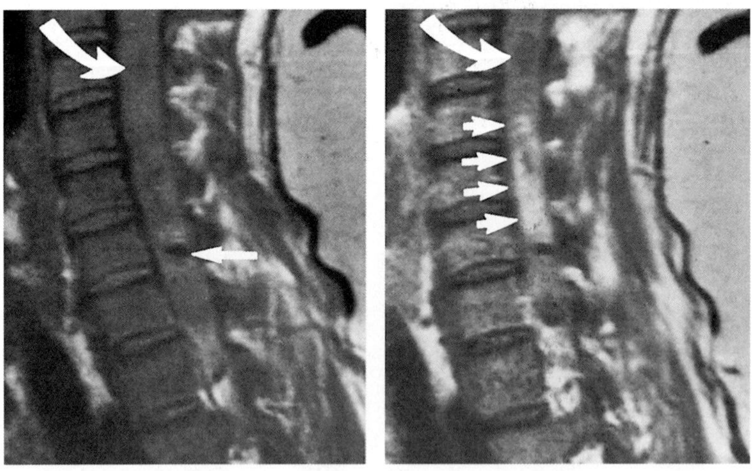

a b

Abb. 5.**73 a**, **b** **Ependymom im Halsmark**:

a Sagittale T1-gewichtete Aufnahme (SE; TR = 650 ms, TE = 25 ms): Multiple knotige Zonen, z. T. mit Signalabsenkung infolge einer Einblutung (Pfeile).

b Nach Kontrastmittelapplikation: Enhancement im Tumorbereich (Pfeile). Die umschriebene Myelonmalazie in Höhe C3 ist als reaktiv anzusehen und nicht als Tumoreinschmelzung (gebogener Pfeil).

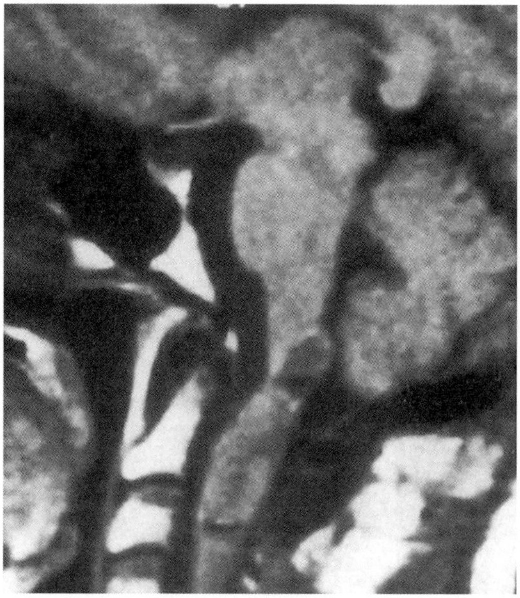
a

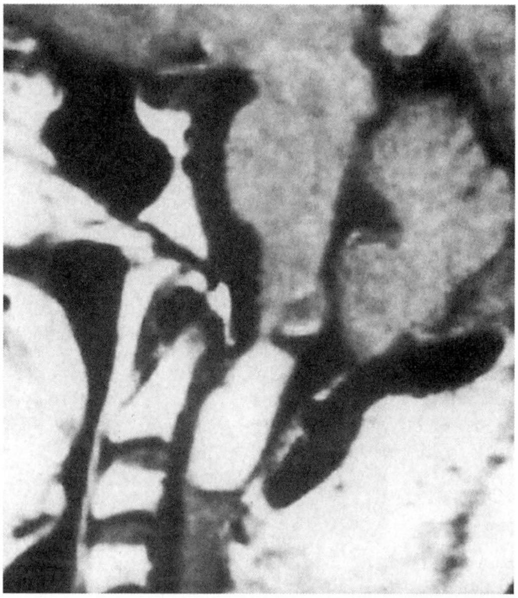
b

Abb. 5.**74** a, b **Ependymom bei C2/C3**:
a Nativbild (SE; TR = 550 ms, TE = 20 ms): Auftreibung der Medulla oblongata und des oberen Zervikalmarks durch den Tumor. Partiell etwas erniedrigte Signalintensität.
b Nach Kontrastmittelgabe kräftiges und homogenes Enhancement.

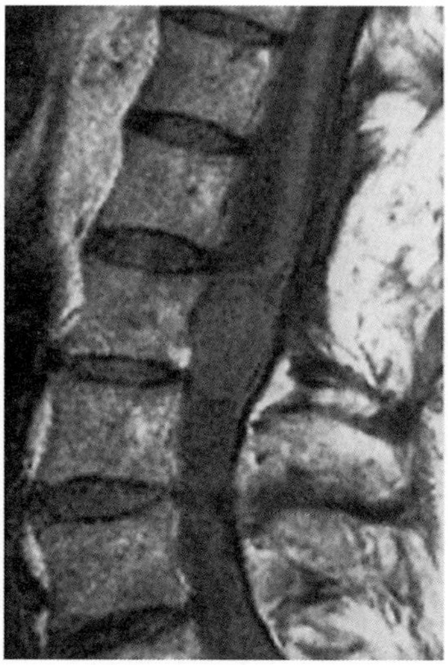
a

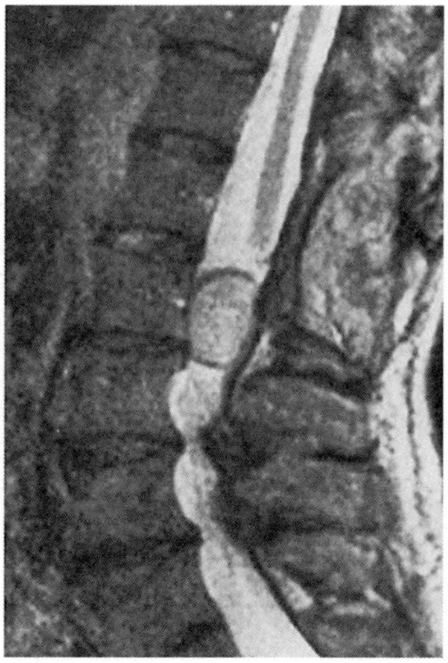
b

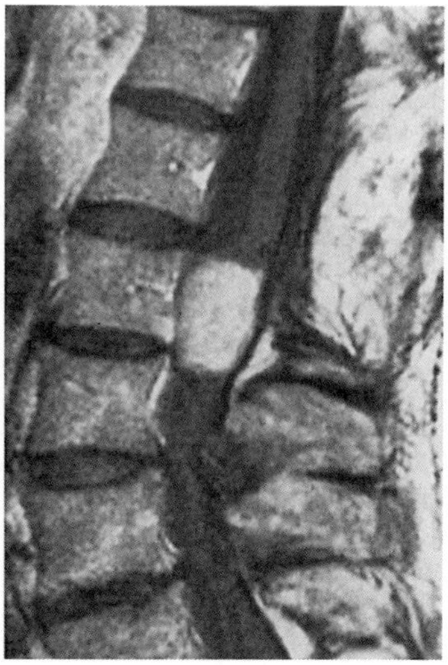
c

Abb. 5.**75** a–c **Ependymomrezidiv bei L2**:
a T1-gewichtete Nativaufnahme (SE; TR = 785 ms, TE = 25 ms): Der Tumor zeigt eine dem Rückenmark vergleichbare Signalintensität.
b T2-gewichtete Aufnahme (SE; TR = 2100 ms, TE = 80 ms): Niedrige Signalintensität. Pseudokapsuläre signalarme Randbegrenzung.
c Deutliche, homogene Signalanhebung nach Kontrastmittelgabe.

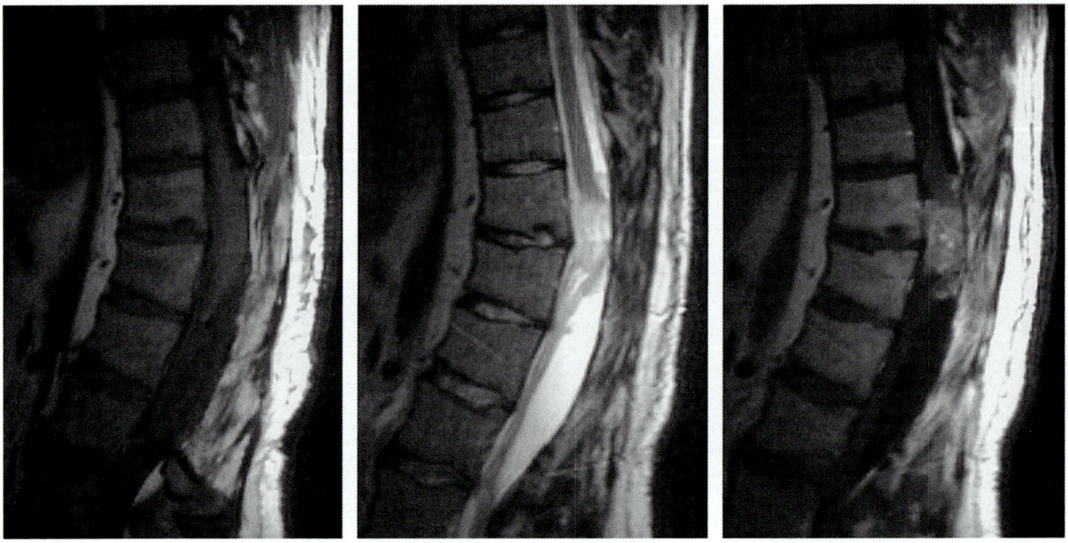

a b c

Abb. 5.**76** a–c **Ependymom im Konusbereich.** Rezidivtumor nach vorausgegangener Operation. 28-jähriger Patient:
a T1-gewichtete Aufnahme: Auftreibung des Konus durch einen im Vergleich zum Rückenmark isointensen Tumor. Zustand nach Laminektomie der Segmente D12–L2.
b T2-gewichtete Aufnahme: Der Tumor stellt sich etwas signalintens gegenüber dem Rückenmark dar.
c Nach Kontrastmittelapplikation: Kräftiges, relativ homogenes Enhancement.

Primitiv neuroektodermaler Tumor (PNET)

PNET ist ein Sammelbegriff für Tumoren des ZNS, deren Tumormatrix aus undifferenzierten Zellen besteht, die sich aus der germinalen Matrix des embryonalen Neuralrohrs herleiten. Sie haben die Fähigkeit, neuronal, glial oder ependymal zu differenzieren. Eingeschlossen sind:

- Medulloblastom des Kleinhirns,
- Pineoblastom,
- Neuroblastom.

Die Bezeichnungen „primitiv-zerebrales Neuroblastom“, „undifferenzierter kleinzelliger Tumor“ und „blauer Tumor“ rühren aus der Größe und dem Färbeverhalten der Tumorzellen her.

Gemeinsames Merkmal der Tumoren ist ihr aggressives infiltratives Wachstum mit großer Neigung zur Tumoraussaat in den Liquor. Sie sind sehr strahlensensibel. Häufig ist eine Tumormanifestation im Spinalkanal als sekundär anzusehen, sie kann aber auch primär vom Rückenmark ausgehen. Die Tumorzellen können intramedullär sowie auch diffus leptomeningeal besonders entlang der Cauda equina gefunden werden. Zur exakten Beurteilung des Ausmaßes einer intraspinalen Aussaat sollte der Spinalkanal immer mit Kontrastmittel untersucht werden (Abb. 5.**77**).

Weitere seltene intramedulläre Tumoren

Als weitere seltene intramedulläre Tumoren sind u. a. zu erwähnen:

- Gangliozytom (Abb. 5.**78**),
- Gangliogliom (extrem selten extramedullär-intradural gesehen),
- Oligodendrogliom,
- Glioblastom.

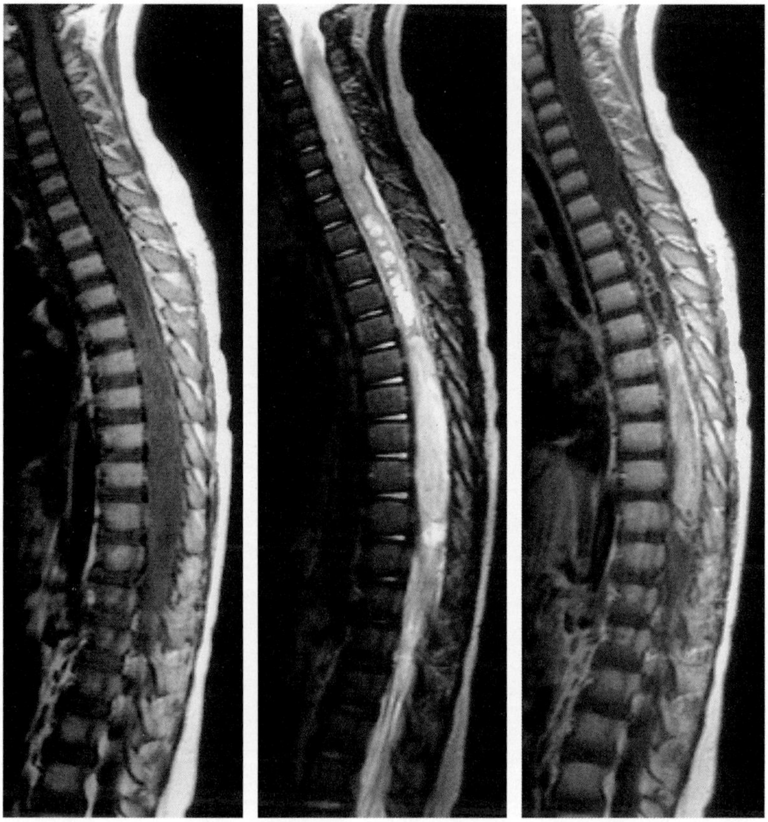

a b c

Abb. 5.**77 a–c** **Primitiv neuroektodermaler Tumor (PNET) des Rückenmarks**. 2-jähriges Mädchen:

a T1-gewichtete sagittale Aufnahme (SE; TR = 405 ms, TE = 12 ms): Massive Auftreibung des gesamten Rückenmarks im Verlauf des Spinalkanals mit deutlicher Signalabsenkung. Zum Teil lassen sich zystische Strukturen insbesondere im mittleren Bereich der Brustwirbelsäule abgrenzen.

b T2-gewichtete sagittale Aufnahme (TSE; TR = 5310 ms, TE = 112 ms): Die zystoiden Strukturen im mittleren Bereich der Brustwirbelsäule kommen in der T2-Gewichtung besser zur Darstellung. Weitgehende, z. T. kräftige Signalerhöhung des Myelons.

c Aufnahme nach Kontrastmittelapplikation (SE; TR = 405 ms, TE = 12 ms): Kräftige Kontrastmittelaufnahme im gesamten Tumorbereich, z. T. werden die zystischen Strukturen durch einen Kontrastmittelsaum umgriffen, sodass von Tumorzysten ausgegangen werden kann. Die im Bereich der Halswirbelsäule zu erkennende Auftreibung des Myelons ist reaktiv und nicht durch eine Tumorinfiltration bedingt.

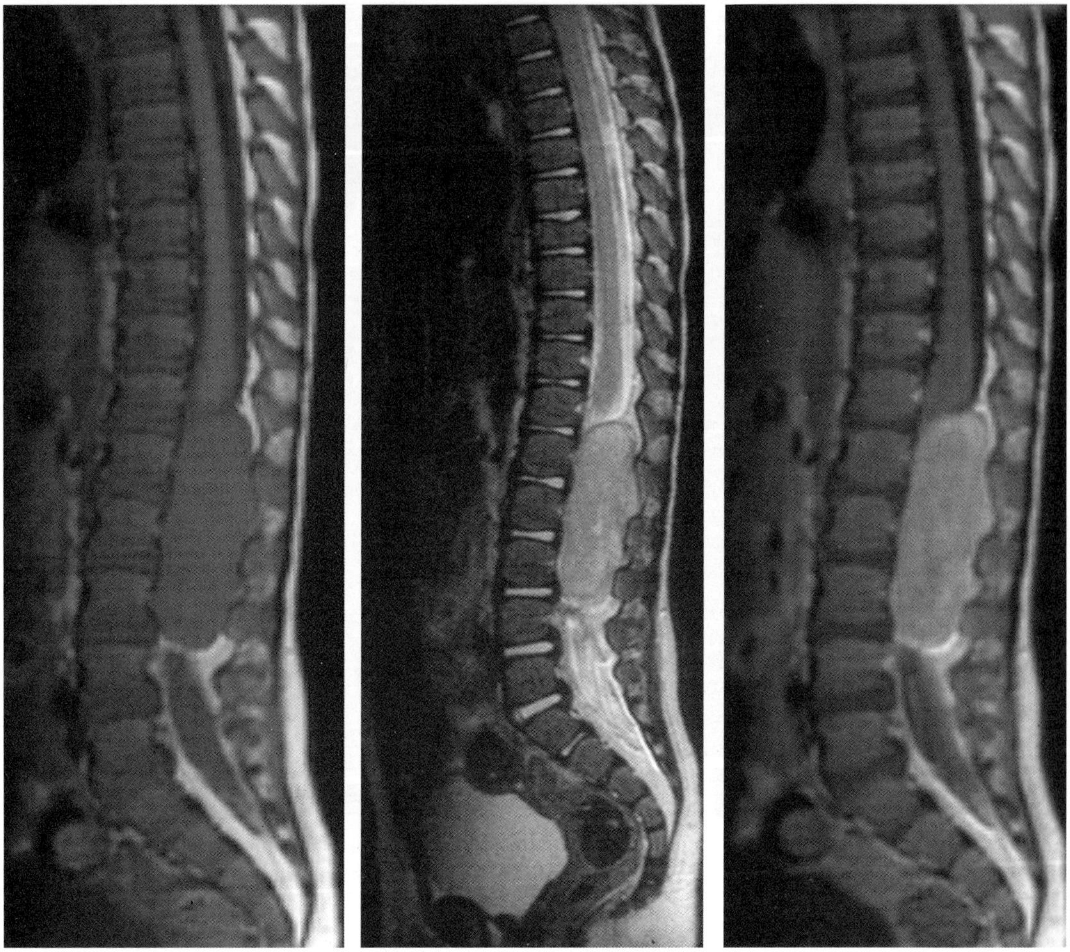

a b c

Abb. 5.**78 a–d** **Gangliozytom**. Das Gangliozytom geht vom distalen Anteil des Myelons aus mit Übergreifen auf die Cauda equina. 16 Monate alter Junge:

a Sagittale T1-gewichtete Aufnahme (SE; TR = 700 ms, TE = 19 ms): Der Tumor erstreckt sich von D12 bis zum Übergang L3/L4. Er weist eine homogene Signalintensität auf, die etwas geringer ausfällt als die des Rückenmarks. Es ist eine deutliche Auftreibung des Spinalkanals mit einer entsprechenden Knochenarrosion zu erkennen.

b T2-gewichtete Aufnahme (TSE; TR = 3000 ms, TE = 108 ms): Der Tumor zeigt eine weitgehend homogene, gering gegenüber dem Rückenmark angehobene Signalintensität.

c Aufnahme nach Kontrastmittelapplikation: Es findet sich ein kräftiges, weitgehend homogenes Kontrastmittelenhancement.

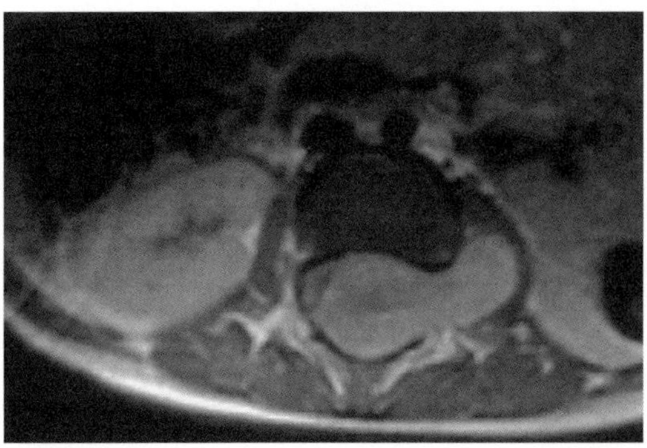

Abb. 5.**78 d** Transversaler Schnitt nach Kontrastmittelapplikation: Der Tumor erstreckt sich über das Foramen intervertebrale der linken Seite weiter in die Psoasmuskulatur. Der Spinalkanal erscheint durch dieses Tumorwachstum aufgetrieben, ebenso das Foramen intervertebrale links.

Intramedulläre Metastasierung

Am häufigsten werden intramedulläre Metastasen im Thorakalmark, dabei insbesondere in den kaudalen Abschnitten gesehen. Am zweithäufigsten ist die Zervikalregion und am seltensten die Lumbalregion betroffen. Zumeist handelt es sich um kleine, auf einen Segmentabschnitt beschränkte Tumoren.

Diagnostik

MRT

Intramedulläre Metastasen gehen nur selten mit Zystenbildungen einher. Die Metastasen sind auf den T1-gewichteten Aufnahmen häufig signalarm, in den T2-gewichteten Aufnahmen signalreich. Nach der Kontrastmittelgabe findet sich zumeist ein kräftiges, homogenes Enhancement. Ähnlich wie intrazerebral besteht ein Missverhältnis zwischen Metastasengröße und perifokaler Ödemreaktion. Das zumeist ausgedehnte perifokale Ödem kann als Hinweiszeichen für eine intramedulläre Metastase genommen werden. Selten zeigen intramedulläre Metastasen eine Einblutung und von daher ein abweichendes Signalverhalten (Abb. 5.**79**, s. auch Abb. 5.**39**).

Extradurale, intradural-extramedulläre und intramedulläre Tumormanifestationen

■ Primär-malignes Lymphom, sekundärer Lymphombefall, leukotisches Infiltrat

Epidurales malignes Lymphom

Inzidenz/Ausbreitung

In etwa 2–6% aller Fälle mit einem malignen Lymphom wird eine primär epidurale Lage gesehen. Der Tumor stellt sich entweder umschrieben epidural dar oder findet sich sowohl in intraduraler als auch extraduraler Lage und zeigt eine entsprechende Infiltration paravertebraler Strukturen durch die Foramina intervertebralia. Im Einzelfall kann der paravertebrale Tumoranteil größer ausfallen als die intraspinale Tumormasse.

Am häufigsten handelt es sich um Tumoren mit einem mittleren Malignitätsgrad, gefolgt von Tumoren mit geringem Malignitätsgrad. Selten handelt es sich um Lymphome von hohem Malignitätsgrad. Dabei ist die Rückenmarkkompression besonders für das Non-Hodgkin-Lymphom, weniger das Hodgkin-Lymphom charakteristisch.

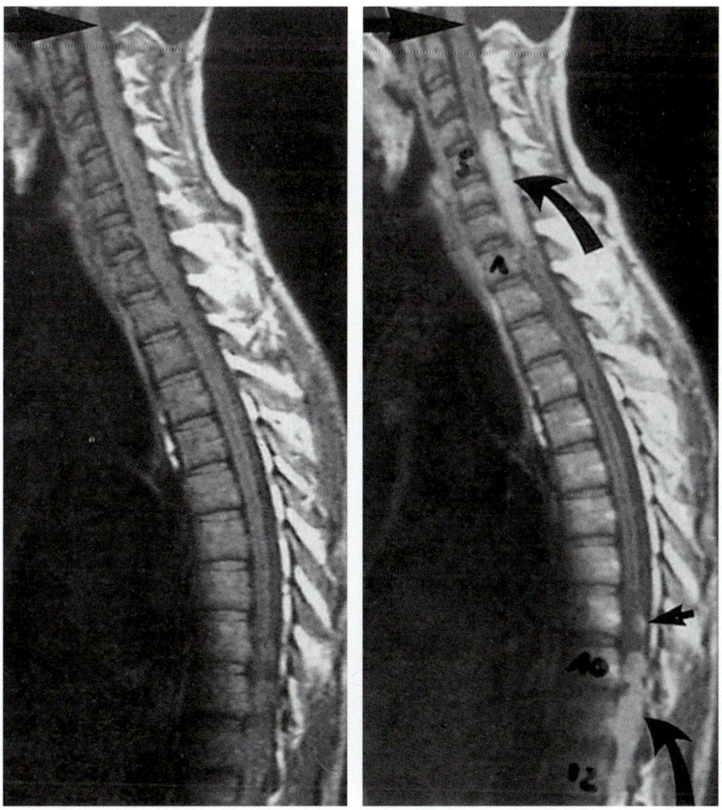

a b

Abb. 5.**79** **a, b** **Intramedulläre Metastasen eines Medulloblastoms:**

a T1-gewichtete Nativaufnahme (SE; TR = 500 ms, TE = 15 ms): Auftreibung des Zervikalmarks und des Rückenmarks in Höhe Th10–Th12 ohne Signaldifferenz. Zustand nach Medulloblastomoperation in der hinteren Schädelgrube (großer gerader Pfeil).

b Nach Kontrastmittelgabe: Nachweis einer intramedullären stiftförmigen Metastasierung in Höhe C5–Th1 und Th10–Th12 (gebogene Pfeile). Zusätzlich kleiner Knoten bei Th9 (kleiner gerader Pfeil). Ödembedingte Auftreibung des oberen Zervikalmarks (großer gerader Pfeil).

Die Tumoren entwickeln sich entweder ausgehend vom Wirbelkörper in den Epiduralraum, sie sind zum anderen auch unabhängig von einer Wirbelkörperbeteiligung zu finden. Daneben sind Fälle zu sehen, bei denen neben der epiduralen Infiltration Wirbelkörper in anderer Höhe mitbetroffen sind. Von diesen Wirbelkörpern geht nicht immer eine zusätzliche epidurale Kompression aus. Die Lymphominfiltration erstreckt sich zumeist über 2–6 Wirbelsegmente, sie ist sowohl in rein anteriorer als auch in dorsaler Lage zu finden, am häufigsten ist die kombinierte zirkuläre Tumorinfiltration zu sehen.

Prädilektionsstelle ist der Thorakalraum, gefolgt vom lumbalen, zervikalen und lumbosakralen Spinalkanal.

Diagnostik

MRT

Zumeist zeigen die epiduralen Lymphome eine isointense Signalintensität in der T1-Gewichtung in Relation zum Rückenmark sowie ein hohes Signal in der PD-Gewichtung und ein isointenses Signal oder aber hohes Signal in der T2-Gewichtung. In der überwiegenden Zahl der Fälle liegt eine homogene Signalintensität vor. Nach Kontrastmittelapplikation findet sich zumeist ein starkes, seltener ein moderates Enhancement.

Eine Differenzierung zwischen Tumoren mit niedrigem, mittlerem oder hohem Malignitätsgrad ist vom MRT-Aspekt her nicht möglich (Abb. 5.**80**).

Intramedullärer Tumorbefall

Inzidenz/Pathogenese

Maligne Lymphome, die primär im Rückenmark auftreten, sind selten. Die primären malignen Lymphome des ZNS gehen von pluripotenten Mesenchymzellen der Blutgefäße sowie der Leptomeninx von Gehirn oder Rückenmark aus. Zunächst kommt es zu einer dichten Ansammlung von Zellennestern in der Adventitia der Blutgefäße, von dort aus kann sich der Tumor diffus perivaskulär ausbreiten; bei Befall benachbarter Gefäße können die Tumorzellnester zusammenfließen bis hin zu größeren knotigen oder langstreckigen Arealen.

Aus diesem Entstehungsmechanismus resultiert, dass die primär malignen Lymphome lange Zeit einen nichttumorartigen (nichtraumfor-

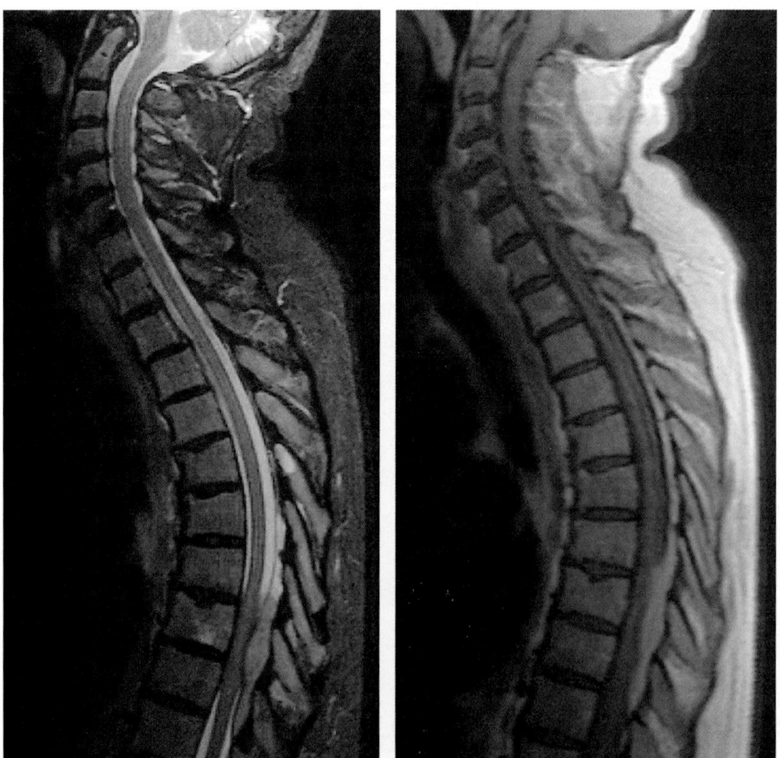

a b

Abb. 5.**80** a, **b** **Epidurales Lymphom in Höhe BWK 7–BWK 10, gleichzeitig Befall von BWK 8**:
a T2-gewichtete sagittale Aufnahme (STIR): Raumforderndes malignes Lymphom in epiduraler Lage mit entsprechender Abhebung der Dura dorsal. Etwas höhere Signalintensität des Lymphoms im Vergleich zum Rückenmark. Deutliche Kompression von dorsal her. Gleichzeitig Nachweis einer fleckigen Signalinhomogenität mit leichten Signalanhebungen von BWK 8.
b Sagittalschnitt nach Kontrastmittelgabe (TSE; TR = 800 ms, TE = 12 ms): Der Tumor nimmt homogen Kontrastmittel auf. Die Veränderungen von BWK 8 sind in dieser Aufnahme nicht erkennbar.

dernden) Charakter einnehmen und auch lange Zeit makroskopisch nicht oder nur schlecht erfassbar sind. Die Herde neigen zur Absiedlung in den Liquorräumen (Abb. 5.**81**).

Es wird ein Zusammenhang zwischen dem Auftreten maligner Lymphome und einer immunsuppressiven Therapie gesehen. So werden maligne Lymphome gehäuft im Zusammenhang mit einer medikamentösen Dauertherapie nach Nierentransplantation beobachtet; auch angeborene oder erworbene Immundefekte erhöhen die Inzidenz.

Intradural-extramedulläre Tumoraussaat

Inzidenz/Pathogenese

Zum einen findet sich die extramedulläre Tumoraussaat bei Vorliegen eines zerebralen primär malignen Lymphoms, das nicht selten zu einer Tumorabsiedlung im Spinalkanal führt. Zum anderen kann eine ZNS-Beteiligung bei Vorliegen einer lymphatischen Systemerkrankung eintreten. Dabei ist der Malignitätsgrad des malignen Lymphoms nicht ausschlaggebend für den Befall des ZNS, auch die niedrigmalignen Lymphome metastasieren mit einer Häufigkeit zwischen 15 und 83 % (Mycosis fungoides) in das ZNS, ebenso wie die Non-Hodgkin-Lymphome vom hohen Malignitätsgrad, wo die Angaben zwischen 23 und 47 % schwanken. In den meisten Fällen handelt es sich um eine subarachnoidale Ausbreitung mit Infiltration der Leptomeninx. Dabei kann die Metastasierung in Form einer diffusen Absiedlung entlang der Leptomeninx bestehen, u. U. verbunden mit knotenförmigen Tumorzellnestern.

Auch bei kindlichen Leukosen werden nicht selten ZNS-Beteiligungen gesehen, wobei die Wahrscheinlichkeit einer ZNS-Infiltration von der Verlaufsdauer der Erkrankung abhängt. Bei der akuten lymphatischen Leukämie ist die Mitbeteiligung des ZNS am häufigsten. Grundsätzlich kann auch bei Erwachsenen mit Leukämie die ZNS-Beteiligung auftreten, allerdings wesentlich seltener als bei Kindern. Auch hier handelt es sich zumeist um eine diffuse Infiltration der Leptomeninx und des gesamten Subarachnoidalraums. Beim Befall des Rückenmarks können perivaskuläre Zellansammlungen vorherrschend sein.

Diagnostik

MRT

Nach Untersuchungen, die vergleichend zwischen MRT und Liquorzytologie vorgenommen worden sind, ist die Nachweisrate einer leptomeningealen Infiltration beim malignen Lymphom mithilfe der MRT als gering anzusehen und liegt unter 10 % (Yousem u. Mitarb. 1990). Dies gilt auch für den Fall einer Kontrastmittelapplikation, wodurch die Nachweisrate gegenüber den Nativaufnahmen deutlich erhöht werden kann.

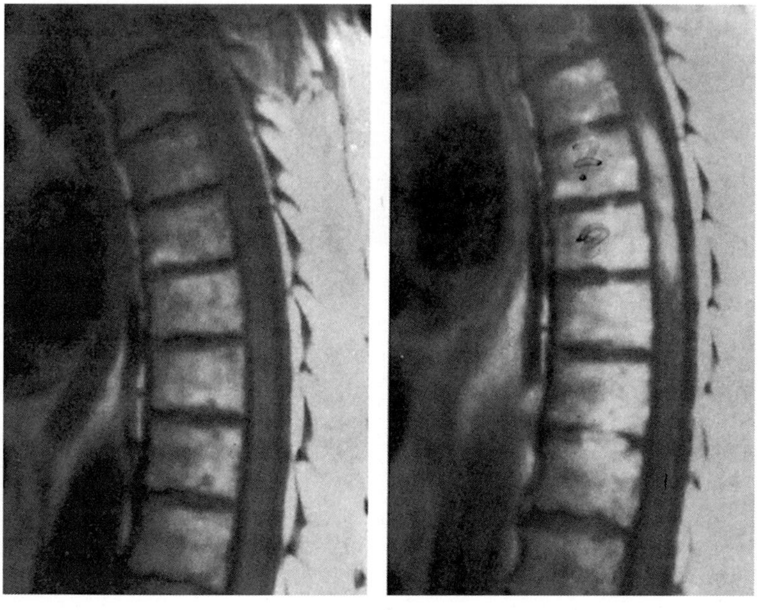

a b

Abb. 5.**81** **a, b** **Intramedulläres malignes Lymphom Th7/Th8:**
a T1-gewichtete Nativaufnahme (SE; TR = 320 ms, TE = 15 ms): Kein sicherer Nachweis einer pathologischen Veränderung.
b Nach Kontrastmittelgabe kräftiges Enhancement intramedullär.

Der insgesamt geringe Nachweis erklärt sich aus den häufig nicht knotig imponierenden Tumorinfiltrationen. Erst bei Vorliegen größerer Zellansammlungen kann in der Regel nach Kontrastmittelgabe von einem kräftigen Enhancement ausgegangen werden, was den Nachweis sichert (Abb. 5.**82**).

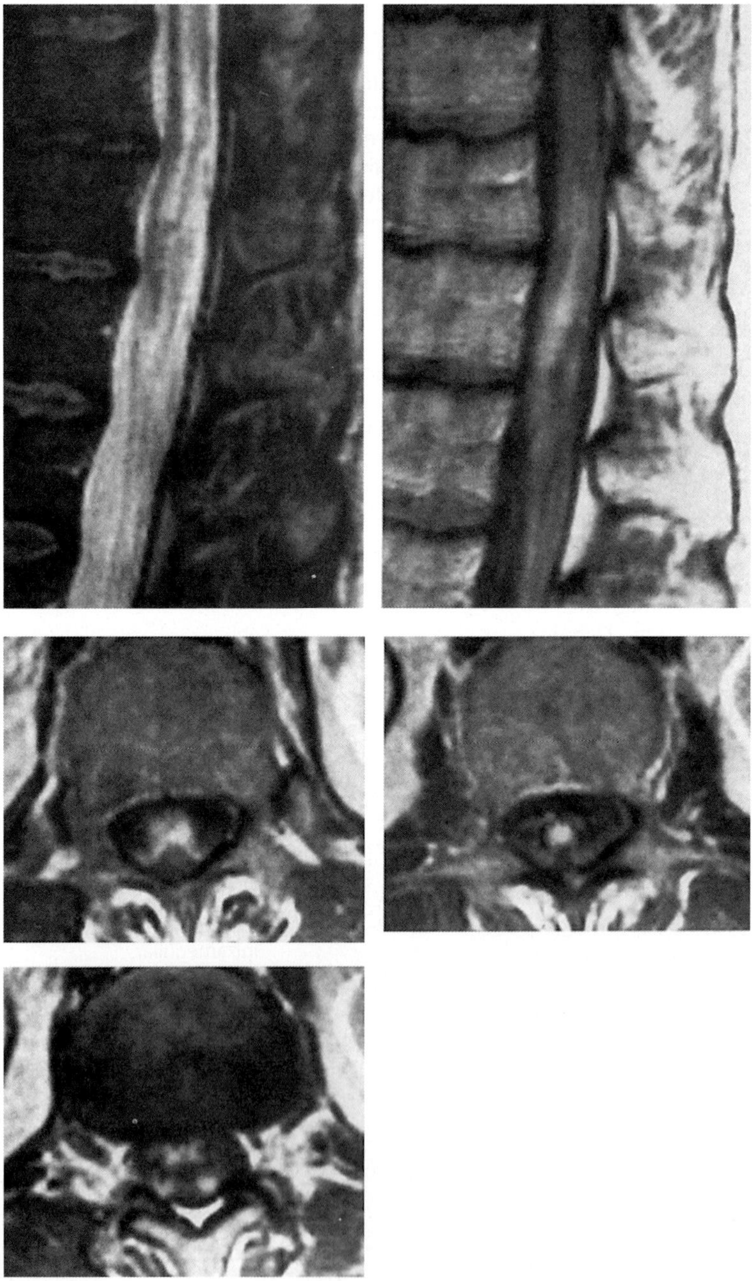

a, b

c, d

e

Abb. 5.**82 a–e** **Non-Hodgkin-Lymphom (B-Zell-Lymphom mit ZNS-Beteiligung)**:

- **a** T2-gewichtete Aufnahme (SE; TR = 2100 ms, TE = 80 ms): Streifige Signalanhebung des Rückenmarks in Höhe des thorakolumbalen Übergangs.
- **b** T1-gewichtete Aufnahme nach Kontrastmittelgabe (SE; TR = 785 ms, TE = 25 ms): Signalanhebung im Bereich des Konus und der Cauda equina.
- **c** Transversalschnitt nach Kontrastmittelgabe: Nachweis einer intramedullären Signalanhebung, die sich teilweise auch auf die Nervenwurzeln erstreckt.
- **d** Schicht weiter kaudal zu Abb. **c**.
- **e** Schicht weiter kaudal zu Abb. **d**. Enhancement der Nervenwurzeln der Cauda equina, gleichzeitige Verdickung der Nerven erkennbar.

Zusammenfassung

- Folgende Knochentumoren sind bevorzugt in der Wirbelsäule zu finden:
  - Osteoblastom,
  - Hämangiom,
  - aneurysmatische Knochenzyste,
  - Chordom,
  - Plasmozytom,
  - Metastasen.
- Das *Osteoblastom* ist ein benigner Tumor, der vornehmlich in den Wirbelanhangsgebilden der Brust-und Lendenwirbelsäule gesehen wird. Im MRT handelt es sich im T1-gewichteten Bild um eine hypo- oder isointense Struktur, im T2-gewichteten Bild um einen hyperintensen Tumor in Relation zum Muskelgewebe.
- Das *Hämangiom* kann bei etwa 10% aller Untersuchungen gefunden werden. Es handelt sich häufig um Zufallsbefunde. Bei expansiver Ausdehnung und/oder pathologischen Frakturen werden Beschwerden gesehen. Im MRT findet sich ein relativ charakteristisches Bild mit einer Signalanhebung im T1- und T2-gewichteten Bild.
- Die *aneurysmatische Knochenzyste* ist eine expansive Läsion mit dünnwandigen, blutgefüllten Hohlräumen. Im MRT findet sich eine inhomogene Signalintensität, häufig mit Flüssigkeitsspiegeln einhergehend, die durch Einblutungen hervorgerufen sind.
- Das *Chordom* findet sich bevorzugt kranial im Klivus oder am kraniozervikalen Übergang, zum anderen kaudal in Höhe von Os sacrum oder Os coccygeum. Im MRT findet sich ein uncharakteristisches Signalverhalten mit einer Signalabsenkung im T1-gewichteten und einer Signalanhebung im T2-gewichteten Bild.
- Das *Plasmozytom* ist mit 50% bei weitem der häufigste maligne Knochentumor. Die MRT ist die am besten geeignete Methode zur Diagnostik des Knochenmarkbefalls. Es wird zwischen einem fokalen, miliaren, diffusen und gemischtförmigen Befall unterschieden. Die empfindlichsten Sequenzen zum Nachweis des Knochenmarkbefalls sind:
  - T1-gewichtete Spin-Echo-Sequenz,
  - Opposed-Phased-GRE-Sequenz,
  - STIR-Sequenz.
- Das *eosinophile Granulom* ist ein häufiger Tumor des Kindesalters. Er zeigt eine solitäre Wirbelkörperläsion, was mit einer Sinterung des Wirbels einhergeht (Vertebra plana). Das Signalverhalten im MRT ist uncharakteristisch.
- *Skelettmetastasen* finden sich besonders häufig beim Mamma-, Prostata- und Bronchialkarzinom. Während der Nachweis des Wirbelkörperbefalls gut gelingt, kann die Diagnostik des Pedikel-, Processus-transversus- und Processus-spinosus-Befalls Schwierigkeiten bereiten. Die MRT sollte mit folgenden Sequenzen erfolgen:
  - T1-gewichtete SE-Sequenz,
  - Opposed-Phased-GRE-Sequenz,
  - STIR-Sequenz.
- Zu den häufigsten epiduralen Raumforderungen gehört die *epidurale Lipomatose*, die auf alimentärer und hormoneller Grundlage entstehen kann. Die Fettgewebsvermehrung ist im MRT anhand des charakteristischen Signalverhalten gut erkennbar. Bei entsprechender Klinik kann eine Entlastungsoperation notwendig sein.
- *Intraspinale Synovialzysten* sind eine Folge spondylarthrotischer Veränderungen der Wirbelgelenke. Charakteristisch ist die posterolaterale Lage mit Kontakt zum Wirbelgelenk. Das Signal im MRT kann von dem des Liquors abweichen.
- Die häufigsten intradural-extramedullär gelegenen Tumoren sind das *Meningeom* und das *Neurinom*. Das Meningeom ist besonders ein Tumor des weiblichen Geschlechts, es wird ein hormonell stimuliertes Wachstum angenommen. Zervikal werden eher Meningeome gesehen, thorakolumbal eher Neurinome. Beide Tumoren nehmen kräftig Kontrastmittel auf. Die Meningeome neigen zu Verkalkungen, Neurinome können große Zysten bilden. Die T1- und T2 gewichteten Aufnahmen erlauben meist keine Unterscheidung der Tumoren. Beide Tumoren zeigen in der T1-Gewichtung ein zum Rückenmark iso-/hypointenses Vorkommen, in der T2-Gewichtung eine mäßige bis starke Signalanhebung. Als charakteristisch ist das sanduhrförmige Wachstum beim Neurinom zu nennen.
- *Neurofibrome* werden zumeist im Zusammenhang mit der Neurofibromatose Typ Recklinghausen gesehen. Die Tumoren treten dabei bevorzugt multipel auf. Häufig ist ein kombiniert intraspinal-extraspinales Wachstum, bei multiplen Tumoren können hieraus erhebliche Raumforderungen resultieren. Eine Besonderheit ist das plexiforme Neurofibrom, das flächig wächst und ausgedehnte Infiltrationen zur Folge haben kann. Im T1-gewichteten MRT-Bild wird ein Signal ähnlich Muskelgewebe oder etwas höher gesehen, in der T2-Gewichtung findet sich eine deutliche Signalanhebung. Nach Kontrastmittelgabe zeigt sich ein kräftiges Enhancement.

Zusammenfassung (Fortsetzung)

- Das *Paragangliom* gehört zur Gruppe der neuroendokrinen Tumoren. Es handelt sich um einen langsam wachsenden Tumor, dessen Charakteristikum der ausgesprochene Gefäßreichtum ist. Nicht selten werden im MRT von proximal auf den Tumor zulaufende Gefäße gesehen. Innerhalb des Tumors kann ein fleckiges Bild mit kleinen punktförmigen Signalauslöschungen als Flow-Void-Phänomen vorliegen, was zum sog. Pfeffer-und-Salz-Bild in der T2-Gewichtung führt. Nach der Kontrastmittelgabe wird ein kräftiges Enhancement gesehen.
- Ein häufiger Tumor der Konus-Kauda-Region ist das *myxopapilläre Ependymom*, das extramedullär gefunden wird. Der Tumor erstreckt sich zumeist nur über 1–2 Segmente. Der Tumor kann zu einer Wirbelkörperarrosion führen. In der T1-Gewichtung ist der Tumor iso- selten hypointens, im T2-gewichteten Bild nahezu immer hyperintens. Nach der Kontrastmittelgabe wird typischerweise ein kräftiges Enhancement gesehen.
- Das *Subependymom des Filum terminale* ist ein relativ avaskulärer Tumor, der in Höhe des Filum extramedullär gefunden wird, ansonsten intramedullär liegt. Er nimmt wenig Kontrastmittel auf.
- Die *leptomeningeale Metastasierung* kann diffus, knotig oder in Clusterform vorliegen. Die Nachweisrate einer Metastasierung ist mit dem MRT eher gering, lediglich 10–15 % aller Metastasierungen werden im MRT nachgewiesen. Der höchste Nachweis wird durch eine Kontrastmittelgabe erreicht.
- *Erworbene Arachnoidalzysten* entstehen durch Operationen, Traumen, Einblutungen und Entzündungen. Sie weisen ein charakteristisches Liquorsignal auf, sind anhand ihrer Raumforderung zu erkennen. Der Nachweis kann allerdings im MRT schwierig sein, zum einen, wenn das Signal abweicht, zum anderen, wenn Myelonveränderungen vorliegen.
- 10–25 % aller intramedullären Tumoren sind *Gliome*, hiervon sind etwa 50 % *Astrozytome*. Der Tumor wird bei Kindern besonders häufig gesehen, die höchste Inzidenz findet sich in der 3.–4. Lebensdekade. Am häufigsten ist das Brustmark betroffen, zumeist erstreckt sich das Astrozytom über 6 oder mehr Segmente, ein holomedulläres Wachstum kann vorkommen. Im MRT wird auf den T1- und T2-gewichteten Nativaufnahmen ein unspezifisches Signalverhalten gesehen, nach Kontrastmittelgabe findet sich ein kräftiges, manchmal fleckiges Enhancement, da Tumornekrosen vorliegen können. Sichere Kriterien zur Abgrenzung des Astrozytoms von anderen intramedullären Tumoren, vor allem dem Ependymom, existieren nicht.
- Das *Ependymom* ist der häufigste intramedulläre Tumor im Erwachsenenalter. Der Tumor findet sich am häufigsten thorakal, seltener zervikal. Er zeigt ein stiftförmiges Wachstum, mitunter liegt eine holomedulläre Ausbreitung vor. Zystenbildungen sind typisch, Verkalkungen hingegen selten. Das Signalverhalten ist sowohl in den T1- als auch T2-gewichteten Aufnahmen uncharakteristisch. Ebenso lässt sich aus dem Kontrastmittelverhalten die Artdiagnose nicht ableiten.
- *PNET* können vor allem bei Kindern auftreten. Sie zeigen ein besonders aggressives Wachstum mit Neigung zur Tumoraussaat in den Liquor. Zur Erfassung der gesamten Tumorausdehnung ist die Kontrastmittelgabe besonders wichtig.
- *Intramedulläre Metastasen* treten weniger häufig auf als leptomeningeale. Sie werden bevorzugt thorakal gesehen. Ähnlich wie zerebral neigen auch die intramedullären Metastasen zur ausgedehnten Ödembildung.
- *Maligne Lymphome/Non-Hodgkin-Lymphome* werden nicht selten in extraduraler Lage gefunden. Dabei kann der Tumor vom Wirbelkörper ausgehen, aber auch hiervon unabhängig auftreten. Die Lymphominfiltration erstreckt sich zumeist über 2–6 Wirbelsegmente.
- Selten finden sich maligne Lymphome im Rückenmark. Dabei ist die Entstehung häufig mit einer immunsuppressiven Therapie kombiniert.
- Das maligne Lymphom kann in Form einer Tumoraussaat in den Subarachnoidalraum vorliegen, wobei sowohl eine maligne Systemerkrankung als auch eine zerebrale Manifestation ursächlich sein kann. Der Nachweis gelingt häufig nur durch Kontrastmittelgabe. Insegesamt ist der Nachweis einer Tumoraussaat in den Liquor mit dem MRT schlechter als mit der Liquorpunktion.

Literatur

Aggarwal, S., J. H. N. Deck, W. Kucharczyk: Neuroendocrine tumor (paraganglioma) of the cauda equina: MR and pathologic findings. Amer. J. Neuroradiol. 14 (1993) 1003–1007

Aisen, A. M., W. Martel, E. M. Braunstein, K. I. McMillin, W. A. Phillips, T. F. Kling: MRT and CT evaluation of primary bone and soft-tissue tumors. Amer. J. Roentgenol. 146 (1986) 749–756

Andrews, B. T., P. R. Weinstein, M. L. Rosenblum, N. M. Barbaro: Intradural arachnoid cysts of the spinal canal associated with intramedullary cysts. J. Neurosurg. 68 (1988) 544–549

Aoki, J., H. Tanikawa, K. Ishii, G. S. Seo, O. Karakida, S. Sone et al.: MR findings indicative of hemosiderin in giant-cell tumor of bone: frequency, cause, and diagnostic significance. Amer. J. Roentgenol. 166, (1996) 145–148

Augustin, J. J. T., E. G. Martinench, F. C. Corretger, L. C. Salcines, A. D. Errando: Computed tomography of a post traumatic spinal arachnoid cyst. Neuroradiology 31 (1989) 354–355

Barloon, T. J. W., T. C. Yuh, C. J. C. Yang, D. H. Schultz: Spinal subarachnoid tumor seeding from intracranial metastasis: MR findings. J. Comput. assist. Tomogr. 11 (1987) 242–244

Barnett, M. J. M., N. B. Rewcastle: Syringomyelia and tumors of the nervous system. In Barnett, M. J. M., J. B. Foster, P. Hudgron: Syringomyelia. Saunders, Philadelphia 1973 (pp. 261 –301)

Baur, A., A. Stäbler, R. Bartl, R. Lamerz, M. Reiser: Infiltrationsmuster des Plasmozytoms in der Magnetresonanztomographie. Fortschr. Röntgenstr. 164 (1996) 457–463

Baur, A., A. Stäbler, R. Bartl, R. Lamerz, J. Scheidler, M. Reiser: MRI gadolinium enhancement of bone marrow: age-related changes in normals and in diffuse neoplastic infiltration. Skelet. Radiol. 26 (1997) 414–418

Baur, A., A. Stäbler, R. Brüning, R. Bartl, A. Krödel, M. Reiser et al.: Diffusion-weighted MR imaging of bone marrow: Differentiation of benign versus pathologic compression fractures. Radiology 207 (1998) 349–356

Beltran J., D. C. Simon, M. Levy, L. Herman, L. Weis, C. F. Mueller: Aneurysmal bone cysts: MR imaging at 1,5 T. Radiology 158 (1986) 689–690

Beres, J., P. Pech, Th. F. Berns, D. L. Daniels, A. L. Williams, V. M. Haughton: Spinal epidural lymphomas: CT features in seven patients. Amer. J. Neuroradiol. 7 (1986) 327–328

Berns, D. H., S. Blaser, J. S. Ross, Th. J. Masaryk, M. T. Modic: MR imaging with Gd-DTPA in leptomeningeal spread of lymphoma. J. Comput. assist. Tomogr. 12 (1988) 499–500

Blews, D. E., H. Wang, A. J. Kumar, P. A. Robb, P. C. Phillips, R. N. Bryan: Intradural spinal metastases in pediatric patients with primary intracranial neoplasms: Gd-DTPA enhanced MR vs CT myelography. J. Comput. assist. Tomogr. 14 (1990) 730–735

Bohndorf, K., M. Reiser, B. Lochner, W. Féaux de Lacroix, W. Steinbrich: Magnetic resonance imaging of primary tumours and tumour-like lesions of bone. Skelet. Radiol. 15 (1986) 511–517

Boncoeur-Martel, M.-P., A. Lesort, J.-J. Moreau et al.: MRI of paraganglioma of the filum terminale. J. Comput. assist. Tomogr. 20 (1996) 162–164

Boukobza, M. C. Mazel, E. Touboul: Primary vertebral and spinal epidural non-Hodgkin's lymphoma with spinal cord compression. Neuroradiology 38 (1996) 333–337

Breger, R. K., A. L. Williams, D. L. Daniels, L. F. Czervionke, L. P. Mark, V. M. Haughton et al.: Contrast enhancement in spinal MR imaging. Amer. J. Roentgenol. 153 (1989) 387–391

Britton, J., H. Marsh, B. Kendall, D. Kingsley: MRI and hydrocephalus in childhood. Neuroradiology 30 (1988) 310–314

Burk jr., D. L., J. A. Brunberg, E. Kanal, R. E. Latchaw, G. L. Wolf: Spinal and paraspinal neurofibromatosis: surface coil MR imaging at 1,5 T. Radiology 162 (1987) 797–801

Buthiau, D., J. C. Piette, M. N. Ducerveau, G. Robert, P. Godeau, F. Heitz: Steroid-induced spinal epidural lipomatosis: CT survey. J. Comput. assist. Tomogr. 12 (1988) 501–503

Bydder, G. M., J. Brown, H. P. Niendorf, I. R. Young: Enhancement of cervical intraspinal tumors in MR imaging with intravenous Gadolinium-DTPA. J. Comput. assist. Tomogr. 9 (1985) 847–851

Campbell, A. N., H. S. L. Chan, L. E. Becker, A. Daneman, T. S. Park, H. J. Hofman: Extracranial metastases in childhood primary intracranial tumors: a report of 21 cases and review of the literature. Cancer 53 (1984) 974–981

Campoy, F., P. Stiefel, E. Stiefel, J. M. Loizaga, J. Arduan, F. Campoy: Pilomatrix carcinoma: role played by MR imaging. Neuroradiology 31 (1989) 196–198

Chui, M. C., B. L. Bird, J. Rogers: Extracranial and extraspinal nerve sheath tumors: computed tomographic evaluation. Neuroradiol. 30 (1988) 47–53

Cohen, M. D., E. C. Klatte, R. Baehner, J. A. Smith, P. Martin-Simmerman, B. E. Carr et al.: Magnetic resonance imaging of bone marrow disease in children. Radiology 151 (1984) 715–718

Daffner, R. H., A. R. Lupetin, N. Dash, Z. L. Deeb, R. J. Sefczek, R. L. Schapiro: MRT in the detection of malignant infiltration of bone marrow. Amer. J. Roentgenol. 146 (1986) 353–358

Davies, A. M., R. M. Wellings: Imaging of bone tumors. Curr. Opin. Radiol. 4 (1992) 32–38

Demachi, H., T. Takashima, M. Kadoya, M. Suzuki, H. Konishi, K. Tomita et al.: MR imaging of spinal neurinomas with pathological correlation. J. Comput. assist. Tomogr. 14 (1990) 250–254

Dihlmann, W.: Gelenke, Wirbelverbindungen, 3. Aufl. Thieme, Stuttgart 1987

Dillon, W. P., D. Norman, T. H. Newton, K. Bolla, A. Mark: Intradural spinal cord lesions: Gd-DTPA-enhanced MR imaging. Radiology 170 (1989) 229–237

Dooms, G. C., M. R. Fisher, H. Hricak, M. Richardson, L. E. Crooks, H. K. Genant: Bone marrow imaging: Magnetic resonance studies related to age and sex. Radiology 155 (1985) 429–432

Enzmann, D. R., J. O'Donohue, J. B. Rubin, L. Shuer, P. Cogen, G. Silverberg: CSF pulsations within nonneoplastic spinal cord cysts. Amer. J. Roentgenol. 149 (1987) 149–157

Fenzl, G., S. H. Heywang, Th. Vogl: Die Kernspintomographie mit Gadolinium-DTPA in der Diagnostik spinaler Läsionen. Fortschr. Röntgenstr. 148 (1988) 415-418

Feydy, A., R. Carlier, C. Vallee, D. Mompoint, A. Chevallier, S. Engerand et al.: Imaging of osteosclerotic metastases. J. Radiol. 76 (1995) 561-572

Filling-Katz, M. R., P. L. Choyke, N. J. Patronas, M. B. Gorin, D. Barba, R. Chang et al.: Radiologic screening for von Hippel-Lindau disease: the role of Gd-DTPA enhanced MR imaging of the CNS. J. Comput. assist. Tomogr. 13 (1989) 743-755

Fontaine, S., D. Melanson, R. Cosgrove, G. Bertrand: Cavernous hemangiomas of the spinal cord: MR imaging. Radiology 166 (1988) 839-841

Fredericks, R. K., A. Elster, F. O. Walker: Gadolinium-enhanced MRT: a superior technique for the diagnosis of intraspinal metastases. Neurology 39 (1989) 734-736

Freyschmidt, J.: Knochenerkrankungen im Erwachsenenalter. Röntgenologische Diagnose und Differenzialdiagnose. Springer, Berlin 1980

Friedburg, H., M. Schumacher, J. Hennig: Pathologie des kraniozervikalen Übergangs in der magnetischen Resonanztomographie. Fortschr. Röntgenstr. 145 (1986) 315-320

Frocrain, L., R. Duvauferrier, J.-L. Husson, J. Noel, A. Ramee, Y. Pawlotsky: Recurrent postoperative sciatica: Evaluation with MR imaging and enhanced CT. Radiology 170 (1989) 531-533

Frühwald, F., St. Frühwald, P. Ch. Hajek, B. Schwaighofer, A. Neuhold, L. Wicke: Fokale Fetteinschlüsse im Knochenmark der Wirbelsäule - MR-Befunde. Fortschr. Röntgenstr. 148 (1988) 75-78

Gero, B. T., K. Y. Chynn: Symptomatic spinal epidural lipomatosis without exogenous steroid intake. Neuroradiology 31 (1989) 190-192

Goy, A. M. C., R. S. Pinto, B. N. Raghavendra, F. J. Epstein, I. I. Kricheff: Intramedullary spinal cord tumors: MR imaging, with emphasis on associated cysts. Radiology 161 (1986) 381-386

Gupta, R. K., P. Agarwal, H. Rastogi, S. Kumar, R. V. Phadke, N. Krishnani; Problems in distinguishing spinal tuberculosis from neoplasia on MRI. Neuroradiology 38 (1996) 97-104

Hachem, K., S. Haddad, N. Aoun, J. Tamraz, N. Attalah: MRI in the diagnosis of osteoid osteoma. J. Radiol. 78 (1997) 635-641

Hemminghytt, S., D. L. Daniels, A. L. Williams, V. M. Haughton: Intraspinal synovial cysts: natural history and diagnosis by CT. Radiology 145 (1982) 375-376

Hochstenbag, M. M., G. Snoep, N. A. Cobben, A. M. Schols, F. B. Thunnissen, E. F. Wouters et al.: Detection of bone marrow metastases in small lung cell cancer. Comparison of magnetic resonance imaging with standard methods. Europ. J. Cancer 32A (1996) 779-782

Jackson jr., D. E., S. W. Atlas, J. R. Mani, D. Dorman,: Intraspinal synovial cysts: MR imaging. Radiology 170 (1989) 527-530

Jänisch, W., D. Schreiber, H. Güthert: Neuropathologie. Tumoren des Nervensystems. Fischer, Stuttgart 1988

Josten, N., B. Sander, W. Schörner, A. Hackl, H. Henkes, P. Schubeus et al.: Kernspintomographische Screeninguntersuchungen des Knochenmarks mit Gradientenecho-Sequenzen. Fortschr. Röntgenstr. 154 (1991) 614-620

Kaffenberger, D. A., C. P. Shah, F. R. Murtagh, C. Wilson, M. L. Silbiger: MR imaging of spinal cord hemiangioblastoma associated with syringomyelia. J. Comput. assist. Tomogr. 12 (1988) 495-498

Kahn, Th., N. Roosen, G. Fürst, E. Lins, W. J. Bock, H.-G. Lenard et al.: MRT mit Gadolinium-DTPA bei spinalen intraduralen Raumforderungen. Fortschr. Röntgenstr. 151 (1989) 602-610

Kaplan, P. A., R. J. Asleson, L. W. Klassen, M. J. Duggan: Bone marrow patterns in aplastic anemia: Observations with 1,5-T MR imaging. Radiology 164 (1987) 441-444

Karnaze, M. G., M. H. Gado, K. J. Sartor, F. J. Hodges III: Comparison of MR and CT myelography in imaging the cervical and thoracic spine. Amer. J. Roentgenol. 150 (1988) 397-403

Katz, B. H., R. M. Quencer, R. S. Hinks: Comparison of gradient-recalled-echo and T_2-weighted spin-echo pulse sequences in intramedullary spinal lesions. Amer. J. Neuroradiol. 10 (1989) 815-822

Kernohan, J. W., G. P. Sayre: Tumors of the Central Nervous System. Armed Forces Institute of Pathology, Washington 1952

Kleihues, P., M. Kiessling, G. Wagner, F. Amelung: Tumoren des Nervensystems. Standardisierte Nomenklatur, biologisches Verhalten und klinisch-pathologische Definitionen. Springer, Berlin 1988

Kleinman, G. M., F. H. Hochberg, E. P. Richardson: Systemic metastases from medulloblastoma. Report of two cases and review of the literature. Cancer 48 (1981) 2296-2309

Kosuda, S., T. Kaji, H. Yokoyama, T. Yokokawa, M. Katayama, T. Iriye et al.: Does bone SPECT actually have lower sensitivity for detecting vertebral metastasis than MRI? J. nucl. Med. 37 (1996) 975-978

Krahe, Th., V. Nicolas, S. Ring, M. Warmuth-Meth, O. Köster: Diagnostische Aussagefähigkeit von Röntgenübersichtsaufnahme und Computertomographie bei Knochentumoren der Wirbelsäule. Fortschr. Röntgenstr. 150 (1989) 13-19

Kramer, E. D., S. Rafto, R. J. Pacher, R. A. Zimmermann: Comparison of myelography with CT follow-up versus Gadolinium MRI for subarachnoid metastatic disease in children. Neurology 41 (1991) 46-50

Kransdorf, M. J., D. E. Sweet, Aneurysmal bone cyst: concept, controversy, clinical presentation, and imaging. Amer. J. Roentgenol. 164 (1995) 573-580

Krol, G., G. Sze, M. Malkin, R. Walker: MR of cranial and spinal meningeal carcinomatosis: Comparison with CT and myelography. Amer. J. Roentgenol. 151 (1988) 583-588

Lanir, A., E. Aghai, J. S. Simon, R. G. L. Lee, M. E. Clouse: MR imaging in myelofibrosis. J. Comput. assist. Tomogr. 10 (1986) 634-636

Layer, G., T. Sommer, M. Busch, H. Schüller, H. H. Schild: Quantitative Evaluierung der Eignung von Magnetresonanzsequenzen zum Nachweis von Wirbelsäulenmetastasen solider Tumoren. Fortschr. Röntgenstr. 168 (1998) 20-26

Lecouvet, F. E., B. C. Vande Berg, B. E. Maldague, L. Michaux, E. Laterre, J.-L. Michaux et al.: Vertebral compression fractures in multiple myeloma. Part I. Distribution and appearance at MR imaging. Radiology 204 (1997a) 195-199

Lecouvet, F. E., J. Malghem, L. Michaux, J.-L. Michaux, F. Lehmann, B. E. Maldague et al.: Vertebral compression fractures in multiple myeloma. Part II. Assessment of fracture risk with MR imaging of spinal bone marrow. Radiology 204 (1997b) 201–205

Lewis, T. T., D. P. E. Kingsley: Magnetic resonance imaging of multiple spinal neurofibromata-neurofibromatosis. Neuroradiology 29 (1987) 562–564

Libshitz, H., S. R. Malthouse, D. Cunningham, A. D. Mac Vicar, J. E. Husband: Multiple myeloma: appearance at MR imaging. Radiology 182 (1992) 833–837

Link, T. M., J. Sciuk, H. Frundt, W. Konermann, O. Schober, P. E. Peters: Wirbelsäulenmetastasen. Wertigkeit diagnostischer Verfahren bei der Erstdiagnostik und im Verlauf. Radiologe 35, 1 (1995) 21–27

Maehara, K., Tanohata, M. Noda, D. Nakayama: Medically treated steroid-induced epidural lipomatosis. Neuroradiology 30 (1988) 281

Mammone, J. F., M. E. Schweitzer, MRI of occult sacral insufficiency fractures following radiotherapy. Skelet. Radiol. 24 (1995) 101–104

Mascalchi, M., P. Torselli, F. Falaschi, G. D. al Pozzo: MRI of spinal epidural lymphoma. Neuroradiology 37 (1995) 303–307

Mathews, V. P., D. R. Broome, R. R. Smith, J. R. Bognanno, L. H. Einhorn, M. K. Edwards: Neuroimaging of disseminated germ cell neoplasms. Amer. J. Neuroradiol. 11 (1990) 319–324

McKinstry, C. S., R. E. Steiner, A. F. Young, L. Jones, D. Swirsky, V. Aber: Bone marrow in leukemia and aplastic anemia: MR imaging before, during, and after treatment. Radiology 162 (1987) 701–707

Mehta, R. C., M. P. Marks, R. S. Hinks, G. H. Glover, D. R. Enzmann: MR evaluation of vertebral metastases:T1-weighted, short-inversion-time inversion recovery, fast spin-echo, and inversion recovery fast spin-echo sequences. Amer. J. Neuroradiol. 16, (1995) 281–288

Miller, T. J., H. Wang: Case report: radiologic diagnosis of intracranial and intraspinal subarachnoid metastasis from a malignant spinal cord astrocytoma. Med. J. 39 (1990) 471–473

Moore, S. G., C. A. Gooding, R. C. Brasch, R. L. Ehman, H. G. Ringertz, A. R. Ablin et al.: Bone marrow in children with acute lymphocytic leukemia: MR relaxation times. Radiology 160 (1986) 237–240

Morano, J. U., W. F. Russell: Nerve root enlargement in Charcot-Marie-Tooth disease: CT appearance. Radiology 161 (1986) 784

Moulopoulos, L. A., D. G. K. Varma, M. A. Dimopoulos, N. E. Leeds, E. E. Kim, D. A. Johnston et al.: Multiple myeloma: spinal MR imaging in patients with untreated newly diagnosed disease. Radiology 185 (1992) 833–840

Moulopoulos, L. A., M. A. Dimopoulos, R. Alexanian, N. E. Leeds, H. I. Libshitz: Multiple myeloma: MR patterns of response to treatment. Radiology 193 (1994) 441–446

Nakahara, N., M. Uetani, K. Hayashi: Magnetic resonance imaging of sacral insufficiency fractures: characteristic features and differentiation from sacral metastasis. Nippon Igaku Hoshasen Gakkai Zasshi 55 (1995) 281–288

Nittner, K.: Spinal meningiomas, Neurinomas and neurofibromas and hourglass tumors. In Vinken, P. J., G. W. Bruyn: Tumors of the Spine and Spinal Cord. North Holland, Amsterdam 1976 (pp. 177–322)

Parizel, P. M., D. Baleriaux, G. Rodesch, C. Segebarth, B. Lalmand, C. Christophe et al.: Gd-DTPA-enhanced MR imaging of spinal tumors. Amer. J. Roentgenol. 152 (1989) 1087–1096

Pfluger, T., S. Weil, S. Weis, K. Bise, J. Egger, H. B. Hadorn et al.: MRI of primary meningeal sarcomas in two children: differential diagnostic considerations. Neuroradiology 39 (1997) 225–228

Porter, B. A., A. F. Shields, D. O. Olson: Magnetic resonance imaging of bone marrow disorders. Radiol. Clin. N. Amer. 24 (1986) 269–289

Poser, L. M.: The Relationship Between Syringomyelia and Neoplasm. Thomas, Springfield 1956

Post, M. J. D., R. M. Quencer, B. A. Green, B. M. Montalvo, J. A. Tobias, J. J. Sowers et al.: Intramedullary spinal cord metastases, mainly of non-neurogenic origin. Amer. J. Roentgenol. 148 (1987) 1015–1022

Pozzi-Mucelli, R., M. Cova, I. Shariat-Razavi, F. Zucconi, M. Ukmar, R. Longo: Comparison of magnetic resonance Spin-Echo sequences and fat-suppressed sequences in bone diseases. Radiol. med. 93 (1997) 504–509

Quint, D. J., R. S. Boulos, W. P. Sanders, B. A. Mehta, S. C. Patel, R. L. Tiel: Epidural lipomatosis. Radiology 169 (1988) 458–490

Ramsey, R. G., C. E. Zacharias: MR imaging of the spine after radiation therapy: Easily recognizable effects. Amer. J. Roentgenol. 144 (1985) 1131–1135

Reiser, M., Th. Kahn, F. Weigert, P. Lukas, F. Büttner: Diagnostik der Spondylitis durch die MR-Tomographie. Fortschr. Röntgenstr. 145 (1986) 320–325

Reiser, M., K. Bohndorf, H.-P. Niendorf, G. Friedmann, R. Erlemann, V. Kunze: Erste Erfahrungen mit Gadolinium-DTPA in der magnetischen Resonanztomographie (MR) von Knochen- und Weichteiltumoren. Radiologe 27 (1987) 467–472

Reiser, M., R. Erlemann, A. Härle, A. Roessner, P. Wuisman, V. Kunze et al.: Radiologische Diagnostik der Knochentumoren – Aussagekraft von konventioneller Röntgendiagnostik, Computertomographie und magnetischer Resonanztomographie. In Heuck/Keck: Fortschritte der Osteologie in Diagnostik und Therapie. Springer, Berlin 1988 (S. 125–136)

Reiser, M., A. Härle, A. Sciuk: Entzündliche Skeletterkrankungen. In Peters, P. E., H. H. Matthias, M. Reiser: Magnetresonanztomographie in der Orthopädie. Enke, Stuttgart 1990 (S. 59–82)

Resnick, D., G. Niwayama: Skeletal metastases. In Resnick, D., G. Niwayama: Diagnosis of Bone and Joint Disorders, 2nd ed. Saunders, Philadelphia 1988 (pp. 3944–4011)

Resnick, D., M. Kyraikos, G. D. Greenway: Tumors and tumor-like lesions of bone: imaging and pathology of specific lesions: In Resnick, D., G. Niwayama: Diagnosis of Bone and Joint Disorders, 2nd ed. Saunders, Philadelphia 1988 (pp. 3616–3888)

Roeder, M. B., J. R. Jinkins, C. Bazan III: Subependymoma of filum terminale: MR appearance. J. Comput. assist. Tomogr. 18 (1994) 129–130

Rosenthal, D. I., J. A. Scott, H. J. Mankin, G. L. Wismer, T. J. Brady: Sacrococcygeal chordoma: magnetic resonance imaging and computed tomography. Amer. J. Roentgenol. 145 (1985) 143–147

Ross, J. S., T. J. Masaryk, M. T. Modic, J. R. Carter, T. Mapstone, F. H. Dengel: Vertebral hemangiomas: MR imaging. Radiology 165 (1987) 165–169

Sardanelli, F., E. Melani, R. Sabattini, R. C. Parodi, A. Castaldi, G. Rescinito et al.: The role of T2*-weighted gradient-echo magnetic resonance sequences in the study of suspected dorsal-lumbosacral vertebral metastases. Radiol. med. 94 (1997) 296–301

Sarrazin, J. L., O. Helie, G. Lefriant, D. Soulie, Y. S. Cordoliani, G. Cosnard: A rare case of chondroid chordoma of the cervical spine. J. Radiol. 77 (1996) 141–144

Sauvage, P. J., P. Thivolle, J. B. Noel, J. Dagognet, V. Quipourt, R. Auberger et al.: MRI in the early diagnosis of spinal metastases of bronchial cancer. J. Radiol. 77 (1996) 185–190

Savader, S. J., R. R. Otero, B. L. Savader: MR imaging of intrathoracic extramedullary hematopoiesis. J. Comput. assist. Tomogr. 12 (1988) 787–880

Schöter, I., J. Wappenschmidt: Die intraspinale Raumforderung im computerassistierten Myelogramm (CAM). Fortschr. Röntgenstr. 133 (1980) 527–530

Schubeus, P., W. Schörner, H. Henkes, G. Hertel, R. Felix: MRT bei primärer und tumorbedingter Syringomyelie. Fortschr. Röntgenstr. 151 (1989) 713–719

Schubeus, P., W. Schörner, N. Hosten, R. Felix: Spinal cord cavities, differentialdiagnostic criteria in magnetic resonance imaging. Europ. J. Radiol. 12 (1991) 219–225

Schulz, E. E., W. L. West, D. B. Hinshaw, D. R. Johnson: Gas in a lumbar extradural juxtraarticular cyst. Sign of synovial origin. Amer. J. Roentgenol. 143 (1984) 875–876

Scotti, G., G. Scialfa, N. Colombo, I. Landoni: Magnetic resonance diagnosis of intramedullary tumors of the spinal cord. Neuroradiology 29 (1987) 130–135

Silbergeld, J., W. A. Cohen, K. R. Maravilla, R. W. Dalley, M. Sumi: Supratentorial and spinal cord hemangioblastomas: Gadolinium enhanced MR appearance with pathologic correlation. J. Comput. assist. Tomogr. 13 (1989) 1048–1051

Silbergleit, R., St. S. Gebarski, J. A. Brunberg, J. McGillicudy, M. Blaiovas: Lumbar synovial cysts: Correlation of myelographic, CT, MR, and pathologic findings. Amer. J. Neuroradiol. 11 (1990) 777–779

Silverstein, A. M., D. J. Quint, P. E. McKeever. Intradural paraganglioma of the thoracic spine. Amer. J. Neuroradiol. 11 (1990) 614–616

Sklar, E., R. M. Quencer, B. A. Green, B. M. Montalvo, M. J. D. Post: Acquired spinal subarachnoid cyst: evaluation with MR, CT, myelography, and intraoperative sonography. Amer. J. Roentgenol. 153 (1989) 1057–1064

Slasky, B. S., G. M. Bydder, H. P. Niendorf, I. R. Young: MR imaging with Gadolinium-DTPA in the differentiation of tumor, syrinx, and cyst of the spinal cord. J. Comput. assist. Tomogr. 11 (1987) 845–850

Smoker, W. R. K., J. C. Godersky, R. K. Knutzon, W. D. Keyes, D. Norman, W. Bergman: The role of MR imaging in evaluation metastatic spinal disease. J. Neuroradiol. 8 (1987) 901–908

Soderlund, V.: Radiological diagnosis of skeletal metastases. Europ. Radiol. 6 (1996) 587–595

Sone, M., S. Ehara, M. Sasaki, T. Nakasato, Y. Tamakawa, H. Shiraishi et al.: Fluid-fluid levels in bone and soft tissue tumors demonstrated by MR imaging. Nippon Igaku Hoshasen Gakkai Zasshi 52 (1992) 1110–1115

Spencer, R. R., W. Jahnke, R. L. Hardy: Dissection of gas into an intraspinal synovial cyst from contiguous vacuum facet. J. Comput. assist. Tomogr. 7 (1983) 886–888

Stäbler, A., R. Beck, R. Bartl, D. Schmidt, M. Reiser: Vacuum phenomena in insufficiency fractures of the sacrum. Skelet. Radiol. 24 (1995) 31–35

Stimac, G. K., B. A. Porter, D. O. Olson, R. Gerlach, M. Genton: Gadolinium-DTPA-enhanced MR imaging of spinal neoplasms: preliminary investigation and comparison with unenhanced spinecho and STIR sequences. Amer. J. Roentgenol. 151 (1988) 1185–1192

Sze, G., G. Krol, R. D. Zimmerman, M. D. F. Deck: Intramedullary disease of the spine: Diagnosis using Gadolinium-DTPA-enhanced MR imaging. Amer. J. Roentgenol. 151 (1988a) 1193–1204

Sze, G., G. Krol, R. D. Zimmerman, M. D. F. Deck: Malignant extradural spinal tumors: MR imaging with Gd-DTPA. Radiology 167 (1988b) 217–223

Tabatabai, A., C. A. Jungreis, H. Yonas: Cervical schwannoma masquerading as a glioma: MR findings. J. Comput. assist. Tomogr. 14 (1990) 489–490

Takemoto, K., Y. Matsumura, H. Hashimoto, Y. Inoue, T. Fukuda, M. Shakudo et al.: MR imaging of intraspinal tumors – Capability in histological differentiation and compartmentalization of extramedullary tumors. Neuroradiology 30 (1988) 303–309

Tsuji, H., E. Takazakura, Y. Terada, H. Makino, A. Yasuda, Y. Oiko: CT demonstration of spinal epidural emphysema complicating bronchial asthma and voilent coughing. J. Comput. assist. Tomogr. 13 (1989) 38–39

Uhlenbrock, D., S. Sehlen, H. K. Beyer: Spinechosequenzen und schnelle Bildsequenzen im Vergleich bei Erkrankungen der Wirbelsäule. Fortschr. Röntgenstr. 148 (1988) 79–83

Valk, J.: Gd-DTPA in MR of spinal lesions. Amer. J. Roentgenol. 150 (1988) 1163–1168

Van Heuzen, E. P., M. C. Kaiser, R. G. M. de Slegte: Neurocutaneous melanosis associated with intraspinal lipoma. Neuroradiology 31 (1989) 349–351

Vande Berg, B. C., F. E. Lecouvet, L. Michaux, M. Labaisse, J. Malghem, J. Jamart et al.: Stage I multiple myeloma: value of MR imaging of the bone marrow in the determination of prognosis. Radiology 201 (1996) 243–246

Vande Berg, B. C., L. Michaux, F. E. Lecouvet, M. Labaisse, J. Malghem, J. Jamar et al.: Nonmyelomatous monoclonal gammopathy: Correlation of bone marrow MR images with laboratory findings and spontaneous clinical outcome. Radiology 202 (1997) 247–251

Vanneste, J. A. L.: Subacute bilateral malignant exophthalmos due to orbital medulloblastoma metastases. Arch. Neurol. 40 (1983) 441–443

Wagle, W. A., B. Kaufman, J. E.Mincy: Intradural extramedullary ependymoma: MR-pathologic correlation. J. Comput. assist. Tomogr. 12 (1988) 705–707

Wakamatsu, T., T. Matsuo, S. Kawano, S. Teramoto, H. Matsumura: Extracranial metastasis of intracranial tumor. Acta pathol. jap. 22 (1972) 155–169

Wang, A. M., C. . Gall, J. Shillito, R. Schick, M. L. Brooks, N. Haikal: CT demonstration of extradural thoracic meningioma. J. Comput. assist. Tomogr. 12 (1988) 536–538

Weber, D. M., M. A. Dimopoulos, L. A. Moulopoulos, K. B. Delasalle, T. Smith, R. Alexanian: Prognostic features of asymptomatic multiple myeloma. Brit. J. Haematol. 97 (1997) 810–814

Weigert, F., M. Reiser, K. Pfändner: Die Darstellung neoplastischer Wirbelveränderungen durch die MR-Tomographie. Fortschr. Röntgenstr. 146 (1987) 123–130

Williams, A. L., V. M. Haughton, K. W. Pojunas, D. L. Daniels, D. P. Kilgore: Differentiation of intramedullary neoplasms and cysts by MR. Amer. J. Roentgenol. 149 (1987) 159–164

Wippold, F. J. II, J. G. Smirniotopoulos, C. J. Moran, J. N. Suojanen, D. G. Vollmer: MR imaging of myxopapillary ependymoma: findings and value to determine extent of tumor and its relation to intraspinal structures. Amer. J. Roentgenol. 165 (1995) 1263–1267

Wylie, E. J., B. Kendall: Cranio-vertebral bony changes in a case of congenital lipomatosis. Neuroradiology 31 (1989) 352–353

Yamaguchi, T., K. Tamai, M. Yamato, K. Honma, Y. Ueda, K. Saotome: Intertrabecular pattern of tumors metastatic to bone. Cancer 78 (1996) 1388–1394

Yousem, D. M., P. M. Patrone, R. I. Grossman: Leptomeningeal metastases: MR evaluation. J. Comput. assist. Tomogr. 14 (1990) 255–261

Zanella, F. E., W. Steinbrich, G. Friedmann, A. Koulousakis: Magnetische Resonanztomographie (MR) bei spinalen Raumforderungen. Fortschr. Röntgenstr. 145 (1986) 326–330

Zimmerman, R. A., L. T. Bilaniuk: Imaging of tumors of the spinal canal and cord. Radiol. Clin. N. Amer. 26 (1988) 965–1007

Zülch, K. J.: Brain Tumors. Springer, Berlin 1986

6 Entzündliche Erkrankungen der Wirbelsäule und des Spinalkanals

D. Uhlenbrock, H. Henkes, W. Weber, S. Felber und D. Kühne

Inhaltsverzeichnis

Entzündliche Erkrankungen der Wirbelkörper und Bandscheiben sind häufiger als infektionsbedingte Läsionen der Schädelbasis und -kalotte. Andererseits betreffen Entzündungen und Infektionen weit häufiger das Gehirn und seine Häute als das Rückenmark und die spinalen Meningen.

Entzündliche Erkrankungen der Wirbelsäule

D. Uhlenbrock und H. Henkes

Die MRT-Diagnostik von entzündlichen Erkrankungen der Wirbelsäule und des Myelons erlaubt den Nachweis der Lokalisation und der Ausdehnung solcher Läsionen und zusammen mit klinischen und Laborbefunden die artdiagnostische Einordnung.

Erregerbedingte Spondylodiszitis/Spondylitis

Pathogenese

Die entzündlichen Erkrankungen der Wirbelsäule können sich in Form einer Diszitis, Spondylitis oder Spondylodiszitis manifestieren. Die Entzündung kann folgendermaßen entstehen:

- hämatogen (arteriell oder venös),
- durch direkte Keimeinbringung (z. B. durch eine Bandscheibenoperation oder eine penetrierende Verletzung),
- per continuitatem.

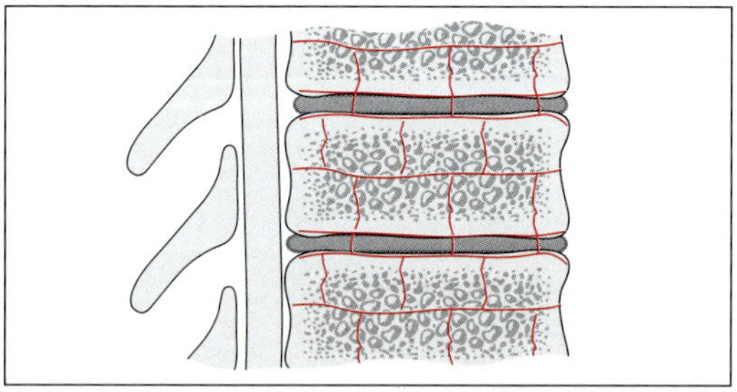

Abb. 6.**1** **Arterielle Versorgung eines Wirbelsegments mit entsprechender Bandscheibe.** Die Abbildung zeigt die paarig angelegten Segmentarterien, die ab Wirbelkörpermitte von ventral nach dorsal ziehen und durch das Foramen intervertebrale bis an die Wirbelkörperrückfläche gelangen. Diese Gefäße werden begleitet von proximal und distal entlang der Endplatten parallel verlaufenden Gefäßen, die über Kollateralen miteinander verbunden sind und auch mit dem nächsthöheren und -tieferen rundum kommunizieren. Diese Kollateralgefäße überbrücken von daher die Bandscheibe und geben mehrere kleine Nutrizialgefäße in den Wirbelkörper ab.

Arterielle Ausbreitung

Mit Abstand am häufigsten ist die hämatogene Entstehungsform, vor allem über das arterielle Gefäßsystem, selten das venöse. Die Ausbreitung der Entzündung erfolgt beim Erwachsenen etwas anders als beim Kind, bedingt durch die unterschiedliche arterielle Gefäßversorgung. Die Bandscheibe wird beim Kind gut versorgt, beim Erwachsenen liegen keine Gefäße in der Bandscheibe vor. Die Versorgung der Wirbelkörper ist ebenfalls zwischen Kind und Erwachsenem unterschiedlich: Beim Erwachsenen finden sich in den Wirbelkörpern Endarterien, beim Kind liegt eine ausgeprägte Kollateralversorgung im Bereich von Wirbelkörper und Bandscheibe vor. Beim Erwachsenen erfolgt die Gefäßversorgung über paarig angelegte Segmentarterien, die in Wirbelkörpermitte von ventral nach dorsal ziehen und durch das Foramen intervertebrale bis an die Wirbelkörperrückfläche gelangen. Sie dringen über das Foramen nutricium in den Wirbelkörper ein. Diese Gefäße werden begleitet von proximal und distal, entlang der Endplatten parallel verlaufenden Gefäßen, die über Kollateralen miteinander verbunden sind und auch mit dem nächsthöheren und tieferen Wirbel rundum kommunizieren. Diese Kollateralgefäße überbrücken von daher die Bandscheibe und geben mehrere kleine Nutrizialgefäße in den Wirbelkörper ab (Abb. 6.**1**).

Von den paarig angelegten Segmentarterien versorgen auch Äste die dorsalen Wirbelanteile sowie die paraspinale Muskulatur. Beim Kind bestehen zusätzlich Kollateralen zwischen dem intraossär verlaufenden Gefäß (A. nutricia) und den subchondral extraossär paarig angelegten Gefäßen, die im Erwachsenenalter zurückgebildet sind. Beim Neugeborenen sind Endarterien in den Bandscheiben vorhanden, die sich im Laufe der Jahre zurückbilden.

Dies erklärt, dass bei Kindern überwiegend eine isolierte, hämatogen entstandene Diszitis statt einer Spondylitis festgestellt wird, wobei allerdings eine begleitende Knocheninfektion vorliegen kann (Milone u. Mitarb. 1962, Lascari u. Mitarb. 1967, Spiegel u. Mitarb. 1972, Bonfiglio u. Mitarb. 1973). Selten wird auch im Erwachsenenalter primär eine hämatogen entstandene Diszitis mit sekundärem Übergreifen auf die Wirbelkörper gesehen (Kemp u. Mitarb. 1973). Dieser Entstehungsmechanismus einer Entzündung in der Bandscheibe und in den angrenzenden Wirbelkörpern wird darauf zurückgeführt, dass die im Kindesalter vorliegende arterielle Versorgung der Bandscheibe nicht völlig zurückgebildet ist, sondern in rudimentärer Form Gefäße in der Bandscheibe persistieren (Smith 1931, Coventy u. Mitarb. 1945).

Im Normalfall erfolgt der Ausbreitungsweg beim Erwachsenen folgendermaßen:

- bakterielle Aussaat in den Wirbelkörper,
- Übergreifen des Entzündungsprozesses auf die angrenzende Bandscheibe,
- Einbeziehung des nächstanliegenden Wirbelkörpers,
- Übergreifen auf paravertebrale Strukturen, möglicherweise von epidural nach intradural.

Über 90 % der Infektionen betreffen, wenn sie der Diagnostik zugeführt werden, die Bandscheibe und den angrenzenden Wirbelkörper gemeinsam. Selten findet sich die isolierte Spondylitis.

Die bakterielle Aussaat in den Wirbelkörpern erfolgt zumeist anterobasal, somit in der Region, die als Endstelle der Gefäßaufzweigung anzusehen ist. Zunächst entwickelt sich im Knochen über die intraossäre Infektion ein umschriebener Knocheninfarkt. Von diesem Nidus greift die Entzündung subligamentär rasch auf angrenzende Strukturen über. Von der hämatogenen Spondylodiszitis sind am häufigsten ältere Menschen betroffen. Es besteht eine Prädilektion für den Befall der Lendenwirbelsäule.

Venöse Ausbreitung

Selten kann die Spondylodiszitis auch über das venöse Gefäßsystem entstehen (Batson 1940, 1957, Sherman 1955, Lame 1956). Die an der Dorsalseite des Wirbelkörpers austretende klappenlose Vene erhält ihr Blut aus der Wirbelkörperperipherie und gibt es weiter an den epiduralen Venenplexus im Spinalkanal, der Verbindungen zum paravertebralen Venenplexus aufweist. Daneben sind die intraossären Venen auch mit dem paravertebralen Venenplexus durch perforierende Gefäße direkt verbunden. Da die Flussrichtung in den klappenlosen paravertebralen Venen stark vom intraabdominalen Druck abhängt, sind bakterielle Absiedlungen durch Flussumkehr vorstellbar. Entzündliche Prozesse des Darmtrakts, der ableitenden Harnwege, der Prostata oder der gynäkologischen Organe sind in diesem Zusammenhang als Ausgangsorte einer Spondylodiszitis zu sehen.

Direkte Keimeinbringung

Die direkte Keimeinbringung erfolgt beispielsweise iatrogen oder durch penetrierende Verletzungen. Iatrogen ausgelöste Entzündungen können entstehen durch:

- Punktionen des Spinalkanals, der Wirbelkörper sowie des Paravertebralraums,
- Operationen des Bandscheibenraums bzw. des Spinalkanals.

Selten wird eine Spondylodiszitis durch penetrierende Verletzungen hervorgerufen. Am häufigsten sind in diesem Zusammenhang Schussverletzungen zu nennen.

Per continuitatem erfolgende Entzündungen

Die Ausbreitung der Entzündung per continuitatem beginnt in einem infektiösen Herd nahe der Wirbelsäule.

Erreger

Etwa 80 % aller Spondylodiszitiden werden durch *Staphylococcus aureus* ausgelöst, seltener werden andere grampositive (Streptokokken, Pneumokokken) oder gramnegative (Escherichia coli, Salmonellen, Pseudomonas) Keime gefunden. Die Ausnahme stellen Infektionen durch Pilze dar. Seltener geworden ist die tuberkulöse Infektion.

Die Infektion durch Staphylococcus aureus wird dadurch begünstigt, dass diesem Bakterium ein proteolytisches Enzym zu eigen ist, das zu einer Lyse struktureller Fasern des Anulus fibrosus führt und damit zu einer erleichterten Ausbreitung der Bakterien beiträgt.

Verlauf

Typischerweise entwickelt sich im Falle einer bakteriellen Spondylodiszitis sehr früh (etwa 1–3 Wochen nach Beginn der Infektion) aus dem spondylitischen Herd im Knochenmark eine Mitbeteiligung der Bandscheibe mit entsprechender Höhenminderung des Zwischenwirbelraums. Im weiteren Verlauf kommt es zur Ausbreitung in den nächsten angrenzenden Wirbelkörper, erst spät zur Destruktion der Randkonturen des Wirbelkörpers mit paravertebraler Exsudation und Entwicklung von Granulationsgewebe. Relativ selten entsteht auf dieser Grundlage ein epiduraler Abszess.

Bakterielle Spondylodiszitis

Diagnostik

MRT

Die Spondylodiszitis wird in der MRT durch ein Befundmuster diagnostiziert, das in mehr als 90% aller Fälle vorgefunden wird und daher zumeist eine sichere Diagnose erlaubt:

- Auf den T1-gewichteten Aufnahmen zeigt sich eine deutliche, zumeist homogene Signalabsenkung des Wirbelkörpers bzw. der Wirbelkörper. Die Kontrastdifferenz zwischen Wirbelkörper und Bandscheibe kann vor allem bei älteren Patienten, die regulär ein etwas höheres Knochenmark- als Bandscheibensignal aufweisen, aufgehoben sein, sodass das entzündete Segment ein einheitlich niedriges Signal erkennen lässt.
- Die Konturen der innerhalb der Entzündung liegenden Abschlussplatten sind ausgelöscht oder weitgehend unterbrochen. Dabei ist die Unterbrechung ventral am ausgeprägtesten.
- Auf den T2-gewichteten Aufnahmen zeigt sich eine Signalanhebung der Bandscheibe, die somit ein höheres Signal als die gesunden Bandscheiben erkennen lässt. Das intranukleäre Band ist dabei ausgelöscht. Daneben kann auch eine Signalanhebung der in die Entzündung einbezogenen Wirbelkörper gesehen werden.
- Nach Kontrastmittelapplikation ist eine – je nach Ausmaß der Entzündung – deutliche Kontrastmittelaufnahme in dem entzündlichen Bezirk einschließlich der Bandscheibe zu sehen.

Diese MRT-Kriterien sind als sicher anzusehen und gelten für über 90% aller Patienten. Daneben sind weniger sichere Kriterien vorhanden:

- Bei etwa 50% aller Patienten werden auf den T1-gewichteten Aufnahmen zusätzlich Signalveränderungen der Bandscheibe im Sinne einer Signalabsenkung gesehen.
- In weniger als 50% der Fälle finden sich folgende kombinierte Signalveränderungen:
  - auf den T1-gewichteten Aufnahmen eine Signalabsenkung der Bandscheibe und des Wirbelkörpers *sowie* auf den T2-gewichteten Aufnahmen eine Signalanhebung von Bandscheibe und Wirbelkörper (Hosten u. Mitarb. 1995, Dagirmanjian u. Mitarb. 1996, Wikstöm u. Mitarb. 1997).

Zusätzliche Hinweiszeichen sind:
- Verschmälerung des Zwischenwirbelraums,
- paravertebrales Exsudat,
- epiduraler Abszess.

Untersuchungstechnik

Zum Ödemnachweis haben sich besonders STIR-Sequenzen bewährt. Die STIR-Sequenz bietet den höchsten Kontrast zwischen pathologischem Gewebe und angrenzendem normalen Knochenmark. Zur Abklärung der infektösen Spondylitis mit der MRT sind zu empfehlen:

- T1-gewichtete Aufnahmen vor und nach Kontrastmittelapplikation,
- T2-Sequenz,
- STIR-Sequenz (Trush u. Mitarb. 1990).

Kontrastmittelunterstützte Aufnahmen sind besonders hilfreich zur:

- Abgrenzung von paraspinalem Abszess und Duralsack,
- Differenzierung von entzündlich-aktiven gegenüber den nach medikamentöser Behandlung inaktiven Anteilen.

Post u. Mitarb. (1990) weisen darauf hin, dass T1-gewichtete Aufnahmen nach Gabe von Gd-DTPA sensitiver als T2-gewichtete Aufnahmen für den Nachweis diszitischer Veränderungen sind. Sie beschreiben folgende Befundmuster für die Kontrastmittelanreicherung entzündlich veränderter Bandscheiben:

- bandartige, breite Anreicherung der Peripherie der Bandscheibe,
- schmale, saumartige periphere Kontrastmittelaufnahme,

- Kontrastierung nahezu des gesamten Zwischenwirbelraums, in ihrer Ausbreitung vergleichbar der Signalvermehrung in T2-gewichteter Darstellung,
- fleckförmige Kontrastmittelaufnahme von unterschiedlichen, nicht zusammenhängenden Anteilen des Bandscheibengewebes,
- feine, lineare Kontrastierung in der Peripherie der Bandscheibe.

Die osteomyelitische Komponente wird durch native T1-gewichtete Aufnahmen besser dargestellt als nach Gd-DTPA-Applikation, da es zu einer ähnlich intensiven Kontrastmittelaufnahme von entzündlich verändertem und normalem Knochenmark kommen kann (Post u. Mitarb. 1990) (Abb. 6.**2**–6.**11**).

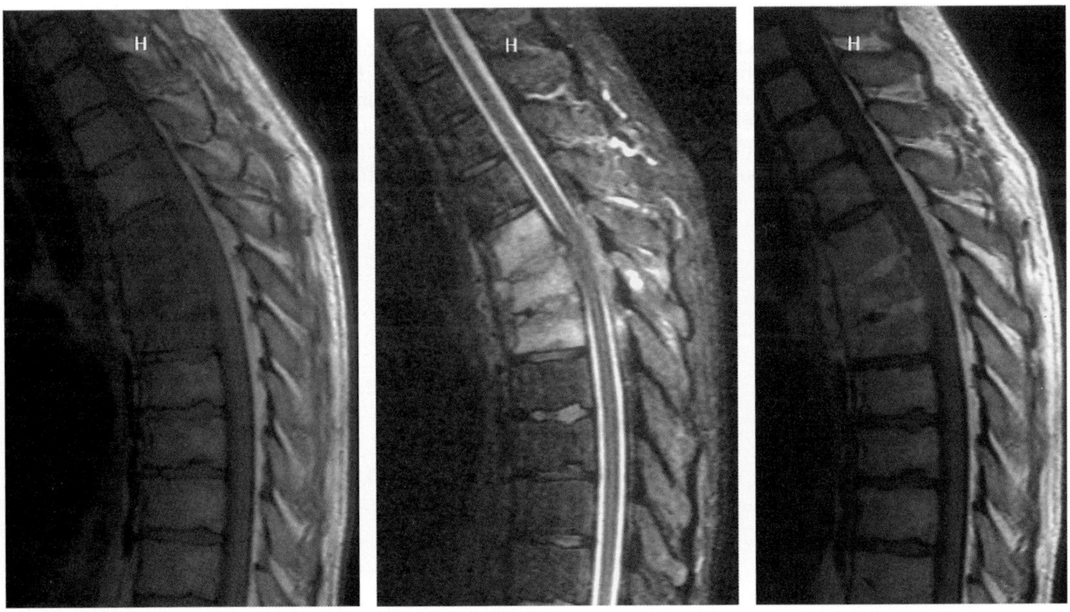

a **b** **c**

Abb. 6.**2 a–c** **Akute Spondylodiszitis der Brustwirbel 4–6**:

a Sagittale T1-gewichtete Nativaufnahme (TR = 800 ms, TE = 12 ms): Sehr homogene Signalabsenkung der Wirbelkörper 4–6, wobei das Signal der Wirbel etwas niedriger erscheint als das der Bandscheiben. Die Wirbelkörperabschlussplatten sind nicht mehr abgrenzbar. Die Wirbel haben insbesondere nach ventral hin etwas an Höhe verloren. Paravertebraler Abszess mit Abdrängung des vorderen Längsbands.

b Sagittale T2-gewichtete Aufnahme (STIR-Sequenz): Ausgeprägte Signalanhebung der betroffenen Bandscheiben einschließlich der Bandscheibenfächer.

c Sagittale Aufnahme nach Kontrastmittelgabe: Deutliches Enhancement der Bandscheiben, leichtes Enhancement der Wirbelkörper. Kontrastmittelaufnahme im Verlauf des paravertebralen Abszesses.

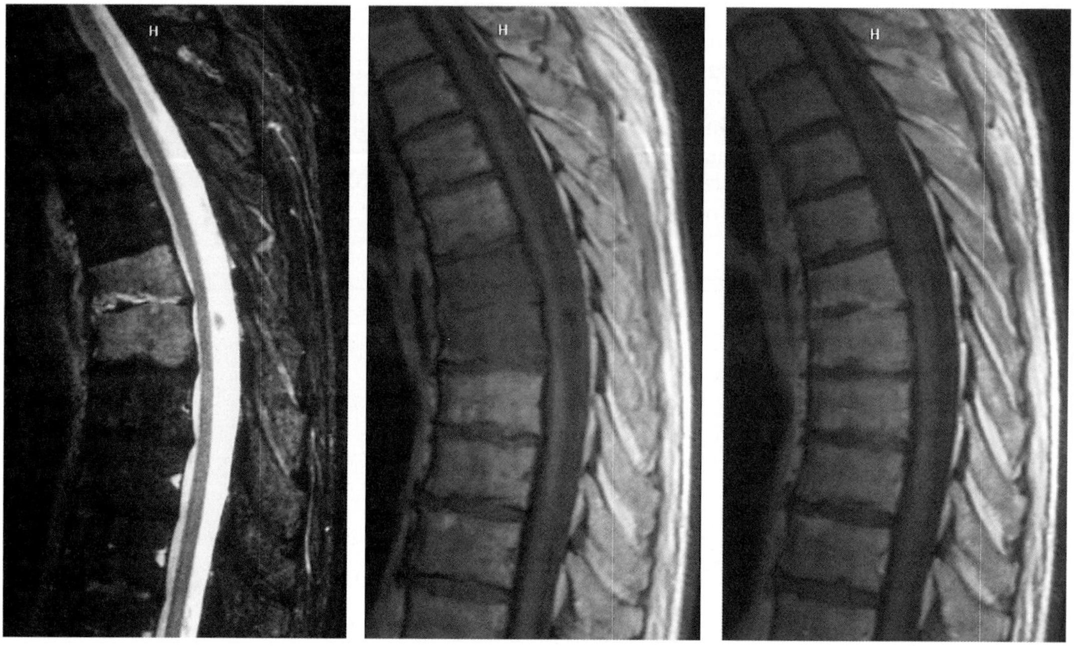

a b c

Abb. 6.3 a–c **Spondylodiszitis in Höhe BWK 6/7**:

a Sagittale T2-gewichtete Aufnahme (STIR-Sequenz): Sehr deutliche homogene Signalanhebung in beiden Wirbelkörpern und im Bandscheibenfach.

b T1-gewichtete Nativaufnahme (TSE; TR = 800, TE = 12 ms): Deutliche Signalabsenkung der beiden Wirbelkörper, sodass die Kontrastdifferenz zwischen Bandscheiben- und Knochensignal weitgehend aufgehoben erscheint.

c Sagittale Aufnahme nach Kontrastmittelgabe: Es findet sich eine Kontrastangleichung der Wirbelkörper in Relation zu den gesunden Abschnitten. Bandförmige Kontrastmittelaufnahme in der Bandscheibe als Ausdruck der floriden Entzündungsreaktion.

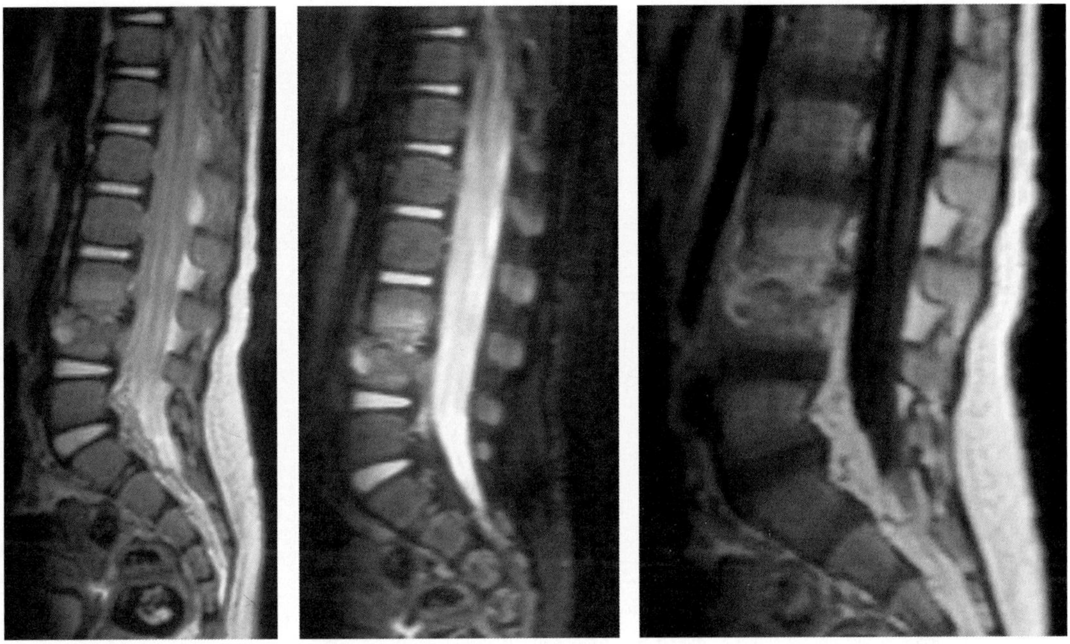

a b c

Abb. 6.**4** **a–c** **Spondylodiszitis in Höhe L3/L4.**
15 Monate altes Kind:

- **a** Sagittale T2-gewichtete Aufnahme (TSE; TR = 6000 ms, TE = 120 ms): Leichte Signalanhebung in den beiden korrespondierenden Wirbelkörpern, Signalabsenkung im Bandscheibenfach. Epidurale Abszessbildung. Umschriebener, signalintenser Kern in der ventralen Kontur von LWK 4, möglicherweise als Ausgangspunkt der Entzündung zu sehen.
- **b** Sagittale STIR-Sequenz: Die Destruktion der Abschlussplatten kommt in diesen Aufnahmen besser zur Abbildung. Der signalintense Entzündungskern in LWK 4 weist eine Verbindung zum Bandscheibenfach auf.
- **c** Sagittale Aufnahme nach Kontrastmittelgabe: Kräftiges, diffuses Enhancement sowohl des Bandscheibenfachs als auch der angrenzenden Wirbelkörper.

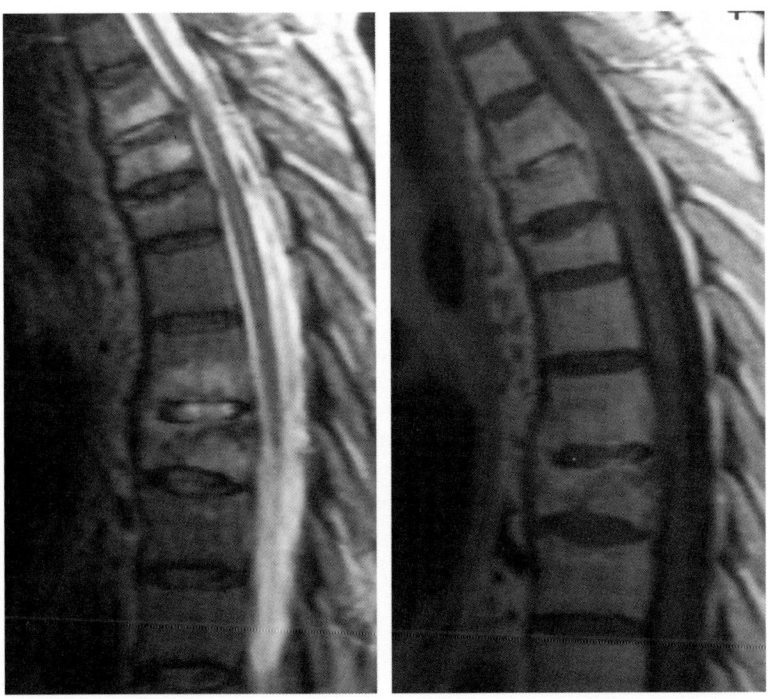

b

Abb. 6.**5** **a**, **b** **Polysegmentale Spondylodiszitis BWK 3–BWK 9 unter Aussparung der Bandscheiben von BWK 5/6 und 6/7**:

- **a** Sagittale T2-gewichtete Aufnahme mit Nachweis deutlicher Signalanhebungen der Wirbelkörper und korrespondierenden Bandscheiben im Segmentbereich BWK 3–BWK 9.
- **b** Sagittale Aufnahme nach Kontrastmittelgabe: Etwas ausgeprägteres Enhancement der Bandscheibe BWK 3/4 und der Bandscheibe 7/8. Leichte subchondrale Kontrastmittelaufnahme im Deckplattenbereich BWK 5 und 9.

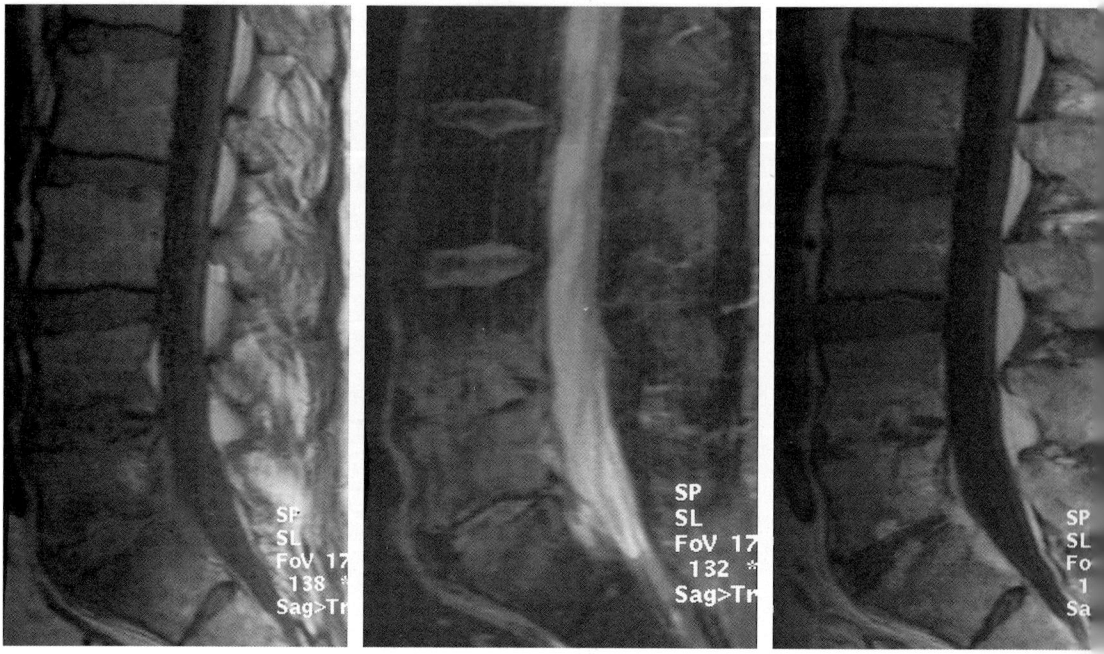

a b c

Abb. 6.**6 a–c** **Spondylodiszitis der Wirbel L 4–S 1**:
a Sagittale T1-gewichtete Aufnahme vor Kontrastmittelgabe: Signalabsenkung der korrespondierenden Wirbelkörperabschnitte LWK 4/5 und LWK 5/S 1 mit partiell aufgehobener Konturzeichnung der Grund- und Deckplatten.
b T2-gewichtete Aufnahme (STIR): Sehr deutliche Signalanhebung im Verlauf der Wirbel L 4–S 1 mit Einbeziehung der Bandscheibenfächer.
c Sagittale T1-gewichtete Aufnahme nach Kontrastmittelgabe: Fleckiges Enhancement vor allem im Bandscheibenfach L 4/L 5 und L 5/S 1.

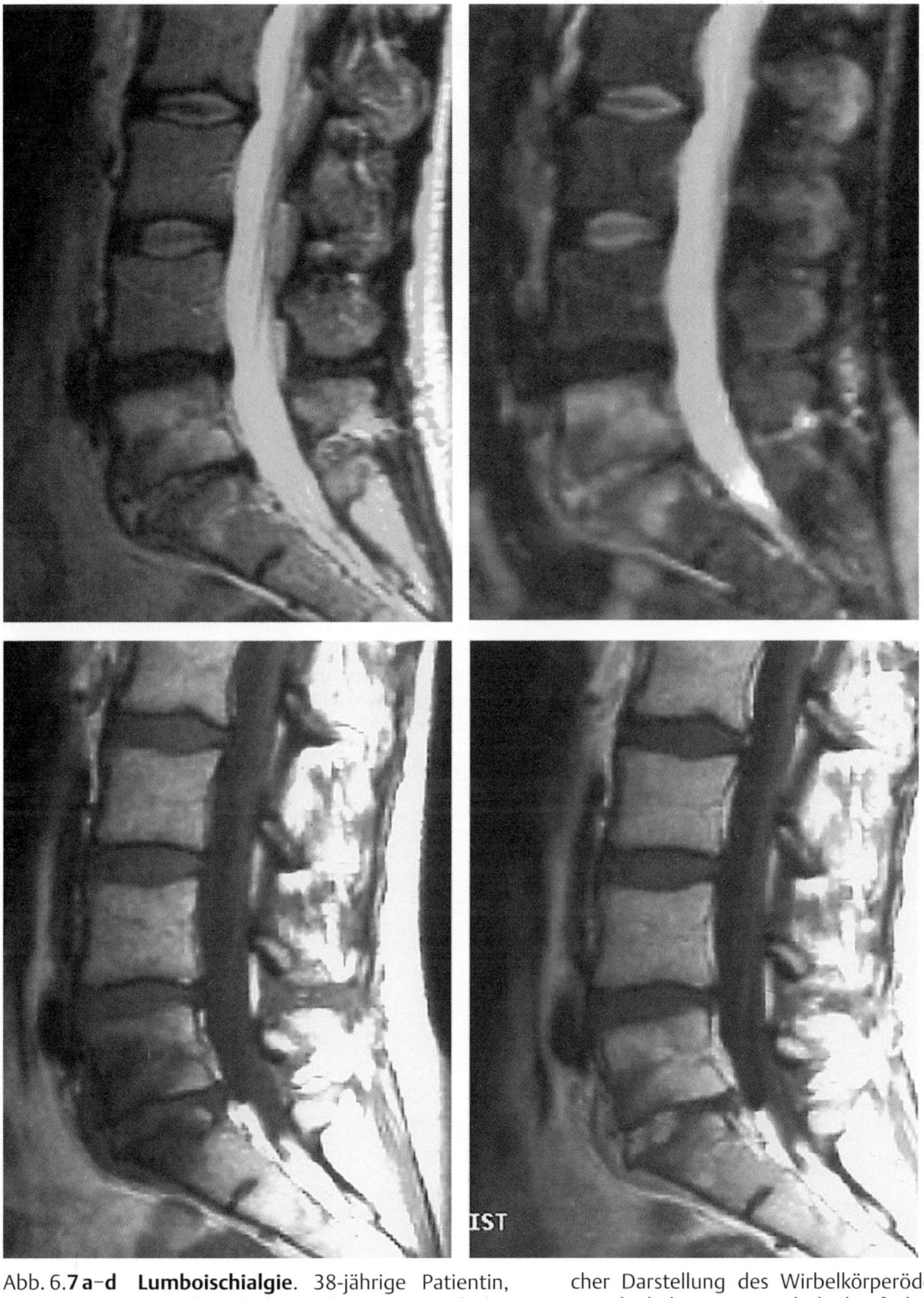

a b c d

Abb. 6.**7 a–d** **Lumboischialgie**. 38-jährige Patientin, wegen erneuter Lumboischialgie 4 1/2 Monate nach der Operation eines Bandscheibenvorfalls in Höhe L5/S1 untersucht. Deutliche BSG-Beschleunigung:

a Sagittale T2-gewichtete Aufnahme: Degenerativ bedingte Verminderung der Signalintensität der Bandscheibe L 4/L 5, entzündlich bedingt erhöhte Signalintensität der höhengeminderten Bandscheibe L 5/S 1 mit gleichzeitigem Befund eines signalintensen Marködems von LWK 5 und S 1.

b Sagittale T2-gewichtete Aufnahme (STIR-Sequenz): Bestätigung des Befunds mit besonders kontrastreicher Darstellung des Wirbelkörperödems und der Signalanhebung im Bandscheibenfach L 5/S 1.

c Sagittale T1-gewichtete Aufnahme vor Kontrastmittelgabe: Reduktion des Wirbelkörpersignals LWK 5 und S 1.

d Sagittale T1-gewichtete Aufnahme nach Kontrastmittelgabe: Es kommt in der entzündlich veränderten Bandscheibe L 5/S 1 zu einer breiten, fleckigen, ventral betonten Signalanhebung. Partielle Hyperämie der angrenzenden Wirbelkörper, z. T. mit erhöhtem Signal gegenüber den gesunden Abschnitten.

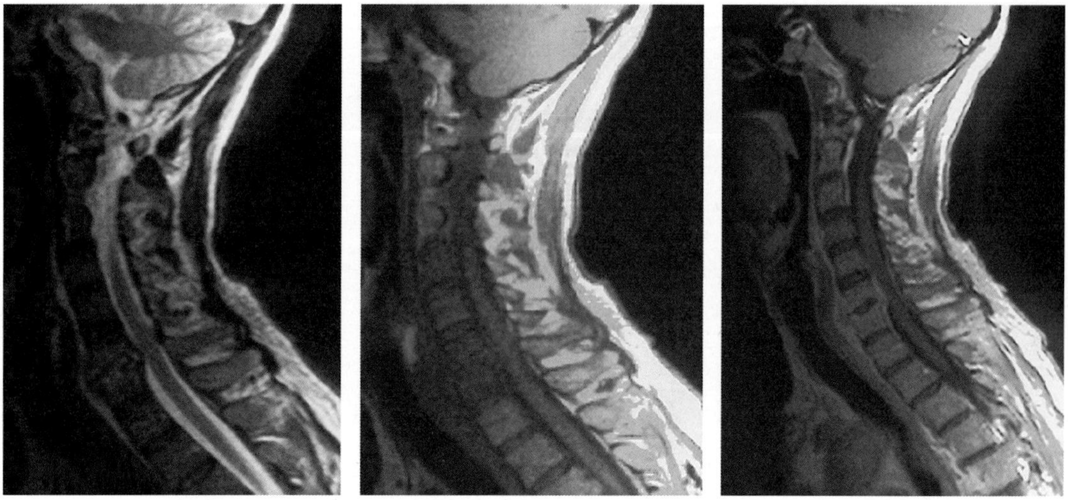

a b c

Abb. 6.8 a–c **Spondylodiszitis mit epiduralem Abszess**. 58-jähriger Patient mit bekanntem Diabetes mellitus, Nackenschmerzen und langsam progredienter Tetraparese:

a Sagittale T2-gewichtete Aufnahme: Vermehrte Signalintensität der Bandscheibe in Höhe HWK 6/7. Beide Wirbelkörper weisen ein Marködem mit entsprechender Signalanhebung auf.

b Sagittale T1-gewichtete Aufnahme nativ: Das Fettsignal in den Wirbelkörpern C 4–C 7 ist reduziert.

c Sagittale T1-gewichtete Aufnahme nach Kontrastmittelgabe: Dabei kommt es zu einer Zunahme der Signalintensität, insbesondere im 6. und 7. Halswirbel. Dorsal dieser beiden Wirbelkörper findet sich eine saumartige Kontrastmittelanhebung als Ausdruck einer epiduralen Abszessbildung. Die spinalen Meningen sind in dieser Höhe auch dorsal des Myelons verdickt. Von der Läsion geht eine geringe Raumforderung gegenüber dem zervikalen Myelon aus.

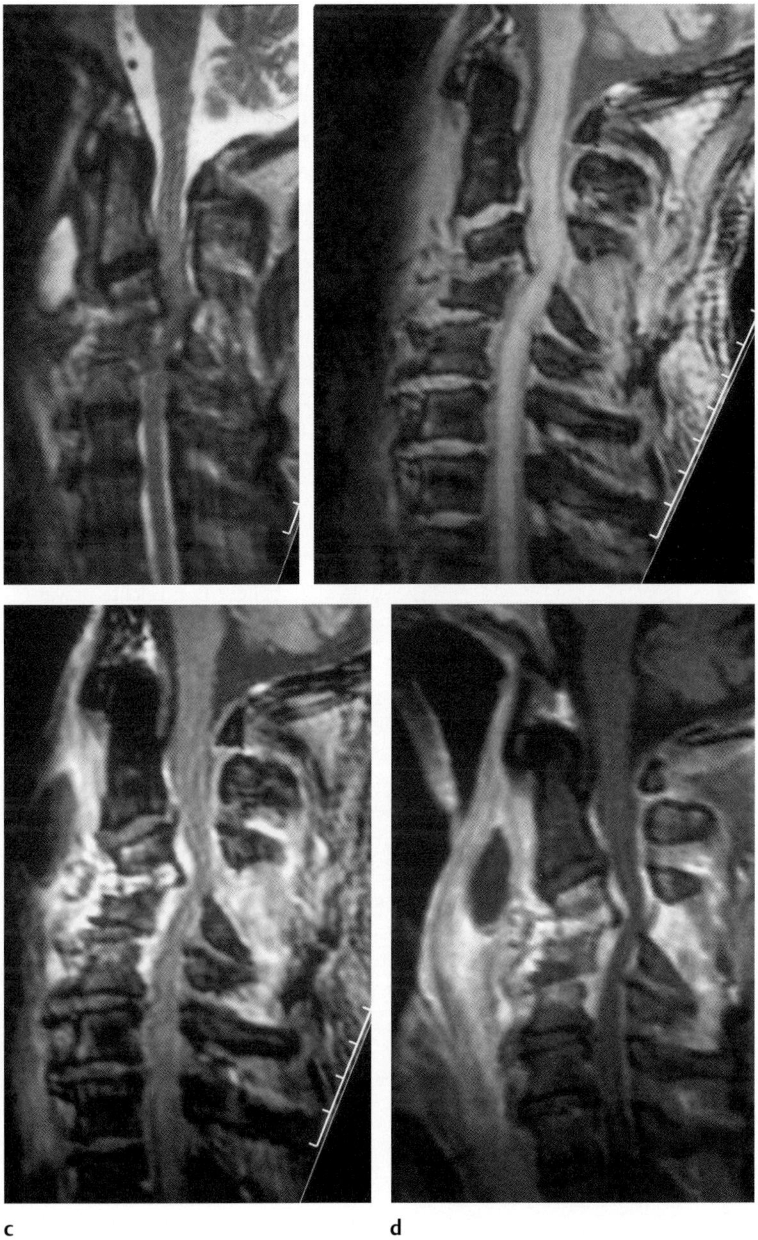

Abb. 6.**9 a–d Spondylodiszitis HWK 3–HWK 5 mit Subluxationsstellung C 3/4**:

a Sagittale T2-gewichtete Aufnahme (TSE; TR = 4600 ms, TE = 112 ms): Signalanhebung im Bandscheibenfach C 3/4 und C 4/5 mit leichtgradiger Ödemreaktion in den angrenzenden Wirbelkörpern. Subluxationsstellung C 3/4. Verbreiterung der interspinalen Distanz zwischen Processus spinosus von C3 und C4, auch hier mit einer Signalanhebung einhergehend. Ausgeprägte paravertebrale Exsudation mit Abszedierung retropharyngeal. Erhöhtes Signal entlang der spinalen Meningen. Rückenmarkkompression infolge deutlicher degenerativer Veränderungen mit retrospondylophytären Spornbildungen.

b Sagittale T1-gewichtete Aufnahme (FLASH 2-D; TR= 403 ms, TE = 11 ms, Flip-Winkel α = 90°): Leichte Signalabsenkung im Bandscheibenfach C3/C4. Subluxationsstellung im Segmentbereich C3/C4. Verbreiterung der Distanz zwischen Processus spinosus C3 und C4. Die leichte Kompression des Rückenmarks ist auch hier erkennbar.

c Sagittale T1-gewichtete Aufnahme nach Kontrastmittelgabe (FLASH 2-D; TR = 403 ms, TE = 11 ms, Flip-Winkel α = 90°): Sehr ausgeprägte Kontrastmittelaufnahme des Bandscheibenfachs C 3/C 4 sowie prävertebraler Strukturen mit Aussparung der retropharyngealen Abszessbildung im Sinne des einschmelzenden Prozesses. Auch die epiduralen Strukturen weisen eine Kontrastmittelaufnahme als Hinweis auf eine epidurale Abszessbildung mit Beteiligung der Meningen auf. Kontrastmittelaufnahme des Weiteren in den dorsalen Anhangsstrukturen, insbesondere interspinal zwischen C 2/C 3, C 3/C 4 und C 4/C 5.

d Aufnahme nach Kontrastmittelgabe (SE; TR = 572 ms, TE = 12 ms, mit Fettsättigung): In diesem Bild ist die Kompression des Rückenmarks deutlich besser zu erkennen. Darüber hinaus liegt eine bessere Abgrenzbarkeit der meningealen Reaktion sowohl ventral als auch dorsal im Verlauf des Spinalkanals vor. Die massive retropharyngeale Abszessbildung mit ausgeprägter phlegmonöser langstreckiger Reaktion entlang der vorderen Kontur der Halswirbelsäule ist gut abgrenzbar.

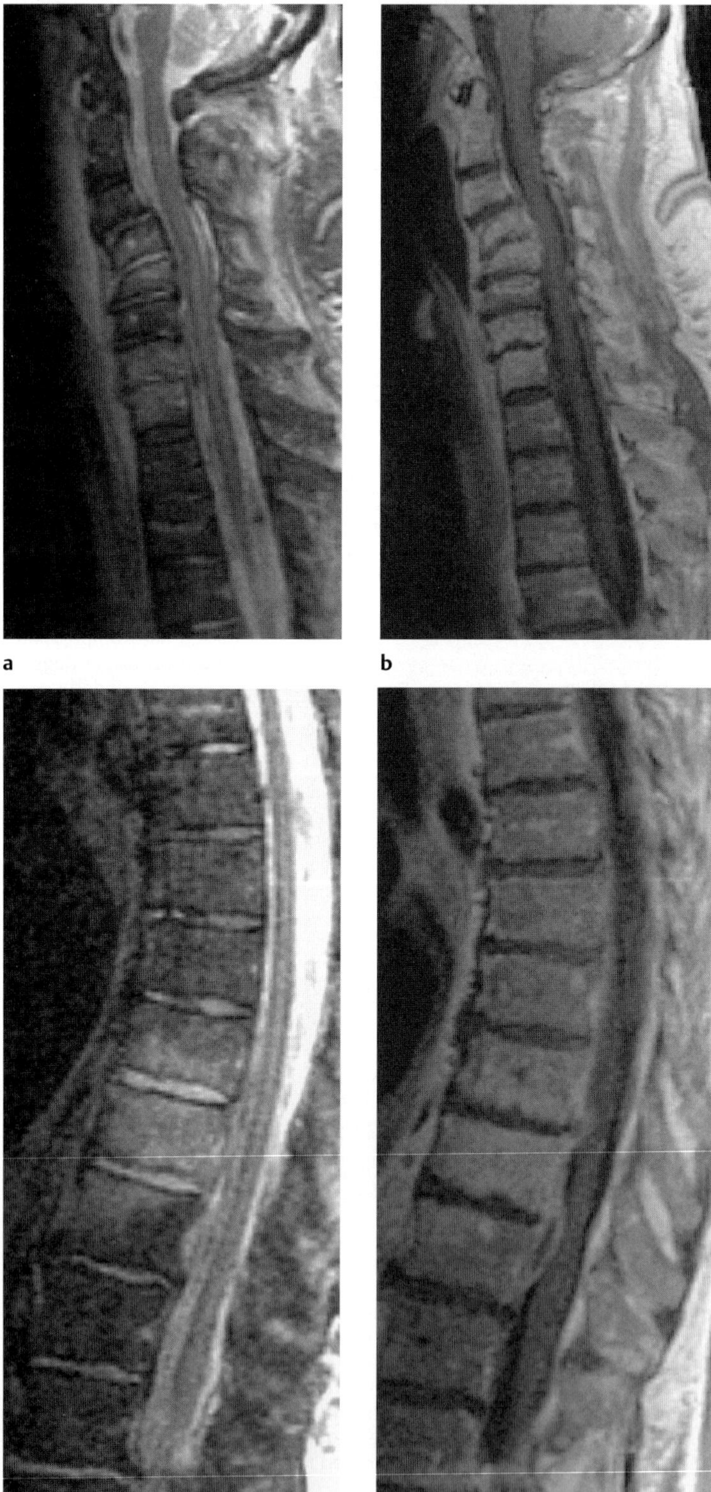

a b c d

Abb. 6.**10 a–f** **Polysegmentale akute Spondylodiszitis in der Hals- und Brustwirbelsäule.** 79-jähriger Diabetiker. Klinisch bestand eine rasch progrediente Paraparese:

a Sagittale T2-gewichtete Aufnahme im Halswirbelsäulenbereich: Nachweis einer Spondylodiszitis der Segmente C 4/C 5 und C 7/D 1. Entsprechend ist in der Aufnahme eine deutliche Signalanhebung sowohl der Wirbelkörper als auch der Bandscheiben festzustellen. Deutlich erkennbare Gefügestörungen in diesem Abschnitt. Nachweis einer prävertebralen Exsudation mit Abhebung des vorderen Längsbands im Abschnitt C 4–C 6 sowie umschrieben bei C 7/D 1. Leichte prävertebrale Ödemreaktion.

b Sagittale T1-gewichtete Aufnahme nach Kontrastmittelgabe: Leichtes Enhancement der Wirbelkörper, insbesondere bei C 4/C 5 sowie geringgradig im dorsalen Bezirk der Bandscheibe dieses Segments.

c Sagittale T2-gewichtete Aufnahme: Nachweis einer Spondylodiszitis der Brustwirbel 9–11. Es zeigt sich eine entsprechende, relativ homogene Signalanhebung in BWK 10 sowie eine angrenzende, randständige am 9. und 11. Brustwirbel. Die Bandscheiben BWK 9/10 und BWK 10/11 lassen eine Signalanhebung erkennen.

d Sagittale T1-gewichtete Aufnahme nach Kontrastmittelgabe: In diesen Aufnahmen ist der assoziierte epidurale Abszess in Höhe der Segmente BWK 9/10 und 10/11 gut abzugrenzen. Es findet sich ein entsprechendes Enhancement der Abszessmembran. Darüber hinaus besteht eine leichte Kontrastmittelaufnahme der Wirbel 9 und 11 sowie eine kräftige, homogene des 10. Brustwirbels.

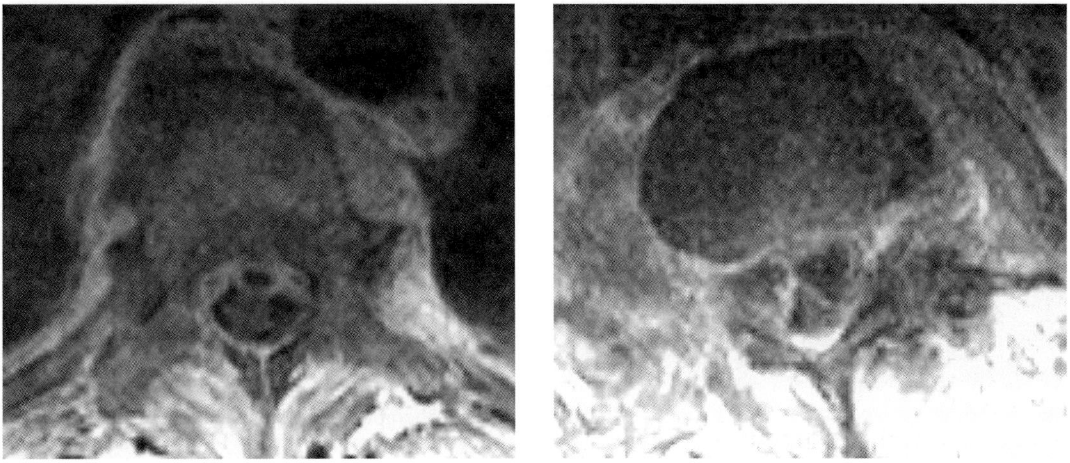

e f

Abb. 6.**10 e, f**

e Korrespondierende transversale Aufnahme nach Kontrastmittelgabe: In diesem Bild ist die epidurale Abszedierung sowie der zusätzliche paravertebrale Abszess gut abzugrenzen.

f Transversale Aufnahme in Höhe des Abszesses nach Kontrastmittelgabe: In der Abbildung zeigt sich die Teilung des ventral liegenden epiduralen Abszesses durch die Trolard-Membran (curtain sign).

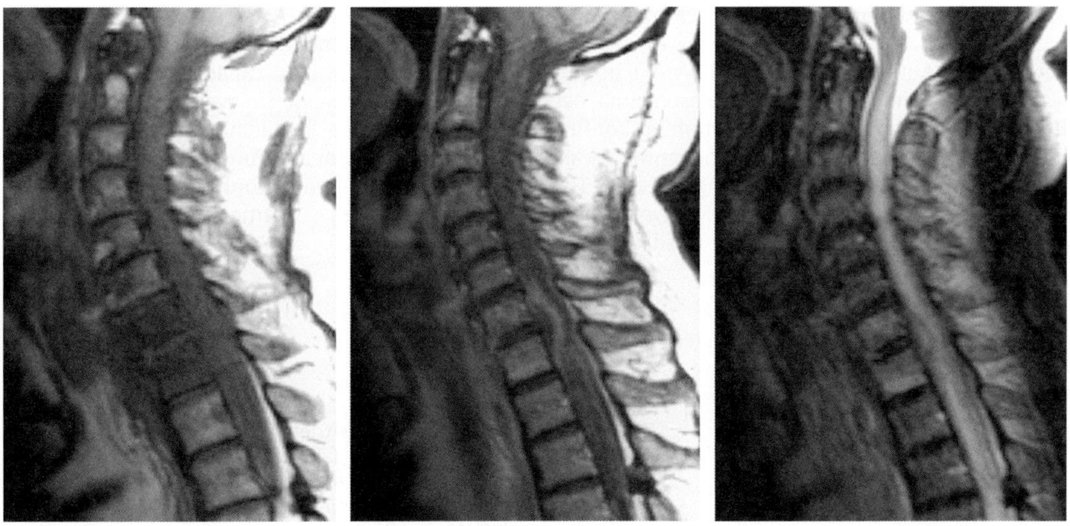

a b c

Abb. 6.**11 a–e Spondylodiszitis HWK 7–BWK 1 mit ausgedehntem epiduralen Abszess**. Der 54-jährige Patient erlitt 2 Wochen zuvor eine perforierende Ösophagusverletzung. Es entwickelte sich im folgenden subakut eine progrediente Parese der unteren Extremitäten:

a Sagittale T1-gewichtete Aufnahme (nativ): Ödem der Wirbelkörper HWK 7 und BWK 1.

b Aufnahme nach Kontrastmittelgabe: Es demarkiert sich ein ausgedehnt komprimierender epiduraler Abszess.

c Sagittale T2-gewichtete Aufnahme: Knochenmarködem bei HWK 7 und BWK 1. Die durch den Abszess hervorgerufene Myelonkompression führt zu einem schweren langstreckigen Ödem des Myelons, das sich von C 2 bis in die Brustwirbelsäulenabschnitte erstreckt.

Abb. 6.**11 d** u. **e** ▷

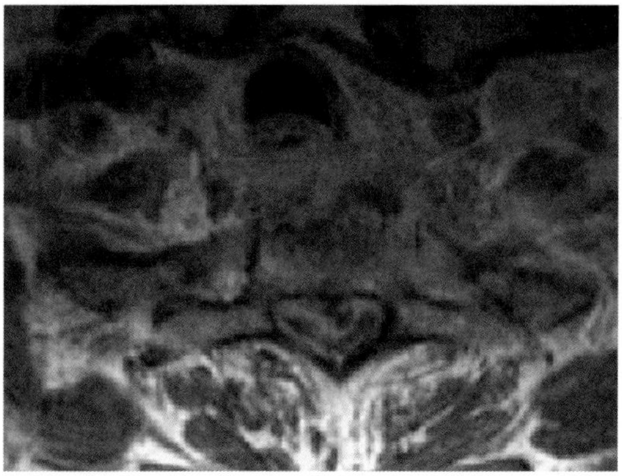

d

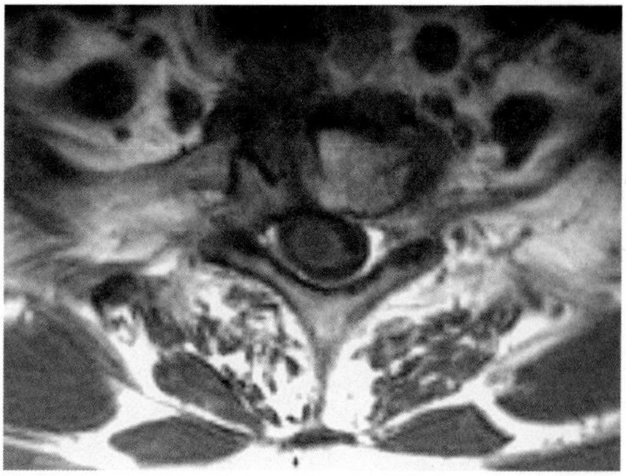

e

Abb. 6.**11 d, e**

d Transversalschnitt nach Kontrastmittelgabe: Die Aufnahme zeigt eine ausgedehnte Raumforderung durch den epiduralen Abszess mit entsprechender hochgradiger Myelonkompression.

e Nach operativer Revision des Abszesses findet sich im postoperativen T1-gewichteten Bild nach Kontrastmittelaufnahme eine komplette Rückbildung der Raumforderung. Das Rückenmarködem ist anhand der Signalabsenkung noch erkennbar.

Ausheilung

Im Rahmen der Ausheilung der Spondylodiszitis kommt es sowohl zur Rückbildung der starken Signalabsenkung in der T1-gewichteten Aufnahme, als auch der Signalanhebung in den T2-gewichteten Aufnahmen. Auf den T1-gewichteten Nativaufnahmen finden sich stattdessen zunächst fleckige, im weiteren Verlauf zunehmend konfluierende Signalanhebungen des Knochenmarks als Hinweis auf eine Fettmarkbildung. In den T2-gewichteten Aufnahmen kann sowohl eine persistierende Signalabsenkung als Ausdruck der Sklerosierung als auch eine leichte Signalanhebung durch die Fettmarkbildung entstehen. Die Bandscheibe zeigt nach einer ausgeheilten Spondylodiszitis eine niedrige Signalintensität infolge der Narbenbildung. Nach Kontrastmittelapplikation kommt es zunächst zu einer reduzierten, z. T. fleckigen, im weiteren Verlauf vollständig fehlenden Signalanhebung. Im Zeitraum von mehreren Monaten und Jahren können sich spangenförmige Spondylophyten als Zeichen der Versteifung des Segmentabschnitts bilden (Abb. 6.**12** u. 6.**13**).

Abb. 6.**13 a–c** **Weitgehend ausgeheilte Spondylodiszitis, die seit 1 Jahr kontrolliert wurde**:

a T1-gewichtete Aufnahme (SE; TR = 780 ms, TE = 25 ms): Destruktion der Grund- und Deckplatte von BWK 7 und 8 mit Höhenminderung des Zwischenwirbelraums. Keine größere Signalreduzierung des Knochenmarks. Einzelne Fettmarkabschnitte (Pfeile).

b T2-gewichtete Aufnahme (SE; TR = 2100 ms, TE = 80 ms): Gleichmäßige Signalreduzierung. Einzelne Zonen gering erhöhten Signals entsprechend Fettmark.

c Nach Kontrastmittelgabe (SE; TR = 750 ms, TE = 25 ms): Fleckig-tüpfelige Signalanhebung des Knochenmarks ohne größeres Areal einer Kontrastmittelanreicherung.

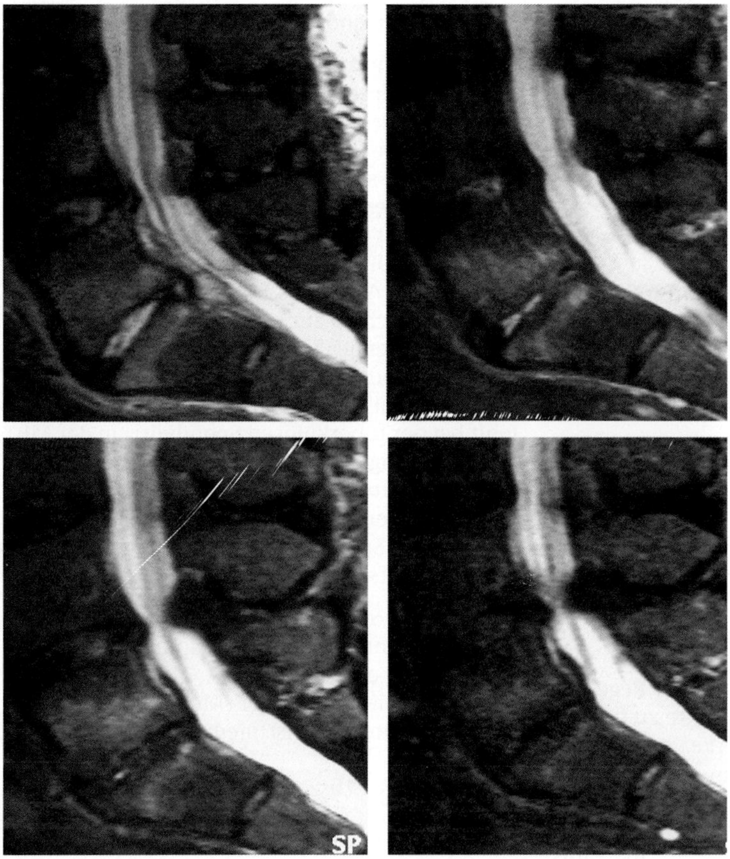

Abb. 6.**12 a–d** **Verlauf einer Spondylodiszitis L 5/S 1**. Untersuchung über einen Zeitraum von 1 Jahr. Zum Vergleich sind Untersuchungen mit einer STIR-Sequenz aufgeführt:

- **a** Sagittale Aufnahme: Nachweis einer deutlichen Signalanhebung in dem Bandscheibenfach L 5/S 1 sowie einer korrespondierenden Reaktion in den Wirbelkörperabschnitten.
- **b** Untersuchung 1 ¹/₂ Monate später: Etwas rückläufiges Ödem der Bandscheibe. Nach wie vor kräftige Ödemreaktion in den angrenzenden Wirbelkörperabschnitten.
- **c** Untersuchung 4 Monate nach der Ausgangsuntersuchung: Weiter rückläufiges Ödem in der Bandscheibe. Nach wie vor kräftiges Ödem der angrenzenden Wirbelkörperabschnitte.
- **d** Untersuchung 1 Jahr nach der Ausgangsuntersuchung: Vollständige Rückbildung des Bandscheibengewebes, noch leichte randständige Signalanhebung in den Wirbelkörperabschnitten.

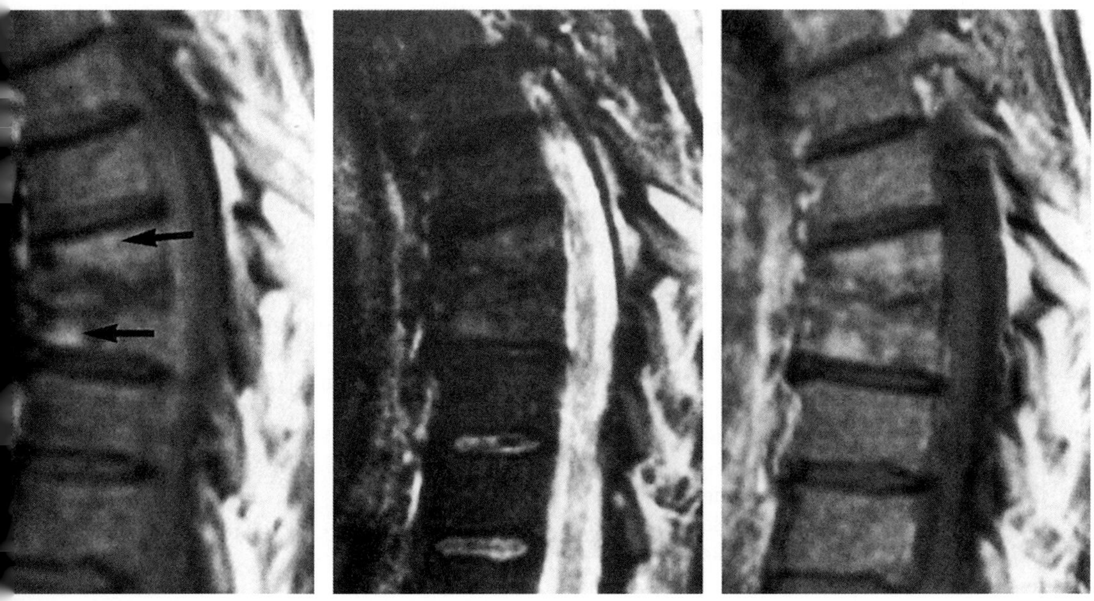

a **b** **c**

Abb. 6.**13 a–c**

Tuberkulöse Spondylodiszitis

Die tuberkulöse Spondylodiszitis weist gegenüber den nichtspezifischen Entzündungen einige Besonderheiten auf, wenn auch im Einzelfall die Differenzierung nur durch den Erregernachweis gelingen mag.

Lokalisation

Die tuberkulöse Spondylodiszitis kommt im Gegensatz zur nichtspezifischen am häufigsten thorakal vor, danach lumbal und zervikal.

Pathogenese/Ausbreitung

Die tuberkulöse Spondylodiszitis zeigt typischerweise einen schleichenden, langsamen Beginn, wobei es Monate dauern kann, bis nativradiologisch Veränderungen nachweisbar sind. In etwa 80% aller Fälle ist die tuberkulöse Spondylodiszitis nicht von einer Lungenaffektion begleitet oder ihr nachgeschaltet, was die Diagnose weiter erschwert.

Der Beginn der Entzündung ist in der Regel im ventralen Drittel in Nähe der Endplatte zu finden. Dabei sind umschriebene Bezirke einer subchondralen Erosion als typisch anzusehen. Häufiger als bei der eitrigen Entzündung wird lediglich eine Spondylitis ohne Mitbeteiligung der Bandscheibe gesehen. Dies resultiert aus dem Fehlen proteolytischer Enzyme in den Mykobakterien im Vergleich zum Staphylococcus aureus.

Selten kommt die tuberkulose Spondylodiszitis auf die posterioren Strukturen der Wirbel begrenzt vor, ohne dass eine Mitbeteiligung des Wirbelkörpers oder der Bandscheibe vorliegt.

Bleibt das Lig. longitudinale anterius intakt, breitet sich die tuberkulöse Spondylodiszitis in mehreren Segmenten aus, wobei einzelne Wirbelkörper übersprungen werden können. Die polysegmentale Ausbreitung ist auch hämatogen möglich.

Die tuberkulöse Spondylodiszitis führt häufig zu ausgeprägten Sinterungen der Wirbelkörper. Dieser Wirbelkörperkollaps ist in vielen Fällen mit einem entsprechenden Gibbus der Wirbelsäule assoziiert. Ein typisches Bild ist in diesem Zusammenhang der *„Wirbel im Wirbel“*. Dies bedeutet, dass ganze Wirbelkörper einschließlich der Bandscheibe in den nächsthöheren/nächsttieferen Wirbel sintern, wobei die Bandscheiben dabei weitgehend erhalten bleiben können.

Differenzialdiagnose

Bei einer Kontrastmittelgabe kann es im Falle einer Tuberkulose aufgrund der häufig ausgeprägten Abszedierungen lediglich zu einer randständigen Kontrastmittelaufnahme in dem Entzündungsgebiet statt einer homogenen Verteilung kommen. Diese randständige Kontrastmittelaufnahme findet sich manchmal auch innerhalb eines Wirbelkörpers. Sie umgrenzt den Bezirk des intraossären Abszesses.

Im Unterschied zur bakteriellen Spondylitis ist das angrenzende Bandscheibengewebe weniger geschädigt oder von den entzündlichen Veränderungen vollständig ausgespart. Entsprechend fehlt bei der tuberkulösen Spondylitis in der MRT häufig die Signalanhebung der Bandscheibe bei T2-gewichteter Darstellung.

Zur Differenzierung der tuberkulösen von der bakteriellen Spondylitis sind die folgenden weiteren Gesichtspunkte hilfreich.

Tuberkulöse Spondylitis:

- Die Ausdehnung in das paraspinale Gewebe ist deutlicher ausgebildet,
- die Anamnese ist länger (Monate bis Jahre),
- das Patientenalter ist niedriger (Smith u. Mitarb. 1990),
- tuberkulöse Abszesse weisen in einem höheren Prozentsatz Verkalkungen auf, die allerdings im MRT-Bild häufig nicht erfasst werden können.

In Verlaufsuntersuchungen bei tuberkulöser Spondylodiszitis findet man bei einem Teil der Patienten in T1-gewichteter Sequenz eine Zunahme der Signalintensität der zuvor entzündlich geschädigten Wirbelkörperanteile. Smith u. Mitarb. (1990) vermuten, dass ischämische und/oder entzündliche Einflüsse die Umwandlung von blutbildendem Knochenmark in Fettmark begünstigen.

Differenzialdiagnostische Überlegungen zur Spondylitis müssen die erosive Osteochondrose (Stäbler u. Mitarb. 1998) und, insbesondere bei der tuberkulösen Spondylitis, die Wirbelkörpermetastasierung (Trush u. Mitarb. 1990) einbeziehen (Abb. 6.**14** u. 6.**15**).

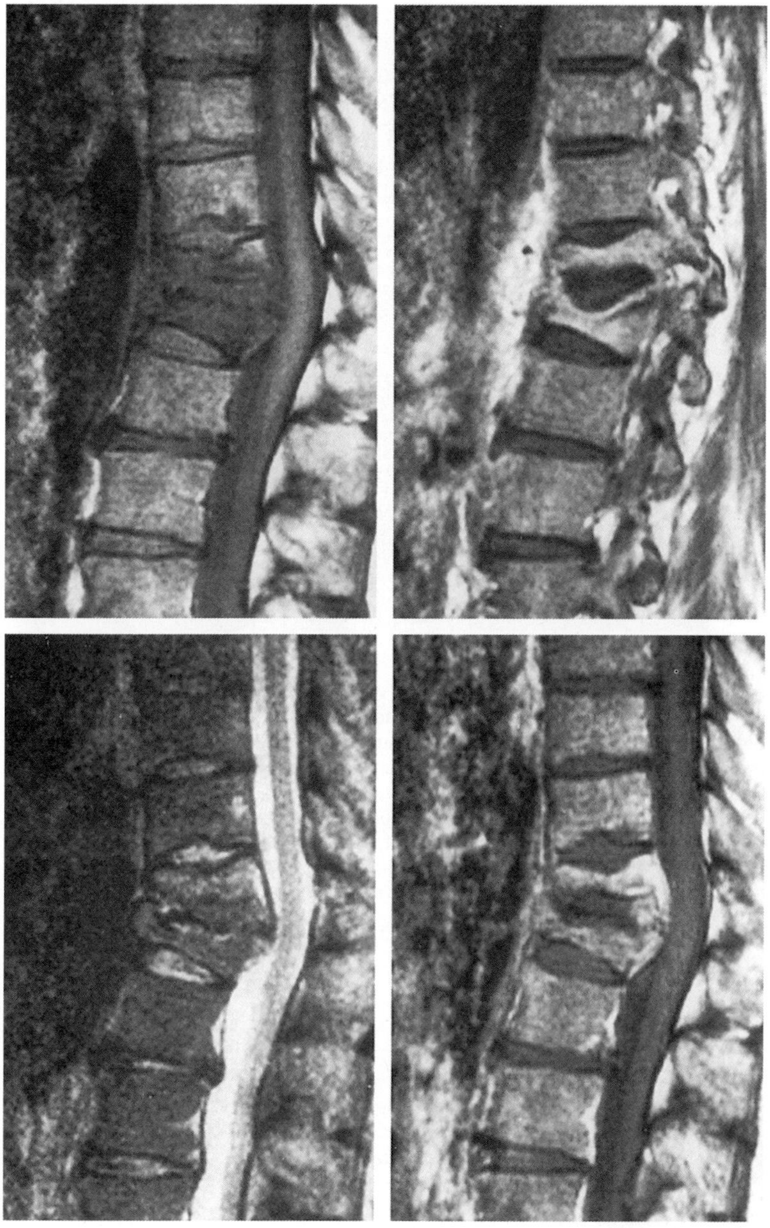

Abb. 6.**14 a–d** **Tuberkulöse Spondylodiszitis Th 11/ Th 12**. 46-jähriger Patient mit Lungentuberkulose:

a Sagittaler T1-gewichteter Schnitt (SE; TR = 785 ms, TE = 25 ms):Signalabsenkung der Wirbelkörper Th 11/Th 12 mit Höhenminderung und Auslöschung der Wirbelkörperkonturen. Hieraus resultierende fehlende Abgrenzung der Bandscheibe.

b Im weiter lateral gelegenen Schnitt Prolaps der weitgehend erhaltenen Bandscheibe in den angrenzenden Wirbelkörper nachweisbar.

c T2-gewichtete Aufnahme: Leichte Signalanhebung der Wirbelkörper, besonders von Th 11. Keine Signalanhebung der Bandscheibe.

d T1-gewichtete Aufnahme nach Kontrastmittelgabe: Enhancement vorwiegend in den Bereichen einer Signalanhebung. Aussparung der Bandscheibe.

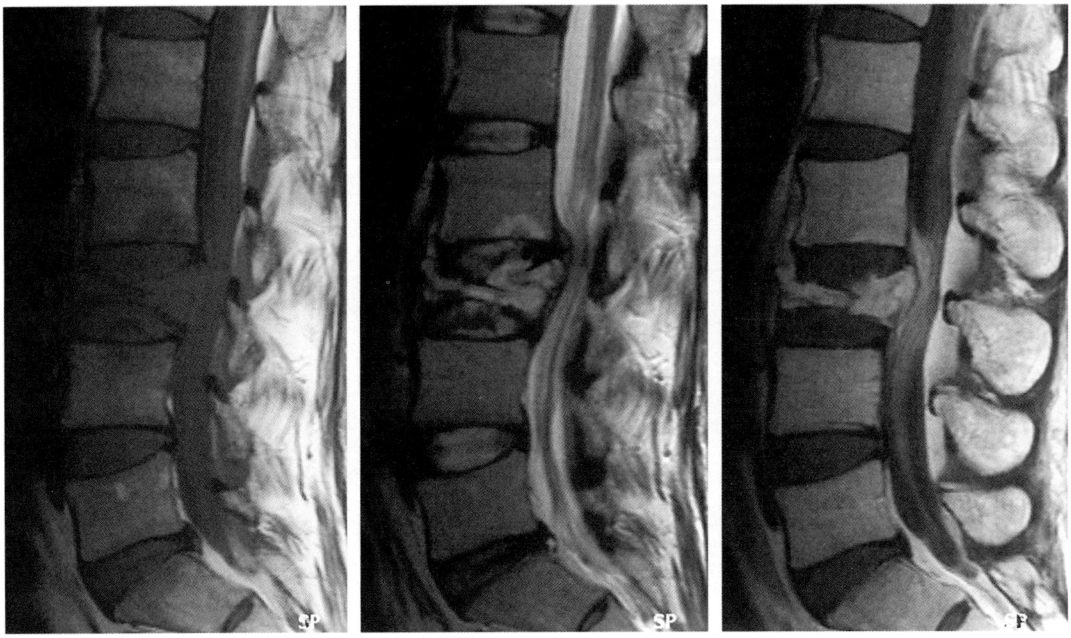

a b c

Abb. 6.**15 a–d** **Tuberkulöse Spondylodiszitis in Höhe LWK 2/3**. 38-jähriger Patient:

a Sagittale T1-gewichtete Aufnahme (TSE; TR = 800 ms, TE = 12 ms): Weitgehende Sinterung von LWK 3 mit homogener Signalabsenkung. Herdförmige Signalabsenkung in LWK 2 dorsalseits mit angedeuteter Konturunterbrechung der Grundplatte.

b Sagittale T2-gewichtete Aufnahme (TSE; TR = 4000 ms, TE = 120 ms): Fleckig-inhomogene Signalanhebung von LWK 3 sowie randständige Signalanhebung innerhalb des Herds in LWK 2.

c Sagittale Aufnahme nach Kontrastmittelgabe: Deutliches Enhancement sowohl des Knochens als auch paravertebraler Abschnitte, beginnende Ausprägung eines epiduralen Abszesses. Leichtes Enhancement der Kaudafasern als Hinweis auf eine beginnende Kauditis. Durch die Entzündung bedingte deutliche Abhebung des vorderen Längsbands im Bereich L2 und L3.

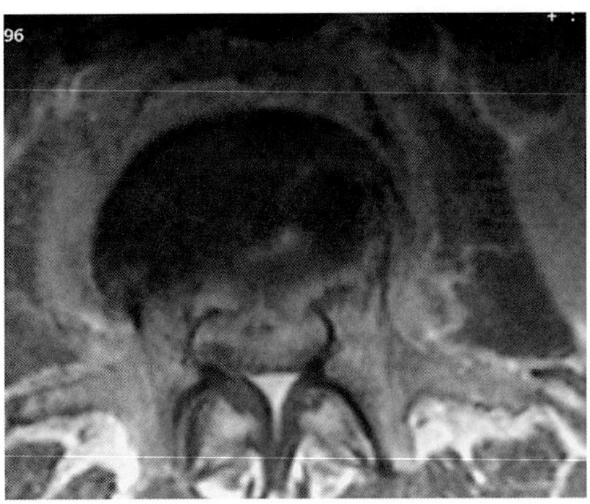

◁ **d** Transversale Aufnahme nach Kontrastmittelgabe (SE; TR = 700 ms, TE = 15 ms): Kontrastmittelaufnahme paravertebraler Strukturen unter Einschluss des Psoasregion beiderseits Die epidurale Abszessbildung ist deutlich erkennbar.

Spondylitis

Die Spondylitis ohne Beteiligung der Bandscheibe zeigt die gleichen Veränderungen hinsichtlich des Knochens wie die Spondylodiszitis. Im akuten Stadium kommt es zu einer Signalabsenkung des Knochens im T1-gewichteten Nativbild und zu einer mehr oder weniger ausgedehnten Signalanhebung nach Kontrastmittelapplikation. Im T2-gewichteten Bild wird eine Signalverstärkung unterschiedlichen Ausmaßes gesehen (Shanley 1995).

Rheumatoide Arthritis

Inzidenz/Ätiologie

Die rheumatoide Arthritis (RA; chronische Polyarthritis [cP]) ist die häufigste Systemerkrankung des Bindegewebes. Sie betrifft vornehmlich Frauen, das Geschlechtsverhältnis weiblich zu männlich beträgt 3:1. Die genaue Ätiologie der rheumatoiden Arthritis ist nicht bekannt. Autoimmunmechanismen könnten eine Rolle in der Pathogenese spielen, weil bis zu 70% der Patienten HLA-DR4-positiv sind.

Lokalisation

Bei der rheumatoiden Arthritis sind Brust- und Lendenwirbelsäule nur relativ selten betroffen. Gelegentlich werden jedoch Destruktionen thorakaler und lumbaler Wirbelkörper beobachtet, die durch rheumatische Granulome verursacht werden. Epidurale Rheumaknötchen können zu einer Myelonkompression führen. Die kleinen Wirbelgelenke sind in der mittleren bis unteren Wirbelsäule ebenfalls nur selten betroffen. Daneben können behandlungsbedingte Schäden an der Brust- und Lendenwirbelsäule auftreten. Durch die Gabe von Corticosteroiden treten ischämische Knochennekrosen gehäuft auf, wobei neben der typischen Lokalisation im Femurkopf auch thorakale und lumbale Wirbelkörper betroffen sein können. Darüber hinaus können aus der schmerzbedingten Immobilisation in Verbindung mit der Corticosteroidtherapie ausgeprägte Osteoporosen mit den hieraus folgenden Wirbelkörpersinterungen entstehen (Dihlmann 1987, Resnick u. Niwayama 1988).

Die wichtigsten und häufigsten vertebralen Veränderungen beim Vorliegen einer rheumatoiden Arthritis werden an der Halswirbelsäule und hier insbesondere im Bereich des kraniozervikalen Übergangs gesehen. Einer der häufigsten Befunde bei der rheumatoiden Arthritis ist im Bereich der Halswirbelsäule die C1/C2-Subluxation, dabei werden folgende Formen unterschieden:

- anteriore atlantoaxiale Subluxation,
- kraniale Subluxation,
- laterale Subluxation,
- rotatorische Subluxation,
- posteriore Subluxation.

Die *atlantoaxiale Subluxation* bedeutet eine Distanzverbreiterung zwischen vorderem Atlasbogen und Dens axis um 2,5 mm und mehr. Bei der *kranialen Subluxation* kommt es zur basilaren Impression mit einem Denshochstand, der sich bis weit in das Foramen erstrecken kann. Gleichzeitig senkt sich der Atlasbogen, sodass er in einer abnorm niedrigen Position in Relation zu C2 gesehen wird. Bei der *lateralen Subluxation* besteht eine Lateralisation der Massa lateralis von C1 in Relation zu C2 um mehr als 2 mm. Bei der *rotatorischen Subluxation* wird eine unilaterale Verschiebung des Atlas in Relation zu den Gelenkfacetten von C2 gesehen. Befindet sich der vordere Atlasbogen dorsal des Dens, spricht man von *posteriorer Subluxation*.

Die Ursache dieser Veränderungen ist in einer Lockerung oder Zerstörung der atlantoaxialen Bandstrukturen, insbesondere des Lig. transversum, aufgrund einer synovialen Entzündungsreaktion zu sehen. Darüber hinaus kommt es zu einer Gefügestörung der Gelenkstrukturen zwischen Schädelbasis, Atlas und Axis. Außerdem ist eine Arrosion des Dens axis ein typischer Befund. Diese findet sich bei ca. 20% der Patienten. Durch synoviale Proliferationen kann es zur Ausbildung eines kräftigen Pannus kommen. Dabei wird zwischen der Entwicklung eines retrodentalen, prädentalen, supradentalen und laterodentalen Pannus unterschieden, wobei häufig eine Kombination dieser Pannusbildung gesehen wird. Durch die entzündlichen Veränderungen kann der Dens bis zu einem kleinen Rudiment zusammenschmelzen. Dadurch kann es zu einer atlantoaxialen Subluxation auch bei intaken Bandstrukturen kommen.

Eine häufige Folge der Pannusreaktion und der Destruktion der ligamentären und artikulären Strukturen ist die Kompression des Rückenmarks in Höhe C1 bzw. proximal hierzu. Diese Kompression kann sowohl in Neutralstellung vorhanden sein, daneben ausschließlich bei einer

Anteflexion des Kopfes auftreten. Eine Kompression des Rückenmarks ist besonders häufig vorhanden, wenn eine Kombination von atlantoaxialer und kranialer Subluxation vorliegt.

Neben den Veränderungen im Bereich der atlantoaxialen Artikulation werden bei der rheumatoiden Arthritis Wirbelkörpererosionen gesehen, die besonders an den Abschlussplatten auftreten. Hieraus resultieren Höhenminderungen der Zwischenwirbelräume, die im Gegensatz zur Osteochondrose vornehmlich die Abschnitte C2–C4 betreffen, was von manchen Autoren als pathognomonisch angesehen wird. Daneben sind Erosionen der kleinen Wirbelgelenke bekannt, die mit Gelenkverschmälerungen und Destruktionen, im Spätstadium auch mit Ankylosierungen auftreten können.

Diese erosiven Veränderungen an den Wirbelkörperabschlussplatten gehen häufig mit Gefügestörungen einher, sodass Befunde einer Ventrolisthesis oder Retrolisthesis z. T. zusammen mit einer deutlichen Fehlstellung der Wirbelsäule gesehen werden. Selten finden sich Osteophyten an den Wirbelkörperabschlussplatten, sie können allerdings in den Spätstadien einer rheumatoiden Arthritis aufgrund der Fehlhaltung auftreten.

Klinik

Klinisch sind lokale Beschwerden, die von den betroffenen Gelenkabschnitten ausgehen, und Allgemeinsymptome zu unterscheiden. Die American Rheumatism Association (ARA) hat diagnostische Kriterien für eine rheumatoide Arthritis aufgestellt (Amett u. Mitarb. 1988):

ARA-Klassifikationskriterien der rheumatoiden Arthritis

- Morgensteifigkeit, mehr als 1 Stunde.
- Entzündliche Schwellung von mindestens 3 Gelenken.
- Involvierung von Hand-/Fingergelenken.
- Symmetrische Arthritis.
- Rheumaknoten.
- Nachweis von Rheumafaktor im Serum.
- Typische radiologische Veränderungen in Hand-/Fingergelenken.

Die ersten 4 Kriterien müssen mindestens 6 Wochen vorliegen.

Als Allgemeinsymptome können auftreten:
- Abgeschlagenheit,
- Schweißneigung,
- Arteriitis,
- Myo- sowie Perikarditis.

Die Klinik der Patienten hängt stark von dem Ausmaß der Gelenkschädigung ab. Die Patienten zeigen zumeist Schmerzen, die im Nackenbereich aber auch temporal oder retroorbital geklagt werden. Bei tieferliegenden Läsionen können die Beschwerden auch in den Schulter-Arm-Bereich ausstrahlen. Bei Kompressionen des Halsmarks oder der Medulla oblongata treten Parästhesien und in ausgeprägten Fällen Paresen bis zur Tetraplegie auf. Daneben kann es zu Störungen der Hirndurchblutung durch eine Kompression der A. vertebralis und der Rückenmarkdurchblutung durch eine Beeinträchtigung der A. spinalis anterior kommen.

Pathogenese

Pathogenetisch wird eine Immunkomplexreaktion angenommen, bei der es durch die Ablagerung von Immunkomplexen an synovialen Gelenkstrukturen zu einer Komplementaktivierung kommt. Die so induzierte Lymphozyteninfiltration, insbesondere der T4-Helferzellen, unterhält den entzündlichen Prozess. Daneben finden sich B-Lymphozyten sowie Makrophagen. In der akutentzündlichen, exsudativen Phase sind in der synovialen Flüssigkeit zahlreiche Entzündungszellen nachweisbar. Die Knorpeldestruktion wird vornehmlich nahe der entzündlich veränderten Synovia bzw. des Pannus, der den Gelenkknorpel bedeckt, beobachtet. Dieses Gewebe besteht aus proliferativen Fibroblasten, kleinen Blutgefäßen sowie mononukleären Zellen. Daraus werden Proteinasen freigesetzt, die den Knorpel zerstören.

Histologie

Histologisch besteht eine Vermehrung der Synovialisdeckzellen, die pallisadenähnlich angeordnet und von einem Fibrinfilm bedeckt sind. Daneben finden sich teilweise größere Lymphfollikel sowie Blutgefäße mit Endothelproliferationen. Selten treten rheumatische Granulome auf. Neben der Synovialisproliferation tritt ein ähnliches Granulationsgewebe auch im subchondralen Markraum auf. Bei Überbrückung des Gelenkspalts kommt es durch Fibrosierung des Pannusgewebes zur bindegewebigen Ankylose, die durch metaplastische Veränderungen in eine knöcherne Ankylose übergehen kann.

Diagnostik

MRT

Die eindrucksvollsten Befunde finden sich im atlantoaxialen Übergang, insbesondere bei Vorliegen einer ausgedehnten Pannusbildung. Dieser Pannus zeigt in den T1-gewichteten Bildern zumeist eine mittlere, etwa Muskulatur entsprechende Signalintensität und grenzt sich von dem höheren Signal des Knochens gut ab.

In den T2-gewichteten Aufnahmen kann der Pannus sowohl eine sehr hohe Signalintensität als auch eine niedrige aufweisen. Dies ist abhängig vom Wassergehalt und Ausmaß der Fibrosierung. Liegt ein hoher Wassergehalt vor, wird eine hohe Signalintensität gefunden, ein fibrosierter Pannus weist dementsprechend ein niedriges Signal auf. Die Erosionen des Dens sind gut darzustellen, kleinste punktförmige Erosionen entgehen allerdings zumeist dem MRT und sind computertomographisch besser nachweisbar. Häufig kann das Lig. transversum abgegrenzt werden, insbesondere, wenn es lediglich durch Pannusgewebe verlagert, aber ansonsten erhalten ist.

Als hilfreich hat sich die Gabe von Kontrastmittel erwiesen. Das Pannusgewebe zeigt zumeist eine kräftige Kontrastmittelaufnahme, die geringer ausfällt, wenn es sich um ein sehr ödematös lockeres Gewebe handelt. Finden sich auch an den anderen Wirbelkörpern Veränderungen, sind diese besonders in der kontrastmittelassistierten Aufnahmen abzugrenzen. Es kann in diesem Fall eine leichte Signalanhebung entlang der Wirbelkörperabschlussplatten gefunden werden, die sich bis subchondral erstreckt, sodass eine bandförmige Signalaufhellung vorliegen kann (Abb. 6.**16**–6.**24**).

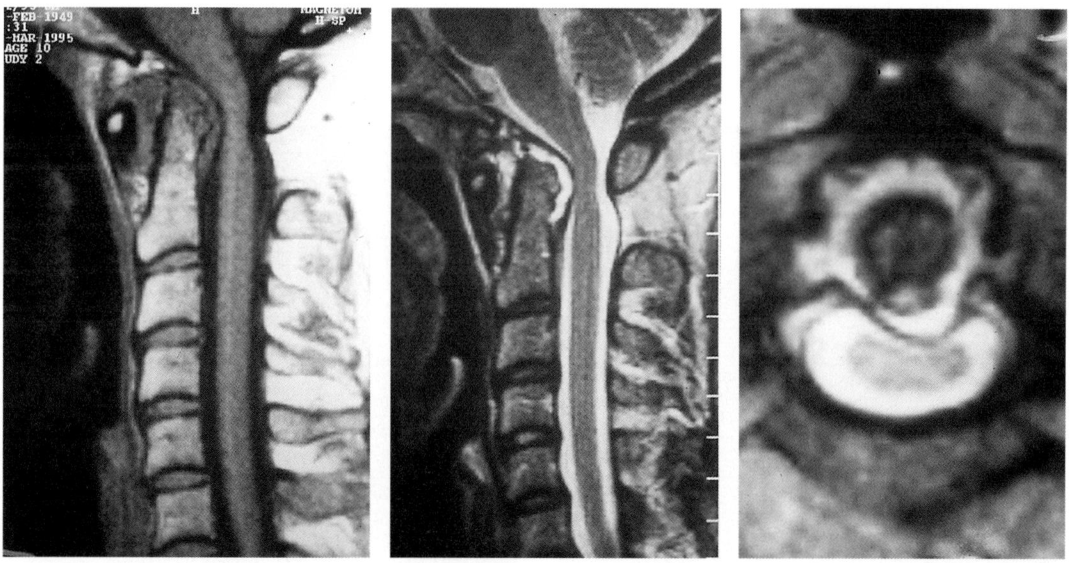

a b c

Abb. 6.**16 a–c** **Bekannte langjährige rheumatoide Arthritis.** 46-jährige Patientin:

a Sagittale T1-gewichtete Aufnahme (SE): Das ausgedehnte Pannusgewebe prä- und retrodental zeigt eine mittlere Signalintensität. Der Dens axis ist in die Destruktion miteinbezogen und weist in der Spitze eine Strukturauflockerung auf. Die atlantoaxiale Distanz ist verbreitert.

b Sagittale T2-gewichtete Aufnahme (SE): Das Pannusgewebe lässt eine deutliche Signalanhebung als Ausdruck der ödematösen entzündlichen Reaktion erkennen. Es besteht ein leichter Kompressionseffekt im Bereich der Zervikalmarks, ein Myelonödem ist nicht vorhanden.

c Transversalschnitt in T2-Gewichtung: Das paradentale Pannusgewebe ist gut abgrenzbar, der retrodentale Teil führt zu einer Vorwölbung des Lig. transversum. Hierdurch wird das Rückenmark erreicht und vor allem nach links hin etwas komprimiert.

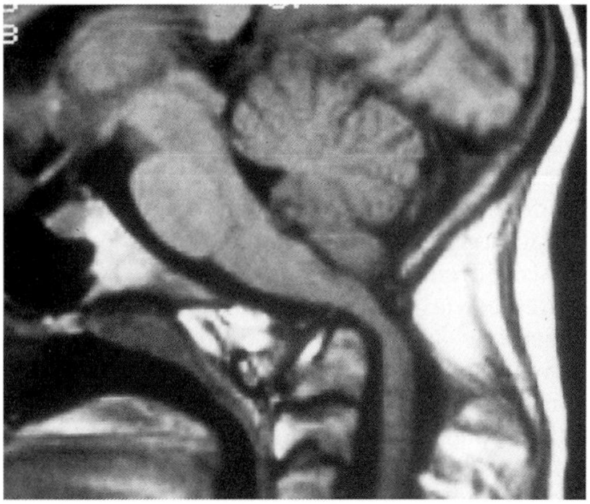

Abb. 6.**17** **Rheumatoide Arthritis**. 56-jährige Patientin mit sehr langjähriger chronischer rheumatoider Arthritis. Sagittalschnitt in T1-Gewichtung (SE-Technik): Weitgehende Destruktion der Densspitze mit einer ausgeprägten Verbreiterung der atlantodentalen Distanz. Basilare Impression mit ausgeprägter Kompression des Rückenmarks. Der kortikomedulläre Winkel (der Winkel wird durch Linien gebildet, die parallel zur ventralen Oberfläche der Medulla und des oberen Zervikalmarks gezogen werden; Normwert = und > 135°) ist verringert.

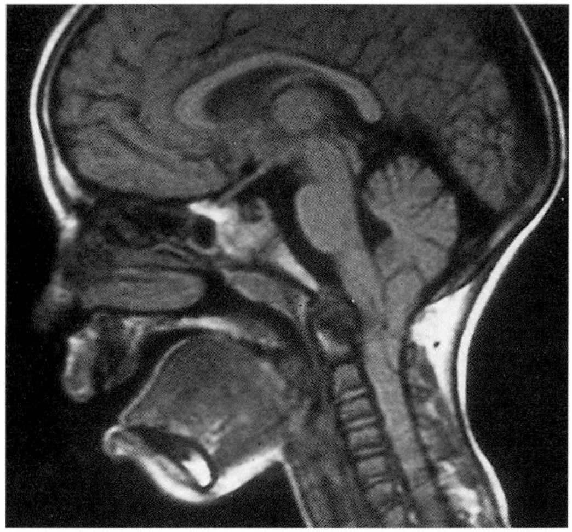

Abb. 6.**18** **Rheumatoide Arthrits und Arnold-Chiari-Malformation Typ I**. 7-jähriges Mädchen. Der Sagittalschnitt in T1-Gewichtung zeigt eine ausgeprägte Pannusreaktion an der Densspitze mit weitgehender Destruktion. Es kommt zu einem Kompressionseffekt in Höhe der Medulla. Zusätzliche Einengung des Spinalkanals infolge des ausgedehnten Tonsillentiefstands.

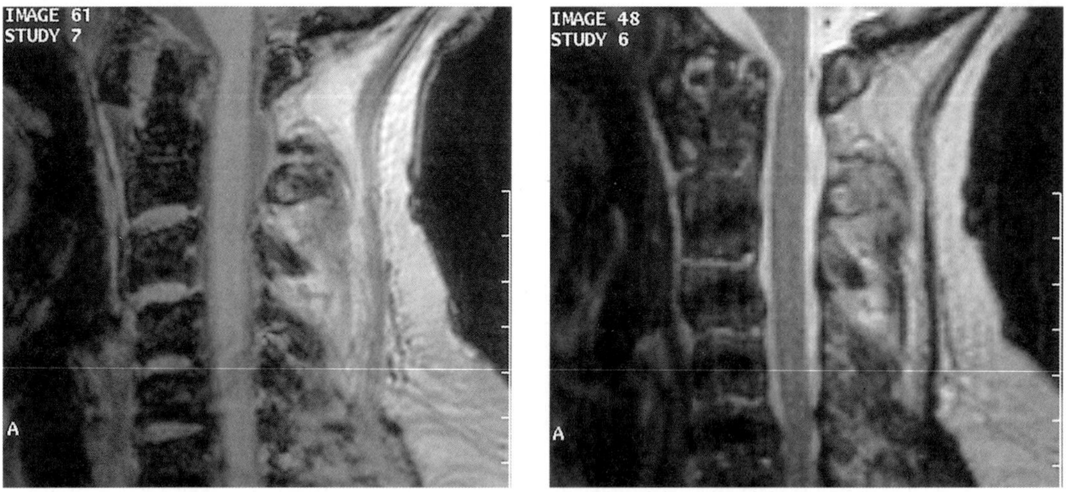

a **b**

Abb. 6.**19 a**, **b** **Langjährige rheumatoide Arthritis**. 70-jährige Patientin:

a Sagittale T1-gewichtete Aufnahme (FLASH 2-D; TR = 400 ms, TE = 11 ms, Flip-Winkel α = 90°): Partielle Destruktion der Densspitze sowie Nachweis eines ausgeprägteren prädentalen Pannus mit einer Erweiterung der atlantoaxialen Distanz. Geringe Pannusreaktion auch an der dorsalen Kontur der Densspitze erkennbar. Leichte Impression des Rückenmarks.

b Sagittale T2-gewichtete Aufnahme (TSE; TR = 4600 ms, TE = 112 ms): Der Pannus zeigt eine weitgehend reduzierte Signalintensität als Ausdruck des bindegewebig-narbigen Umbaus. Trotz des leichten Kompressionseffekts in Höhe des Rückenmarks kein Nachweis eines Ödems.

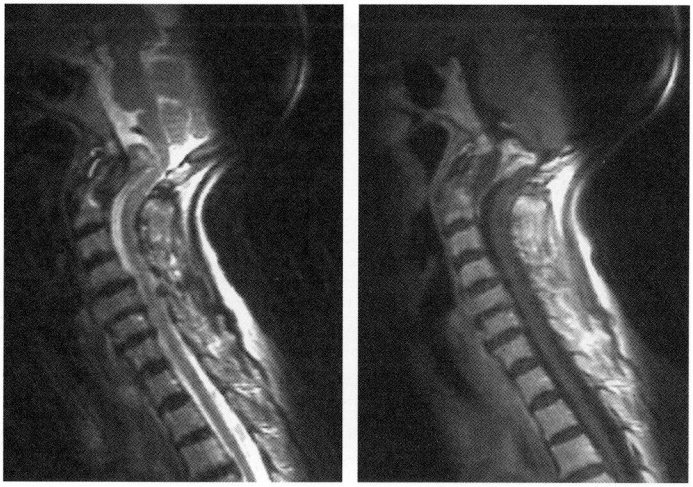

a b

Abb. 6.**20 a**, **b** **Rheumatoide Arthritis**. 81-jährige Patientin mit ausgeprägter Pannusbildung und progredienter hochgradiger Tetraparese:

- **a** Sagittale T2-gewichtete Aufnahme: Darstellung einer ausgeprägten Pannusgewebsbildung dorsal des Dens, von der ein erheblicher Kompressionseffekt im Verlauf der Medulla oblongata ausgeht. Der Pannus lässt eine mittlere, in Abschnitten etwas erhöhte Signalintensität erkennen. Hiervon abzugrenzen ist ein signalarmes Gewebe, das dorsal des destruierten Dens axis gelegen ist.
- **b** Sagittale T1-gewichtete Aufnahme nach Kontrastmittelgabe: Es kommt zu einer inhomogenen Kontrastmittelaufnahme des entzündlichen Granulationsgewebes. Die in der T2-Gewichtung signalarmen Gewebsabschnitte dorsal des Dens zeigen weitgehend keine Kontrastmittelreaktion.

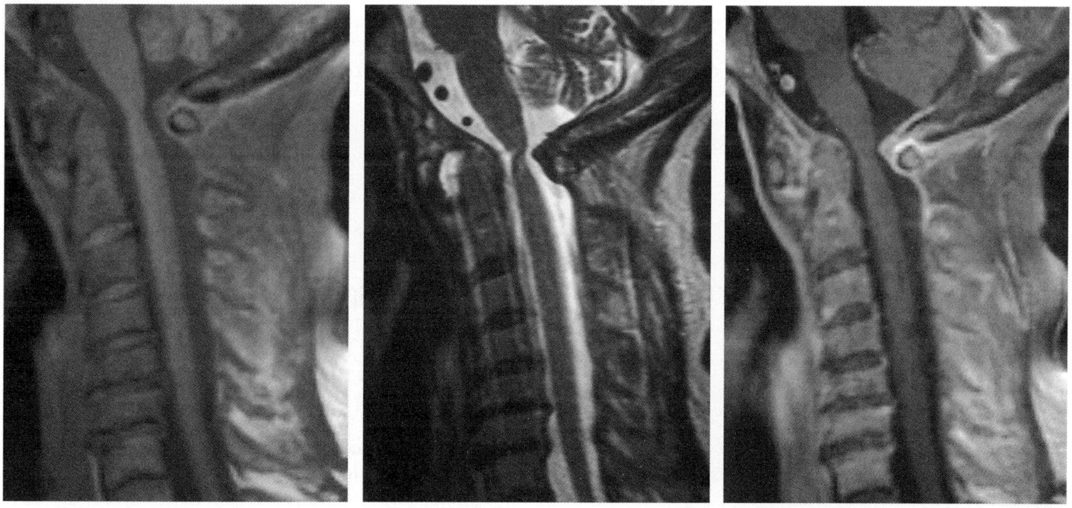

a b c

Abb. 6.**21 a–c** **Langjährige rheumatoide Arthritis**. 67-jährige Patientin:

- **a** T1-gewichtete sagittale Aufnahme (SE; TR = 572 ms, TE = 12 ms, Fettsättigung): Erweiterung der atlantodentalen Distanz durch einen ausgedehnteren prädentalen Pannus. Leichte retrodentale Pannusreaktion erkennbar. Entzündliche Reaktion an dem hinteren Atlasbogen mit einer Granulationsgewebsbildung, die sich von dorsal nach intraspinal erstreckt. Gefügestörungen in den Segmenten C 4–C 7.
- **b** Sagittale T2-gewichtete Aufnahme (TSE; TR = 4600 ms, TE = 112 ms): Das Pannusgewebe zeigt eine hohe Signalintensität, das im Verlauf des hinteren Atlasbogens gelegene Gewebe stellt sich signalarm dar. Pathologische Signalanhebungen sind in den Abschnitten C 4–C 7 intradiskal nicht auszumachen.
- **c** Sagittale T1-gewichtete Aufnahme nach Kontrastmittelgabe: Deutliche Kontrastmittelaufnahme des Granulationsgewebes im Verlauf des hinteren Atlasbogens, fleckig-inhomogene Kontrastmittelreaktion im Bereich des prädentalen Pannus. Zusätzlich findet sich eine zarte lineare Kontrastmittelaufnahme der Bandscheiben C 5/C 6 und C 6/C 7, darüber hinaus eine Kontrastmittelreaktion im Bereich des hinteren Längsbands und des Anulus fibrosus in Höhe C 3/C 4, C 4/C 5 und C 6/C 7 als Ausdruck der entzündlichen Mitreaktion.

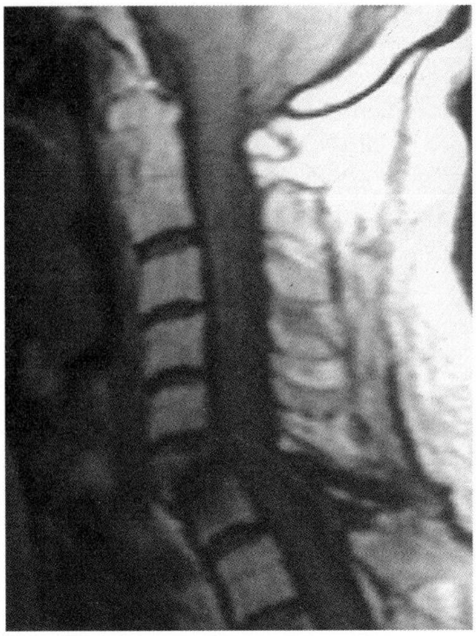

a

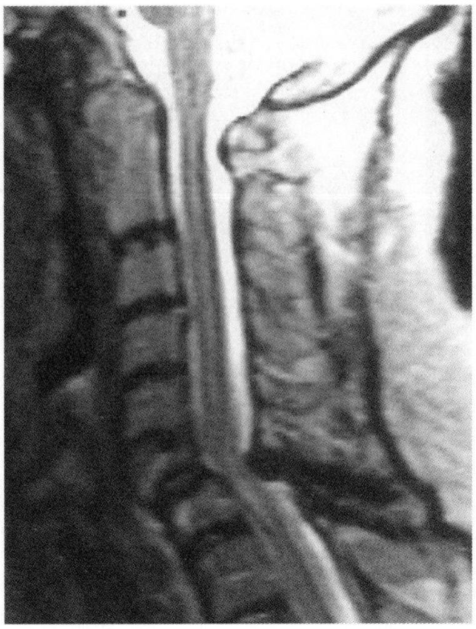

b

Abb. 6.**22** a, **b** **Langjährige rheumatoide Arthritis.** 63-jährige Patientin:

a Sagittale T1-gewichtete Aufnahme (TSE; TR = 800 ms, TE = 12 ms): Ausgedehntere entzündliche Reaktion im Segment C 6/C 7 mit partieller Destruktion des 6. Halswirbels, der insbesondere nach dorsal hin eine Reduktion der Hinterkante aufweist. Ödembedingte Signalabsenkung der Spongiosa beider Wirbelkörper. Deutliche Knickbildung im Segmentbereich C 6/C 7 mit Kompression des Rückenmarks von ventral und dorsal infolge einer Bandinstabilität.

b Sagittale T2-gewichtete Aufnahme (TSE; TR = 5310 ms, TE = 112 ms): Auch in dieser Aufnahme ist der Ventralversatz von C 6 gegenüber C 7 deutlich erkennbar. Infolge der Hypertrophie der Ligg. flava in diesem Abschnitt Kompression des Rückenmarks von dorsal her. Nachwässern des Myelonödems in diesem Abschnitt. Darüber hinaus erkennbare leichte Signalanhebung der Wirbelkörper C 6 und C 7. Im Atlantodentalbereich keine destruierenden Veränderungen abzugrenzen.

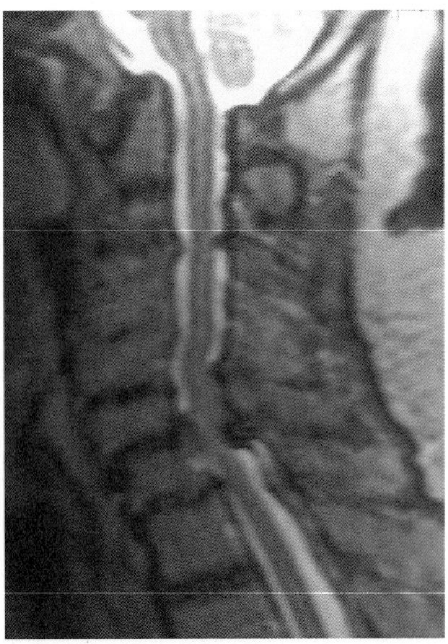

Abb. 6.**23** **Langjährig bekannte rheumatoide Arthritis.** 68-jährige Patientin. T2-gewichtete sagittale Aufnahme (TSE; TR = 5310 ms, TE = 112 ms): Die Aufnahme zeigt eine basilare Impression im Bereich des Atlantodentalgelenks. Daneben sind ausgeprägte Gefügestörungen der Wirbelsäule bei C 6 und C 7 vorhanden mit Teildestruktionen im Bereich der Wirbelkörperabschlussplatten. Hierdurch kommt es zu einer Einengung des Spinalkanals mit Kompression des Rückenmarks und leichtem Myelonödem. Die Wirbel C 4/C 5 zeigen eine partielle Verschmelzung mit weitgehender Auflösung des Bandscheibenfachs.

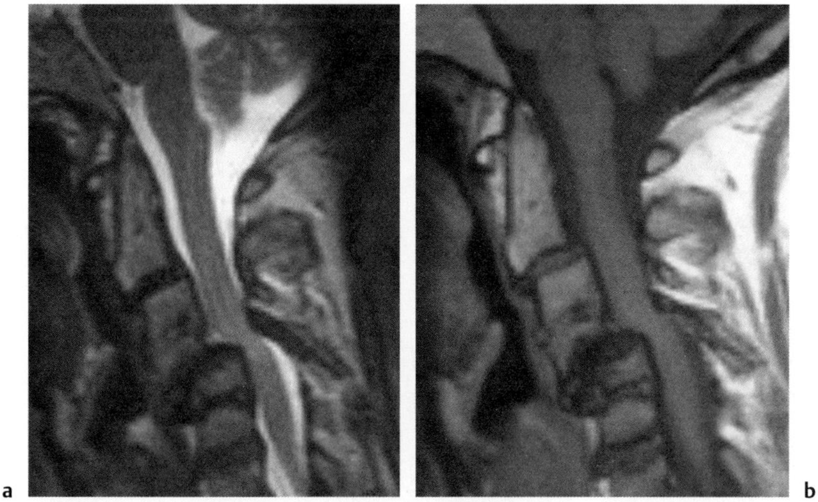

Abb. 6.**24** a, b **Ausgedehnte Halswirbelsäulendestruktion infolge einer langjährigen rheumatoiden Arthritis.** 42-jährige Patientin:
a Sagittale T2-gewichtete Aufnahme (TSE; TR = 5000 ms, TE = 112 ms): Massive Gefügestörung im Segmentbereich C 4/C 5 mit einer deutlichen Kompression des Rückenmarks. Nachweis eines Myelonödems. Im Segment C 3/C 4 besteht eine partielle Verknöcherung mit Auflösung der Bandscheibe und erheblicher Höhenminderung des verbliebenen Zwischenwirbelraums. Gefügelockerung atlantodental mit Denshochstand. Eine Myelonkompression ist hier nicht vorhanden.
b Sagittale T1-gewichtete Aufnahme (TSE; TR = 695 ms, TE = 12 ms): Das entzündliche Gewebe im Segmentbereich C 4/C 5 erstreckt sich weit nach ventral. Die Wirbelkörper lassen ein normales Knochenmarksignal erkennen, lediglich bei C 5 findet sich ventralseits eine leichte Signalreduktion. Auch bei C 6 ist in diesem Bild eine leichte Deckplattendestruktion erkennbar.

Als sinnvoll hat sich die Erstellung von Funktionsaufnahmen erwiesen. Es genügt, wenn man hierzu den Kopf des Patienten unterpolstert und ihn dadurch in eine stabile Anteflexionsstellung bringt. Die meisten Patienten, auch die mit schweren Veränderungen im atlantoaxialen Übergang, sind in der Lage, diese Position für einen begrenzten Zeitraum zu tolerieren. Es sollten T2-gewichtete sagittale Aufnahmen erstellt werden, die Aufschluss über eine mögliche Kompression des Rückenmarks geben. Dabei ist es wichtig, auf ein evtl. Myelonödem zu achten, was einen Hinweis auf die Schädigung des Rückenmarks sein kann. Ist es dem Patienten zumutbar, kann die Untersuchung in Anteflexionsstellung durch die Gabe von Kontrastmittel ergänzt werden, um eine evtl. Schrankenstörung im Verlauf des Rückenmarks zu sehen. Daneben sollten auch koronare Schnitte angefertigt werden, um Aufschluss über eine evtl. Kompression der A. vertebralis im Verlauf der C1-Schleife zu erhalten. Für den Operateur sind diese Bilder im Hinblick auf die Lagebeziehung der Knochen zu den Vertebralarterien zur Operationsplanung wichtig (Aisen u. Mitarb. 1987, Beltran u. Mitarb. 1987, Neuhold u. Mitarb. 1989, Krödel u. Mitarb. 1989, Reiser u. Mitarb. 1990, Nägele u. Mitarb. 1992, Roca u. Mitarb. 1993) (Abb. 6.**25**–6.**30**).

Therapie

Therapeutisch werden nichtsteroidale Antirheumatika, sog. Basistherapeutika (Chloroquin, Goldverbindungen, D-Penicillamin), Immunsuppressiva sowie Steroide eingesetzt. Als lokales Behandlungskonzept zur Beseitigung des destruktiven Pannus kann die Chemosynoviorthese, die Radiosynoviorthese sowie die operative oder arthroskopische Synovektomie indiziert sein.

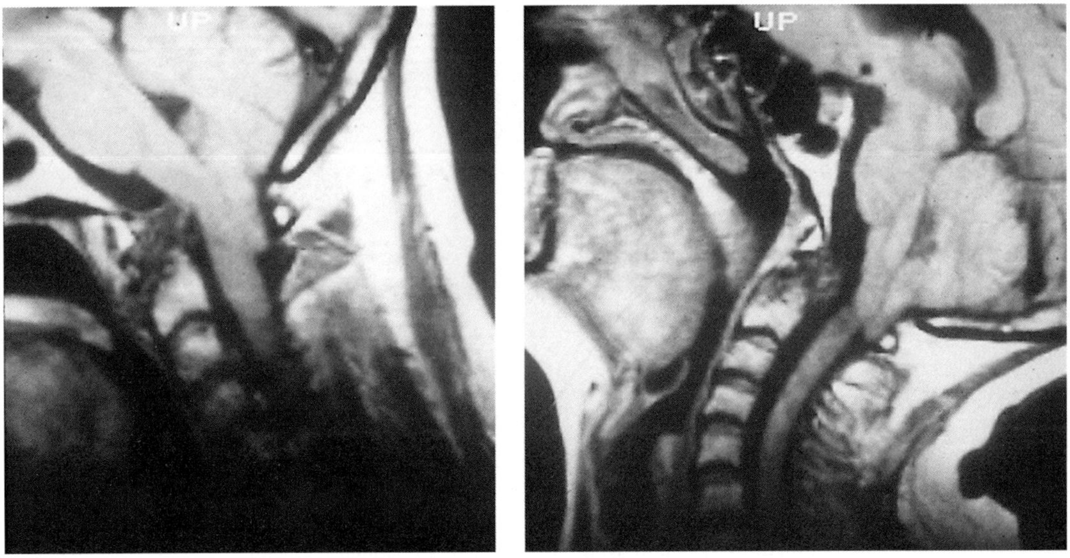

a b

Abb. 6.**25 a, b** **Arnold-Chiari-Malformation Typ I und langjährige rheumatoide Arthritis in Anteversion und Reklination.** Die sagittalen Aufnahmen zeigen einen signalarmen Pannus in Höhe des Dens mit weitgehend vollständiger Destruktion der Densspitze. Dieser Pannus erreicht die Medulla oblongata in Anteversionsstellung. Die in Retroflektion gefertigte Aufnahme lässt eine Formveränderung des Pannus erkennen, der jetzt kugeliger begrenzt erscheint und das Rückenmark nicht mehr komprimiert. Deutlicher Tonsillentiefstand mit entsprechender zusätzlicher Einengung des Spinalkanals von dorsal her.

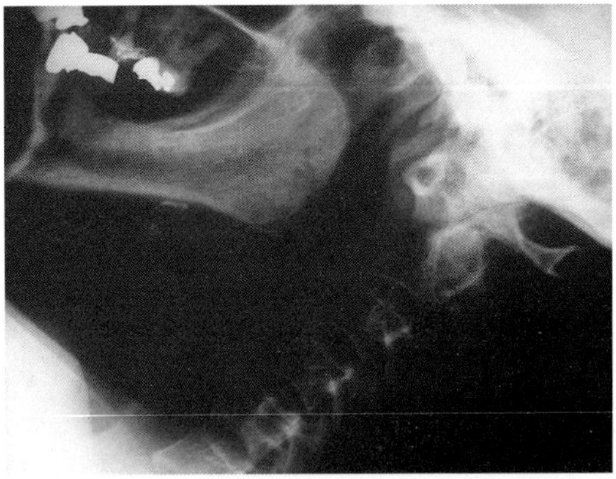

a

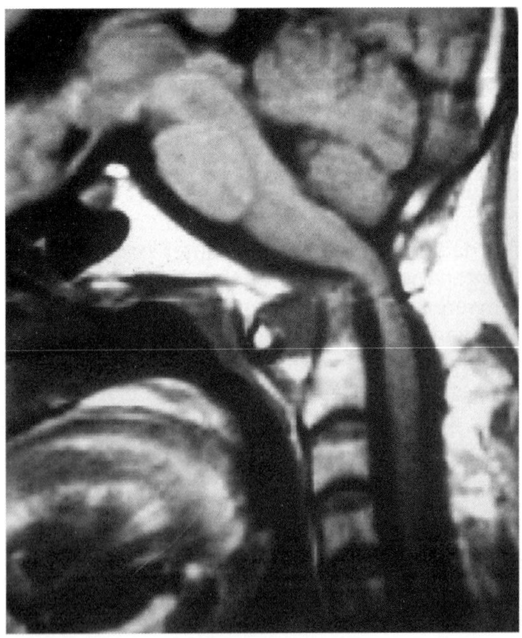

b

Abb. 6.**26 a, b** **Langjährige rheumatoide Arthritis.** Aufnahmen einer 64-jährigen Patientin:

a Konventionelle Funktionsaufnahmen: Darstellung einer deutlichen Verbreiterung der atlantodentalen Distanz. Die Densspitze ist weitgehend destruiert und abgeschmolzen.

b Sagittale T1-gewichtete MRT-Aufnahme: Die Verbreiterung der atlantodentalen Distanz kommt auch auf dieser Abbildung gut zur Darstellung. Die Gefügelockerung atlantodental geht mit einer leichten basilaren Impression und entsprechendem Denshochstand einher. Ausgeprägte Kompression des Rückenmarks.

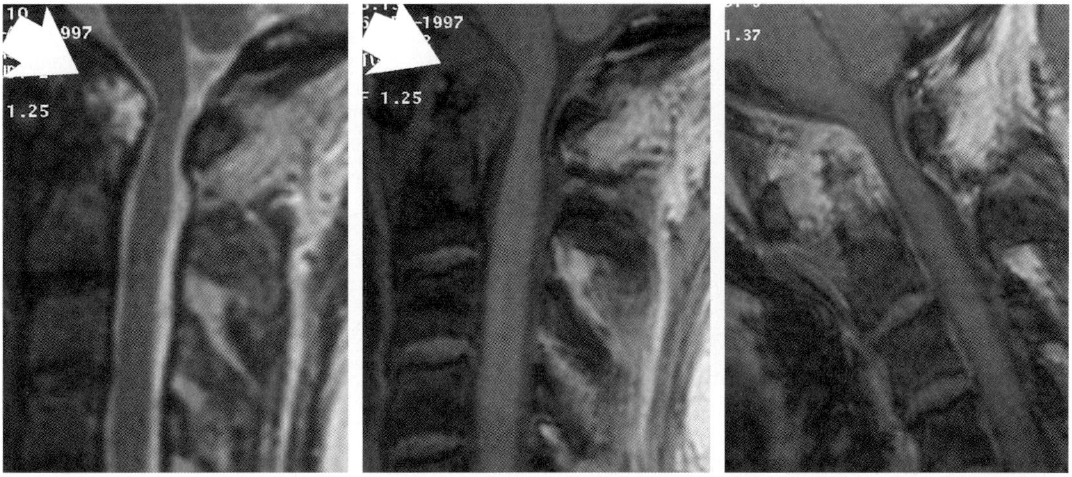

a b c

Abb. 6.**27 a–c** **Langjährige rheumatoide Arthritis.** 50-jährige Patientin:

a Sagittale T2-gewichtete Aufnahme (TSE; TR = 4600 ms, TE = 112 ms): Sehr signalintenser Pannus im Verlauf des Dens, der weitgehend destruiert erscheint (Pfeil). Der Spinalkanal ist infolge des Pannusgewebes eingeengt. Das Rückenmark stellt sich komprimiert dar.

b Sagittale T1-gewichtete Aufnahme (FLASH 2-D; TR = 403 ms, TE = 11 ms, Flip-Winkel α = 90°): Neben dem dorsal des Dens gelegenen Pannusgewebe findet sich in dieser Aufnahme auch ventral ausgeprägtes Granulationsgewebe (Pfeil).

c Funktionsaufnahme in Anteflexion und gleichzeitiger Kontrastmittelgabe (FLASH 2-D; TR = 403 ms, TE = 11 ms, Flip-Winkel α = 90°): Es kommt zu einer sehr kräftigen Kontrastmittelaufnahme des gesamten Granulationsgewebes. Auch der Dens weist eine Signalanhebung als Hinweis auf eine Hypervaskularisation auf. Der Kompressionseffekt hat in der Funktionsaufnahme nicht zugenommen.

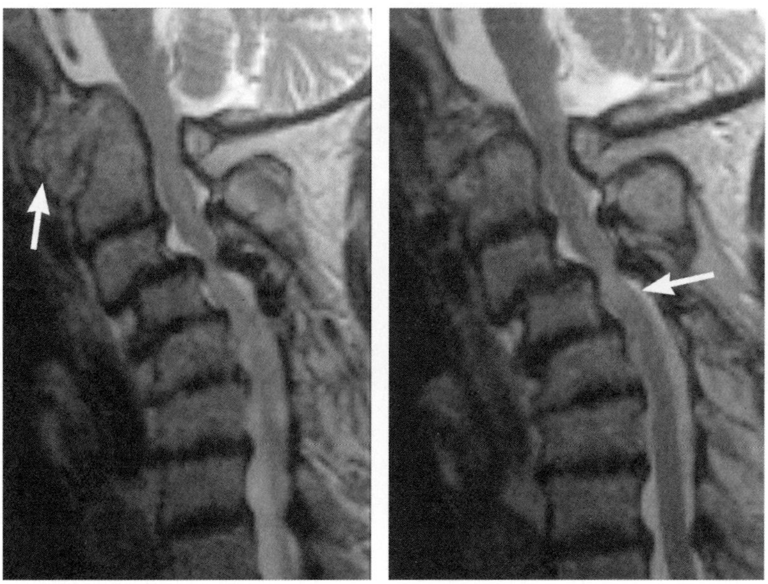

a b

Abb. 6.**28 a–c** **Ausgedehnte Veränderungen infolge einer langjährigen rheumatoiden Arthritis.** 70-jährige Patientin:

a, b Sagittale T2-gewichtete Aufnahmen (TSE; TR = 4600 ms, TE = 112 ms): Ausgeprägte basiläre Impression mit massiver Verbreiterung der atlantodentalen Distanz infolge eines Pannusgewebes, das eine mittlere Signalintensität zeigt (Pfeil). Einengung des Spinalkanals und leichte Kompression des Rückenmarks in diesem Abschnitt. Des Weiteren massive Gefügestörungen in den Abschnitten C 3–C 6 mit einem erheblichen Ventralgleiten von C 3 gegenüber C 4. Hierdurch bedingte Einengung des Spinalkanals und Kompression des Rückenmarks in Höhe C 3/C 4 mit Myelonödem (Pfeil).

Abb. 6.**28 c** ▷

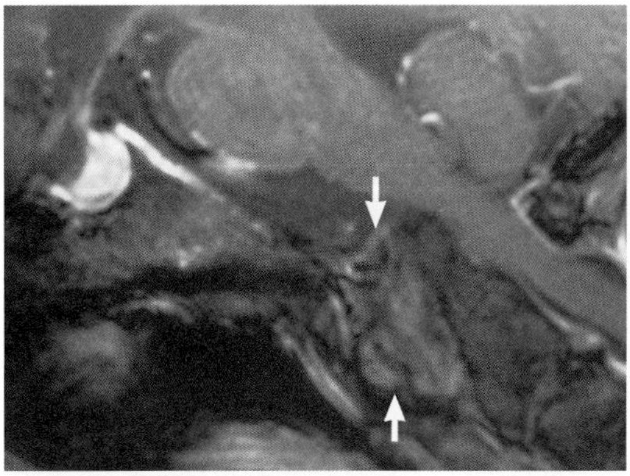

Abb. 6.**28 c** Funktionsaufnahme in Anteflexion bei gleichzeitiger Kontrastmittelgabe (FLASH 2-D; TR = 403 ms, TE = 11 ms, Flip-Winkel α = 90°): Das Pannusgewebe zeigt nur eine leichte Kontrastmittelaufnahme, die fleckig-inhomogen erscheint. Der Kompressionseffekt im Bereich des Rückenmarks nimmt unter Anteflexion des Kopfes nicht zu.

a, b

c, d

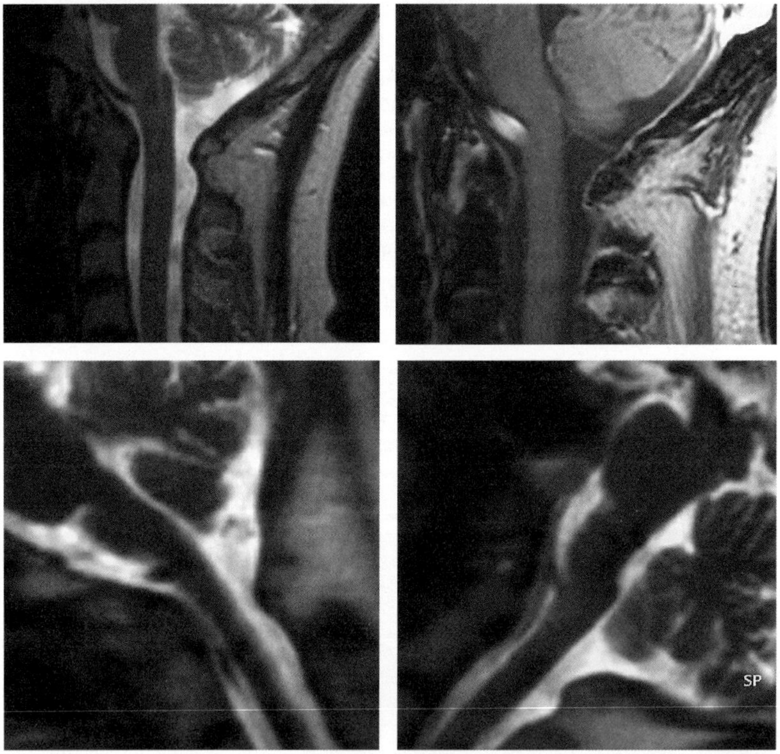

Abb. 6.**29 a–d** **Langjährige rheumatoide Arthritis.** 58-jährige Patientin:

a Sagittale T2-gewichtete Aufnahme des kraniozervikalen Übergangs (TSE; TR = 4600 ms, TE = 112 ms): Fleckig-inhomogenes Pannusgewebe prädental mit leichter Erweiterung der atlantodentalen Distanz einhergehend.

b T1-gewichtete Aufnahme nach Kontrastmittelgabe (FLASH 2-D; TR = 403 ms, TE = 11 ms, Flip-Winkel α = 90°): Kräftige Kontrastmittelaufnahme des prädentalen Pannus.

c T2-gewichtete Funktionsaufnahme (HASTE-Sequenz): Die in Anteflexion gefertigte Aufnahme zeigt einen leichten Kontakt des Dens zum Rückenmark. Ein wesentlicher Kompressionseffekt besteht nicht.

d Aufnahme in Retroversion: Der Kontakt des Dens zum Rückenmark ist aufgehoben.

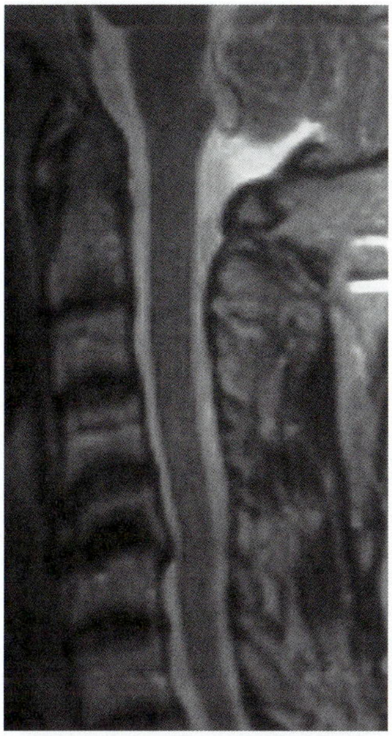

a

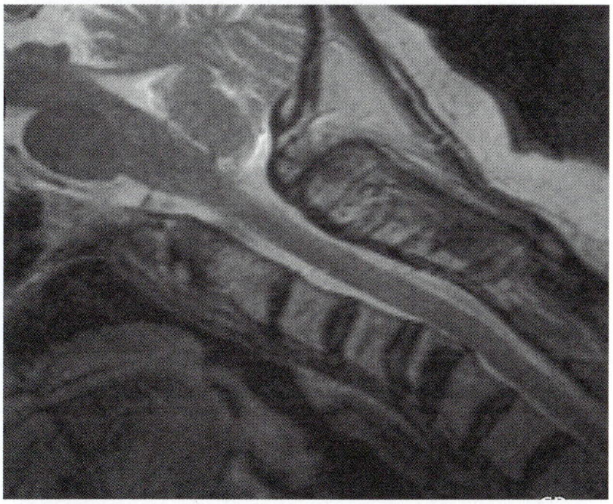

b

Abb. 6.**30 a, b** **Langjährige rheumatoide Arthritis.** 60-jähriger Patient:

a Sagittale T2-gewichtete Aufnahme (TSE; TR = 4600 ms, TE = 112 ms): Gefügelockerung bei C 5/C 6 infolge einer chronisch entzündlichen Reaktion mit Einbeziehung der Grundplatte C 5. Retrolisthesis von C 5 gegenüber C 6. Das Rückenmark wird erreicht. Leichte Signalanhebung eines länglich ausgezogenen prädentalen Pannus, keine ausgeprägtere Destruktion am Dens erkennbar.

b Sagittale Funktionsaufnahme in Anteflexion (TSE; TR = 4600 ms, TE = 112 ms): Eine Zunahme des Kompressionseffekts in Höhe C 5/C 6 besteht nicht. Auch auf diesem Bild ist der prädental gelegene Pannus erkennbar, der ein etwas fleckig-inhomogenes Signal mit kleinherdigen Signalanhebungen aufweist.

Spondylarthropathie

Die Spondylarthropathie ist klinisch vor allem durch eine entzündliche schmerzhafte Erkrankung des Rückens und durch eine asymmetrische periphere Arthritis vornehmlich von Gelenken der unteren Extremitäten charakterisiert. Die Rückenschmerzen resultieren entweder aus der Sakroiliitis oder aus entzündlichen Veränderungen der Wirbelkörper.

Weitere typische Veränderungen sind:

- Urogenital- und Darminfektionen,
- Hautveränderungen im Sinne der Psoriasis,
- spezifische entzündliche Darmveränderungen ähnlich dem Morbus Crohn,
- Enthesiopathie,
- Daktylitis,
- akute Uveitis,
- positive Familienanamnese
- Nachweis von HLA-B27 (Human-Leukocyte-Antigen B27).

Unter dem Begriff der Spondylarthropathie werden folgende Erkrankungen subsumiert:

- ankylosierende Spondylitis,
- reaktive Arthritis,
- Arthritis psoriatica,
- Arthritis bei einer chronisch entzündlichen Darmerkrankung,
- undifferenzierte Spondylarthropathie.

Liegt eine entzündliche schmerzhafte Rückenerkrankung vor oder das charakteristische Bild einer peripheren Arthritis in Kombination mit einer Enthesiopathie oder ist eine positive Familienanamnese bekannt und das klinische Bild keiner der oben genannten Untergruppen zuzuordnen, kann die Diagnose gemäß den Ergebnissen der European Spondylarthropathy Study Group (ESSG) eingestuft werden als undifferenzierte Spondylarthropathie (uSpA), die 5. Untergruppe der Spondylarthropathie. Die Krankheitsbilder überlappen sich bzw. existieren z. T. als Subtypen nebeneinander und gehen auch ineinander über. Zum Beispiel sind bei allen Subtypen der Spondylarthropathie makroskopisch und mikroskopisch entzündliche Darmveränderungen bekannt.

Folgende Gelenkabschnitte sind vornehmlich von dem entzündlichen Prozess befallen:

- Iliosakralgelenke,
- Bandscheiben einschließlich des Anulus fibrosus,
- Wirbelkörper,

- Kostovertebral- und Sternalgelenke,
- Synchondrosis proximalis der Symphyse,
- Hüftgelenke,
- Schultern,
- Sehnenansätze im Bereich des Beckens.

Die entzündlichen Veränderungen an der Wirbelsäule lassen sich folgendermaßen zusammenfassen:

- Syndesmophytenbildungen, in der Frühphase vor allem im Bereich BWK 10–LWK 2,
- Spondylitis anterior (Romanus-Läsion),
- Osteopenie der Wirbelsäule,
- konvexe Formveränderung der vertebralen Wirbelkonfiguration,
- nichtdestruktive randständige Wirbelkörpersklerose (shiny corner),
- Spondylodiszitis (Andersson-Läsion),
- Ossifikation der Gelenkkapseln und Bänder,
- Bambusstabform der Wirbelsäule,
- Wirbelkörperfrakturen,
- Pseudarthrosenbildungen.

Spondylitis

Die Spondylitis findet sich zumeist nach Auftreten der Sakroiliitis, in Einzelfällen aber auch vorher. Die entzündlichen Veränderungen beginnen in der Region, wo es zum Zusammentreffen von Bandscheibe, Lig. longitudinale anterius und der Wirbelkörperrandkontur kommt. Es kann im weiteren Verlauf zu erosiven Veränderungen der Wirbelkörper aber auch zu Sklerosierungen kommen.

Seltener ist die *posteriore Spondylitis*, die mit einer entzündlichen Reaktion und Kalzifikation des Lig. longitudinale posterius und der Ausprägung von dorsalen Syndesmophyten einhergeht.

Spondylodiszitis (Andersson-Läsion)

Häufigkeit

Die Spondylodiszitis wurde erstmalig 1937 von Andersson beschrieben. Es handelt sich um eine entzündliche Erkrankung im Diskovertebralbereich, die bei etwa 10–15 % der Patienten mit einer ankylosierenden Spondylitis auftritt (Braun u. Mitarb. 1998).

In etwa 30 % der Fälle wird die Spondylodiszitis auf den konventionellen Röntgenaufnahmen nicht diagnostiziert und sie verläuft auch häufig klinisch stumm. Neben den Patienten mit einer ankylosierenden Spondylitis wird auch bei den Patienten mit einer undifferenzierten Spondylarthropathie (uSpA) nicht selten eine Spondylodiszitis diagnostiziert, ohne dass diese Patienten entzündliche Veränderungen der Iliosakralgelenke aufwiesen.

Dieser zunehmende Nachweis der Spondylodiszitis legt nahe, dass das diskovertebrale Segment ein Hauptangriffspunkt des entzündlichen Erkrankungsprozesses darstellt.

Pathogenese

Einteilung der Spondylodiszitiden in 3 Typen nach Cawley u. Mitarb. (Abb. 6.**31**)

- *Typ I*: Diskovertebrale Läsion im mittleren Wirbelkörperdrittel mit Einbruch in den Wirbel. Diese Läsionen werden auf eine Osteoporose zurückgeführt, sodass es zu einer Verlagerung von Anteilen der Bandscheibe in den Wirbelkörper kommt. Als weitere Ursache wird die reduzierte Beweglichkeit der Wirbelsäule aufgrund der Verknöcherung der Wirbelgelenke angesehen, was zu Mikrotraumen im Bereich der Bandscheibenendplatte führt. Aus diesen Läsionen der knorpeligen Endplatte und Wirbelkörperabschlussplatten können Protrusionen von Diskusmaterial in die Wirbelkörper im Sinne von Schmorl-Knoten begünstigt werden. Auch entzündliche Veränderungen subchondral können zu einer Destruktion der knorpeligen Endplatte und der Wirbelkörperabschlussplatten führen und somit den Übertritt von Bandscheibengewebe in den Knochen begünstigen.
- *Typ II*: Beim Typ II handelt es sich um peripher gelegene diskovertebrale Läsionen, die sich vor allem im vorderen und hinteren Anteil des Wirbelkörpers zeigen. Für diese Veränderungen werden sowohl Entzündungen als auch die Osteoporose und Enthesiopathie mit entsprechend reduzierter Beweglichkeit verantwortlich gemacht.
- *Typ III*: Beim Typ III handelt es sich um ausgedehnte diskovertebrale Läsionen, die sich auf den gesamten Bereich eines Wirbelsegments beziehen und Grund- und Deckplatten sowie Bandscheiben miteinschließen.

Die Pathogenese dieser Veränderungen wird kontrovers diskutiert. Zum einen wird die Ursache in einer entzündlichen Reaktion gesehen, was sich histologisch bestätigt durch den Nachweis von Granulationsgewebe, das den subchondralen

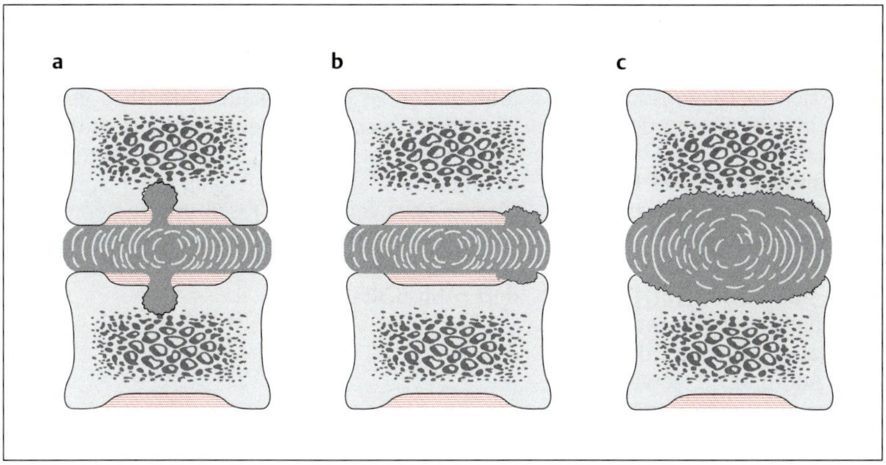

Abb. 6.**31 a–c Zeichnung der Spondylodiszitiden Typ I–III** (nach Cawley u. Mitarb.):
a Lokalisierte zentrale diskovertebrale Läsion. Die Defekte gehen mit einer Herniation von Bandscheibengewebe einher. Magnetresonanztomographisch ist in diesen Fällen eine ausgeprägte angrenzende Ödemreaktion nachzuweisen. In der Kontrastmittelserie findet sich ein Enhancement der entsprechenden Wirbelkörperabschnitte.
b Lokalisierte periphere diskovertebrale Läsion. Der Defekt tritt entweder im anterioren oder posterioren Abschnitt diskovertebral auf.
c Extensive ventrale und periphere diskovertebrale Läsion mit Destruktion der Grund- und Deckplatte im Bereich der angrenzenden Wirbelkörper. Dieser Befund geht häufig mit Frakturen und Pseudarthrosenbildungen einher.

Knochen destruiert und später zu einer deutlichen Knochensklerose beiträgt. Daneben werden Traumata als Ursache angesehen, die als Ermüdungsbrüche zu betrachten sind. Sie führen z. T. zur Ausprägung eines unzureichenden fibrösen Kallus und münden häufig in eine Pseudarthrose. Dabei ist charakteristisch, dass vor allem die posterioren Elemente der Wirbelsäule, insbesondere die Wirbelbögen, in diese Frakturierung mtieinbezogen sind.

Aus der pathogenetischen Unsicherheit heraus, haben sich für den Begriff der Andersson-Läsion auch zahlreiche andere Begriffe eingebürgert:

- Spondylodiszitis,
- destruktive diskovertebrale Läsion,
- spinale Pseudarthrose.

Es ist davon auszugehen, dass es sich um identische Befunde handelt, die unterschiedliche Ausprägungen aufweisen. Am ehesten scheint der Begriff *Spondylodiskopathie* geeignet zu sein, die Veränderungen zu beschreiben.

In Fällen, in denen eine Biopsie von den destruktiven diskovertebralen Läsionen bzw. Spondylodiszitiden vorgenommen wurde, fand sich zumeist ein reaktives Knochengewebe im Zusammenhang mit chronisch entzündlichen Veränderungen, z. T. ein Ersatz von Knochen und Knorpel durch fibröses Gewebe oder das Bild einer aseptischen chronischen Osteomyelitis mit Infiltration durch Lymphozyten, Plasmazellen und Makrophagen. Anamnestisch sind z. T. bei den Patienten mit destruierenden diskovertebralen Läsionen Traumata in der Anamnese bekannt, andererseits können sie auch völlig fehlen.

Bei den Andersson-Läsionen Typ I–III ist davon auszugehen, dass es sich um unterschiedliche Ausprägungen von destruierenden diskovertebralen Läsionen handelt, z. T. um Gradierungen, wobei der Typ III der Andersson-Läsion als Spätform einer lang andauernden Spondylodiszitis bzw. destruierenden diskovertebralen Läsion anzusehen ist.

Diagnostik

MRT

Die MRT ist in der Lage, eine Reihe von Spondylodiszitiden nachzuweisen, die dem Röntgenbild entgehen. Dabei ist allerdings zu beachten, dass die MRT keine spezifische Diagnose der Spondylitis oder Spondylodiszitis erlaubt. Lediglich wenn im Falle einer bakteriellen Infektion bereits eine epidurale oder paraspinale Abszessbildung bzw.

Exsudation vorliegt, kann eine eindeutige Differenzierung gegenüber einer rheumatischen Erkrankung vorgenommen werden. Dennoch ist in den meisten Fällen die sichere Diagnosestellung im Zusammenhang mit der Klinik und dem Verlauf möglich.

Die MRT zeigt sehr unterschiedliche Befunde im Fall einer Spondylitis/Spondylodiszitis. Es dominieren Veränderungen, die von der Lokalisation her in Übereinstimmung stehen mit den Röntgenbildern. Dabei sind häufig im Fall der Spondylitis Signalveränderungen im anteroventralen oder anterokaudalen Abschnitt der Wirbelkörper vorhanden. Auf den T1-gewichteten Aufnahmen liegt eine Signalabsenkung vor, in den T2-gewichteten Aufnahmen eine Signalanhebung, die kontrastmittelassistierten Aufnahmen zeigen eine randständige, dem Verlauf des vorderen Längsbands aber auch Abschnitten der Bandscheibe zuzuordende Kontrastmittelaufnahme. Dabei ist von der Bandscheibe zumeist ein Teil des Anulus fibrosus, vor allem der Teil der Sharpey-Fasern betroffen, es kann aber auch zu einer bandförmigen Kontrastmittelaufnahme entlang der Grund- und Deckplatten kommen. Daneben sind relativ homogene Signalveränderungen der Wirbelkörper vorhanden, insbesondere in den T2-gewichteten Aufnahmen eine entsprechende, nahezu vollständige Signalanhebung des Wirbelkörpers, oder aber auch Signalanhebungen, die bandförmig dem Verlauf der Grund- und Deckplatten folgen oder eine Wirbelkörperhälfte ausfüllen.

Auffällig ist, dass bei der Spondylarthropathie häufig in der MRT Veränderungen in den Wirbeln gesehen werden, für die röntgenologisch kein Korrelat gefunden wird. Es handelt sich hierbei zumeist um Wirbelkörperveränderungen vom Typ Modic I, also Signalabsenkungen im T1-gewichteten SE-Bild und Signalanhebungen im T2-gewichteten SE-Bild.

Es wird in der Literatur diskutiert, ob es sich hierbei nun um eine unspezifische Reaktion handelt (Remedios 1998) oder ob nicht vielmehr diese Befunde Frühformen der Spondylodiszitis darstellen (Wienands u. Mitarb. 1990). Wienands u. Mitarb. (1990) stellten fest, dass ein starkes Marködem in der MRT bei rasch progredientem röntgenologischen Verlauf gefunden wurde, das Marködem bei älteren, längeren Verläufen einer Spondylodiszitis geringer ausgeprägt war und im Einzelfall auch ein Wirbelkörpersignal vom Typ Modic II festgestellt wurde. Somit fand sich in diesen Fällen eine Fettmarkdegeneration des Knochenmarks mit einem hellen Signal in der T1-Gewichtung und einer leichten Signalanhebung in der T2-Gewichtung. Bei den älteren Spondylodiszitiden ist das Marködem deutlich geringer ausgeprägt, was seine Bedeutung als Aktivitätsparameter unterstreicht. Somit muss man bei deutlichem Marködem im Falle einer Spondylodiszitis eher von einem rasch progredienten klinischen und röntgenologischen Verlauf ausgehen, was u. U. eine aktivere Form der Therapie erfordert (Abb. 6.**32**–6.**35**).

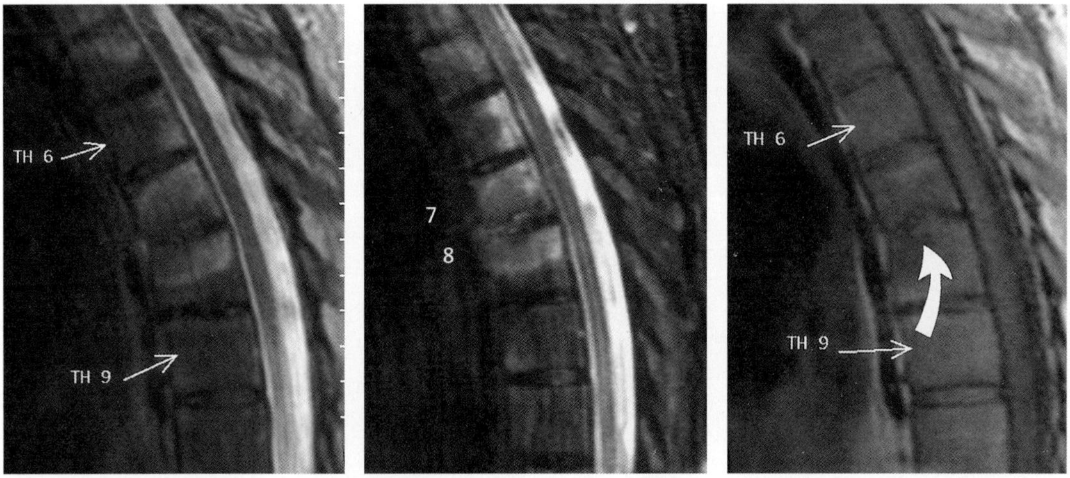

a b c

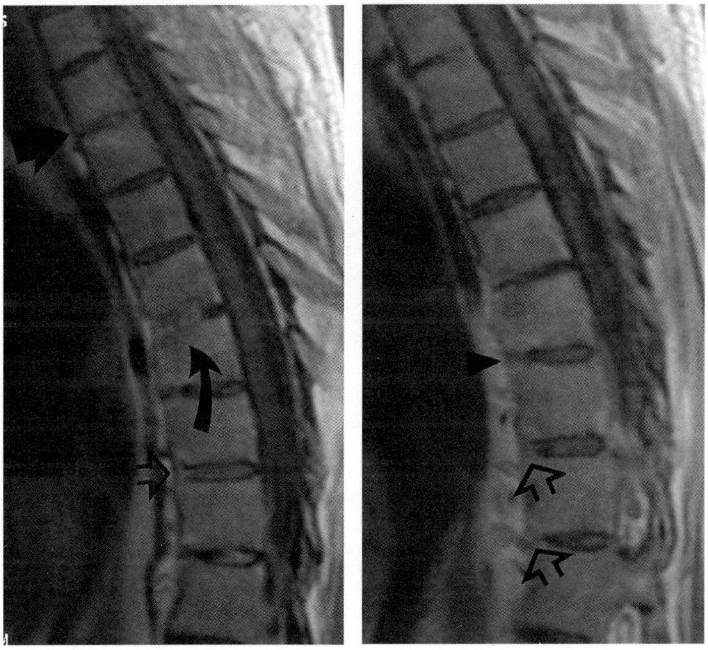

d e

Abb. 6.**32 a–e Ausgedehnte entzündliche Veränderungen der Wirbelsäule**. 42-jährige Patientin mit Morbus Bechterew:

a Sagittale T2-gewichtete Aufnahme (TSE; TR = 5310 ms, TE = 112 ms): Die Aufnahmen zeigen z. T. homogene Signalanhebungen als Hinweis auf eine Ödembildung, wobei dies die abgebildeten Wirbel BWK 4–BWK 8 betrifft. Im Segmentbereich BWK 7 und 8 stellt sich eine Andersson-Läsion Typ I dar. Die Aufnahme zeigt des weiteren kleinfleckige Signalanhebungen in den Bandscheibenfächern.

b Sagittale T2-gewichtete Aufnahme (STIR-Sequenz): Ausschnittsvergrößerung mit etwas deutlicherer Abbildung der Andersson-Läsion im Segmentbereich BWK 7/8 als Ausdruck der Spondylodiszitis.

c Sagittale T1-gewichtete Aufnahme vor Kontrastmittelgabe (TSE; TR = 800 ms, TE = 12 ms): Deutliche Signalabsenkung in den Wirbeln BWK 4–BWK 8. Die Zerstörung der Grundplatte von BWK 7 ist angedeutet erkennbar (gebogener Pfeil).

d Sagittale Aufnahme nach Kontrastmittelgabe: Deutliches Enhancement im Bandscheibenfach BWK 7/8 (gebogener Pfeil). Gut erkennbare Destruktion im Grundplattenbereich. Es finden sich weitere Bezirke mit einer Kontrastmittelaufnahme, zum einen in den Wirbelkörpern BWK 4 und 5 (grader Pfeil) sowie ventral in Höhe der Wirbelkörperrandkonturen und korrespondierenden Abschnitten des Anulus fibrosus bei BWK 9/10 (offener Pfeil).

e Parasagittale Aufnahme nach Kontrastmittelgabe: Nachweis von Syndesmophyten (offene Pfeile): Leichtgradige subchondrale Kontrastmittelaufnahme im Bereich der ventralen korrespondierenden Wirbelkörperabschnitte in dem proximalen Segment (Pfeilspitze).

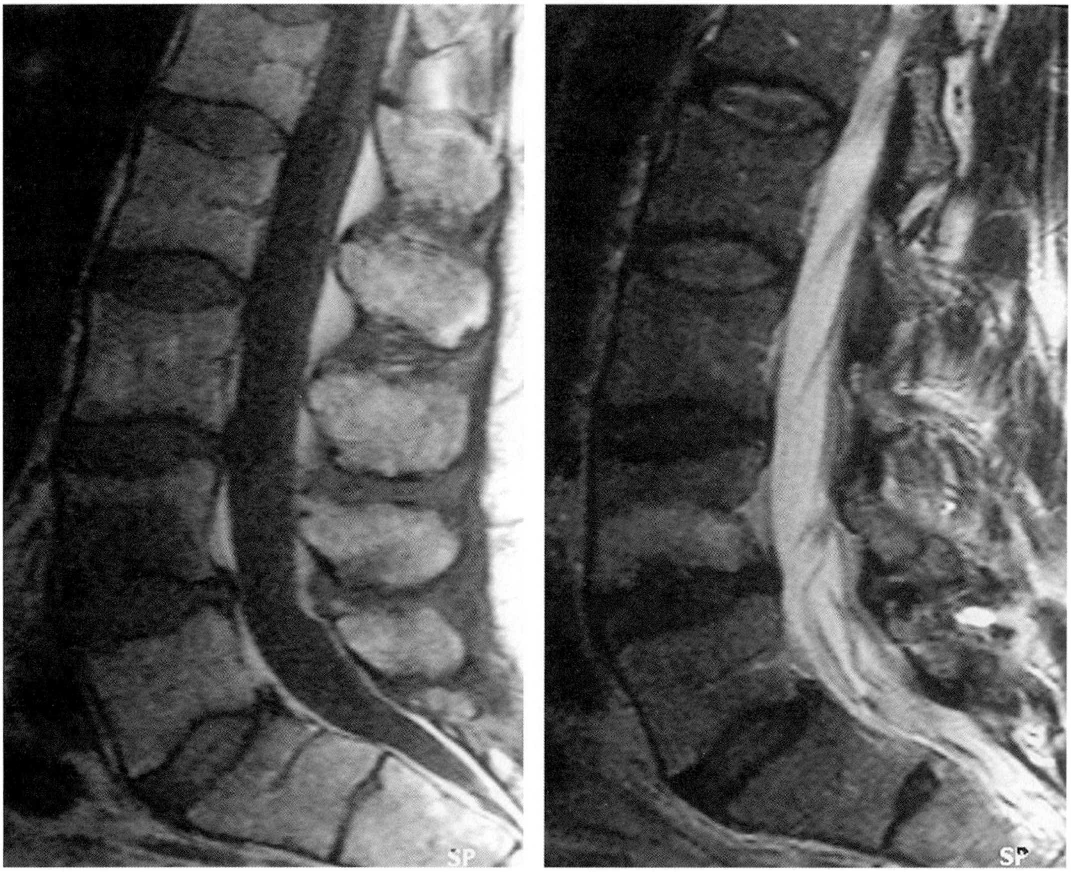

a b

Abb. 6.**33 a, b** **Andersson-Läsion Typ I**:
a Sagittale T1-gewichtete Aufnahme mit den Zeichen einer Spondylodiszitis im Bereich LWK 4/5 (TSE; TR = 800 ms, TE = 12 ms): Die Aufnahme zeigt eine deutliche Ödemreaktion vor allem im 4. Lendenwirbel. Die Grundplatte ist unterbrochen.
b T2-gewichtete Aufnahme (TSE; TR = 5300 ms, TE = 120 ms): In dieser Aufnahme ist ein deutliches Markagerödem in LWK 4 erkennbar. Es findet sich eine entzündlich bedingte Unterbrechung der Grundplatte L 4 mit einer Bandscheibenherniation.

In den kontrastmittelassoziierten Aufnahmen (nicht abgebildet) fand sich im 4. Lendenwirbel ein deutliches Enhancement.

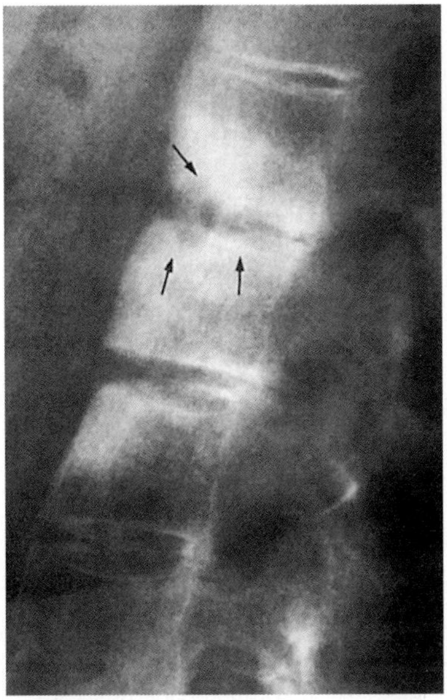

a

Abb. 6.**34 a–c** **Andersson-Läsion Typ III**:

a Sklerosierung grund- und deckplattennah Th 12–L 2. Die Grundplatte Th 12 und die Deckplatte L 1 ist irregulär konturiert, der Zwischenwirbelraum verschmälert (Pfeile). Ventral Abschmelzungsreaktion an den Randkanten. Deutliche Kastenwirbelform des 12. Brustwirbels sowie des 1. Lendenwirbels.

b Sagittale T1-gewichtete Aufnahme (SE; TR = 726 ms, TE = 20 ms): Umschriebene Signalintensitätsminderung Th 12 und L 1 sowie ventralseits L 2. Die Bandscheibe Th 12/L 1 ist höhengemindert.

c Sagittale T2-gewichtete Aufnahme (SE; TR = 2100 ms, TE = 80 ms): In den betroffenen Arealen findet sich im Vergleich zu der T1-gewichteten Sequenz ein niedriges Signal als Hinweis auf die ausgedehnte Sklerosierung des Knochens, randständig aber auch eine Ödemreaktion, was vor allem den 12. Brustwirbel betrifft. Fokale Signalintensitätserhöhung in der Bandscheibe Th 11/12, ebenso in fleckiger Form auch im Segment Th 12/L 1 als Ausdruck von Bandscheibenverkalkungen.

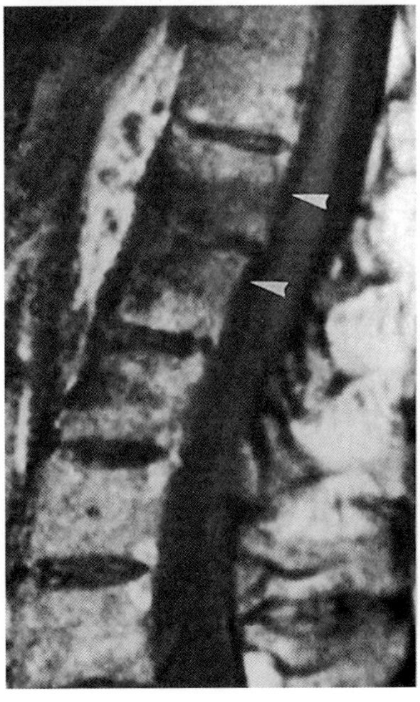

b

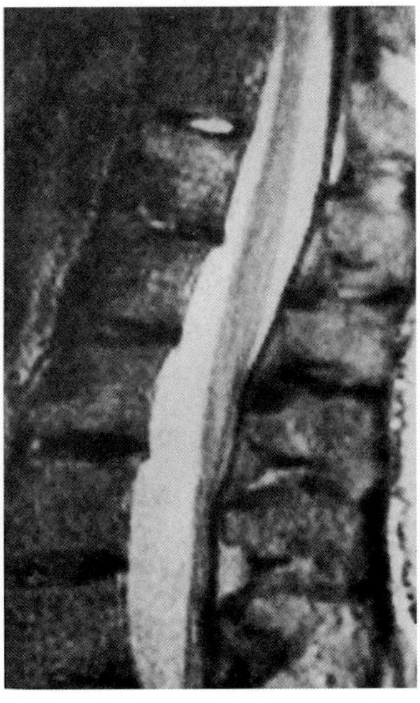

c

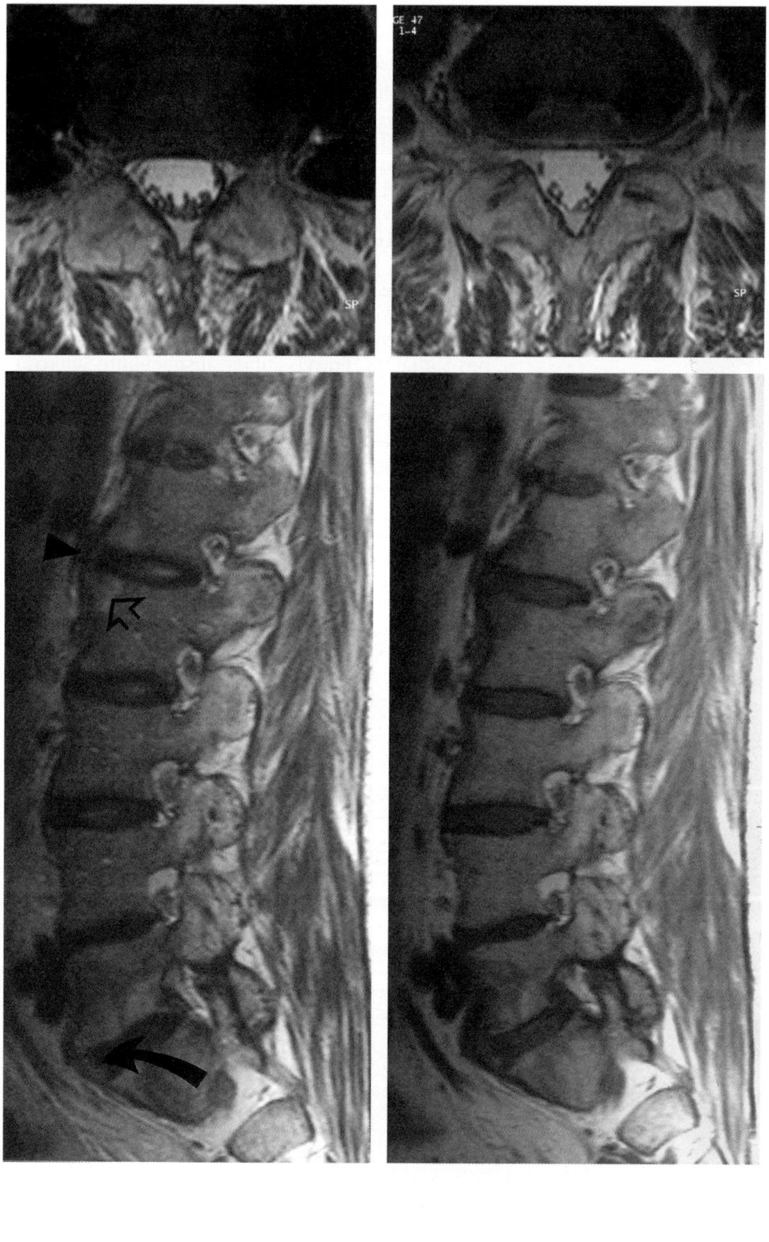

a, b

c, d

Abb. 6.**35 a–d** **Langjährig bestehender Morbus Bechterew mit ausgedehnten knöchernen Veränderungen**:
a, b T2-gewichteter transversaler Schnitt (TSE; TR = 4465 ms, TE = 120 ms): Ausgeprägte Ankylosierung der Wirbelgelenke, z. T. ist der Gelenkspalt komplett verknöchert, z. T. ist abschnittsweise noch eine gelenkähnliche Reststruktur erkennbar.
c Sagittaler T2-gewichteter Schnitt (TSE; TR = 5300 ms, TE = 120 ms): Die Aufnahmen zeigen Syndesmophytenbildungen bei LWK 1/2 (Pfeilspitze) und LWK 5/S 1 (gebogener Pfeil). Hinzu kommen Ödemreaktionen der angrenzenden Wirbelkörperabschnitte (offener Pfeil). Auch im Bereich L 5/S 1 deutlichere Ödemreaktion subchondral erkennbar.
d Sagittaler T1-gewichteter Schnitt (TSE; TR = 800 ms, TE = 12 ms): Die ödematös veränderten Wirbelkörperabschnitte zeigen in der T1-Gewichtung eine Signalabsenkung.

Bandscheibenverkalkungen

Diagnostik

MRT

Bei Patienten mit einer Spondylarthropathie werden auf Röntgenbildern gehäuft Bandscheibenverkalkungen festgestellt. Tyrrell u. Mitarb. (1995) führten eine Korrelation zwischen MRT-Befunden und Röntgenaufnahmen bei Patienten mit Bandscheibenverkalkungen durch (Abb. 6.**36**).

Typen der Kalzifikation nach Tyrrell u. Mitarb.

- *Typ A*: Kalzifikation der knorpeligen Endplatte.
- *Typ B*: Kalzifikation des Anulus.
- *Typ C*: Kalzifikation des Nucleus pulposus.
- *Typ D*: Kalzifikation der gesamten Bandscheibe.
- *Typ B/D*: Mischtyp mit einer Kalzifikation von Teilen des Anulus und abschnittsweise einer vollständigen Kalzifikation von Teilen der Bandscheibe.

In der MRT zeigen diese Kalzifikationen sowohl in den T1- als auch in den T2-gewichteten Aufnahmen ein hohes Signal. Bandscheibenverkalkungen wurden zumeist in mehr als einem Segment gefunden. Patienten, bei denen weniger als 6 Bandscheiben betroffen waren, zeigten überwiegend Signalveränderungen vom Typ A. Patienten, bei denen mehr als 6 Bandscheiben betroffen waren, zeigten überwiegend ein Signal vom Typ D. Dies lässt darauf schließen, dass im Falle einer Progredienz der Erkrankung mit entsprechend vermehrter Beeinträchtigung der Bandscheiben zumeist die schwereren Formen der Verkalkung gesehen wurden (Abb. 6.**37** u. 6.**38**).

Die Bandscheibenverkalkungen korrelierten nicht mit einer Veränderung des Knochenmarksignals in den T1- und T2-gewichteten Aufnahmen.

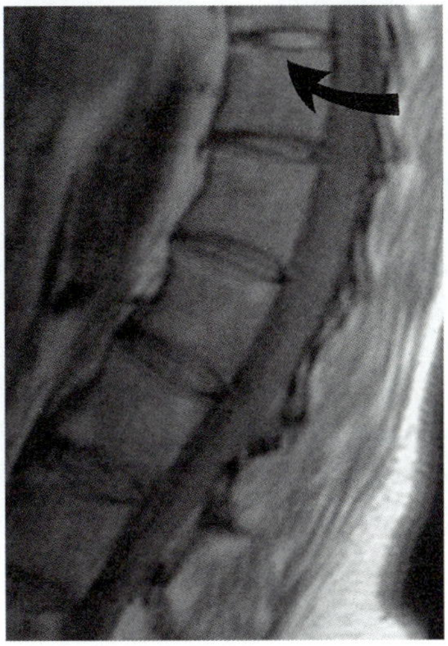

Abb. 6.**37** **Bandscheibenverkalkung im obersten abgebildeten Segment (BWK 11/12).** Sagittale T1-gewichtete Aufnahme (TSE; TR = 800 ms, TE = 12 ms): Recht homogene Signalanhebung des Nucleus pulposus der Bandscheibe BWK 11/12 als Ausdruck der Verkalkung.

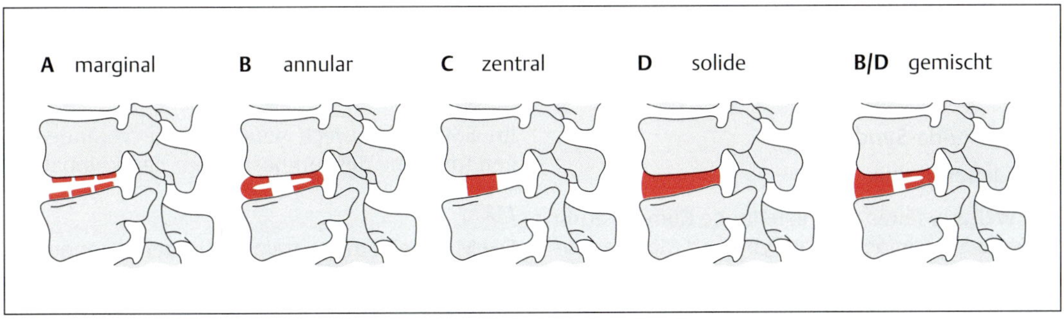

Abb. 6.**36** **Typische Befundmuster von Bandscheibenverkalkungen.** Patient mit langjährigem Morbus Bechterew (die Verkalkungen sind rot eingezeichnet, sie stellen sich in der MRT signalintens dar).

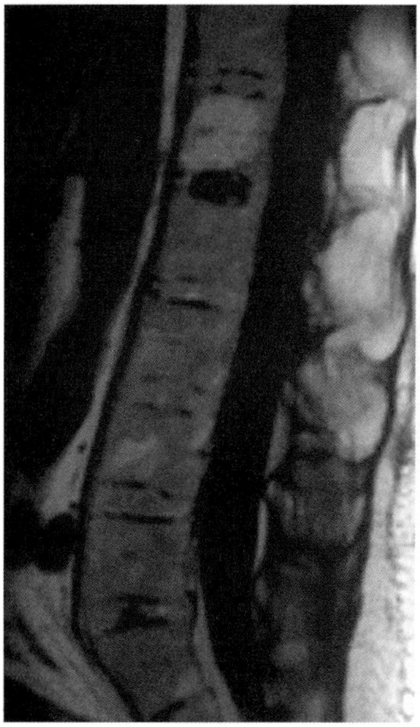
a

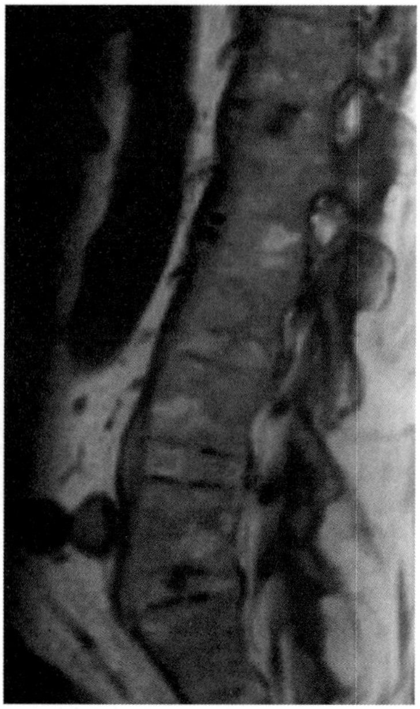
b

Abb. 6.**38a, b** **Langjähriger Morbus Bechterew.** 70-jähriger Patient:
a Mediosagittaler Schnitt in T1-Gewichtung (TSE; TR = 587 ms, TE = 12 ms): Sehr massive Verknöcherung sämtlicher abgebildeten Wirbelsäulensegmente. Fleckige Bandscheibenveränderungen, z. T. mit signalintensen Strukturen vor allem vom Typ B und D. Daneben auffällige Signalabsenkung des Nucleus pulposus von LWK 1/2.
b Parasagittaler Schnitt in T1-Gewichtung (auch hier sehr fleckförmige Signalanhebungen der Bandscheiben neben einer abschnittsweise vorliegenden Signalabsenkung. Kräftige Syndesmophytenbildungen mit entsprechender Abhebung des vorderen Längsbands im Bereich LWK 1–LWK 3 sowie LWK 4/5 und LWK 5/S 1.

Subluxationen

Die Wirbelkörperveränderungen können sich in Form ausgeprägter Subluxationsstellungen vor allem an der Halswirbelsäule manifestieren und zu einer Kompression des Rückenmarks führen. In diesen Fällen ist zumeist ein Trauma der Halswirbelsäule vorausgegangen, wobei die Gefahr einer *traumabedingten Fraktur* im Falle einer ausgeprägten Verknöcherung und einer ausgeprägten Ankylose der Wirbelgelenke und Ossifikationen der Bänder größer ist. Im Einzelfall mag die Pseudarthrose nach einem Trauma in einer deutlichen Knochenosteolyse mit Ausbildung eines fibrösen Ersatzgewebes münden.

Nicht selten werden auch *atlantoaxiale Subluxationen* gesehen, ähnlich wie bei der rheumatoiden Arthritis. In einer Studie von Ramus-Remus u. Mitarb. (1995) wurde in 21 % der Fälle eine anteriore atlantoaxiale Subluxation gesehen, in 2 % der Fälle eine vertikale (Abb. 6.**39**).

Cauda-equina-Syndrom

Pathogenese/Klinik

Eine weitere, selten festzustellende Komplikation der ankylosierenden Spondylitis ist das Cauda-equina-Syndrom. Es handelt sich um eine Erkrankung, die pathogenetisch noch nicht restlos geklärt ist. Die Patienten zeigen ausgeprägte divertikelartige Ausstülpungen an der Dura, zumeist nach dorsal in die Wirbelbögen und Processus spinosi hinein. Der Befund ist myelographisch sehr eindrucksvoll, da sich die sackartigen Divertikel gut kontrastiert darstellen. Auch magnetresonanz- und computertomographisch bereitet die Diagnose keine Schwierigkeiten.

Klinisch geht das Bild häufig mit einem Cauda-equina-Syndrom einher. Es wird angenommen, dass eine chronische Entzündung der Rückenmarkhäute, insbesondere der Dura, diesen Prozess begünstigen.

Diagnostik

Laborbefunde

Spezifische Laborbefunde sind nicht vorhanden. Es kann sich eine leichte Proteinerhöhung im Liquor zeigen, eine gravierende Zellzahlerhöhung ist zumeist nicht vorhanden.

EMG

Im EMG finden sich neurologische Veränderungen im Sinne der lumbosakralen Radikulopathie.

MRT

Die MRT zeigt die charakteristischen Veränderungen in typischer Weise und bietet einen guten Überblick über das gesamte Ausmaß der divertikelartigen meningealen Ausstülpungen (Abb. 6.**40**).

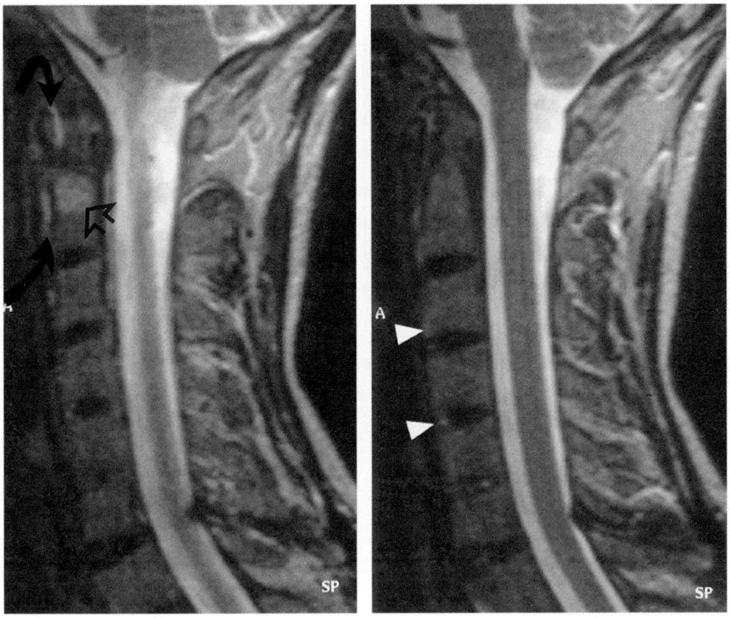

a b

Abb. 6.**39** a, **b** **Langjähriger Morbus Bechterew**. 30-jähriger Patient. Sagittale T2-gewichtete Aufnahmen (TSE; TR = 5300 ms, TE = 112 ms): Leichtgradige entzündliche Reaktion atlantodental mit Pannusgewebe (gebogener Pfeil), hiermit einhergehende Ödemreaktion der Densbasis (offener Pfeil). Weitere prävertebrale Ödemreaktion in Höhe C 2 (gebogener Pfeil). Die Aufnahmen zeigen darüber hinaus kleinherdige Ödemreaktionen im Bereich der ventralen Wirbelkörperrandkonturen (Pfeilspitzen und gerade Pfeile). Im Abschnitt C 4–C 6 findet sich in den dorsalen und ventralen Anteilen eine ausgeprägte Syndesmophytenbildung mit Verknöcherung im Verlauf des Anulus fibrosus. Die Bandscheibe C 5/C 6 und C 7/D 1 zeigen z. T. fleckige, z. T. relativ homogene Signalanhebungen, möglicherweise als Ausdruck der Verkalkung.

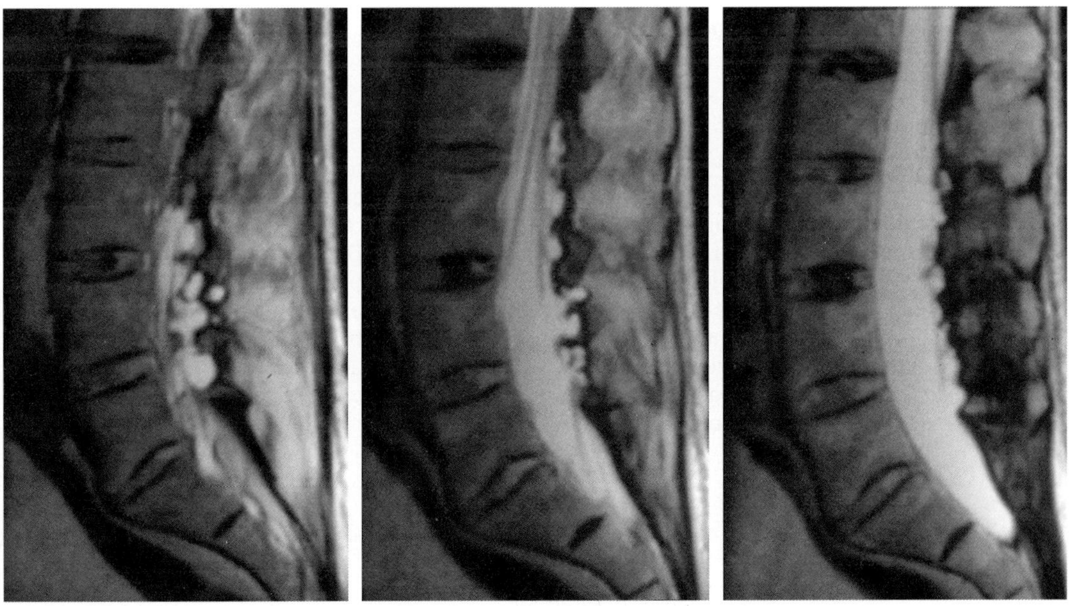

a b c

Abb. 6.**40** **a–c** **Cauda-equina-Syndrom**. Patient mit langjährigem Morbus Bechterew (Aufnahmen Prof. Kachel, Klinikum Erfurt). Sagittale T2-gewichtete Aufnahmen mit Darstellung zahlreicher Divertikel, die sich in die Wirbelanhangsstrukturen ausdehnen. Syndesmophytenbildungen und Bandscheibenverkalkungen mit entsprechenden Signalanhebungen.

Abb. 6.**40 d–f** ▷

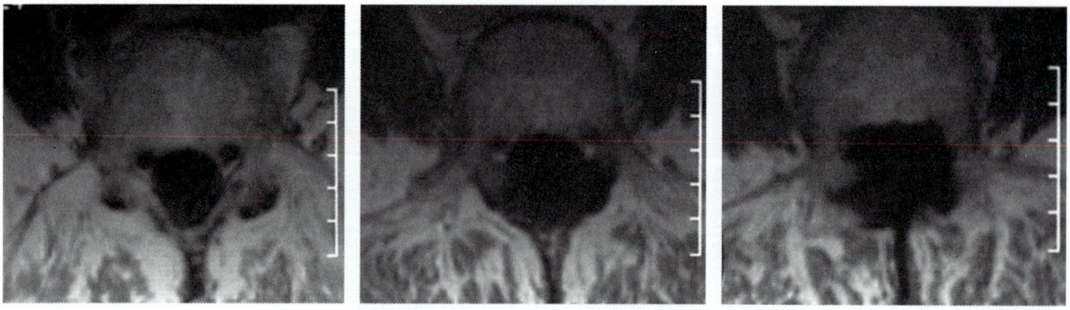

d e f

Abb. 6.**40 d–f** Transversale T1-gewichtete Aufnahmen. Die Ausdehnung der Divertikel nach dorsal ist gut erkennbar.

Entzündliche Erkrankungen des Spinalkanals

H. Henkes, W. Weber, S. Felber und D. Kühne

Spinale Leptomeningitis

Bei akut verlaufenden Entzündungen der intrakraniellen und spinalen Meningen sind Veränderungen an den leptomeningealen Strukturen magnetresonanztomographisch meist nicht nachweisbar. Bei subakuten und chronischen Verläufen kommt es zur Verdickung der Leptomeningen, die insbesondere anhand von T1-gewichteten Aufnahmen nach Gabe von Gd-DTPA dargestellt werden. Auf der Oberfläche des Rückenmarks oder der Cauda equina finden sich dabei flächige oder noduläre Kontrastmittelanreicherungen. Der Befund ist von den Veränderungen bei leptomeningealer Ausbreitung von Metastasen oder hirneigenen Tumoren bildmorphologisch nicht zu unterscheiden (Sugahara u. Mitarb. 1998, Tamura u. Mitarb. 1998) (Abb. 6.**41**–6.**47**).

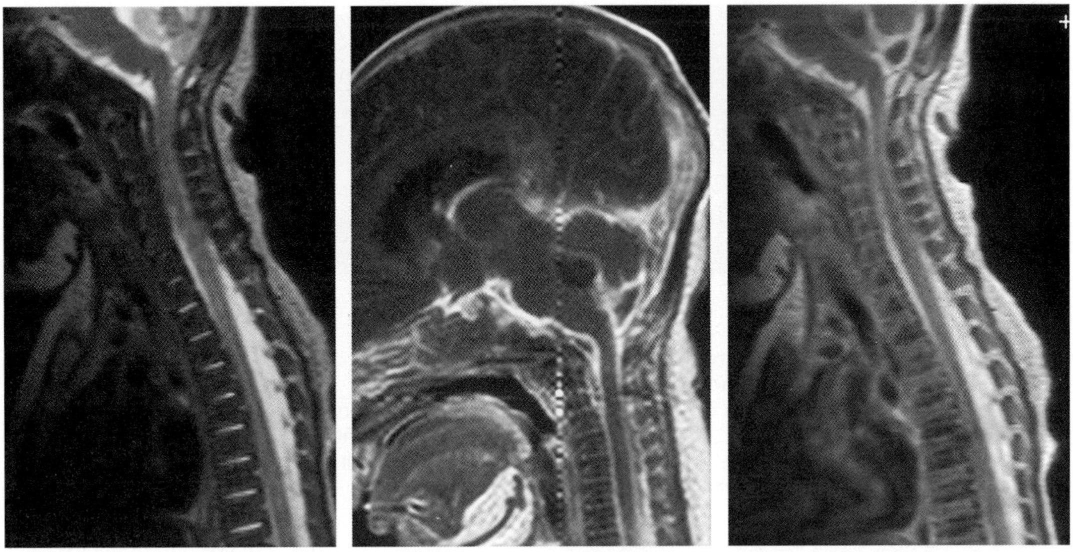

a b c

Abb. 6.**41 a–c** **Escherichia-coli-Meningitis.** 4 Wochen alter Säugling:

a Sagittale T2-gewichtete Aufnahme (TSE; TR = 5300 ms, TE = 120 ms): Aufnahme ohne sichere Zeichen einer Meningitis.

b, c Sagittale Aufnahmen des kraniozervikalen Übergangs sowie der Hals- und Brustwirbelsäule nach Kontrastmittelgabe: Diffuses meningeales Enhancement sowohl intrakraniell als auch intraspinal. Die Entzündung bildete sich unter Antibiotikagabe rasch und vollständig zurück.

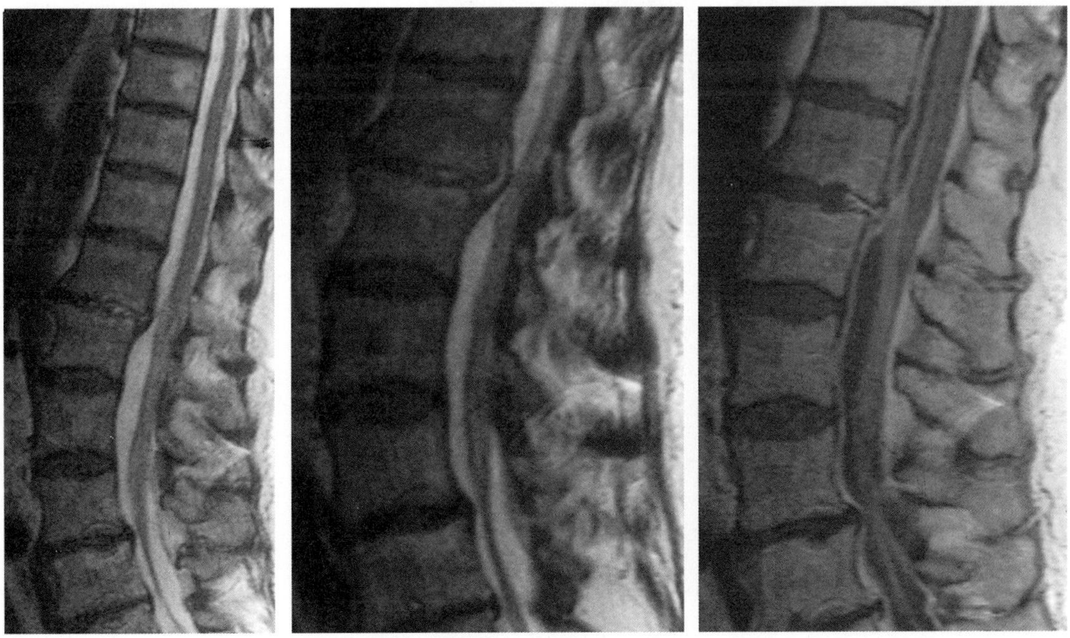

a b c

Abb. 6.**42 a–f** **Spondylodiszitis BWK 12/LWK 1 mit diffuser Pachymeningitis, Leptomeningitis und Kauditis auf der Grundlage eines epi-subduralen Abszesses bei Vorliegen einer Staphylokokkeninfektion:**

a, b Sagittale T2-gewichtete Aufnahmen: Darstellung einer Signalanhebung im Bandscheibenfach D 12/L 1 und leichtem Knochenmarködem korrespondierend. Kleiner epiduraler Abszess. Auffallend strichförmig auslaufende Kaudafasern.

c Sagittale Aufnahme nach Kontrastmittelgabe: Homogenes Enhancement der Dura, Arachnoidea und der Kaudafasern. Kontrastmittelaufnahme der Bandscheibe D 12/L 1.

Abb. 6.**42 d–f** ▷

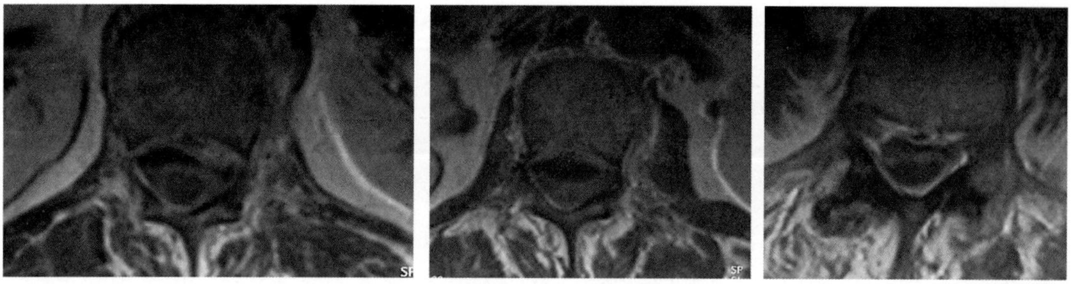

d e f

Abb. 6.**42 d–f**

d Transversale Aufnahme nach Kontrastmittelgabe in Höhe der Spondylodiszitis: Enhancement des Abszesses, der Dura und Leptomeninx entlang des Myelons.

e Aufnahme 1 Wirbelkörperhöhe distal zu Abb. **d**: Enancement der Kaudafasern und Meningen. Abdrängung der Kaudafasern nach dorsal durch subdurale Effusion.

f Aufnahme in Höhe LWK 4: Enhancement der Kaudafasern und Meningen. Abdrängung der Kaudafasern nach ventral durch subdurale Effusion.

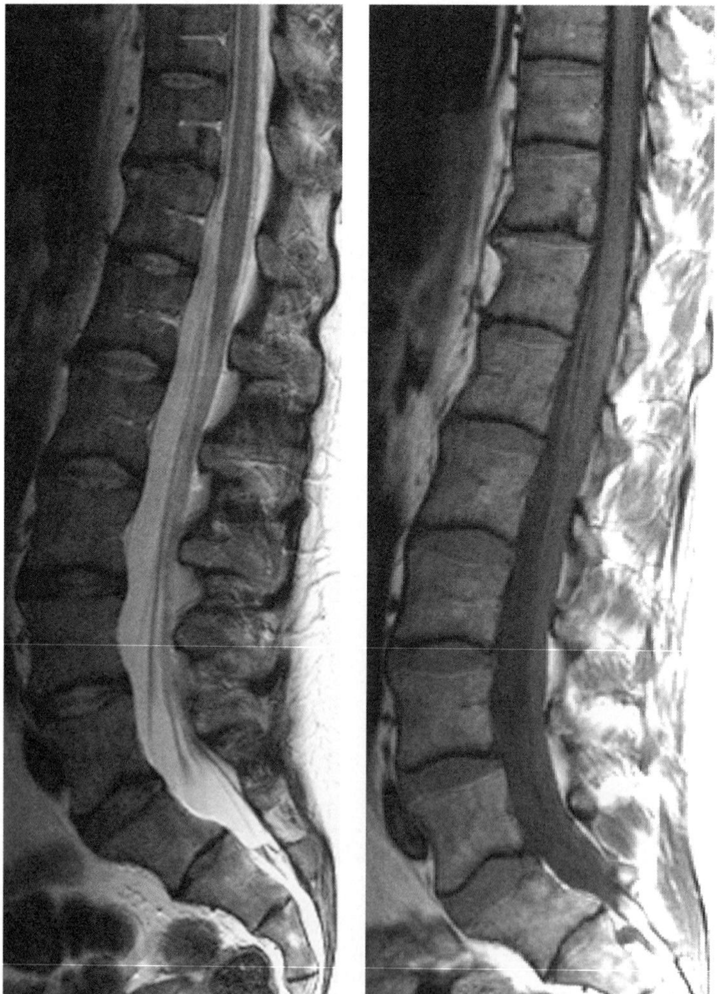

a b

Abb. 6.**43 a–d Arachnoiditis und Kauditis**. 49-jährige Patientin mit einer Staphylokokkeninfektion:

a Sagittale T2-gewichtete Aufnahme mit Nachweis einer Verdickung der Cauda equina.

b Sagittale T1-gewichtete Aufnahme, die ebenfalls eine leichte Verdickung der Kaudafasern erkennen lässt.

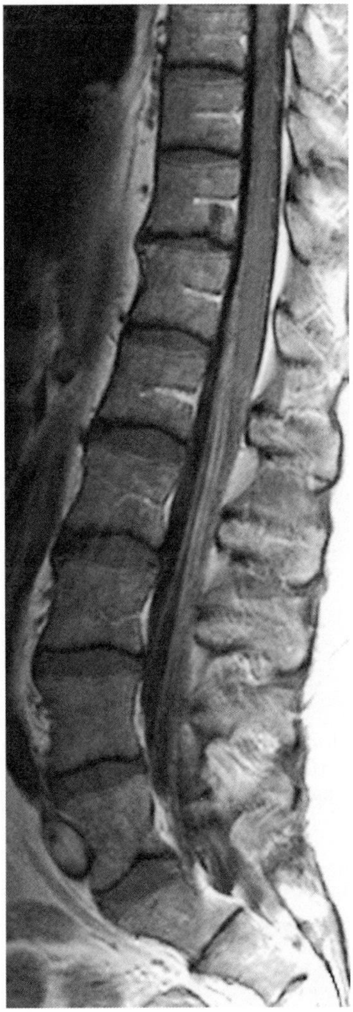

c

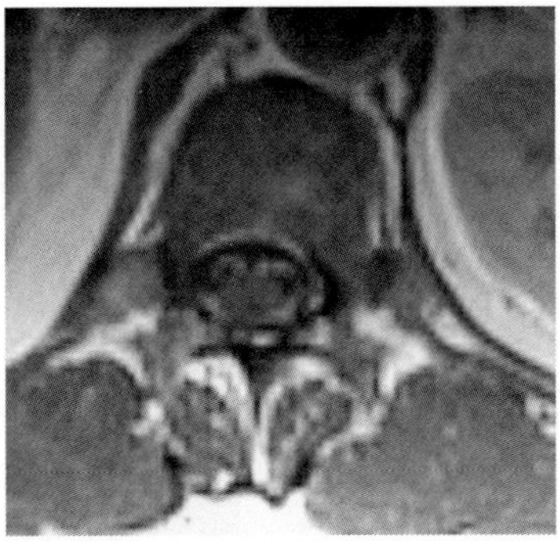

d

Abb. 6. **43 c**, **d** Nach Kontrastmittelgabe sieht man ein deutliches Enhancement der Leptomeninx entlang des Konus und der Kaudafasern.

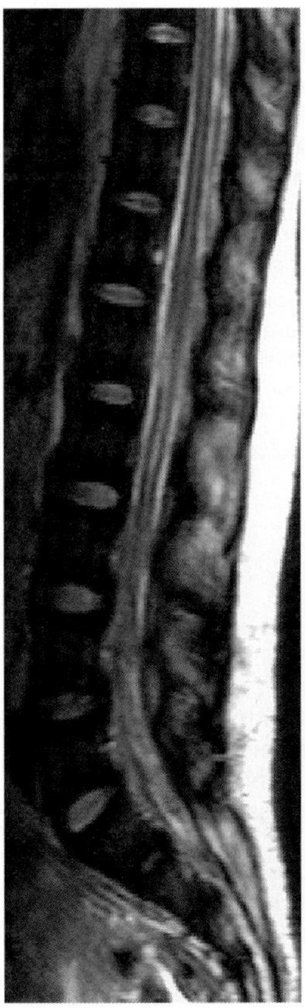

a

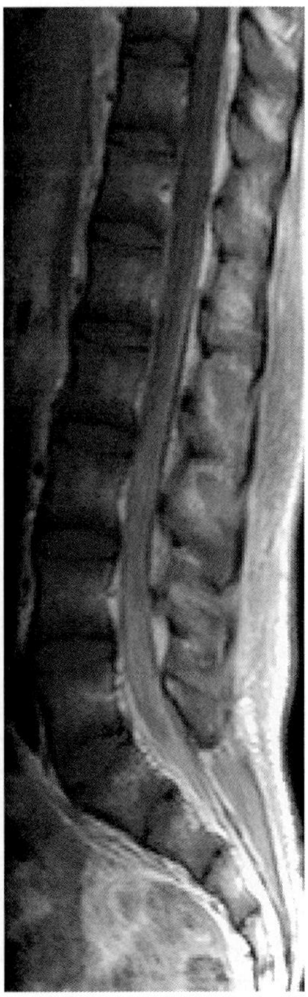

b

Abb. 6. **44 a**, **b** **Arachnoiditis und Kauditis infolge einer Mukormykosis**. 23-jähriger Patient mit Abstoßungsreaktion einer transplantierten Niere: ▷

a Sagittaler T2-gewichteter Schnitt mit deutlicher Hypointensität der Wirbelkörper, hinweisend auf eine Osteoporose bei langjähriger Corticoidtherapie. Die Kaudafasern sind verplumpt und miteinander verbacken.

b Nach Kontrastmittelgabe kommt es zu einem diffusen Enhancement der Kaudafasern.

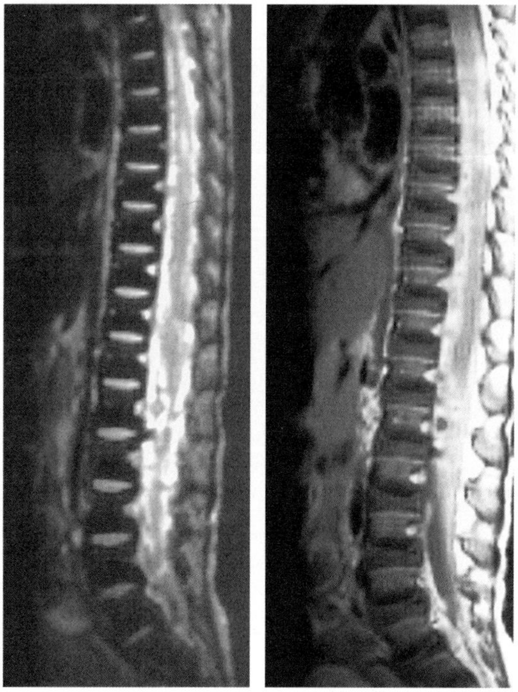

a b

Abb. 6. **45 a, b Arachnoiditis, Kauditis und Myelitis.** 13-jähriges Mädchen mit einer akuten myeloischen Leukämie und Kandidiasis. Nach dem 4. Chemotherapiezyklus entwickelte sich eine Candidastomatitis und in der Folge eine schlaffe Querschnittslähmung:

a Sagittale T2-gewichtet Aufnahme: Darstellung einer irregulären Begrenzung des Myelons, einhergehend mit einem Myelonödem in Höhe BWK 7. Im lumbalen Spinalkanal finden sich Lufteinschlüsse.

b Sagittale Aufnahme nach Kontrastmittelgabe: Es findet sich eine diffuse Kontrastmittelaufnahme des gesamten Subarachnoidalraums und der Kaudafasern.

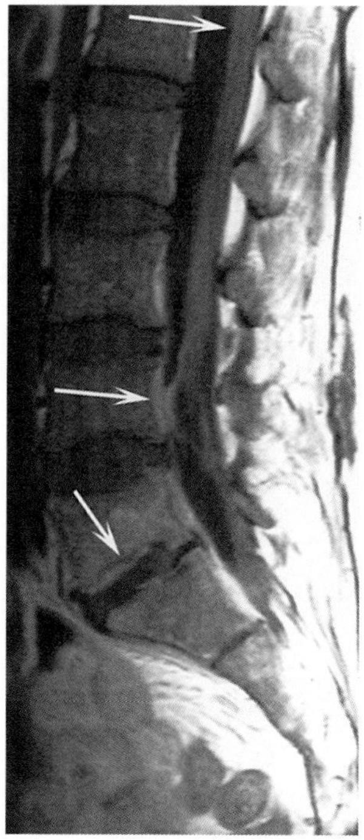

Abb 6.**46 Spondylodiszitis mit Kauditis.** 67-jähriger Patient. In der sagittalen T1-gewichteten Aufnahme nach Kontrastmittelgabe findet sich eine Kontrastmittelaufnahme des Duralsacks und der angrenzenden Kaudafasern in Höhe L 4 (Pfeil), zudem der proximalen Kaudafasern in Höhe des Epikonus. Signalanhebung im Bandscheibenfach L5/S1 (Pfeil).

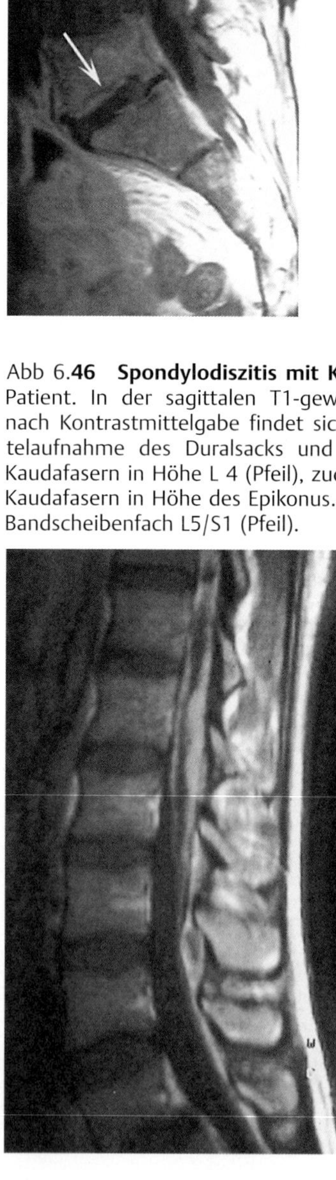

Abb 6.**47 Granulomatöse, am ehesten tuberkulöse Kauditis und Radikulitis.** 28-jähriger Patient aus Mosambik, der seit 4 Wochen unter Lumboischialgien mit Ausstrahlung in beide Beine gelitten hatte. Bei der stationären Aufnahme bestanden eine rechts betonte Paraparese und ein perianales Taubheitsgefühl. Im Sagittalschnitt nach Kontrastmittelgabe stellte sich eine kontrastmittelaffine Strukur dar, die langstreckig Konus und Kauda umgab. Bei der Laminektomie in Höhe von Th 11–L 2 mit Eröffnung der Dura erschienen die dorsalen Nervenwurzeln verquollen. Die histologische Untersuchung der entnommenen Gewebeprobe zeigte epitheloidzellige Granulome mit zentraler Nekrose.

Spinaler epiduraler Abszess

Epidurale Abszesse im Spinalkanal sind weniger häufig als entzündliche Läsionen der Wirbelkörper. Zur Keimabsiedlung kommt es häufiger hämatogen als durch direkte Ausbreitung des Erregers. Begünstigend bzw. ursächlich sind:

- Diabetes mellitus,
- intravenöser Drogenabusus,
- HIV-Infektion,
- andere immunkompromittierende Bedingungen.

Die kontinuierliche Ausbreitung geht nur gelegentlich von einer Spondylitis oder Diszitis aus, da der Duralsack eine Barriere für die Entzündungsausbreitung darstellt. Mögliche iatrogene Ursachen sind:

- Einbringung eines Epiduralkatheters,
- epidurale oder paravertebrale Infiltrationen,
- Chemonukleolyse,
- Diskographie,
- operative Eingriffe an Wirbelsäule oder Bandscheibe.

Der zervikale Spinalkanal ist seltener betroffen als der thorakale und lumbale. Nur etwa $^1/_5$ der spinalen epiduralen Abszesse sind ventral des Myelons lokalisiert (Lange u. Mitarb. 1997). Klinisch sind lokaler und/oder radikulärer Schmerz, Paresen und Sensibilitätsstörungen häufiger wegweisend als Fieber und andere allgemeine Entzündungszeichen.

Die Ausbildung eines epiduralen Abszesses folgt einem stadienhaften Ablauf, der sich in den MRT-Befunden widerspiegelt. Während des phlegmonösen Stadiums kommt es im gesamten betroffenen Epiduralraum zu einer homogenen Kontrastmittelanreicherung. Dem entspricht eine entzündliche Verdickung der Meningen mit eingeschlossenen Mikroabszessen ohne Eiteransammlung. Mit zunehmender Abszedierung erfolgt dann die nekrotische Verflüssigung der zentralen Gewebeanteile, die von einer Kapsel umgeben sind. Der voll ausgebildete epidurale Abszess ist in T1-gewichteter Sequenz gegenüber dem Rückenmarkgewebe signalarm, in T2-gewichteter Sequenz homogen signalreich gegenüber dem Rückenmark bzw. isointens zum Liquor und zeigt nach intravenöser Gabe von Gd-DTPA eine intensive randständige Kontrastmittelaffinität, von der die nekrotisch-liquiden zentralen Anteile ausgenommen sind.

Post u. Mitarb. (1990) beschreiben 3 Befundmuster der Kontrastmittelanreicherung epiduraler Abszesse:

- diffus homogen,
- diffus inhomogen, mit umschriebenen Aussparungen der Kontrastierung,
- saumartig dünne Kontrastmittelanreicherung in der Abszessperipherie.

Epidurale Abszesse ohne oder mit nur geringem Granulationsgewebe zeigen auch bei größerer Eiteransammlung nur eine geringe Kontrastmittelanreicherung. Anhand der Kontrastmittelaffinität kann zwischen einem *akuten epiduralen Abszess* und einer *chronischen epiduralen Entzündung* mit narbiger Bindegewebsvermehrung nicht sicher unterschieden werden (Post u. Mitarb. 1990) (Abb. 6.**48**–6.**54**).

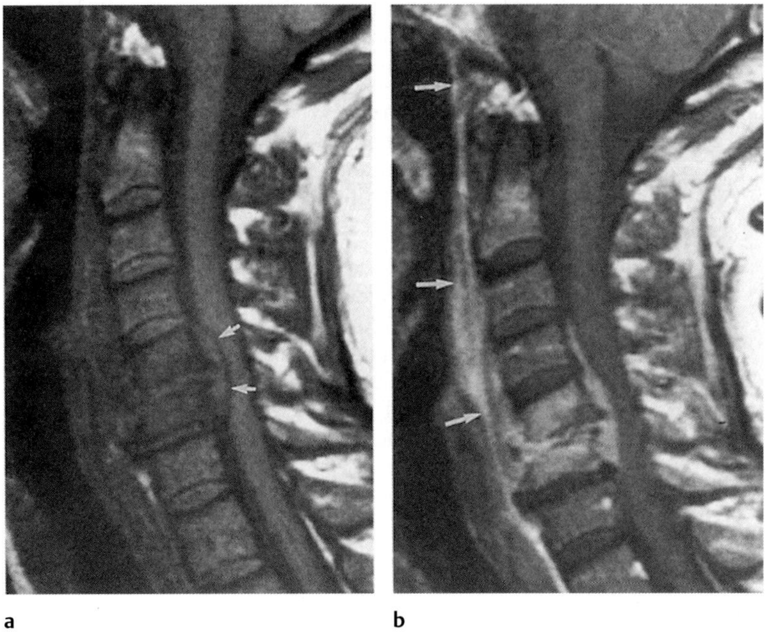

Abb. 6.**48 a**, **b** **Spondylodiszitis bei C 5/C 6 mit epiduralem Abszess**:
a T1-gewichtete Nativaufnahme (SE; TR = 650 ms, TE = 25 ms): Aufnahme mit einer leichten Absenkung des Signals von HWK 5 und 6 und partieller Auslöschung der Konturen beider Abschlussplatten. Epidural fällt eine raumfordernde Struktur auf, die durch die Dura in Form eines schwarzen saumartigen Bands (Pfeile) vom Rückenmark abgegrenzt erscheint.
b Nach Kontrastmittelgabe: Enhancement im Bandscheibenraum, den Wirbelkörpern und dem epiduralen Prozess. Das hintere Längsband stellte sich intraoperativ durch den entzündlichen epiduralen Prozess zerstört dar. Prävertebral findet sich ebenfalls eine kräftige Kontrastmittelaufnahme als Ausdruck einer phlegmonösen Entzündungsreaktion mit Ausdehnung bis zur Schädelbasis.

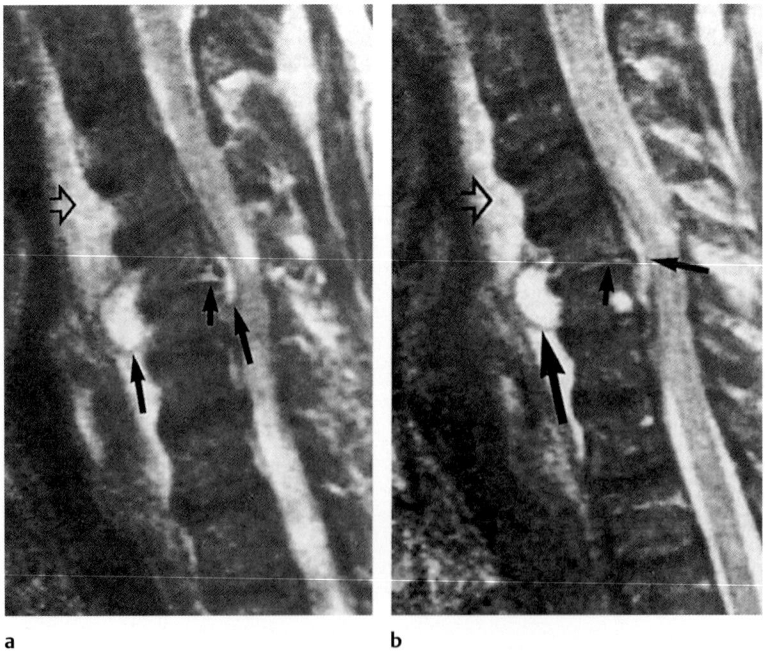

Abb. 6.**49 a**, **b** **Diszitis mit Epidural- und Prävertebralabszess bei C 5/C 6**. Intraoperativ lag keine Knochenbeteiligung vor. Hohes Signal des epiduralen und prävertebralen Abszesses. Signalanhebung im dorsalen Anteil der Bandscheibe besonders ausgeprägt (SE; TR = 2100 ms, TE = 80 ms).

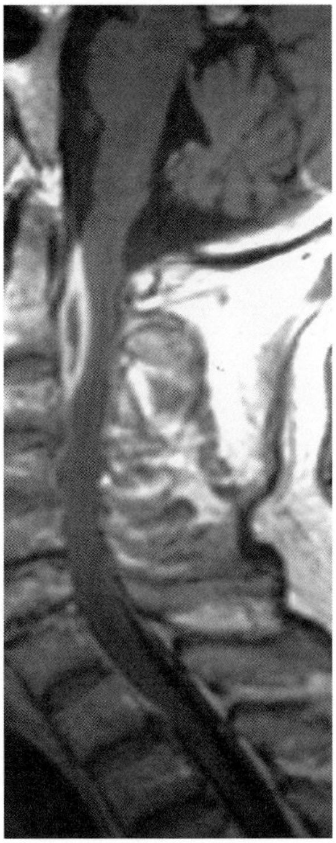

◁ Abb. 6.**50** **Ausbildung eines epiduralen Abszesses in Höhe C 2/C 3**. 73-jähriger Patient. Dieser Abszess trat im Verlauf einer Staphylokokkensepsis auf, klinisch bestand eine Querschnittssymptomatik. Sagittaler Schnitt nach Kontrastmittelgabe: In Höhe des Atlas findet sich eine ventrale epidurale Abszessformation, die das Rückenmark deutlich komprimiert. Darüber hinaus besteht eine Kontrastmittelaufnahme der Rückenmarkhäute. Der Ausgangspunkt ist in einer Diszitis/Spondylozitis in den Segmenten C 5/C 6 und C 6/C 7 zu sehen, was sich anhand einer Kontrastmittelaufnahme in beiden Bandscheiben dieser Segmente zeigt.

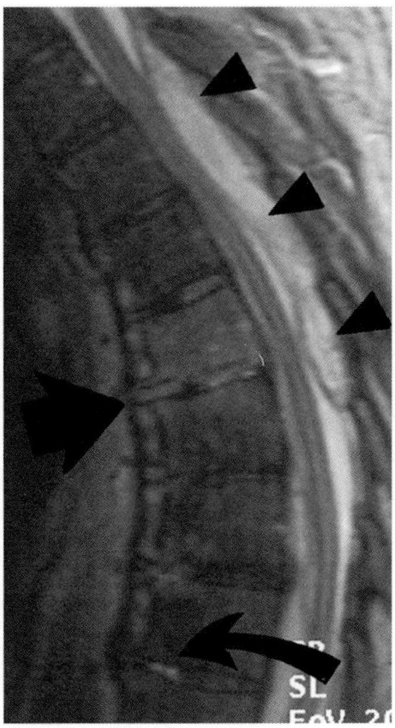

Abb. 6.**51 a–i** **Ausgedehnte epidurale Abszessbildung langstreckig im Brustwirbelsäulenbereich von BWK 3–BWK 10 auf der Grundlage einer Spondylodiszitis BWK 6/7 sowie einer Mitbeteiligung der Abschnitte BWK 7/8 und BWK 8/9**:

◁ **a** Sagittale T2-gewichtete Aufnahme (TSE; TR = 5310 ms, TE = 112 ms): Nachweis einer Spondylodiszitis und entsprechenden Knochenmarkreaktionen im Bereich von BWK 6–BWK 9. Dabei zeigt BWK 6 eine homogene Signalanhebung, ebenso lässt die Bandscheibe BWK 6/7 eine deutliche Signalanhebung erkennen. Zusätzlich findet sich eine Reaktion subligamentär im Verlauf des vorderen Längsbands mit Einschluss der Brustwirbel 7–9, die in den Zwischenwirbelräumen BWK 8/9 und geringgradig auch bei BWK 9/10 zu einer ventralen Signalanhebung im Bandscheibenfach führt (gebogener Pfeil). Das vordere Längsband stellt sich langstreckig im Bereich von BWK 5 bis einschließlich BWK 10 abgehoben dar aufgrund der subligamentären Exsudation (großer Pfeil). Auf der Aufnahme ist dorsal epidural ein langstreckiger Abszess erkennbar, der saumartig durch die Dura vom Subarachnoidalraum getrennt ist (Pfeilspitzen).

Abb. 6.**51 b–i** ▷

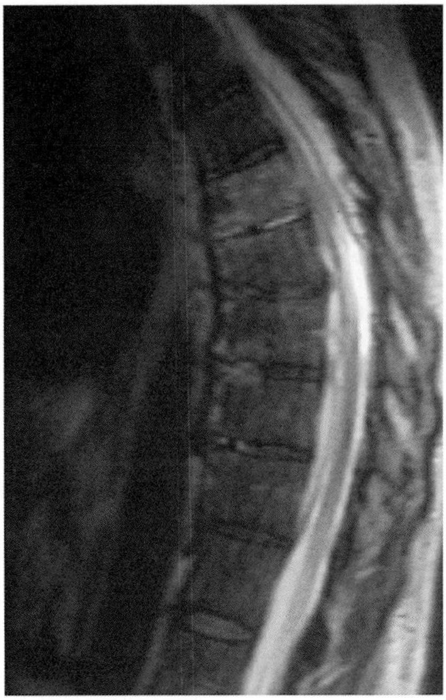

Abb. 6.**51 b** Sagittale T2-gewichtete Aufnahme (TSE; TR = 5310 ms, TE = 112 ms): In diesem Bild ist zusätzlich zu dem dorsalen epiduralen Abszess auch ventral eine Abszessformation zu sehen, die sich bis BWK 10 erstreckt und den Ausgangspunkt in Höhe der Spondylodiszitis 6/7 zeigt.

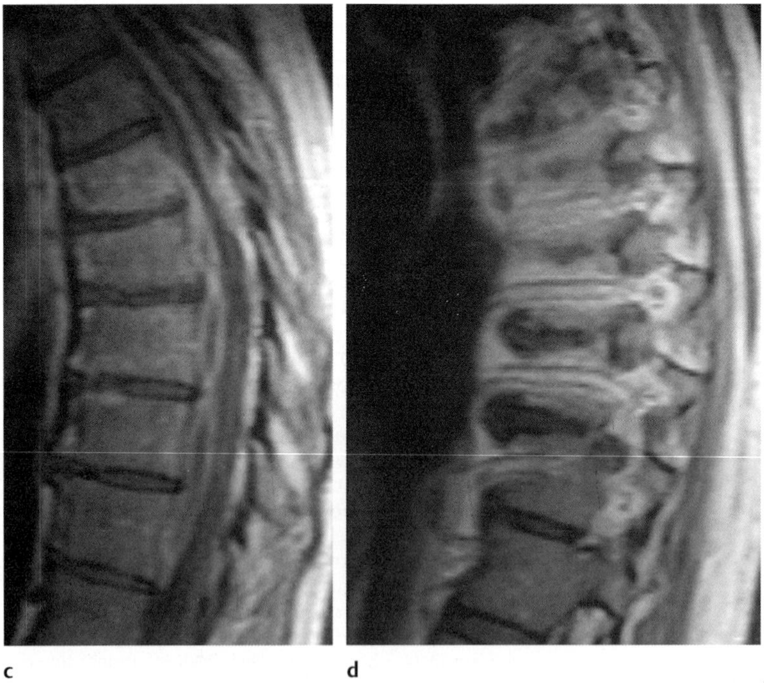

Abb. 6.**51 c–d**
c Sagittale Aufnahme nach Kontrastmittelgabe (TSE; TR = 800 ms, TE = 12 ms): Die Kontrastmittelaufnahme erfolgt randständig mit Aussparung von Nekrosearealen sowohl dorsal als auch ventral. Darüber hinaus findet sich eine diskrete Kontrastmittelreaktion im Verlauf des vorderen Längsbands subligamentär sowie entlang der Wirbelkörpervorderkanten und subchondral.
d Parasagittale Aufnahme nach Kontrastmittelgabe mit Darstellung einer ausgeprägten diffusen Kontrastmittelaufnahme angrenzender Weichteilabschnitte als Hinweis auf eine fortgeschrittene paravertebrale entzündliche Mitbeteiligung.

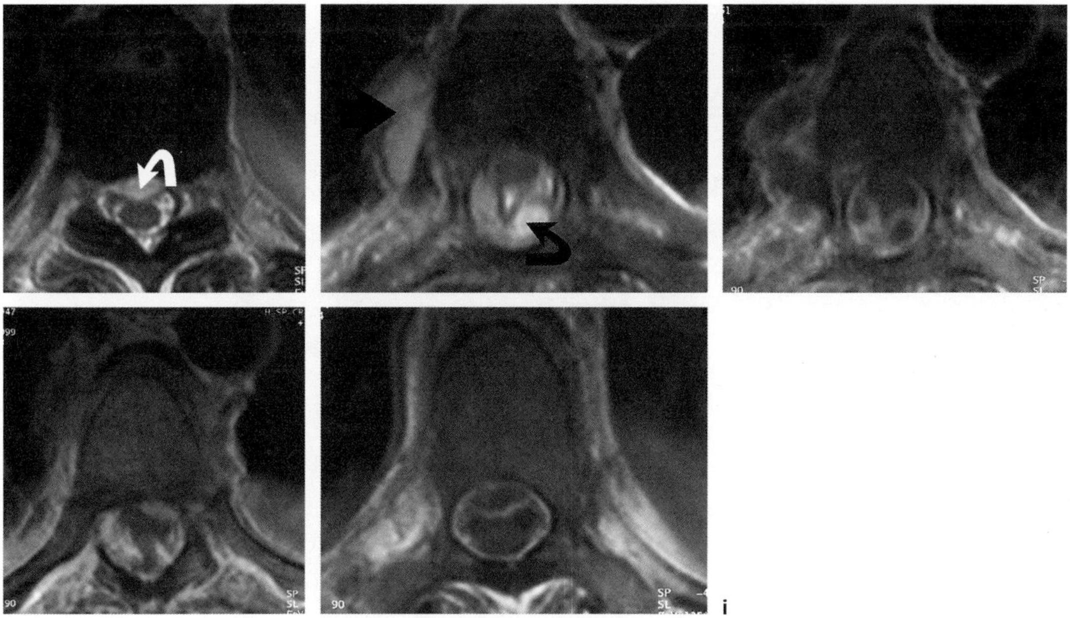

e f, g h i

Abb. 6.**51 e–i**

e, f Transversale Aufnahmen in T2-Gewichtung (TSE; TR = 4600 ms, TE = 120 ms): Die Schnitte zeigen den signalintensen epiduralen Abszess ventral bzw. dorsal, von dem z. T. ein deutlicher Kompressionseffekt ausgeht (gebogene Pfeile). Darüber hinaus Nachweis eines ausgedehnteren rechts paravertebral gelegenen Abszesses (großer Pfeil).

g–i Transversale Aufnahmen nach Kontrastmittelgabe: In den Schichten stellt sich die Abszessmembran signalintens dar. Zum Teil besteht eine relativ diffuse Kontrastmittelaufnahme des epiduralen entzündlichen Granulationsgewebes.

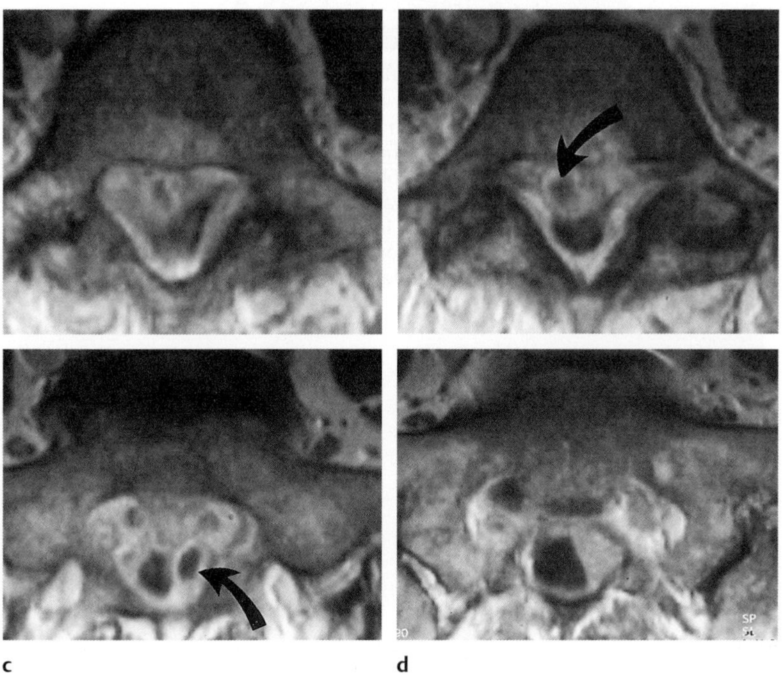

c d

Abb. 6.**52 a–d** **Epidurale Abszessbildung lumbosakral**. 65-jährige Patientin mit langjährigem Diabetes mellitus. Transversale Aufnahmen nach Kontrastmittelgabe: Ausgedehntere epidurale Abszedierungen, z. T. mit deutlichem raumfordernden Effekt, sowohl ventral als auch lateral und dorsal des Duralsacks. Die Abb. **b** u. **c** zeigen größere eingeschlossene Einschmelzungen mit Signalabsenkung (Pfeile).

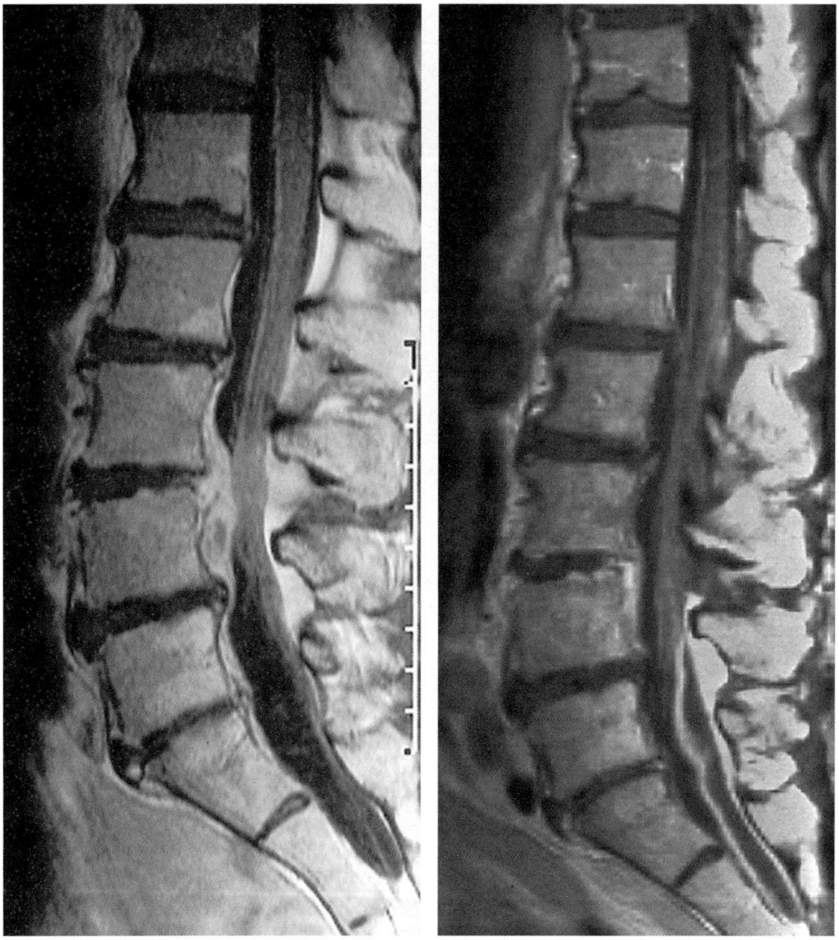

a b

Abb. 6.**53** a, b **Ausgedehnte epidurale Abszedierung nach Staphylokokkensepsis**. 55-jährige Patientin. Die mutmaßliche Eintrittspforte war ein kokzygeales Furunkel.

a Sagittale T1-gewichtete Aufnahme nach Kontrastmittelgabe: Nachweis eines dorsal in Höhe L 3/L 4 gelegenen epiduralen Abszesses. Dieser Abszess wurde über eine Hemilaminektomie entfernt.

b Bei persistierenden Lumbalgien wurde 2 Wochen später ein weiterer Abszess dorsal der unteren Kaudafasern in Höhe des lumbosakralen Übergangs und sakral nachgewiesen. Zu erkennen ist, dass der vormals in Höhe L 3/L 4 gelegene Abszess vollständig entfernt war. Zusätzlich fand sich auf der Aufnahme jetzt eine langstreckige Kontrastmittelanreicherung um den Konus und die Kaudafasern im Sinne einer begleitenden Kauditis.

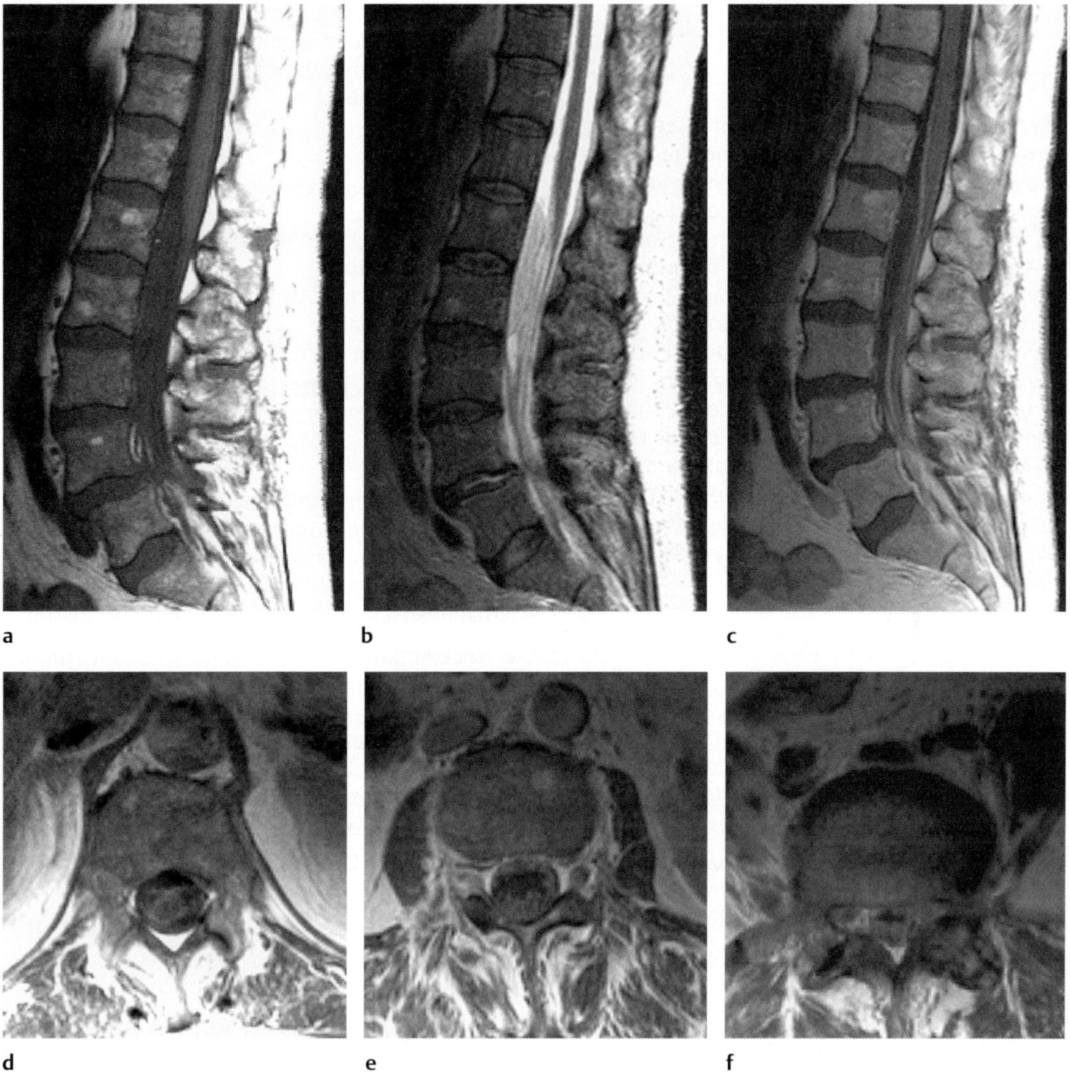

Abb. 6.**54 a–f Epi-/Subduralabszess lumbosakral.** 34-jähriger Patient mit einer Leukämie, der unter Chemotherapie eine Pneumonie mit nachfolgender Sepsis und subakut auftretender schlaffer Parese entwickelte:

a Sagittale T1-gewichtete Aufnahme: Fragliche Darstellung einer ventral des Konus gelegenen Raumforderung.

b Sagittale T2-gewichtete Aufnahme: Diese fragliche Raumforderung stellt sich gegenüber dem Liquor signalarm dar.

c Nach Kontrastmittelgabe: Es findet sich eine Abdrängung des Konus und der Kauda nach dorsal.

d Axiale T1-gewichtete Aufnahme nach Kontrastmittelgabe: Mit dieser Aufnahme gelingt der Nachweis eines epiduralen Abszesses.

e, f Transversale Schnittführung. Hier gelingt der Nachweis eines subduralen Abszesses, in Kombination mit einer Kauditis.

Rückenmarkabszess

Häufigkeit/Pathogenese

Abszesse des Rückenmarks sind im Gegensatz zu Hirnabszessen sehr selten (Condette-Auliac u. Mitarb. 1998, Sverzut u. Mitarb. 1998). Sie werden bevorzugt in der 2.–4. Lebensdekade gesehen, Männer sind häufiger als Frauen betroffen. Die Läsion weist meist eine Höhenausdehnung von 2–3, bei bis zu 1/3 der Patienten aber auch 5 und mehr Wirbelkörperhöhen auf. *Medulläre Abszesse* sind überwiegend hämatogen verursacht und nur in etwa 20% auf eine Ausbreitung *per continuitatem* zurückzuführen. Prädisponierende Erkrankungen sind vergleichbar denen beim *epiduralen Abszess*. Bei etwa 1/3 der Patienten findet sich der *Abszess im thorakalen Myelon*, der Häufigkeit nach folgen *thorakolumbale* und *zervikale Abszesslokalisationen*. Bei 10% der Patienten werden *multilokulare Abszesse* gefunden (Rachinger u. Mitarb. 1998).

Klinik

Klinisch sind folgende Verlaufsformen zu unterscheiden:

- akute Verlaufsform,
- subakute Verlaufsform,
- chronische Verlaufsform.

Dabei bestehen die Symptome (vgl. hierzu auch die Symptomatik beim epiduralen Abszess) jeweils für wenige Tage, bis zu 6 Wochen oder während einer Dauer von mehr als 2 Monaten. Die häufigsten Erreger sind:

- Staphylococcus aureus,
- Streptococcus pneumoniae.

Eine Assoziation medullärer Abszesse mit intramedullären Ependymomen bzw. mit Epidermoiden und Dermalsinus wurde beschrieben.

Diagnostik

MRT

Der MRT-Befund wird dadurch geprägt, dass die zentrale Höhle, die mit Eiter und nekrotischem Gewebe gefüllt ist, von gliösem und fibrösem Narbengewebe umgeben ist. Das Rückenmark ist im Bereich des Abszesses aufgetrieben und weist in T2-gewichteter Sequenz eine erhöhte Signalintensität auf. T1-gewichtete Aufnahmen nach intravenöser Gabe von Gd-DTPA zeigen die Kontrastierung der Abszesskapsel.

Häufige Begleitbefunde sind:

- Verdickung der Meningen, die ebenfalls Kontrastmittel aufnehmen,
- epiduraler Abszess,
- Spondylitis.

Therapie

Die Behandlung erfolgt durch:

- Laminektomie,
- Myelotomie mit Abszessdrainage,
- Antibiotikagabe.

Akute Querschnittsmyelitis

Pathogenese/Klinik

Die akute Querschnittsmyelitis ist definiert als eine akut oder subakut auftretende spinale Funktionsstörung mit Paraplegie, sensiblem Niveau und Blasen-Mastdarm-Störung. Differenzialdiagnostisch ausgeschlossen werden müssen:

- Rückenmarkkompression durch einen Tumor,
- epidurales Hämatom,
- Infektionen,
- Gefäßmissbildungen,
- Trauma,
- lokal raumfordernde Manifestation einer malignen Erkrankung (Dawson u. Mitarb. 1991).

Der akuten Querschnittsmyelitis liegen zugrunde:

- Ödem,
- Demyelinisierung,
- Nekrose des Rückenmarks.

In pathogenetischer Hinsicht werden unterschieden:

- infektiöse Erkrankungen (der Erreger greift das Rückenmark direkt an, z. B. Borreliose, Herpes-simplex-Virus-Infektion, Lues),
- parainfektiöse Erkrankungen (die Entzündung beruht auf einer Immunreaktion des Organismus mit einem Antigen z. B. postvakzinal, postinfektiös),
- nichtinfektiöse Erkrankungen (z. B. demyelinisierende Erkrankungen, Kollagenosen).

Die Veränderungen der weißen Substanz sind ausgeprägter als die der grauen Substanz. Das thorakale und lumbale Rückenmark ist häufiger und meist schwer wiegender betroffen als das zervikale Myelon. Die Prognose der akuten Querschnittsmyelitis ist im Einzelfall nicht vorhersehbar. Bei etwa je 1/3 der Patienten kommt es zur vollständigen Rückbildung der Symptome, zur Defektheilung bzw. zum Ausbleiben jeglicher Besserung (Isoda u. Mitarb. 1998). Selten kommt es im Verlauf der akuten Querschnittsmyelitis zu einem Rezidiv. Ähnlich wie bei spinalen Manifestationen der multiplen Sklerose besteht im Verlauf der akuten Querschnittsmyelitis keine enge Korrelation zwischen den MRT-Befunden und der klinischen Symptomatik (Choi u. Mitarb. 1996).

Diagnostik

MRT

Ähnlich wie bei anderen entzündlichen Erkrankungen des Rückenmarks sind die MRT-Befunde bei der akuten Querschnittsmyelitis unspezifisch. Beobachtet werden:

- signalreiche Läsionen des Rückenmarks in T2-gewichteter Sequenz über mehrere Wirbelkörperhöhen,
- die in T1-gewichteter Sequenz iso- bis hypointens sind (in T1- und T2-gewichteter Sequenz signalreiche, hämorrhagische Läsionen sind bei der akuten Querschnittsmyelitis selten),
- umschriebene Auftreibungen des Rückenmarks (häufig mit Kontrastmittelanreicherung, Choi u. Mitarb. 1996),
- mit unterschiedlicher Häufigkeit beschriebene Kontrastmittelanreicherungen des Myelons, diese sind meist geringer ausgeprägt als die kontrastmittelaffinen Läsionen bei medullären Tumoren und bilden sich im Verlauf im Unterschied zu tumorösen Läsionen zurück,
- umschriebene oder langstreckige Atrophien des Rückenmarks als Spät- bzw. Folgestadien der Erkrankung.

Die Höhenausdehnung der magnetresonanztomographisch nachgewiesenen Läsionen überschreitet das sensible Niveau meist um 3 oder mehr Segmente nach kranial (Misra u. Mitarb. 1996). Langstreckige Läsionen über 10 und mehr Wirbelkörpersegmente gehen meist mit einer ungünstigen neurologischen Prognose einher (Misra u. Mitarb. 1996, Imai u. Mitarb. 1997). Ein Vergleich der Rückenmarkläsionen bei Querschnittsmyelitis mit bzw. ohne multiple Sklerose ist nahe liegend. Die MRT zeigt bei Patienten mit akuter Querschnittsmyelitis Läsionen, die mit größerer Längenausdehnung, mit einer Rückenmarkschwellung und fleckförmiger oder inhomogener Kontrastmittelanreicherung einhergehen. Im Gegensatz zu Multiple-Sklerose-Läsionen des Myelons, die sich meist nur über 1–3 Wirbelkörpersegemente erstrecken. Das Rückenmark ist häufiger nicht aufgetrieben und die Kontrastmittelanreicherung (sofern vorhanden) ist häufiger homogen (Isoda u. Mitarb. 1998).

Weitere Kriterien für das Vorliegen eine akuten Querschnittsmyelitis ohne zugrunde liegende multiple Sklerose sind:

- zentrale Lokalisation und scharfe Begrenzung der Läsionen in T2-gewichteter Sequenz,
- Ausdehnung der Läsionen über mehr als 2/3 der Querschnittsfläche des Rückenmarks,
- im Zentrum der in T2-gewichteter Sequenz signalreichen Läsion ein Areal, das isointens zum Rückenmarkgewebe ist (central dot sign),
- am Rand der in T2-gewichteter Sequenz signalreichen Läsion eine saumartige Kontrastmittelanreicherung (Choi u. Mitarb. 1996). Dieser Befund ist bei der multiplen Skerose typischerweise zentral gelegen.

Für die Einordnung der MRT-Befunde ist im Einzelfall die klinische Information hilfreich, da die Symptomatik bei Patienten mit akuter Querschnittsmyelitis in der Regel symmetrisch, bei Patienten mit multipler Sklerose dagegen geringer und asymmetrisch ausgeprägt ist (Scott u. Mitarb. 1998).

Zur bildmorphologischen Differenzierung von Rückenmarktumoren und der Querschnittsmyelitis können folgende Kriterien herangezogen werden, die für das Vorliegen eines Tumors sprechen. Bei Tumoren des Myelons gilt:

- Das Myelon ist nahezu regelhaft aufgetrieben.
- Die Läsion ist in T2-gewichteter Sequenz inhomogen hyperintens dargestellt.
- Die Läsion betrifft im Niveau der maximalen Ausprägung die gesamte Querschnittsfläche.
- Die Längenausdehnung beträgt meist 4–5 Wirbelkörperhöhen.
- Eine sekundäre Syringomyelie kommt nur bei Tumoren vor. Der Nachweis einer intramedullären Höhlenbildung spricht also in hohem Maße gegen das Vorliegen einer Querschnittsmyelitis.
- Blutabbauprodukte, in T1-gewichteter Sequenz signalreich, werden bei Tumoren häufiger gefunden.
- Praktisch alle Rückenmarktumoren zeigen eine ausgeprägte Kontrastmittelaffinität, wobei meist die gesamte Querschnittsfläche des Rückenmarks betroffen ist und das Anreicherungsmuster mehrheitlich heterogen ist (Choi u. Mitarb. 1996) (Abb. 6.**55**–6.**61**).

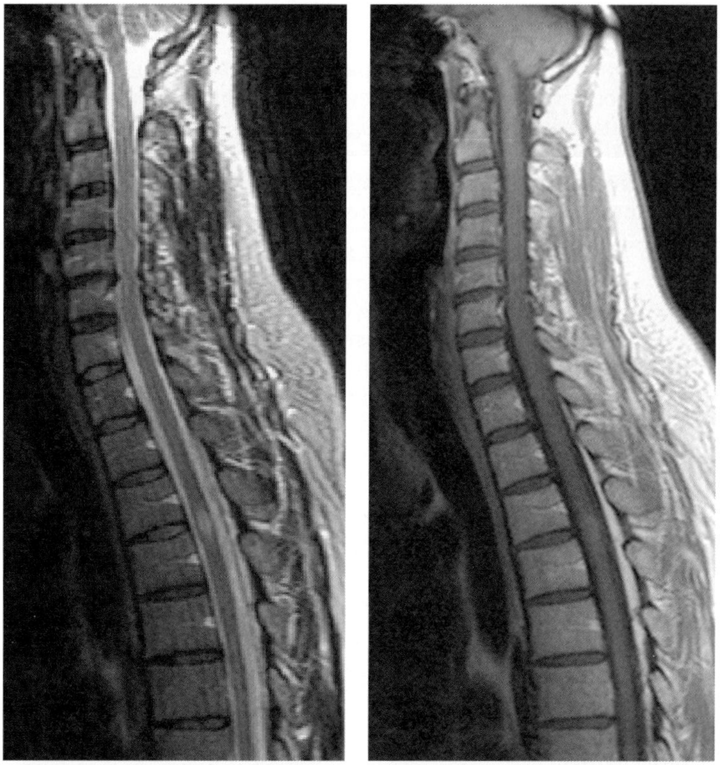
a, b

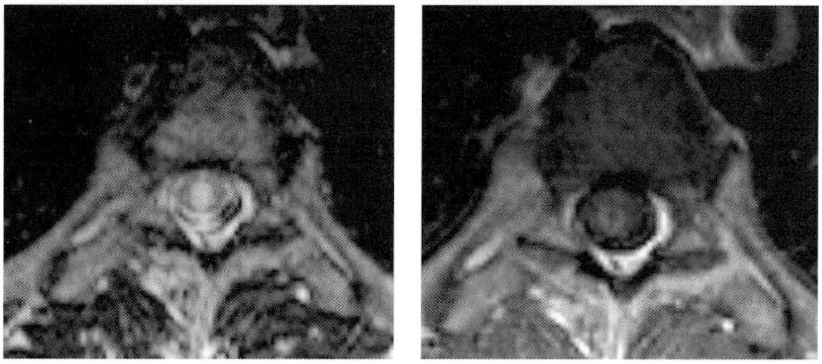
c, d

Abb. 6.**55 a–d Querschnittsmyelitis in Höhe BWK 2/3.** 48-jährige Patientin 2 Wochen nach einem fieberhaften Infekt:

- **a** Sagittale T2-gewichtete Aufnahme: umschriebene Rückenmarkläsion in Höhe BWK 3/4, die zentromedullär lokalisiert ist.
- **b** T1-gewichtete Aufnahme nach Kontrastmittelgabe: Enhancement des Herds.
- **c** T2-gewichteter Transversalschnitt: Hier erkennt man eine umschriebene, scharf berandete Signalanhebung.
- **d** Nach Kontrastmittelgabe: Es zeigt sich ein geringes Enhancement in saumartiger Anordnung.

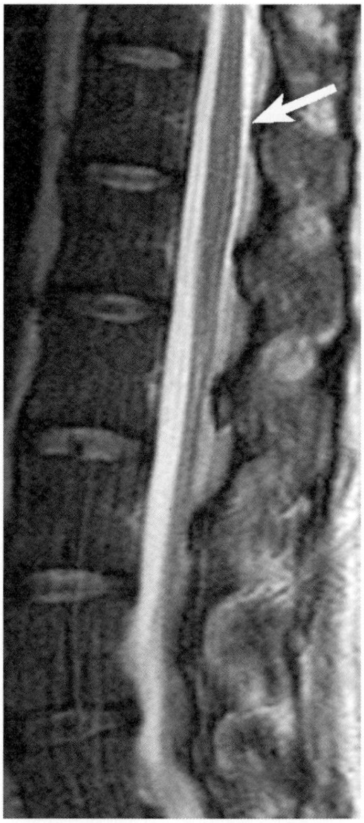

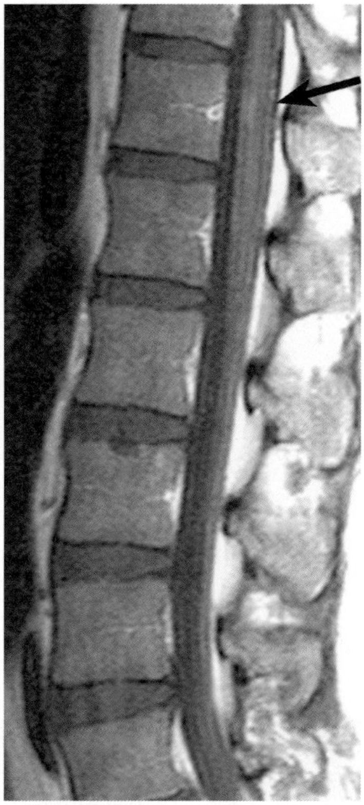

b

Abb. 6.**56 a–e** **Polysegmentale postinfektiöse Querschnittsmyelitis**. 40-jährige Patientin:

a Sagittale T2-gewichtete Aufnahme: Es zeigt sich eine diskrete Signalanhebung im Rückenmark in Höhe BWK 12 (Pfeil).

b Der Befund geht mit einer leichten Schrankenstörung nach Kontrastmittelgabe einher (Pfeil).

c Sagittale T2-gewichtete Aufnahme. Die Aufnahme der oberen Brust- und Halswirbelsäule zeigt eine weitere, größere Läsion in Höhe HWK 5/6.

d Die Läsion in Höhe HWK 5/6 nimmt kräftig Kontrastmittel auf.

e Die Kontrastmittelaufnahme bezieht sich vor allem auf die Hinterstränge.

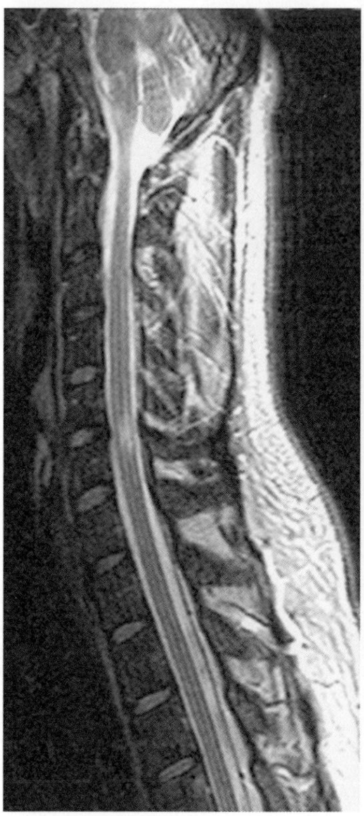

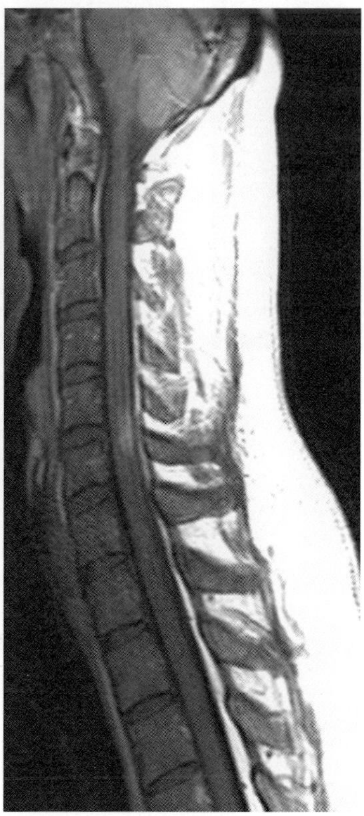

d

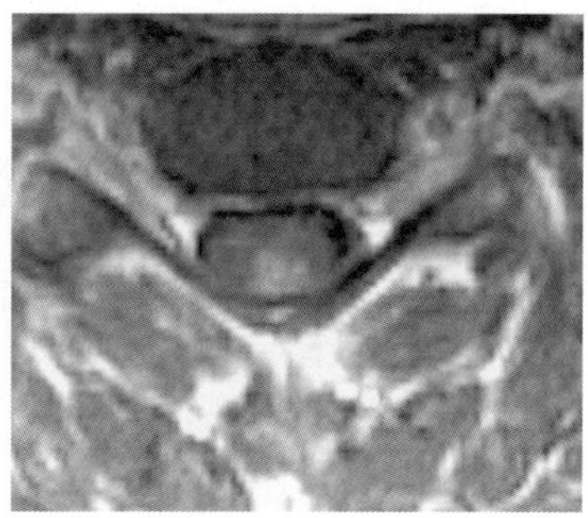

e

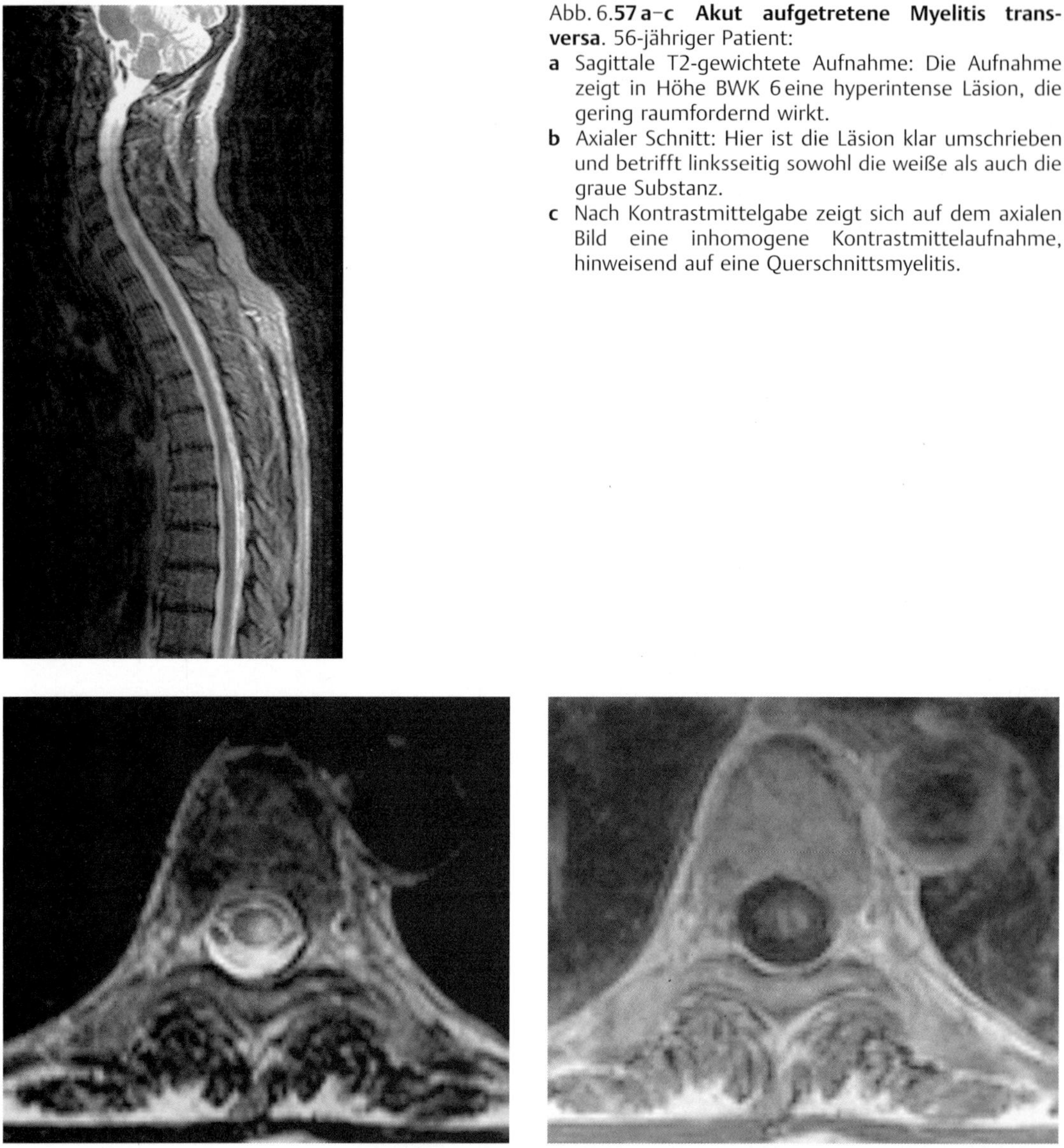

Abb. 6.**57 a–c Akut aufgetretene Myelitis transversa**. 56-jähriger Patient:

a Sagittale T2-gewichtete Aufnahme: Die Aufnahme zeigt in Höhe BWK 6 eine hyperintense Läsion, die gering raumfordernd wirkt.

b Axialer Schnitt: Hier ist die Läsion klar umschrieben und betrifft linksseitig sowohl die weiße als auch die graue Substanz.

c Nach Kontrastmittelgabe zeigt sich auf dem axialen Bild eine inhomogene Kontrastmittelaufnahme, hinweisend auf eine Querschnittsmyelitis.

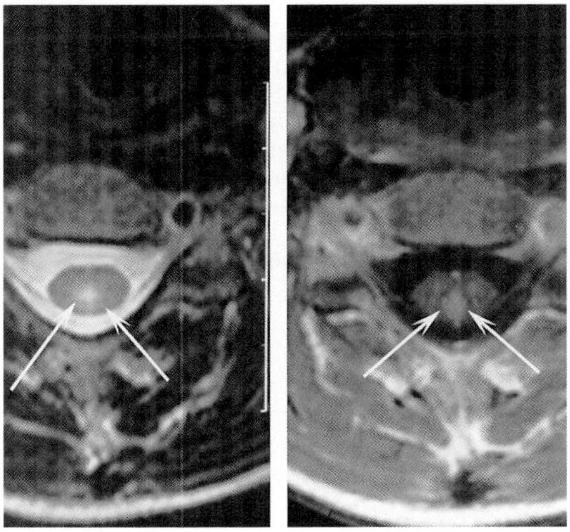

a b

Abb. 6.**58 a, b** **Querschnittsmyelitis**. 24-jährige Patientin:

a Axiale T2-gwichtete Aufnahme: Nachweis eines relativ scharf begrenzten zentralen Myelonödems.

b Nach der Kontrastmittelgabe findet sich ein flaues Enhancement.

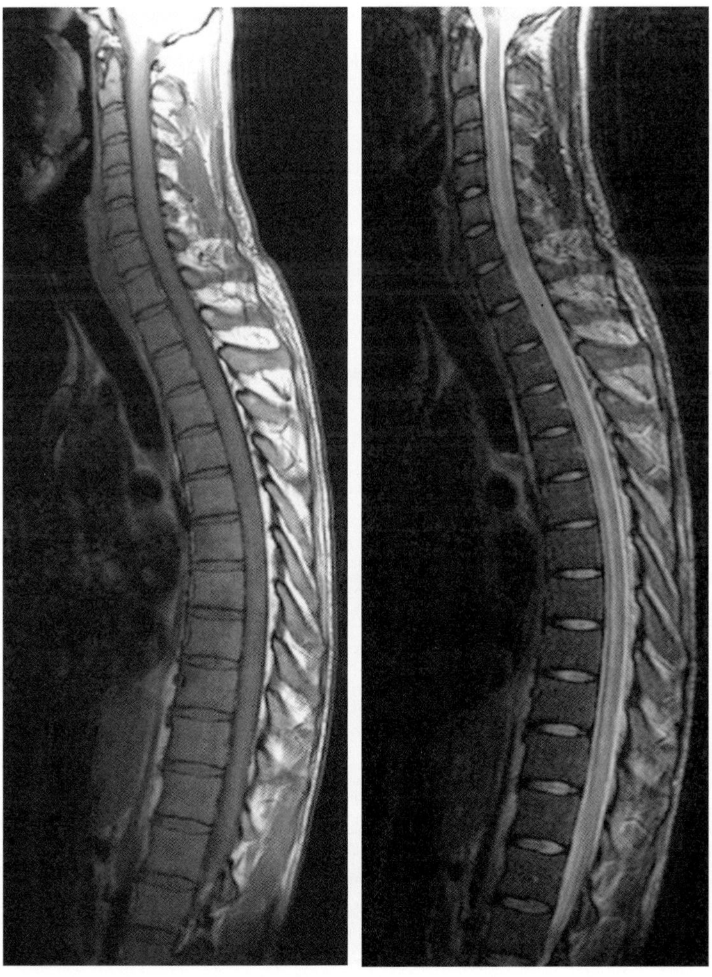

a b

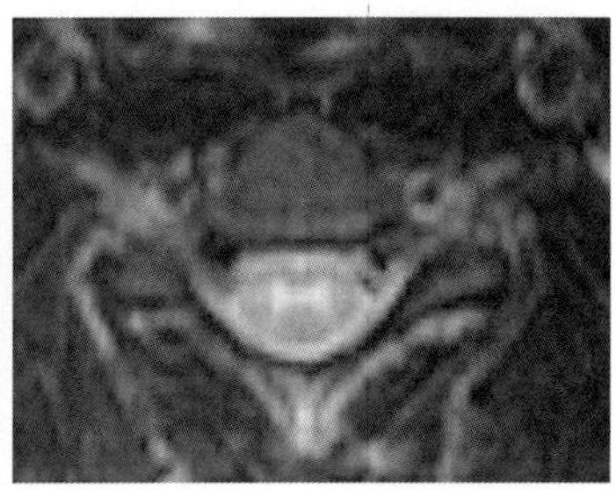

c

Abb. 6.**59 a–e** **Myelitis.** 18-jähriger Patienten mit Auftreten einer schlaffen Tetraparese ohne sensible Ausfälle:

a Sagittale T1-gewichtete Aufnahme: Darstellung einer diffusen Schwellung des gesamten Rückenmarks.

b T2-gewichtete Sagittalaufnahme: Auf der Aufnahme bildet sich ein ventral betontes Myelonödem von HWK 2 bis zum Konus ab.

c Axialer Schnitt: Hier findet sich ein vorwiegender Befall der grauen Substanz des Rückenmarks mit Betonung der Vorderhörner.

Abb. 6.**59 d–e** ▷

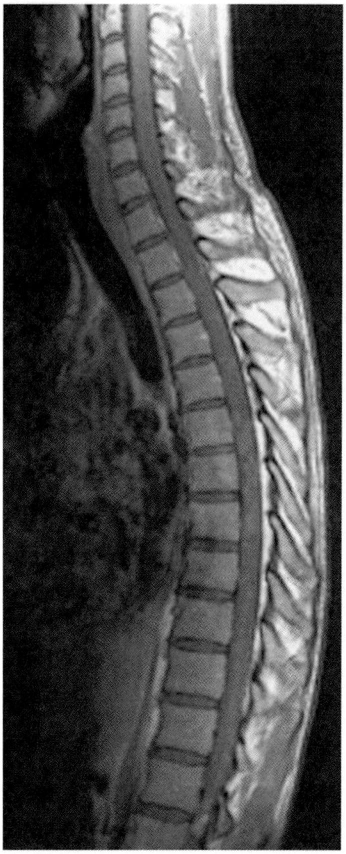

d

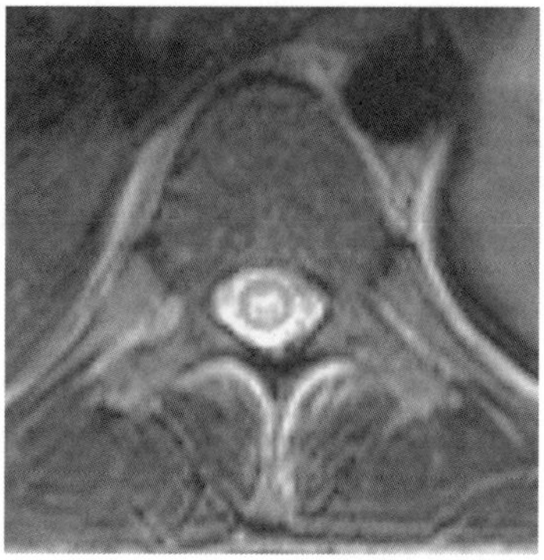

e

Abb. 6.**59 d, e**
d Nach Kontrastmittelgabe kommt es zu einem diffusen Enhancement des Myelons.
e Axialschnitt nach Kontratmittelgabe: Es stellt sich ein umschriebenes scharf begrenztes Enhancement zentraler Myelonanteile und besonders der Vorderhörner dar.

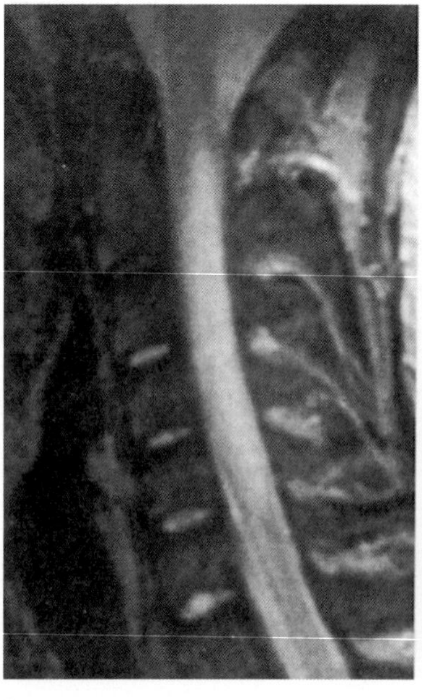

a

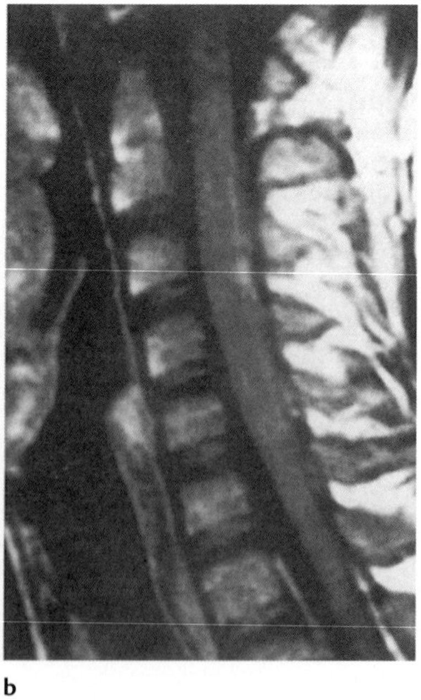

b

Abb. 6.**60 a, b** **Myelitis transversa**. 20-jähriger Patient:
a Sagittalschnitt (SE;TR = 1900 ms, TE = 80 ms): Langstreckige von C 2 bis Oberkante C 6 reichende Signalanhebung und Auftreibung des Rückenmarks.
b Nach Kontrastmittelgabe diskretes, etwas inhomogenes Enhancement der dorsalen Rückenmarkabschnitte.

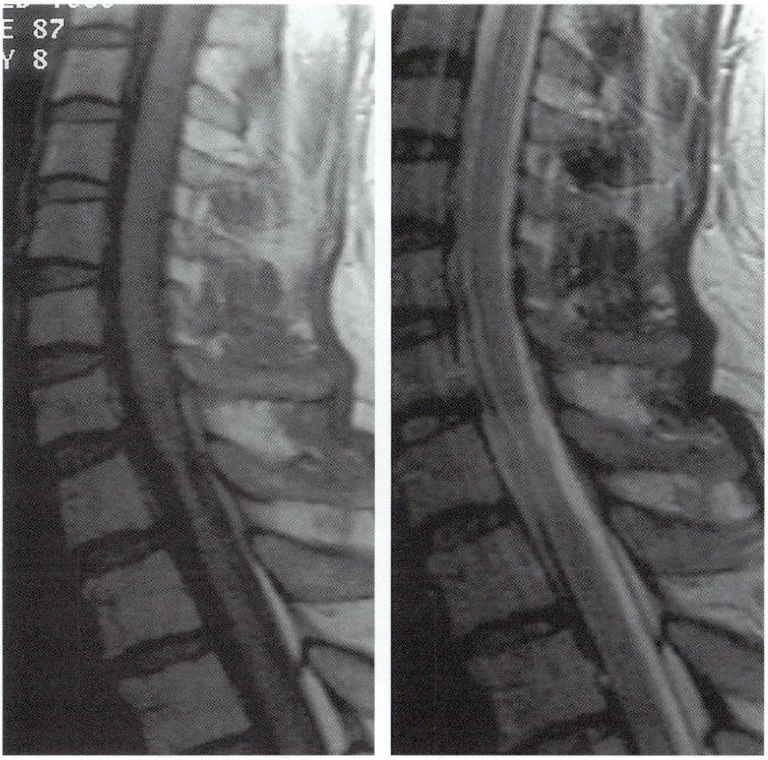

a b

Abb. 6.**61 a, b** **Myelonatrophie nach Myelitis.** 43-jähriger Patient:
- **a** Sagittale T1-gewichtete Aufnahme: Die Aufnahme zeigt eine hochgradige Atrophie des Rückenmarks in Höhe BWK 1.
- **b** T2-Gewichtung: Hier findet sich eine leichte Signalanhebung des Myelons in dem atrophen Abschnitt als Ausdruck der Gliose.

Radiogene Myelopathie bzw. Myelitis

Pathogenese/Klinik

Die Bestrahlung des Myelons kann durch eine direkte neuronale Schädigung und sekundär durch vaskuläre Reaktionen auf die Bestrahlung (Endothelschädigung, Intimaproliferation und Fibrose der Adventitia), letztlich also durch Gefäßwandverdickung und Gefäßobliteration, zur Demyelinisierung und Nekrose des Rückenmarks führen (Schultheiss u. Mitarb. 1997).

Klinisch steht initial meist eine sensible Symptomatik im Vordergrund. Mit dem Fortschreiten der Rückenmarkschädigung kommt es dann zum Ausfall aller Funktionen. Zwischen der Bestrahlung und dem Einsetzen der Symptomatik besteht meist eine Latenz von einigen Monaten (Abbatucci u. Mitarb.). Höhere Bestrahlungsdosen verkürzen das freie Intervall.

Diagnostik

MRT

Die MRT zeigt eine Verdickung des Myelons in T1-gewichteter Sequenz mit vermehrter Signalintensität im T2-gewichteten Bild. Nach der intravenösen Gabe von Gd-DTPA kommt es zur ringförmigen Kontrastmittelanreicherung (Yasui u. Mitarb. 1997). Trotz gravierender neurologischer Symptomatik kann die Strahlenmyelitis während der Latenzperiode dem MRT-Nachweis entgehen. Dieses Phänomen ist besonders nach Exposition mit hohen Strahlendosen häufig (Alfonso u. Mitarb. 1997). Die Erkrankung führt mit unterschiedlicher Geschwindigkeit zu irreversiblen Schäden. Eine suffiziente Therapie ist nicht bekannt (Abb. 6.**62**).

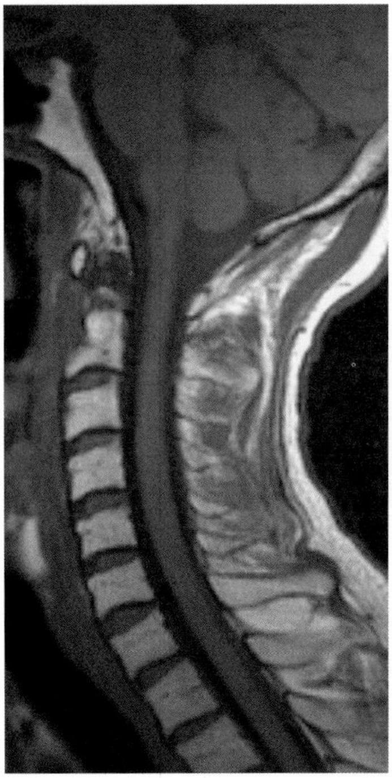

a

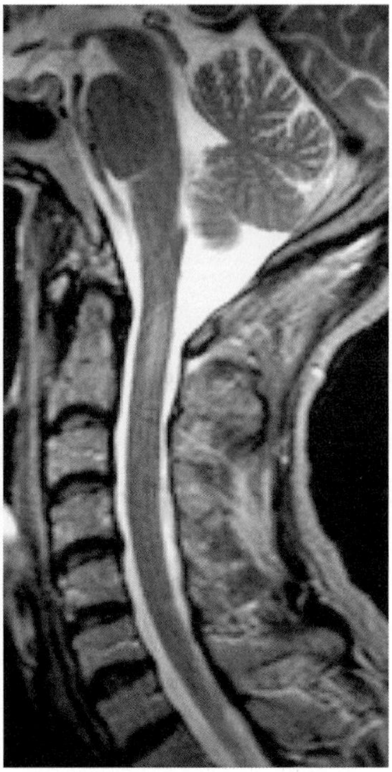

b

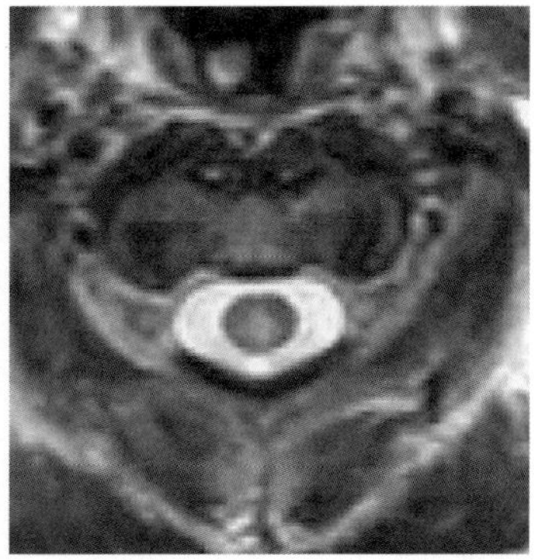

c

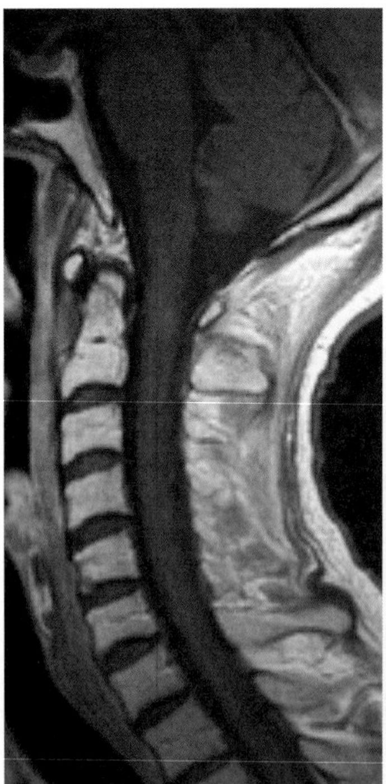

d

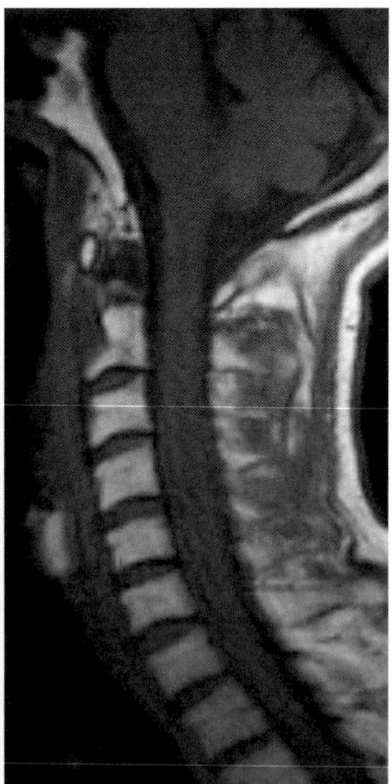

e

Abb. 6.**62 a–h** **Strahlenmyelopathie einige Monate nach Abschluss einer Radiatio eines Zungengrundkarzinoms.** Im Verlauf verschlechterte sich die Klinik: 2 Monate nach Auftreten der Strahlenmyelopathie entwickelte sich aus einer Tetraparese eine komplette Tetraplegie. 1 Jahr nach Beginn der Beschwerden war nur eine geringfügige Besserung der Symptomatik festzustellen:

a T1-gewichtete sagittale Aufnahme: In dieser Aufnahme zeigt sich die typische Signalintensitätsanhebung der Wirbelkörper nach Bestrahlung als Ausdruck der Umwandlung des blutbildenden Knochenmarks in Fettmark.

b T2-gewichtete Aufnahme: Hier findet sich eine hyperintense intramedulläre Läsion in Höhe C 2.

c Axiale T2-gewichtete Aufnahme: Die intramedulläre Läsion in Höhe C 2 (**b**) ist hier zentromedullär lokalisiert.

d Nach Kontrastmittelgabe findet sich lediglich eine sehr flaue Schrankenstörung in Höhe C 2.

e T1-gewichtete Aufnahme: 2 Monate nach Beginn der Beschwerden fällt eine massive Schwellung des Halsmarks auf.

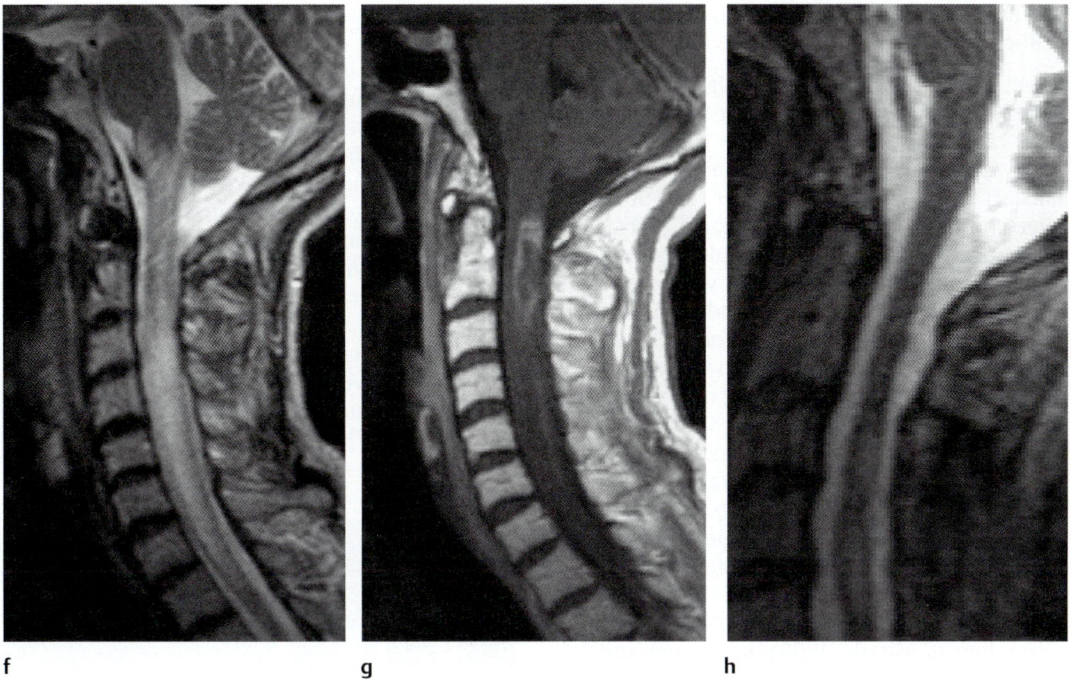

Abb. 6.**62 f–h**
f T2-gewichtete Aufnahme: Hier stellt sich entsprechend ein ausgedehntes intramedulläres Ödem dar, das jetzt bis zum Hirnstamm reicht.
g Nach Kontrastmittelgabe ist eine deutliche randständige Schrankenstörung zu sehen.
h In der Verlaufskontrolle nach 1 Jahr findet sich eine Atrophie des Halsmarks.

Multiple Sklerose

Pathogenese

Bei der multiplen Sklerose kommt es im Gehirn und/oder Rückenmark zur Entstehung von Läsionen, denen eine umschriebene Demyelinisierung, aber auch ein Untergang von Axonen zugrunde liegt.

Diagnostik

Die Diagnose beruht auf der Synopsis von klinischen, elektrophysiologischen, liquoranalytischen und bildgebenden Befunden.

MRT

Die MRT-Befunde bei spinalen Manifestationen der multiplen Sklerose müssen in diesen Kontext eingeordnet werden; sie sind ohne Kenntnis des klinischen Zusammenhangs nicht zu bewerten. In größeren Patientenkollektiven entspricht die Verteilung von Multiple-Sklerose-Herden im Gehirn und Rückenmark etwa dem Verhältnis 80 % : 20 % (Trop u. Mitarb. 1998). Multiple-Sklerose-Herde sind im zervikalen Myelon häufiger als im Thorakal- und Lumbalmark. Über die Hälfte der Patienten weist mehr als eine Läsion auf. Nur bei 10–15 % der Patienten mit multipler Sklerose mit spinaler Manifestation wird magnetresonanztomographisch keine zerebrale Läsion nachgewiesen.

Bei Patienten mit multipler Sklerose können im Verlauf magnetresonanztomographisch folgende spinale Befunde erhoben werden:

- in T2-gewichteter Sequenz Darstellung signalreicher Läsionen des Myelons,
- nach intravenöser Gabe von Gd-DTPA Zeichen der fokalen Schrankenstörung (noduläre, ringförmige oder fleckige Anreicherung),
- umschriebene Auftreibung des Rückenmarks im Bereich von Läsionen, die in T2-gewichteter Sequenz signalreich sind,

- umschriebene oder langstreckige Atrophie des Rückenmarks.

Die in T2-gewichteter Sequenz signalreichen Läsionen weisen bei der multiplen Sklerose meist eine Längenausdehnung von 2 Wirbelkörpern oder weniger auf, sind im peripheren Myelon lokalisiert und betreffen weniger als 50% der Querschnittsfläche des Rückenmarks (Tartaglino u. Mitarb. 1995). Wenn Multiple-Sklerose-Plaques eine Längenausdehnung von mehr als 2 Wirbelkörperhöhen erreichen und mehr als 50% der Querschnittsfläche betreffen, steigt die Wahrscheinlichkeit, dass je nach Krankheitsstadium zusätzlich eine Schwellung oder eine Atrophie des Rückenmarks besteht.

Auftreibungen des Rückenmarks sind bei Patienten mit schubförmigem Krankheitsverlauf beschrieben (Tartaglino u. Mitarb. 1995), betreffen aber weniger als 10% der Patienten mit multipler Sklerose mit spinaler Manifestation.

Zur Atrophie des Rückenmarks kommt es bei chronisch progredienten Krankheitsverläufen (Tartaglino u. Mitarb. 1995), und insgesamt bei etwa 10% aller Patienten mit multipler Sklerose und spinaler Manifestation.

Wiebe u. Mitarb. (1992) betonen, dass die Applikation von Gd-DTPA gerade bei Multiple-Sklerose-Läsionen im Myelon zur Aktivitätsbeurteilung hilfreich ist. Von diesen Autoren wird bestritten, dass sich spinale Multiple-Sklerose-Herde vollständig zurückbilden. Die Rückbildung der Gd-DTPA-Anreicherung spinaler Multiple-Sklerose-Herde geht häufig mit einer klinischen Besserung einher (Trop u. Mitarb. 1998).

In der T1-gewichteten Sequenz weisen die spinalen Multiple-Sklerose-Herde sehr selten eine verminderte Signalintensität auf. Für zerebrale Multiple-Sklerose-Herde konnten u. a. von Walderveen u. Mitarb. (1995) zeigen, dass Herde mit verminderter Signalintensität in T1-gewichteter Sequenz häufiger gravierende neurologische Symptome bzw. eine Behinderung verursachen. Unklar ist, inwieweit dies auch für MS-Herde im Myelon gilt.

Die Korrelation von klinischer Symptomatik und MRT-Befunden ist bei Multiple-Sklerose-Patienten problematisch. Patienten mit chronisch progredienter multipler Sklerose zeigen häufig keine Kontrastmittelaffinität der Multiple-Sklerose-Herde oder ein anderes MRT-Korrelat, wohingegen Patienten mit schubförmigem Verlauf dem MRT-Nachweis nicht entgehen. Sind hingegen nur geringe Krankheitszeichen nachweisbar, finden sich zwischen den MRT-Befunden bei unterschiedlichen Verlaufsformen kaum Unterschiede. Wiebe u. Mitarb. (1992) fanden zwar eine häufige Übereinstimmung zwischen klinischen und MRT-Hinweisen auf eine bestehende Krankheitsaktivität, die topographische Korrelation von klinischem Befund und aktiven Läsionen in der MRT war dagegen gering. Eine Übereinstimmung von Klinik und MRT-Befund hinsichtlich der Krankheitsaktivität fanden Trop u. Mitarb. (1998) nur bei 60% der Patienten. Bei 40% der Patienten trat eine Läsion des Myelons neu auf, ohne dass es zu einer klinischen Verschlechterung kam oder eine klinische Verschlechterung verlief ohne entsprechendes Korrelat in der MRT-Untersuchung (Abb. 6.**63**–6.**67**).

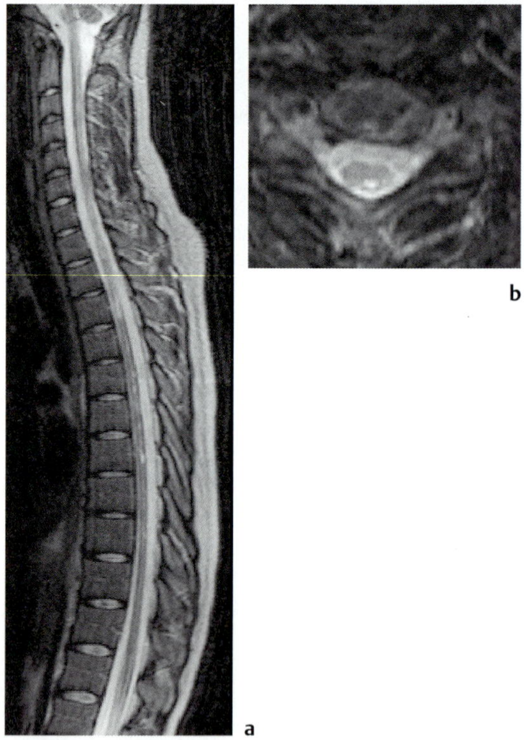

a b

Abb. 6.**63** a, b **Seit 8 Jahren bestehende Encephalomyelitis disseminata mit schubförmigem Verlauf.** 24-jährige Patientin:

a Sagittale T2-gewichtete Aufnahme: Die Aufnahme zeigt multifokale umschriebene hyperintense Herde. Kaliberschwaches Myelon mit Aufhebung der Intumescentia cervicalis.

b Axiale T2-gewichtete Aufnahme: In der Aufnahme durch das untere Zervikalmark zeigt sich linksbetont eine Läsion in den Hintersträngen.

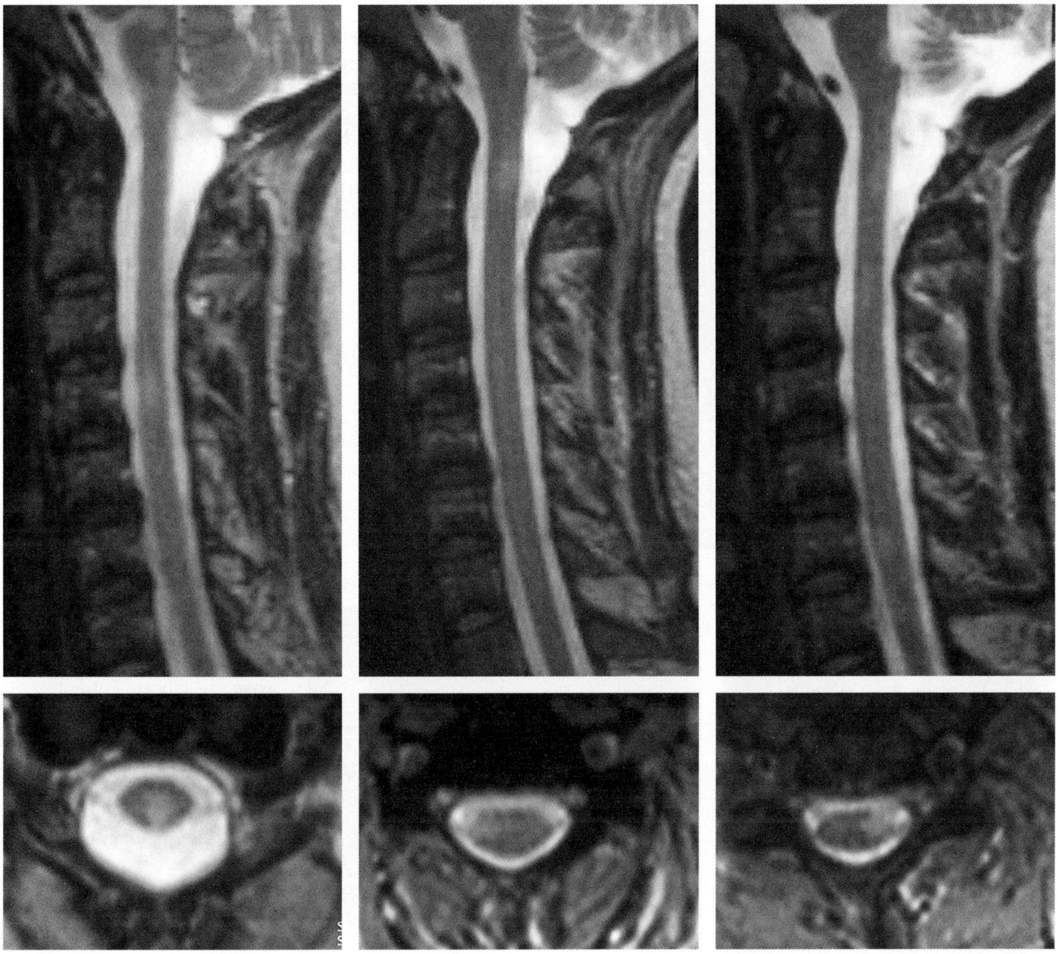

b, c

d **e, f**

Abb. 6.**64 a–f** **Langjähriger Verlauf einer multiplen Sklerose**. 33-jährige Patientin:

a–c Sagittale T2-gewichtete Aufnahmen: Die Aufnahme zeigen zahlreiche Herde im zervikalen Marklager.

d–f Weitgehend typische Lage und Größe dieser Herde.

Beim Devic-Syndrom (Neuromyelitis optica), einer Sonderform der multiplen Sklerose, wurden spinale Manifestationen mit größerer Längen- und Querschnittsausdehnung der Läsion beschrieben, bis hin zum Befall des gesamten zervikalen und thorakalen Myelons. Die Läsionen weisen in T2-gewichteter Sequenz eine inhomogene Signalintensität auf und nach Gd-DTPA kommt es zur fleckförmigen, unscharf begrenzten Kontrastmittelanreicherung (Tartaglino u. Mitarb. 1995).

In der Praxis wird man bei dem klinischen und laborchemischen Nachweis einer multiplen Sklerose mit zerebraler und spinaler Symptomatik die MRT-Untersuchung von Zerebrum und Myelon zur genauen Aktivitätsbeurteilung kombinieren, während zur Diagnoseeingrenzung einer multiplen Sklerose in der Regel der Nachweis zerebraler Läsionen ausreichend ist.

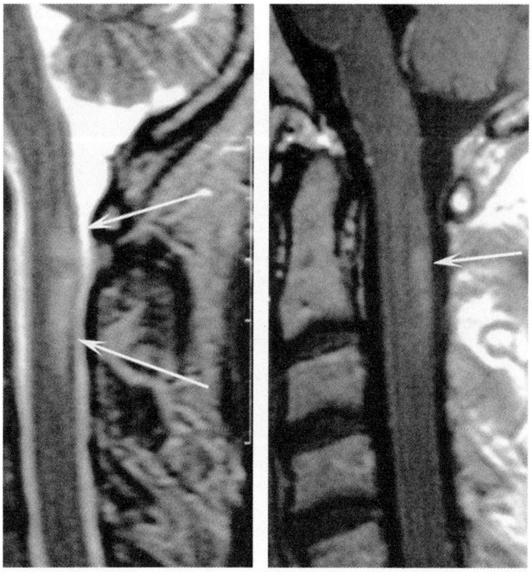

a b

Abb. 6.**65** a, **b** **Encephalomyelitis disseminata mit Herdbefund im Halsmark.** Klinisch bestand eine Stand- und Gangataxie mit zunehmender Tetraparese. 6 Monate zuvor war eine Optikusneuritis aufgetreten:

a Sagittaler T2-gewichteter Schnitt. Die Aufnahme zeigt eine im Myelon dorsal gelegene hyperintense Läsion.

b Nach Kontrastmittelgabe kommt es zu einem recht kräftigen Enhancement.

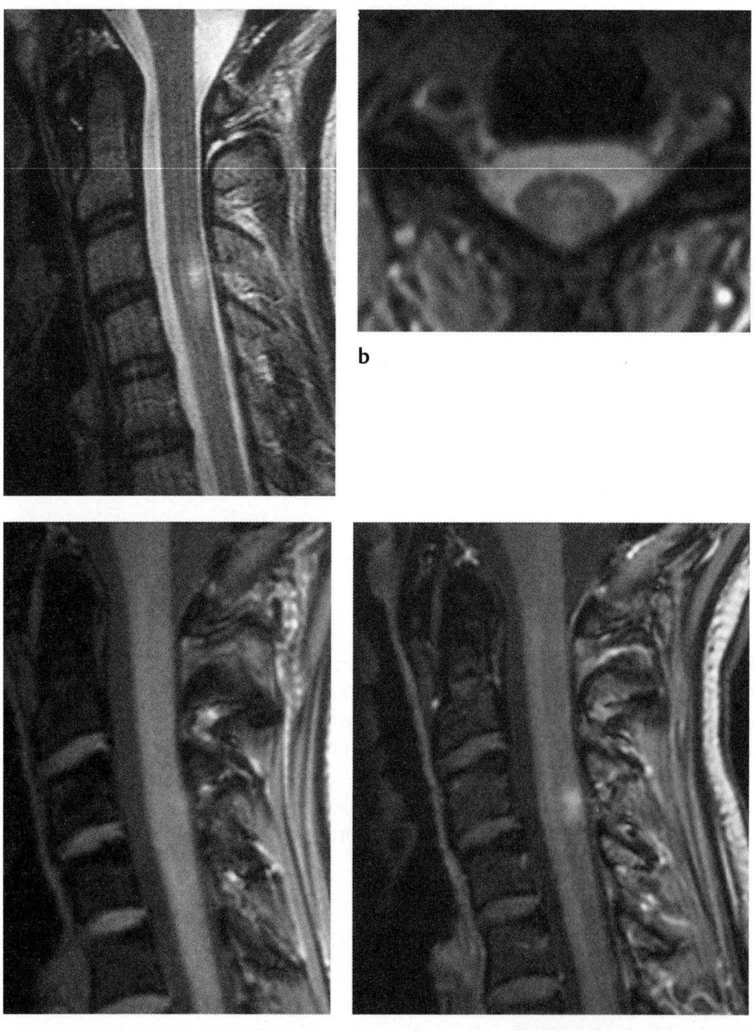

a b c d

Abb. 6.**66** **a–d** **Akuter Schub einer langjährig bekannten multiplen Sklerose.** 32-jährige Patientin:

a Sagittale T2-gewichtete Aufnahme: Multiple-Sklerose-Herd im zervikalen Marklager in Höhe C 3/4. Leichte Auftreibung des Rückenmarks infolge des Ödems.

b T2-gewichtete Transversalaufnahme: Die Aufnahme betont die dorsale Lage des Herds.

c T1-gewichtete Sagittalaufnahme: Die Aufnahme zeigt deutlich die Rückenmarkauftreibung.

d Nach Kontrastmittelgabe kommt es zu einem kräftigen Enhancement dorsal.

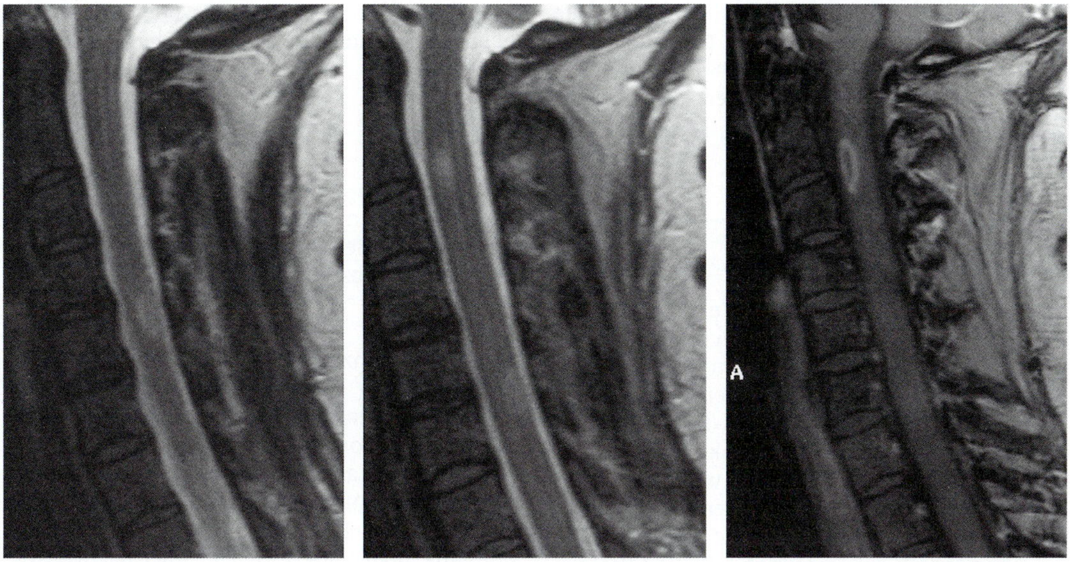

a b c

Abb. 6.**67 a–c** **Akuter Schub einer langjährig bekannten multiplen Sklerose**. 27-jährige Patientin:
a, b Sagittale T2-gewichtete Aufnahmen. Sie zeigen multiple Herde im Halsmark.
c Sagittale Aufnahme nach Kontrastmittelgabe: Der im oberen Halsmark gelegene Herd zeigt eine auffällige randständige Kontrastmittelaufnahme.

Myelopathie bei HIV-Infektion und AIDS

Läsionen des Rückenmarks werden klinisch bei bis zu 20% aller AIDS-Patienten beobachtet. Autoptisch gelingt der Nachweis bei bis zu 50%. Mit Ausnahme der seltenen Querschnittsmyelitis während der Serokonversion handelt es sich meist um Patienten in fortgeschrittenen Stadien der Erkrankung. Die Einordnung der MRT-Befunde ist problematisch, da eindeutige differenzialdiagnostische Kriterien fehlen. Die Durchführung einer MRT-Unterschung des Schädels kann hilfreich sein, da viele Differenzialdiagnosen zur HIV-Infektion am Myelon und seinen Hüllen typische Befunde am mitbefallenen Zerebrum zeigen können.

Die HIV-Infektion kann sich prinzipiell in 3 Formen am Myelon manifestieren (Quencer u. Mitarb. 1997):

- Läsionen mit erhöhter Signalintensität des Myelons:
  - Die *vakuoläre Myelopathie* ist die häufigste medulläre Manifestation der HIV-Infektion (fast 20%). Es besteht eine Prädilektion für die Seiten- und Hinterstränge des thorakalen Myelons. Hier entstehen in der weißen Substanz vakuoläre Hohlräume, die lipidbeladene Makrophagen beinhalten und von einer dünnen Myelinscheide umgeben sind, aber nicht mit einer Demyelinisierung einhergehen. Klinisch stehen meist eine spastisch-ataktische Paraparese und Inkontinenz im Vordergrund.
  - Die *Entmarkung langer Bahnen (tract palor)* führt ohne Vakuolenbildung zur Demyelinisierung, der eine distale axonale Degeneration der zentralen Fortsätze der Hinterstrangganglien zugrunde liegt. Klinisch besteht entsprechend eine sensorische Neuropathie.
  - Differenzialdiagnose: progressive multifokale Leukenzephalopathie.
- Läsionen mit fokaler Verdickung des Myelons und fokaler Verdickung des Myelons mit meningealer Kontrastmittelanreicherung:
  - Die *HIV-Myelitis* wird bei 5–8% der AIDS-Patienten histologisch nachgewiesen. Sie ist durch mehrkernige Riesenzellen und Mikrogliaknötchen in der grauen Substanz gekennzeichnet und bleibt häufig klinisch asymptomatisch.
  - Differenzialdiagnose: Toxoplasmose, Lymphom. Bei meningealer Beteiligung zudem

Tuberkulose und Zytomegalieinfektion, die bei AIDS sowieso gehäuft auftreten, aber seltener am Myelon. Bei AIDS-Patienten sind opportunistische Infektionen des Gehirns häufiger.

Guillain-Barré-Syndrom

Pathogenese/Klinik

Das Guillain-Barré-Syndrom ist eine akute entzündliche demyeliniserende Polyradikuloneuropathie. Typischerweise geht den ersten Symptomen ein viraler oder bakterieller Infekt des Respirations- oder Magen-Darm-Trakts voraus, wobei es zu einer Antikörperreaktion gegen peripheres Myelin kommt. Meist werden die Patienten mit Parästhesien und/oder Schmerzen in den unteren Extremitäten, gefolgt von in der Regel symmetrisch aufsteigenden schlaffen Paresen der Beine, symptomatisch. Sensible Ausfälle sind nur gering ausgeprägt oder fehlen ganz. Bei Mitbeteiligung der Zwerchfellmuskulatur droht eine Ateminsuffizienz. Die häufigste Todesursache sind Herz-, Kreislaufstörungen bei Mitbeteiligung des autonomen Nervensystems. Eine beidseitige N.-facialis-Parese tritt in 50% der Fälle auf. Zentrale Symptome durch eine enzephalitische Mitbeteiligung sind selten (Miller-Fisher-Syndrom).

Diagnostik

Laborbefunde

Laborchemisch sind die symmetrisch aufsteigenden Paresen mit Ausfall der Muskeleigenreflexe an den Beinen und die Liquoreiweißerhöhung ohne Pleozytose wegweisend.

MRT

Magnetresonanztomographisch lassen sich Verdickungen der Cauda equina nachweisen, die auch Kontrastmittel aufnehmen können. Insbesondere die Vorderwurzeln sind betroffen (Fuchigami u. Mitarb. 1997, Iwata u. Mitarb. 1997). Das Myelon kann selten auch verdickt sein (Delhaas u. Mitarb. 1998). Die enzephalitische Mitbeteiligung manifestiert sich in MRT-nachweisbaren, T2-gewichtet hyperintensen punktförmigen Läsionen der weißen Substanz. In der T1-Gewichtung zeigen diese Veränderungen eine Schrankenstörung nach intravenöser Kontrastmittelgabe (Borruat u. Mitarb. 1997). Die genannten Veränderungen bilden sich mit der Symptomatik unter Behandlung zurück (Abb. 6.**68** u. 6.**69**).

a, b

c

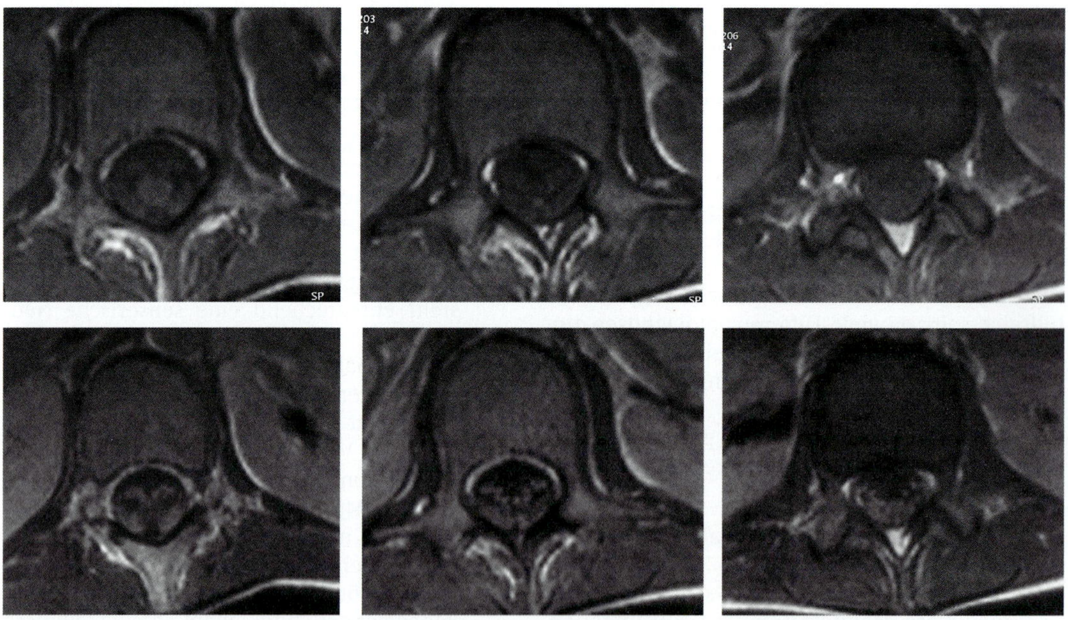

d, e

f

Abb. 6.**68 a–f Guillain-Barré-Syndrom.** 8-jähriges Mädchen:

a–c Aufnahmen vor Kontrastmittelgabe: In Höhe des Konus (**a**), in Höhe des Konus-Kauda-Übergangs (**b**) und in Höhe der Kauda (**c**). Es zeigt sich auf den Aufnahmen eine Verdickung der Kaudafasern.

d–f Aufnahmen in gleicher Höhe nach Kontrastmittelgabe: Auf den Aufnahme zeigt sich ein kräftiges Enhancement der ventralen und dorsalen Nervenwurzeln.

a 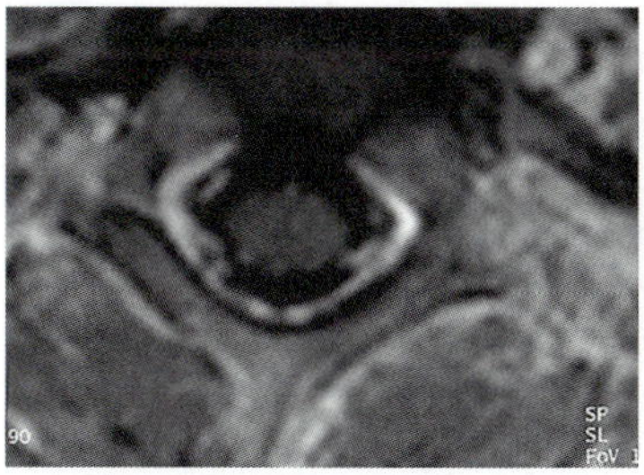 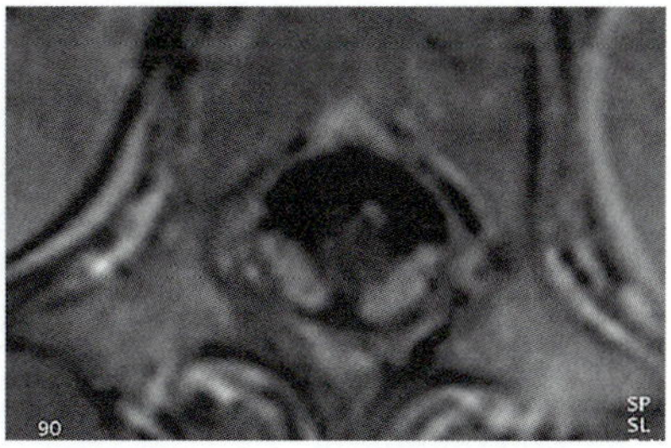 b

Abb. 6.**69 a,b** **Guillain-Barré-Syndrom**. 6-jähriges Mädchen. Aufnahmen nach Kontrastmittelgabe:
a Transversale Aufnahme in Höhe der oberen Brustwirbelsäule: Kontrastmittelaufnahme der vorderen und hinteren Nervenwurzeln.
b Aufnahme in Höhe des Konus-Kauda-Übergangs: Auf der Aufnahme zeigt sich ein kräftiges Enhancement der Kaudafasern.

Myelitis bei systemischem Lupus erythematodes

Pathogenese/Klinik

Bei bis zu 60% der Patienten mit systemischem Lupus erythematodes (SLE) kommt es zur Beteiligung des ZNS. 1% der SLE-Patienten erkranken an einer Myelitis transversa. Sie gehört bei der Mehrzahl der Patienten zu den späten Krankheitsmanifestationen, kann selten aber auch Initialsyndrom des SLE sein. Am Beginn finden sich klinisch oft gürtelförmige Schmerzen, querschnittsförmig angeordnete sensible Ausfälle und Blasen-Mastdarm-Störungen. Im weiteren Krankheitsverlauf folgen aufsteigende, erst schlaffe, später spastische Para- oder Tetraparesen. Die Muskeleigenreflexe sind initial erloschen, der Liquor zeigt eine Pleozytose, die Glucosekonzentration im Liquor ist verringert und das Protein erhöht. Die zugrunde liegenden histologischen Veränderungen sind:

- perivaskuläre Rundzelleninfiltrate,
- Bindegewebsvermehrung,
- thrombotische Verschlüsse kleiner Arteriolen,
- umschriebene Einblutungen mit perivaskulärer Gliose.

Die diskutierten pathogenetischen Mechanismen sind:

- immunkomplexvermittelte Vaskulitis,
- Einfluss antineuraler Antikörper,
- Antiphospholipin- bzw. Anticardiolipin-Antikörper-vermittelte Thrombophilie.

Der klinische Verlauf ist sehr variabel und der Ausgang oft nicht mit dem Behandlungsregime korreliert (Inslicht u. Mitarb. 1998). Ähnliche Läsionen des Myelons wurden auch bei anderen Autoimmunerkrankungen beschrieben (mixed connective tissue disease [MCTD]). Die Differenzialdiagnosen umfassen u. a.:

- nekrotisierende Neuromyelitis optica (Devic's Erkrankung; Mandler u. Mitarb. 1993),
- Marburg-Erkrankung, eine maligne Verlaufsvariante der multiplen Sklerose (Mendez u. Mitarb. 1988).

Diagnostik

MRT

Die spinale MRT zeigt wie bei vielen entzündlichen Erkrankungen eine Auftreibung des Myelons mit reduzierter Signalintensität in T1- und erhöhter Signalintensität in T2-gewichteter Sequenz.

Therapie

Die Behandlung erfolgt durch Steroide und Cyclophosphamid (Habr u. Mitarb. 1997).

Intraspinale bzw. intramedulläre Sarkoidose

Pathogenese/Klinik

Bei der Sarkoidose entstehen aus unbekannter Ursache nichtverkäsende Granulome. Davon sind am häufigsten Lunge, Auge und Haut betroffen. Bei etwa 5% aller Patienten mit Sarkoidose kommt es zu neurologischen Symptomen, diese stellen, wenn sie auftreten, nicht selten die erste Manifestation der Erkrankung dar. Am häufigsten (> 70%) sind Hirnnervenstörungen. Demgegenüber sind spinale Manifestationen selten (5–8 %). Neben der Beteiligung des Myelons bei systemischer Sarkoidose sind ausschließlich spinale Manifestationen der Erkrankung beschrieben (Jaster u. Mitarb. 1997).

Der ZNS-Befall beginnt mit einer Infiltration der Arachnoidea durch Lymphozyten und nichtverkäsende Granulome. Durch zentripetale Ausbreitung von der Oberfläche aus entlang der perivaskulären Räume schreitet die Erkrankung in das Gehirn und das Rückenmark fort. Die spinale Manifestation der Sarkoidose tritt mehrheitlich in der 4. Lebensdekade auf. Männer und Frauen sind mit gleicher Häufigkeit betroffen. Die häufigste Lokalisation ist das zervikale Myelon (> 50 %), gefolgt vom Thorakalmark (< 40 %). Lumbale und sakrale Manifestationen sind in weniger als 10 % der Fälle zu verzeichnen.

Diagnostik

MRT

Die MRT zeigt in T1-gewichteter Sequenz das betroffene Rückenmarksegment verdickt mit häufig umschriebenen Signalminderungen. In T2-gewichteter Sequenz ist das Myelon umschrieben oder diffus signalreich dargestellt. Nach intravenöser Gabe von Gd-DTPA kommt es zu unterschiedlichen Anreicherungsmustern:

- (lineare leptomeningeale Anreicherung,
- fokale, multifokale oder diffuse Kontrastmittelaffinität des Myelons.

Die Parenchymläsionen weisen häufig einen breiten Bezug zur Oberfläche des Rückenmarks auf und betreffen in der Regel nicht den gesamten Rückenmarkquerschnitt.

Bei der seltenen lumbalen Manifestation werden Verdickungen und Kontrastmittelaffinität der Cauda equina gefunden (Jallo u. Mitarb. 1997). Sehr selten sind intramedulläre Verkalkungen (Waubant u. Mitarb. 1997) und eine sekundäre Syringomyelie (Clifton u. Mitarb. 1997).

Bezogen auf die MRT-Befunde haben Junger u. Mitarb. (1993) eine Stadieneinteilung der spinalen Sarkoidose vorgeschlagen.

Stadieneinteilung der spinalen Sarkoidose nach Junger u. Mitarb.

- *Phase 1*: Frühe entzündliche Veränderungen: Lineare leptomeningeale Anreicherung auf der Oberfläche des Rückenmarks.
- *Phase 2:* Parenchymbeteiligung: Ausbreitung innerhalb der Robin-Virchow-Räume meist mit kontrastmittelaffinen Parenchymläsionen.
- *Phase 3*: Rückbildung der entzündlichen Veränderungen: Abnahme der Auftreibung des Rückenmarks.
- *Phase 4*: Chronische Phase: Rückenmarkatrophie.

Die MRT-Befunde sind letztlich nicht beweisend für die Erkrankung, sodass in Zweifelsfällen die Diagnose bioptisch gesichert werden muss. Dabei wurde wiederholt über Verwechslungen mit Gliomen berichtet. Bei mehr als 2/3 der Patienten mit spinaler Sarkoidose kommt es unter der langfristigen Gabe von Corticosteroiden zu einer klinischen Besserung (Jaster u. Mitarb. 1997) (Abb. 6.**70**).

Syringomyelie nach Meningitis

Nach einer Meningitis bzw. Arachnoiditis kann mit einer Latenz von wenigen Monaten bzw. vielen Jahren eine Syringomyelie entstehen. Als pathologisches Korrelat werden entzündliche Gefäßveränderungen mit Ischämie des Myelons, Zugwirkung auf das Myelon infolge narbiger Veränderungen der Meningen und Verlegung der Virchow-Robin-Räume diskutiert. Postmeningitische Syringomyelien treten am häufigsten nach tuberkulöser Meningitis auf (Fehlings u. Mitarb. 1997, Kakar u. Mitarb. 1997). Bei Neugeborenen werden solche Veränderungen auch nach Meningitiden durch Streptokokken und anderen Bakterien beschrieben (Coker u. Mitarb. 1994, Puvabanditzin u. Mitarb. 1997).

Spinale Arachnoidits und Arachnopathie

Pathogenese/Klinik

Durch die intrathekale Gabe von Steroiden, Antibiotika und insbesondere nach Anwendung von heute nicht mehr gebräuchlichen lipophilen

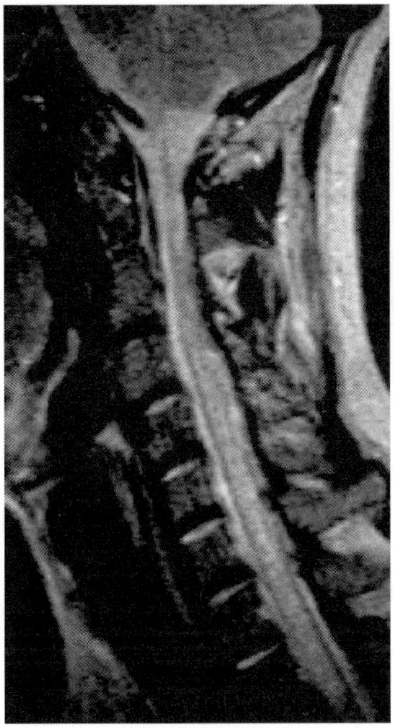
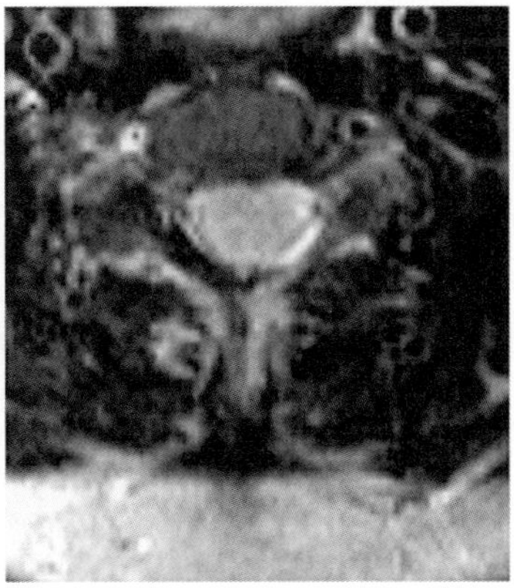
b
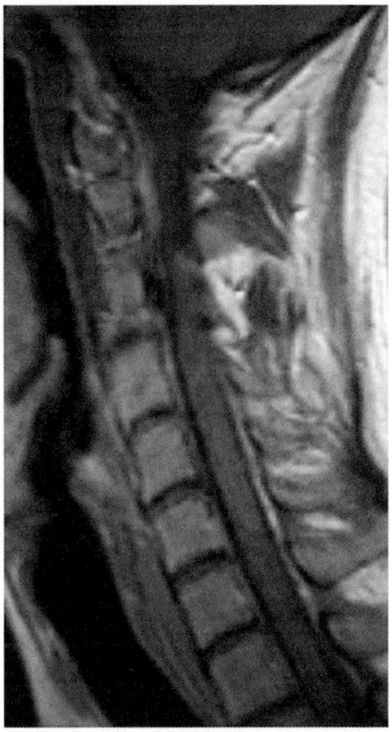
a
c

Abb. 6.**70 a–g** **Spinale Erstmanifestation einer Sarkoidose (1987).** 48-jähriger Patient. Klinisch bestand zunächst eine Tetraspastik, dann eine Tetraparese. 1991 Nachweis einer pulmonalen Manifestation:

a Sagittale T2-gewichtete Aufnahme: Aufnahme mit intramedullärem Ödem und Auftreibung des Halsmarks.

b T2-gewichtete Transversalaufnahme: Auf der Aufnahme gut erkennbare Auftreibung des Rückenmarks aufgrund des Ödems.

c Sagittalaufnahme nach Kontrastmittelgabe: Hier ist ein diffuses Enhancement des mittleren Halsmarks zu verifizieren.

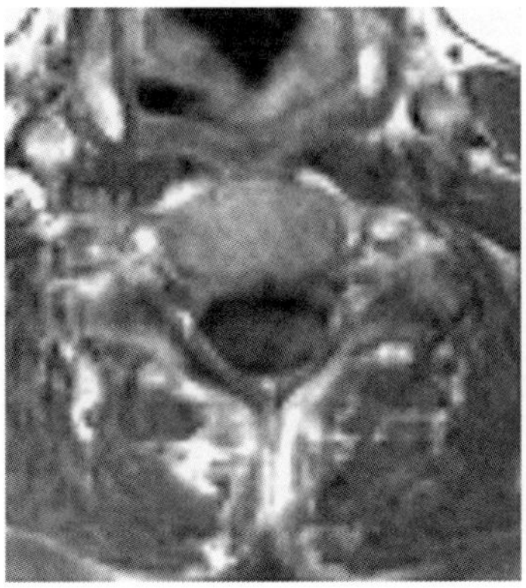
d
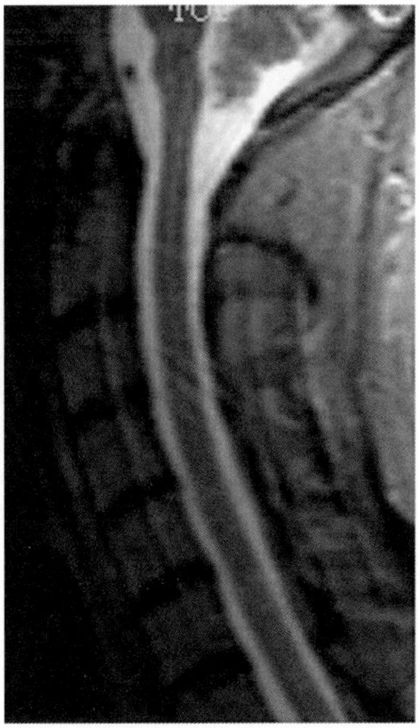
e

Abb. 6.**70**

d Axiale Postkontrastaufnahme: Das diffuse Enhancement des mittleren Halsmarks kommt auf dieser Aufnahme linksbetont zur Abbildung.

e Verlaufsuntersuchung nach Cortisontherapie 8 Jahre später: Die Verlaufsuntersuchung zeigt ein normales T2-gewichtetes Bild des Halsmarks.

Abb. 6.**70 f** u. **g** ▷

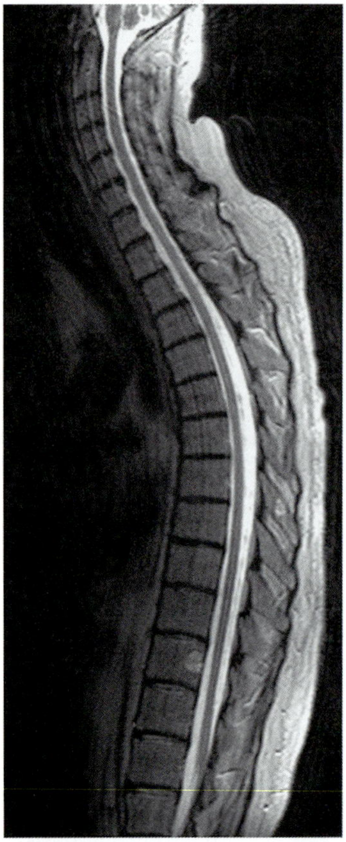

f

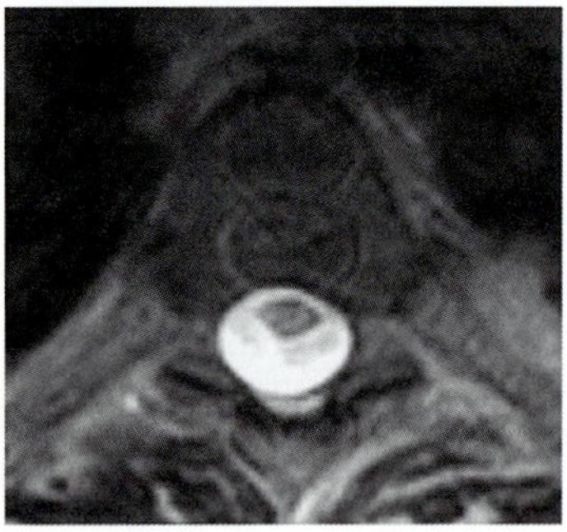

g

Abb. 6.**70f**, **g** 10 Jahre nach Erstmanifestation stellt sich das Rückenmark etwas atroph dar.

Myelographika kann es zur Arachnoiditis kommen. Weitere Ursachen sind:

- Trauma,
- Bandscheibenoperation,
- chronische Infektion,
- intraspinale Blutung.

Die Arachnopathie ist Folge- und Endzustand der spinalen Arachnoiditis. Bei der Arachnoiditis kommt es aufgrund der oben genannten Ursachen zu einer überwiegend fibrinösen-exsudativen Entzündung mit nur gering ausgeprägter zellulärer Komponente. Die Kaudafasern verkleben untereinander bzw. mit der Dura und bilden intradural Narben- und Granulationsgwebe.

Diagnostik

Die oben genannten Veränderungen können, insbesondere wenn sie höhergradig ausgeprägt sind, magnetresonanztomographisch nachgewiesen werden, sind im Einzelfall aber durch Myelographie und Myelo-CT besser darstellbar.

MRT

Anhand T1- und vor allem T2-gewichteter MRT-Aufnahmen können folgende diagnostische Merkmale unterschieden werden (Ross u. Mitarb. 1987):

- Konglomerate verklebter Kaudafasern,
- Adhäsion der Kaudafasern am Durasack,
- Ausfüllung des lumbalen Subarachnoidalraums mit entzündlichem Weichteilgewebe,
- sekundär können sich arachnoidale Zysten entwickeln.

Finden sich arachnopathieähnliche Befunde mit Verplumpung und Verklebung der Kaudafasern, jedoch mit intensiver Kontrastmittelanreicherung, muss in die Differenzialdiagnose eine leptomeningeale Tumoraussaat miteinbezogen werden (Abb. 6.**71**).

Zystische parasitäre Erkrankungen

Neurozystizerkose. Die Neurozystizerkose kann mit der Bildung von intraduralen, intra- und/oder extramedullären Zysten einhergehen. Am häufigsten sind intradural-extramedulläre Zysten im zervikalen Spinalkanal. Diese können insbesondere durch kontrastmittelunterstützte T1-gewichtete Aufnahmen nachgewiesen werden (Schmitz u. Mitarb. 1993).

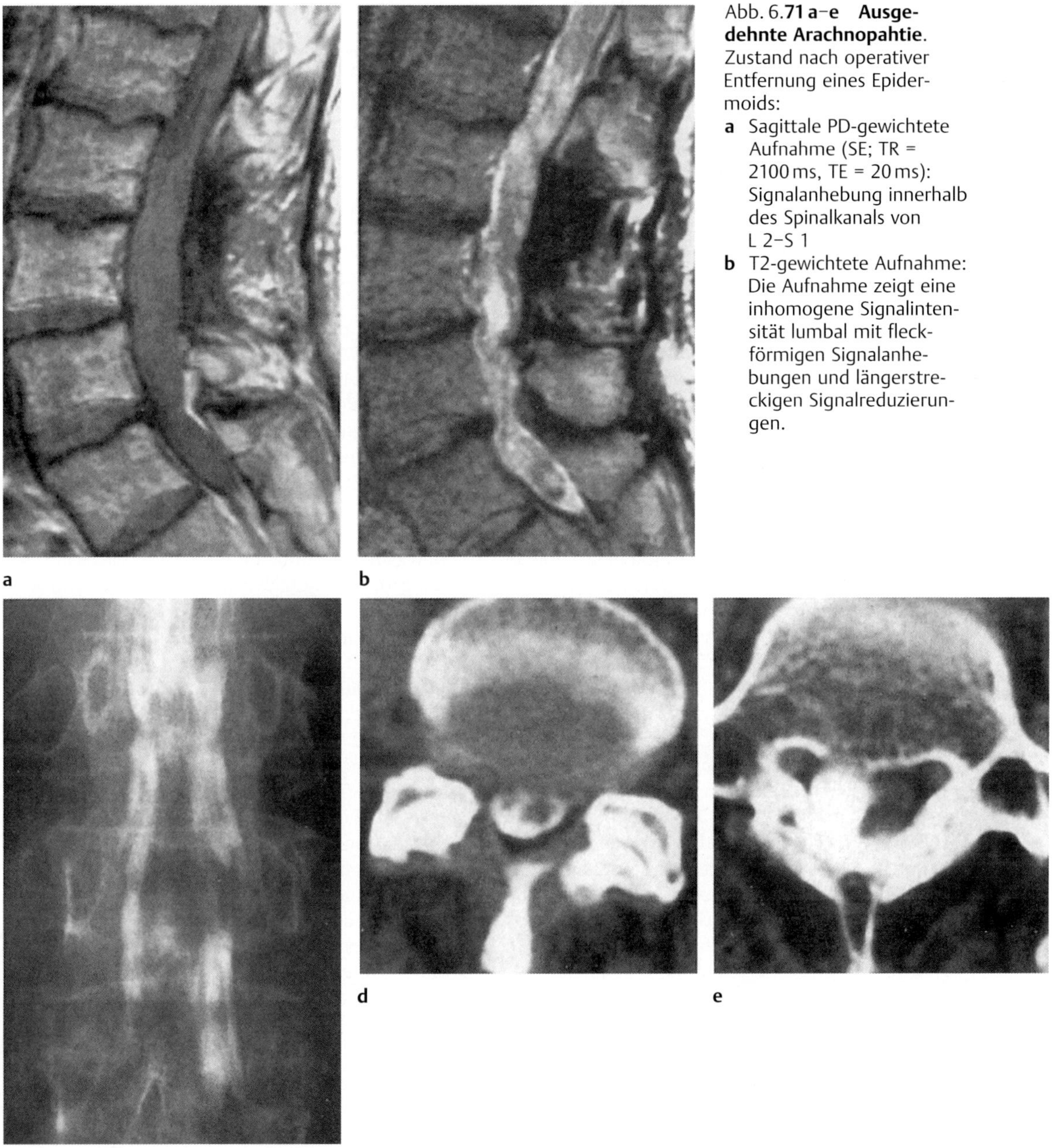

Abb. 6.**71 a–e Ausgedehnte Arachnopahtie**. Zustand nach operativer Entfernung eines Epidermoids:
a Sagittale PD-gewichtete Aufnahme (SE; TR = 2100 ms, TE = 20 ms): Signalanhebung innerhalb des Spinalkanals von L 2–S 1
b T2-gewichtete Aufnahme: Die Aufnahme zeigt eine inhomogene Signalintensität lumbal mit fleckförmigen Signalanhebungen und längerstreckigen Signalreduzierungen.

c Myelographie: Hier sind lumbal großflächige Kontrastmittelaussparungen zu sehen.

d, **e** CT-Myelographie in Höhe L 4/5 (**d**) und L 5/S 1 (**e**): Die Aufnahmen zeigen größere Kontrastmittelaussparungen als Ausdruck der proliferativen Granulationsgewebsbildung.

Neuroechinokokkose. Bei der Neuroechinokokkose kann es zur Ausbildung von Zysten des Echinococcus alveolaris in den Wirbelkörpern, im Spinalkanal und sehr selten intramedullär kommen (Jänisch u. Mitarb. 1999). Es handelt sich dabei meist um erwachsene Patienten in fortgeschrittenen Stadien der Erkrankung.

Zusammenfassung

- Entzündliche Erkrankungen der Wirbelsäule entstehen hämatogen, durch direkte Keimeinbringung, per continuitatem, im Rahmen einer rheumatischen Erkrankung.
- Die *hämatogene Ausbreitungsform* ist die häufigste, vor allem die Ausbreitung auf arteriellem Weg.
- Die *direkte Keimeinbringung* erfolgt zum einen durch iatrogene Eingriffe, wie z. B. Punktionen oder Operationen, zum anderen durch penetrierende Verletzungen, z. B. Schussverletzungen.
- Die *Ausbreitung per continuitatem* beginnt in einem der Wirbelsäule benachbarten Herd.
- Die im Zusammenhang mit einer rheumatischen Erkrankung auftretenden Wirbelsäulenentzündungen werden vor allem bei der *PCP* und der *Spondylarthropathie* gefunden, dabei mit einem divergierenden Verteilungsmuster.
- Bei Kindern wird aufgrund der vorhandenen arteriellen Versorgung der Bandscheibe häufiger eine *Diszitis* gesehen, bei Erwachsenen ist die arterielle Versorgung der Bandscheibe aufgehoben, was primär eine Ausbreitung der Erreger in den Wirbelkörpern zur Folge hat mit sekundärer Beteiligung der Bandscheibe. Insofern wird zumeist eine *Spondylodiszitis* gesehen, seltener eine *Spondylitis*.
- Von der *hämatogenen Spondylodiszitis* sind bevorzugt ältere Menschen betroffen, es besteht eine Prädilektion für die Lendenwirbelsäule.
- Etwa 80 % aller Spondylodiszitiden werden durch *Staphylococcus aureus* ausgelöst. Die Ausbreitung beginnt zumeist im ventralen Wirbelkörperdrittel, setzt sich rasch auf die Bandscheibe fort und ergreift hierüber den nächstliegenden Wirbel. Erst spät kommt es zur paravertebralen Exsudation infolge einer Destrukion des vorderen Längsbands oder zur epiduralen Abszessbildung durch eine Zerstörung von Strukturen des hinteren Längsbands.
- Magnetresonanztomographisch gelten folgende Kriterien als typisch: Auf den T1-gewichteten Aufnahmen eine homogene Signalabsenkung der Wirbelkörper mit Auslöschung der angrenzenden Wirbelkörperkonturen, Signalanhebung von Wirbelkörpern und Bandscheibe in den T2-gewichteten Sequenzen, nach Kontrastmittelgabe Enhancement der Bandscheibe und angrenzender Wirbelkörperabschnitte. Seltener wird zusätzlich eine Signalabsenkung der Bandscheibe in der T1-Gewichtung gesehen.
- Weitere typische Veränderungen sind:
  - Höhenminderung der Bandscheibe,
  - paravertebrales Exsudat,
  - epiduraler Abszess.
- Die MRT sollte unter Verwendung T1- und T2-gewichteter Sequenzen erfolgen, daneben ist eine Kontrastmittelgabe erforderlich, die am genauesten die entzündlichen Veränderungen des Bandscheibengewebes darstellt. Dabei kann die Kontrastmittelaufnahme sowohl auf periphere Abschnitte der Bandscheibe begrenzt sein als auch das gesamte Bandscheibengewebe ausfüllen. Zum Nachweis der ödematösen Veränderungen an Wirbelkörper und Bandscheibe ist die STIR-Sequenz besonders sensitiv.
- Im Rahmen der Ausheilung kommt es auf den T1-gwichteten Aufnahmen zu einem Rückgang der Signalabsenkung und im Weiteren oft zu einer teils fleckigen teils konfluierenden Signalanhebung durch Fettmarkbildung. Auf den T2-gewichteten Aufnahmen ist eine Signalabsenkung oder abgeschwächte Signalanhebung infolge der Fettmarkbildung vorhanden. Nach Kontrastmittelgabe fehlt zunehmend ein Enhancement.
- Die *tuberkulöse Spondylodiszitis* kann folgende Unterschiede aufweisen:
  - weniger Mitbeteiligung der Bandscheibe,
  - ausgeprägtere Destruktion der Wirbelkörper,
  - Wirbelkörperkollaps mit Gibbusentwicklung,
  - „Wirbel-im-Wirbel-Befund“,
  - randständige Kontrastmittelaufnahme,
  - ausgeprägtere paravertebrale Exsudation,
  - Verkalkungen,
  - lang dauernde Anamnese,
  - niedrigeres Patientenalter.
- Die *rheumatoide Arthritis* wird anhand der ASA-Kriterien diagnostiziert, die 7 Punkte enthält:
  - Morgensteifigkeit länger als 1 Stunde,
  - entzündliche Schwellungen von mehr als 3 Gelenken,
  - Beteiligung der Hand- und Fingergelenke,
  - symmetrische Arthritis,
  - Rheumaknoten,
  - Nachweis von Rheumafaktoren im Serum,
  - typische radiologische Veränderungen an den Hand-und Fingergelenken.
- Brust- und Lendenwirbelsäule sind seltener betroffen, die Hauptveränderungen sind im oberen Halswirbelsäulenbereich zu finden. Epidurale Rheumaknötchen können zu einer Myelonkompression führen.

Zusammenfassung (Fortsetzung)

- Am häufigsten wird die *C1/C2-Subluxation* gesehen, die in folgenden Formen auftreten kann:
  - anteriore atlantoaxiale Subluxation,
  - kraniale Subluxation,
  - laterale Subluxation,
  - rotatorische Subluxation,
  - posteriore Subluxation.

Ursache dieser Veränderungen ist die Entwicklung eines proliferativen Pannus, was eine Lockerung oder Zerstörung der Bandstrukturen, besonders des Lig. transversum, zur Folge haben kann, außerdem in einem größeren Prozentsatz der Fälle mit einer Destruktion des Dens axis einhergeht.

- Daneben werden Wirbelkörpererosionen vor allem an den Abschlussplatten gesehen, was mit Höhenminderungen der Zwischenwirbelräume einhergeht. Im Gegensatz zu degenerativen Formen entwickeln sich diese Veränderungen besonders *proximal* an der Halswirbelsäule in Höhe C2-C4. Aus den erosiven Veränderungen resultieren häufig Gefügestörungen im Sinne einer Ventro- oder Retrolisthesis, was mit spinalen Stenosen einhergehen kann.
- Im MRT zeigt der Pannus auf den T1-gewichteten Nativaufnahmen eine mittlere Signalintensität ähnlich Muskulatur, auf den T2-gewichteten Bildern eine niedrige bis mittlere bei starker Fibrosierung und eine hohe bei starker Vaskularisierung mit Ödem. Die kontrastmittelassistierten Bilder lassen ein unterschiedlich starkes Enhancement erkennen, je nach dem, ob der fibrosierende Anteil oder der ödematös-vaskularisierte Anteil überwiegt.
- Die *Spondylarthropathie* ist klinisch durch eine entzündlich-schmerzhafte Erkrankung des Rückens und eine asymmetrische periphere Entzündung vor allem der Gelenke der unteren Extremität charakterisiert. Es werden folgende Erkrankungen subsumiert:
  - ankylosierende Spondylitis,
  - reaktive Arthritis,
  - Arthritis psoriatica,
  - Arthritis bei einer chronisch entzündlichen Darmerkrankung,
  - undifferenzierte Spondylarthropathie.
- Folgenden *Veränderungen* werden *an der Wirbelsäule* gesehen:
  - Syndesmophytenbildungen,
  - Romanus-Läsion,
  - Osteopenie,
  - konvexe Formveränderung der Wirbelkörper,
  - nichtdestruktive randständige Wirbelkörpersklerose,
  - Spondylodiszitis (Andersson-Läsion),
  - Ossifikation der Gelenkkapseln und Bänder,
  - Bambusstabform,
  - Wirbelkörperfrakturen,
  - Pseudarthrosenbildung.
- Die *Spondylitis* beginnt zumeist an der Stelle, wo es zum Zusammentreffen von vorderem Längsband, Bandscheibe und vorderer Wirbelkörperrandkontur kommt, seltener ist das Auftreten einer dorsalen Spondylitis. Etwa 15 % der Patienten entwickeln eine Spondylodiszitis, die in 3 Formen auftritt:
  - im mittleren Wirbelkörperdrittel,
  - peripher,
  - im gesamten Diskovertebralraum.
- Im MRT werden häufig *Signalveränderungen* in anterokranialen und anterokaudalen Wirbelkörperabschnitten gefunden, daneben diffuse Signalveränderungen, wobei in T1-gewichteten Aufnahmen eine Absenkung und in T2-gewichteten Aufnahmen eine Signalanhebung besteht. Nach Kontrastmittelgabe kann ein unterschiedlich ausgeprägtes Enhancement sowohl von Teilen der Bandscheibe als auch der Wirbelkörper gefunden werden. Typisch ist das Auftreten von Bandscheibenverkalkungen, die im MRT sowohl in der T1-Gewichtung als auch in der T2-Gewichtung ein hohes Signal aufweisen. Weiter können deutliche Wirbelkörpersubluxationen, vor allem an der Halswirbelsäule auftreten. Eine seltene Komplikation stellt das *Cauda-equina-Syndrom* dar.
- Bei subakut und chronisch verlaufenden *Entzündungen der Leptomeninx* kommt es zu magnetresonanztomographisch nachweisbaren Reaktionen, die sich in Form eines zumeist diffusen Enhancements entlang des Myelons und der Cauda equina zeigen. Der Befund ist bildtechnisch von einer Metastasierung häufig nicht zu unterscheiden.
- *Epidurale Abszesse* können Folge einer Spondylitis/Spondylodiszitis sein, daneben auch iatrogen entstehen. Begünstigt wird die Entstehung durch Diabetes mellitus, Drogenabusus oder kompromittierende Erkrankungen wie eine HIV-Infektion. Die Erkrankung beginnt mit einer phlegmonösen Form der Entzündung, was sich im MRT an einer homogenen Signalerhöhung nach Kontrastmittelgabe zeigt. Im Folgenden entsteht eine nekrotische Verflüssigung, die von

Zusammenfassung (Fortsetzung)

einer Kapsel abgegrenzt wird. Der voll ausgebildete Abszess ist in der T1-Gewichtung signalarm und im T2-gewichteten Bild signalreich, zeigt nach Kontrastmittelgabe ein randständiges kräftiges Enhancement.

- *Rückenmarkabszesse* sind im Gegensatz zum Gehirn selten. Sie erstrecken sich zumeist über 2–3 Segmente und entstehen überwiegend hämatogen. Das Rückenmark erscheint aufgetrieben, randständig tritt ein Begleitödem auf. Im MRT findet sich auf T1-gewichteten Aufnahmen eine Signalabsenkung, in den T2-gewichteten eine deutliche Signalanhebung. Nach Kontrastmittelgabe kommt es zum kräftigen Enhancement der Abszesskapsel. Als Begleitreaktion wird häufig eine entzündliche Verdickung der Meningen gesehen.
- Die *akute Querschnittsmyelitis* ist eine spinale Funktionsstörung, die mit einer Ödembildung, Nekrose und Demyelinisierung einhergeht. In pathogenetischer Hinsicht werden infektiöse, parainfektiöse und nichtinfektiöse Formen unterschieden. Die Veränderungen der weißen Substanz sind ausgeprägter als die der grauen. Vorherrschend ist das Thorakalmark betroffen. Magnetresonanztomographisch werden in der T2-Gewichtung langstreckige über mehrere Segmente verlaufende Signalanhebungen diagnostiziert, die mit einer leichten Auftreibung des Rückenmarks einhergehen. Dabei ist die Signalanhebung zentral lokalisiert und scharf begrenzt. Sie nimmt mehr als $^2/_3$ des Durchmessers ein und weist häufig eine zentrale umschriebene Zone einer verringerten Signalanhebung auf (central dot sign). In der T1-Gewichtung findet sich ein isointenses oder leicht hypointenses Signal. Nach Kontrastmittelgabe kommt es zu einem fleckigen oder saumartigen mäßigen Enhancement. Im Verlauf kann eine ausgeprägte Rückenmarkatrophie entstehen.
- Die *Bestrahlung des Rückenmarks* kann durch neurogene Schädigung und sekundäre vaskuläre Reaktionen zur Demyelinisierung und Nekrose des Rückenmarks führen. Zwischen der Bestrahlung und dem Einsetzen der Symptomatik besteht zumeist eine Latenz von mehreren Monaten. Die MRT zeigt eine Verdickung des Myelons, in der T2-gewichteten Sequenz eine Signalanhebung und im T1-gewichteten Bild ein isointenses bis hypointenses Signal, nach der Kontrastmittelgabe eine ringförmige Anreicherung.
- Bei der *multiplen Sklerose* kommt es im Rückenmark zu Läsionen, denen eine umschriebene Demyelinisierung und ein Untergang von Axonen zugrunde liegt. Die Verteilung von Läsionen in Gehirn und Rückenmark entspricht etwa einem Verhältnis von 80 : 20. Multiple-Sklerose-Herde werden im Zervikalmark am häufigsten gesehen. Über die Hälfte der Patienten weist mehr als eine Läsion auf. Bei etwa 10–15 % der Patienten mit Rückenmarkherden werden zerebral keine Veränderungen nachgewiesen.
- Die Multiple-Sklerose-Herde sind im MRT zumeist klein, selten über 2 Wirbelkörperhöhen ausgedehnt und überwiegend exzentrisch im Myelon gelegen. Sie nehmen weniger als 50 % des Myelonquerschnitts ein. Eine umschriebene Auftreibung des Rückenmarks kann vorliegen, fehlt aber häufig. Sind die Herde langstreckig, kommt es häufig im Rahmen der Ausheilung zu einer umschriebenen Rückenmarkatrophie. Bei T1-gewichten Aufnahmen liegt zumeist eine isointenses Signal vor, die T2-gewichteten Aufnahmen zeigen eine homogene Signalanhebung. Nach Kontrastmittelgabe kann eine Schrankenstörung gefunden werden, wobei eine noduläre, ringförmige oder fleckförmige Anreicherung gesehen wird. Der Rückgang der Schrankenstörung korreliert mit dem klinischen Verlauf, insgesamt wird aber nur bei etwa 60 % aller Patienten eine Korrelation zwischen MRT und Klinik hinsichtlich der Krankheitsaktivität gesehen.
- Bei etwa 20 % aller AIDS-Patienten werden klinisch Rückenmarkläsionen gesehen. Die *HIV-Infektion* kann sich in 3 Formen im MRT manifestieren:
  - erhöhte Signalintensität (vakuoläre Myelopathie, Entmarkung langer Bahnen),
  - fokale Verdickung des Myelons,
  - fokale Verdickung mit meningealer Kontrastmittelanreichung (HIV-Myelitis).
- Das *Guillain-Barré-Syndrom* ist eine akut entzündliche demyelinisierende Polyradikuloneuropathie. Klinisch fallen die Patienten durch Parästhesien und/oder Schmerzen in den unteren Extremitäten auf, gefolgt von einer symmetrisch aufsteigenden schlaffen Paraparese der Beine. Im MRT wird eine Verdickung der Cauda equina gesehen, wobei vor allem die Vorderwurzeln betroffen sind. Es kann zu einer Schrankenstörung mit Kontrastmittelaufnahme kommen. Selten wird eine Verdickung des Myelons gesehen.

Zusammenfassung (Fortsetzung)

Darüber hinaus können intrazerebral punktförmige Signalanhebungen der weißen Substanz auftreten.

- Der *systemische Lupus erythematodes* geht in einem geringen Prozentsatz mit einer Myelonbeteiligung einher, die sich in Form einer Myelitis transversa äußern kann. Zumeist handelt es sich um eine Spätmanifestation der Erkrankung, kann selten aber auch Initialsyndrom des systemischen Lupus erythematodes sein. Pathogenetisch handelt es sich um eine immunkomplexvermittelte Vaskulitis. Im MRT wird eine Auftreibung des Myelons gesehen mit reduzierter Signalintensität im T1-gewichteten und erhöhtem Signal im T2-gewichteten Bild.
- Eine *spinale Manifestation der Sarkoidose* ist selten. Die Erkrankung beginnt mit einer Infiltration der Arachnoidea durch Lymphozyten und nichtverkäsende Granulome und schreitet durch eine zentripedale Ausbreitung entlang der perivaskulären Räume fort. Die häufigste Lokalisation ist das Zervikal-, gefolgt vom Thorakalmark. Im MRT findet sich eine Verdickung des Myelons in der T1-Gewichtung mit Signalabsenkung und im T2-gewichteten Bild eine diffuse Signalanhebung. Nach der Kontrastmittelgabe kommt es zu unterschiedlich ausgedehnten Anreicherungen, die von linear bis diffus reichen können. Beim seltenen lumbalen Befall wird eine Verdickung der Kauda mit Kontrastmittelaufnahme gesehen. Die Ausbreitung kann in 4 Stadien unterteilt werden, die von der frühen leptomeningealen Form bis zur Spätmanifestation mit Rückenmarkatrophie reicht.
- Die *spinale Arachnoiditis* und *Arachnopathie* kann durch die intrathekale Applikation von Medikamenten, wie Steroide oder Antibiotika, entstehen, daneben durch Traumata, intraspinale Einblutungen, chronische Entzündungen und vor allem Operationen am Spinalkanal hervorgerufen werden. Die höhergradigen Veränderungen lassen sich gut in der MRT nachweisen, leichte Formen sind besser in der Myelographie bzw. CT-Myelographie zu erkennen. Typisch sind:
  - Konglomerate verklebter Kaudafasern,
  - Adhäsionen von Kaudafasern am Duralsack,
  - Ausfüllung des Duralsacks durch entzündliches Granulationsgewebe,
  - sekundär das Auftreten von Arachnoidalzysten.
- Die *Neurozystizerkose* kann mit der Bildung von intraduralen, intra- oder extramedullären Zysten einhergehen. Am häufigsten ist der Zervikalraum betroffen. Der Nachweis gelingt am besten durch kontrastmittelassistierte Aufnahmen, wobei die Zystenwand eine Anreicherung erkennen lässt.

Literatur

Abbatucci, J. S., T. Delozier, R. Quint: Radiation myelopathy in over-irradiated patients. MR imaging findings. Europ. Radiol. 7 (1997) 400–404

Abello, R., M. Rovira, M. P. Sanz, J. Gili, A. Capdevila, J. Escalada et al.: MRI and CT of ankylosing spondylitis with vertebral scalopping. Neuroradiology 30 (1988) 272–275

Adams, C., D. Amstrong: Acute transverse myelopathy in children. Canad. J. neurol. Sci. 17 (1990) 40–45

Aisen, A. M., W. Martel, J. H. Ellis, W. J. McCune: Cervical spine involvement in rheumatoid arthritis: MR imaging. Radiology 165 (1987) 159–163

Alfonso, E. R., M. A. De Gregorio, P. Mateo, R. Esco, N. Bascon, F. Morales et al.: Radiation myelopathy in over-irradiated patients: MR imaging findings. Europ. Radiol. 7 (1997) 400–404

Andrianakos, A. A., J. Duffy, M. Suzuki, J. T. Sharp: Transverse myelopathy in systemic lupus erythematosus. Ann. intern. Med. 83 (1975) 616–624

Angtuaco, E. J. C., J. R. McConnell, W. M. Chadduck, S. Flanigan: MR imaging of spinal epidural sepsis. Amer. J. Neuroradiol. 8 (1987) 879–883

Arnett, F. C., S. M. Edwarthy, D. A. Bloch et al.: The American Rheumatism Association revised criteria for the classification of rheumatoid arthritis. Arthr. and Rheum. 31 (1988) 315–324

Awerbuch, G., W. M. Feinberg, P. Ferry, N. N. Komar, J. Clements: Demonstration of acute post-viral myelitis with magnetic resonance imaging. Pediat. Neurol. 3 (1987) 367–369

Baker, F. J., G. Gossen, J. M. Bertoni: Aseptic meningitis complicating metricamide myelography. Amer. J. Neuroradiol. 3 (1982) 662–663

Barakos, J. A., A. S. Mark, W. P. Dillon, D. Norman: MR imaging of acute transverse myelitis and AIDS myelopathy. J. Comput. assist. Tomogr. 14 (1990) 45–50

Baron, B. A., L. Goldberg, W. E. Rothfus, R. L. Sherman: CT features of sarcoid infiltration of a lumbosacral nerve root. J. Comput. assist. Tomogr. 13 (1989) 364–365

Batson, O. V.: The function of the vertebral veins and their role in the spread of metastases. Ann. Surg. 112 (1940) 138–149

Batson, O. V.: The vertebral vein system. Amer. J Roentgenol. 78 (1957) 195–212

Bell, E. J., S. J. M. Russel: Acute transverse myelopathy and echo-2 virus infection. Lancet II (1963) 1226–1227
Beltran, J., J. L. Caudill, L. A. Herman, S. M. Kantor, P. N. Hudson, A. M. Noto et al.: Rheumatoid arthritis: MR imaging manifestations. Radiology 165 (1987) 153–157
Berman, M., S. Feldman, M. Alter, N. Zilber, E. Kahana: Acute transverse myelitis: Incidence and etiologic considerations. Neurology 31 (1981) 966–971
Bitzan, M.: Rubella myelitis and encephalitis in childhood. A report of two cases with magnetic resonance imaging. Neuropediatrics 18 (1987) 84–87
Bonfiglio, M., T. A. Lange, Y. M. Kim: Pyogenic vertebral osteomyelitis. Disk space infections. Clin. Orthop. 96 (1973) 234–247
Borgstein, B.-J., P. A. Koster, P. Portegies, F. L. M. Peeters: Myelography in patients with acquired immuno deficiency syndrome. Neuroradiology 31 (1989) 326–330
Borruat, F.-X., N. J. Schatz, J. S. Glaser, A. Forteza: Central nervous system involvement in Guillain-Barré syndrome: clinical and magnetic resonance imaging evidence. Europ. Neurol. 38 (1997) 129–131
Brambs, H.-J., K. Weidenhammer, A. Rieber: Spondylodiszitis bei Morbus Bechterew (Andersson-Läsion). Fortschr. Röntgenstr. 151 (1989) 377–378
Braun, J. M. Bollow, J. Sieper: Radiologic diagnosis and pathology of the spondyloarthropathies. Rheum. Dis. Clin. N. Amer. 24 (1998) 697–735
Bundschuh, C., M. T. Modic, F. Kearney, R. Morris, C. Deal: Rheumatoid arthritis of the cervical spine: surface-coil MR imaging. Amer. J. Roentgenol. 151 (1988) 181–187
Castillo, M., R. M. Quencer, M. J. D. Post: MR of intramedullary spinal cysticercosis. Amer. J. Neuroradiol. 9 (1988) 393–395
Cawley, M. I., T. M. Chalmers, J. Ball: Destructive lesions of vertebral bodies in ankylosing spondylitis. Ann. rheum. Dis. 30 (1971) 539–540
Charlesworth, C. H., L. E. Savy, J. Stevens, B. Twomey, R. Mitchell: MRI demonstration of arachnoiditis in cauda equina syndrome of ankylosing spondylitis. Neuroradiology 38 (1996) 462–465
Choi, K. H., K. S. Lee, S. O. Chung, J. M. Park, Y. J. Kim, H. S. Kim et al.: Idiopathic transverse myelitis: MR characteristics. Amer. J. Neuroradiol. 17 (1996) 1151–1160
Claaß, A., U. Piepgras, W. Wussow: Zur Frage der „Kontrastmittelarachnitis" nach lumbosakraler Myelographie mit wasserlöslichem Kontrastmittel. Röntgenpraxis 35 (1982) 174–185
Claudon, M., S. Bracard, F. Plenat, D. Regent, P. Bernadac, L. Picard: Spinal involvement in alveolar echinococcosis: assessment of two cases. Radiology 162 (1987) 571–572
Clifton, A. G., J. M. Stevens, R. Kapoor, P. Rudge: Spinal cord sarcoidosis with intramedullary cyst formation. Brit. J. Radiol. 63 (1990) 805–808
Clifton, A. G., J. M. Stevens, R. Kapoor, P. Rudge: Spinal cord sarcoidosis with intramedullary cyst formation. Neuroradiology 39 (1997) 357–360
Coker, S. B., J. K. Muraskas, C. Thomas.: Myelopathy secondary to neonatal bacterial meningitis. Pediat. Neurol. 10 (1994) 259–261
Condette-Auliac, S., J.-C. Lacour, R. Anxionnat, M. Braun, M. Wagner, C. Moret et al.: Les abcès médullaires, aspects en IRM. J. Neuroradiol. 25 (1998) 189–200
Coventry, M. B., R. K. Ghormley, J. W. Kernohan: The intervertebral disc: Its microscopic anatomy and pathology. J. Bone Jt Surg. 27-A (1945) 105–112
Dawson, D. M., F. M. Potts.: Acute nontraumatic myelopathies. In Woolsey, R. M., R. R. Young: Neurologic Clinics, Disorders of Spinal Cord. Philadelphia: Saunders, Philadelphia 1991 (pp. 551–603)
Day, A. L., G. W. Sypert: Spinal cord sarcoidosis. Ann. Neurol. 1 (1977) 79–85
Delhaas, T., D. J. Kamphuis, T. D. Witkamp: Transitory spinal cord swelling in a 6-year-old boy with Guillain-Barré syndrome. Pediat. Radiol. 28 (1998) 544–546
Demirci, M., E. Tan, M. Durguner, T. Zileli, M. Eryilmaz: Spinal brucellosis. A case with „cauliflower" appearance on CT. Neuroradiology 31 (1989) 282–283
Denning, D. W., J. Anderson, P. Rudge, H. Smith: Acute myelopathy associated with primary infection with human immunodeficiency virus. Brit. med. J. 294 (1987) 143–144
Dihlmann, W.: Gelenke, Wirbelverbindungen, 3. Aufl. Thieme, Stuttgart 1987
Dunne, K., I. J. Hopkins, L. K. Shield: Acute transverse myelopathy in childhood. Develop. Med. Child Neurol. 28 (1986) 198–204
Dupuis, M. J. M., S. Atrouni, G. C. Dooms, R. E. Gonsette: MR imaging of schistosomal myelitis. Amer. J. Neuroradiol. 11 (1990) 782–783
Fehlings, M. G., M. Bernstein: Syringomyelia – a complication of meningitis. Spinal Cord 35 (1997) 629–631
Freyschmidt, J.: Knochenerkrankungen im Erwachsenenalter. Röntgenologische Diagnose und Differentialdiagnose. Springer, Berlin 1980
Fuchigami, T., F. Iwata, Y. Noguchi, R. Kohira, H. Yamazaki, O. Okubo et al.: Acta paediat. jap. 39 (1997) 607–610
Gelmers, H. J.: Exacerbation of systemic lupus erythematosus, aseptic meningitis and acute mental symptoms, following metrizamide lumbar myelography. Neuroradiology 26 (1984) 65–66
Gero, B., G. Sze, H. Sharif: MR imaging of intradural inflammatory diseases of the spine. Amer. J. Neuroradiol. 12 (1991) 1009–1019
Glew, D., I. Watt, P. A. Dieppe, P. R. Goddard: MRI of the cervical spine: rheumatoid arthritis compared with cervical spondylosis. Clin. Radiol. 44 (1991) 71–76
Goldstick, L., T. I. Mandybur, R. Bode: Spinal cord degeneration in AIDS. Neurology 35 (1985) 103–106
Grose, C., P. M. Feorino: Epstein-Barr virus and transverse myelitis. Lancet I (1973) 892
Habr, F., B. Wu: Acute transverse myelitis in systemic lupus erythematosus: a case of rapid diagnosis and complete recovery. Conn. Med. 62 (1998) 387–390
Henry, A. K., C. M. Brunner: Relapse of lupus transverse myelitis mimicked by vertebral fractures and spinal cord compression. Arthr. and Rheum. 28 (1985) 1307–1311
Hitchon, P. W., A. U. I. Haque, J. J. Olson, S. K. Jacobs, S. P. Olson: Sarcoidosis presenting as an intramedullary spinal cord mass. Neurosurgery 15 (1984) 86–90
Hogan, E. L., M. R. Krigman, C. Hill: Herpes zoster myelitis. Arch. Neurol. 29 (1973) 309–313
Imai, T., H. Matsumoto, Y. Ohkubo, H. Shizukawa, S. Chiba, N. Kobayashi: A case of acute transverse Myelitis affecting the entire length of the spinal cord. Europ. Neurol. 37 (1997) 247–248

Inslicht, D. V., A. B. Stein, F. Pomerantz, K. T. Ragnarsson: Three women with lupus transverse myelitis: case reports and differential diagnosis. Arch. phys. Med. 79 (1998) 456–459

Isoda, H., R. G. Ramsey: MR imaging of acute transverse Myelitis (Myelopathy). Radiol. med. 16 (1998) 179–186

Iwata, F., Y. Utsuma: MR imaging in Guillain-Barré syndrome. Pediat. Radiol. 27 (1997) 36–38

Jallo, G. I., D. Zagzag, M. Lee, V. Deletis, N. Morota, F. J. Epstein: Intraspinal sarcoidosis: diagnosis and management. Surg. Neurol. 48 (1997) 514–521

Jänisch, W., H. Henkes, A. de Teyni, W. Weber, D. Kühne: Neuroechinokokkose. In Henkes, H., H. W. Kölmel: Die entzündlichen Erkrankungen des Zentralnervensystems, 5. Erg.-Lief. ecomed, Landsberg 1999

Jaster, J. J., F. C. Dohan, T. E. Bertorini, J. E. Bass, K. E. Mönkemüller, C. R. Handorf et al.: Solitary spinal cord sarcoidosis without other manifestations of systemic sarcoidosis. Clin. Imag. 21 (1997) 17–22

Jensen, M. E., C. W. Hyes, G. G. DeBlois, F. J. Laine: Hemispherical spondylosclerosis: MR appearance. J. Comput. assist. Tomogr. 13 (1989) 540–542

Jevtic, V., B. Rozman, M. Kos-Golja, I. Watt: MR-Bildgebung bei seronegativen Spondyloarthritiden. Radiologe 36 (1996) 624–631

Johnson, C. E., G. Sze, Benign lumbar arachnoiditis: MR imaging with gadopentetate dimeglumine. Amer. J. Neuroradiol. 11 (1990) 763–770

Johnson, D. A., A. W. Eger: Myelitis associated with an echovirus. J. Amer. med. Ass. 201 (1967) 637–638

Jorgensen, J., P. H. Hansen, V. Steenskov, N. Ovesen: A clinical and radiological study of chronic lower spinal arachnoiditis. Neuroradiology 9 (1975) 139–144

Junger, S. S., B. J. Stern, S. R. Levine, E. Sipos, J. F. Marti-Masso: Intramedullary spinal sarcoidosis: clinical and magnetic resonance imaging characteristics. Neurology 43 (1993) 333–337

Kainberger, F., C. Czerny, S. Trattnig, W. Lack, K. Machold, W. Graninger: MRT und Sonographie in der Rheumatologie. Radiologe 36 (1996) 609–616

Kakar, A., V. S. Madan, V. Prakash: Syringomyelia – a complication of meningitis – case report. Spinal Cord 35 (1997) 629–631

Kaplan, P., D. Resnick. M. Murphey, L. Heck, J. Phalen, D. Egan et al.: Destructive noninfectious spondyloarthropathy in hemodialysis patients: A report of four cases. Radiology 162 (1987) 241–244

Karasick, D., M. E. Schweitzer, N. A. Abidi, J. M. Cotler: Fractures of the vertebrae with spinal cord injuries in patients with ankylosing spondylitis: imaging findings. Amer. J. Roentgenol. 165 (1995) 1205–1208

Kelly, R. B., P. D. Mahoney, K. M. Cawley: MR demonstration of spinal cord sarcoidosis: report of a case. Amer. J. Neuroradiol. 9 (1988) 197–199

Kemp, H. B. S., J. W. Jackson, J. D. Jeremiah, A. J. Hall: Pyogenic infections occurring primarily in intervertebral discs. J. Bone Jt Surg. 55-B (1973) 698–714

Kenik, J. G., K. Krohn, R. B. Kelly, M. Bierman, M. D. Hammeke, J. A. Hurley: Transverse myelitis and optic neuritis in systemic lupus erythematosus: a case report with magnetic resonance imaging findings. Arthr. and Rheum. 30 (1987) 947–950

Klastersky, J., R. Cappel, J. M. Snoeck, J. Flament, L. Thiry: Ascending myelitis in association with herpes-simplex virus. New Engl. J. Med. 287 (1972) 182–184

Kramer, J., M. Schratter, N. Pongracz, A. Neuhold, R. Stiglbauer, H. Imhof: Spondylitis: Erscheinungsbild und Verlaufsbeurteilung mittels Magnetresonanztomographie. Fortschr. Röntgenstr. 153 (1990) 131–136

Krödel, A., H. J. Refior, S. Westermann: The importance of functional magnetic resonance imaging (MRI) in the planning of stabilizing operations on the cervical spine in rheumatoid patients. Arch. orthop. traum. Surg. 109 (1989) 30–33

Lame, E. L.: Vertebral osteomyelitis following opreation of the urinary tract or sigmoid. Amer. J. Roentgenol. 75 (1956) 938–952

Lange, M., F. Tiecks, T. Yousry, F. Gückel, R. Oeckler: Spinaler epiduraler Abszeß. In Henkes, H., H. W. Kölmel: Die entzündlichen Erkrankungen des Zentralnervensystems, 3. Erg.-Lief. ecomed, Landsberg 1997

Larsson, E. M., S. Holtas, S. Zygmunt: Pre- and postoperative MR imaging of the craniocervical junction in rheumatoid arthritis. Amer. J. Neuroradiol. 10 (1989) 89–94

Lascari, A. D., M. H. Graham, J. C. Mac Queen: Intervertebral disk infection in children. J. Pediat. 70 (1967) 751–757

Leeb, B. F., K. P. Machold, J. S. Smolen: Diagnose und Therapie der chronischen Polyarthritis. Radiologe 36 (1996) 657–662

Mandler, R. N., L. E. Davis, D. R. Jeffrey, M. Kornfeld: Devic's neuromyelitis optica: a clinicopathological study of 8 patients. Ann. Neurol. 34 (1993) 162–168

Maravilla, K. R., J. C. Weinreb, R. Suss, R. L. Nunnally: Magnetic resonance demonstration of multiple sclerosis plaques in the cervical cord. Amer. J. Neuroradiol. 5 (1984) 685–689

Maritz, N. G. J., J. F. K. de Villiers, O. Q. S. van Castricum: Computed tomography in tuberculosis of the spine. Comput. Radiol. 6 (1982) 1–5

Mendez, M. F., S. Pogacar: Malignant monophasic multiple sclerosis or „Marburg's disease". Neurology 38 (1988) 1153–1155

Merine, D., H. Wang, A. J. Kumar, S. J. Zinreich, A. E. Rosenbaum: CT myelography and MR imaging of acute transverse myelitis. J. Comput. assist. Tomogr. 11 (1987) 606–608

Miller, H. G., J. B. Stanton, J. L. Gibbons: Para-infectious encephalomyelitis and related syndromes. Quart. J. Med. 25 (1956) 427–505

Milone, F. P., A. J. Bianco, J. C. Ivins: Infections of the intervertebral disk in children. J. Amer. med. Ass. 181 (1962) 1029–1033

Misra, U. K., J. Kalita, S. Kumar: A clinical, MRI and neurophysiological study of acute transverse myelitis. J. neurol. Sci. 138 (1996) 150–156

Mitchell, M. J., D. J. Sartoris, D. Moody, D. Resnick: Cauda equina syndrome complication ankylosing spondylitis. Radiology 175 (1990) 521–525

Nägele, M., W. Koch, B. Kaden, B. Wöll, M. Reiser: Dynamische Funktions-MRT der Halswirbelsäule. Fortschr. Röntgenstr. 157 (1992) 222–228

Naidich, J. B., R. T. Mossey, B. McHeffery-Atkinson, M. I. Karmel, P. A. Bluestone, L. U. Mailloux et al.: Spondyloarthropathy from long-term hemodialysis. Radiology 167 (1988) 761–764

Nesbit, G. M., G. M. Miller, H. L. Baker, M. J. Ebersold, B. W. Scheithauer: Spinal cord sarcoidosis: a new finding at MR imaging with Gd-DTPA enhancement. Radiology 173 (1989) 839–843

Neuhold, A., I. Fezoulidis, F. Frühwald, G. Seidl, B. Schwaighofer, K. Wicke et al.: Magnetresonanztomographie des kranio-zervikalen Überganges bei chronischer Polyarthritis. Fortschr. Röntgenstr. 150 (1989) 413–416

Owen, N. L.: Myelitis following type A 2influenza. J. Amer. med. Ass. 215 (1971) 1986–1987

Paty, D. W., C. M. Poser: Clinical symptoms and signs of multiple sclerosis. In Poser, C. M.: The Diagnosis of Multiple Sclerosis. Thieme & Stratton, New York 1984

Petito, C. K., B. A. Navia, E. S. Cho, B. D. Jordan, D. C. George, B. S. Price et al.: Vacuolar myelopathy pathologically resembling subacute combined degeneration in patients with the acquired immunodeficiency syndrome. New Engl. J. Med. 312 (1985) 874–879

Petito, C. K., E. S. Cho, W. Lemann, B. A. Navia, R. W. Price: Neuropathology of acquired immunodeficiency syndrome (AIDS): An autopsy review. J. Neuropathol. exp. Neurol. 45 (1986) 635–646

Post, M. J. D., R. M. Quencer, B. M. Montalvo, B. H. Katz, F. J. Eismont, B. A. Green: Spinal infection: Evaluation with MR imaging and intraoperative US. Radiology 169 (1988) 765–771

Post, M. J. D., G. Sze, M. Quencer, J. Eismont, A. Green, H. Gahbauer: Gadolinium-enhanced MR in spinal infection. J. Comput. assist. Tomogr. 14 (1990) 721–729

Puvabanditsin, S., E. Wojdylo, E. Garrow, K. Kalavantavanich: Group B streptococcal meningitis: a case of transverse myelitis with spinal cord and posterior fossa cysts. Pediat. Radiol. 27 (1997) 317–318

Quencer, R. M., M. J. Post: Spinal cord lesions in patients with AIDS. Neuroimag. Clin. N. Amer. 7 (1997) 359–373

Rachinger J., J. Trenkler: Zervikaler intramedullärer Abszeß. Fortschr. Röntgenstr. 168 (1998) 631–633

Rafto, S. E., M. K. Dalinka, M. L. Schiebler, D. L. Burk, M. E. Kricun: Spondyloarthropathy of the cervical spine on long-term hemodialysis. Radiology 166 (1988) 201–204

Ragland, R. L., I. F. Abdelwahab, B. Braffman, D. S. Moss: Posterior spinal tuberculosis: A case report. Amer. J. Neuroradiol. 11 (1990) 612–113

Ramus-Remus, C., A. Gomez-Vargas, J. L. Guzman-Guzman et al.: Frequency of atlantoaxial subluxation and neurologic involvement in patients with ankylosing spondylitis. J. Rheumatol. 22 (1995) 2120–2125

Redlund-Johnell, I., E. M. Larsson: Subluxation of the upper thoracic spine in rheumatoid arthritis. Skelet. Radiol. 22 (1993) 105–108

Reiser, M., Th. Kahn, F. Weigert, P. Lukas, F. Büttner: Diagnostik der Spondylitis durch die MR-Tomographie. Fortschr. Röntgenstr. 145 (1986) 320–325

Reiser, M., A. Härle, A. Sciuk: Entzündliche Skeletterkrankungen. In Peters, P. E., H. H. Matthiaß, M. Reiser: Magnetresonanztomographie in der Orthopädie. Enke, Stuttgart 1990a (S. 59–82)

Reiser, M., M. Schneider, H. Sittek, G. Bongartz: Stellenwert der Magnetresonanztomographie (MRT) bei entzündlich-rheumatischen Erkrankungen. Z. Rheumatol. 49 (1990b) 61–69

Remedios, D. „ C. Natali, A. Saifuddin: Case report: MRI of vertebral osteitis in early ankylosing spondylitis. Clin. Radiol. 53 (1998) 534–536

Resnick, D., G. Niwayama: Ankylosing spondylitis. In Resnick, D., G. Niwayama: Diagnosis of Bone and Joint Disorders, 2nd ed. Saunders, Philadelphia 1988a (pp. 1103–1170)

Resnick, D., G. Niwayama: Rheumatoid arthritis. In Resnick, D., G. Niwayama: Diagnosis of Bone and Joint Disorders, 2nd ed. Saunders, Philadelphia 1988b (pp. 954–1067)

Reynolds, H., S. W. Carter, F. R. Murtagh, G. R. Rechtine: Cervical rheumatoid arthritis: Value of flexion and extension views in imaging. Radiology 164 (1987) 215–218

Rieber, A., H.-J. Brambs, P. Friedl: CT beim Echinokokkus der LWS und den paravertebralen Strukturen. Fortschr. Röntgenstr. 151 (1989) 379–380

Roca, A., W. K. Bernreuter, G. S. Alarcon: Functional magnetic resonance imaging should be included in the evaluation of the cervical spine in patients with rheumatoid arthritis. J. Rheumatol. 20 (1993) 1485–1488

Rodiek, S.-O.: MR-Tomographie der unspezifischen infektiösen Spondylodiszitis. Fortschr. Röntgenstr. 148 (1988) 419–425

Ropper, A. H., D. C. Poskanzer: The prognosis of acute and subacute transverse myelopathy based on early signs and symptoms. Ann. Neurol. 4 (1978) 51–59

Ross, I. S., T. J. Masaryk, M. T. Modie: MR-imaging of lumbar arachnoiditis. Amer. J. Roentgenol. 8 (1987) 885–892

Ross, J. S., T. J. Masaryk, M. T. Modic, R. Delamater, H. Bohlman, G. Wilbur et al.: MR imaging of lumbar arachnoiditis. Amer. J. Roentgenol. 149 (1987) 1025–1032

Rubensein, D. J., O. Alvarez, B. Ghelman, P. Marchisello: Cauda equina syndrome complicating ankylosing spondylitis: MR features. J. Comput. assist. Tomogr. 13 (1989) 511–513

Savoiardo, M., C. Cimino, A. Passerini, L. La Mantia: Mobile myelographic filling defects: spinal cysticercosis. Neuroradiology 28 (1986) 166–169

Schmitz, B., N. Heye, H. Henkes, G. Anuffo-Alonso, C. L. Lancelotti, H. W. Kölmel: Die entzündlichen Erkrankungen des Zentralnervensystems. ecomed, Landsberg 1993 (IV-1, S. 1–30)

Schrader, A., A. Stammler, H. Stickl: Infektiös-entzündliche Erkrankungen des ZNS. Chemie, Weinheim 1988

Schultheiss, T. E., L. C. Stephens: Pathology of radiation myelopathy, widening the circle. Europ. Radiol. 7 (1997) 400–404

Scott, T. F., K. Bhagavatula, P. J. Snyder, C. Chieffe: Transverse myelitis comparison with spinal cord presentations of multiple sclerosis. Amer. Acad. Neurol. 50 (1998) 429–433

Shabas, D., G. Gerard, B. Cunha, V. Malkotra, N. Leeds: MR imaging of AIDS myelitis. Amer. J. Neuroradiol. 10 (1989) 51–52

Shayamalan, N. C., S. S. Singh, D. B. Bisht: Transverse myelitis after vaccination. Brit. med. J. 1 (1964) 434–435

Sherman, M., G. T. Schneider, Vertebral osteomyelitis complicating postabortal and postpartum infection. Sth. med. J. 48 (1955) 333–338

Smith, A. S., M. A. Weinstein, A. Mizushima, B. Coughlin, S. P. Hayden, M. M. Lakin et al.: MR imaging characteristics of tuberculous spondylitis vs vertebral osteomyelitis. Amer. J. Roentgenol. 153 (1989a) 399–405

Smith, A. S., M. A. Weinstein, A. Mizushima, B. Coughlin, St. P. Hayden, M. M. Lakin et al.: MR imaging characteristics of tuberculous spondylitis vs vertebral osteomyelitis. Amer. J. Neuroradiol. 10 (1989b) 619–625

Smith, N. R.: The intervertebral discs. Brit. J. Surg. 18 (1931) 358–375

Sparenberg, A., B. Hamm, K.-J. Wolf: Ankylosierende Spondylitis: Andersson-Läsion. Fortschr. Röntgenstr. 150 (1989) 744–745

Spiegel, P. G., K. W. Kengla, A. S. Isaacson, J. C. Wilson: Intervertebral discspace inflammation in children. J. Bone Jt Surg. 54-A (1972) 284–296

Stäbler, A., A. Baur, A. Krüger, M. Weiss, T. Helmberger, M. Reiser: Differentialdiagnose der erosiven Osteochondrose und bakteriellen Spondylitis in der Magnetresonanztomographie (MRT). Fortschr. Röntgenstr. 168 (1998) 421–442

Stiskal, M. A., A. Neuhold, D. H. Szolar, M. Saeed, C. Czerny, B. Leeb et al.: Rheumatoid arthritis of the craniocervical region by MR imaging: detection and characterization. Amer. J. Roentgenol. 165 (1995) 585–592

Sugahara, T., Y. Korogi, T. Hirai, Y. Shigematu, Y. Ushio, M. Takahashi: Contrast-enhanced T1-weighted three-dimensional gradient-echo-MR imaging of the whole spine for intradural tumor dissemination. Amer. J. Neuroradiol. 19 (1998) 1773–1779

Sverzut, J. M., C. Laval, P. Smadja, M. Gigaud, A. Sevely, C. Manelfe: Spinal cord abscess in a heroin addict: case report. Neuroradiology 40 (1998) 455–458

Tamura, M., A. Zama, H. Kurihara, H. Fujimaki, H. Imai, T. Kano et al.: Management of recurrent pilocytic astrocytoma with leptomeningeal dissemination in childhood. Child's nerv. Syst. 14 (1998) 617–622

Tartaglino, L. M., D. P. Friedmann, A. E. Flanders, F. D. Lublin, R. L. Knobler, M. Liem: Multiple sclerosis in the spinal cord: MR appearance and correlation with clinical parameters. Radiology 195 (1995) 725–732

Trop, I., P. M. Bourgouin, Y. Lapierre, P. Duquette, C. M. Wolfson, H. D. Duong et al.: Multiple sclerosis of the spinal cord: Diagnosis and follow-up with contrast-enhanced MR an correlation with clinical activity. Amer. J. Neuroradiol. 19 (1998) 1025–1033

Trush, A., D. Enzmann: MR imaging of infectious spondylitis. Amer. J. Neuroradiol. 11 (1990) 1171–1180

Tyrrell, P. N. M., A. M. Davies, N. Evans, R. W. Jubb: Signal changes in the intervertebral discs on MRI of the thoracolumbar spine in ankylosing spondylitis. Clin. Radiol. 50 (1995) 377–383

Van Loom, K. J., L. E. Kellerhouse, M. N. Pathria, S. I. Moreland, J. J. Brown, M. Zlatkin et al.: Infection versus tumor in the spine: criteria for distinction with CT. Radiology 166 (1988) 851–855

Walderveen, M. A. A., F. Barkhof, O. R. Hommes, C. H. Polman: Correlating MRI and clinical disease activity in multiple sclerosis: Neurology 45 (1995) 1684–1690

Waubant, E., C. Manelfe, A. Bonafé, I. Berry, M. Clanet: MRI of intramedullary sarcoidosis: follow-up of a case. Neuroradiology 39 (1997) 357–360

Wiebe, S., D. H. Lee, S. J. Karlik, M. Hopkins, M. K. Vandervoort, C. J. Wong et al.: Serial cranial and spinal cord magnetic resonance imaging in multiple sclerosis. Amer. Neurol. 32 (1992) 643–650

Wienands, K., P. Lukas, H. J. Albrecht: Klinische Bedeutung der MR-Tomographie von Spondylodiscitiden bei Spondylitis ankylopoetica. Z. Rheumatol. 49 (1990) 356–360

Wolfe, B. K., D. O'Keeffe, D. M. Mitchell, S. P. K. Tchang: Rheumatoid arthritis of the cervical spine: Early and progressive radiographic features. Radiology 165 (1987) 145–148

Yamamoto, M.: Recurrent transverse myelitis associated with collagen disease. J. Neurol. 233 (1986) 185–187

Yasui, T., H. Yagura, M. Komiyama, Y. Fu, Y. Nagata, K. Tamura et al.: Significance of gadolinium-enhanced magnetic resonance imaging in differentiating spinal cord radiation myelopathy from tumor. J. Neurosurg. 77 (1997) 628–631

Zerbini, C. A. F., T. S. A. Fidelix, G. D. Rabello: Recovery from transverse myelitis of systemic lupus erythematosus with steroid therapy. J. Neurol. 233 (1986) 188–189

Zur Nedden, D., R. Putz: Anatomie und Computertomographie des lumbalen Wirbelkanals. Röntgenpraxis 38 (1985) 153–157

7 Einsatz der MRT beim akuten Wirbelsäulentrauma

St. E. Mirvis, übersetzt von D. Uhlenbrock

Inhaltsverzeichnis

Die MRT stellt ein besonders nützliches bildgebendes Verfahren zur Untersuchung der Wirbelsäule einschließlich Rückenmark, knöcherner Strukturen und Weichteile bei Patienten mit einem Wirbelsäulentrauma dar.

Vorteile der MRT

Wesentliche Vorteile des MRT gegenüber anderen Verfahren sind:

- Möglichkeit zur Erstellung von Bildern in allen 3 Raumebenen.
- Bessere Kontrastauflösung im Vergleich zu anderen Techniken mit dem Ergebnis einer höheren Nachweisrate von Weichteilverletzungen, besonders der Bänder.
- Möglichkeit der Erstellung von myelographieähnlichen Bildern, mit denen der Epiduralraum gut abgegrenzt werden kann und somit Knochenfragmente, Bandscheibenvorfälle und osteophytäre degenerative Veränderungen ohne eine Kontrastmittelgabe sichtbar gemacht werden können.
- Kontrastreiche Darstellung des Rückenmarks, sodass eine Kontusion, Blutung oder Verletzung gut erkennbar ist.
- Gute prognostische Aussagekraft des Verfahrens auf der Grundlage vorliegender Rückenmarkveränderungen im Falle einer Verletzung, sodass der voraussichtliche Verlauf der Erkrankung beurteilt werden kann.
- Möglichkeit zur Darstellung der paravertebralen Gefäße ohne Kontrastmittel, wobei verschiedene Pulssequenzen mit entweder positiver oder negativer Kontrastierung der Gefäße existieren.
- Die MRT kann ohne ionisierende Strahlung durchgeführt werden und ist somit nebenwirkungsfrei.

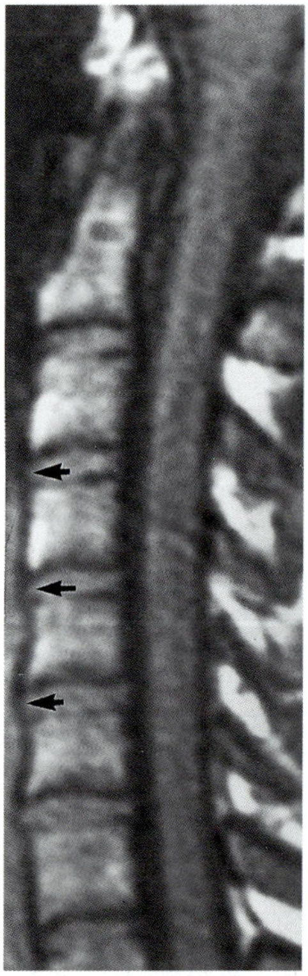

Abb. 7.1 **Normale sagittale T1-gewichtete SE-Aufnahme der Halswirbelsäule.** Das Bild zeigt das Rückenmark mit mittlerer Signalintensität, umgeben vom Liquor mit einer geringen Signalintensität. Die Wirbelkörper zeigen eine relativ hohe Signalintensität, bedingt durch das Fettmark. Das vordere Längsband sowie der ventrale Abschnitt des Anulus fibrosus stellen sich als Struktur mit geringer Signalintensität dar (Pfeile) und lassen sich von daher von dem höheren Signal der Bandscheibe und des prävertebralen Gewebes gut abgrenzen. Das hintere Längsband und der Anulus hingegen lassen sich ebenso wie das Lig. flavum relativ schlecht abgrenzen aufgrund des geringen Kontrasts zum Liquor.

Um die normale Anatomie und die unterschiedlichen pathologischen Veränderungen exakt zur Darstellung bringen zu können, sind eine Vielzahl von Sequenzen erforderlich, wobei in letzter Zeit einige neue Sequenzen eingeführt wurden, mit denen die Aussagekraft der Untersuchungen weiter verbessert bzw. die Untersuchungszeit reduziert werden konnte.

Grundsätzlich wird in der Regel folgendes Protokoll verwendet

- Sagittale T1-gewichtete SE-Sequenz, um die Anatomie besonders herauszuheben (Abb. 7.**1**).
- Sagittale PD- und T2-gewichtete SE- (oder TSE-/Fast-Spin-Echo)Sequenz, um die pathologischen Veränderungen (Blutung/Ödem) oder die Bandstrukturen erkennbar zu machen (Abb. 7.**2**).
- Sagittale GRE-Sequenz zur besseren Darstellung von Blut und zur Differenzierung zwischen Osteophyten und Bandscheibe.
- Axiale T1-gewichtete SE-Sequenz zur besseren Beurteilung des Epiduralraums, des Rückenmarks und der Foramina im Bereich bestimmter, im Sagittalschnitt auffälliger Abschnitte (Abb. 7.**3**).

- Axiale GRE-Sequenz zur Beurteilung der Rückenmarkanatomie, der Blutgefäße (hohes Signal) und der Bänder (Abb. 7.**4**).
- Optional eine MR-Angiographie-Sequenz zur Untersuchung der Halsgefäße, wobei dies abhängig ist vom Unfallmechanismus bei der zu untersuchenden Person (Abb. 7.**5**).

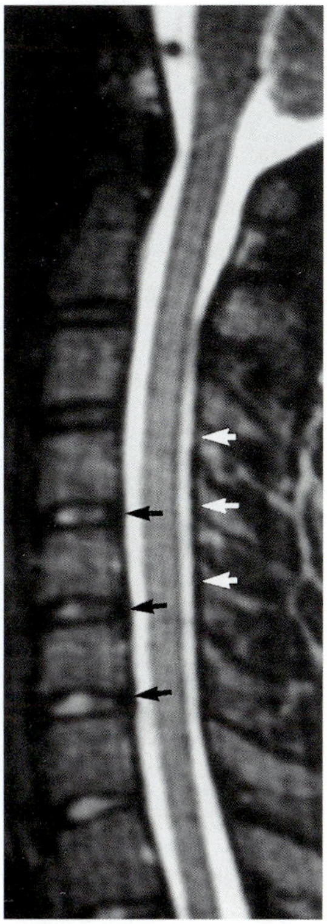

Abb. 7.**2** **Normale sagittale T2-gewichtete SE-Aufnahme der Halswirbelsäule.** Das Bild zeigt den Liquor mit einem sehr hohen Signal in Kontrast zur mittleren Signalintensität des Rückenmarks. Das Signal des Wirbelkörpers ist niedriger als auf der T1-gewichteten Aufnahme, während sich die Bandscheiben, bedingt durch das hohe Signal des Nukleus, heller darstellen. Das hintere Längsband mit dem Anulus (schwarze Pfeile) sowie die Ligg. flava (weiße Pfeile) sind gut abgrenzbar, bedingt duch die anliegenden Strukturen, die jeweils eine höhere Signalintensität zeigen. Die im Zentrum des Rückenmarks gelegene dunkle Linie stellt einen Artefakt in Phasenkodierrichtung dar (sog. Gibbs- bzw. Truncation-Artefakt) (aus Mirvis, S. E.: Semin. Musculoskelet. Radiol. 2 [1998] 27–43). ▷

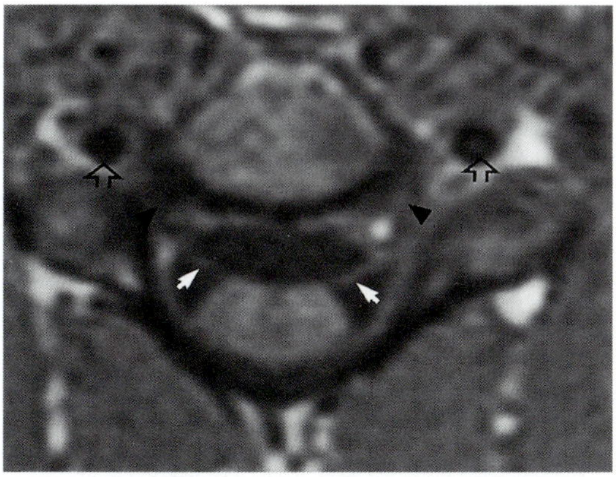

Abb. 7.**3** **Normale axiale T1-gewichtete SE-Aufnahme im mittleren Halswirbelsäulendrittel.** Dieses Bild zeigt das Rückenmark, umgeben von Liquor, mit geringer Signalintensität. Die austretenden Nervenwurzeln (weiße Pfeile) können im Verlauf zu den Foramina intervertebralia gut abgegrenzt werden (schwarze Pfeilspitzen). Fließendes Blut in den Vertebralarterien stellt sich schwarz dar (Flow-Void-Phänomen; schwarze offene Pfeile). Kortikaler Knochen erscheint gleichmäßig schwarz (aus Mirvis, S. E.: Semin. Musculoskelet. Radiol. 2 [1998] 27–43).

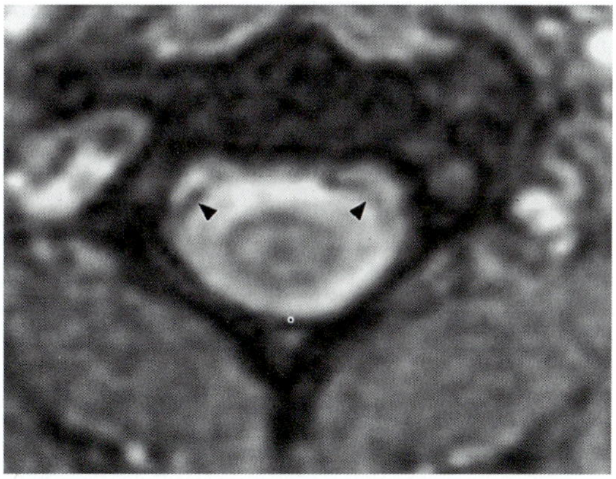

Abb. 7.**4** **Normale axiale T2-gewichtete GRE-Aufnahme im mittleren Wirbelsäulendrittel.** Dieses Bild zeigt die interne Architektur des Rückenmarks (die graue Substanz stellt sich etwas heller dar als die weiße Substanz und zeigt eine typische schmetterlingsförmige Konfiguration). Die myelinisierten Bahnen in der Peripherie des Rückenmarks zeigen eine geringere Signalintensität. Knochenstrukturen stellen sich relativ dunkel dar. Die Dura (Pfeilspitzen) ist als dunkle Linie gut vom signalintensen Liquor abgrenzbar.

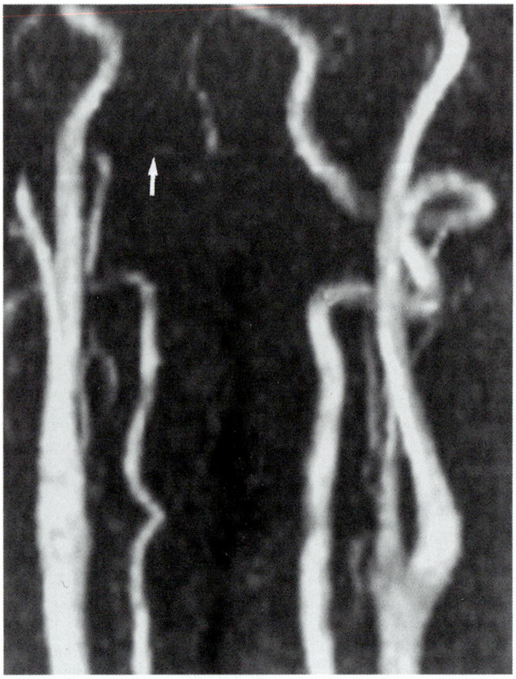

Abb. 7.5 **Normale Time-of-Flight-Angiographie der Halsgefäße**. Fließendes Blut zeigt eine hohe Signalintensität in der 2-dimensionalen GRE-Time-of-Flight-Technik. Die rechte Vertebralarterie stellt sich hypoplastisch dar. Der horizontal verlaufende Gefäßabschnitt oberhalb der Vertebralisschleife (Pfeil) zeigt einen kompletten Signalverlust infolge von in-plane Sättigungseffekten, was typisch ist. Die Suppression des Venensignals wird durch einen Sättigungspuls vorgenommen, der oberhalb der Zervikalregion platziert wird (aus Mirvis, S. E.: Semin. Musculoskelet. Radiol. 2 [1998] 27–43).

Eine andere Sequenz, die *IR-Sequenz*, wird ebenfalls empfohlen, um Verletzungen der Bänder nachzuweisen, sowie Osteophyten von Bandscheibenvorwölbungen oder -vorfällen zu unterscheiden.

In letzter Zeit eingeführte *3-dimensionale Akquisitionen* bieten die Möglichkeit, einen kompletten Datensatz der Zervikalregion mit einer Messung zu erhalten und daraus Bilder in jeder beliebigen Projektion mit der Auflösung einer direkten 2-dimensionalen Untersuchung zu errechnen. Die Technik ist besonders hilfreich zur exakten Darstellung der Foramina. Allerdings ist die Bildqualität bei unruhigen Patienten deutlich eingeschränkt (Ross 1992, Georgy u. Hesselink 1994).

Echo-Planar-Imaging (EPI) oder andere *Schnellbildsequenzen* können sinnvoll sein, wenn besonders kurze Messzeiten erforderlich sind. TSE- und Fast-SE- (FSE-)Sequenzen gehen mit einer signifikanten Reduktion der Messzeit einher und erlauben die Verwendung besonders langer TR- und TE-Zeiten, sodass eine stärkere T2-Gewichtung erzielt werden kann, was auch die Darstellung der Nervenwurzeln im Verlauf des Spinalkanals in den axialen Schnitten verbessert (Gundry u. Fritts 1997). TSE-Sequenzen haben auch Vorteile bei der Untersuchung operierter Patienten mit metallischen Implantaten, insofern, als die Metallartefakte aufgrund geringerer Suszeptibilitätseffekte weniger ausgeprägt sind. Allerdings ist ein Nachteil, dass Liquorflussartefakte durch diese Sequenzen besonders betont werden (Gundry u. Fritts, 1997).

Sowohl die GRE- als auch die TSE- (FSE-)Sequenzen sind bei der Darstellung von Knochenmarködemen weniger sensitiv als die T2-gewichteten Sequenzen. Die Kombination der TSE-(FSE-)Sequenz mit einer Fettsättigung ergibt besonders kontrastreiche MR-Myelographiebilder, mit denen eine sehr gute Darstellung der Defekte an den Nervenwurzeltaschen außerhalb des Duralsacks gelingt. Außerdem kann das Ausmaß einer spinalen Stenose auf diesen Aufnahmen deutlich besser abgeschätzt werden.

Nachteile der MRT

Nachteile der MRT sind:

- Knochen lässt sich nur schlecht abgrenzen, da er keine Protonen enthält. Lediglich das Fett und Blut enthaltende Knochenmark wird signalreich abgebildet. Von daher werden nur größere Knochenverletzungen im MRT eindeutig dargestellt und man sollte deshalb das MRT nicht als sensitive Methode zur Nachweis diskreter Frakturen, vor allem der posterioren Anteile der Wirbel ansehen (Schröder u. Mitarb. 1995).
- Zum jetzigen Zeitpunkt benötigt man für eine MRT-Untersuchung der Wirbelsäule etwas mehr Zeit als mit der CT aufgrund der länger dauernden Datenakquisition. Allerdings ist die MRT mit den neuen Bildsequenzen nahezu gleich schnell oder auch schneller als die CT.
- Für Patienten mit einer Kreislaufinstabilität ist die MRT weniger geeignet als die CT, da eine evtl. kardiopulmonale Wiederbelebung im MR-Raum aufgrund der Probleme, die von dem Magnetfeld ausgehen, wesentlich schwieriger vorzunehmen ist.

- Ein exaktes Monitoring verlangt MR-kompatible Überwachungssysteme, die ohne Einschränkung im Magnetraum verwendet werden können, ohne dabei das Signal-Rausch-Verhältnis durch eine Störung der Bildakquisition negativ zu beeinflussen (Shellock u. Mitarb. 1993, 1995).
- Die Entwicklung von nichtmagnetischen Zervikalstützen und Hilfsmitteln zum Patiententransport ebenso wie die Möglichkeit zur ferngesteuerten telemetrischen Patientenüberwachung erlauben heute in den meisten Fällen die Untersuchung von Patienten mit einer akuten Wirbelsäulenverletzung mit der MRT. Allerdings sind nach wie vor Patienten mit bestimmten ferromagnetischen intrakraniellen Aneurysmaclips, Trochleaimplantaten und Schrittmachern von der MRT-Untersuchung auszuschließen und vom Magnetfeld fern zu halten. Auch die Patienten, die Metallfremdkörper in unmittelbarer Nähe zu vitalen Weichteilstrukturen wie Rückenmark, Nervenwurzeln oder Orbita aufweisen, dürfen nicht ohne weiteres magnetresonanztomographisch untersucht werden, insbesondere wenn diese metallischen Fremdkörper keine Vernarbung im Gewebe zeigen (Shellock u. Mitarb. 1993). Besteht hinsichtlich der Anamnese bei Patienten eine Unsicherheit, ob metallische Fremdkörper vorliegen, z. B. bei Schweißern, ist vor Durchführung der MRT-Untersuchung zunächst eine Röntgenaufnahme zur Abklärung erforderlich.
- Es ist davon auszugehen, dass 3 % der Patienten aufgrund einer schweren Klaustrophobie magnetresonanztomographisch nicht ohne Sedierung untersucht werden können (Katz u. Mitarb. 1994).

Indikationen zum Einsatz der MRT bei vorliegendem Wirbelsäulentrauma

Der Einsatz der MRT bei Vorliegen eines Wirbelsäulentraumas hat durch die technischen Verbesserungen, vor allem die Verkürzung der Untersuchungszeit, aber auch durch die Einführung von MR-kompatiblen Hilfsmitteln zur Lagerung und Überwachung der Patienten deutlich zugenommen:

- Die MRT ist heute indiziert zur Abklärung aller Patienten mit einem neurologischen Defizit nach einem Wirbelsäulentrauma insbesondere in der Zervikalregion, wenn der klinische Zustand des Patienten es erlaubt und absolute Kontraindikationen nicht bestehen.
- Das MRT ist vor allem indiziert bei Patienten mit einem inkompletten oder progressiven neurologischen Defizit, das im Zusammenhang mit dem Trauma entstanden ist.
- Patienten mit einem kompletten neurologischen Defizit sollten ebenfalls eine MRT-Untersuchung erhalten, wenn eine Dekompressionsoperation in Betracht gezogen wird, um eine evtl. Erholung bei Vorliegen einer Nervenwurzelschädigung zu unterstützen.
- Eine weitere Indikation zur MRT der Wirbelsäule liegt bei Patienten mit einer Myelopathie oder Radikulopathie nach einem Trauma vor, wenn die vorausgegangenen radiologischen und/oder CT-Untersuchungen negativ ausgefallen sind oder aber in Fällen, wo das neurologische Defizit von der morphologischen Lokalisation her nicht mit der klinischen Lokalisation korreliert.
- Darüber hinaus ist das MRT sinnvoll, um über eine interne Fixation und den günstigsten chirurgischen Zugang zu entscheiden, da die Region einer potenziellen Instabilität infolge einer ligamentären Verletzung oder einer Rückenmarkkompression durch epidurale Veränderungen im Zusammenhang mit einer Diskushernie oder einer osteophytären Knochenreaktion im MRT am besten abgeschätzt werden kann.

MRT bei Weichteilverletzungen

Magnetresonanztomographisch lassen sich akute Weichteilverletzungen im Rahmen eines Wirbelsäulentraumas in hoher Kontrastauflösung darstellen, wobei problemlos zwischen einem Ödem, einer Blutung und einer Rückenmarkverletzung differenziert werden kann. Die üblicherweise nichthämorrhagischen Rückenmarkkontusionen stellen sich auf T1-gewichteten SE-Aufnahmen isointens oder leicht hypointens im Vergleich zum Rückenmark dar, sie weisen in den T2-gewichteten SE- oder GRE-Aufnahmen eine Signalanhebung im Vergleich zum normalen Rückenmark auf (Abb. 7.**6**–7.**9**).

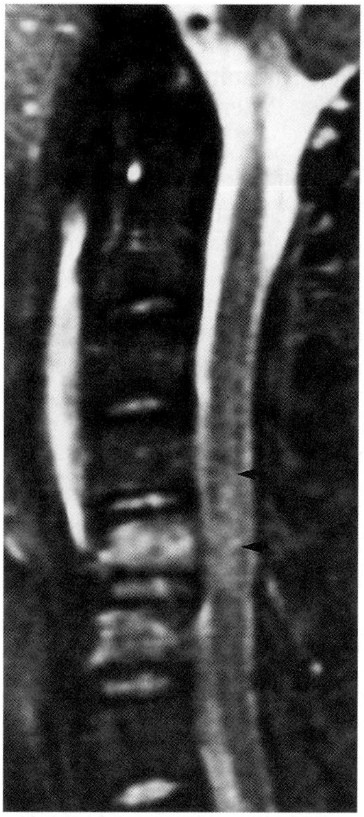

Abb. 7.**6** **Kontusion des Halsmarks.** Die sagittale T2-gewichtete Aufnahme zeigt eine Hyperflexionsfraktur des Wirbelkörpers C5 mit einem ventralen Höhenverlust. Das hohe Signal in den Wirbelkörpern von C5 und C6 resultiert aus einem Knochenmarködem sowie einer Einblutung, was darauf hinweist, dass beide Wirbelkörper eine Verletzung aufweisen. Das hohe Signal im Verlauf des Rückenmarks in Höhe C4 und C5 (Pfeile) ist Ausdruck des kontusionsbedingten Ödems. Zusätzlich ist ein prävertebrales Ödem nachzuweisen, was anhand des hohen Signals ventral der Wirbelsäule im Verlauf von C2–C6 zu erkennen ist.

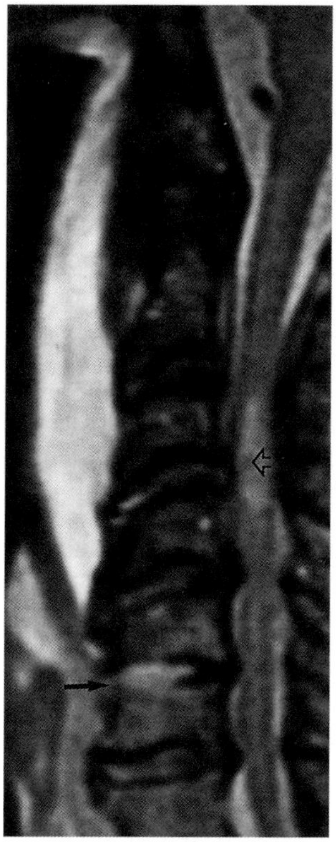

Abb. 7.**7** **Rückenmarkkontusion.** Die sagittale T2-gewichtete SE-Aufnahme zeigt eine erhöhte Signalintensität im Verlauf des Rückenmarks in Höhe C3/C4 (offener Pfeil). In Anbetracht der ventralen Ruptur des vorderen Längsbands in Höhe C5/C6 (Pfeil) sowie der Aufweitung und Signalanhebung innerhalb des Bandscheibenfachs C5/C6 ist ein Hyperextensionsmechanismus als Ursache der Verletzung anzunehmen. In Höhe C3/C4 findet sich ein Bandscheibenvorfall sowie eine Hypertrophie des Lig. flavum, was die Kontusion des Rückenmarks in diesem Abschnitt mitausgelöst hat. Die Aufnahme zeigt eine polysegmentale spinale Stenose in den Abschnitten C3–C7. Darüber hinaus ist auf das ausgedehnte prävertebrale Ödem von C1 bis Unterkante C4 hinzuweisen.

Liegt eine signifikante Einblutung des Rückenmarks vor, hängt das MRT-Bild zum einen vom Grad des Blutabbaus, zum anderen von der Feldstärke und den verwendeten Sequenzen ab. In der akuten und subakuten Phase nach einem Trauma, was in etwa dem Zeitraum vom 1.–7. Tag entspricht, stellt sich Blut generell auf den T2-gewichteten SE-Aufnahmen dunkel dar, wobei diese Signalabsenkung durch Verwendung von T2-gewichteten GRE-Sequenzen weiter verstärkt werden kann. Ein Ödem hingegen weist auf den T2-gewichteten Aufnahmen ein helles Signal auf (Abb. 7.**10** u. 7.**11**).

Nach dem 7. Tag kommt es im Zusammenhang mit der Auflösung der Zellmembran der Erythrozyten zur Entwicklung einer hohen Signalintensität sowohl auf den T1- als auch auf den T2-gewichteten SE-Aufnahmen.

Kulkarni u. Mitarb. (1987) stellten eine Beziehung zwischen dem Charakter der Signalveränderung im Rückenmark und der neurologischen Prognose des Patienten fest, was zu der Annahme führt, dass die Signalverhältnisse des Rückenmarks im MRT die Histopathologie gut widerspiegeln.

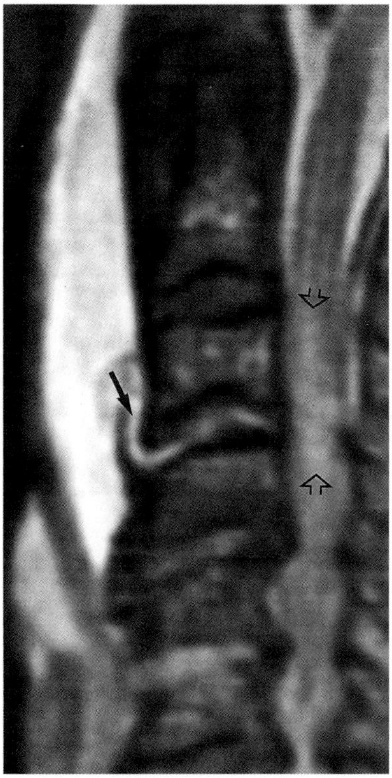

Abb. 7.**8** **Kontusion des Halsmarks.** Die sagittale T2-gewichtete SE-Aufnahme bei einem Patienten mit einem Halswirbelsäulentrauma zeigt ein erhöhtes Signal im Rückenmark in Höhe C3/C4, bedingt durch ein Myelonödem (offene Pfeile). Als Ursache ist ein Hyperextensionsmechanismus anzunehmen, was durch die Unterbrechung des vorderen Längsbands und Anulus fibrosus in Höhe C3/C4 untermauert wird (Pfeil). Man beachte das ausgeprägte prävertebrale Ödem (aus Mirvis, S. E.: Semin. Musculoskelet. Radiol. 2 [1998] 27–43).

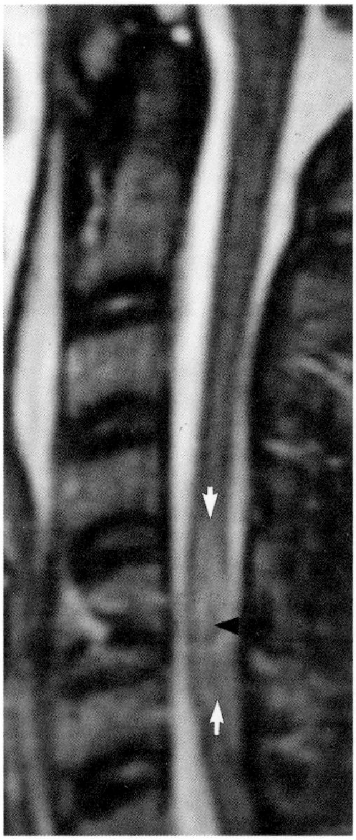

Abb. 7.**9** **Kontusion des Halsmarks.** T2-gewichtete TSE-Sequenz bei einem Patienten mit einer Teardrop-Fraktur in Höhe C5, bedingt durch ein Hyperflexionstrauma. Das Bild zeigt ein ausgedehntes Myelonödem im Abschnitt C4–C6 (weiße Pfeile). Darüber hinaus ist in Höhe C5 eine umschriebene Struktur mit einer erniedrigten Signalintensität zu erkennen, was als intramedulläre Einblutung mit intrazellulären Desoxy- und Methämoglobinbestandteilen anzusehen ist (Pfeilspitze). Mäßig ausgeprägtes prävertebrales Ödem.

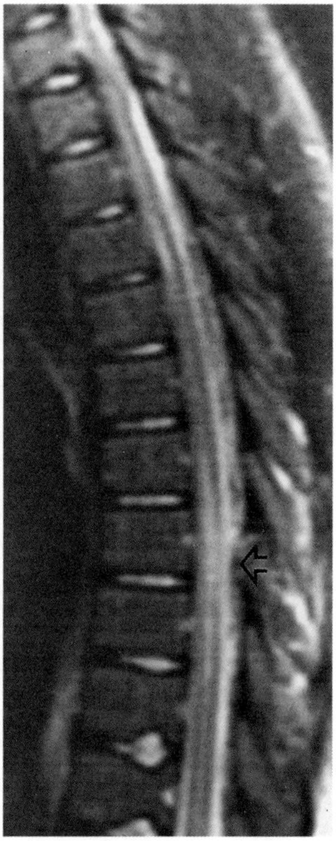

Abb. 7.**10** **Kontusion des thorakalen Rückenmarks.** Sagittale T2-gewichtete Aufnahme bei einem Patienten, der im Zusammenhang mit einem thorakalen Hyperflexionstrauma eine Paraplegie erlitt. Die Aufnahme zeigt ein intramedulläres Ödem im mittleren Thoraxdrittel. Das Lig. flavum, das normalerweise eine niedrige Signalintensität aufweist, zeigt in diesem Abschnitt eine Unterbrechung (offener Pfeil). Das hohe Signal, das dorsal im Bereich mehrerer Segmente gesehen wird, spricht für eine Verletzung der dorsalen, im Bereich des Processus spinosus liegenden Weichteile (aus Mirvis, S. E.: Semin. Musculoskelet. Radiol. 2 [1998] 27–43).

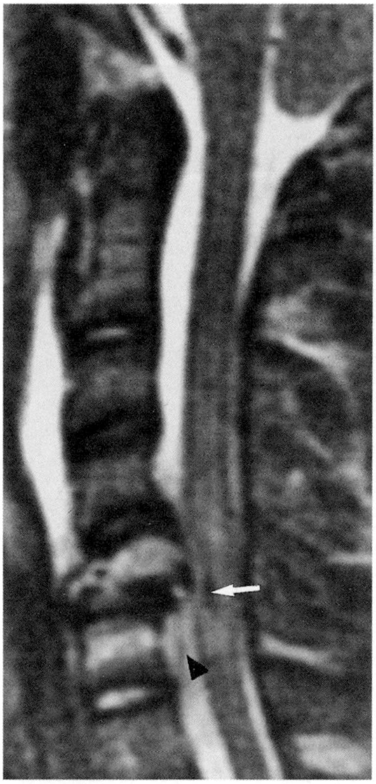

◁ Abb. 7.**11** **Rückenmarkverletzung mit Ausbildung eines Ödems sowie einer Einblutung**. Sagittale T2-gewichtete Aufnahme bei einem Patienten mit einer Berstungsfraktur von C5. Die Aufnahme zeigt eine hohe Signalintensität des Rückenmarködems sowie ein niedriges Signal im Zentrum dieser Ödemzone (weißer Pfeil) als Ausdruck einer Einblutung in Höhe C4/C5. Darüber hinaus ist ein Knochenmarködem bei C5 und C6 im Bereich der Wirbelkörper erkennbar. Zusätzlich zeigt sich ein ausgedehntes prävertebrales Ödem. Die Dorsalverlagerung von C5 ist Ursache der Rückenmarkverletzung. Das hintere Längsband ist von der dorsalen Kontur von C6 abgetrennt und zeigt sich als dunkle Linie epidural (Pfeilspitze) (aus Mirvis, S. E.: Semin. Musculoskelet. Radiol. 2 [1998] 27–43).

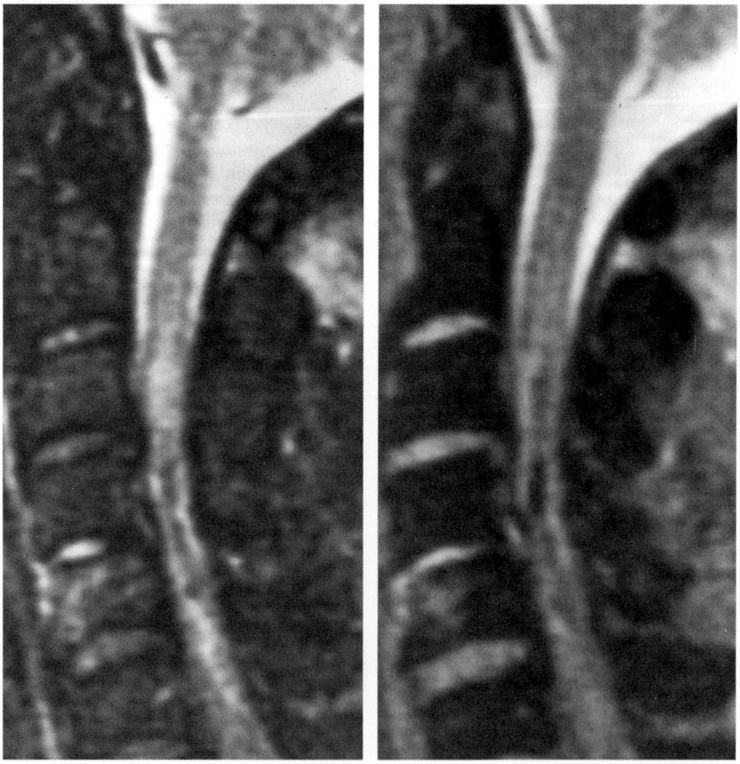

a **b**

Abb. 7.**12a**, **b** **Rückenmarkverletzung mit ausgedehnter Einblutung**. 28-jähriger Patient mit einer Tetraplegie durch eine Teardrop-Fraktur in Höhe C5. Die Aufnahmen zeigen ein reduziertes Signal zentral im Rückenmark, bedingt durch intrazellulär gelegenes Methämoglobin und Desoxyhämoglobin mit peripherer umgebender Ödemzone. Die GRE-Sequenz ist sensitiver bei Feldinhomogenitäten, die durch die Membran der Erythrozyten erzeugt wird, was zu größeren Signalabschwächungen führt. Ein Ödem findet sich in der Bandscheibe C4/5 und ventral im Wirbelkörper C5:

a Sagittale T2-gewichtete SE-Aufnahme.

b Sagittale GRE-Aufnahme.

Typen der Rückenmarkverletzung nach Kulkarni u. Mitarb.

- Typ I mit einer Blutung im Rückenmark,
- Typ II mit einem Rückenmarködem (Abb. 7.**6**–7.**9**),
- Typ III mit einem Mischbild zwischen Ödem und Blutung (Abb. 7.**11**–7.**13**).

Die Bedeutung dieser unterschiedlichen Signalalterationen im Rückenmark nach einem Wirbelsäulentrauma im Hinblick auf die Prognose des Patienten, ist durch verschiedene andere Studien weiter erhärtet worden (Mirvis u. Mitarb. 1988, Schäfer u. Mitarb. 1992, Silberstein u. Mitarb. 1992, Mascalchi u. Mitarb. 1993). Patienten mit einer Blutung haben grundsätzlich eine schlechtere Prognose im Hinblick auf eine Rückbildung des neurologischen Defizits als Patienten mit ausschließlichem Vorliegen eines Ödems.

Dass der MRT-Befund in gewisser Hinsicht den histologischen Befund beim akuten Rückenmarktrauma widerspiegelt, ist durch direkte Vergleiche experimentell bestätigt worden (Weirich u. Mitarb. 1990, Quencer u. Mitarb. 1992).

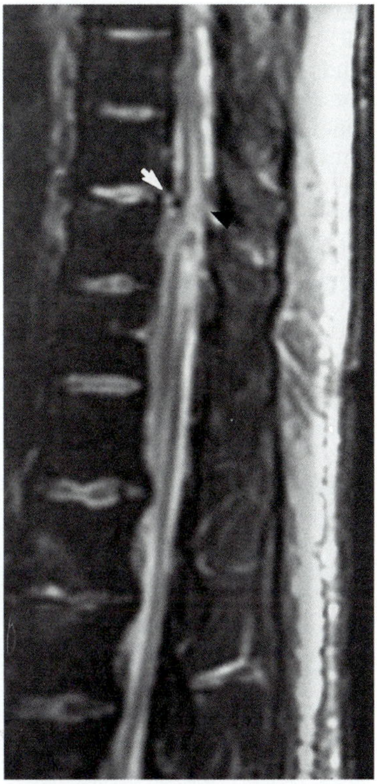

Abb. 7.**13** **Ödem und Einblutung im unteren Thorakalmark.** Sagittale T2-gewichtete TSE-Sequenz im Dorsolumbalbereich bei einem 31-jährigen Patienten, der einen vollständigen Querschnitt im unteren Thorakalbereich zeigte. In der Aufnahme ist ein Ödem mit zentralem Hämatom in Höhe Th10/Th11 erkennbar, des Weiteren eine Ruptur des Lig. flavum (schwarze Pfeilspitze) und des dorsalen Anulus mit dem hinteren Längsband (weißer Pfeil) (aus Mirvis, S. E.: Semin. Musculoskelet. Radiol. 2 [1998] 27–43).

MRT bei Bandverletzungen

Rückschlüsse auf Bandverletzungen lassen sich anhand des Traumamechanismus ziehen, ebenso aus dem Frakturbefund und der Stellung der Wirbelkörper zueinander. Allerdings können selbst erhebliche ligamentäre Verletzungen, die eine vor allem bei Hyperflexion und Hyperextension auftretende Subluxation als Zeichen der mechanischen Instabilität zur Folge haben, dem radiologischen Nachweis entgehen. Dies gilt insbesondere dann, wenn keine begleitenden Frakturen vorliegen und wenn der Patient in Rückenlage untersucht wird und dadurch eine Neutral- bzw. leichte Extensionsstellung der Wirbelsäule eintritt. Darüber hinaus zeigt die Nativröntgenaufnahme der Halswirbelsäule u. U. anhand von Wirbelkörperverschiebungen nur die Stelle mit der ausgeprägtesten mechanischen Instabilität, möglicherweise aber nicht alle Segmente mit einer ligamentären Verletzung bzw. mit anderen unmittelbar oder verzögert auftretenden Erscheinungen einer mechanischen Instabilität (Warner u. Mitarb. 1996).

Die MRT zeigt die Bänder als Strukturen von geringer Signalintensität infolge des Fehlens von beweglichen Protonen. Die Ruptur wird in der MRT anhand einer Unterbrechung dieses Signalbands gesehen, wobei auch Verdünnungen oder eine Zerrung der Bänder, ein Abriss des Bands von seinem knöchernen Ansatz oder die Kombination eines gerissenen Bands mit einem abgerissenen Fragment (ossärer ligamentärer Komplex) auftreten können (Abb. 7.**14**–7.**21**) (Silberstein u. Mitarb. 1992, Warner u. Mitarb. 1996, Saifuddin u. Mitarb. 1996, Benzel u. Mitarb. 1996, Terk u. Mitarb. 1997).

Die in der MRT festgestellten Veränderungen an den ligamentären Strukturen der Wirbelsäule haben einen Einfluss auf das weitere therapeutische Vorgehen.

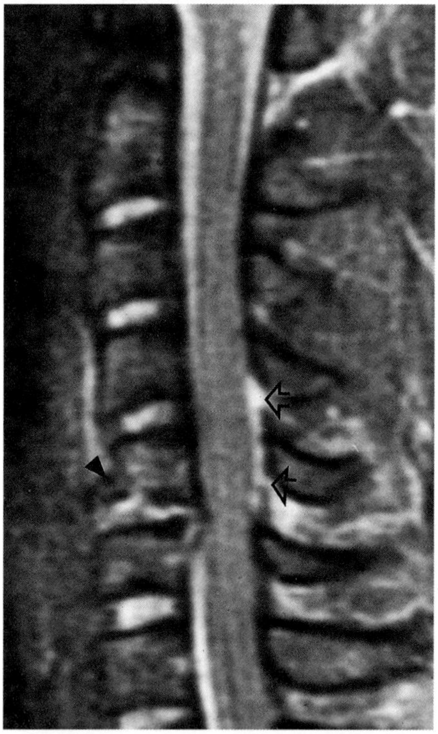

Abb. 7.**14** **Verletzung der zervikalen Bänder**. PD-gewichtete sagittale Aufnahme eines Patienten, der im Zusammenhang mit einem Motorradunfall eine C5-Hyperflexions-Teardrop-Fraktur erlitt. Die interspinalen Ligamenta und die Ligg. flava in Höhe C4/C5 und C5/C6 sind gerissen (offene Pfeile). Der dorsale Anulus fibrosus in Höhe C5/C6 ist gerissen, das hintere Längsband wirkt ausgespannt. Es findet sich ein prävertebrales Ödem. Der ventrale Anulus fibrosus in Höhe C5/C6 sowie das vordere Längsband sind wahrscheinlich mit dem Fragment fest verbunden (Pfeilspitze) (aus Mirvis, S. E.: Semin. Musculoskelet. Radiol. 2 [1998] 27–43).

Das MRT kann sowohl unerwartete Bandverletzungen als auch eine über das erwartete Ausmaß hinausgehende ligamentäre Verletzung zeigen (Warner u. Mitarb. 1996). Eine von Warner u. Mitarb. (1996) vorgenommene Auswertung von 43 Patientenuntersuchungen nach einem Halswirbelsäulentrauma ergab in der Summe 97 ligamentäre Verletzungen. Allerdings konnte nur in 11 Fällen mit insgesamt 14 ligamentären Verletzungen eine Korrelation mit dem chirurgischen Befund vorgenommen werden. In 2 Fällen war magnetresonanztomographisch eine falsch positive Diagnose hinsichtlich des hinteren Längsbands gestellt worden. 11 (25 %) der 43 Patienten hatten ligamentäre Verletzungen, die ausgedehnter waren als erwartet (Verletzungen in Nachbarschaft zu Segmenten mit einer offensichtlichen ossären Pathologie oder einem pathologischen Alignement). Unter diesen 11 Fällen waren auch solche, bei denen aufgrund der Nativröntgenuntersuchung und des CT gar keine Bandverletzung angenommen worden war. Die Studie wurde mit PD- und T2-gewichteten GRE-Sequenzen durchgeführt, wobei die sagittale Aufnahme die höchste Sensitivität im Hinblick auf die Bandstrukturen aufwies.

Benzel u. Mitarb. (1996) berichteten über MRT-Untersuchungen bei 174 Patienten mit einem Halswirbelsäulentrauma, wobei eine geringgradige radiologische Auffälligkeit oder zumindest klinische Beschwerden gefunden wurden. Bei 62 Patienten (36 %) lagen Weichteilverletzungen vor, davon in 27 Fällen eine Ruptur der Bänder. Alle bis auf einen Patienten erhielten eine externe Stabilisierung als adäquate Therapie. In dieser Studie erwiesen sich die T2-gewichteten sagittalen Aufnahmen als besonders hilfreich zur Beurteilung der Bandstrukturen, hingegen die axialen als am wenigsten geeignet.

Terk u. Mitarb. (1997) untersuchten 68 Patienten mit einer thorakolumbalen Verletzung unter Verwendung von T1-gewichteten SE-Sequenzen, T2-gewichteten TSE-Sequenzen und fettsupprimierten T2-gewichteten Bildern. Der posteriore ligamentäre Komplex (PLK) wies bei 36 Patienten eine Verletzung auf (53 %), wobei der häufigste Mechanismus eine flexionsbedingte Distraktion bzw. Fraktur mit Dislokation der Fragmente war. Trümmerfrakturen führten in 10 Fällen (42 %) zu Rupturen des PLK und Kompressionsfrakturen in 6 Fällen (26 %). Bei thorakolumbalen Bandverletzungen waren in absteigender Häufigkeit magnetresonanztomographisch folgende Bänder betroffen:

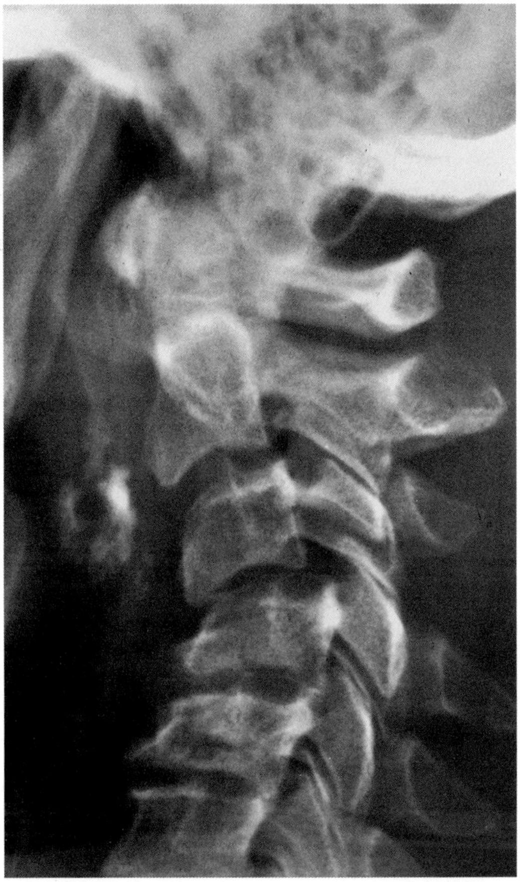

a

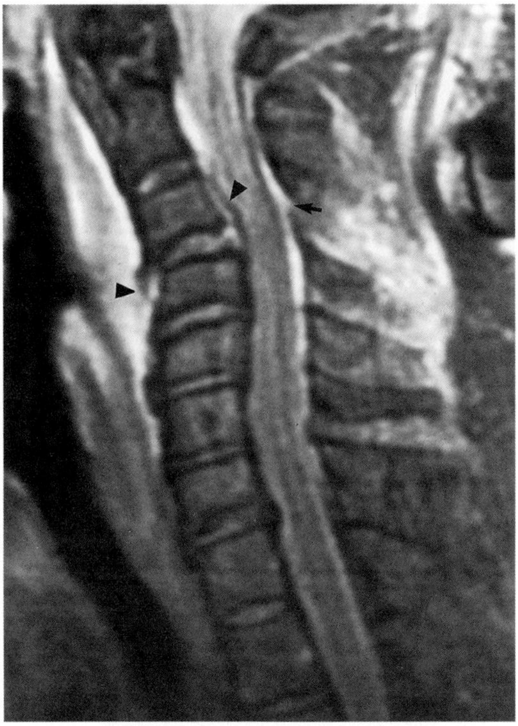

b

Abb. 7.**15a, b Verletzung der Bänder der Halswirbelsäule**:

a Seitliche Röntgenaufnahme der Halswirbelsäule: Nachweis einer hyperflexionsbedingten Subluxationsstellung im Segmentbereich C3/C4 sowie einer umschriebenen kyphotischen Fehlstellung in diesem Abschnitt, einer Subluxationsstellung von C3 gegenüber C4 mit einer Ventrolisthesis des Wirbelkörpers C3 sowie einer Distanzverbreiterung zwischen den Processus spinosi C3 und C4.

b PD-gewichtete SE-Aufnahme desselben Patienten: Ruptur der Fasern des vorderen und hinteren Längsbands in Höhe C3/C4 sowie Abtrennung von Anteilen der beiden Längsbänder von der dorsalen Kontur von C3, zum anderen von der ventralen Kontur von C4 (Pfeilspitzen). Das Lig. flavum ist in Höhe C3/C4 gerissen und sowohl die prävertebralen als auch die postvertebralen Weichteilstrukturen zeigen ein ausgedehntes Ödem.

- Lig. inter- und supraspinosum,
- Ligg. flava,
- Lig. longitudinale posterius,
- Lig. longitudinale anterius.

6 Patienten wurden operiert, in jedem Fall ergab sich eine exakte Übereinstimmung des Operationsbefunds mit dem MRT.

Von Saifuddin u. Mitarb. (1996) wird im Hinblick auf die Wertigkeit der MRT bei thorakolumbalen Verletzungen auf die gute Darstellungsmöglichkeit der ligamentären Strukturen der Wirbelsäule und insbesondere auch auf die Möglichkeit zur Differenzierung zwischen Bandruptur oder -zerrung vor allem des Lig. longitudinale posterius aber auch des Lig. interspinosum hingewiesen.

Kontrovers wird die Rolle der MRT bei Patienten gesehen, die ein Schleudertrauma der Halswirbelsäule erlitten, ohne dass neurologische Defizite oder pathologische Veränderungen auf den konventionellen Röntgenaufnahmen vorliegen. Pettersson u. Mitarb. (1997) führten bei 39 Patienten mit einem Schleudertrauma der Hals-

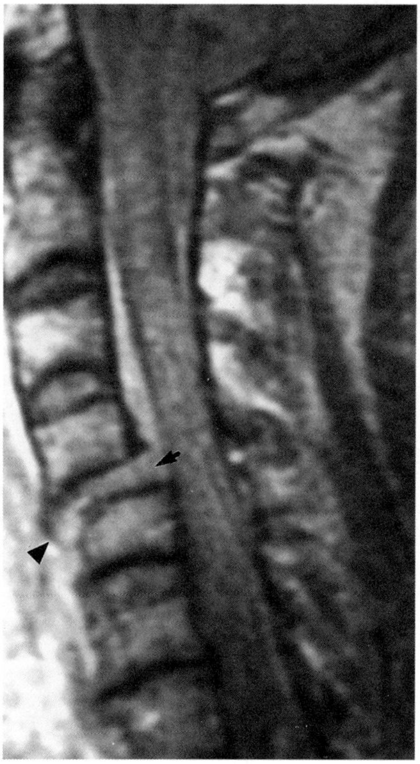
a

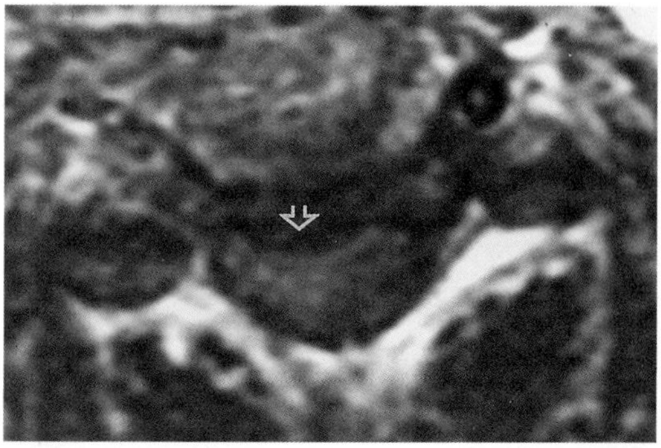
b

Abb. 7.**16 a, b Verletzung der Bänder im Halswirbelsäulenbereich in Höhe C4/C5 bei einem Patienten mit einer unilateralen Facettengelenkdislokation.** Sagittale PD-gewichtete TSE-Aufnahme des Patienten mit einer Ruptur des hinteren Längsbands (Pfeil) sowie einer Abtrennung des vorderen Längsbands von der ventralen Wirbelkörperkontur C5 (Pfeilspitze). Die Weichteile im Bereich C2/C3 und C3/C4 zeigen eine Signalanhebung, wahrscheinlich ebenfalls als Ausdruck einer interspinalen Bandverletzung in diesem Bereich (offener Pfeil).

wirbelsäule MRT-Untersuchungen unmittelbar nach dem Trauma, sowie 2 Jahre später durch. Sie sahen keine ligamentären Verletzungen oder Hämatombildungen, sodass die Autoren keine Indikation für ein MRT nach einem Schleudertrauma sahen.

Zu ähnlichen Ergebnissen kommen Ronnen u. Mitarb. (1996), die keine Verletzungsfolgen in der MRT bei Patienten mit einem Schleudertrauma der Halswirbelsäule sahen, sofern keine neurologischen Auffälligkeiten oder nativradiologischen Veränderungen bestanden. Die Autoren diskutieren, inwieweit die kyphotische Fehlstellung der Halswirbelsäule, die häufig auf Funktionsaufnahmen (Flexions-/Extensionsstellung der Wirbelsäule) gesehen wird, eine relative Hypermobilität von Regionen der Halswirbelsäule ausdrückt als Kompensation für hypomobile Regionen infolge eines Muskelspasmus. Die Autoren stellen in Zweifel, dass die kyphotische Fehlstellung der Wirbelsäule im Zusammenhang mit einer Weichteilverletzung zu sehen ist.

Demgegenüber wurden von Davis u. Mitarb. (1991) bei Patienten mit einem Schleudertrauma der Halswirbelsäule Verletzungen der vorderen Säule in der MRT gesehen einschließlich einer Separation der Bandscheibe von den Wirbelkörperendplatten, Rupturen des vorderen Längsbandes, Anuluseinrissen und klinisch nicht auffälligen Verletzungen der Vertebralarterie.

Die Erfahrung an unserem eigenen Institut ist, dass in Einzelfällen Patienten mit einem Schleudertrauma der Halswirbelsäule und entsprechender Schmerzhaftigkeit in der MRT Veränderungen vor allem im ventralen Halswirbelsäulenbereich zeigen, ohne dass nativradiologisch eine Auffälligkeit besteht oder ein neurologisches Defizit vorliegt.

Die Unterschiede in der Erfahrung mit der MRT-Untersuchung beim Schleudertrauma der Halswirbelsäule resultieren vor allem aus einem unterschiedlichen Zuweiserverhalten an den verschiedenen Institutionen.

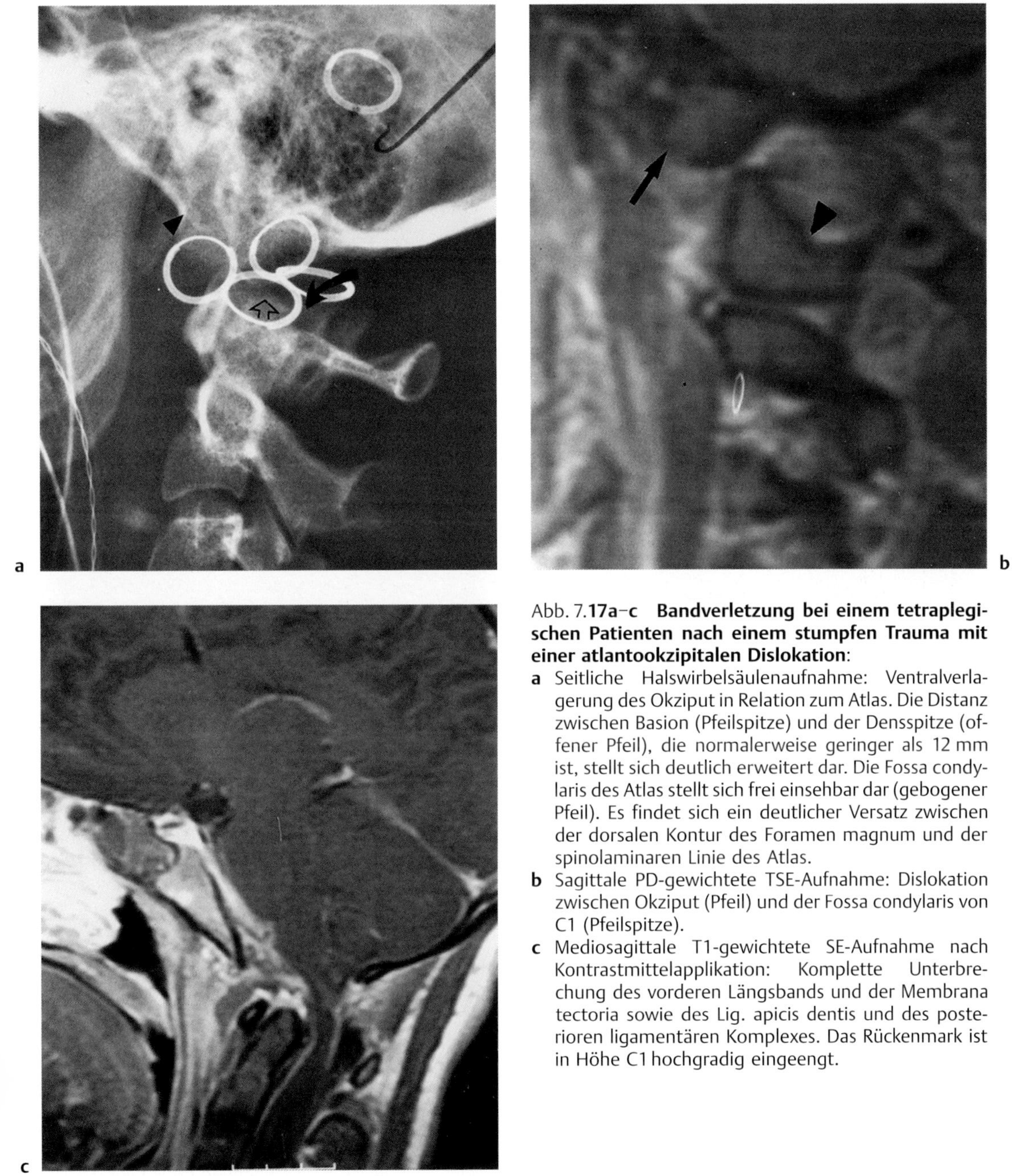

Abb. 7.**17a–c** **Bandverletzung bei einem tetraplegischen Patienten nach einem stumpfen Trauma mit einer atlantookzipitalen Dislokation**:

a Seitliche Halswirbelsäulenaufnahme: Ventralverlagerung des Okziput in Relation zum Atlas. Die Distanz zwischen Basion (Pfeilspitze) und der Densspitze (offener Pfeil), die normalerweise geringer als 12 mm ist, stellt sich deutlich erweitert dar. Die Fossa condylaris des Atlas stellt sich frei einsehbar dar (gebogener Pfeil). Es findet sich ein deutlicher Versatz zwischen der dorsalen Kontur des Foramen magnum und der spinolaminaren Linie des Atlas.

b Sagittale PD-gewichtete TSE-Aufnahme: Dislokation zwischen Okziput (Pfeil) und der Fossa condylaris von C1 (Pfeilspitze).

c Mediosagittale T1-gewichtete SE-Aufnahme nach Kontrastmittelapplikation: Komplette Unterbrechung des vorderen Längsbands und der Membrana tectoria sowie des Lig. apicis dentis und des posterioren ligamentären Komplexes. Das Rückenmark ist in Höhe C1 hochgradig eingeengt.

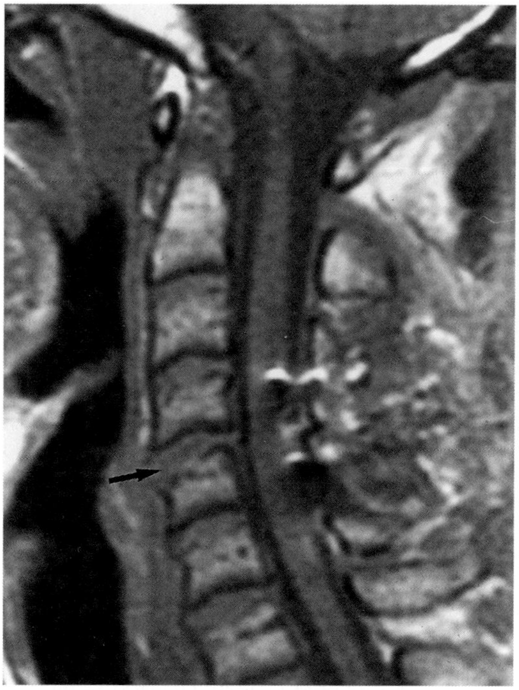

Abb. 7.**18** **Verletzung der Halswirbelsäulenbänder in Höhe C4/C5**. Sagittale T1-gewichtete Aufnahme nach erfolgter osteosynthetischer Refixation im Segmentbereich C4/C5 (s. Artefakte) mit einer Unterbrechung des vorderen Längsbands und des ventralen Anulus (Pfeil). Der dorsale Anulus und das hintere Längsband sind in dieser Sequenz nicht sicher zu beurteilen, stellen sich allerdings in den T2-gewichteten Aufnahmen intakt dar (nicht abgebildet). C5 zeigt eine ventrale Kompressionsfraktur (aus Mirvis, S. E.: Semin. Musculoskelet. Radiol. 2 [1998] 27–43).

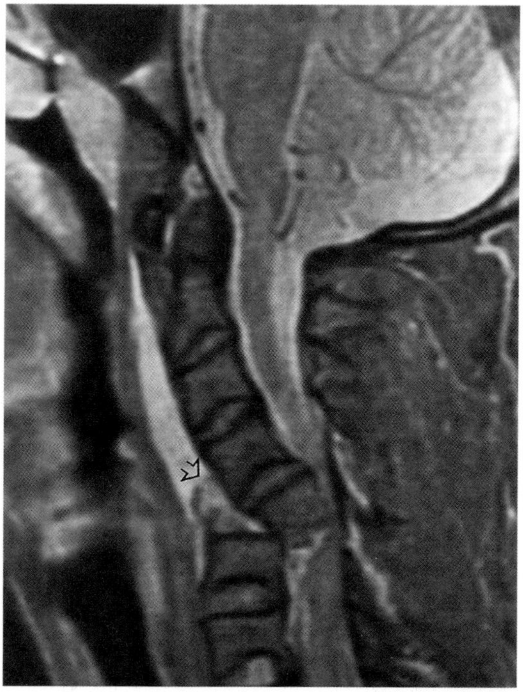

Abb. 7.**19** **Komplette Rückenmarkunterbrechung mit vollständiger Bandruptur**. Sagittale PD-gewichtete Aufnahme eines Heranwachsenden nach einem Motorradunfall mit einer schweren Hyperflexionsdislokation von C5 gegenüber C6. Das Rückenmark ist duchtrennt. Der vordere ligamentäre Komplex ist komplett unterbrochen (offener Pfeil), der hintere ligamentäre Komplex ist gerissen und/oder extrem gespannt. Es findet sich ein ausgeprägtes prävertebrales Ödem. Das Lig. flavum erscheint oberhalb der Verletzungsregion etwas verdickt (aus Mirvis, S. E.: Semin. Musculoskelet. Radiol. 2 [1998] 27–43).

Abb. 7.**21a–c** **Verletzung des posterioren ligamentären Komplexes mit einer Flexions-Teardrop-Fraktur**: ▷

a, **b** Sagittale PD-gewichtete (**a**) und T2-gewichtete Fast-SE-Aufnahme (**b**): Hyperflexions-Teardrop-Fraktur von C5 mit einem entsprechend erhöhten Signal in diesem Wirbelkörper auf der T2-gewichteten Aufnahme. Es findet sich eine Erweiterung der Distanz zwischen den Processus spinosi von C5 und C6 mit einer deutlichen Signalanhebung im Verlauf des Lig. flavum im Sinne der Dehnung oder partiellen Ruptur (Pfeil). Das Rückenmark stellt sich normal dar.

c Sagittale Aufnahme im Verlauf der Wirbelgelenke: Darstellung einer distraktionsbedingten Erweiterung des Gelenkspalts zwischen den Facettengelenken von C5 und C6 mit einem angehobenen Signal infolge einer Flüssigkeitsansammlung in dem Gelenkspalt (Pfeil).

Abb. 7.**20** **Ligamentäre Verletzung in Höhe des thorakolumbalen Übergangs**. Sagittale PD-gewichtete Aufnahme eines Verletzten. Sie zeigt eine komplette Unterbrechung der Ligamenta in Höhe des thorakolumbalen Übergangs infolge einer schweren Hyperflexion. Die ventralen Anteile des Anulus fibrosus sowie das vordere Längsband sind zerrissen (offener Pfeil). Ebenso sind die Bänder im Bereich der mittleren Säule (schwarze Pfeilspitze) und der posteriore ligamentäre Komplex (weiße Pfeilspitze) komplett unterbrochen (aus Mirvis, S. E.: Semin. Musculoskelet. Radiol. 2 [1998] 27–43). ▷

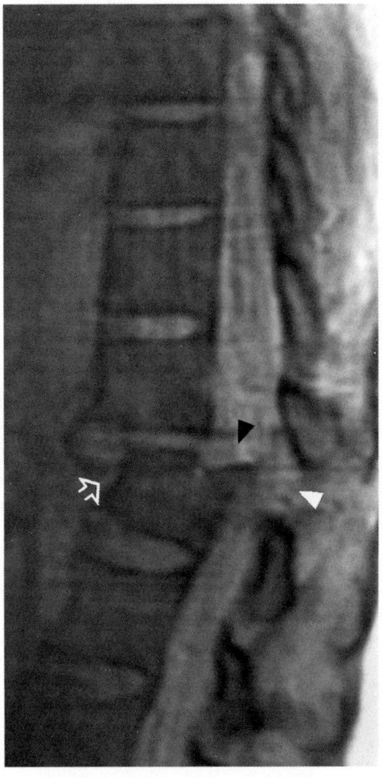

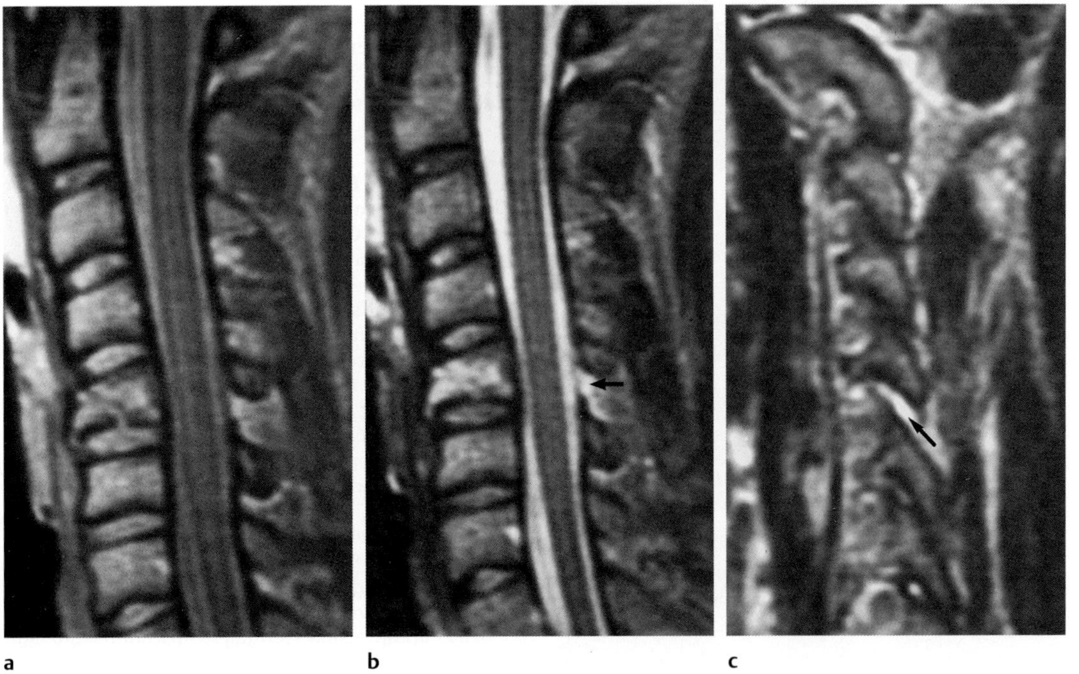

a b c

Abb. 7.**21** (Legende s. S. 450)

MRT bei akuten traumatischen epiduralen Läsionen

Bandscheibenvorfall

Ein akuter Bandscheibenvorfall kann im Zusammenhang mit Frakturen oder Dislokationen auftreten, daneben aber auch ohne Begleitverletzungen entstehen. Geht von der Verlagerung der Bandscheibe eine Kompression des Rückenmarks oder der Nervenwurzeln aus, ist eine entsprechende neurologische Symptomatik zu erwarten. Der Nachweis eines solchen Bandscheibenvorfalls mit entsprechender Kompression neuraler Strukturen ist wichtig zur Planung des chirurgischen Vorgehens im Falle eines Wirbelsäulentraumas, wobei die MRT ein geeignetes Verfahren darstellt (Abb. 7.**22**–7.**24**).

Allerdings kann die Differenzierung von Bandscheibe und Osteophyt auf SE-Sequenzen Schwierigkeiten bereiten, sodass zusätzlich GRE-Sequenzen zur besseren Abgrenzung verwendet werden sollten. In der GRE-Sequenz weist der Knochen ein sehr geringes Signal auf, die Bandscheibe hingegen ein relativ hohes Signal. Die Vorteile der MRT gegenüber der CT sind darin zu sehen, dass aufgrund des höheren Kontrastumfangs mehr Bandscheibenverletzungen gesehen werden.

Flanders u. Mitarb. (1990) sahen mit der MRT 40 % mehr akute Bandscheibenvorfälle mit neurologischen Ausfällen als CT-myelographisch nach einem Schleudertrauma der Halswirbelsäule.

Rizzolo u. Mitarb. (1991) fanden bei 53 Patienten in 42 % der Fälle einen Bandscheibenvorfall, wobei sie innerhalb von 72 Stunden nach dem Unfallereignis magnetresonanztomographisch mit einer 1,5-Tesla-Maschine untersuchten. Die höchste Inzidenz war bei Patienten festzustellen, die eine bilaterale Subluxation im Bereich der Wirbelgelenke (80 %) und ein anteriores Rückenmarksyndrom (100 %) aufwiesen.

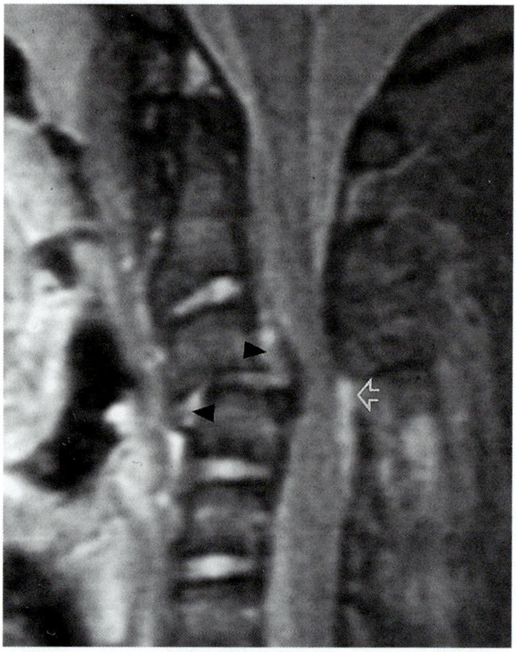
a

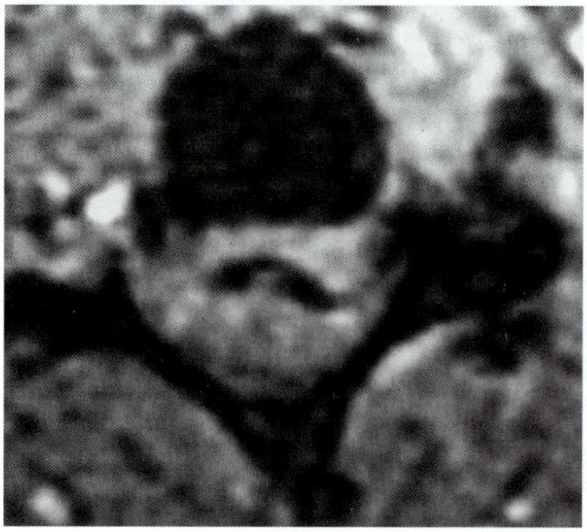
b

Abb. 7.**22** **a**, **b** **Bandscheibenprolaps infolge einer bilateralen Dislokation im Bereich der Facettengelenke mit einer Gefügestörung C3/C4**:

a Sagittale PD-gewichtete Fast-SE-Sequenz: Patient mit einer bilateralen Facettendislokation. In dem erstellten Bild zeigt sich eine Ruptur im Verlauf des vorderen und hinteren Längsbands im Bereich von C3 und C4 mit gleichzeitiger kompletter Verletzung der vorderen und hinteren Anteile des Anulus fibrosus. Das Lig. flavum ist in dieser Höhe ebenfalls gerissen (offener Pfeil). Die Bandscheibe stellt sich nach ventral sowie nach dorsokranial herniert dar und liegt dorsal unter dem hinteren Längsband, ventral wölbt sich das vordere Längsband vor (schwarze Pfeilspitzen).

b Axiale GRE-Sequenz durch das Bandscheibenfach: Darstellung einer ausgeprägten Herniation von Bandscheibengewebe und einem verdickten bzw. zusammengezogenen hinteren Längsband, das zu einer Kompression ventraler Abschnitte des Rückenmarks beiträgt.

Doran u. Mitarb. (1993) beschrieben eine hohe Inzidenz von traumatischen Bandscheibenvorfällen insbesondere bei Patienten mit sowohl einer unilateralen als auch bilateralen Subluxation der Facettengelenke. Patienten mit traumatisch bedingtem Bandscheibenvorfall können eine Verschlechterung der neurologischen Symptomatik erleiden, wenn die Wirbelsäule eingerenkt wird, da in solchen Fällen Bandscheibenmaterial in den Spinalkanal verlagert werden kann und durale Strukturen komprimiert werden und hierdurch eine Kompression neuraler Strukturen entstehen kann (Kathol 1997). Diese Komplikation kann durch eine notfallmäßig vor Wiedereinrenken durchgeführte MRT bei Patienten mit einer ausgeprägteren Subluxation/Dislokation insofern vermieden werden, als Fälle, die eine anteriore Diskektomie oder intraoperative Reposition erfordern, entsprechend nachgewiesen werden können.

Eine akute traumatische oder chronisch bedingte posteriore Bandscheibendislokation an der thorakalen Wirbelsäule führt häufig zu einer neurologischen Symptomatik aufgrund der relativen Enge des Spinalkanals in diesem Abschnitt, allerdings ist diese Verletzungsfolge eher selten.

Die posttraumatische Herniation von Bandscheibengewebe ist häufig vergesellschaftet mit einem subligamentären und epiduralen Hämatom (Kathol 1997).

Epidurales Hämatom

Epidurale Hämatome sind eine seltene Folge eines spinalen Traumas und treten lediglich bei 1–2% der Halswirbelsäulenverletzungen auf (Garza-Mercado 1989). Die Halswirbelsäule ist die mit Abstand häufigste Lokalisation für ein epidurales Hämatom nach einem Wirbelsäulentrauma.

Das Hämatom tritt typischerweise im dorsalen Epiduralraum auf, was damit zusammenhängt, dass die ventrale Dura eine relativ feste Verbindung mit dem hinteren Längsband aufweist (Garza-Mercado 1989). Die Blutung entsteht dabei zumeist aus dem dichten epiduralen Venenplexus, bedingt durch eine plötzliche Druckerhöhung in den klappenlosen Venen (Garza-Mercado 1989, Olshaker u. Barish 1991). Das epidurale Hämatom kann sich akut nach einem Trauma entwickeln oder aber verzögert eintreten, daneben auch nach einer offenen oder geschlossenen Reposition der Wirbelsäule. Bis zu 50% der posttraumatischen epiduralen Hämatome entwickeln

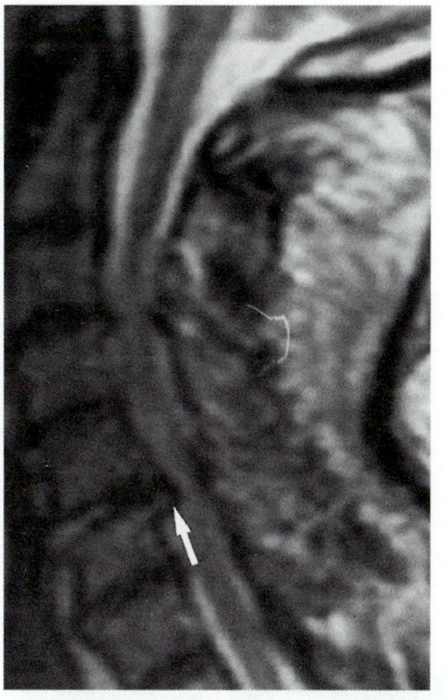

a

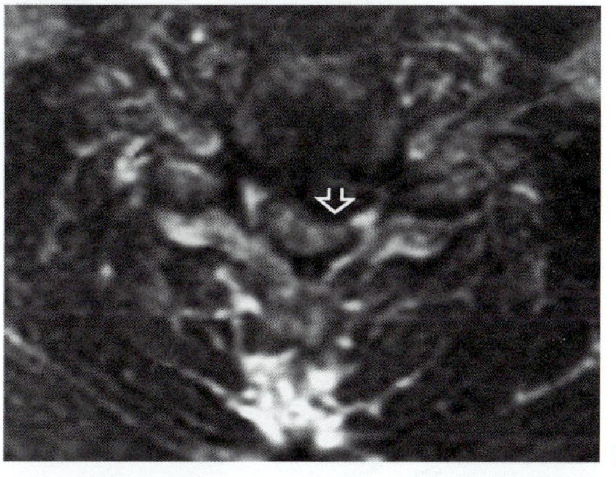

b

Abb. 7.**23a, b** **Wahrscheinlich akuter traumatischer Bandscheibenvorfall:**

a Sagittale T2-gewichtete Aufnahme: Darstellung eines Bandscheibenvorfalls in Höhe C5/C6 (Pfeil) mit einer entsprechenden Rückenmarkkompression. Leichte Erweiterung des vorderen Bandscheibenraums mit einem angehobenen Signal im Bandscheibengewebe und einem prävertebralen Ödem. Distal zu diesem Abschnitt zusätzliche Hinweise für eine akute Hyperextensionsverletzung.

b T2-gewichtete Fast-SE-Aufnahme: Nachweis eines mediolinkslateralen Bandscheibenvorfalls (offener Pfeil), von dem eine Kompression des Rückenmarks ausgeht (aus Mirvis, S. E.: Semin. Musculoskelet. Radiol. 2 [1998] 27–43).

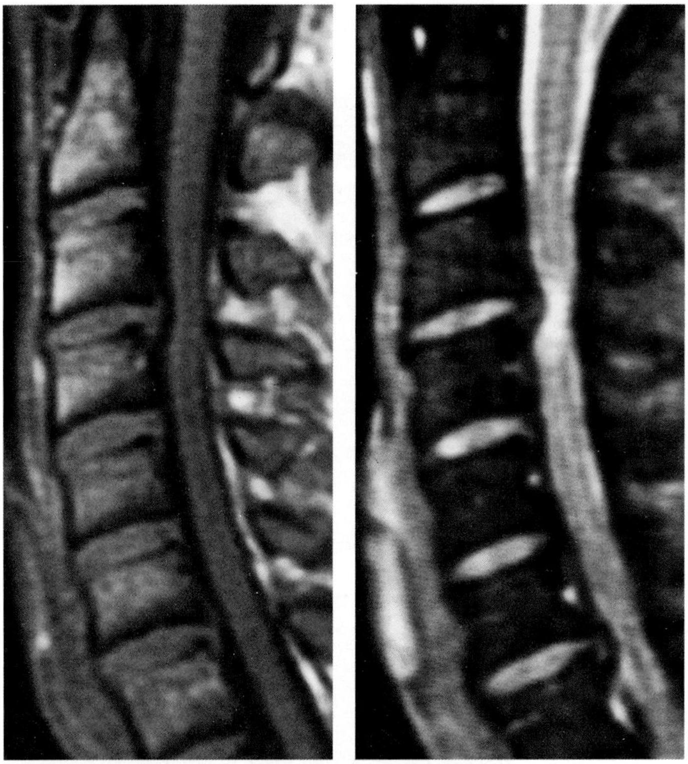

a c

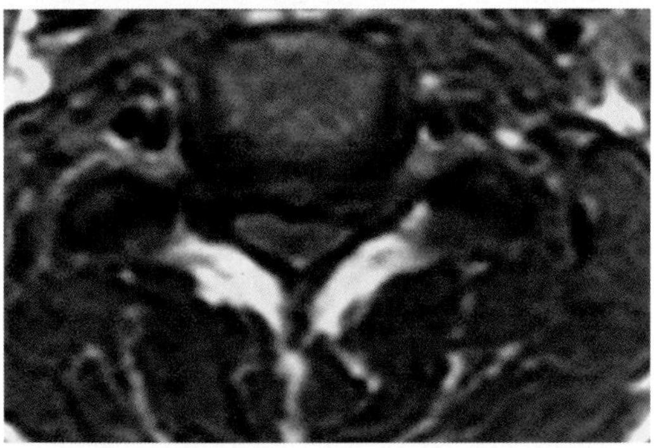

b

Abb. 7.**24a–c** **MRT eines akuten Bandscheibenvorfalls nach einem Trauma**:

a, **b** Sagittale (**a**) und axiale (**b**) T1-gewichtete SE-Aufnahmen: 34-jähriger Mann nach einem akuten Trauma mit klinischem Befund einer Tetraparese. Die Aufnahmen zeigen einen Bandscheibenvorfall in Höhe C3/C4 mit einer entsprechenden Rückenmarkkompression.

c Sagittale T2-gewichtete SE-Aufnahme: Darstellung eines Rückenmarködems in Höhe C3/C4 infolge der Kompression durch den Bandscheibenvorfall.

sich bei Patienten ohne eine offensichtliche Verletzung der Wirbelsäule (Garza-Mercado 1989). Aus diesem Grund sollte das Vorliegen einer Myelopathie ohne Zeichen einer Wirbelsäulenverletzung in nativradiologischen oder CT-Untersuchungen an ein epidurales Hämatom denken lassen, wobei zu bedenken ist, dass eine ältere Blutung sich von der Dichte her in der CT schlecht vom Liquor abgrenzen lässt.

Garza-Mercado (1989) beschrieb eine höhere Wahrscheinlichkeit für das Auftreten eines epiduralen Hämatoms in der Halswirbelsäule bei jüngeren Patienten, bedingt durch eine erhöhte Elastizität der Wirbelsäule, zum anderen bei Patienten mit einer Wirbelkörperfusion sowie mit einer ankylosierenden Spondylitis oder einem Morbus Forestier (DISH).

Die Entwicklung einer progressiven unerklärbaren neurologischen Verschlechterung bei Patienten mit einem spinalen Trauma muss an das Auftreten einer Rückenmarkkompression durch ein progredientes epidurales Hämatom denken lassen.

Das epidurale Hämatom ist in der Lendenwirbelsäule selten, es kann schlecht von einem Bandscheibenvorfall differenziert werden, wenn das MR-Signal mit dem des Bandscheibensignals übereinstimmt und das Hämatom in Höhe des Zwischenwirbelraums liegt (Watanabe u. Mitarb. 1997).

Die Signalcharakteristik des Hämatoms hängt von folgenden Faktoren ab:

- Alter der Blutung,
- Feldstärke,
- verwendete Sequenzen.

In der akuten Phase 1–3 Tage nach dem Trauma stellt sich Blut auf den T1-gewichteten Aufnahmen isointens zum Rückenmark dar. 3–7 Tage nach der Verletzung werden die zentralen Anteile des Hämatoms, die zu diesem Zeitpunkt noch intakte rote Blutzellen enthalten, auf den T2-gewichteten Aufnahmen ein niedriges Signal zeigen, während die Peripherie des Hämatoms aufgrund der Zelllyse bereits eine Signalanhebung sowohl auf den T1- als auch auf den T2-gewichteten Sequenzen zeigt (Abb. 7.**25**–7.**27**).

In einigen Fällen findet sich eine komplexe Signalintensität, was besonders zeitweise bei Blutungen im Rahmen der Abbauphase vorliegen kann (Abb. 7.**26** u. 7.**27**).

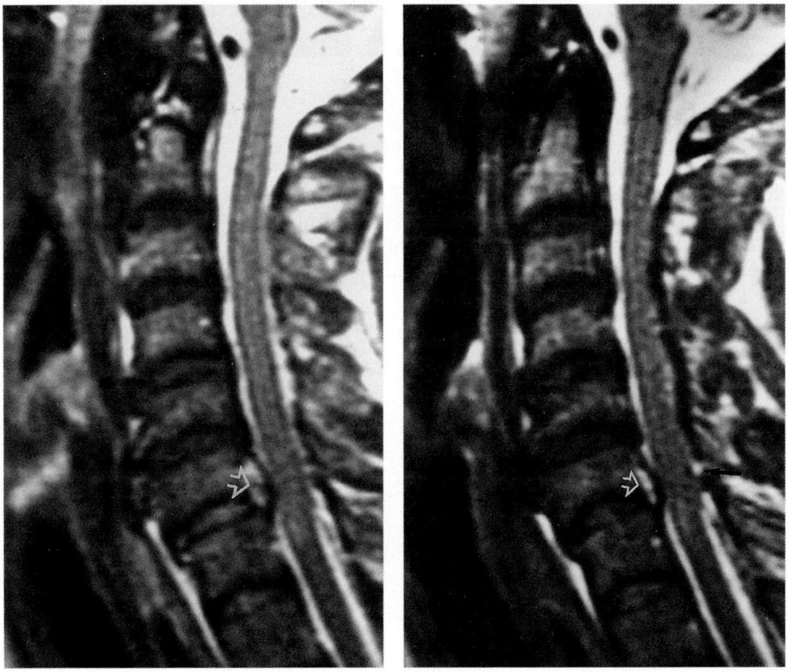

a **b**

Abb. 7.**25a, b** **Subakutes epidurales Hämatom**. Sagittale T2-gewichtete Fast-SE-Aufnahmen: Traumapatient mit einem anterioren Rückenmarksyndrom infolge eines stumpfen Traumas. Die Aufnahmen zeigen eine Blutansammlung mit entsprechend hohem Signal unter dem hinteren Längsband in Höhe C6 (offener Pfeil). Das Signal ist deutlich different von dem des Bandscheibengewebes, sodass es sich nicht um einen Bandscheibensequester handeln kann. Der vordere Subarachnoidalraum ist durch das Hämatom aufgebraucht. In den Aufnahmen ist darüber hinaus der Verdacht einer Ruptur des Lig. flavum in Höhe C6/C7 gegeben (schwarzer Pfeil). Leicht angehobenes Signal im Verlauf des ventralen Rückenmarks in Höhe C7, möglicherweise als Ausdruck der Kontusion. Geringgradiges prävertebrales Ödem.

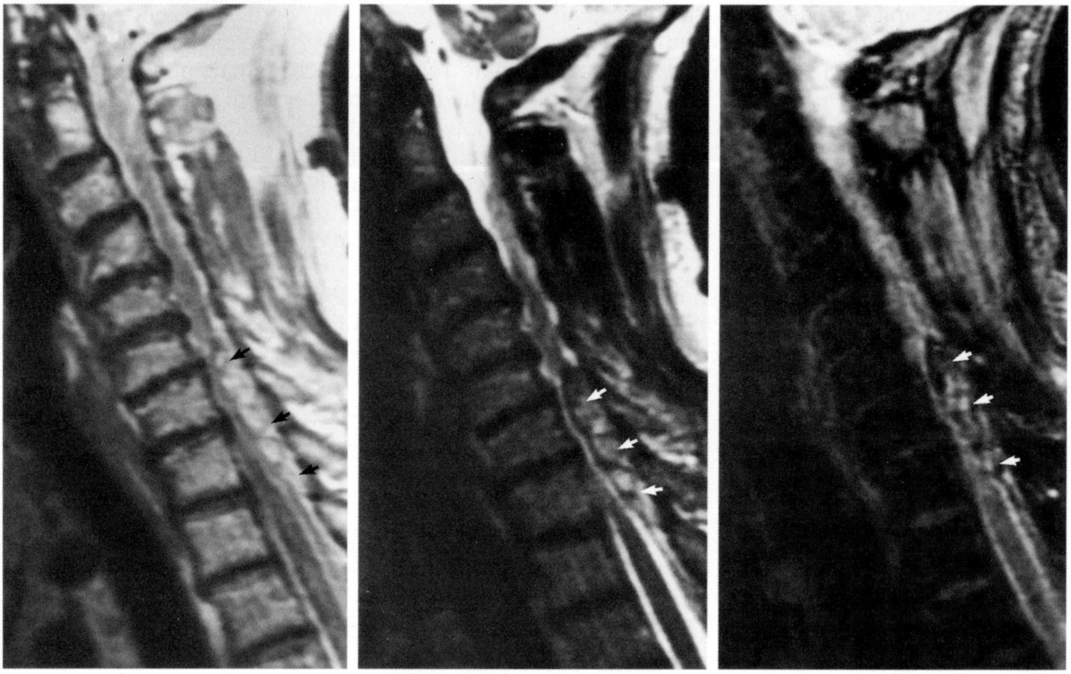

a b c

Abb. 7.**26a–c** **Komplexes epidurales Hämatom**. 75-jähriger Mann mit einer Tetraplegie und einem sensorischen Defizit seit 3 Tagen nach Anheben einer schweren Kiste. Die Aufnahmen zeigen dorsal ein ausgedehntes epidurales Hämatom (Pfeile) mit einer komplexen gemischten Signalintensität, wobei dieses Hämatom sich von C6–D2 erstreckt und eine deutliche Rückenmarkkompression zur Folge hat. Die inhomogene Signalintensität resultiert aus dem subakuten Zustand der Blutung, möglicherweise auch aus mehrzeitig aufgetretenen Einblutungen (aus Mirvis, S. E.: Semin. Musculoskelet. Radiol. 2 [1998] 27–43):
a Sagittale PD-gewichtete SE-Aufnahme.
b T2-gewichtete SE-Aufnahme.
c GRE-Aufnahme.

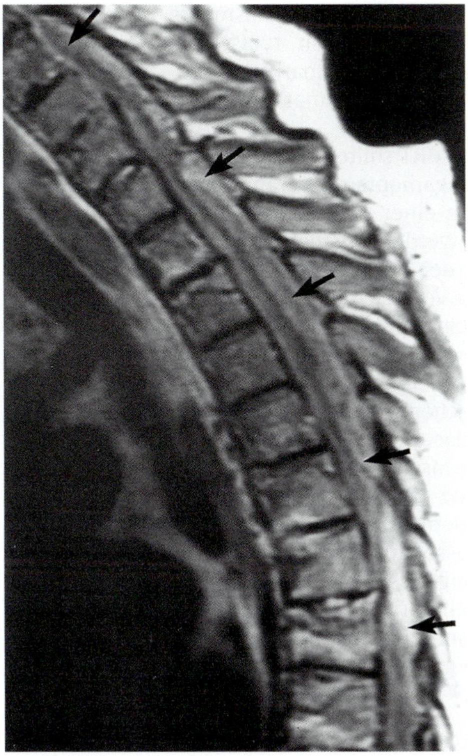

a

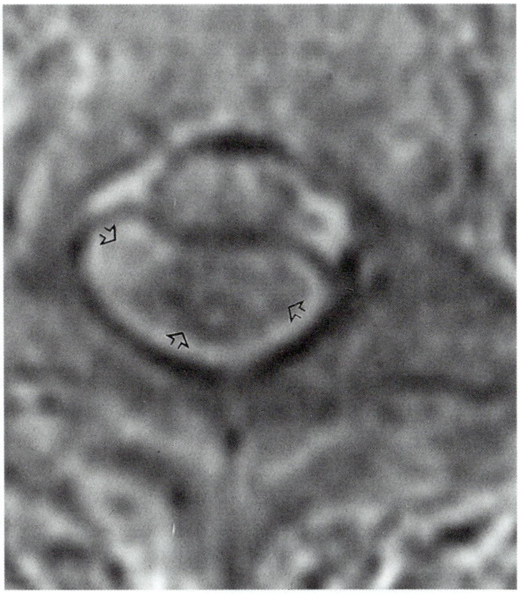

b

Abb. 7.**27a**, **b MRT eines thorakalen epiduralen Hämatoms**:

a Sagittale PD-gewichtete Fast-SE-Aufnahme durch die thorakale und obere lumbale Wirbelsäule: 74-jähriger Mann mit einer progressien Paraplegie nach einem Sturz. Das Bild zeigt ein ausgedehntes dorsales epidurales Hämatom von gemischter Signalintensität (Pfeile). Das variable Signal des Hämatoms ist am ehesten zu erklären durch unterschiedliche Zeitpunkte der Einblutung. Kompressionsfrakturen verschiedener Wirbelkörper der distalen Brust- und oberen Lendenwirbelsäule mit entsprechenden Signalanhebungen im Bereich des Knochenmarks und Deformierungen vor allem der Deckplatten.

b Axiale T2-gewichtete Fast-SE-Aufnahme: Ausgedehntes dorsales Hämatom (Pfeile), von dem eine Kompression und Verlagerung des Rückenmarks ausgeht.

Degenerative Wirbelsäulenveränderungen

Eine Rückenmarkverletzung kann durch eine Impression dorsaler Osteophyten oder durch hypertrophierte, kalzifizierte oder verknöcherte ligamentäre Strukturen verursacht sein, die im Falle eines Flexionstraumas in die ventralen Abschnitte des Rückenmarks gedrückt werden, wobei dies vor allem in der Halsregion infolge der großen Beweglichkeit der Halswirbelsäule auftreten kann. Verletzungen der dorsalen Rückenmarkkontur entstehen nicht selten aus einer Hypertrophie oder einer Vorwölbung des Lig. flavum im Rahmen eines Hyperextensionstraumas. Auch in der thorakalen Wirbelsäule können dorsale Osteophyten eine Verletzung des Rückenmarks hervorrufen, weil das Rückenmark dieser Region den Wirbelkörpern aufliegt und der Spinalkanal relativ eng ist.

Patienten mit einer kongenitalen oder erworbenen spinalen Stenose durch degenerative Veränderungen haben aufgrund dieser Mechanismen häufiger Verletzungen des Rückenmarks im Rahmen eines Wirbelsäulentraumas. Wird bei älteren Patienten eine Myelopathie nach einem Trauma festgestellt, ohne dass radiologisch Verletzungsfolgen nachzuweisen sind, muss ursächlich an eine Rückenmarkschädigung infolge dorsaler Osteophyten gedacht werden (Taylor u. Blackwood 1948).

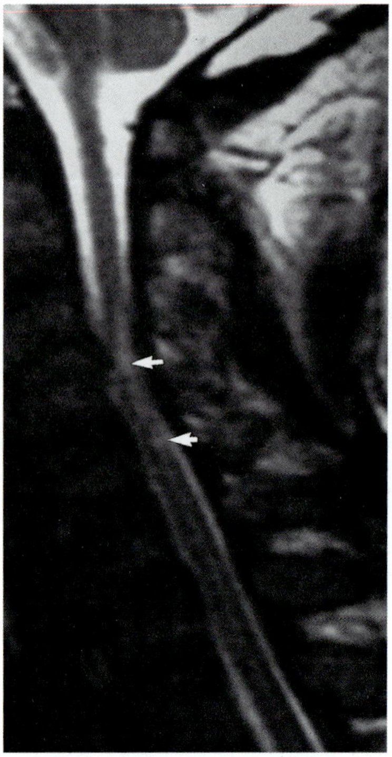

Abb. 7.**28** **Rückenmarkkontusion infolge eines Traumas bei vorbestehender spinaler Stenose** (Pfeil). Sagittale T2-gewichtete GRE-Aufnahme mit multifokalen Bezirken einer spinalen Stenose auf der Grundlage degenerativer Bandscheibenveränderungen und retrospondylophytärer Knochenappositionen bei gleichzeitiger Hypertrophie des Lig. flavum. Angehobenes Rückenmarksignal in Höhe C3/C4 und C5/C6 als Ausdruck entweder einer chronischen Myelomalazie und/oder einer akuten Kontusion. Der Patient litt unter einer kompletten motorischen Parese nach dem Trauma. Die in der Aufnahme ebenfalls erkennbare Rückenmarkatrophie trägt möglicherweise dazu bei, dass sich das neurologische Bild in solchen Fällen nur begrenzt zurückbilden kann.

Impressionen des Halsmarks durch dorsale Osteophyten führen typischerweise zu einem zentralen Rückenmarksyndrom auf dem entsprechenden Halsmarkniveau (Cheng u. Mitarb. 1992).

Die MRT sollte zum Nachweis von knöchernen oder ligamentären Veränderungen des Spinalkanals in einer sagittalen Schnittführung durchgeführt werden, ergänzt durch axiale Aufnahmen in Höhe der spinalen Stenose (Abb. 7.**28**).

Ein Vergleich von T2-gewichteten SE- und T2-gewichteten GRE-Sequenzen kann notwendig sein, um eine exakte Differenzierung zwischen Bandscheibengewebe und Osteophyten zu ermöglichen. Beide Sequenzen stellen den Liquor hell dar und produzieren von daher einen myelographischen Effekt, sodass eine gute Differenzierung zwischen Osteophyten, Bandscheiben und dem Rückenmark möglich ist. Das MRT ist Voraussetzung zur Planung einer ausgedehnteren Dekompressionsoperation, da es das Ausmaß der Rückenmarkkompression sowie die ursächlich zugrunde liegenden knöchernen und ligamentären Veränderungen darstellt.

MR-Angiographie bei Verletzungen der Halsgefäße

Die MR-Angiographie wird als eine Screeningmethode zum Nachweis von Verletzungen an den Halsgefäßen, vor allem an den Vertebralarterien verwendet. Die Inzidenz von Verletzungen der Vertebralarterien nach einem Halswirbelsäulentrauma, insbesondere mit einer Fraktur oder Dislokation, ist nicht bekannt, allerdings werden Verletzungen der Vertebralarterien zunehmend beobachtet und beschrieben (Gambee 1986, Louw u. Mitarb. 1990, Schwartz u. Mitarb. 1991, Jabre 1991, Parent u. Mitarb. 1992, Deen u. McGirr 1992, Friedman u. Mitarb. 1995, Giacobetti u. Mitarb. 1997).

Die Verletzungen der Vertebralarterien nach einem Halswirbelsäulentrauma betreffen generell das V2-Segment, das sich intraforaminal von C6–C2 erstreckt. Die Fixierung der A. vertebralis innerhalb der umschriebenen Foramina transversalia stellt eine Prädisposition zur Verletzung dieser Gefäße dar. Es sind eine Vielzahl von Traumamechanismen mit der Folge einer Verletzung der A. vertebralis festgestellt worden, am häufigsten gehen allerdings die unilaterale oder bilaterale Dislokation der Wirbelgelenke mit Verletzungen der Vertebralarterien einher. Eine Verletzung an der A. vertebralis kann auch bei Frakturen gesehen werden, die durch das Foramen transversarium ziehen. Sie sind auch im Zusammenhang mit lateralen zervikalen Dislokationen beschrieben worden (Kathol 1997).

Giacobetti u. Mitarb. (1997) untersuchten 61 Patienten mit einem Halswirbelsäulentrauma im Verlauf von 7 Monaten nach der Verletzung und verwendeten die MR-Angiographie als Screeningmethode, um Veränderungen an den Vertebralarterien nachzuweisen. Sie sahen bei 12 der 61 Patienten (19,7%) einen kompletten Verschluss der A. vertebralis, 10 dieser 12 Patienten hatten ein Flexions- oder Flexionskompressionstrauma erlitten. Die Autoren fanden keinen Zusammenhang zwischen einer Verletzung der A. vertebralis und Alter, Geschlecht bzw. Grad der neurologischer Beeinträchtigung.

Friedman u. Mitarb. (1995) untersuchten 37 Patienten mit einer akuten Halswirbelsäulenverletzung und fanden bei 9 Patienten (24%) eine uni- oder bilaterale Verletzung der A. vertebralis. Lediglich bei den Patienten mit dem bilateralen A.-vertebralis-Verschluss wurde ein ausgedehnter Kleinhirninfarkt festgestellt, während die anderen Patienten kein neurologisches Defizit im Zusammenhang mit der A.-vertebralis-Verletzung aufwiesen. Die Autoren kommen daher zu der Schlussfolgerung, dass auch in Fällen, wo sich klinisch kein Anhalt für eine A.-vertebralis-Verletzung zeigt, die MR-Angiographie als Routineuntersuchung im Zusammenhang mit der Abklärung eines Halswirbelsäulentraumas durchgeführt werden sollte.

Andere Studien haben eine Prävalenz der A.-vertebralis-Verletzung von bis zu 40% bei Patienten mit einem Halswirbelsäulentrauma festgestellt (Giacobetti u. Mitarb.1997). Die größte Zahl dieser Verletzungen blieb klinisch stumm.

Die MR-Angiographie ist als Screeningmethode zur Untersuchung der Vertebralarterien vor allem bei den Patienten indiziert, die ein stumpfes Trauma der Halswirbelsäule aufweisen mit einem signifikanten Grad einer Dislokation oder Subluxation (mehr als 1 cm) oder aber mit Frakturen, die die Foramina transversalia miteinbeziehen.

Die Routineuntersuchung der Halswirbelsäule sollte axiale T1-gewichtete Aufnahmen einschließen. Diese Sequenzen zeigen Blutfluss durch den Signalverlust (sog. schwarzes Blut). Umgekehrt stellen die GRE-Sequenzen fließendes Blut hell dar, sodass aus der Kombination dieser beiden Untersuchungsmodalitäten Blutfluss nachgewiesen werden kann.

Geeignet ist allerdings vor allem die MR-Angiographie entweder als kontrastmittelassistierte Untersuchungsmethode mit einer 3-dimensionalen FISP-Sequenz oder die 3-dimensionale Time-of-Flight-Sequenz (Abb. 7.**29** u. 7.**30**).

Die MR-Angiographie stellt Einengungen oder Verschlüsse der Gefäße gut dar, der Nachweis einer Intimadissektion oder eines intramuralen Hämatoms bzw. eines Pseudoaneurysmas und einer Gefäßthrombose als Ursache der Gefäßstenose oder des Gefäßverschlusses gelingt besser mit den axialen T1-gewichteten Aufnahmen. Zu beachten ist die häufig seitendifferente Ausprägung der Vertebralarterien, in etwa 70% der Fälle liegt eine einseitige Hypoplasie bei entsprechender kompensatorischer Hypertrophie des Gefäßes auf der Gegenseite vor. Darüber hinaus muss die Gefäßhypoplasie von der Gefäßsklerose differenziert werden.

Pathologische Befunde in der MR-Angiographie sollten ggf. mittels DSA weiter abgesichert werden, da diese Untersuchungsmodalität immer noch gegenüber der MR-Angiographie die höhere Auflösung bietet.

Penetrierende Verletzungen sind die häufigste Ursache einer Verletzung der Vertebralarterien, wobei auf Metallteile, z. B. nach Schussverletzungen, geachtet werden muss, da dies evtl. eine Kontraindikation für die MRT-Untersuchung darstellt. Darüber hinaus wird durch die Metallteile eine Signalauslöschung hervorgerufen, die im Einzelfall wichtige Bereiche der Halswirbelsäule einschließlich der Gefäße mit einschließt und von daher die Untersuchung in der Aussagekraft beeinträchtigt oder aber eine hinreichende Diagnostik unmöglich macht. Gerade bei penetrierenden Schussverletzungen kann es Schwierigkeiten bereiten, diskrete Verletzungen der Gefäßwand MR-angiographisch nachzuweisen, sodass in diesen Fällen grundsätzlich eine DSA-Untersuchung zu empfehlen ist.

Reaney u. Mitarb. (1995) fanden die MR-Angiographie besonders nützlich, um bei Verletzungen der lumbalen Wirbelsäule mit einer Fraktur vom Chance-Typ assoziierte Verletzungen an der abdomialen Aorta nachzuweisen.

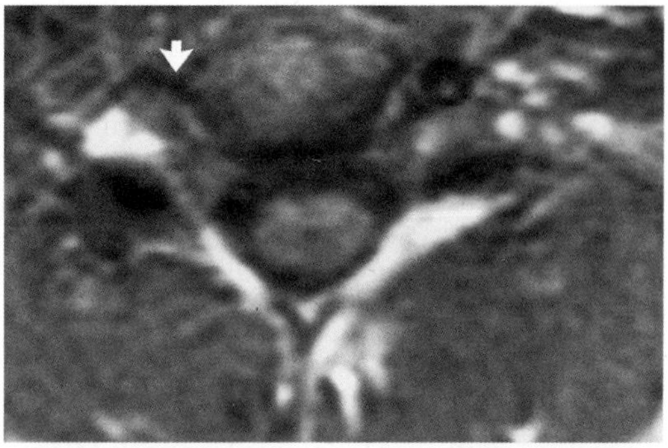
a

Abb. 7.**29a–c** **Traumatisch bedingte Verletzung der Vertebralarterie**. 32-jährige Frau, die eine Hyperflexion/Subluxation im Segmentbereich C5/C6 erlitt:

a Axiale T1-gewichtete SE-Aufnahme: Nachweis eines angehobenen Signals in der rechten Vertebralarterie als Ausdruck des fehlenden Blutflusses (Pfeil).

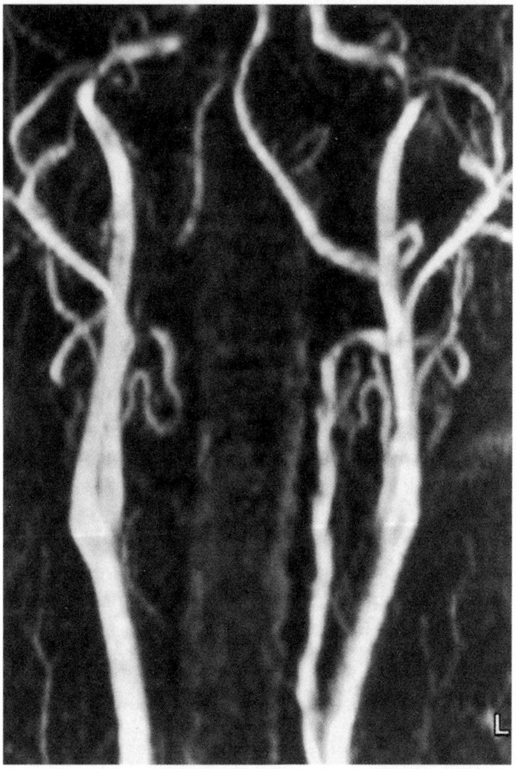

b

b Time-of-Flight-Angiographie: Komplett fehlendes Signal im gesamten Verlauf der rechten Vertebralarterie mit Ausnahme eines kleinen proximalen Abschnitts, der möglicherweise durch kleine kollaterale Zuflüsse in diesem Bereich durchflossen ist und somit eine Aufrechterhaltung des Signals zeigt.

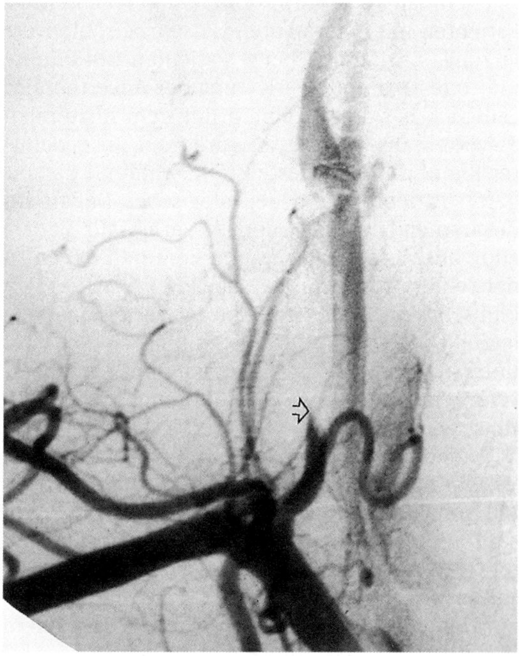
c

c DSA: Darstellung einer kompletten Okklusion proximaler Abschnitte der rechten Vertebralarterie (offener Pfeil). Der Patient hatte keine neurologischen Symptome im Zusammenhang mit diesem Vertebralisverschluss.

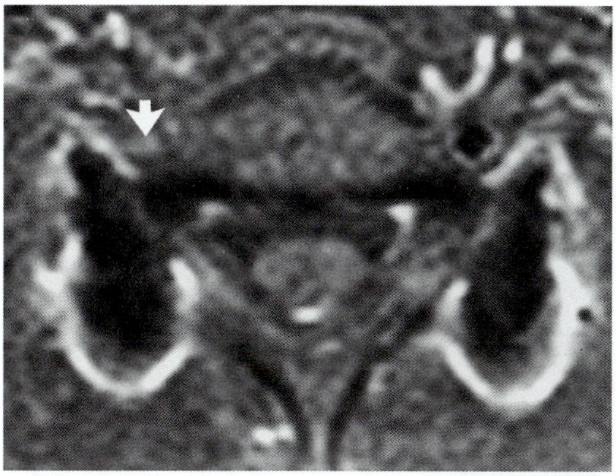
a

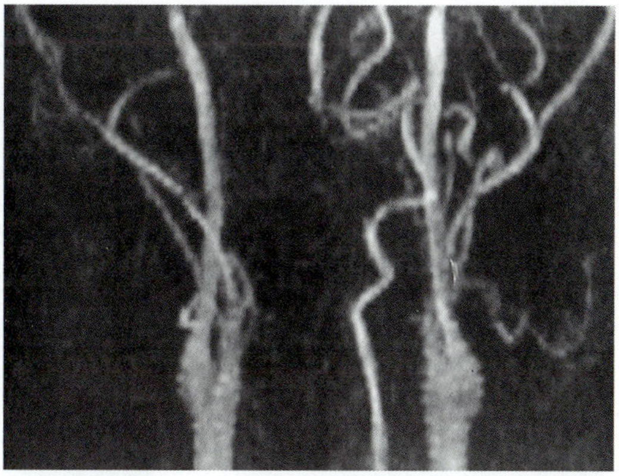
b

Abb. 7.**30a**, **b** **Traumatischer A.-vertebralis-Verschluss rechts infolge einer A.-vertebralis-Verletzung.** 38-jähriger Mann, der eine unilaterale Facettendislokation im mittleren Halswirbelsäulenbereich erlitt:

a Axiale T1-gewichtete SE-Aufnahme: Nach Schraubenfixation beiderseits im Verlauf der Massa lateralis mit Darstellung einer Signalanhebung in der rechten A. vertebralis (Pfeil) als Ausdruck des aufgehobenen Flow-Void-Phänomens. Normales Flow-Void-Signal in der linken A. vertebralis als Ausdruck des Blutflusses. Die Titanschrauben stellen sich infolge einer deutlichen Artefaktbildung auf der rechten Seite dar.

b Time-of-Flight-Angiographie:
Normale Signalgebung im Verlauf der linken A. vertebralis und völlig fehlende Abbildung der rechten A. vertebralis. Der Patient hatte keine neurologischen Ausfälle infolge des A.-vertebralis-Verschlusses rechts.

MRT bei knöchernen Verletzungsfolgen

Bisher ist die MRT nicht als besonders sensitive Untersuchungsmethode zum Nachweis von Knochenverletzungen angesehen worden. Dies hängt insbesondere damit zusammen, dass Knochen keine mobilen Protonen enthält, sodass das Knochensignal gering ist bzw. völlig fehlt. Diese mangelnde Sensitivität der MRT zum Nachweis von Frakturen betrifft insbesondere kleinere Knochenstrukturen, wie:

- Lamina,
- Pedikel,
- Processus transversus (Schäfer u. Mitarb. 1992, Schröder u. Mitarb. 1995).

Allerdings geht eine Knochenverletzung mit einem Ödem einher und somit mit einer Signalveränderung, sodass die Differenzierung zum normalen Knochen gut möglich ist. Darüber hinaus ist beim Vorliegen einer Knochenverletzung auch das inter- und perivertebrale Hämatom gut abgrenzbar (Abb. 7.**31**).

Durch eine Verbesserung der Auflösung sowie durch Verwendung von speziellen Sequenzen (z. B. fettgesättigte Sequenzen, STIR-Sequenz) kann die Knochendarstellung magnetresonanztomographisch verbessert werden. So fanden Schröder u. Mitarb. (1995) 89 % aller Frakturen des Processus transversus und 92 % der Frakturen der Lamina in einer Untersuchungsserie mit 39 Patienten, allerdings gaben sie nur eine Sensitivität von 50 % für C2-Frakturen an.

Salfuddin u. Mitarb. (1996) wiesen ebenfalls auf die zunehmende Genauigkeit der MRT bei Knochenverletzungen insbesondere der Lamina und der Gelenkfacetten im Thorakal- und Lumbalbereich hin, sofern ein State-of-the-Art-MRT-Gerät verwendet wird. Die Autoren empfehlen den Einsatz der MRT in Ergänzung zur Skelettszintigraphie auch unter dem Gesichtspunkt, dass hiermit zwischen einer akuten und chronischen Schädigung des Knochens (z. B. Osteochondrose) und einer Entwicklungsanomalie des Knochens differenziert werden kann.

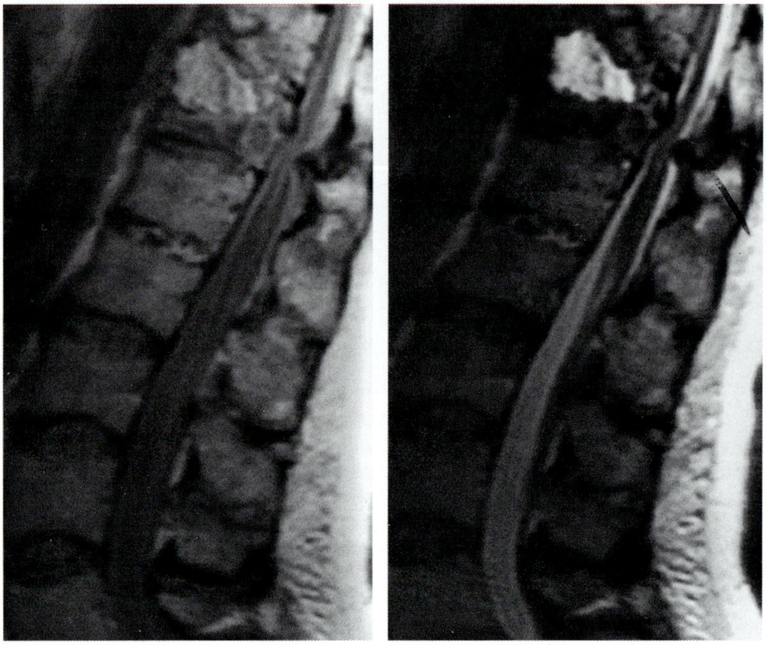

a b

Abb. 7.**31a, b Schwere Kompressionsfrakturen von BWK 11 und BWK 12**:
a Sagittale PD-gewichtete lumbale MRT-Aufnahme: Nachweis eines Kompressionstraumas im Bereich von BWK 11 und BWK 12, wobei sich ein Abschnitt der dorsalen Randleiste von D12 nach intraspinal verlagert darstellt. Der Konus wird hierdurch komprimiert, zusätzlich aber auch infolge einer Vorwölbung von Anteilen der dorsalen Bänder.
b T2-gewichtete Fast-SE-Aufnahme: Darstellung eines ausgeprägten Hämatoms im Bereich von D11 und D12. Auf diesem Bild ist gleichermaßen gut die Kompression des Konus erkennbar (aus Mirvis, S. E.: Semin. Musculoskelet. Radiol. 2 [1998] 27–43).

MRT bei radikulärer Symptomatik

Nach unserer Erfahrung ist die MRT zum Nachweis von Verletzungen der Nervenwurzeln nur bedingt geeignet.

Volle u. Mitarb. (1992) führten eine vergleichende Untersuchung verschiedener bildgebender Verfahren zum Nachweis einer Nervenwurzel- oder Plexus-brachialis-Verletzung durch. Sie kamen zu dem Ergebnis, dass die CT und insbesondere die CT-Myelographie der MRT weit überlegen ist, wobei die konventionelle Myelographie nach wie vor als Goldstandard bezeichnet werden darf. Nur in 1 von 18 Fällen (6%) mit einer Verletzung der Nervenwurzeln konnte die Diagnose mit der MRT gestellt werden. Die Autoren empfehlen daher, die MRT zusammen mit der CT-Myelographie zum Nachweis von traumatischen Meningozelen einzusetzen und die Myelographie mit nachgeschalteter CT-Myelographie zur Differenzierung zwischen einer prä- und postganglionären Verletzung der Nervenwurzeln.

Zusammenfassung

- Die MRT besitzt *Vorteile* bei der Untersuchung von Patienten mit einem Wirbelsäulentrauma:
  - Möglichkeit zur Erstellung von Aufnahmen in 3 Raumebenen,
  - bessere Kontrastauflösung im Vergleich zu anderen bildgebenden Verfahren,
  - Möglichkeit zur Erstellung von myelographieähnlichen Bildern,
  - kontrastreiche Darstellung des Rückenmarks,
  - gute prognostische Aussagekraft,
  - Möglichkeit zur Gefäßdarstellung.
- Um ein optimales Untersuchungsergebnis zu erhalten, sind eine Reihe von *Messprotokollen* erforderlich:
  - sagittale T1-gewichtete SE-Sequenzen zur Beurteilung der Anatomie,
  - sagittale T2-gewichtete TSE-Sequenzen, um pathologische Veränderungen erkennen zu können,
  - sagittale T1-gewichtete GRE-Sequenzen zur besseren Abbildung von Blut und Osteophyten,
  - axiale T1-gewichtete SE-Sequenz zur Beurteilung des Myelons und Epiduralraums,
  - axiale Aufnahmen in Gradienten-Echo-Technik zur Abgrenzung der Bänder, Darstellung der Rückenmarkanatomie und der Blutgefäße.
- Folgende *Nachteile* der MRT sind zu beachten:
  - da die Kortikalis kein Signal liefert, sind Frakturen kleinerer Strukturen vor allem der Wirbelanhangsgebilde schlechter darstellbar als im CT,
  - die Untersuchungszeit ist länger als im CT,
  - der Aufwand zur Überwachung der Patienten ist größer, man benötigt MRT-kompatible Überwachungssysteme, was mit entsprechenden Kosten verbunden ist.
- Durch die Entwicklung nichtmagnetischer Zervikalstützen, Hilfsmitteln für den Patiententransport und aufgrund bestehender telemetrischer Patientenüberwachungssysteme lassen sich heute in den meisten Fällen Akutpatienten mit einer schweren Rückenmarkverletzung untersuchen.
- *Indikationen* für die MRT sind:
  - Vorliegen eines progredienten oder inkompletten neurologischen Defizits,
  - bei geplanter Operation im Falle eines kompletten neurologischen Defizits,
  - bei Vorliegen einer Diskrepanz zwischen Klinik und röntgenologischem Befund hinsichtlich der Höhe einer anzunehmenden Rückenmarkläsion,
  - bei einer bestehenden traumatisch bedingten Radikulopathie, um eine Nervenwurzelschädigung nachzuweisen.
- Im MRT sind *Weichteilverletzungen* gut nachzuweisen. Die nichthämorrhagische Rückenmarkkontusion stellt sich auf T1-gewichteten Aufnahmen iso- bis hypointens dar, auf den T2-gewichteten Aufnahmen hyperintens. Liegt eine signifikante Einblutung des Rückenmarks vor, hängt das Signal vom Alter der Blutung und damit vom Grad des Hämoglobinabbaus ab. In der akuten und subakuten Phase stellt sich auf T2-gewichteten SE-Aufnahmen eine Blutung dunkel dar, nach dem 7. Tag kommt es zu einem Signalumschlag und zu einer Signalanhebung sowohl auf den T1- als auch den T2-gewichteten Sequenzen. In GRE-Sequenzen besteht nahezu immer eine starke Signalabsenkung als Zeichen der Blutung.
- Es werden *3 Typen der Rückenmarkkontusion* unterschieden:
  - Typ I: Rückenmarkblutung,
  - Typ II: Rückenmarködem,
  - Typ III: Rückenmarködem kombiniert mit einer Einblutung.

Patienten mit einer Blutung haben grundsätzlich eine schlechtere Prognose als Patienten mit einem ausschließlichen Ödem als Kontusionsfolge.

- Rückschlüsse auf *Bandverletzungen* lassen sich aus dem Unfallmechanismus, der Wirbelkörperstellung und dem Frakturbefund ableiten. Die MRT vermag eine Bandverletzung direkt darzustellen, wozu T2-gewichtete Sequenzen geeignet sind. In den Aufnahmen stellt sich eine Unterbrechung der signallosen Bandstrukturen dar, kombiniert mit einer Signalanhebung, die auch angrenzende Abschnitte mit einbeziehen kann. Daneben können auch knöcherne Ausrisse und Zerrungen gut differenziert werden.
- Akute traumatische *Bandscheibenvorfälle* lassen sich magnetresonanztomographisch gut nachweisen. Allerdings kann die Differenzierung zwischen Osteophyt und Bandscheibengewebe auf SE-Sequenzen schwierig sein, weshalb ergänzende GRE-Sequenzen zum Einsatz kommen sollten. Besonders häufig werden Bandscheibenvorfälle bei Patienten gesehen, die eine uni- oder bilaterale traumatische Subluxation der Facettengelenke aufweisen.

Zusammenfassung (Fortsetzung)

- Eine seltene Folge eines Wirbelsäulentraumas stellt das *epidurale Hämatom* dar. Es wird begünstigt durch das Vorliegen von Wirbelkörperversteifungen oder beispielsweise eine diffuse idiopathische Skeletthyperostose. Das epidurale Hämatom tritt typischerweise im dorsalen Epiduralraum auf. Es kann sich verzögert entwickeln. Der Nachweis gelingt im MRT bei Verwendung geeigneter Sequenzen problemlos. In den SE-Aufnahmen hängt das Signal vom Alter der Blutung ab, GRE-Sequenzen sind zur Darstellung der gesamten Ausdehnung geeigneter.
- *Degenerative Wirbelsäulenveränderungen* können das Auftreten von Rückenmarkverletzungen begünstigen. Osteophyten können wie ein Hypomochlion wirken und auf diese Weise eine Verletzung von ventral her verursachen. Gleiches gilt für Hypertrophien und/oder Kalzifikationen des Lig. longitudinale posterius. Auch Hypertrophien der Ligg. flava können bei Retroflexionstraumen eine entsprechende Schädigung des Rückenmarks von dorsal aus hervorrufen.
- Die *MR-Angiographie* wird als eine Screeningmethode zum Nachweis oder Ausschluss von Verletzungen der Halsgefäße, insbesondere der A. vertebralis verwendet. Die Verletzungen der Vertebralarterien betreffen generell das V2-Segment, das sich intraforaminal von C 6–C 2 erstreckt. Die Fixierung der A. vertebralis innerhalb der Foramina stellt eine Prädisposition dar. Besonders häufig treten Verletzungen bei uni- oder bilateralen Wirbelgelenkverletzungen auf.
- Durch eine Verbesserung der Auflösung und die Verwendung von *fettgesättigten Sequenzen* (FS-Sequenzen, STIR-Sequenz), ist die Knochendarstellung genauer möglich. Von daher lassen sich Knochenverletzungen auch magnetresonanztomographisch gut darstellen. Schwierigkeiten bereitet der Nachweis von Frakturen der dorsalen Wirbelstrukturen sowie insbesondere von C 2-Frakturen.
- Die MRT ist zum Nachweis von *Verletzungen der Nervenwurzeln* nur bedingt geeignet. Die konventionelle Myelographie stellt unverändert den Goldstandard dar. Zur Anwendung kommen sollten stark T2-gewichtete Aufnahmen, die einen myelographieähnlichen Effekt erzielen.

Literatur

Benzel, E. C., B. L. Hart, P. A. Ball et al.: Magnetic resonance imaging for the evaluation of patients with occult cervical spine injury. J. Neurosurg. 85 (1996) 824–829

Cheng, C., A. L. Wolf, S. E. Mirvis, W. L. Robinson: Body surfing accidents resulting in cervical spine injury. Spine 17 (1992) 257–260

Davis, S. J., L. M. Terest, W. G. BradleyJr. et al.: Cervical spine hyperextension injuries: MR findings. Radiology 180 (1991) 245

Deen, H. G., S. J. McGirr: Vertebral artery injury associated with cervical spine fractures. Spine 17 (1992) 230–234

Doran, S. E., M. Papadopoulos, T. Ducker, K. O. Lillehei: Magnetic resonance imaging documentation of coexistent traumatic locked facets of the cervical spine and disc herniation. J. Neurosurg. 79 (1993) 341–345

Flanders, A. E., D. M. Schafer, H. T. Doan, M. M. Mishkin, C. F. Gonzales, B. E. Northrup: Acute cervical spine trauma: correlation of MR imaging findings with degree of neurologic deficit. Radiology 177 (1990) 25–33

Friedman, D., A. Flanders, C. Thomas, W. Millar: Vertebral artery injury after cervical spine trauma: rate of occurrence by MR angiography and assessment of clinical consequences. Amer. J. Roentgenol. 164 (1995) 443–447

Gambee, M. J.: Vertebral artery thrombosis after spinal injury: case report. Paraplegia 24 (1986) 350–357

Garza-Mercado, R.: Traumatic extradural hematoma of the cervical spine. Neurosurgery 24 (1989) 410–414

Georgy, B. A., J. R. Hesselink: MR imaging of the spine: recent advances in pulse sequences and special techniques. Amer. J. Roentgenol. 162 (1994) 923–924

Giacobetti, F. B., A. R. Vaccaro, M. A. Bos-Giacobetti et al.: Vertebral artery occlusion associated with cervical spine trauma. A prospective analysis. Spine 22 (1997) 283–287

Gundry, C. R., H. M. Fritts: Magnetic resonance imaging of the musculoskeletal system. Spine Clin. Orthop. Rel. Res. 138 (1997) 275–287

Jabre, A.: Subintimal dissection of the vertebral artery in subluxation of the cervical spine. Neurosurgery 29 (1991) 912–915

Kathol, M. H.: Cervical spine trauma. What's new? Radiol. Clin. N. Amer. 3 (1997) 507–532

Katz, R. C., L. Wilson, N. Fraser: Anxiety and its determinants in patients undergoing magnetic resonance imaging. J. Behav. Ther. exp. Psychiat. 25 (1994) 131

Kulkarni, M. V., C. B. McArdle, D. Kopanicky, M. Mauer, H. B. Cotler, E. F. Francis et al.: Acute spinal cord injury: MR imaging at 1,5T. Radiology 164 (1987) 837–843

Louw, J. A., N. A. Mafoyane, C. P. Neser: Occlusion of the vertebral artery in cervical spine dislocations. J. Bone Jt Surg. 72-B (1990) 679–681

Mascalchi, M., G. D. Pozzo, C. Dini, V. Zampes, M. D'Andrea, M. Mizzaie, F. Lolli et al.: Acute spinal trauma:

prognostic value of MRI appearances at 0,5T. Clin. Radiol. 48 (1993) 100–108
Mirvis, S. E., F. H. Geisler, J. J. Jelinek, J. N. Joslyn, F. E. Gellad: Acute cervical spine trauma evaluation with 1,5T MR imaging. Radiology 166 (1988) 807–816
Olshaker, J. S., R. A. Barish: Acute traumatic cervical epidural hematoma. Ann. Emerg. Med. 20 (1991) 662–664
Parent, A. D., H. L. Harkey, D. A. Touchstone et al.: Lateral cervical spine dislocation and vertebral artery injury. Neurosurgery 31 (1992) 501–509
Pettersson, K., C. Hildingsson, G. Toolanen, M. Fagerland, J. Bjornebrink: Disc pathology after whiplash injury. A prospective magnetic resonance imaging and clinical investigation. Clin. Orthop. 338 (1997) 275–287
Quencer, R. M., R. P. Bunge, M. Egnor et al.: Acute traumatic central cord syndrome: MRI-pathologic correlation. Neuroradiology 34 (1992) 85–94
Reaney, S. M., M. S. Parker, S. E. Mirvis et al.: Abdominal aortic injury associated with transverse lumbar spine fracture – Imaging findings. Clin. Radiol. 50 (1995) 834–838
Rizzolo, S. J., M. R. Piazza, J. M. Cotler et al.: Intervertebral disc herniation complicating cervical spine trauma. Spine 16 (1991) 187–189
Ronnen, H. R., P. J. de Korte, P. R. Brink, H. J. van der Bijl, A. J. Tonino, C. L. Franke: Acute whiplash injury: Is there a role for MR imaging? A prospective study of 100 patients. Radiology 210 (1996) 93–96
Ross, J. S.: MR imaging of the cervical spine. Techniques for two- and three-dimensional imaging. Amer. J. Roentgenol. 159 (1992) 779–786
Saifuddin, A., H. Noordeen, B. A. Taylor, I. Bayley: The role of imaging in the diagnosis and management of thoracolumbar burst fractures: current concepts and a review of the literature. Skelet. Radiol. 25 (1996) 603–613
Schaefer, D. M., A. E. Flanders, J. L. Osterholm, B. E. Northrup: Prognostic influence of magnetic resonance imaging in the acute phase of cervical spine injury. J. Neurosurg. 173 (1992) 219–224
Schröder, R. J., T. Vogt, N. Hidajat et al.: Comparison of the diagnostic value of CT and MRI in injuries of the cervical vertebrae. Akt. Radiol. 5 (1995) 197–202
Schwartz, N., W. Buchinger, T. Gaudernak et al.: Injuries to the cervical spine causing vertebral artery trauma: case reports. J. Trauma. 31 (1991) 127–133
Shellock, F. G., S. Morisoli, E. Kanal: MR procedures and biomedical implants, materials, and devices: 1993 update. Radiology 189 (1993) 587–599
Shellock, F. G., H. Lipczak, E. Kanal: Monitoring patients during MR-procedures. Appl. Radiol. 24 (1995) 11–17
Silberstein, M., B. M. Tress, O. Hennessey: Prediction of neurologic outcome in acute spinal cord injury. The role of CT and MR. Amer. J. Neuroradiol. 13 (1992a) 1597–1608
Silberstein, M., B. M. Tress, O. Hennessey: Prevertebral swelling in cervical spine injury: Identification of ligament injury with magnetic resonance imaging. Clin. Radiol. 46 (1992b) 318–323
Taylor, A. R., W. Blackwood: Paraplegia in hyperextension cervical injuries with normal radiographic appearance. J. Bone Jt Surg. 30-B (1948) 245–248
Terk, M. R., M. Hume-Neal, M. Fraipont et al.: Injury of the posterior ligament complex in patients with acute trauma: evaluation by MR imaging. Amer. J. Roentgenol. 168 (1997) 1481–1486
Volle, E., J. Assheuer, J. P. Hedde, R. Gustorf-Aeckerle: Radicular avulsion resulting from spinal injury: assessment of diagnostic modalities. Neuroradiology 34 (1992) 235–240
Warner, J., K. Shanmuganathan, S. E. Mirvis, D. Cerva: Magnetic resonance imaging of ligamentous injury of the cervical spine. Emerg. Radiol. 3 (1996) 9–15
Watanabe, N., T. Ogura, K. Kimori, H. Hase, Y. Hirawasa: Epidural hematoma of the lumbar spinesimulating extruded disk herniation: clinical, discographic, and enhanced magnetic resonance imaging features. A case report. Spine 22 (1997) 105–107
Weirich, S. D., H. B. Cotler, P. A. Narayana et al.: Histopathologic correlation of magnetic resonance image signal patterns in a spinal cord model. Spine 15 (1990) 630–638

8 Vaskuläre Erkrankungen des Spinalkanals

A. Felber, S. Felber, H. Henkes und D. Kühne

Inhaltsverzeichnis

Gefäßanatomie des Rückenmarks

Die Kenntnis der normalen Gefäßanatomie des Rückenmarks ist notwendig, um die vaskulären Erkrankungen des Spinalkanals zu verstehen.

Arterielle Versorgung

Systeme bei der arteriellen Versorgung des Rückenmarks

- Longitudinales System.
- Transversales System.

Das *longitudinale System* besteht aus der singulären A. spinalis anterior und den paaren Aa. spinales posteriores. Die Spinalarterien entspringen am kraniozervikalen Übergang aus den Aa. vertebrales und den Aa. cerebelli inferiores posteriores. Entlang des Spinalkanals erhält die A. spinalis anterior Zuflüsse aus den vorderen Radikulararterien und die Aa. spinales posteriores aus den hinteren Radikulararterien (*transversales System*). Im Mittel sind es 6 vordere und 11–16 hintere Radikulararterien, die sich aus den Aa. nervomedullares bilden. Die Aa. nervomedullares werden aus Ästen der Wirbelkörperarterien und im Zervikalbereich aus Ästen der A. cervicalis profunda, A. cervicalis ascendens und A. intercostalis profunda, im Thorakolumbalbereich aus Ästen der Aa. intercostales und Aa. lumbales und im Sakralbereich aus Ästen der A. ilica interna gespeist. Im mittleren Thorakalmark sind diese Radikulararterien weniger prominent. Im Thorakolumbalbereich wird die kaliberkräftigste A. radicularis anterior als *A. radicularis magna* oder *Adamkiewicz-Arterie* bezeichnet (Adamkiewicz 1882, Lazorthes u. Mitarb. 1973).

Die *A. spinalis anterior* verläuft im Sulcus spinalis anterior vom kraniozervikalen Übergang bis zum Filum terminale. Die A. spinalis anterior bildet zusammen mit den vorderen Radikulararterien den vorderen pialen arteriellen Plexus und versorgt über segmentale penetrierende Äste (Aa. sulcales) etwa 70 % des Rückenmarks, einschließlich der Pyramidenbahn und der grauen Substanz mit Ausnahme der Hinterhörner (Friedman u. Flanders 1992). Die Aa. sulcales sind zentrifugal angeordnet und weisen innerhalb des Rückenmarks keine Anastomosen untereinander auf (Endastarterien; Friedman u. Flanders 1992).

Die paaren *Aa. spinales posteriores* bilden zusammen mit den hinteren Radikulararterien einen pialen arteriellen Plexus um den hinteren Abschnitt des Rückenmarks. Dieser piale arterielle Plexus wird durch das Lig. denticulatum in einen dorsalen und lateralen (Vasa corona) pialen Plexus unterteilt. Über tiefe penetrierende Äste aus dem dorsalen und lateralen pialen Plexus versorgen die Aa. spinales posteriores etwa 30 % des Rückenmarks, einschließlich der Hinterhörner und Hinterstränge (Abb. 8.**2**) (Friedman u. Flanders 1992). Die penetrierenden Äste sind hierbei zentripedal angeordnet und weisen zahlreiche Anastomosen untereinander auf.

Im Bereich des Conus medullaris weisen die A. spinalis anterior und die paaren Aa. spinales posteriores Anastomosen untereinander auf und bilden einen *arteriellen „Korb"* (Lazorthes u. Mitarb. 1958, 1966, 1973, Manelfe 1973, Lasjaunas u. Berenstein 1990). Die Versorgung des Filum terminale erfolgt aus diesem arteriellen „Korb" um den Konus (Djindjian u. Mitarb. 1988).

Die sog. *Wasserscheidenzone* des Rückenmarks befindet sich entlang der grauen Substanz, zwischen den zentrifugalen (A. spinalis anterior) und den zentripedalen (Aa. spinales posteriores) penetrierenden Ästen (Friedman u. Flanders 1992).

Rückenmarkvenen

Die Rückenmarkdrainage erfolgt über ein intrinsisches und extrinsisches venöses System in den epiduralen Venenplexus.

Intrinsisches venöses System. Aus einem Netzwerk von venösen Kapillaren, die untereinander zahlreiche tranversale Anastomosen aufweisen, formieren sich sulkale und transversale Venen. Diese Venen bilden zusammen mit transmedullären Venen einen longitudinalen Venenplexus, der den Bahnen grauer und weißer Substanz folgt.

Extrinsisches venöses System. Das extrinsische Sytem besteht aus dem pialen venösen Plexus, den logitidinalen Venen (Vv. spinales anteriores et posteriores) und den Radikularvenen. Der piale venöse Plexus, der ein Netzwerk von zahlreichen Anastomosen an der Rückenmarkoberfläche darstellt, verbindet die intrinsischen perforierenden Venen in ein System venöser Längsanastomosen an der Rückenmarkoberfläche (Vv. spinales anteriores et posteriores). Die Vv. spinales anteriores et posteriores weisen untereinander zahlreiche Anastomosen auf und sind mit den Radikularvenen verbunden. Meist (in 60% der Fälle) treten die Radikularvenen mit den Nervenwurzeln durch die Dura. Die Radikularvenen können aber auch separat die Dura penetrieren (Lasjaunias u. Berenstein 1990). Die Radikularvenen besitzen keine Venenklappen, weisen jedoch meist beim duralen Durchtritt eine Einengung auf, die die Funktion einer *Antirefluxklappe* übernimmt (Tadie u. Mitarb. 1979). Über die ventralen und dorsalen Radikularvenen gelangt das Blut in den epiduralen Venenplexus.

Epiduraler Venenplexus. Von der Schädelbasis bis zum Os sacrum besteht ein ausgedehntes Netzwerk von miteinander anastomosierenden Venen, die den epiduralen Venenplexus bilden. Die Radikularvenen münden entweder direkt im Bereich der Neuroforamina in den epiduralen Venenplexus oder über einen duralen Pool in den vorderen epiduralen Venenplexus. Der vordere epidurale Venenplexus ist vor allem im oberen Zervikal- und im Lumbalabschnitt prominent (Rodesch u. Mitarb. 1992, Gelber u. Mitarb. 1992). Der epidurale Venenplexus drainiert über die Radikularvenen im Bereich der Austrittsstelle aus den Foramina intervertebralia in den basivertebralen Venenplexus, der in den Wirbelkörpern lokalisiert ist.

Spinale Blutungen

Einteilung der spinalen Blutungen nach der Lokalisation

- Spinales epidurales Hämatom.
- Spinales subdurales Hämatom.
- Spinale Subarachnoidalblutung.
- Hämatomyelie.

Spinales epidurales Hämatom

Ätiologie/Pathogenese

Spinale Epiduralhämatome entstehen durch Blutungen des epiduralen Venenplexus. Die Blutung ist zwischen dem Periost der Wirbelkörper und der Dura mater lokalisiert. Die Blutung dehnt sich meist über mehrere Segmenthöhen aus und ist dabei überwiegend dorsal lokalisiert. Die Blutung führt rasch zu einer Kompression des Duralsacks mit Auftreten einer Querschnittsymptomatik und stellt eine MRT-Notfallindikation dar (Cowie 1992, Johnston 1993).

Die häufigsten Ursachen eines spinalen Epiduralhämatoms sind (Gingrich 1965, Langmayr u. Mitarb. 1995):

- Antikoagulanzienbehandlung,
- Trauma.

Blutungen aus Gefäßmissbildungen sind selten.

Inzidenz, Alter und Geschlecht

Spinale Epiduralhämatome sind selten. Der Altersgipfel liegt in der 5. Lebensdekade (Langmayr u. Mitarb. 1995). Männer sind häufiger betroffen als Frauen (Gingrich 1965).

Klinik

Die spinale Epiduralblutung setzt mit heftigen, häufig radikulär ausstrahlenden Schmerzen in der Blutungshöhe ein. Innerhalb von wenigen Stunden bildet sich eine Querschnittsymptomatik aus.

Diagnostik

MRT

Magnetresonanztomographisch zeigt sich eine intraspinale, extramedulläre, nichtkontrastmittelaufnehmende Raumforderung, die je nach Alter der Blutung ein unterschiedliches Signalverhalten zeigt (Abb. 8.**1**). Akute Blutungen werden am sensitivsten mit GRE-Sequenzen nachgewiesen, die besonders empfindlich auf Suszeptibilitätseffekte sind, die durch das Deoxyhämoglobin hervorgerufen werden. Die Blutung selbst weist in der Regel in der sagittalen und axialen Aufnahme eine bikonvexe Konfiguration auf (Bernsen u. Mitarb. 1988, Avrahami u. Mitarb. 1989, Di Lorenzo u. Mitarb. 1990) und zeigt, wenn sie im ventralen Abschnitt des Epiduralraums lokalisiert ist, das typische *Curtain Sign*, wobei die Mittellinie, aufgrund der Trolard-Membran, nicht über-

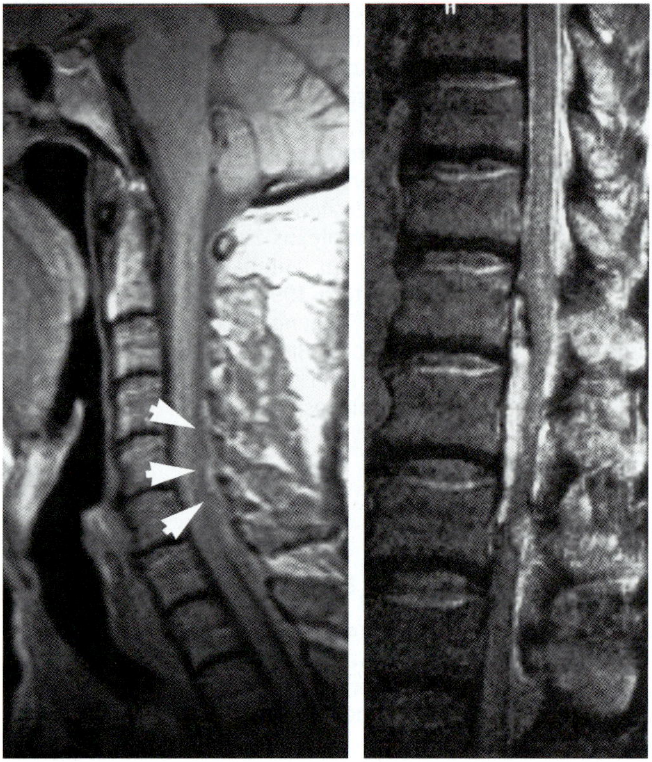

a b

Abb. **8.1 a, b** **Akute epidurale Hämatome**:
a Akute epidurale Hämatome können in der T1-gewichteten Aufnahme isointens mit dem Rückenmark sein (Pfeilspitzen).
b Bei diesem Patienten handelt es sich um ein perakutes Stadium. In diesem Stadium kann das Hämatom so wasserreich sein, dass es in der T2-gewichteten Aufnahme auch bei 1,5 Tesla überwiegend signalreich zur Darstellung kommt.

schritten wird (Abb. 8.**2**). Ist die Blutung im dorsalen Epiduralraum lokalisiert, kann sie magnetresonanztomographisch nicht von einem Subduralhämatom differenziert werden (Abb. 8.**3**). Die umliegenden meningealen Strukturen weisen eine vermehrte Kontrastmittelaufnahme auf, sodass je nach Alter der Blutung die Differenzierung von einem Abszess schwierig sein kann.

Spinales subdurales Hämatom

Ätiologie/Klinik

Die Ätiologie der spinalen subduralen Blutung und die klinische Symptomatik sind ähnlich wie beim Epiduralhämatom (Edelson 1976, Russel u. Benoit 1983). Auch das Subduralhämatom stellt eine MRT-Notfallindikation dar (Mattle u. Mitarb. 1987). Die Blutung ist zwischen den Blättern der Dura mater lokalisiert. Da im Subduralraum unterhalb des Foramen magnums größere Blutgefäße fehlen, ist ein spinales Subduralhämatom sehr selten. Es sind überwiegend Frauen betroffen (Cowie 1992).

Diagnostik

MRT

Magnetresonanztomographisch zeigt sich, ähnlich wie bei einem Epiduralhämatom, eine nichtkontrastmittelaufnehmende intraspinale, extramedulläre Raumforderung (Abb. 8.**4**). Das Subduralhämatom ist im sagittalen Bild konkav konfiguriert und weist im axialen Bild eine unregelmäßige Konfiguration auf (Langmayr u. Mitarb. 1995).

Das Subduralhämatom kann magnetresonanztomographisch nur dann von einem Epiduralhämatom differenziert werden, wenn es im ventralen Subduralraum lokalisiert ist und eine Mittellinienüberschreitung zeigt. Je nach Alter der Blutung kann, wie bereits diskutiert, aufgrund der verstäkten Kontrastmittelaufnahme der umliegenden Meningen eine Unterscheidung von einem Abszess schwierig sein.

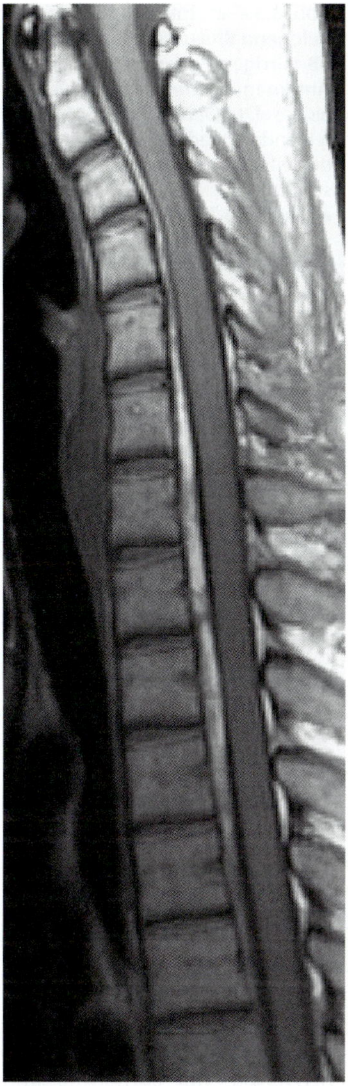

a

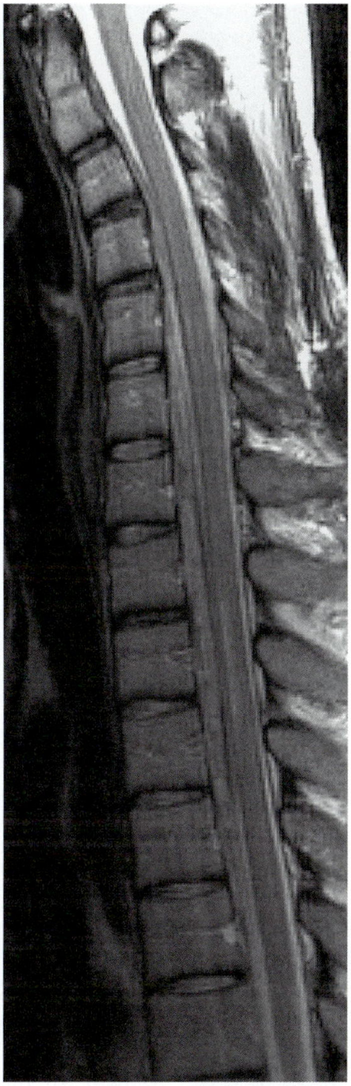

b

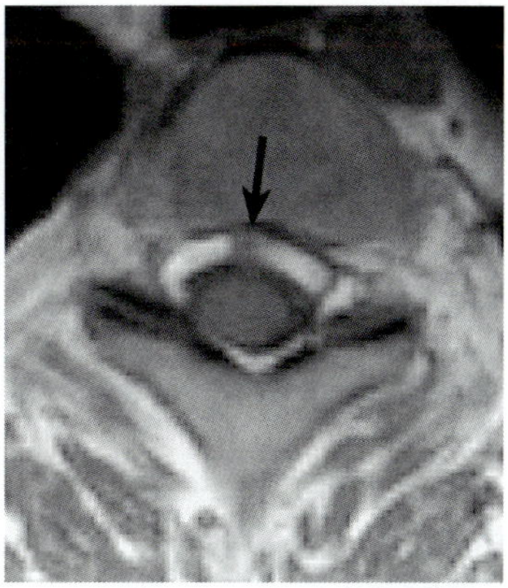

c

Abb. 8.**2 a–c Epidurales Hämatom bei einer 29-jährigen Patientin mit bekanntem systemischen Lupus erythematodes.** Inkomplette Querschnittssymptomatik seit 10 Tagen:
a Sagittale T1-gewichtete Aufnahme: Darstellung einer intraspinalen extramedullären Raumforderung, die sich ventral vom Myelon von HWK 1–BWK 4 erstreckt und sich hyperintens abzeichnet, entsprechend einer Blutung im Subakutstadium.
b Sagittale T2-gewichtete Aufnahme: Auf der Aufnahme kommt die Blutung ebenfalls leicht hyperintens zur Abbildung. Kompressionsbedingtes Myelonödem in Höhe BWK 1-3.
c Transversale T1-gewichtete Aufnahme: Typisches Curtain Sign, was bedeutet, dass die Blutung durch die Trolard-Membran in 2 Abschnitte unterteilt wird (Pfeil). Dieser Befund ist beweisend für die epidurale Lage.

Spinale Subarachnoidalblutung

Ätiologie/Pathogenese

Die spinale Subarachnoidalblutung ist weitaus seltener als die intrakranielle Subarachnoidalblutung. Die Blutung ist zwischen dem Myelon (Pia mater) und der Arachnoidea lokalisiert.

Die häufigsten Ursachen einer spinalen Subarachnoidalblutung sind:

- intradurale Gefäßmissbildungen,
- Rückenmarktumoren.

Eine traumatische spinale Subarachnoidalblutung ist selten. Blutungen aus einem spinalen Aneurysma sind eine Rarität.

Klinik

Charakteristischerweise tritt ein plötzlicher, in Läsionshöhe lokalisierter, Rückenschmerz auf, der von einer beidseitigen Ischialgie und einem Meningismus gefolgt wird. Meist kommt es innerhalb von Minuten zu heftigen Kopfschmerzen, Übelkeit und Erbrechen.

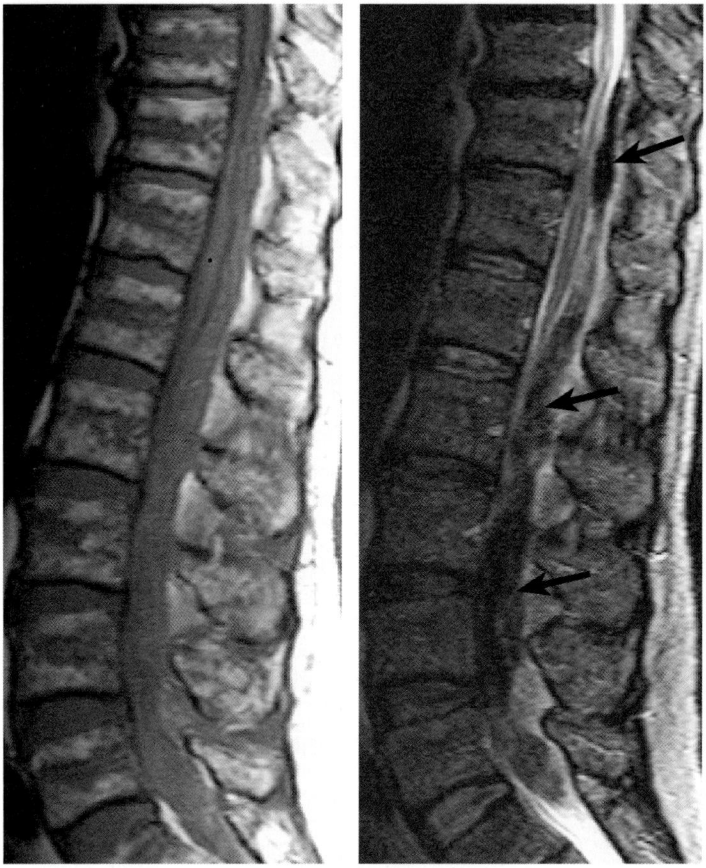

a b

Abb. 8.**3 a–c** **Intraspinale dorsal gelegene Blutung bei einem 68-jährigen Patienten unter Antikoagulanzientherapie.** Akut eingesetzte Denervierung L4 links, fehlender Quadrizepsreflex beiderseits und neurogene Blasenstörung:

a Sagittale T1-gewichtete Aufnahme: Darstellung einer intraspinalen Raumforderung, die sich isointens abzeichnet, entsprechend einer Blutung im Akutstadium.

b T2-gwichtete Aufnahme: Die Blutung kommt hypointens zur Darstellung und geht mit einer massiven intraspinalen extramedullären Raumforderung einher (Pfeile).

c Transversale T2-gewichtete Aufnahme: Hier stellt sich die Blutung dorsal im Spinalkanal dar, was eine sichere Differenzierung zwischen epi- und subduraler Lage unmöglich macht (Pfeil).

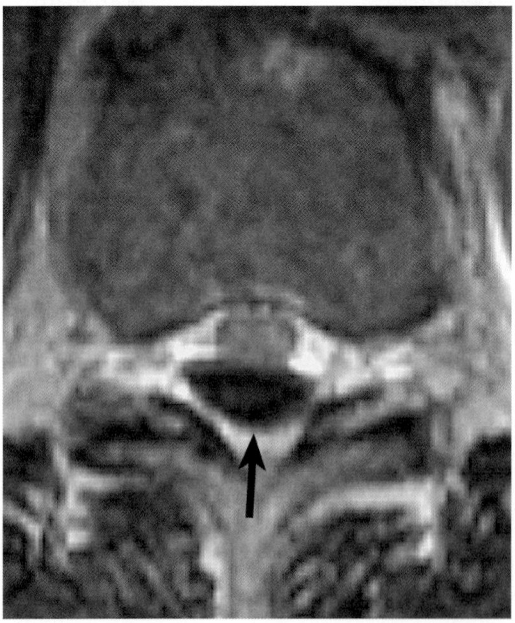

c

Diagnostik

MRT

Akute spinale Subarachnoidalblutungen sind ebenso wie akute intrakranielle Subarachnoidalblutungen magnetresonanztomographisch schwer zu diagnostizieren. Die Verteilung und somit Verdünnung des Bluts im Liquor macht den Nachweis der Suszeptibilität schwierig, die durch das Deoxyhämoglobin hervorgerufen wird und zu einem Signalverlust in den T2-gewichteten Aufnahmen führt. Im Subakutstadium ist der Nachweis durch den paramagnetischen Effekt leichter. Der Subarachnoidalraum zeichnet sich in den T1-gewichteten Bildern hyperintens ab. Im chronischen Stadium zeigt sich das Bild einer spinalen ZNS-Siderose (Abb. 8.**5**).

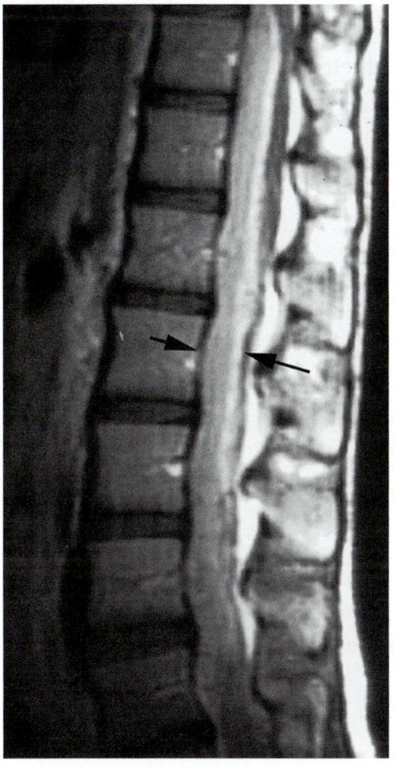

Abb. 8.**4** **Seltener Fall eines spinalen subduralen Hämatoms (Pfeile) ohne vorangegangenes Trauma**. Signalintensive Darstellung in der T1-gewichteten Aufnahme aufgrund von Methämoglobin im subakuten Stadium. Konus und Kauda sind nach dorsal abgedrängt. Sagittale T1-gewichtete Aufnahme.

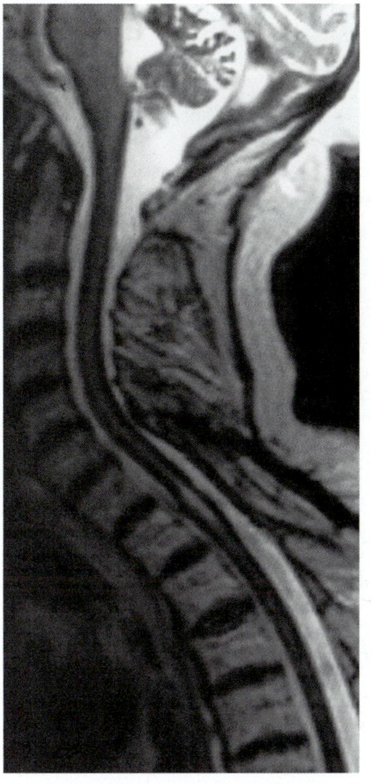

Abb. 8.**5** **Idiopathische Siderose des ZNS**. Sagittale T2-gewichtete MRT einer 77-jährigen Patientin. Das zervikale Myelon zeigt die typisch oberflächliche Signalminderung infolge des Suszeptibilitätseffekts der eingelagerten Eisenabbauprodukte.

Hämatomyelie

Blutungen in das Rückenmark verursachen ein schweres klinisches Krankheitsbild und erstrecken sich meist über mehrere Segmente.

Ätiologie/Pathogenese

Mögliche Ursachen einer Hämatomyelie sind:

- Antikoagulanzienbehandlung,
- Trauma.

Häufiger liegt einer intramedullären Blutung ein Rückenmarktumor oder eine Gefäßmissbildung zugrunde.

Klinik

Die neurologische Symptomatik mit akut einsetzendem inkomplettem Querschnittsyndrom, häufig in Form einer dissoziierten Sensibilitätsstörung, ist klinisch schwer von einem A.-spinalis-anterior-Syndrom zu differenzieren. Hämatomyelie und Rückenmarkinfarkt lassen sich häufig klinisch nicht unterscheiden. In diesen Fällen ist die MRT von entscheidender Bedeutung.

Diagnostik

MRT

Magnetresonanztomographisch zeigt sich eine intramedulläre Raumforderung. Das Signalverhalten ist abhängig vom Alter der Blutung. Frische Einblutungen zeichnen sich hypointens in T2-gewichteten Aufnahmen ab (Abb. 8.**6**) und sind, aufgrund der höheren Suszeptibilität des Deoxyhämoglobins, am sensitivsten in GRE-Sequenzen zu sehen. Im Subakutstadium erscheint die Blutung, aufgrund des paramagnetischen Effekts des Methämoglobins, in allen Gewichtungen hyper-

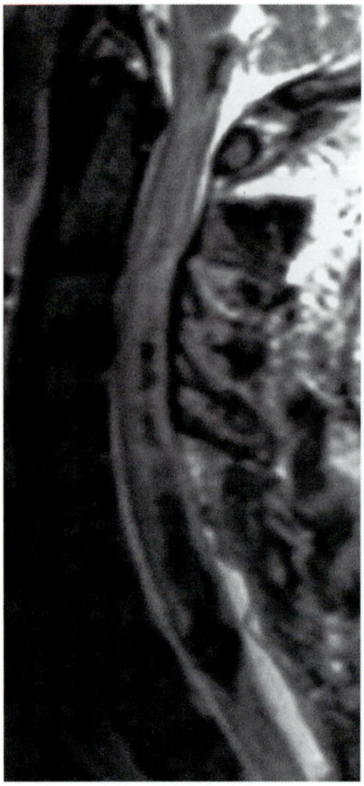

intens. Im chronischen Stadium bewirkt das Hämosiderin einen Signalverlust, der primär in den T2-gewichteten Aufnahmen zur Darstellung kommt.

◁ Abb. 8.6 **Akutes intramedulläres Hämatom nach einem Verkehrsunfall.** Es besteht der Zustand nach einer Entlastungslaminektomie im zervikothorakalen Übergang. Die akute Blutung zeigt sich in der T2-gewichteten Aufnahme aufgrund des Deoxyhämoglobins signalarm.

Aneurysmen

Spinale Aneurysmen sind selten und treten meist im Zusammenhang mit spinalen arteriovenösen Malformationen auf.

Ätiologie/Pathogenese

Spinale Aneurysmen sind umschriebene, sackförmige Erweiterungen der Rückenmarkarterien bzw. der zuführenden Äste der Rückenmarkarterien. Spinale Aneurysmen sind gewöhnlich mit arteriovenösen Malformationen vergesellschaftet (Biondi u. Mitarb. 1992).

Inzidenz, Alter und Geschlecht

Isolierte spinale Aneurysmen sind selten (Rengachary u. Mitarb. 1993). Die Inzidenz beträgt 20% bei Patienten mit intramedullären arteriovenösen Malformationen. Der Altersgipfel liegt zwischen 10 und 40 Jahren. Eine Geschlechtsprädilektion besteht nicht (Biondi u. Mitarb. 1992).

Lokalisation

Spinale Aneurysmen bei intramedullären arteriovenösen Malformationen sind an den hauptzuführenden Ästen, die einen vermehrten Blutfluss aufweisen, lokalisiert. Die Mehrzahl (70%) ist an der A. spinalis anterior lokalisiert (Biondi u. Mitarb. 1992). Im Gegensatz zu den intrakraniellen Aneurysmen treten spinale Aneurysmen selten an Bifurkationsstellen auf (Rengachary u. Mitarb. 1993).

Klinik

In 85% der Fälle werden spinale Aneurysmen durch eine Subarachnoidalblutung symptomatisch. In 15% der Fälle manifestieren sie sich mit einer progredienten neurologischen Ausfallsymptomatik. Üblicherweise treten bei unbehandelteten spinalen Aneurysmen rezidivierende Blutungen auf (Biondi um Mitarb. 1992).

Diagnostik

MRT

Bislang können spinale Aneurymen magnetresonanztomographisch nicht dargestellt werden. Die MRT hat in erster Linie die Aufgabe, eine Subarachnoidalblutung oder eine intramedulläre arteriovenöse Malformation nachzuweisen, bzw. eine andere Ursache der spinalen Symptomatik auszuschließen. Sie trägt somit zur Indikationsstellung für eine *spinale Katheterangiographie* bei. Die Aussagekraft der neue Methode der kontrastmittelverstärkten 3-dimensionalen *MR-Angiographie* ist vielversprechend, muss aber noch evaluiert werden.

Spinale vaskuläre Malformationen

Vaskuläre Malformationen der Wirbelsäule und des Rückenmarks sind selten.

Einteilung der vaskulären Malformationen

- Gefäßmissbildungen des Spinalkanals:
  - intramedulläre arteriovenöse Malformationen,
  - intramedulläre kavernöse Hämangiome (Kavernome),
  - perimedulläre arteriovenöse Fisteln,
  - durale arteriovenöse Fisteln mit medullärer venöser Drainage.
- Wirbelkörperhämangiome.
- Paravertebrale arteriovenöse Malformationen (paraspinal oder im Foramen intervertebrale).

Arteriovenöse Malformationen

Ätiologie/Pathogenese

Arteriovenöse Malformationen werden abhängig von ihrer Lokalisation, den zuführenden Arterien und ihrem Nidus eingeteilt (Manelfe 1989, Anson u. Spetzler 1992):

Direkte arteriovenöse Fistel. Bei der direkten arteriovenösen Fistel handelt es sich um einen intradural, extramedullär lokalisierten arteriovenösen Kurzschluss. Die Gefäßmalformation liegt außerhalb des Rückenmarks und der Pia mater. Der arterielle Zufluss stammt aus der A. spinalis anterior und drainiert direkt in einen dilatierten, elongierten venösen Plexus von variabler Größe. Die Fistelstelle weist eine hohe Flussgeschwindigkeit auf. Die meisten direkten arteriovenösen Fisteln sind vor dem Rückenmark in Höhe des Conus medullaris lokalisiert.

Arteriovenöse Malformationen mit Nidus. Die arteriovenösen Malformationen mit Nidus weisen ein peri- und/oder intramedullär lokalisiertes, kompaktes Gefäßkonvolut (Nidus) auf, das von zahlreichen arteriellen Zuflüssen, die aus der A. spinalis anterior und der A. spinalis posterior stammen, gespeist wird. Arteriovenöse Malformationen drainieren in einen dilatierten, arterialisierten perimedullären Venenplexus und sind meist dorsal im Zervikalmark lokalisiert.

Mikroarteriovenöse Malformation. Die mikroarteriovenöse Malformation besteht aus einem kleinen Nidus, der zu- und abführende Gefäße mit jeweils geringem Kaliber aufweist.

Metamere arteriovenöse Malformation. Die metamere arteriovenöse Malformation setzt sich aus komplexen vaskulären Massen zusammen, die intraspinal (intra- und extramedullär) und meist auch extraspinal lokalisiert sind. Üblicherweise wird die metamere arteriovenöse Malformation von multiplen transduralen arteriellen Zuflüssen gespeist, die von mehreren Wirbelsegmenten stammen. Die Beteiligung von Haut, Wirbelkörper und Rückenmark, immer mit Ausnahme der Dura, in einem Metamer stellt das *Cobb-Syndrom* dar (metamere Angiomatose) (Cobb 1915).

Spinale durale arteriovenöse Fistel. Bei der spinalen duralen arteriovenösen Fistel handelt es sich im Gegensatz zu den oben genannten kongenitalen Malformationen um eine erworbene Läsion. Der arteriovenöse Shunt ist im Spinalkanal, am häufigsten in der seitlichen Oberfläche der Dura der unteren thorakalen oder oberen lumbalen Wirbelsäule, lokalisiert. Die Zufluss erfolgt durch eine radikulomeningeale Arterie, die Drainage durch erweiterte radikuläre Venen. Diese drainierende Vene erstreckt sich oft über viele Segmente, ist stark erweitert und weist einen geschlängelten Verlauf auf (Nichols u. Mitarb. 1992).

Inzidenz, Alter und Geschlecht

Am häufigsten sind mit mehr als 60% die spinalen duralen arteriovenösen Fisteln. Die arteriovenösen Malformationen mit Nidus sind häufiger als direkte arteriovenöse Fisteln. Metamere arteriovenöse Malformationen sind selten.

Direkte arteriovenöse Fisteln werden bisweilen bereits im Kindesalter symptomatisch.

Die spinale arteriovenöse Malformation mit Nidus manifestiert sich meist bei jüngeren Patienten durch eine progrediente neurologische Symptomatik oder eine intramedulläre Blutung (Anson u. Spetzler 1992).

Die spinale durale arteriovenöse Fistel tritt in erster Linie bei Männern zwischen der 5. und 8. Lebensdekade auf (Anson u. Spetzler 1992). Nahezu 60% der Fisteln treten spontan auf, während bei ca. 40% der spinalen duralen arteriovenösen Fisteln in der Vorgeschichte ein Trauma eruiert werden kann (Beaujeux u. Mitarb. 1992).

Lokalisation

Die Lokalisation variiert mit dem Typ der arteriovenösen Malformation. Mehr als die Hälfte der arteriovenösen Malformationen sind im thorakolumbalen Abschnitt lokalisiert; 40% der arteriovenösen Malformationen treten im Bereich des Zervikalmarks auf (Rodesch u. Mitarb. 1992).

Klinik

Symptomatik und klinischer Verlauf der arteriovenösen Malformationen hängen von deren Angioarchitektur und Lokalisation ab.

Die häufigsten Symptome sind:

- Paresen,
- Sensibilitätsausfälle,
- Mastdarm- und Blasenfunktionsstörungen,
- Impotenz.

Eine Blutung tritt in ca. 50% der Fälle auf (Rodesch u. Miatrb. 1992). Die venöse Hypertension ist entscheidend für den Verlauf der spinalen Symptomatik. Die arteriovenöse Malformation mit Nidus wird meist mit einer akut einsetzenden Querschnittsymptomatik infolge der intramedullären Blutung manifest, während die direkte arteriovenöse Fistel typischerweise zu einer progredienten neurologischen Symptomatik führt (Anson u. Spetzler 1992).

Im Unterschied zu intrakraniellen duralen arteriovenösen Fisteln führen die erworbenen spinalen duralen arteriovenösen Fisteln nicht zu Blutungen. Die Symptomatik (Paresen – Blasenstörung – Mastdarmstörung – Impotenz – Lumbago/Ischialgie) wird durch die gestörte Drainage des Myelons infolge der arterialisierten epiduralen Venen verursacht.

Diagnostik

MRT

Die MRT-Diagnose einer spinalen arteriovenösen Malformation beruht auf dem Nachweis von Veränderungen des Myelons und der Darstellung dilatierter Gefäße im Spinalkanal (Abb. 8.**7** u. 8.**8**). Die Rückenmarkveränderungen können ein stauungsbedingtes Ödem, das im weiteren Verlauf meist zu einer medullären Glianarbe wird und zu einer lokalen Rückenmarkatrophie führt, oder eine intramedulläre Einblutung sein. Die intramedulläre Kontrastmittelaufnahme hängt vom Alter der bestehenden Läsion ab. So können Kongestionsödeme im Subakutstadium, wie auch der Randbereich frischer Einblutungen, Kontrastmittel aufnehmen.

Die dilatierten Gefäße im Spinalkanal erscheinen in den sagittalen und transversalen Aufnahmen als punktförmige hypointense Areale, entsprechend dem Signalverlust durch das schnell fließende Blut. Zu differenzieren sind diese Befunde von Liquorpulsationen. Je nach Flussgeschwindigkeit kann in den Gefäßlumina Kontrastmittel nachgewiesen werden. Die neue Methode der kontrastmittelverstärkten 3-dimensionalen *MR-Angiographie* kann hilfreiche Informationen über die Lokalisation des arteriovenösen Kurzschlusses liefern. Die definitive Diagnose und die Klassifikation einer spinalen arteriovenösen Malformation bedarf einer *Katheterangiographie* der spinalen Gefäße. Dabei werden zugleich die therapeutischen Optionen deutlich. Die Aufgabe der MRT und MR-Angiographie ist die gezielte Auswahl von Patienten für eine solche Katheterangiographie.

Kavernome

Ätiologie/Pathogenese

Spinale Kavernome sind meist umschriebene, weiche Gebilde, die aus aneinander gereihten kavernös ektasierten kleinen blutgefüllten Hohlräumen bestehen. Diese Hohlräume sind mit Endothel ausgekleidet und besitzen keine elastischen Fasern und keine glatten Muskelzellen (Ogilvy u. Mitarb. 1992). In diesen Sinusoiden

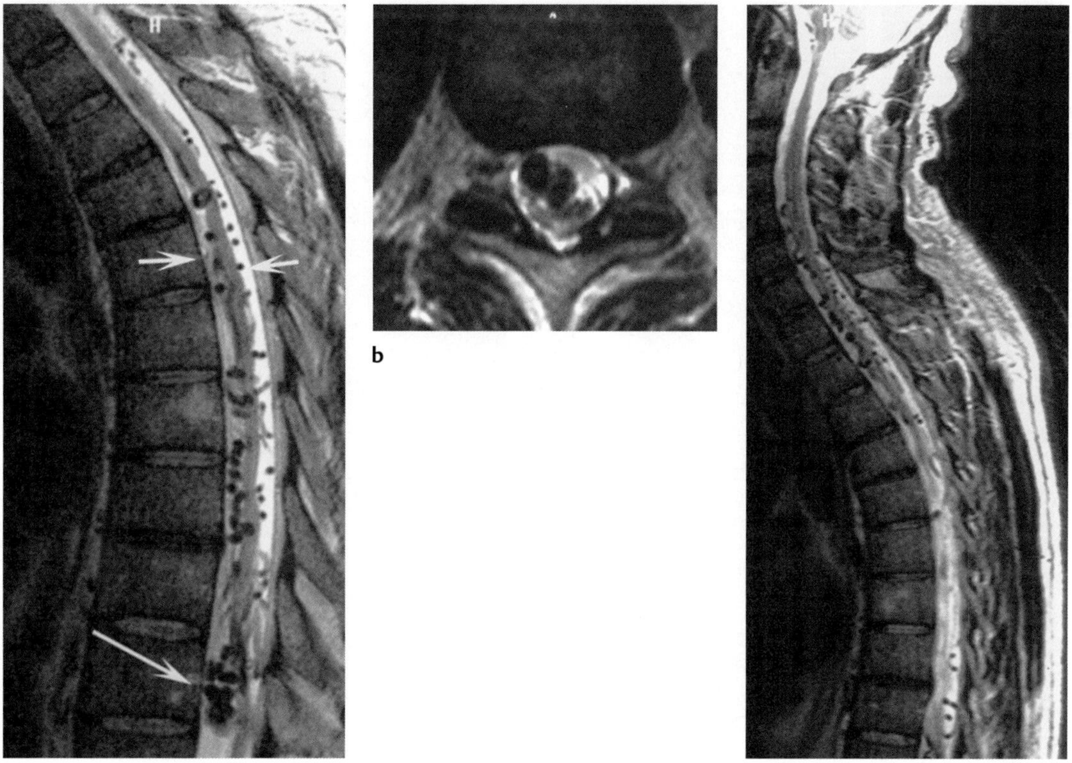

Abb. 8.**7 a–c** **Arteriovenöse Fistel**:
a Perimedulläre arteriovenöse Fistel ventral des Konus medullaris (langer Pfeil).
b An der Fistelstelle findet sich ein Konvolut massiv dilatierter Venen.
c Die gestauten Venen (kleine Pfeile in Abb. **a**) sind bis in Höhe des Foramen occipitale magnum zu verfolgen.

neigt das Blut zur Thrombosierung. In der Kavernommatrix können Verkalkungen auftreten (Anson u. Spetzler 1993). Bei den Kavernomen handelt es sich um eine angeborene Gefäßmissbildung, wobei in seltenen Fällen eine familiäre Disposition vorliegt.

Inzidenz, Alter und Geschlecht

Spinale Kavernome sind selten. Rein exophytische Kavernome entlang der Kaudafasern sind extrem selten. Die meisten Kavernome werden zwischen der 3. und 6. Lebensdekade symptomatisch. Es zeigt sich eine weibliche Prädominanz von 2:1 (Anson u. Spetzler 1993).

Lokalisation

Kavernome können im Rückenmark lokalisiert sein. *Wirbelkörperkavernome* können jeden Wirbelkörper betreffen und singulär oder multilokular auftreten.

Kavernome des Rückenmarks sind in der Mehrzahl rein intramedullär lokalisiert. *Intramedulläre Kavernome* können eine exophytische Komponente aufweisen. Eine rein exophytische Lokalisation im Subarachnoidalraum oder entlang der Kaudafasern ist selten. Intramedulläre Kavernome sind in etwas mehr als der Hälfte der Fälle im Thorakalmark lokalisiert (Ogilvy u. Mitarb. 1992). *Multilokulare intramedulläre Kavernome* sind selten (Anson u. Spetzler 1993).

Klinik

Kavernome der Wirbelkörper bleiben meist symptomlos. Ausgedehnte Wirbelkörperkavernome können jedoch zu lokalen Schmerzen führen, oder bei topographischer Beziehung zum Foramen intervertebrale eine radikuläre Symptomatik hervorrufen. Durch expansive Wirbelkörperkavernome kann es zu einer Kompression der Myelons kommen.

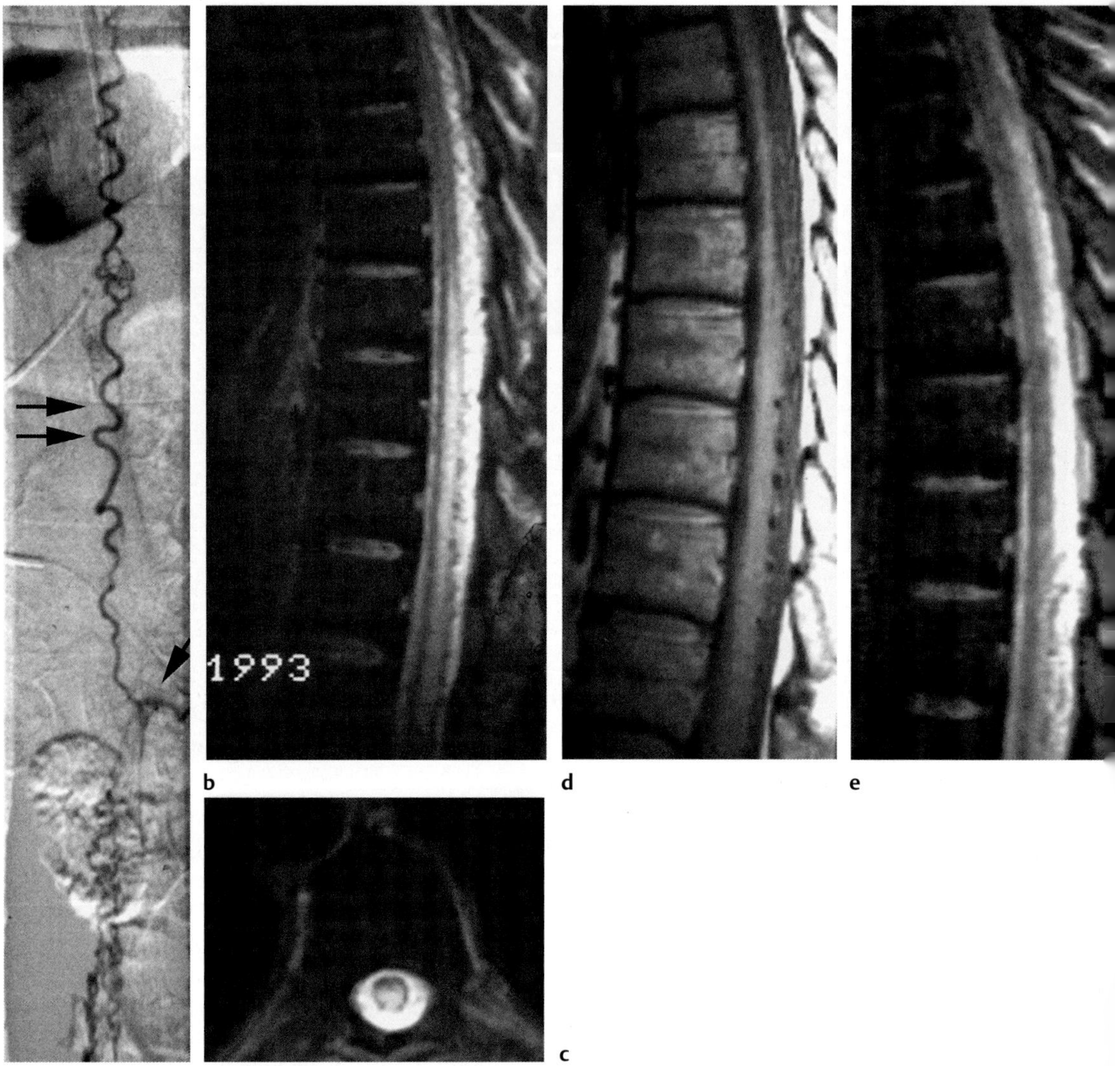

Abb. 8.**8 a–e** **Arteriovenöse Fistel**:

a Spinale Katheterangiographie im sagittalen Strahlengang mit Injektion der Segmentarterie Th10. Im Foramen intervertebrale zeigt sich die von der radikulomeningealen Arterie versorgte arteriovenöse Fistel (Pfeil). Dorsal des Myelons erkennt man die erweiterte und stark geschlängelt verlaufende piale Drainagevene (Doppelpfeile).

b In der T2-gewichteten Aufnahme zeigt sich die typische Trias mit medullärem Ödem, Schwellung des Myelons und erweiterten dorsalen Venen.

c In der axialen T2-gewichteten Aufnahme ist das Ödem charakteristischerweise dorsal lokalisiert. Randförmige Signalabsenkung der Myelonperipherie, was von einigen Autoren als typisches Zeichen angesehen wird.

d Auch in der sagittalen T1-gewichteten Aufnahme finden sich die erweiteren Gefäße an der dorsalen Oberfläche des Myelons.

e Nach der endovaskulären Ausschaltung der Fistel sind die Rückenmarkschwellung und das Ödem in der T2-gewichteten Aufnahme rückläufig.

Intramedulläre Kavernome führen meist zu sensomotorischen Symptomen mit einer progredienten schmerzhaften Paraparese. Die klinische Symptomatik variiert von langsam progredienten neurologischen Ausfällen bis zur akut auftretenden Tetraplegie infolge einer intramedullären Kavernomblutung (Bourgouin u. Mitarb. 1992).

Diagnostik

MRT

Wirbelkörperkavernome sind umschriebene, in allen Gewichtungen hyperintense Läsionen, die eine intensive Kontrastmittelaufnahme aufweisen. Zur Differenzierung von Wirbelkörperlipomen ist eine fettgesättigte T1-gewichtete Sequenz hilfreich.

Intramedulläre Kavernome präsentieren sich charakteristischerweise in Form einer sog. *Popcorn-Läsion* (Abb. 8.**9**). Darunter versteht man umschriebene Bezirke, die zentral ein gemischtes Signalverhalten aufweisen, das durch Blutabbauprodukte im unterschiedlichen Stadium und langsam fließendes Blut zustande kommt. Die Läsion ist in den T2-gewichteten Bildern und in den GRE-Sequenzen von einem hypointensen Randsaum umgeben, der einer Hämosiderinimprägnierung entspricht. Die Kontrastmittelaufnahme variiert und hängt von der Blutflussgeschwindigkeit und dem Abbaustadium des thrombosierten Bluts in den kavernösen Hohlräumen ab. Wenn der MRT-Befund nicht charakteristisch ist, ist eine Katheterangiographie zum Nachweis oder Ausschluss einer spinalen arteriovenösen Malformation erforderlich. Beim Nachweis eines spinalen Kavernoms sollte eine MRT-Untersuchung des Gehirns durchgeführt werden, um hier weitere Kavernome auszuschließen (Bourgouin u. Mitarb. 1992).

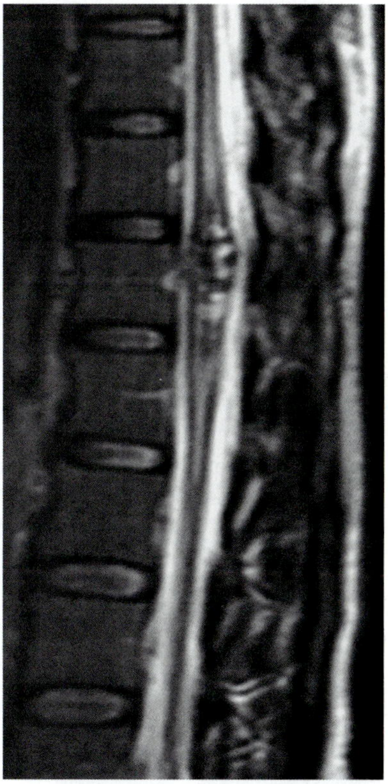

Abb. 8.**9** **Kavernom des lumbalen Myelons bei einer 18-jährigen Patientin mit akuter Querschnittssymptomatik.** In der sagittalen T2-gewichteten Aufnahme erscheint das Kavernom als Raumforderung mit hypo- und hyperintensen Anteilen. Aufgrund der rezenten Einblutungen weist das kranial und kaudal angrenzende Rückenmark ein zentrales Ödem auf.

Kapillare Teleangiektasien und venöse Malformationen

Kapillare Teleangiektasien des Rückenmarks werden oft inzidentell gefunden. Magnetresonanztomographisch erscheinen sie in Form von diskreten punkt- oder linienförmigen Hypointensitäten in den T2-gewichteten Sequenzen und weisen keine Kontrastmittelaufnahme auf. *Venöse Malformationen*, wie transparenchymale Venen, werden im Zerebrum häufig als Zufallsbefund gesehen und sind im Rückenmark, wenn überhaupt nachweisbar, selten.

Beide Entitäten stellen zum Ausschluss einer zugrunde liegenden kleinen spinalen arteriovenösen Malformation eine Indikation zur spinalen Katheterangiographie dar.

Hämangioblastom

Ätiologie/Pathogenese

Hämangioblastome des Rückenmarks sind stark vaskularisierte, knotenartig umschriebene Tumoren, die eine intramedulläre Zyste aufweisen können. Hämangioblastome sind Gefäßtumoren, die sich aus dünnwandigen, dicht gepackten Gefäßen zusammensetzen (Silbergeld u. Mitarb. 1989). Treten sie multipel auf, ist an die Hippel-Lindau-Erkrankung zu denken. Die Erkrankung ist häufig kombiniert mit einer retinalen Angiomatose. Daneben werden auch Tumoren gefunden, die für die Lebenserwartung der Patienten entscheidend sein können:

- Pankreastumoren,
- Nierenzellkarzinome,
- Phäochromozytome.

Die Hippel-Lindau-Erkrankung wird autosomal dominant vererbt. Die Diagnose darf als gesichert gelten, wenn bei einem Patienten eine Beteiligung der Augen, des ZNS oder viszeraler Organe gefunden wird und gleichzeitig ein Familienmitglied 1. Grades betroffen ist.

Inzidenz, Alter und Geschlecht

Hämangioblastome sind selten und machen 1–5% der Rückenmarktumoren aus. Bei mehr als 80% der Patienten treten die ersten Symptome vor dem 40. Lebensjahr auf (Murota u. Symon 1989).

Lokalisation

75% der Hämangioblastome sind intramedullär lokalisiert, 10–15% der Hämangioblastome weisen intramedulläre und extramedullär-intradurale Komponenten auf. Extradurale Hämangioblastome sind selten (Avila u. Mitarb. 1993).

Die Hälfte der Hämangioblastome ist im Thorakalmark lokalisiert, 40% sind im Zervikalmark lokalisiert. Hämangioblastome treten in 80% der Fälle solitär auf.

Einteilung

Die Lindau-Tumoren zeigen eine geringe Wachstumsneigung und können bei inkompletter Exstirpation rezidivieren. Sie werden von der WHO als Grad-I-Tumoren eingestuft.

Klinik

Die ersten Symptome sind meist Sensibilitätsstörungen, typischerweise im Sinne einer herabgesetzten Tiefensensibilität (Murota u. Symon 1989). Bei 1/3 der Patienten mit einem Hämangioblastom liegt ein Morbus Hippel-Lindau vor. Hämangioblastome wachsen langsam, unbehandelt führen sie zu Para- oder Tetraparesen (Avila u. Mitarb. 1993).

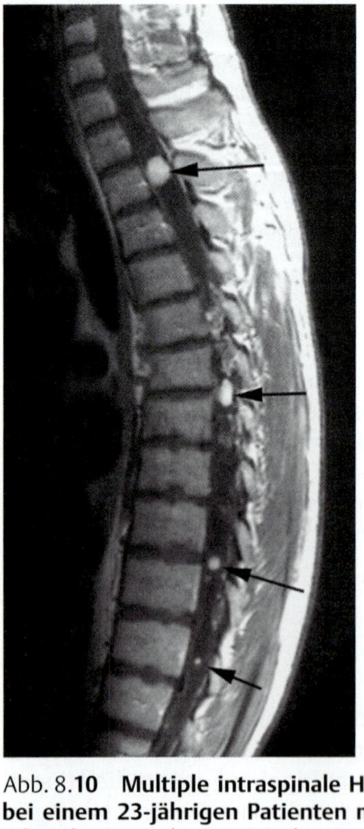

Abb. 8.**10** **Multiple intraspinale Hämangioblastome bei einem 23-jährigen Patienten mit Hippel-Lindau-Erkrankung.** In der T1-gewichteten Aufnahme nach intravenöser Gabe von Gd-DTPA finden sich multiple kontrastmittelaffine Tumoren (Pfeile).

Diagnostik

MRT

In den meisten Fällen zeigt sich eine diffuse Auftreibung des Myelons, die hyperintens in T2- und isointens zum Rückenmark in T1-gewichteten Aufnahmen ist. Darüber hinaus zeigen sich punktförmige Hypointensitäten in allen Gewichtungen, die dem Signalverlust von schnell fließendem Blut in den elongierten, dilatierten zuführenden arteriellen Ästen und drainiernden pialen Venen entsprechen. In 50–70% der Fälle liegen intramedulläre Zysten oder eine Syrinx vor (Murota u. Symon 1989). Das Signal der Zysten ist abhängig vom Zysteninhalt. Handelt es sich um eine liquorähnliche Flüssigkeit, kann von einer entsprechenden Signalintensität ausgegangen werden. Ist der Eiweißgehalt der Flüssigkeit allerdings höher, kommt es zu einer T1-Verkürzung und somit einer Signalanhebung in den T1-gewichteten Sequenzen. In den T2-gewichteten Sequenzen findet sich praktisch immer ein hohes Signal. Das Signal in den T1-gewichteten Sequenzen kann so stark angehoben sein, dass die Zyste sich nur schlecht vom Rückenmark abgrenzen lässt. Der Tumornodulus nimmt sehr intensiv Kontrastmittel auf (Abb. 8.**10**–8.**14**). Die kontrastmittelverstärkte 3-dimensionale *MR-*

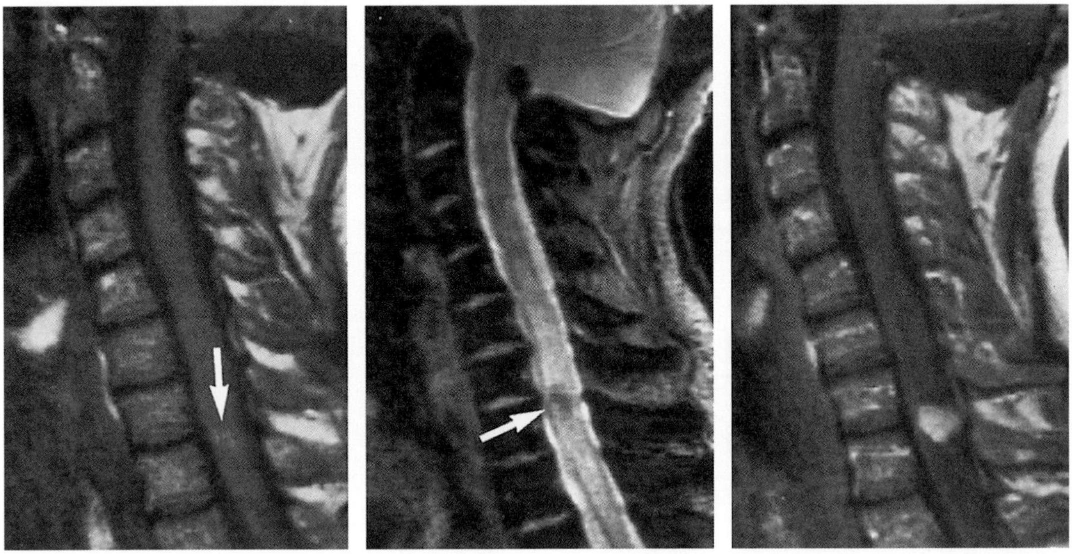

a b c

Abb. 8.**11 a–c** **Hämangioblastom.** 50-jährige Frau:

a T1-gewichtetes Nativbild (SE; TR = 550 ms, TE = 25 ms): Leichte Auftreibung des Zervikalmarks und eine umschriebene, knotenförmige Signalanhebung bei Th 1 (Pfeil). Zustand nach Operation eines Hämangioblastoms des Kleinhirns.

b T2-gewichtete Aufnahme (FFE; TR = 600 ms, TE = 20 ms, Flip-Winkel α = 10°): Signalanhebung zervikothorakal von C 6–Th 3 als Ausdruck des Ödems bzw. der Myelonmalazie. Umschriebene knotige Signalabschwächung bei Th 1, was dem Herd im T1-gewichteten Bild entspricht (Pfeil).

c Nach Kontrastmittelapplikation: Kräftiges Enhancement des Hämangioblastoms bei Th 1.

Angiographie zeigt einen deutlichen Tumorblush und kann den arteriovenösen Kurzschluss aufzeigen. Zur exakten Darstellung der arteriellen zuführenden Äste und der drainierenden Venen ist eine spinale Katheterangiographie erforderlich.

Bei Patienten mit Hippel-Lindau-Tumor kann die MRT auch als Screeninguntersuchung eingesetzt werden, wenn keine Symptome eines ZNS-Befalls vorliegen. Die Herde sind häufig sehr klein und multipel über das ZNS verteilt. Sie lassen sich in Einzelfällen nur durch eine Kontrastmittelgabe nachweisen (Filling-Katz u. Mitarb. 1989, Silbergeld u. Mitarb. 1989).

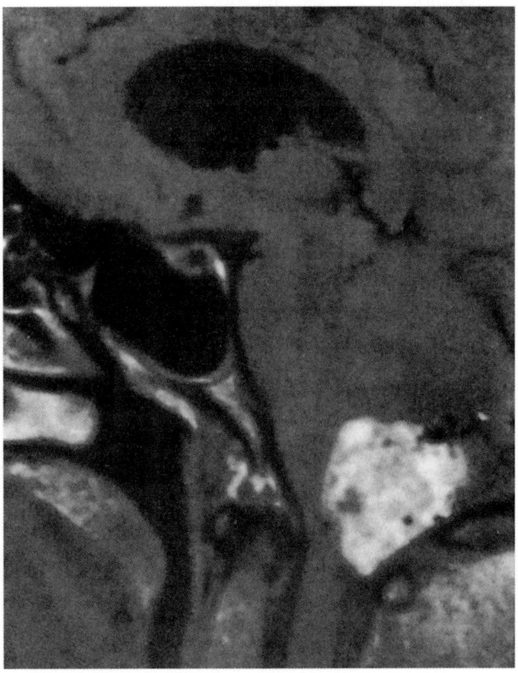

Abb. 8.**12** **Hämangioblastom im Bereich des kraniozervikalen Übergangs.** Sagittalschnitt nach Kontrastmittelapplikation mit einer fleckigen, insgesamt aber kräftigen Kontrastmittelaufnahme des Tumors.

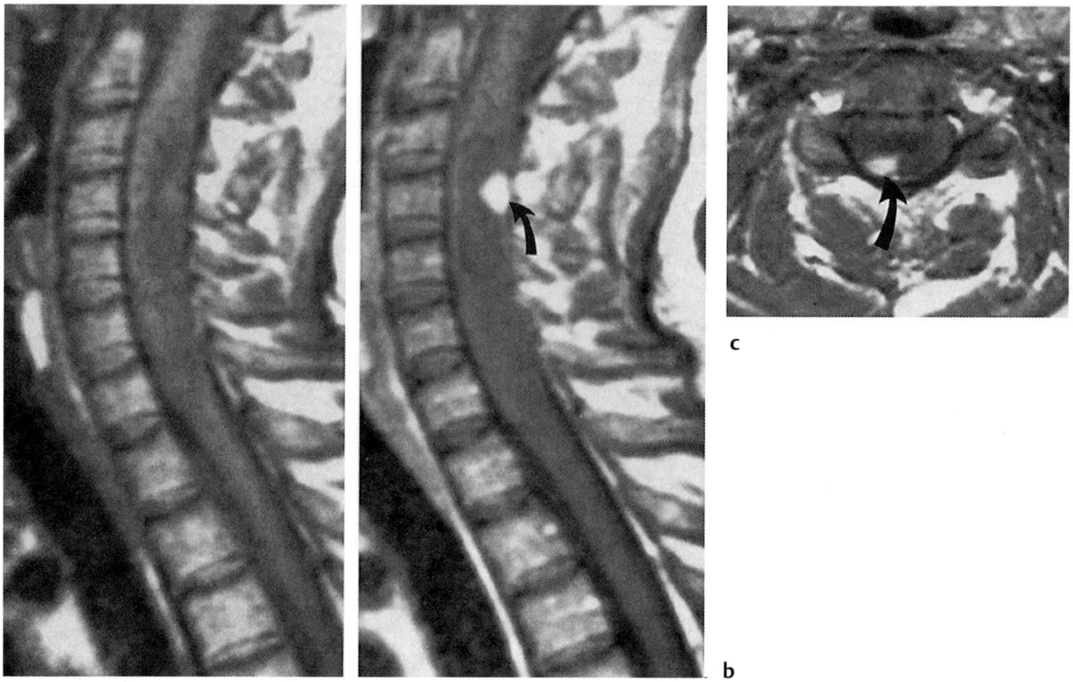

a b c

Abb. 8.**13 a–c** **Hämangioblastom**. 49-jährige Frau:

a Sagittaler T1-gewichteter Schnitt (SE; TR = 680 ms, TE = 28 ms): Auftreibung des Zervikalmarks zwischen C 2 und C 7. Leichte Signalminderung in diesem Abschnitt.

b Nach Kontrastmittelapplikation: Nachweis des Tumorknotens, der ein homogenes, kräftiges Enhancement zeigt (Pfeil). Zusätzlich grenzt sich innerhalb der Rückenmarkauftreibung eine zystische Struktur ab, die an Signalintensität aber höher ausfällt als die von Liquor.

c Transversalschnitt: Das Hämangioblastom ist exzentrisch in der Zystenwand gelegen (Pfeil).

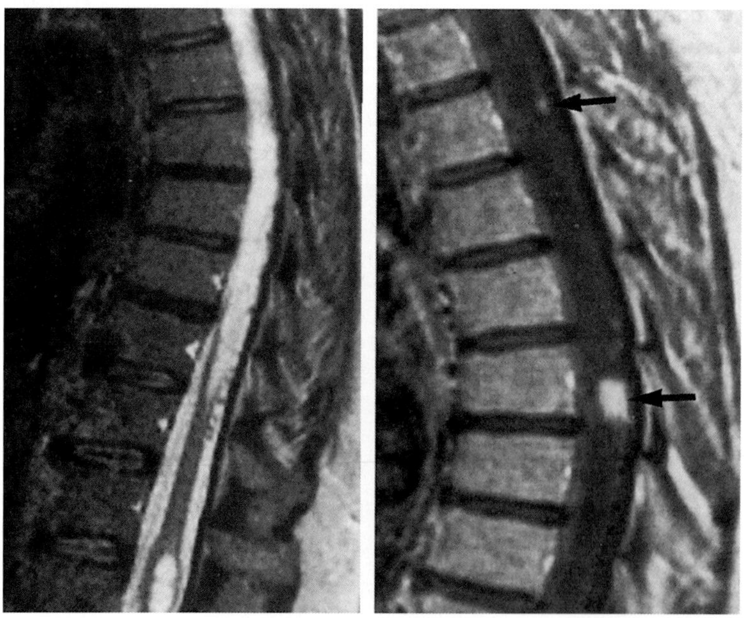

a b

Abb. 8.**14 a–d** **Hippel-Lindau-Erkrankung**. Neben dem Befall des ZNS lagen auch eine retinale Angiomatose und ein Nierenzellkarzinom vor. 59-jährige Patientin:

a Sagittaler T2-gewichteter Schnitt (SE; TR = 2100 ms, TE = 80 ms): Diffuse Signalanhebung im thorakalen Mark bis einschließlich Th 10. Zyste in Höhe L 1.

b Nach Kontrastmittelapplikation: Enhancement in 2 Hämangioblastomen in Höhe Th 4 und Th 7. Diffuse Auftreibung des Rückenmarks infolge eines ausgedehnten Ödems (Pfeile).

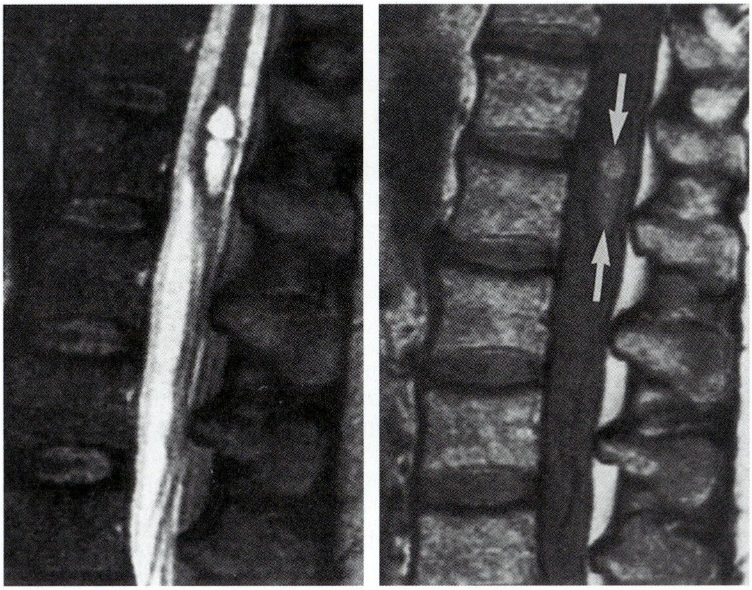

c d

Abb. 8.**14 c–d**
c Sagittaler T2-gewichteter Schnitt distal zu Abb. **a** (SE; TR = 2100 ms, TE = 80 ms): Die große Zyste in Höhe L 1 zeigt eine deutliche Signalanhebung und führt zu einer Auftreibung des Conus medullaris.
d T1-gewichtete Aufnahme (SE; TR = 660 ms, TE = 25 ms): Es findet sich eine Signalanhebung (Pfeile) am ehesten aufgrund von Methämoglobin, welche auf vorangegangene Einblutungen in die Hämangioblastomzyste zurückzuführen ist.

Rückenmarkischämie

Bei der Ischämie des Rückenmarks unterscheidet man folgende Infarkte:

- arterielle Rückenmarkinfarkte,
- venöse Rückenmarkinfarkte.

Arterieller Rückenmarkinfarkt

Ätiologie/Pathogenese

Die arterielle Blutversorung des Rückenmarks basiert primär auf 3 longitudinalen Arterien:

- eine singuläre vordere Spinalarterie,
- paare hintere Spinalarterien (Yuh u. Mitarb. 1992).

Die penetrierenden intramedullären Äste der A. spinalis anterior sind Endastarterien, während die intramedullären Äste der Aa. spinales posteriores untereinander zahlreiche Anastomosen aufweisen. Bei einem arteriellen Rückenmarkinfarkt handelt es sich somit in den meisten Fällen um eine Ischämie im Versorgungsgebiet der A. spinalis anterior. Ischämien im Versorgungsgebiet der Aa. spinales posteriores sind selten.

Spontane Infarkte im Versorgungsgebiet der A. spinalis anterior werden bei Patienten mit ausgeprägter Arteriosklerose oder einem Aneurysma bzw. einer Dissektion der Aorta beobachtet.

Seltenere Ursachen eines arteriellen Rückenmarkinfarkts sind (Friedman u. Flanders 1992, Mikulis u. Mitarb. 1992):

- Syphilis,
- Vaskulitis,
- fibrokartilaginäre Embolie bei Dikusherniationen,
- zervikale Subluxation,
- Hypotension,
- hämatologische Erkrankungen,
- Schwangerschaft,
- Diabetes,
- Thrombophlebitis,
- Trauma,
- Tuberkulose.

Inzidenz, Alter und Geschlecht

Der arterielle Rückenmarkinfarkt ist sehr selten. Das beschriebene Alter der Patienten liegt zwischen 15 und 75 Jahren (Friedman u. Flanders 1992).

Lokalisation

Die häufigsten Lokalisationen sind das untere Thorakalmark und der Conus medullaris, die gegenüber einer Minderdurchblutung sehr vulnerabel sind. Die Ausdehnung des Infarkts kann auf ein Segement beschränkt sein oder sich über mehrere Segmente erstrecken (Yuh u. Mitarb. 1992).

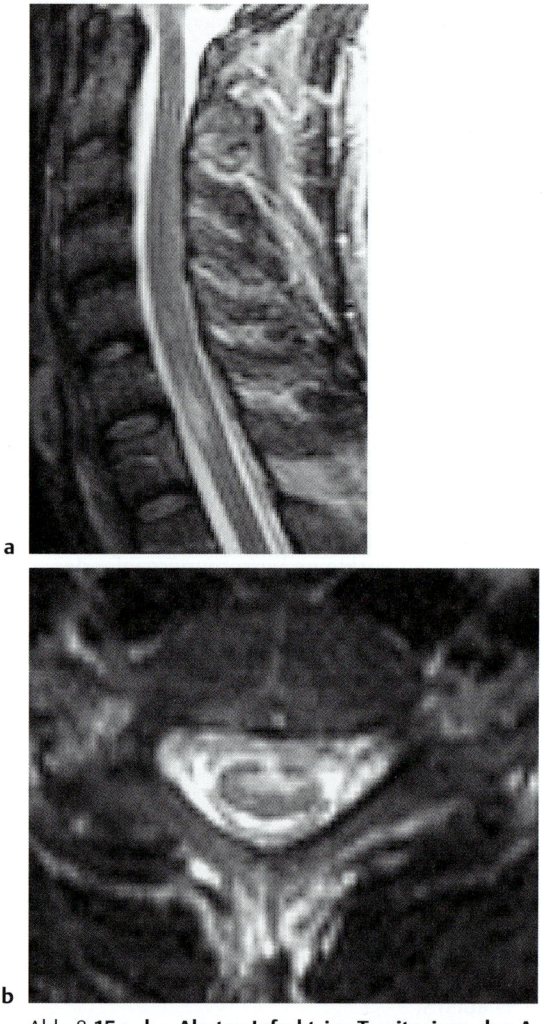

Abb. 8.**15 a, b** **Akuter Infarkt im Territorium der A. spinalis anterior.** 36-jähriger Patient mit apoplektiform aufgetretenen Schmerzen im Zervikalberich und einer bilateralen Trizepsparese seit 2 Tagen:
a Sagittale T2-gewichtete Aufnahme: Darstellung einer intramedullären Läsion im Zervikalmark in Höhe HWK 5–HWK 7.
b T2-gewichteter Transversalschnitt: Hier erkennt man, dass die Läsion im ventralen Abschnitt der grauen Substanz lokalisiert ist, entsprechend dem Versorgungsgebiet der A. spinalis anterior.

Klinik

Die klinische Symptomatik ist nicht einheitlich. Der klassische A.-spinalis-anterior-Infarkt äußert sich in einer akut einsetzenden oder flaziden Para- oder Tetraparese mit oder ohne brennende oder stechende Schmerzen. Charakteristisch ist eine dissoziierte Sensibilitätsstörung mit Verlust der Tiefensensibilität (Takahashi u. Mitarb. 1992).

Diagnostik

MRT

Im Akutstadium kann eine Schwellung des Rückenmarks nachweisbar sein. In den T2-gewichteten Aufnahmen ist zentral oder im vorderen Abschnitt des Rückenmarks eine Signalanhebung zu erkennen (Abb. 8.**15**). Die Kontrastmittelaufnahme hängt vom Alter des Rückenmarkinfarkts ab. Sie tritt üblicherweise einige Tage nach dem akuten Ereignis auf und ist mehrere Wochen nachweisbar (Abb. 8.**16**) (Mikulis u. Mitarb. 1992, Takahashi u. Mitarb. 1992, Hirono u. Mitarb. 1992). Verlaufsuntersuchungen zeigen meist eine umschriebene Rückenmarkatrophie mit Ausbildung einer Glianarbe, die sich hyperintens in den T2-gewichteten Aufnahmen darstellt (Abb. 8.**17**).

Die wichtigsten Differenzialdiagnosen sind:
- Querschnittsmyelitis,
- demyelinisierende Erkrankung.

Venöser Rückenmarkinfarkt

Ätiologie/Pathogenese

Über die venöse Ischämie und den venösen Rückenmarkinfarkt ist wenig bekannt. Das sog. *Foix-Alajouanine-Syndrom*, auch bekannt als subakute nekrotisierende Myelitis, dürfte einem Infarkt sekundär zur venösen Stagnation und Thrombose entsprechen (Rodesch u. Mitarb. 1992). Pathologische Studien in diesen Fällen zeigen elongierte, dilatierte Venen, die meist thrombosiert sind. Charakteristischerweise resultiert eine Koagulationsnekrose, die die graue und weiße Substanz betrifft (Enzmann 1990).

Diagnostik

MRT

Magnetresonanztomographisch zeigt sich ein Rückenmarködem, das in den T2-gewichteten Aufnahmen hyperintens erscheint und diffus

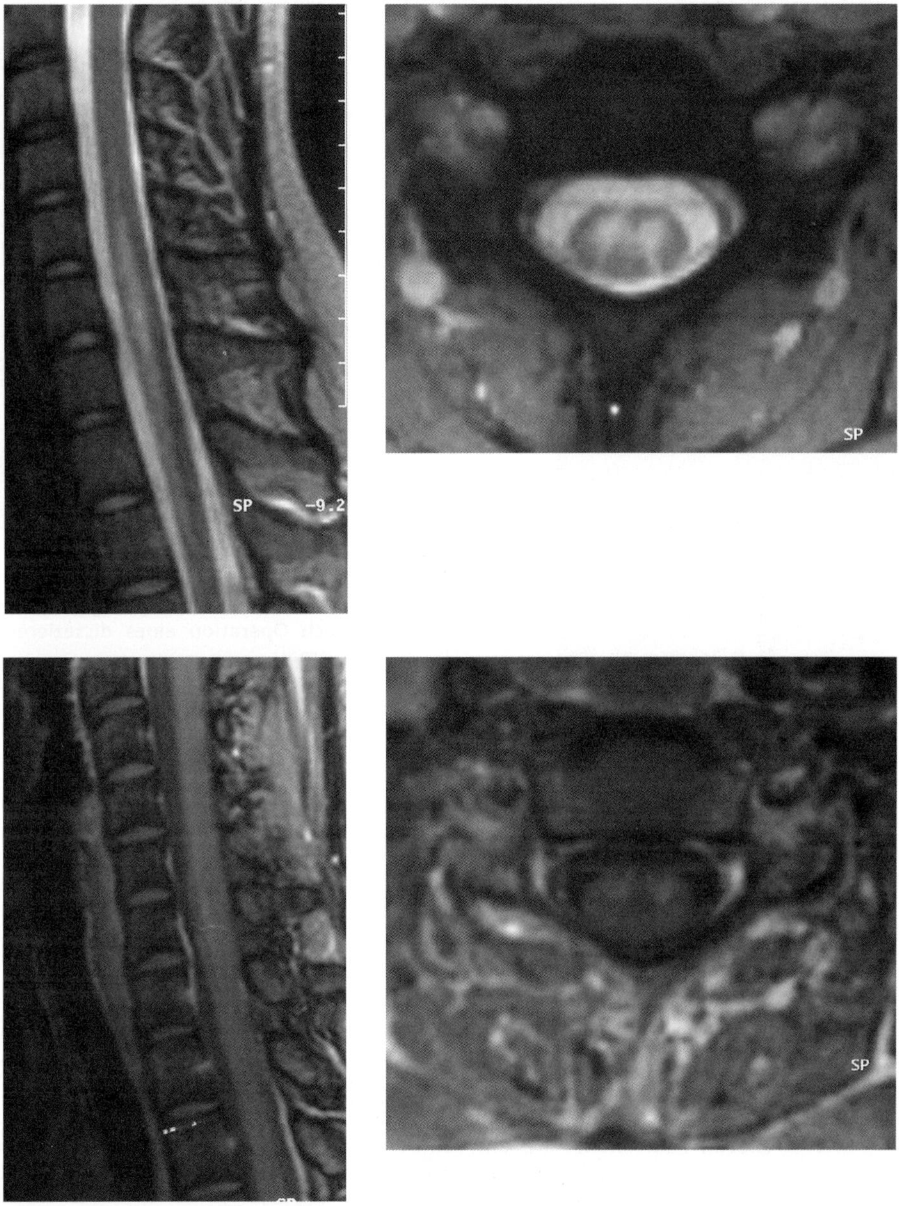

a b c d

Abb. 8.16 a–d **Akuter A.-spinalis-anterior-Infarkt bei einer 20-jährigen Patientin.** Rasch einsetzende Tetraparese, Störung der dissoziierten Empfindungen und weitgehender Verlust der Tiefensensibilität. Entzündliche Ursachen sind durch Liquorpunktion und Verlauf ausgeschlossen worden:

a Sagittaler T2-gewichtete Aufnahme: Signalanhebung im ventralen und mittleren Abschnitt des Myelons in Höhe HWK 4–BWK 2. Leichte Auftreibung des Myelons.

b Transversalschnitt: Man erkennt eine vorherrschende Beteiligung der grauen Substanz.

c Sagittalschnitt nach Kontrastmittelgabe: Zarte lineare Schrankenstörung im Bereich HWK 4–HWK 7.

d Transversalschnitt nach Kontrastmittelgabe: Man erkennt die Kontrastmittelaufnahme in der grauen Substanz, vornehmlich in Höhe der Vorderhörner.

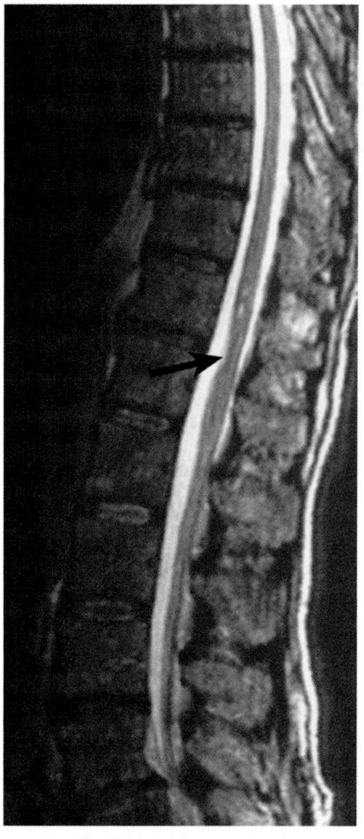

a

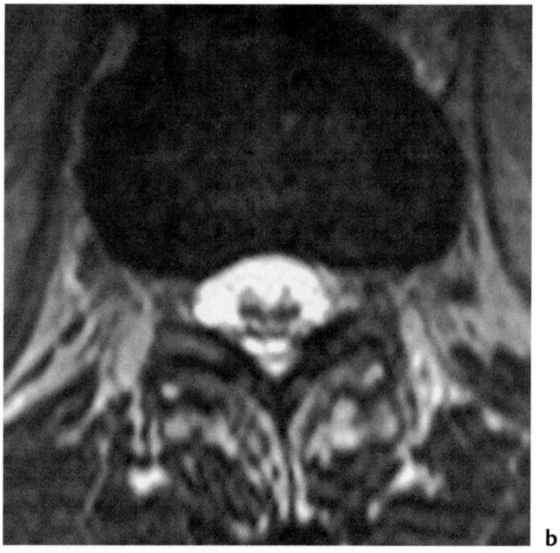

b

Abb 8.**17 a, b Zustand nach A.-spinalis-anterior-Infarkt bei einem 75-jährigen Patienten, aufgetreten nach Operation eines dissezierenden Aortenaneurysmas:**
a Umschriebene Atrophie des Myelons mit leichter ventraler Einziehung bei BWK 11/12 (Pfeil).
b T2-gewichteter Transversalschnitt: Die Atrophie betrifft vor allem ventrale Abschnitte unter besonderer Einbeziehung der grauen Substanz.

über den Rückenmarkquerschnitt lokalisiert ist, sowie girlandenförmig verlaufende, dilatierte, thrombosierte Gefäße im Subarachnoidalraum, die differenzialdiagnostisch nicht von einer spinalen vaskulären Malformation abzugrenzen sind.

Hingegen ist sehr wohl bekannt, dass die Rückenmarkveränderungen infolge einer arteriovenösen Malformation oder einer spinalen duralen arteriovenösen Fistel meist auf ein venöses Kongestionsödem zurückzuführen sind. Bedingt wird das Kongestionsödem durch die venöse Hypertension oder seltener durch Thrombosierungen in den drainierenden Venen.

Zusammenfassung

- Die arterielle Versorgung des Rückenmarks beruht auf 2 Systemen:
  - longitudinales System,
  - transversales System.

  Das *longitudinale System* besteht aus der singulären A. spinalis anterior und den paarigen Aa. spinales posteriores. Das *transversale System* besteht aus den vorderen und hinteren Radikulararterien. Beide Systeme stehen miteinander in Verbindung. Die kaliberkräftigste A. radicularis anterior stellt die Adamkiewicz-Arterie da, die thorakolumbal verläuft.
- Die *A. spinalis anterior* bildet zusammen mit den vorderen Radikulararterien den vorderen pialen arteriellen Plexus und versorgt über segmentale penetrierende Äste etwa 70 % des Rückenmarks einschließlich der Pyramidenbahn und der grauen Substanz mit Ausnahme der Hinterhörner. Die Anordnung der Gefäße ist dabei zentrifugal. Die paaren *Aa. spinales posteriores* bilden zusammen mit den hinteren Radikulararterien einen pialen arteriellen Plexus um den hinteren Abschnitt des Rückenmarks, von dem die restlichen 30 % des Rückenmarks einschließlich der Hinterstränge und Hinterhörner versorgt werden. Die Gefäße verlaufen dabei intramedullär zentripedal.
- Die *Wasserscheidenzone* des Rückenmarks befindet sich entlang der grauen Substanz zwischen den zentrifugalen Ästen der A. spinalis anterior und den zentripedalen penetrierenden Ästen der Aa. spinales posteriores.
- Der *venöse Abstrom* erfolgt über ein intrinsisches und extrinsisches System in den epiduralen Venenplexus. Das *intrinsische System* besteht aus einem Netzwerk von venösen Kapillaren, die untereinander zahlreiche transversale Anastomosen aufweisen und sich zu sulkalen sowie transversalen Venen formieren, die zusammen mit transmedullären Venen einen longitudinalen Venenplexus bilden. Das *extrinsische System* besteht aus dem pialen venösen Plexus, den longitudinalen Venen (Vv. spinales anteriores et posteriores) und den Radikularvenen. Über die ventralen und dorsalen Radikularvenen gelangt das Blut in den epiduralen Venenplexus.
- Der *epidurale Venenplexus* stellt ein ausgedehntes Netzwerk dar, das von der Schädelbasis bis zum Os sacrum verläuft. Der epidurale Venenplexus drainiert über die Radikularvenen im Bereich der Austrittsstelle aus den Foramina intervertebralia in den basivertebralen Venenplexus, der in den Wirbelkörpern lokalisiert ist.
- *Spinale Blutungen* können in Form des epiduralen oder subduralen Hämatoms, der Subarachnoidalblutung oder der Hämatomyelie auftreten.
- Das *spinale Epiduralhämatom* entsteht durch Blutungen aus dem epiduralen Venenplexus, es entwickelt sich zumeist dorsal und erstreckt sich über mehrere Höhen. Der Altersgipfel liegt in der 5. Lebensdekade. Im MRT zeigt sich eine intraspinale extramedulläre Raumforderung, die in der axialen und sagittalen Schnittführung eine bikonvexe Form aufweist. In ventraler Lage überschreitet die Blutung die Mittellinie nicht, sondern wird durch die Trolard-Membran begrenzt. Bei dorsaler Lage ist eine Unterscheidung von einem subduralen Hämatom nicht möglich. Das Signal hängt vom Alter der Blutung ab.
- Das *Subduralhämatom* entwickelt sich zwischen den Blättern der Dura mater. Da im Subduralraum unterhalb des Foramen magnum größere Blutgefäße fehlen, ist ein Subduralhämatom sehr selten. Es sind überwiegend Frauen betroffen. Das Subduralhämatom ist im sagittalen Bild konkav konfiguriert und weist im axialen Schnitt eine unregelmäßige Konfiguration auf. Das Subduralhämatom kann im MRT nur dann von einem Epiduralhämatom differenziert werden, wenn es ventral liegt und die Mittellinie überschreitet.
- Die *spinale Subarachnoidalblutung* ist weitaus seltener als die intrakranielle. Die häufigsten Ursachen sind:
  - intradurale Gefäßmissbildungen,
  - Rückenmarktumoren.

Die Subarachnoidalblutung ist im MRT nur schwer zu diagnostizieren. Im subakuten Stadium gelingt dies durch den paramagnetischen Effekt der Hämoglobinabbauprodukte. Der Subarachnoidalraum zeichnet sich im T1-gewichteten Bild hyperintens ab. Im chronischen Stadium findet sich das Bild der spinalen ZNS-Siderose.

- *Blutungen in das Rückenmark* sind selten. Sie entstehen durch Antikoagulanzienbehandlung oder Traumen. Das MRT zeigt eine intramedulläre Raumforderung, deren Signalverhalten abhängig vom Alter der Blutung ist.
- *Spinale Aneurysmen* sind selten und treten meist im Zusammenhang mit spinalen arteriovenösen Malformationen auf. Es handelt sich um umschriebene, sackförmige Erweiterungen der Rückenmarkarterien, die an den hauptzuführenden Ästen lokalisiert sind, die einen vermehrten Blutfluss aufweisen. In der Mehrzahl

Zusammenfassung (Fortsetzung)

werden Aneurysmen durch eine Subarachnoidalblutung symptomatisch. Im MRT können spinale Aneurysmen wegen der geringen Größe praktisch nicht dargestellt werden.

- Die *spinalen vaskulären Malformationen* unterteilen sich in:
  - intramedulläre arteriovenöse Malformationen,
  - intramedulläre kavernöse Hämangiome,
  - perimedulläre arteriovenöse Fisteln,
  - durale arteriovenöse Fisteln mit medullärer venöser Drainage.
- *Arteriovenöse Malformationen* werden abhängig von ihrer Lokalisation, den zuführenden Arterien und ihrem Nidus eingeteilt. Bei der *direkten arteriovenösen Fistel* handelt es sich um einen intradural, extramedullär lokalisierten arteriovenösen Kurzschluss. Die Gefäßmalformation liegt außerhalb des Rückenmarks und der Pia mater. Die meisten direkten arteriovenösen Fisteln sind vor dem Rückenmark in Höhe des Conus medullaris lokalisiert.
- Die *arteriovenösen Malformationen mit Nidus* weisen ein peri- und/oder intramedullär lokalisiertes, kompaktes Gefäßkonvolut auf, das von zahlreichen arteriellen Zuflüssen, die aus der A. spinalis anterior und der A. spinalis posterior stammen, gespeist wird.
- *Mikroarteriovenöse Malformationen* bestehen aus einem kleinen Nidus, der zu- und abführende Gefäße mit jeweils geringem Kaliber aufweist.
- *Metamere arteriovenöse Malformationen* setzen sich aus komplexen vaskulären Massen zusammen, die intraspinal und meist auch extraspinal lokalisiert sind. Die Beteiligung von Haut, Wirbelkörper und Rückenmark in einem Metamer stellt das Cobb-Syndrom dar.
- Bei der *spinalen duralen arteriovenösen Fistel* handelt es sich um eine erworbene Läsion. Sie ist am häufigsten in der lateralen Dura der unteren thorakalen oder oberen lumbalen Wirbelsäule lokalisiert. Der Zufluss erfolgt durch eine radikulomedulläre Arterie, die Drainage durch erweiterte radikuläre Venen.
- Am häufigsten sind mit mehr als 60 % die spinalen duralen arteriovenösen Fisteln. Sie treten in erster Linie bei Männern zwischen der 5. und 8. Lebensdekade auf, mehr als die Hälfte der Fisteln ist im thorakolumbalen Abschnitt lokalisiert. Die MRT-Diagnose beruht auf dem Nachweis von Veränderungen des Myelons und der Darstellung dilatierter Gefäße im Spinalkanal. Das Rückenmark zeigt ein stauungsbedingtes Ödem und damit einhergehend ein hohes Signal auf T2-gewichteten Aufnahmen. Im Einzelfall kann eine leichte Auftreibung gefunden werden. Das Kongestionsödem kann Kontrastmittel aufnehmen. Die dilatierten Gefäße im Spinalkanal erscheinen in den sagittalen und transversalen Aufnahmen als punktförmige hypointense Areale.
- *Spinale Kavernome* sind meist umschriebene Gebilde, die aus aneinander gereihten kavernös ektasierten kleinen blutgefüllten Hohlräumen bestehen. Kavernome neigen zur Thrombosierung und Verkalkung. *Intramedulläre Kavernome* können eine exophytische Komponente aufweisen. Im MRT zeigen intramedulläre Kavernome häufig eine gemischte Signalintensität. Die Läsion ist im T2-gewichteten Bild von einem hypointensen Randsaum umgeben, der einer Hämosiderinablagerung entspricht. Je nach Grad der Thrombosierung findet sich in T1-gewichteten Aufnahmen eine Signalanhebung. Die Kavernome nehmen sehr unterschiedlich Kontrastmittel auf.
- *Kapillare Teleangiektasien des Rückenmarks* werden häufig inzidentell gefunden. Sie stellen sich im MRT als punkt- oder linsenförmige Hypointensitäten in den T2-gewichteten Aufnahmen dar. Sie nehmen kein Kontrastmittel auf.
- *Hämangioblastome des Rückenmarks* sind stark vaskularisierte, knotenartig umschriebene Tumoren, die eine intramedulläre Zyste aufweisen können. Treten sie multipel auf, ist an die Hippel-Lindau-Erkrankung zu denken. Die Erkrankung ist häufig kombiniert mit einer retinalen Angiomatose, daneben werden Tumoren wie Phäochromozytome, Nierenkarzinome oder Pankreastumoren gefunden. Im MRT zeigt sich eine Auftreibung des Rückenmarks, die hyperintens in den T2-gewichteten und isointens in den T1-gewichteten Aufnahmen zur Darstellung gelangt. Darüber hinaus zeigen sich punktförmige Hypointensitäten in allen Gewichtungen, die dem Signalverlust von schnell fließendem Blut in den elongierten, dilatierten zuführenden arteriellen Ästen und drainierenden pialen Venen entsprechen. Die Knoten nehmen kräftig Kontrastmittel auf, kleine Noduli sind manchmal erst nach Kontrastmittelgabe zu erkennen. Solche stecknadelkopfgroßen Knoten treten vor allem bei der Hippel-Lindau-Erkrankung auf.
- Der *arterielle Rückenmarkinfarkt* entsteht zumeist durch eine Ischämie im Versorgungsge-

Zusammenfassung (Fortsetzung)

biet der A. spinalis anterior. Das beschriebene Alter der Patienten liegt zwischen 15 und 75 Jahren. Die häufigsten Lokalisationen sind das untere Thorakalmark und der Conus medullaris. Der Infarkt kann sich über mehrere Segmente erstrecken. Im MRT wird im Akutstadium eine Schwellung des Rückenmarks gesehen. In den T2-gewichteten Aufnahmen findet sich eine zentral oder in den vorderen Abschnitten gelegene Signalanhebung. Subakute Infarkte können Kontrastmittel aufnehmen. Verlaufsuntersuchungen zeigen zumeist eine Atrophie des Rückenmarks.

- Das *Foix-Alajouanine-Syndrom* entspricht einem Infarkt sekundär zu einer venösen Stagnation und Thrombose. Histologisch finden sich elongierte und dilatierte Venen, die meist thrombosiert sind. Im MRT zeigt sich ein Rückenmarködem mit entsprechender Signalanhebung im T2-gewichteten Bild, die sich diffus über den gesamten Rückenmarkquerschnitt erstreckt. Daneben finden sich elongierte und dilatierte Gefäße subarachnoidal im MRT, sodass die Erkrankung differenzialdiagnostisch nicht von einer spinalen vaskulären Malformation abzugrenzen ist.

Literatur

Adamkiewicz, A.: Die Blutgefäße der menschlichen Rückenmarksoberfläche. Sitzungsblatt D. K. Akad. D. Wissensch: in Wien Math. Natural Klasse 82 (1882) 101

Anson, J. A., R. F. Spetzler: Classification of spinal arteriovenous malformations and implications for treatment. BNI Quarterly 8 (1992) 2–8

Anson, J. A., R. F. Spetzler: Surgical resection of intramedullary spinal cord cavernous malformations. 78 (1993) 446–451

Avila, N. A., T. H. Shaweker, P. L. Choyke, E. H. Oldfield: Cerebellar and spinal hemangioblastomas: evaluation with intraoperative gray-scale and color Doppler flow US. Radiology 188 (1993) 43–147

Avrahami, E., R. Tadmor, Z. Ram, M. Feibl, Y. Itzhak: MR demonstration of acute epidural hematoma of the thoracic spine. Neuroradiology 89 (1989) 89–92

Beaujeux, R. L., D. C. Reinzine, A. Casasco et al.: Endovascular treatment of vertebral arteriovenous fistulas. Radiology 183 (1992) 361–367

Bernsen, P. L. J. A., J. Haan, G. J. Vielvoje, K. M. J. Peerlinck: Spinal epidural hematoma visualized by magnetic resonance imaging. Neuroradiology 30 (1988) 280

Biondi, A., J. J. Merland, J. E. Hodes et al.: Aneurysms of spinal arteries associated with intramedullary arteriovenous malformations. I. Angiographic and clinical aspects. Amer. J. Neuroradiol. 13 (1992) 913–922

Bourgouin, P. M., D. Tampieri, W. Johnston et al.: Multiple occult vascular malformations of the brain and spinal cord: MRI diagnosis. Neuroradiology 34 (1992) 110–111

Cobb, S.: Hemangiomas of the spinal cord, associated with skin nevi of the same metamere. Ann. Surg. 62 (1915) 641–649

Cowie, R. A.: Acute spinal hematoma. In Findlay, G., R. Owen: Surgery of the Spine.Blackwell, Oxford 1992 (pp. 823–827)

Di Lorenzo, N., A. Rizzo, A. Fortuna: Spontaneous spinal epidural hematoma: preoperative diagnosis by MRI. Clin. Neurol. Neurosurg. 92 (1990) 357–359

Djindjian, M., A. Ribeiro, E. Ortega, A. Gaston, J. Poirier: The normal vascularization of the intradural filum terminale in man. Surg. radiol. Anat. 10 (1988) 201–209

Edelson, R. N.: Spinal subdural hematoma. In Vinken, P. J., G. W. Bruyn: Handbook of Clinical Neurology, Vol 26. Injuries of the Spine and Spinal Cord, Pt II. Elsevier, Amsterdam 1976 (pp. 31–38)

Enzmann, D. R.: Vascular diseases. In Enzmann, D. R., R. DeLaPaz, J. Rubin: Magnetic Resonance Imaging of the Spine. Mosby, St. Louis 1990 (pp. 510–537)

Filling-Katz, M. R., P. L. Choyke, N. J. Patronas et al.: Radiologic screening for von Hippel-Lindau disease: the role of GD-DTPA enhanced MR imaging of the CNS. J. Comput. assist. Tomogr. 13 (1989) 743–755

Friedman, D. P., A. E. Flanders: Enhancement of gray matter in anterior spinal infarction. Amer. J. Neuroradiol. 13 (1992) 983–985

Gelber, N. D., R. L. Ragland, J. L. Knorr: Gd-DTPA enhanced MRI of cervical anterior epidural venous plexus. J. Comput. assist. Tomogr. 16 (1992) 760–763

Gingrich, T. F.: Spinal epidural hematoma following continuing epidural anesthesia. Anesthesiology 29 (1968) 162–163

Hirono, H., A. Yamadori, M. Komiyama et al.: MRI of spontaneous spinal cord infarction: serial changes in gadolinium-DTPA enhancement. Neuroradiology 34 (1992) 94–97

Hurst, R. W., R. I. Grossman: Peripheral spinal cord hypertensity on T2-weighted MR images: a reliable imaging sign of venous hypertensive myelopathy. Amer. J. Neuroradiol. 21 (2000) 781–787

Johnston, R. A.: The management of acute spinal cord compression. J. Neurol. Neurosurg. Psychiat. 56 (1993) 1046–1054

Langmayr, J. J., M. Ortler, A. Dessl, K. Twerdy, F. Aichner, S. Felber: Management of spontaneous extramedullary hematomas: results in eight patients after MRI diagnosis and surgical decompression. J. Neurol. Neurosurg. Psychiat. 59 (1995) 442–447

Lasjaunias, P., A. Berenstein: A Surgical Neuroangiography, Vol. 3. Functional Vascular Anatomy of Brain, Spinal Cord and Spine. Springer, Berlin 1990 (pp. 15–87)

Lazorthes, G., H. Poulhès, G. Bastide, J. Roulleau, A. R. Chancholle: La vascularisation artérielle de la moelle. Neurochirurgie 4 (1958) 3–19

Lazorthes, G., A. Gouazè, G. Bastide, J. H. Soutoul, O. Zadeh, J. J. Santini: La vascularisation artérielle du renflement lombaire. Etude des variations et supléances. Rev. neurol. 114 (1966) 109–122

Lazorthes, G., A. Gouazè, R. Djindjian: Vascularisation et circulation de la moelle épinière. Masson, Paris 1973

Manelfe, C.: Vascular anatomy of the spinal cord: angiographic study: 338 Int. Congress. Radiol. Except. Med. 1 (1973) 377–383

Manelfe, C.: Imaging of the Spine and Spinal Cord. Raven, New York 1989 (pp. 565–597)

Mattle, H., J. P. Sieb, M. Rohner, M. Mumenthaler: Nontraumatic spinal epidural and subdural hematomas. Neurology 37 (1987) 1351–1356

Mikulis, D. J., C. S. Ogilvy, A. McKee et al.: Spinal cord infarction and fibrocartilagenous emboli. Amer. J. Neuroradiol. 13 (1992) 155–160

Murota, T., L. Symon: Surgical management of hemangioblastomas of the spinal cord: a report of 18 cases. Neurosurgery 25 (1989) 699–708

Naidich, T. P., D. G. McLone, D. C. Harwood-Nash: Vascular malformations. In Newton, T. H., D. G. Potts: Modern Neuroradiology, Vol 1: Computed Tomography of the Spine and Spinal Cord. 1983; 397–400

Nichols, D. A., D. A. Rufenacht, C. R. Jack Jr., G.Forbes: Embolization of spinal dural arteriovenous fistulas with polyvinyl alcohol particles: experience in 14 patients. Amer. J. Neuroradiol. 13 (1992) 933–940

Ogilvy, C. S., D. N. Louis, R. G. Ojeman: Intramedullary cavernous angiomas of the spinal cord: clinical presentation, pathological features, and surgical management. 31 (1992) 219–230

Rengachary, S. S., D. A. Duke, F. Y. Tsai, P. J. Kragel: Spinal artery aneurysm: case report. Neurosurgery 33 (1993) 125–130

Rodesch, G., P. Lasjaunias, A. Berenstein: Embolization of spinal cord arteriovenous malformations. Riv. Neuroradiol. 5 (1992a) 67–92

Rodesch, G., P. Lasjaunias, A. Berenstein: Functional vascular anatomy of the spine and cord. Riv. Neuroradiol. 2 (1992b) 63–66

Russel, N. A., B. G. Benoit: Spinal subdural hematoma. A review. Surg. Neurol. 20 (1983) 133–137

Silbergeld, J., W. A. Cohen, K. R. Maravilla et al.: Supratentorial and spinal cord hemangioblastomas: gadolinium-enhanced MR apperance with pathologic correlation. J. Comput. assist. Tomogr. 13 (1989) 1048–1051

Tadie, M., J. Hemet, C. Aaron, C. Bianco: Le dispositif protecteur anti-reflux des veines de la molle. Neurochirurgie 25 (1979) 28–30

Takahashi, S., T. Yamada, K. Ishii et al.: MRI of anterior spinal artery syndrome of the cervical spinal cord. Neuroradiology 35 (1992) 25–29

Yuh, W. T. C., E. E. March, A. K. Wang et al.: MR imaging of spinal cord and vertebral body infarction. Amer. J. Neurroradiol. 13 (1992) 145–154

9 Funktionsuntersuchung und Intervention an der Wirbelsäule in einem offenen MR-System

P. Hilfiker und J. F. Debatin

Inhaltsverzeichnis

Ein hoher Weichteilkontrast und eine gute räumliche Auflösung kombiniert mit multiplanarer 3-dimensionaler Bildgebung zeichnen die MRT aus. Unter Verwendung unterschiedlicher Gewichtungen können aufgrund ihrer inhärenten Signalintensitäten Liquor vom Myelon und Nervenwurzeln von Bandscheiben ohne die Gabe eines Kontrastmittels voneinander differenziert werden. Unübersichtliche, komplexe morphologische Verhältnisse werden mit 3-dimensionalen Akquisitionen umfassend dargestellt. Aufgrund der fehlenden Strahlenbelastung, können Untersuchungen auch beliebig oft wiederholt werden. Es ist somit nicht überraschend, dass die MRT in der Wirbelsäulendiagnostik sehr schnell einen hohen Stellenwert einnehmen konnte.

Soft- und Hardwareinnovationen der letzten Jahre ermöglichen nunmehr die Bildaufnahme in Echtzeit (Debatin u. Mitarb. 1998). In Kombination mit der zunehmenden Verfügbarkeit offener Scannerkonfigurationen erlaubt die hohe zeitliche Auflösung der Bildakquisition zum einen die Durchführung von Funktionsuntersuchungen im gesamten muskuloskelettalen System (Schenk u. Mitarb. 1995), andererseits die Echtzeitsteuerung minimalinvasiver Interventionen (Jolesz u. Kikinis 1995, Lufkin 1995). Wie dieses Kapitel zeigt haben beide Aspekte einen direkten Bezug zur Wirbelsäule.

Offen konfigurierte MR-Systeme

Die offene Konstruktion der MR-Geräte verfolgt 2 Ziele:

- der Zugang zum Patienten während der Bildakquisition soll verbessert werden (Lenz u. Dewey 1995),
- dem Patienten soll während der Untersuchung mehr Bewegungsfreiraum eingeräumt werden.

Im Weiteren muss genügend Raum für Instrumente (Eingriffe) oder Platzierungshilfsmittel (funktionelle Untersuchungen) geschaffen werden.

Offene Scannerkonstruktionen sind primär einmal nach der Stärke des „Hauptmagneten“, der das statische Magnetfeld generiert und für den Typ des Systems ausschlaggebend ist, zu beurteilen. Dabei ist zu berücksichtigen, dass sich das Signal-Rausch-Verhältnis proportional zur Feldstärke verhält. So ist das Signal an einer 1,5-Tesla-Umgebung 3-mal so hoch wie bei 0,5 Tesla. Die eingesetzten Gradientenspulen entscheiden über den Grad der Ortsauflösung sowie die Geschwindigkeit der Datenakquisition. Hochleistungsgradienten wurden bislang nur bei Hochfeldgeräten eingesetzt. Die Geräte unterscheiden sich darüber hinaus auch bzgl. der verwendeten Radiofrequenzspulen (RF-Spulen) zur Transmission und Rezeption des MR-Signals. Bezüglich der „Öffnung“ lassen sich Geräte mit vertikalem Patientenzugang von denen mit horizontalem Zugang differenzieren. Prinzipiell lassen sich die zurzeit kommerziell erhältlichen offenen MR-Systeme in 3 Kategorien einteilen.

Kategorien der offenen MR-Systeme

- Geschlossenes Hochfeldsystem mit einem kurzen, weiten Magneten (Beispiel: 1,5 Tesla Gyroscan ACS-NT).
- Offenes Mittelfeldsystem mit vertikalem Zugang (Beispiel: 0,5 Tesla Signa SP).
- Offenes Niedrigfeldsystem mit horizontalem Zugang (Beispiel: 0,2 Tesla Magnetom Open).

Darüber hinaus gibt es zahlreiche andere Systeme, deren Beschreibung den Rahmen dieses Kapitels sprengen würde. Auch lassen sich die offenen MR-Systeme mit anderen Geräten wie z. B. einer Durchleuchtungseinheit oder einem Ultraschallgerät zu sog. „Hybrideinheiten“ kombinieren.

Die unterschiedlichen Systeme sind durch verschiedene Vor- und Nachteile charakterisiert. So erlauben Hochfeldgeräte eine bessere Bildqualität bei höherer Aquisitionsgeschwindigkeit. Andererseits ist der Zugang zum Patienten bei Hochfeldgeräten deutlich schlechter als bei den offenen Mittel- und Niederfeldsystemen. Dadurch bleiben interaktive Eingriffe im Hochfeldsystem erschwert. Niederfeldsysteme ermöglichen einen besseren Zugang und mehr Bewegungsfreiheit bei allerdings deutlich reduzierter Bildqualität, und vor allem erheblich eingeschränkter zeitlicher Auflösung. Die mit den meisten Niederfeldsystemen assoziierte horizontale Öffnung ist dem vertikalen Zugang bzgl. Bewegungsfreiheit für Patienten und Interventionalisten deutlich unterlegen.

Das Mittelfeldsystem wurde als dediziertes interventionelles MRT-Gerät konzipiert (Abb. 9.**1**).

Versehen mit einer vertikalen, 58 cm breiten Öffnung zwischen den Spulen des Hauptmagnetfelds ist Platz für den direkten Zugang zum Patienten sowie für Bewegungsfreiheit bei Funktionsuntersuchungen gegeben. In der Öffnung sind 2 Flüssigkristallbildschirme angebracht, auf die die aufgenommenen MR-Bilder projiziert werden (Abb. 9.**2**).

Bedingt durch die offene Konstruktion des MR-Geräts sind Volumenspulen nicht verwendbar. Die Signaltransmission und -rezeption erfolgt mit unterschiedlich großen, flexiblen Sende-/Empfangsspulen (Abb. 9.**3**).

Zur Darstellung der Wirbelsäule wird ein homogenes Hochfrequenzfeld durch den Einsatz einer „Butterfly"-Spule mit 2 sich gegenüberliegenden Elementen (ventral und dorsal am Patienten) erzeugt. Dabei ist darauf zu achten, dass das Hochfrequenzfeld in sitzender Position nicht parallel zum B_0-Feld steht. Die somit erreichte Bildqualität liegt zwischen der von Hoch- und Niederfeldsystemen. Die räumliche Auflösung reicht für eine umfassende Diagnostik der Wirbelsäule.

Ein offenes Mittelfeldsystem (Signa SP, GE Medical Systems) wurde im Herbst 1995 im MR-Zentrum des Universitätsspitals Zürich installiert. Die in diesem Beitrag beschriebenen Erfahrungen beziehen sich in der Hauptsache auf die mit diesem Gerät gesammelten Erfahrungen.

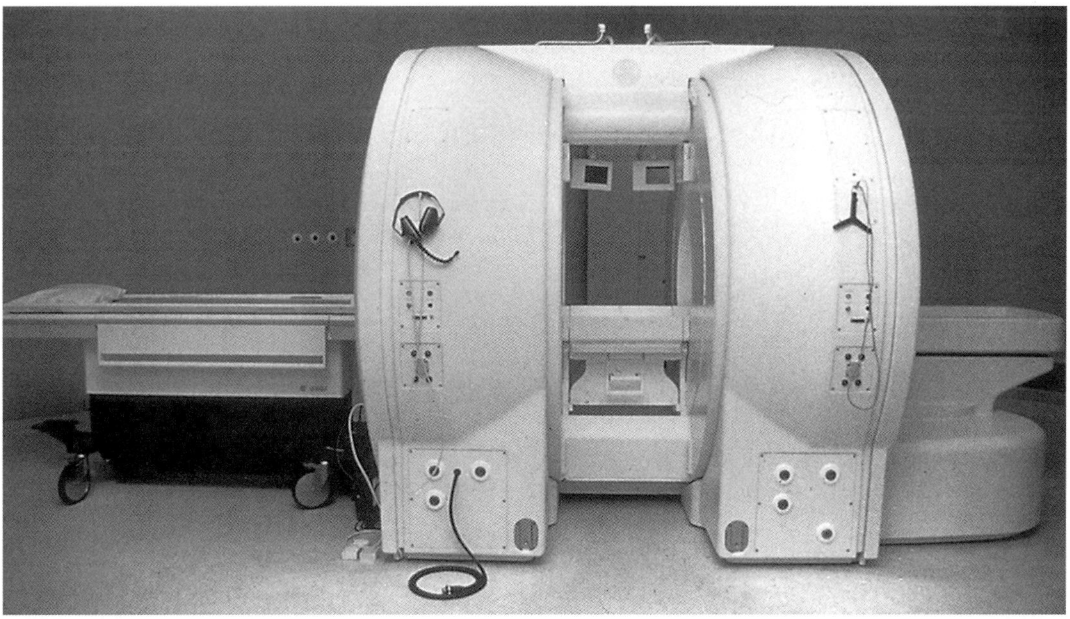

Abb. 9.1 **Offenes, supraleitendes interventionelles 0,5-Tesla-MRT-Gerät** (Signa SP, General Electrics). Zwischen den 2 Magneten, die das Hauptmagnetfeld induzieren, ist ein 58 cm breiter Raum, der Platz für zusätzliche Installationen bietet oder den freien Zugang zum Patienten bei Interventionen.

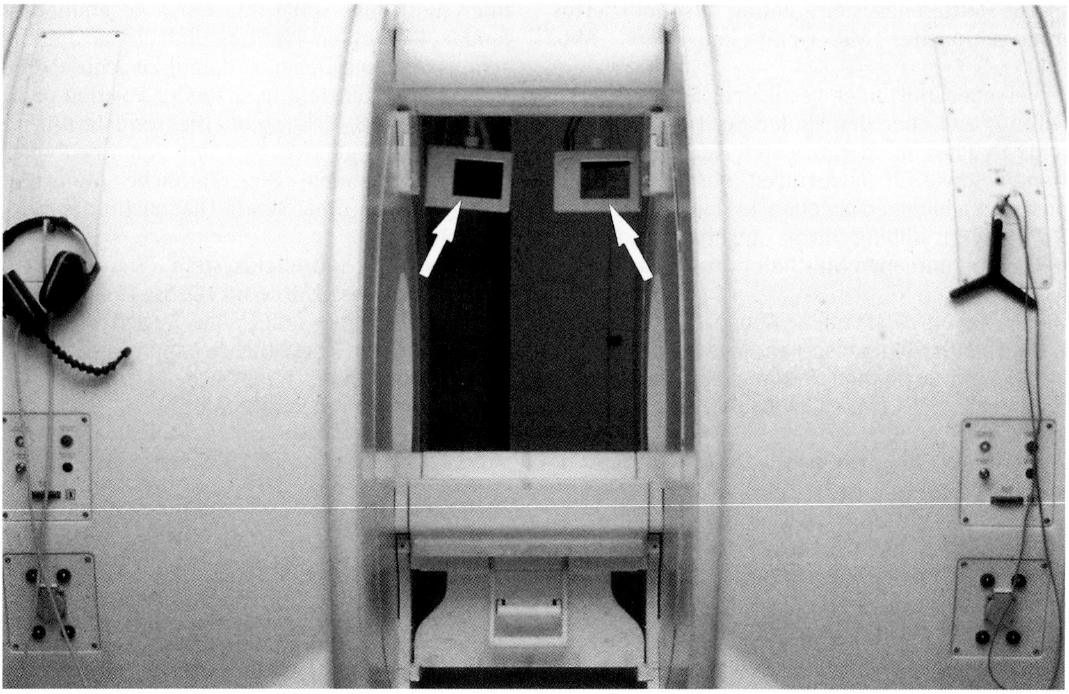

Abb. 9.2 **Detailaufnahme des offenen MRT-Scanners**. Über 2 LCD-Bildschirme (Pfeile) werden dem Untersucher jeweils die neusten Bilddaten übermittelt, beispielsweise zur Steuerung einer Intervention. Über einen Kopfhörer kann der Untersucher direkt vom Steuerungspult aus mit dem Patienten sprechen, oder bei Interventionen der Radiologe mit den Mitarbeitern außerhalb des Scannerraums.

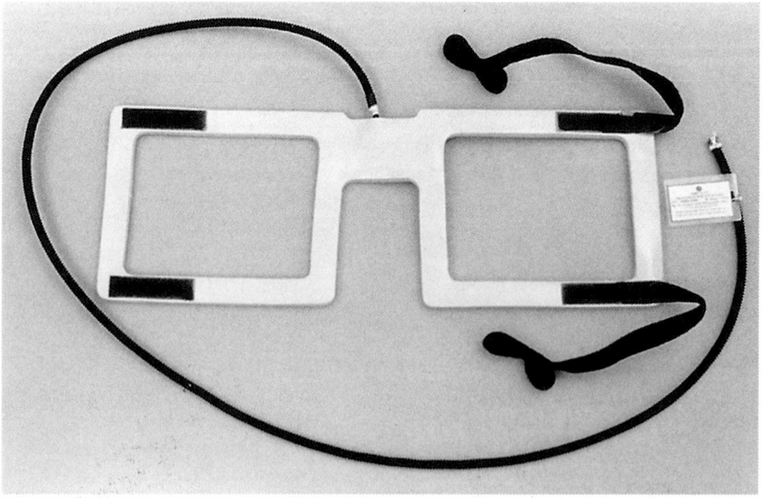

Abb. 9.3 **„Butterfly"-Spule, die zur Transmission und zum Empfang benötigt wird**. Sie wird dem Patienten an der zu untersuchenden Stelle angezogen und über ein Kabel mit dem Magneten verbunden.

Funktionsuntersuchungen der Wirbelsäule

Funktionsuntersuchungen der Wirbelsäule werden bei einer Vielzahl von Erkrankungen, darunter auch degenerative Veränderungen, propagiert. Bei degenerativen Erkrankungen kann es zu einer Myelonkompression kommen, die in ihrem Endstadium zu einer Myelonatrophie mit dem klinischen Erscheinungsbild einer zervikalen Myelopathie führt (Kunze u. Arlt 1991). Die funktionelle Untersuchung hat sich jedoch auch bei entzündlichen Erkrankungen der Wirbelsäule wie beispielsweise der rheumatoiden Arthritis (Roca u. Mitarb. 1993) und bei traumatologischen Zustandsbildern (Mirvis u. Mitarb. 1988, Rothhaupt u. Liebig 1994) bewährt.

Sämtliche verfügbare bildgebenden Techniken, darunter die Myelographie, CT wie auch die MRT, wurden bereits hinsichtlich ihrer Eignung für die Erfassung der Wirbelsäulenfunktion untersucht (Muhle u. Mitarb. 1995). MR-Untersuchungen wurden meist in geschlossenen Systemen durchgeführt. Dabei wurden Bewegungsabläufe oder Haltungsveränderungen mittels mechanischer Hilfsmittel (beispielsweise nichtmetallische, MR-taugliche Positionsgestelle) simuliert (Nägele u. Mitarb. 1992). Alle diese Untersuchungen waren allerdings statisch in Natur, d. h. es wurde die Wirbelsäulenmorphologie in mindestens 2 oder mehreren statischen Zuständen miteinander verglichen. Der eigentliche dynamische Ablauf der Bewegung und die daraus erkennbaren Pathologien waren lediglich unter Durchleuchtung darstellbar. Beschränkter Kontrast und Überlagerungen limitieren den Einsatz der Durchleuchtung bei der Funktionsbeurteilung der Wirbelsäule in erheblicher Weise, selbst mit Einsatz myelographischer Kontrastmittel (Wildermuth u. Mitarb. 1997).

Durch den Einsatz schneller Datenakquisitionsstrategien erlaubt die Untersuchung im offenen MRT hingegen die Darstellung des dynamischen Bewegungsablaufs im Schichtverfahren, bei beliebiger Schichtführung und inhärent hohem Weichteilkontrast. Darüber hinaus erlaubt die vertikale Öffnung die Untersuchung des Patienten in sitzender oder auch stehender Position.

Untersuchung der Lendenwirbelsäule in sitzender Position

Bei der MRT-Untersuchung der Wirbelsäule in sitzender Position gilt es im Interesse einer optimalen Bildqualität einige Maßnahmen zu berücksichtigen. Aufgrund der kürzeren Akquisitionszeit, sowie der geringeren Sensitivität gegenüber Feldinhomogenitäten sollten GRE-Sequenzen verwendet werden. Um willkürliche Patientenbewegungen zu minimieren und Spulenbewegungen relativ zur Wirbelsäule zu verhindern, sollte der Patient in einem starren Korsett oder einem speziellen Stuhl so gut wie möglich fixiert werden (Abb. 9.**4**).

Lediglich die Bewegung für die funktionelle Untersuchung sollte möglich bleiben. Die Untersuchungsparameter wie z. B. Phasenkodierung in kraniokaudaler Richtung, Gesichtsfeld und Bildmatrix müssen auf die individuellen Bedürfnisse angepasst werden. Unter Berücksichtigung dieser Aspekte kann die Lendenwirbelsäule in sitzender Position umfassend mit hoher Bildqualität dargestellt werden (Schönenberger u. Mitarb. 1996).

Bandscheibenhöhe in Abhängigkeit von Tageszeit und Untersuchungsposition

Die Beurteilung der Bandscheiben beruht häufig auf deren Höhe. Letztere verändert sich allerdings im Tagesverlauf und ist vor allem positionsabhängig. Da die meisten Patienten bislang nur im Liegen untersucht wurden, spielten diese Effekte eine nur untergeordnete Rolle. Um diese Zusammenhänge, die bei der Beurteilung von funktionellen MRT-Aufnahmen durchaus von Bedeutung sein können, zu quantifizieren, wurden bei 10 gesunden Probanden einerseits die Höhe und andererseits die Protonendichte (als Maß für den Wassergehalt) der Disci intervertebrales lumbales im Tagesverlauf in sitzender und liegender Position gemessen (Schönenberger u. Mitarb. 1996, Duwell u. Mitarb. 1996).

Insbesondere in sitzender Position kam es zu einer deutlichen Höhenabnahme der Disken im Tagesverlauf. Die deutlichsten Höhenunterschiede waren im Segment L4/L5 nachweisbar (0–2 mm). Interessanterweise zeigte die Protonen-

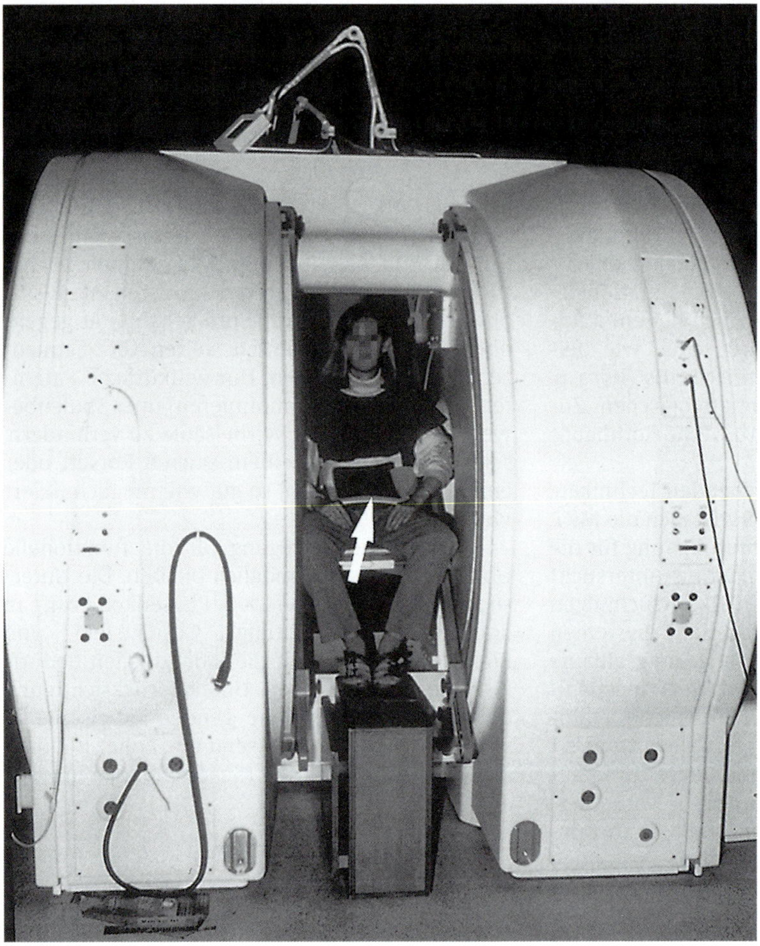

Abb. 9.**4** **Untersuchung der Lendenwirbelsäule in sitzender Position.** Gut sichtbar ist der ventrale Anteil der „Butterfly"-Spule (Pfeil).

dichte der Disci intervertebralis zu verschiedenen Tageszeiten keine signifikanten Unterschiede. Dagegen war allerdings der Übergang aus liegender in eine sitzende Stellung durch eine erhebliche Abnahme der Protonendichte charakterisiert (Abb. 9.**5**).

In Anbetracht dieser Resultate scheinen 2 Komponenten die Diskuselastizität zu beeinflussen:

- langsame morphologische Veränderungen im Diskus während des Tagesverlaufs,
- schnelle Veränderungen bei Stellungsänderung aufgrund von Verschiebungen des Flüssigkeitgehalts (Duwell u. Mitarb. 1996).

Der zweite Aspekt sollte bei der Beurteilung von Wirbelsäulenuntersuchungen in sitzender Position besondere Berücksichtigung finden.

Funktionelle MR-Myelographie der Lendenwirbelsäule

Stenosierungen des Spinalkanals, der Recessus laterales und der Neuroforamina sind meist Ausdruck degenerativer Veränderungen der Wirbelsäule die im Alter im Allgemeinen an Ausprägung zunehmen (Andersson u. McNeill 1992, Hasegawa u. Mitarb. 1995). Diese Stenosierungen können auf mehreren Segmenthöhen vorkommen. Ihre genaue Lokalisation und Charakterisierung ist vor Einleitung einer Therapie, insbesondere einer operativen Dekompression von größter Bedeutung (Bell u. Ross 1992).

Wenngleich der Wirbelkanal mit der konventionellen MRT im geschlossenen System umfassend dargestellt werden kann, bevorzugen zahlreiche Chirurgen, insbesondere bei Patienten mit

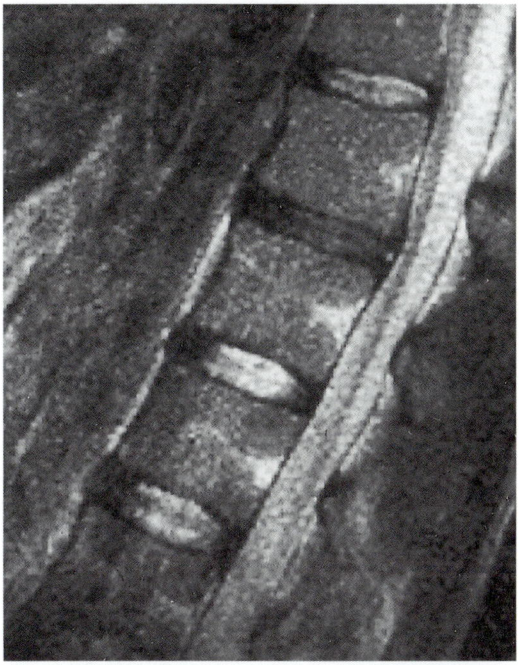

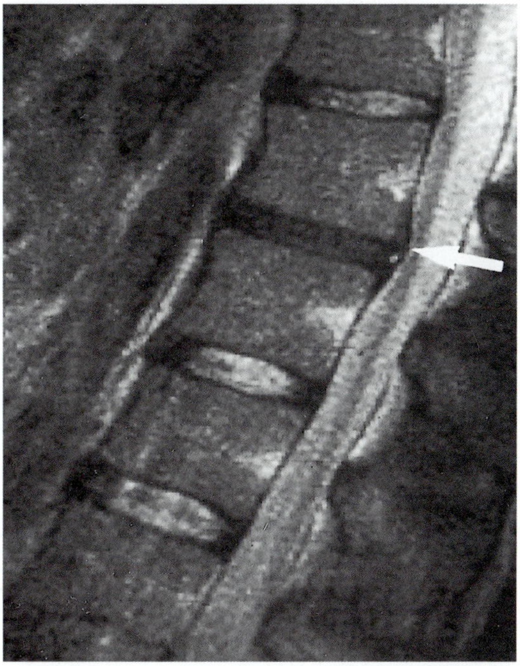

Abb. 9.**5** **a**, **b** **T2-gewichtete sagittale Aufnahmen der Lendenwirbelsäule**: Aufnahme links (**a**) um 09.00 Uhr morgens und Aufnahme rechts (**b**) um 18.00 Uhr abends. Die Bandscheibe L2/L3 ist dehydriert, die Bodenplatte von LWK 2 weist einen kleinen dorsalen Spondylophyten auf (Pfeil). Die Bandscheiben L3/L4 und L4/L5 haben eine Höhenminderung von 2 mm im Tagesverlauf.

schwerer Skoliose, Implantaten oder wenn eine wichtige funktionelle Komponente angenommen wird, immer noch die konventionelle Myelographie für die präoperative Planung (Jeanneret u. Forster 1993). Dabei werden die konventionellen Myelogramme in verschiedenen Funktionszuständen aufgenommen. Der Positionsabhängigkeit der Durchmesser des Spinalkanals und der Neuroforamina wird dabei durch Messungen in verschiedenen Stellungen Rechnung getragen (Schumacher 1986, Mayoux-Benhamon u. Mitarb. 1989). Die bei der konventionellen Myelographie unabdingbare intradurale Kontrastmittelapplikation wird von den meisten Patienten als unangenehm empfunden und führt in bis zu 75% der Untersuchten zu erheblichen nachfolgenden Kopfschmerzen (Petermann 1996). Mit der funktionellen MR-Myelographie im offenen MR-System gelingt es gleichwertige diagnostische Informationen für den Chirurgen vollkommen nichtinvasiv zu ermitteln. Dies wurde in einer kürzlich abgeschlossenen Studie belegt (Abb. 9.**6**) (Wildermuth u. Mitarb. 1997).

Die Lendenwirbelsäulen von 30 Patienten wurden präoperativ sowohl konservativ myelographisch als auch im offenen MR-System funktionell untersucht (Wildermuth u. Mitarb. 1997). Für die funktionellen MRT-Untersuchungen wurden sagittale T2-gewichtete SE-Sequenzen in liegender und sitzender Position (Flexion und Extension) unter Verwendung folgender Parameter akquiriert:

- TR = 3000 ms, TE = 85 ms,
- Echo Train Length 8,
- Bandbreite 16 kHz,
- Schichtdicke 5 mm mit einem Schichtabstand von 1,5 mm,
- Feldgröße 20 cm,
- 256 × 256 Matrix.

3 Anregungen wurden gemittelt. Auf den MRT-Aufnahmen wurden auf den dargestellten Diskushöhen der Lendenwirbelsäule einerseits die größten sagittalen Durchmesser des Spinalkanals und andererseits die Größe der Neuroforamina unter Verwendung elektronischer Messpunkte gemessen.

Der Vergleich mit den konventionell myelographisch erhobenen Daten ergab eine gute Korrelation für die sagittalen Spinalkanaldurchmes-

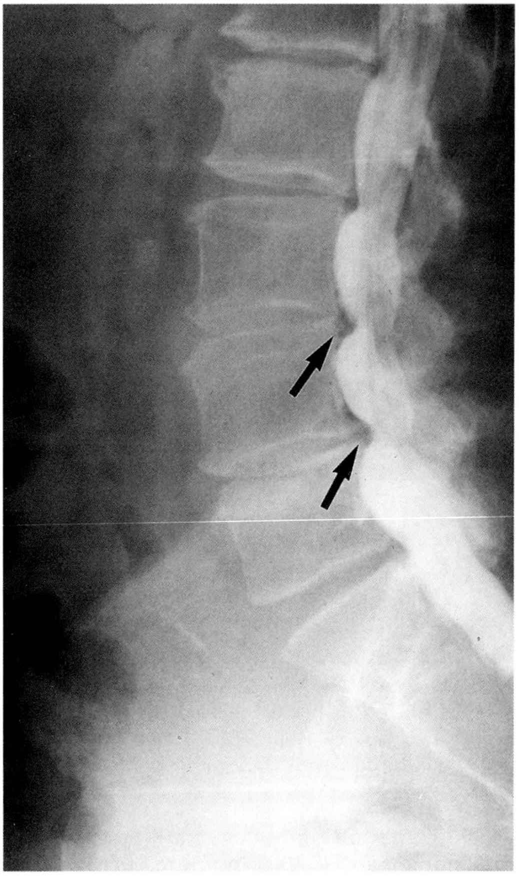

a

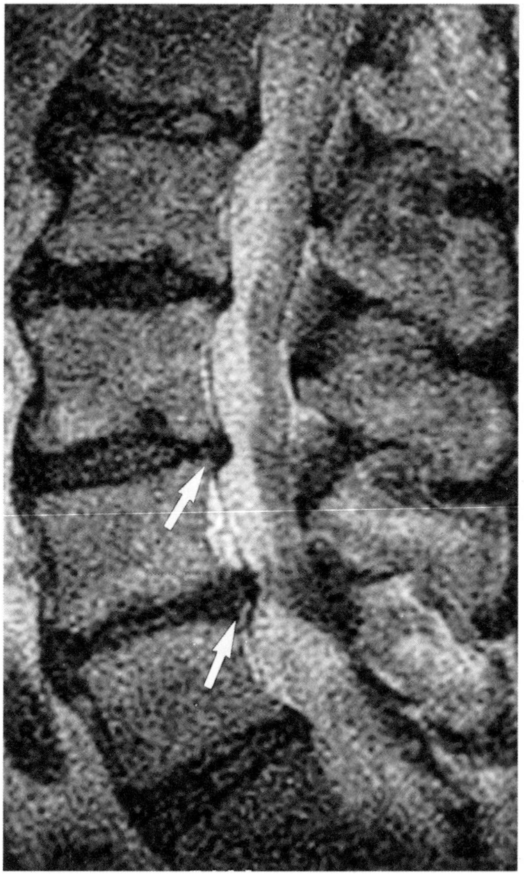

b

Abb. 9.**6a**, **b** **Untersuchung der Lendenwirbelsäule in liegender Position**. Sowohl auf der konventionellen Myelographie, als auch auf der medianen sagittalen T2 gewichteten Aufnahme sind die multisegmentalen Protrusionen mit Einengungen des Duralsacks zu sehen (Pfeile):
a Konventionelle Myelographie.
b Sagittale T2-gewichtete Aufnahme.

ser (Korrelationsquotient r = 0,94). Dabei konnte aufgezeigt werden, dass der Durchmesser des Spinalkanals bei verschiedenen Bewegungszuständen zumindest in einer orthopädisch-symptomatischen Patientenpopulation nur wenig variiert. Dieses Resultat ist umso überraschender, als bei einer vorgängigen Studie (Schmid u. Mitarb. 1997) mit gesunden Probanden erhebliche bewegungsabhängige Unterschiede der Spinalkanalweite aufgezeigt werden konnten (Abb. 9.**7**).

Aufgrund einer Volumenzunahme des Lig. flavum bei Extension kam es insbesondere auf Höhe des Discus intervertebralis zu einer signifikanten Reduktion des Spinalkanalquerschnitts. Am wahrscheinlichsten sind die zwischen gesunden Probanden und orthopädischen Patienten diskrepanten Resultate auf eingeschränkte Beweglichkeit und immobile Herniationen ohne Segmentinstabilitäten bei den Patienten zurückzuführen.

Die qualitative Größenmessung der Neuroforamina in verschiedenen Funktionszuständen auf den MRT-Aufnahmen zeigte untersucherunabhängige Resultate (ϰ = 0,62). Auch hier kam es zu einer erheblichen Diskrepanz zwischen Patienten und Probanden bzgl. der Funktionsabhängigkeit der Messungen. Blieben die Werte bei den Patienten unverändert, kam es bei Probanden in Extensionsstellung zu einer deutlichen Verringerung des Querschnitts des Neuroforamens. Diese war bedingt durch eine Vorwölbung des Discus intervertebralis, eine Volumenzunahme des Lig.

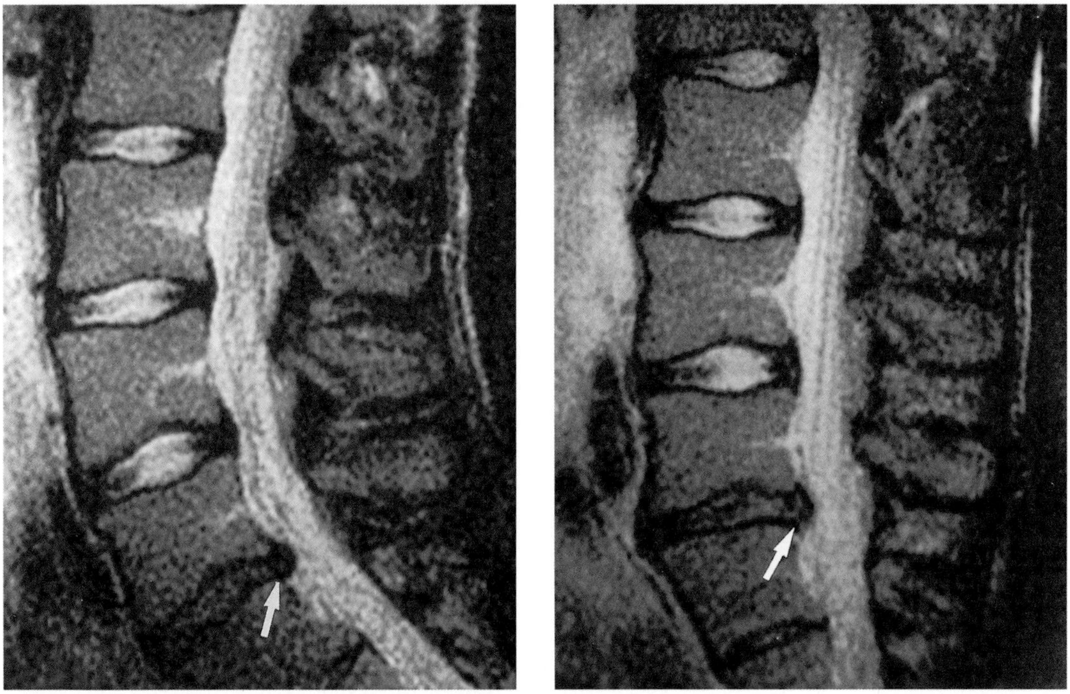

a b

Abb. 9.**7a**, **b** **Mediane sagittale Ebene durch die Lendenwirbelsäule**. T2-gewichtete Aufnahmen. Gesunder Proband. Auf Höhe von L5/S1 (Pfeile) kommt es zu einer Protrusion der Bandscheibe in aufrechter extendierter Position verglichen zur aufrechten flektierten Position:

a Aufrechte extendierte Position.

b Aufrechte flektierte Position.

flavum und eine Abnahme des kraniokaudalen Durchmessers des ossären Neuroforamens (Abb. 9.**8**).

Im Vergleich zur konventionellen Myelographie wurden die funktionellen MRT-Bilder als besonders vorteilhaft bzgl. ihrer Darstellung des Nervenwurzelverlaufs durch die Neuroforamina gewertet.

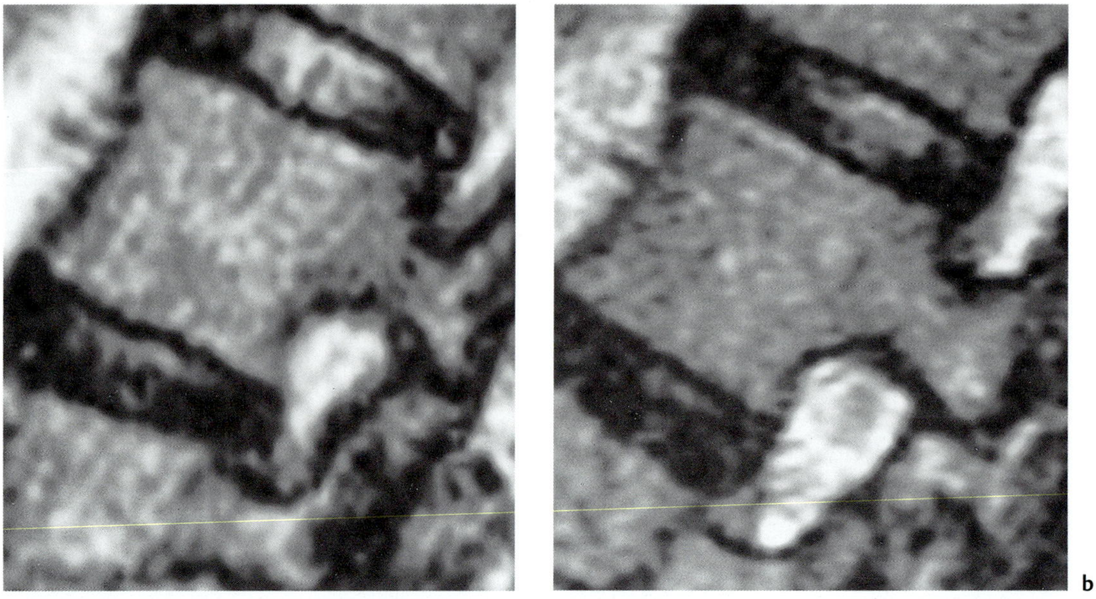

Abb. 9.**8a**, **b** **Parasagittale Ebene durch ein Neuroforamen der Lendenwirbelsäule**. Gesunder Proband. In Extensionsstellung deutliche Verringerung des Querschnitts des Neuroforamens im Vergleich zur Neutralstellung. Dies ist bedingt durch eine Vorwölbung des Discus intervertebralis, eine Volumenzunahme des Lig. flavum und eine Abnahme des kraniokaudalen Durchmessers des ossären Neuroforamens:
a Extensionsstellung.
b Neutralstellung.

MR-gesteuerte Interventionen an der Wirbelsäule

Die Verfügbarkeit offener MR-Systeme ermöglicht den Einsatz der MR-Bildgebung zur Steuerung und Überwachung minimalinvasiver Eingriffe. Die meisten dieser Techniken werden an ambulanten Patienten unter Lokalanästhesie vorgenommen. Die Möglichkeiten einer MR-gestützten Steuerung und Überwachung vermögen nicht nur Sicherheit und Genauigkeit existenter Eingriffe zu verbessern, sondern schaffen auch die Grundlagen für die Durchführung neuer minimalinvasiver Verfahren. Als besonders hilfreiche Aspekte der MRT haben sich in diesem Zusammenhang neben dem hervorragenden Weichteilkontrast die multiplanare Bildgebung sowie die Temperatursensitivität des MR-Experiments herausgestellt. Ersteres erlaubt die Optimierung des perkutanen Zugangs, während mit Letzterem die Energieausbreitung thermosensitiver Applikatoren überwacht und gesteuert werden kann.

Bereits durch die Einführung der Fluoroskopie und der CT konnte eine Vielzahl von offenen chirurgischen Eingriffen durch minimalinvasive Verfahren ersetzt werden. Damit wurde ein wesentlicher Beitrag zur Kostenersparnis einerseits und Risikominderung andererseits erbracht. Mit der Einführung der offenen MR-Systeme war es nur ein logischer Schritt, dass die Vorteile der MR-Bildgebung auch für die Steuerung und Überwachung von minimalinvasiven Interventionen genutzt werden.

Eine sichere und erfolgreiche Durchführung von MR-gesteuerten Eingriffen setzt die umfassende Visualisierung von Instrumenten relativ zu umgebenden Geweben innerhalb des Körpers voraus. Das Instrumentarium muss dabei einfach im Bild zu identifizieren sein und insbesondere während der gesamten Dauer einer Intervention verfolgbar bleiben. Eine ideale Methode muss dabei das Instrument deutlich vom Gewebe abheben (Kontrastunterschied) und gleichzeitig eine hohe örtliche Auflösung ermöglichen, um eine exakte Platzierung der Instrumente auch in kleinste Zielareale zu erlauben.

Passive Visualisierung. Unter passiver Visualisierung wird jegliche Technik subsumiert, die ein Instrument aufgrund der normalen Bildverarbeitung sichtbar macht (Ladd 1998). Dabei ist heute die Verwendung des Suszeptibilitätsartefakts die gebräuchlichste passive Visualisierungsmethode (Abb. 9.**9**) (Frahm u. Mitarb. 1996).

Primär wurde sie bei MR-gesteuerten Biopsien angewendet (van Sonnenberg u. Mitarb. 1988), kommt aber auch bei vaskulären Anwendungen mit der Darstellung von Führungsdrähten und Kathetern zum Zuge (Köchli u. Mitarb. 1994).

Die Möglichkeiten der passiven Visualisierung können durch die Kombination mit einem optischen Tracking-System erheblich erweitert werden. Zur Vereinfachung perkutaner Interventionen ist im Signa SP MR-System ein stereotaktisches Punktionssystem mit räumlicher Orientierung (Flashpoint 5000; Image Guided Technologies, Boulder, USA) integriert (Abb. 9.**10**).

Dieses System besteht aus 2 Hauptkomponenten:

- 3 Infrarotkameras, mit einem Sichtwinkel von 70°, die in dem Verbindungsstück zwischen den beiden Magneten, 83 cm über dem Isozentrum angebracht sind,
- „Nadelhalter", auf denen 2 oder 3 infrarotemittierende Leuchtdioden (LED) lokalisiert sind.

Anhand der von den Infrarotsensoren empfangenen Signale werden die Position und Orientierung des im Nadelhalter befindlichen perkutan eingeführten Instruments relativ zu den auf MR-Bildern dargestellten umgebenden Geweben berechnet. Durch diese Positionsbestimmung kann auch die Akquisition der nächsten MR-Schichten interaktiv gesteuert werden. Voraussetzung für die einwandfreie Funktion dieses Verfahrens ist der gerade Verlauf des perkutan eingeführten Instruments. Selbst kleine Deflektionen der Nadel können zu erheblichen Fehlern bei der Positionsberechnung der Nadelspitze führen. Deshalb sollte die Computerberechnung immer durch eine Visualisierung der durch das Instrument hervorgerufenen Signalauslöschung verifiziert werden (Abb. 9.**11**) (Steiner u. Mitarb. 1996).

Aktive Visualisierung. Unter aktiver Visualisierung versteht man die Wiedergabe der Instrumentenposition aufgrund eines Signalempfangs einer direkt in einem Instrument integrierten Radiofrequenzempfangsspule (Ackermann u. Mitarb. 1986, Dumoulin u. Mitarb. 1993). Die Methodik wird als MR-Tracking in der Literatur beschrieben (Leung u. Mitarb. 1995a, b). Die Spulen können miniaturisiert auch in feinste Instrumente, wie z. B. Katheter, Führungsdrähte oder auch Biopsienadeln, integriert werden (Abb. 9.**12**) (Wildermuth u. Mitarb. 1997).

Die Koordinaten der Empfangsspule werden im 3-dimensionalen Raum mit nur 4 MR-Experimenten berechnet. Somit ist es möglich, die Spu-

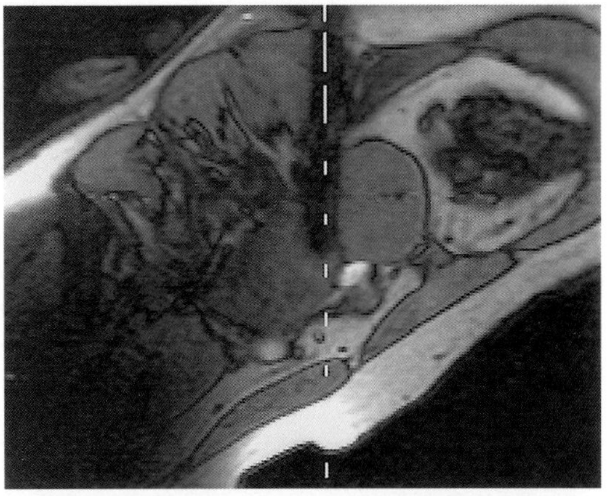

Abb. 9.**9** **Punktion eines Zwischenwirbelraums der Lendenwirbelsäule bei einem Schwein**. Die Punktionsnadel ist als schwarze Linie aufgrund des Suszeptibilitätsartefakts sichtbar. Zur Punktion wurde das stereotaktische System „Flashpoint" verwendet. Die gestrichelte weiße Linie gibt die vom Computer berechnete Richtung der Punktionsnadel an, wenn diese einen geraden Verlauf nehmen würde.

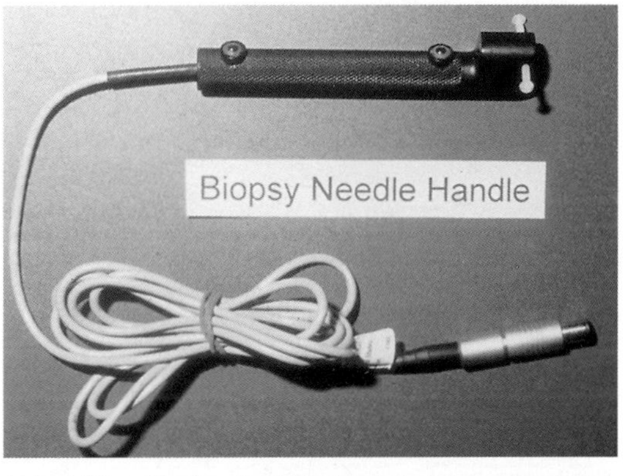

Abb. 9.**10** **„Flashpoint"-System**. Auf dem Handstück sind die 2 infrarotemittierenden Leuchtdioden (LED) sichtbar. Das System wird an den Hauptmagneten angeschlossen. Die Punktionsnadel wird in das Handstück eingesetzt und von 2 Arretierschrauben festgehalten. Durch 3 Kameras im Hauptmagneten wird das Handstück im Raum vermessen und dadurch ist seine Position immer bekannt.

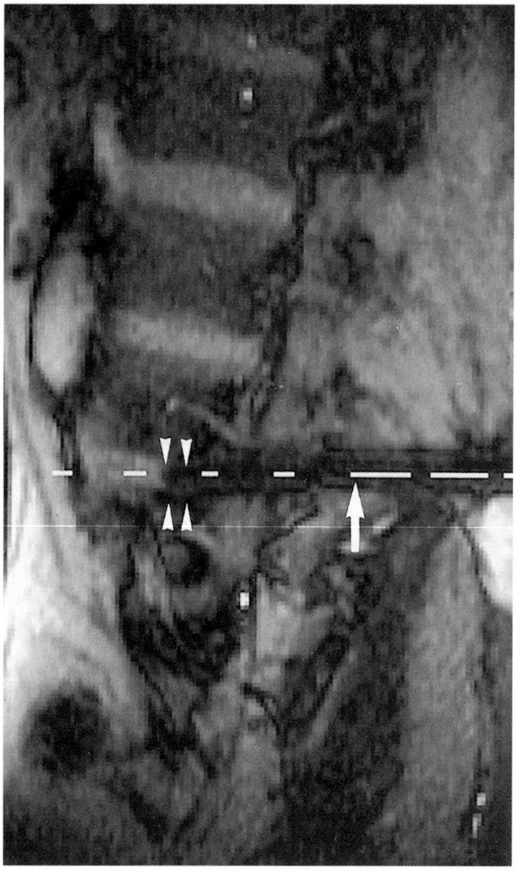

lenposition auf zuvor aufgenommenen Roadmap-Bildern multiplanar bis zu 20-mal pro Minute gleichzeitig in verschiedenen Ebenen darzustellen (Leung u. Mitarb. 1995b). Bis zu 4 Spulen können ohne Verzögerung gleichzeitig dargestellt werden. Die Beziehung verschiedener Instrumente kann auf diese Weise in Echtzeit dokumentiert werden. Durch diese aktive Positionsbestimmung kann auch die Aufnahme der nächsten MR-Schichten in den verschiedenen Ebenen aktiv gesteuert werden.

Als Erweiterung der aktiven Visualisierung von Instrumenten in der MR-Umgebung muss die Entwicklung der sog. MR-Profiling-Methode gewertet werden (McKinnon u. Mitarb. 1996, Ladd u. Mitarb. 1997). Hier wird ein bis zu 10 cm langer, in das Instrument integrierter Draht als aktive Empfangsspule verwendet (Abb. 9.**13**).

Bei einer zeitlichen Auflösung von 1 Bild/s kann somit die gesamte Spitze eines flexiblen Instruments, wie Führungsdraht oder Katheter, 3-dimensional dargestellt werden.

◁ Abb. 9.**11** **Parasagittale Ebene bei der Punktion eines kleinen Wirbelgelenks.** Die computerberechnete Lage der Nadelspitze (Pfeil) stimmt nicht mit der effektiven Lage der Nadelspitze aufgrund des Suszeptibilitätsartefakts (Pfeilspitzen) überein. Die Eingabe der Länge der Punktionsnadel in das Computersystem ist fehlerhaft durchgeführt worden.

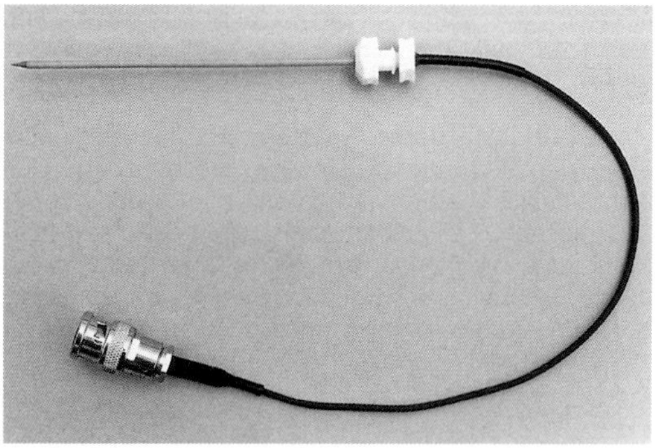

a

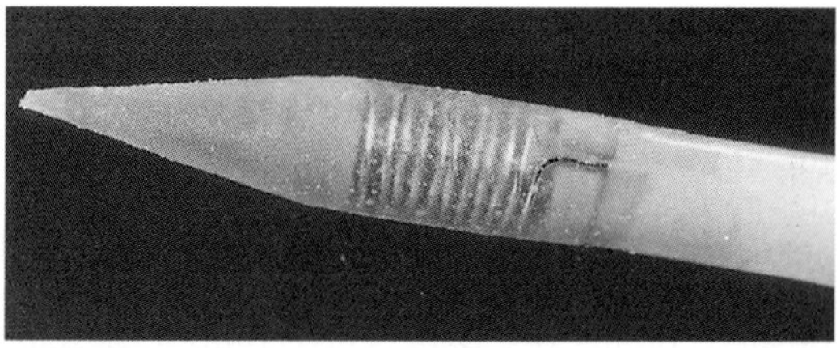

b

Abb. 9.**12a, b** **Punktionsnadel:**
a MR-kompatible Punktionsnadel, die über ein Verbindungskabel an den Hauptmagneten angeschlossen wird.
b Die kleine Empfangspule befindet sich an der Spitze des Mandrins („Nadelseele“), der zur Entnahme des Biopsiematerials nach erfolgter Punktion entfernt wird.

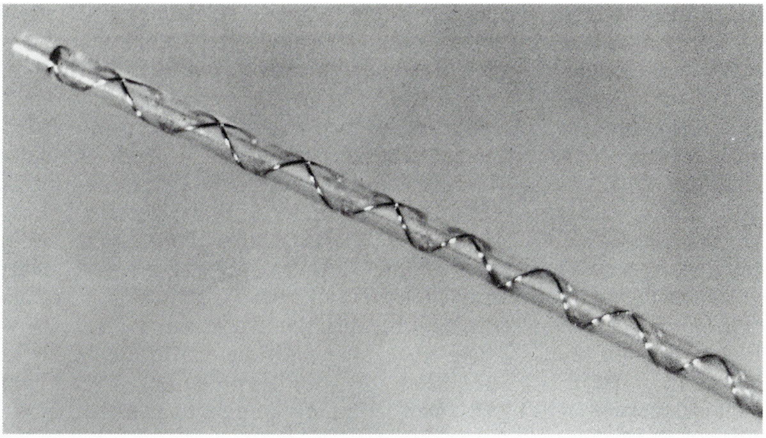

Abb. 9.**13** **Flexibler Katheter**. Die Katheterspitze wird von einem Draht über eine Länge von 10 cm umwickelt. Dadurch kann ein größerer Anteil des Instruments im MR-Bild visualisiert werden (sog. Profiling).

MR-gesteuerte Knochenbiopsien

MR-gesteuerte Knochenbiopsien werden in einigen Zentren bereits seit geraumer Zeit routinemäßig im klinischen Alltag durchgeführt (Neuerburg u. Mitarb. 1996). Dabei spielt die MRT eine komplementäre Rolle zur CT. Der Einsatz der MRT ist beinahe unumgänglich, sofern die Zielläsion mit anderen Verfahren nicht sichtbar gemacht werden kann. Dies kann insbesondere bei intramedullären Läsionen der Fall sein. Vorteilhaft ist der Einsatz der MRT auch bei Läsionen mit erschwertem Zugang, wie beispielsweise im Bereich der Wirbelsäule oder der Schädelbasis (Abb. 9.**14**) (Kacl u. Mitarb., unveröffentlichte Daten).

Die Indikationstellung für eine MR-gesteuerte Punktion unterscheidet sich ansonsten nicht wesentlich von einer CT-gesteuerten Biopsie (Laredo u. Mitarb. 1994, White u. Mitarb. 1995).

Die Anforderungen an das Instrumentarium sind je nach zu punktierender Läsion (osteolytisch oder osteosklerotisch) unterschiedlich. Im Allgemeinen handelt es sich um das gleiche Naddeldesign wie für eine Biopsie unter CT-Kontrolle. Das ferromagnetische Material muss allerdings durch nichtferromagnetische Materialien wie Titan, Tantal oder Aluminiumlegierungen ersetzt werden. Bei osteolytischen Läsionen und Weichteilläsionen sind heute ein große Anzahl von MR-kompatiblen Nadeln in verschiedenen Größen und Designs zur Gewinnung zytologischer wie auch histologischer Gewebeproben kommerziell verfügbar. Zur Punktion osteosklerotischer Läsionen, wie z. B. Osteoidosteomen oder osteoplastische Metastasen, oder bei intakter Kortikalis ist die Gewinnung von Gewebe deutlich schwie-

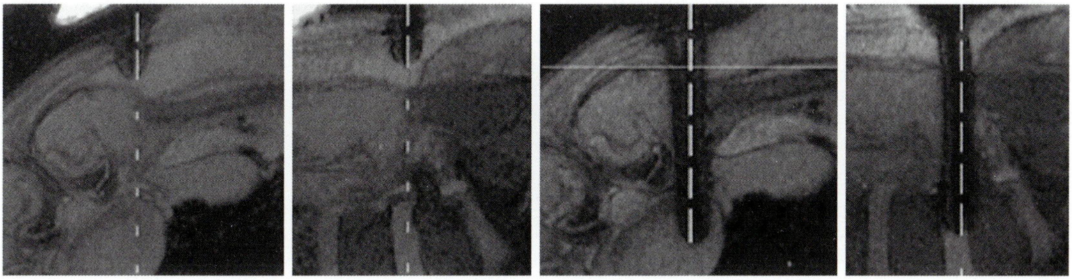

Abb. 9.**14** **Punktion eines Zwischenwirbelraums mit dem „Flashpoint"-System**:
Bild links: Axiale Schnittebene, die Nadelspitze befindet sich in den paravertebralen Weichteilen. Die computersimulierte weitere Punktionstrecke ist mit einer unterbrochenen weißen Linie dargestellt.
Bild links Mitte: Parasagittal schräge Ebene mit Lage der Nadelspitze in identischer Position.
Bild rechts Mitte: Axiale Schnittebene, die Nadelspitze befindet sich jetzt in der Bandscheibe.
Bild rechts: Überprüfung der Nadellage in der parasagittal schrägen Ebene.

riger. MR-kompatible Trokarsysteme wurden schon entwickelt und sind z. T. kommerziell erhältlich . Auch ein Bohrsystem mit MR-kompatiblem Motorantrieb wird schon evaluiert (Neuerburg u. Mitarb. 1996).

Die Aspirationstechnik und die eigentliche Biopsie sind dabei komplementäre Verfahren (Abb. 9.**15**) (Schweitzer u. Mitarb. 1996).

Bei kleinen osteolytischen Läsionen ist die Feinnadelpunktion eher empfehlenswert, während bei größeren Osteolysen und osteosklerotischen Läsionen eine Biopsie von Vorteil ist. Allenfalls muss bei sehr harten Läsionen ein pneumatischer Bohrer zum Einsatz kommen.

Im Allgemeinen kann die Knochenbiopsie an der Wirbelsäule ambulant unter Lokalanästhesie durchgeführt werden. Dies hat auch den Vorteil, dass mit dem Patienten direkt während dem Eingriff kommuniziert werden kann. Bei Berührung der Nervenwurzel mit entsprechender radikulärer Symptomatik kann die Nadelposition interaktiv sofort korrigiert werden.

Die Verwendung des „Flashpoint"-Systems führt zu einer erheblichen Vereinfachung des Punktionsverfahrens. Die perkutane Punktionsstelle kann mit der multiplanaren Bildgebung bzgl. Sicherheit und Distanz zur Zielläsion optimiert werden. Auf diese Weise kann der gesamte Eingriff simuliert werden, ohne dass die Nadel auch nur in das subkutane Gewebe eingeführt ist.

Eine ausgiebige Lokalanästhesie ist bei Knochenbiopsien in jedem Fall zu empfehlen, da insbesondere die Penetration des Periosts sehr schmerzhaft sein kann. Nach einer kleinen Hautinzision wird das Trokarsystem bzw. die Biopsienadel bis auf das Periost vorgeführt. Dabei können bei Verwendung des interaktiven optischen Steuerungssystems evtl. Korrekturen unter Echtzeitbedingungen sofort vorgenommen werden. Die computeranimierte Nadelposition kann jederzeit mit dem effektiven Nadelartefakt verglichen werden. Je nach Läsion wird die Biopsienadel direkt in die Läsion vorgeführt oder es muss die Kortikalis noch angebohrt/penetriert werden. Knochenbiopsien werden in 10%igem Formalin fixiert, während zytologische Entnahmen direkt auf einem Objektträger ausgestrichen werden, die Fixation wird durch den Pathologen selbst durchgeführt. Bei Verdacht auf ein infektiöses Geschehen werden selbstverständlich auch bakteriologische Kulturen angelegt.

Die noch kleine Anzahl von durchgeführten MR-gesteuerten Knochenbiopsien (Neuerburg 1998) weisen ähnlich gute Ergebnisse wie CT-gesteuerte Biopsien (Laredo u. Mitarb. 1994) auf. Während die Infektionsgefahr vergleichbar ist, ist eine Schädigung neuraler oder vaskulärer Strukturen aufgrund der besseren Visualisierung unter MR-Steuerung weniger wahrscheinlich. Übereinstimmung besteht dahingehend, dass die MR-gesteuerte Biopsie als zumindest gleichwertige Alternative zur CT-gesteuerten Punktion betrachtet werden kann.

Therapeutische minimalinvasive Eingriffe an der Wirbelsäule

Unter Durchleuchtungs- oder CT-Kontrolle kommen bereits heute zahlreiche perkutane Therapien bei der Behandlung chronischer Rückenschmerzen zum Einsatz. Diese Verfahren werden vorwiegend unter lokaler Anästhesie durchgeführt. Als Ersatzverfahren zur Steuerung dieser Eingriffe kommt die MRT in einigen Zentren auch schon seit einiger Zeit zum Einsatz. Erhebliche Fortschritte sind auf diesem Gebiet beinahe im Wochentakt erzielt worden.

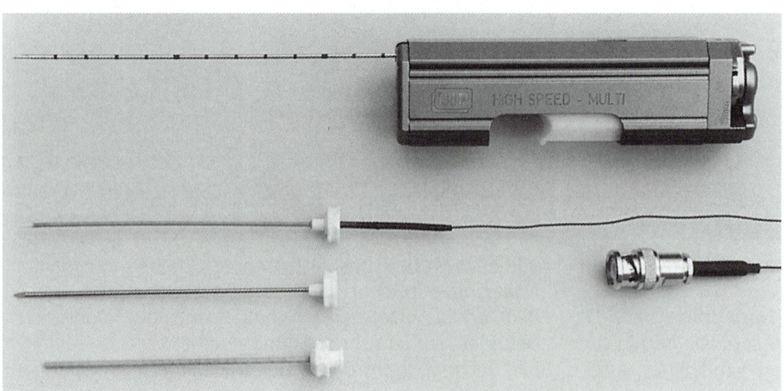

Abb. 9.**15** **MR-kompatibler Halter für Schneidbiopsien.** MR-Nadel mit aktiver Visualisierung durch eine Empfangsspule an der Spitze (MR-Tracking). Das Kabel verbindet die Radiofrequenzspule mit dem MR-Gerät.

Im Folgenden werden die gängigsten MR-gesteuerten therapeutischen Interventionen beschrieben.

Perkutane Schmerztherapie

Tief lumbale Rückenschmerzen werden oft durch Degeneration der kleinen Wirbelgelenke verursacht, am häufigsten (in 80% der Fälle) auf den Segmenthöhen L4/L5 und L5/S1 (Bell u. Ross 1992). Bei der perkutanen Schmerztherapie wird eine Lösung aus Corticosteroiden und einem Lokalanästhethikum MR-gesteuert in das kleine Wirbelgelenk appliziert. Alternativ kann durch die Applikation von Ethanol in gleicher Technik eine Denervation durchgeführt werden (Seibel u. Mitarb. 1990. Die Überwachung des Eingriffs und die Verteilung des Ethanols kann sowohl mit der CT als auch mit der MRT gut durchgeführt werden (Abb. 9.**16**).

Periradikuläre Therapie

Bei der periradikulären Therapie wird ein Gemisch aus Corticosteroiden und einem Lokalanästhetikum repetitiv in das Neuroforamen eingebracht. Die Steuerung der Punktionsnadel ist alternativ wiederum mit der CT oder MRT durchführbar (Seibel u. Mitarb. 1990). Die Autoren verzeichnen mit dieser Methode gute Resultate bei dem sog. Failed Back Surgery Syndrome oder beim Vorliegen von foraminalen Stenosen.

Perkutane Laserdiskektomie

Die perkutane Laserdiskektomie (PLDD) wurde erstmals von Ascher u. Mitarb. (1989) durchgeführt. Die Verwendung von Laser bei der offenen Operation von Diskushernien ist mittlerweile weit verbreitet. Durch die Zerstörung des Nucleus pulposus kommt es zu einer Entlastung der betroffenen Nervenwurzeln und damit zu einer Verbesserung der Symptomatik. Bisher war die Überwachung der Laserapplikation nur mit aufwendigen endoskopischen Verfahren möglich, mit der allerdings eine Überwachung der Tiefenausdehnung der Thermoenergie nicht möglich war. Basierend auf der Temperatursensitivität des MR-Experiments gelingt eine solche Überwachung mit hoher zeitlicher Auflösung. Nach MR-gesteuerter perkutaner Einführung der Lasersonde kann die Energieausbreitung dargestellt werden. Somit kann die Energie auf die Zielläsion gelenkt, und gleichzeitig ein Übergreifen auf umliegende neurale Strukturen verhindert werden. Aus diesen Gründen beschäftigt sich unsere Arbeitsgruppe bereits seit einiger Zeit mit den Möglichkeiten einer MR-Steuerung von PLDD (Steiner u. Mitarb. 1996, Schönenberger u. Mitarb. 1997).

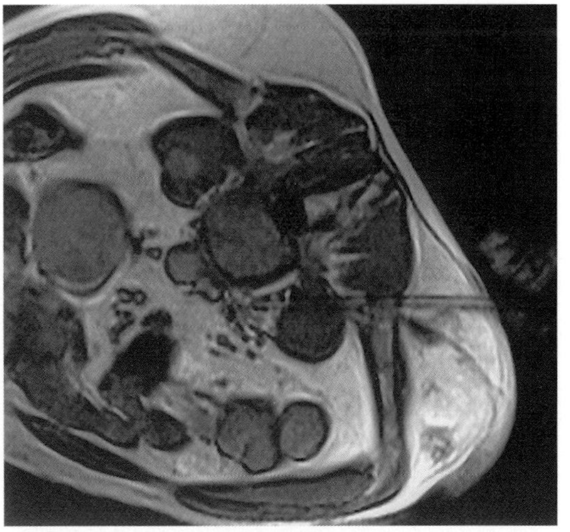

Abb. 9.**16** **Axiale T1-gewichtete Aufnahme.** Die Nadel wurde perkutan unter MR-Kontrolle eingeführt und liegt mit der Spitze paravertebral rechts. Diese Lage ist für eine lumbale MR-gesteuerte Sympathektomie mit Ethanol geeignet (mit freundlicher Genehmigung von Prof. Dr. R. Seibel, Institut für Diagnostische und Interventionelle Radiologie, Universität Witten/Herdecke).

Für den Eingriff wird der Patient in Bauchlage positioniert. Von einem dorsolateralen Zugang wird, nach vorheriger Lokalanästhesie, eine 18-Gauge-Titannadel mithilfe des stereotaktischen MR-Führungssystems in den Discus intervertebralis vorgeschoben. Durch diesen Zugang wird die Laserfaser in den Diskus eingebracht und unter MR-Kontrolle (Echtzeit) positioniert (Steiner u. Mitarb. 1996). Mit einem Nd-YAG-Laser (Nd-YAG = Neodymium-Yttrium-Aluminium-Garnet) wird im Anschluss daran die Bandscheibe aufgeheizt. Die Temperaturüberwachung erfolgt mit einer modifizierten T1-gewichteten Sequenz. Damit ist eine Echtzeitkontrolle der Wärmeausbreitung möglich (Abb. 9.**17**) (Schönenberger u. Mitarb. 1997).

Die bisherigen Erfahrungen mit dieser Therapieoption ist trotz der wenigen behandelten Patienten recht ermutigend. Nachkontrollen bei den bisher 15 behandelten Patienten weisen gute Resultate auf. Die MR-gesteuerte und -überwachte PLDD steht allerdings noch ganz am Anfang. Eine weitere Optimierung der Laserfasern erscheint ebenso notwendig wie der Verbesserung der temperatursensitiven MR-Bildgebung. Dabei muss insbesondere der Kompensation von Bewegungsartefakten verstärkt Beachtung geschenkt werden.

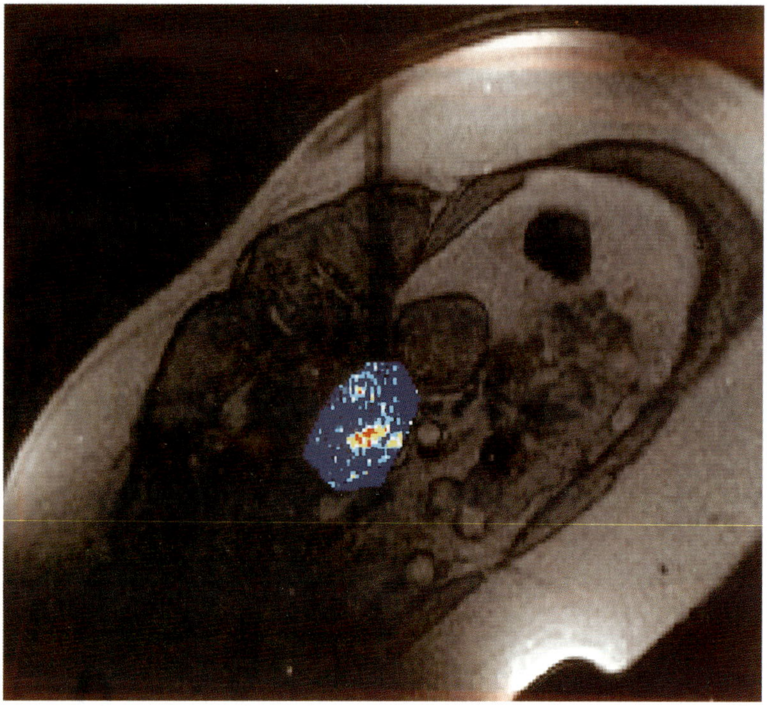

Abb. 9.17 **Perkutane Laserdiskektomie (PLDD).** Gut sichtbar ist der paravertebrale Zugangsweg aufgrund des Suszeptibilitätsartefakts. Die Temperaturveränderungen im Discus intervertebralis werden farbkodiert dargestellt.

Beurteilung

Dem flächendeckenden Einsatz der MR-Bildgebung in der funktionellen Diagnostik und Steuerung minimalinvasiver therapeutischer Eingriffe an der Wirbelsäule stehen noch einige Hindernisse im Weg. So bleibt die Verfügbarkeit offener MR-Geräte auch heute noch begrenzt. Die generell schlechtere Bildqualität gegenüber geschlossenen Hochfeldgeräten schränkt die diagnostischen Möglichkeiten dieser Systeme ein.

Trotz der Notwendigkeit einer kritischen Bewertung ist es allerdings wichtig darauf hinzuweisen, dass die MR-Bildgebung in offenen Systemen noch ganz am Anfang einer Entwicklung steht. Die potenziellen Vorteile der MR-Bildgebung bei der funktionellen Analyse der Wirbelsäule und der Steuerung minimalinvasiver Therapien werden in Zukunft zweifelsohne zu einer rasch fortschreitenden Verbesserung der Hard- und Software führen. Mit einer solchen Optimierungen ist es in der Tat denkbar, dass in nicht allzu ferner Zukunft sämtliche Funtionsuntersuchung und Intervention an der Wirbelsäule in offenen MR-Systemen durchgeführt werden.

Zusammenfassung

- Mit *offen konfigurierten Systemen* wird ein verbesserter Zugang zum Patienten bezweckt. Darüber hinaus soll dem Patienten während der Untersuchung mehr Bewegungsspielraum eingeräumt werden. Offene Geräte eignen sich besonders gut zu interventionellen Eingriffen, z. B. auch an der Wirbelsäule.
- Das *Signal-Rausch-Verhältnis* ist wie bei geschlossenen Systemen von der Feldstärke abhängig, wobei eine lineare Beziehung besteht. So ist das Signal bei einem 1,5-Tesla-System 3-mal so hoch wie bei einem 0,5-Tesla-Gerät.
- Bei den *offenen Geräten* wird unterschieden zwischen Systemen mit einem vertikalen und einem horizontalen Zugang. Dabei sind die Systeme mit horizontaler Öffnung bzgl. des Patientenzugangs den Systemen mit vertikaler Öffnung deutlich unterlegen.
- Im Hinblick auf den Patientenzugang beispielhaft ist das *Mittelfeldsystem der Firma GE*, das als dediziertes interventionelles MRT-Gerät konzipiert wurde. Bedingt durch die offene Konstruktion des MRT-Geräts sind Volumenspulen nicht verwendbar. Die Signaltransmission und -rezeption erfolgt mit unterschiedlich großen, flexiblen Sende-Empfangs-Spulen.
- Zur Darstellung der Wirbelsäule wird ein homogenes Hochfrequenzfeld durch den Einsatz einer *„Butterfly"-Spule* mit 2 sich gegenüberliegenden Elementen (ventral und dorsal am Patienten) erzeugt. Die somit erreichte Bildqualität liegt zwischen der von Hoch- und Niederfeldgeräten. Die räumliche Auflösung reicht für eine umfassende Diagnostik der Wirbelsäule.
- Die Untersuchung in dem offenen MRT-Gerät mit vertikalem Zugang erlaubt die Untersuchung mit *Darstellung des dynamischen Bewegungsablaufes* im Schichtverfahren, bei beliebiger Schichtführung und inhärent hohem Weichteilkontrast. Darüber hinaus kann der Patient in sitzender oder stehender Position untersucht werden.
- Bei Durchführung einer MRT-Untersuchung in *sitzender Position* sollte, um Bewegungen zu vermeiden, der Patient in einem *starren Korsett* oder einem *speziellen Stuhl* so gut wie möglich fixiert werden. Lediglich die Bewegung für die funktionelle Untersuchung sollte möglich bleiben.
- In sitzender Position kann es zu einer *deutlichen Höhenabnahme der Bandscheibe im Tagesablauf* kommen, wobei die Veränderungen im Segment L 4/5 mit 2 mm am ausgeprägtesten sind. Die Protonendichte verändert sich über den Tag allerdings nicht, sondern lediglich bei einem Wechsel von der liegenden in die sitzende Position, insofern als im Sitzen eine Abnahme der Protonendichte eintritt.
- Im offenen MRT-System mit *vertikalem Zugang* kann die Untersuchung der Wirbelsäule in Anlehnung an die funktionelle Myelographie durchgeführt werden. Im Rahmen einer Vergleichsstudie zwischen *funktioneller Myelographie* und *MR-Myelographie* in einem offenen System ergab sich eine gute Korrelation für die Ausmessungen des sagittalen Spinalkanaldurchmessers. Dabei konnte auch gezeigt werden, dass der Durchmesser des Spinalkanals bei verschiedenen Bewegungszuständen in einer orthopädisch-symptomatischen Patientenpopulation nur wenig variiert. Messungen bei einer gesunden Population zeigten hingegen deutliche Unterschiede in den Messwerten in Abhängigkeit von der Position der Wirbelsäule. Diese Unterschiede erklären sich am ehesten aus der eingeschränkten Beweglichkeit und immobilen Herniation ohne Segmentinstabilitäten bei den Patienten im Vergleich zur Normalpopulation.
- Die quantitative *Größenmessung der Neuroforamina* in verschiedenen Funktionszuständen auf den MRT-Aufnahmen zeigte *untersucherunabhängige Resultate*. Auch hier kam es zu erheblicher Diskrepanz zwischen Patienten und Probanden bzgl. der Funktionsabhängigkeit der Messungen. Bei Probanden fand sich eine deutliche Verringerung des Querschnitts der Neuroforamina in Extensionsstellung, was sich bei Patienten nicht nachweisen ließ. Die Veränderungen waren bedingt durch:
  - eine Vorwölbung des Discus intervertebralis,
  - eine Volumenzunahme des Lig. flavum.
  - eine Abnahme des kraniokaudalen Durchmessers des ossären Neuroforamens.

Vorteile bieten die MR-myelographischen Aufnahmen besonders im Vergleich zur konventionellen Myelographie bei der Darstellung der Nervenwurzeln im Verlauf durch die Neuroforamina.

- Die MRT eignet sich unter Verwendung offener Systeme besonders gut zur Durchführung *minimalinvasiver interventioneller Eingriffe*. Die Vorteile der MRT liegen in dem hohen Weichteilkontrast, der multiplanaren Bildgebung und der Temperatursensitivität des Verfahrens. Zur Steuerung der Eingriffe erfordert es eine Sicht-

Zusammenfassung (Fortsetzung)

barmachung der Instrumente. Es wird dabei zwischen der *passiven* und *aktiven Visualisierung* unterschieden. Bei der passiven Visualisierung wird vornehmlich das Suszeptibilitätsartefakt verwendet, bei der aktiven Visualisierung erfolgt eine Instrumentenpositionierung durch Signalempfang mit Hilfe einer in der Instrumentenspitze angebrachten Miniempfangsspule. Die Methode wird als *MR-Tracking* bezeichnet. Eine Erweiterung der aktiven Visualisierung stellt die Entwicklung der sog. *MR-Profiling-Methode* dar, bei der ein bis zu 10 cm langer, in das Instrument integrierter Draht als aktive Empfangsspule verwendet wird.

- Die Indikationsstellung zur *MRT-gesteuerten Knochenbiopsie* unterscheidet sich nicht von der Indikation für eine CT-gesteuerte Biopsie. Das Verfahren kann aber alternativlos sein, wenn es sich um die Punktion von Veränderungen handelt, die mit dem CT nicht sichtbar gemacht werden können, wie beispielsweise Knochenmarkinfiltrate. Zur Punktion wird ein Instrumentarium benötigt, das nichtferromagnetische Legierungen enthält wie Titan, Tantal oder Aluminium. Zur Punktion osteolytischer Läsionen ist eine Vielzahl von Bestecken verfügbar, die Punktion osteosklerotischer Läsionen verlangt Materialien wie Bohrer oder Trokarsysteme, die bisher nicht in so großer Zahl erhältlich sind. Die MRT-gesteuerten Eingriffe lassen sich risikoloser durchführen, da die Darstellung von vaskulären und neuralen Strukturen durch die Anfertigung von Aufnahmen in 3 Raumebenen genauer möglich ist.
- Die *perkutanen Eingriffe an der Wirbelsäule* werden häufig zu therapeutischen Zwecken vorgenommen. Bisher ist nahezu ausschließlich als Steuerungsinstrument die CT verwendet worden. In Zukunft werden offene MRT-Systeme zur Nadelplatzierung eine größere Bedeutung erlangen. Bei der perkutanen Laserdiskektomie kann zusätzlich die Möglichkeit zur MRT-gesteuerten Temperatursensitivierung eingesetzt werden, was eine genauere Dosierung der Laserenergie erlaubt.

Literatur

Ackermann, J. L., M. C. Offutt, R. B. Buxton et al.: Rapid 3D tracking of small RF coils., Proceedings of the 5th Annual Meeting of the Society of Magnetic Resonance in Medicine. Montreal 1986

Andersson, G. B. J., T. W. McNeill: Definition and classification of lumbar spinal stenosis. In Andersson, G. B. J., T. W. McNeill: Lumbar Spinal Stenosis. Mosby Year Book, St. Louis 1992 (pp. 9–15)

Ascher, P. W., D. S. J. Choy, H. Yuri: Percutaneous nucleus pulposis denaturation and vaporization of protruded discs. Amer. Soc. Laser Med. Surg. Abstr. Suppl 1 (1989) 202

Bell, G. R., J. S. Ross: Diagnosis of nerve root compression. Myelography, computed tomography and MRI. Orthop. Clin. N. Amer. 23 (1992) 405–419

Debatin, J. F., G. C. Mc Kinnon: Ultrafast MRI: techniques and applications. Springer, Berlin 1998

Dumoulin, C. L., R. D. Darrow, J. F. Schenck et al.: Tracking system to follow the position and orientation of a device with radiofrequency field gradients. US patent 5,211,165. US Patent and Trademark Office. Department of Commerce, Arlington 1993

Duwell, S., A. W. Schönenberger, S. C. Göhde, P. Steiner, J. F. Debatin, J. Hodler: MR Imaging of the loaded lumbar spine: quantitative assessment of the intervertebral disk with patient in a sitting position. RSNA, Chicago 1996

Frahm, C., H. B. Gehl, H. D. Weiss, W. A. Rossberg: Technik der MR-gesteuerten Stanzbiopsie im Abdomen an einem offenen Niederfeldgerät: Dürchführbarkeit und erste klinische Ergebnisse. Fortschr Röntgenstr 164 (1996) 62–67

Hasegawa, T., H. S. An, V. M. Haugthon, B. H. Nowicki: Critical heights of the intervertebral discs and foramina. J. Bone Jt Surg. 77-A (1995) 32–38

Jeanneret, B., T. Forster: Anamnesis and myelography in the preoperative assessment of the lumbar spinal stenosis. Results of a postoperativ follow-up study. Orthopäde 22 (1993) 217–231

Jolesz, F. A., R. Kikinis:. Intraoperative imaging revolutionizes therapy. Diagn. Imag. 9 (1995) 62–68

Köchli, V. D., G. C. McKinnon, E. Hofmann, G. K. von Schulthess: Vascular interventions guided by ultrafast MR-imaging: evaluation of different materials. Magn. Reson. Med. 31 (1994) 309–314

Kunze, K., A. Arlt: Klinik und Differentialdiagnose der zervikalen Myelopathie. Die Wirbelsäule in Forschung und Praxis. Hippokrates, Stuttgart 1991

Ladd, M. E.: Principles of passive visualization. In Debatin, J. F., G. Adams: Interventional Magnetic Resonance Imaging. Springer, Berlin 1998

Ladd, M. E., P. Erhart, J. F. Debatin et al.: Guidewire antennas for MR fluoroscopy. Magn. Reson. Med. 37 (1997) 891–897

Laredo, J. D., L. Bellaiche, B. Hamze, J. F. Naouri, J. M. Bondeville, J. M. Tubiana: Current status of musculoskeletal interventional radiology. Radiol. Clin. N. Amer. 32 (1994) 377–398

Lenz, G. W., C. Dewey: An open MRI system used for interventional procedures: current research and initial clinical results. In Lemke, H. U., K. Inamura, C. C. Jaffe,

M. W. Vannier: Computer Assisted Radiology. Springer, Berlin 1995 (pp. 1180–1187)

Leung, D. A., J. F. Debatin, S. Wildermuth et al.: Intravascular MR tracking catheter: preliminary experimental evaluation. Amer, J. Roentgenol. 164 (1995) 1265–1270

Leung, D. A., J. F. Debatin, S. Wildermuth et al.: Real-time biplanar needle tracking for interventional MR imaging procedures. Radiology 197 (1995) 485–488

Lufkin, R. B.: Interventional MR Imaging. Radiology 197 (1995) 16–18

Mayoux-Benhamou, M. A., M. Revel, C. Aaron, G. Chomette, B. Amor: A morphometric study of the lumbar foramen. Influence of flexion-extension movements and of isolated disc collapse. Surg. radiol. Anat. 11 (1989) 97–102

McKinnon, G. C., J. F. Debatin, D. A. Leung, S. Wildermuth, D. J. Holtz, G. K. von Schulthess: Towards active guidewire visualization in interventional magnetic resonance imaging. MAGMA 4 (1996) 13–18.

Mirvis, S. E., J. H. Geisler, J. J. Jelinek, J. N. Joslyn, F. Gellad: Acute cervical spinal trauma: evaluation with 1,5 T imaging. Radiology 166 (1988) 807–816

Muhle, C., J. Wiskirchen, G. Brinkmann et al.: Kinematische MRT bei degenerativen Halswirbelsäulenveränderungen. Fortschr. Röntgenstr. 163 (1995) 148–154

Nägele, M., W. Koch, B. Kaden, B. Wöll, M. Reiser: Dynamische Funktions-MRT der Halswirbelsäule. Forschr. Röntgenstr. 157 (1992) 222–228

Neuerburg, J. J.: MR-guided biopsy of the bone. In Debatin, J. F., G. Adams: Interventional Magnetic Resonance Imaging. Springer, Berlin 1998

Neuerburg, J., G. Adam, T. Schmitz-Rode et al.: Neues MR-kompatibles Knochenbiopsiesystem. Fortschr. Röntgenstr. 165 (1996) 316

Petermann, S. B.: Postmyelography headache: a review. Radiology 200 (1996) 765–770

Roca, A., K. Bernreuter, G. S. Alarcon: Functional magnetic resonance imaging should be included in the evaluation of the cervical spine in patients with rheumatoid arthritis. J. Rheumatol. 20 (1993) 1485–1488

Rothhaupt, D., K. Liebig: Diagnostik, Analyse und Bewertung von Funktionsstörungen der oberen HWS im Rahmen von Beschleunigungsverletzungen unter Einsatz der Kernspintomographie. Orthopäde 23 (1994) 278–281

Schenk, J. F., F. A. Jolesz, P. B. Roemer: Superconducting open-configurated MR imaging system for image-guided therapy. Radiology 195 (1995) 804–814

Schönenberger, A. W., S. C. Göhde, P. Steiner, J. Hodler, J. F. Debatin, S. Duwell: Untersuchung der Lumbalwirbelsäule in sitzender Position am interventionellen MR-Gerät (0,5 T), SGMR 83. Jahresversammlung, Lausanne 1996

Schönenberger, A. W., P. Steiner, J. F. Debatin et al.: Real time monitoring of laser diskectomies with a superconducting, open configuration mr system. Amer. J. Roentgenol. 169 (1997) 863–867

Schmid, M. R., G. Stucki, J. F. Debatin, B. Romanowski, S. Duwell: Influence of inclined and reclined position to cross sectional area of the spinal canal: experience with functional imaging of the lumbar spine in the upright position on an open MR system, ISMRM, 5th Scientific Meeting and Exhibition (Vol. 428). Vancouver 1997

Schumacher, M.: Die Belastungsmyelographie. Fortschr. Röntgenstr. 245 (1986) 642–648

Schweitzer, M. E., F. H. Gannon, D. M. Deely, B. J. O'Hara, V. Juneja: Percutaneous skeletal aspiration and core biopsy: complementary techniques. Amer. J. Roentgenol. 166 (1996)

Seibel, R. M. M., D. H. W. Grönemeyer, T. H. Grumme: New treatments of the spinal column diseases using interventional radiological techiques. In Seibel, R. M. M., D. H. W. Grönemeyer: Interventional Computed Tomography. Blackwell, Oxford 1990 (pp. 95–97)

van Sonnenberg, E., P. Hajek, V. Gylys-Morin et al.: A wire sheath system fpr MR-guided biopsy and drainage: laboratory studies and experience in 10 patients. Amer. J. Roentgenol. 151 (1988) 815–817

Steiner, P., A. W. Schönenberger, E. A. Penner et al.: Interaktive, stereotaktische interventionen im supraleitenden, offenen 0,5 T MR-Tomographen. Fortschr. Röntgenstr. 165 (1996) 276–280

White, L. M., M. E. Schweitzer, D. M. Deely, F. Gannon: Study of osteomyelitis: utility of combined histologic and microbiologic evaluation of percutaneous biopsy samples. Radiology 197 (1995) 840–842

Wildermuth, S., J. F. Debatin, D. A. Leung et al.: MR Imaging-guided intravascular procedures: initial demonstration in a pig model. Radiology 202 (1997) 578–583

Wildermuth, S., M. Zanetti, S. Duwell et al.: Functional (upright flexion and extension) MR imaging and myelography of the lumbar spine: Quantitative and qualitative assessment in 30 patients, RSNA, 83rd annual meeting, Chicago 1997

Sachverzeichnis

A

B

M

N

O

P

Q

R

S

T

U

V

W

Z

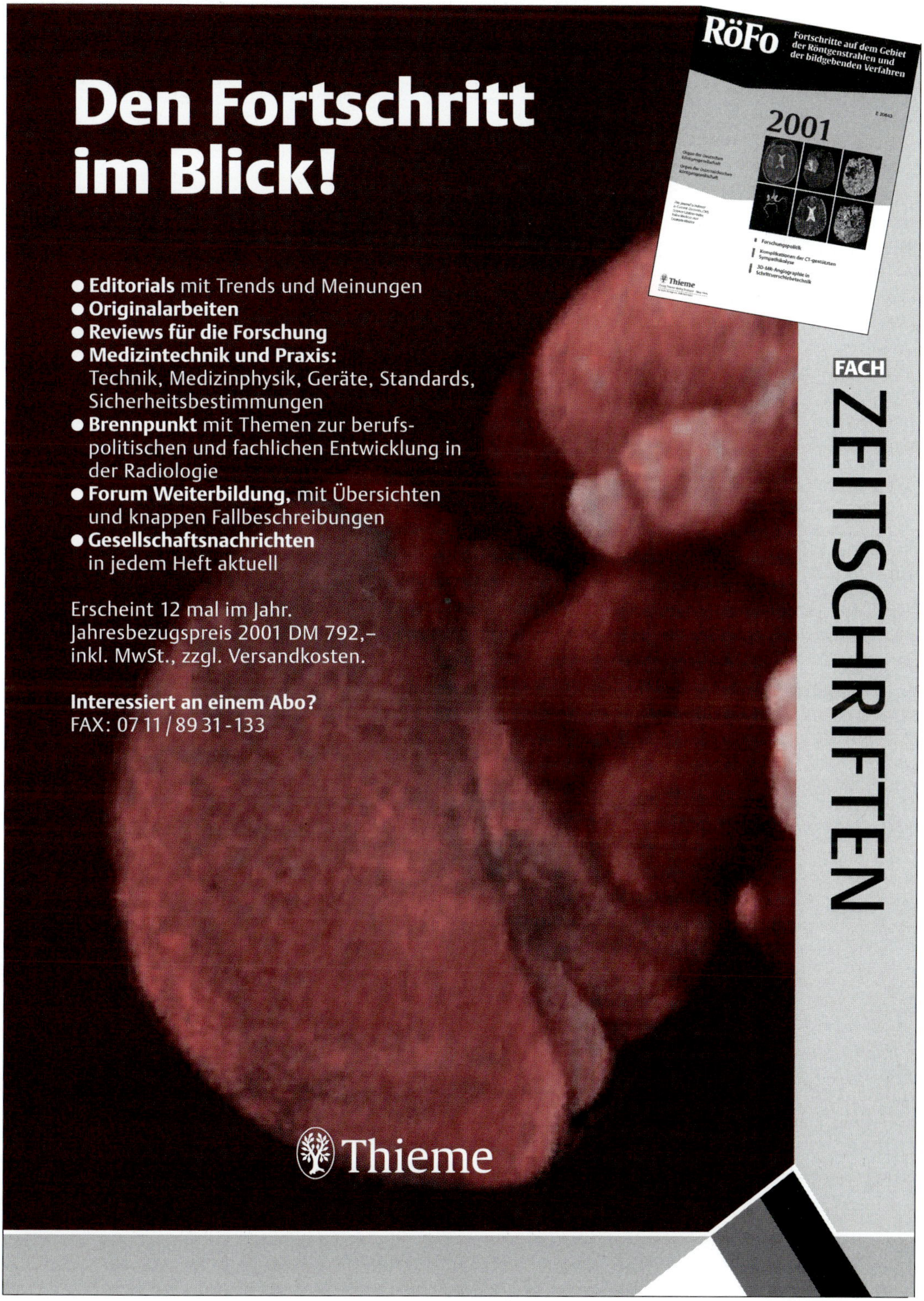
RöFo
Fortschritte auf dem Gebiet der Röntgenstrahlen und der bildgebenden Verfahren
2001
Thieme
Den Fortschritt im Blick!
● Editorials mit Trends und Meinungen
● Originalarbeiten
● Reviews für die Forschung
● Medizintechnik und Praxis: Technik, Medizinphysik, Geräte, Standards, Sicherheitsbestimmungen
● Brennpunkt mit Themen zur berufspolitischen und fachlichen Entwicklung in der Radiologie
● Forum Weiterbildung, mit Übersichten und knappen Fallbeschreibungen
● Gesellschaftsnachrichten in jedem Heft aktuell
Erscheint 12 mal im Jahr. Jahresbezugspreis 2001 DM 792,– inkl. MwSt., zzgl. Versandkosten.
Interessiert an einem Abo?
FAX: 07 11 / 89 31 - 133
Thieme
FACH
ZEITSCHRIFTEN